[新装版]
中医臨床のための
方剤学

神戸中医学研究会編著

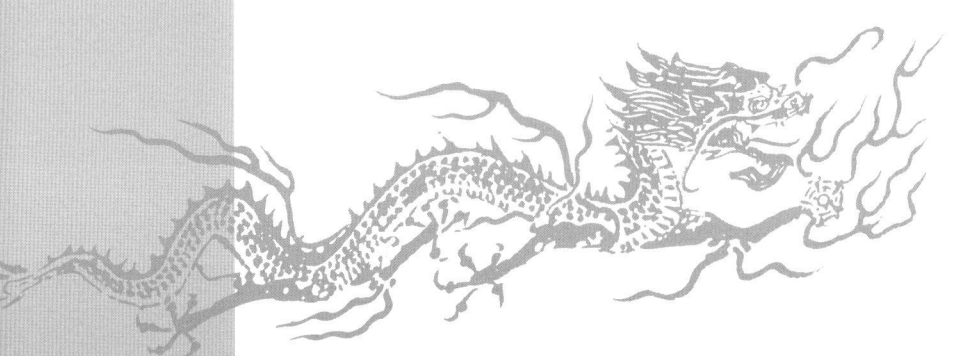

〈神戸中医学研究会〉編著者（五十音順）

(現会員)

蘆田 延之（あしだ たかゆき）　芦田内科　医師
大矢 和彦（おおや かずひこ）　大矢医院　医師
川口 精司（かわぐち せいし）　川口医院　医師
角谷 真子（すみや なおこ）　鍼灸師
西里 枝久子（にしざと きくこ）　西里医院　医師
長谷川 玄（はせがわ げん）　長谷川医院　医師
平岡 尚子（ひらおか なおこ）　いそだ病院　医師
溝口 精二（みぞぐち せいじ）　溝口医院　医師
陸 希（りく き）　中国・成都市　陸氏中医診療所
林 賢濱（りん けんびん）　スター薬局（株）　中医師

(旧会員)

蘆田 正毅（あしだ まさき）　医師
池尻 研治（いけじり けんじ）　池尻医院　医師
伊藤 良（いとう りょう）　医師
岡田 素子（おかだ もとこ）　看護師
郭 清華（かく せいか）　中医師
竹原 直秀（たけはら なおひで）　医師
田中 実（たなか みのる）　医師
津村 正弘（つむら まさひろ）　会社役員
浜田 富三雄（はまだ ふみお）　医師
松田 淫（まつだ いずみ）　医師
三澤 法蔵（みさわ ほうぞう）　医師
森 雄材（もり ゆうざい）　医師
横田 裕昭（よこた ひろあき）　薬剤師

はじめに

　1992年にわれわれが出した『中医臨床のための方剤学』は漢方製剤を用いる臨床の医師や薬剤師など多くの関係者の方々の支持を得て，広く臨床の場で必須の書物として利用していただいてきた。このたび東洋学術出版社から改めて出版していただく機会を得たので全面的に各項に検討を加えている。

　その骨格，意図については初版からのものを受け継いでおり，新版を上梓するにあたってもこれまでと同様に原典の記載を重視している。方剤はいったん臨床に用いられると当初の適応症以外にも用いられ，おもわぬ効果を得ている。しかし，可能な限り直接原典にあたり方剤の創製された意図を明確にすることによって，さらに応用が拡がるものと思われる。したがって，現在あまり用いることの少ない方剤でも広く応用の期待がもてるものは，よく使われる処方で抜けていたものと同様に積極的にとりいれた。研究会で学んできた張錫純や鄭欽安の処方や，基本方でありながら不足していた傷寒論処方についても今回新たに加えている。原典の記載については原則として読み下し文としたが，現代的な読み下し方もとりいれてわかりやすさを心掛けた。一部は翻訳をして読みやすくした部分もある。

　薬用量については原典に記載のないものもあり，原典に記載された量でも固定したものと考える必要はない。症状に応じて臨機応変に変えるべきものである。個々の薬量についてはすでに改訂版を上梓した『中医臨床のための中薬学』などを参考にしていただければ幸いである。

まだわれわれの知識レベルに依然として限界があるために，なお多くの誤りと不足があると思われる。忌憚のないご指摘をいただき今後さらによいものをめざしたい。

なお参考文献として，以下の書籍等を用いた。

『中医大辞典』方剤分冊（人民衛生出版社，1983年）

『中国医学百科全書』中医学(上)(中)(下)（上海科学技術出版社，1997年）

『中医名詞述語精華辞典』（天津科学技術出版社，1996年）

『中華古文献大辞典』（医薬巻）（吉林文史出版社，1990年）

『傷寒論辞典』（劉渡舟主編，解放軍出版社，1988年）

『中医臨床のための温病条弁解説』（医歯薬出版株式会社，1998年）

『医学衷中参西録を読む』（医歯薬出版株式会社，2001年）

『黄帝内経詞典』（天津科学技術出版社，1991年）

『黄帝内経素問霊枢訳釈』（竹原直秀著，未出版）

『傷寒六経病変』（楊育周，人民衛生出版社，1992年）

『金匱要略浅述』（譚日強，医歯薬出版株式会社，1989年）

『方剤心得十講』（焦樹徳，人民衛生出版社，1995年）

『古今名医方論釈義』（高暁峰ほか，山西科学技術出版社，2011年）

2012年10月

神戸中医学研究会

第1版　はじめに

　方剤は，現代医学のように純粋で単一の薬理作用をもつ薬物を生体の特定のターゲットに作用させるのではなく，多彩かつ複雑な薬能をもつ個性的な薬物を組み合せることにより，特定の病態を根本的に解消させる意図をもっており，この意図がそれぞれの方剤の「方意」である。

　中医学は数千年にわたる臨床経験を通じて治療医学の体系を形成しており，弁証論治が大原則になっている。弁証においては，四診によって病変の本質である「病機」を分析する。すなわち，病因・経過および当面の病態の病性・病位・病勢ならびに予後などの全面的な分析である。論治においては，弁証にもとづいて最適な治療の手順と方法，すなわち「治則・治法」を決定し，さまざまな薬物を適切に組み合せて治法に則した方剤を組成し，これによって治療するのである。根拠と理論（理）・治療の法則と方法（法）・投与する方剤（方）・使用すべき薬物（薬），すなわち「理・法・方・薬」として総括されている弁証論治の過程において，具体的な治療手段になるのが方剤であるから，方剤の適否が治療効果に影響を与えるのは当然である。たとえ弁証論治が正確であっても，方剤の組成が適切でなければ，十分な効果を期待することはできない。

　方剤を組成するうえでは，個々の薬物の性能を熟知することは当然として，経験に培われ歴史的に検証されてきた薬物の配合の原則・理論・知識を知る必要があり，これが「方剤学」の内容である。弁証論治の先駆であり「方書の祖」と称される漢代の《傷寒論》が，約二千年の長きにわたって聖典として学習されて応用され，そこに提示されている方剤が今日なお有効であるように，古今を通じて名方といわれ有用とされている著名な方剤をとりあげ，具体的な配合の模範・典型として分析し研

究することが，方剤学においては非常に有益である。

　本書は，方剤学の基本理論・原則および基礎知識などを総論で述べ，各論では具体例として典型・模範となる方剤の分析を行っている。方剤は清代・汪昂の分類方法に倣って効能別に21章節に分類し，各章節の冒頭で効能の概要・適用・使用薬物・注意と禁忌などを概説したうえ，個々の方剤について詳述している。なお，日本で保険適用になっている方剤はすべてとりあげている。

　各方剤については，「効能」すなわち中医学的薬効と「主治」すなわち適用を示したうえで，「主治」で示された病態についての「病機」を分析し，それを「方意」と結びつけ，その方剤がなぜその病態に適用しどのような治療効果をあらわすのかを説明している。すなわち，本書の重点は病機と方意の有機的結合にあるといえる。なお，効能・主治・病機・方意は，近年に西洋医学的概念に則って創成された方剤を除き，すべて中医学の理論と概念にもとづいているために，現代医学的に解釈しきれるものではなく，強いて解釈すると大切な面が欠け落ちる可能性を大いにはらんでいる。我々が『中医処方解説』で試みた現代医学的解説は，初学者が中医学に馴じむという目的においては，十分に評価し得ると自負してはいるが，中医学本来の価値を活かし切れてはいないという反省にもつながった。本書を上梓する意図はここにある。

　本書では，方剤の元来の構成意図や適用を尊重し，解明するために，できるだけ原文の引用を行っている。さらに，現代中医学的な解釈と古人の考え方のずれから，汲みとれる有益な面も多いと考え，古人の解説文も挿入している。いずれも意味が分りやすいように読み下し，［参考］の部分に掲載している。

　なお，本書に示した薬物の分量は，時代によって多くの変遷が認められるように，一定不変と考えるべきではなく，一応の目安とみなして，病態に応じ増減させるのが当然である。方剤を構成する薬物についても，主要な薬物以外は臨機応変に加減変化させるのが通常である。

　参考文献としては，「方剤学」(許済群ほか，上海科学技術出版社，

1987年),「方剤学」(広州中医学院主編, 上海科学技術出版社, 1981年),「中医治法与方剤」(陳潮祖, 人民衛生出版社, 1975年),「中医臨床のための病機と治法」(陳潮祖 (神戸中医学研究会訳), 医歯薬出版, 1991年),「傷寒六経病変」(楊育周, 人民衛生出版社, 1991年),「傷寒論評釈」(南京中医学院編, 上海科学技術出版社, 1980年),「金匱要略浅述」(譚日強 (神戸中医学研究会訳), 医歯薬出版, 1989年),「温病学釈義」(南京中医学院主編, 上海科学技術出版社, 1978年),「温病縦横」(趙紹琴ほか, 人民衛生出版社, 1987年), その他を使用させていただいた。

我々の知識レベルに限度があるために, なお多くの誤りが存在すると考えられ, 読者諸兄の御批判をいただければ幸甚である。

1992年4月

神戸中医学研究会

凡　　例

1．総論は，方剤の簡史・治法との関係・分類・組成・剤型・用法などの基本的な記述を行っている。
2．各論は，さまざまな方剤を主な効能にもとづいて章節に分類し，各章節の冒頭で効能の概要・適用・使用薬物・注意と禁忌などを概説している。
3．各方剤の解説は以下のように行っている。

方剤名（よみがな）（別名）
《出典》

［組　成］その方剤を構成する薬物と使用量を示している。通常は1日量（1剤という）を記載しているが，丸・散剤などでは1日量でない場合もあり，「用法」を参照する必要がある。なお，（　）内に煎煮上必要な特殊な配慮を指示している。

［用　法］煎煮法・製剤の方法・服用法・服用量などを述べている。「水煎服」などのように，他に特に指示がない場合は，分三で食間に服用する。

［効　能］その方剤の中医学的な薬効を示している。

［主　治］その方剤が適用する病態（証）あるいは病名を提示したうえで，主な症候・脈象・舌象を羅列している（臨床上すべてが揃うわけではない）。

［病　機］主治に示された病態・病名・症候・舌象・脈象に対し，病

　　　　因・経過・病性・病位・病勢など病変の本質から分析して説明
　　　　を加えている。
　　［方　意］方剤を構成する薬物の薬効とその組み合せを分析し，方剤
　　　　全体の構成意図と効能を明らかにして，病機との対応を示して
　　　　いる。
　　［参　考］原典における記載と必要な解説・加減法および加減方・名
　　　　称の由来・他方剤との比較・禁忌・注意などを述べている。
　　　　　なお，「方意」が現代中医学の解説に終始しており，古人の立
　　　　方の意図が反映されているとは限らないので，参考のため関連
　　　　の古文を読み下しにして挿入している。
　　　附　方：当該の方剤と方意が類似する他の方剤あるいは加減方を示
　　　　し，簡単な説明を加えている。
4．巻末に，「中医用語」「証・病名・症状」「方剤名」の索引を附し，
　検索に便利なように配慮している。

目　　次

総　論

第1章　方剤簡史 …………………………………………… 3

第2章　方剤と治法 ………………………………………… 7

1. 汗　法（かんぽう）………… 7
2. 吐　法（とほう）…………… 8
3. 下　法（げほう）…………… 8
4. 和　法（わほう）…………… 8
5. 温　法（おんぽう）………… 9
6. 清　法（せいほう）………… 9
7. 消　法（しょうほう）……… 9
8. 補　法（ほほう）…………… 9

第3章　方剤の分類 ………………………………………… 11

第4章　方剤の組成 ………………………………………… 13

1. 組成の原則 ………………… 13
2. 組成の変化 ………………… 14

第5章　剤　型 ……………………………………………… 17

第6章　方剤の用法 ………………………………………… 21

1. 煎　法 ……………………… 21
2. 服用法 ……………………… 22

各 論

第 1 章　解表剤（げひょうざい） …… 27

第 1 節　辛温解表剤（しんおんげひょうざい）……… 28
桂枝湯（けいしとう）………… 28
　◎桂枝加厚朴杏仁湯（けいしかこうぼくきょうにんとう）…… 30
　◎桂枝加葛根湯（けいしかかっこんとう）………… 31
　◎葛根湯（かっこんとう）……… 31
　◎葛根加半夏湯（かっこんかはんげとう）………… 31
　◎桂枝加附子湯（けいしかぶしとう）………… 32
　◎桂枝去芍薬湯（けいしきょしゃくやくとう）………… 32
　◎桂枝去芍薬加附子湯（けいしきょしゃくやくかぶしとう）…… 32
　◎桂麻各半湯（けいまかくはんとう）………… 32
　◎桂枝二麻黄一湯（けいしにまおういっとう）………… 33
　◎桂枝二越婢一湯（けいしにえっぴいっとう）………… 33
　◎桂枝加芍薬生姜各一両人参三両新加湯（けいしかしゃくやくしょうきょうかくいちりょうにんじんさんりょうしんかとう）…… 33
　［附］桂枝加黄耆湯（けいしかおうぎとう）………… 34
　［附］桂枝加朮附湯（けいしかじゅつぶとう）………… 34
　［附］桂枝加桂湯（けいしかけいとう）34
　［附］葛根湯加川芎辛夷（かっこんとうかせんきゅうしんい）…… 35
麻黄湯（まおうとう）………… 35
　［附］三拗湯（さんようとう）……… 37
　［附］華蓋散（かがいさん）……… 37
　［附］麻黄加朮湯（まおうかじゅつとう）………… 37
　［附］麻杏薏甘湯（まきょうよくかんとう）………… 37
大青竜湯（だいせいりゅうとう）…… 38
九味羌活湯（くみきょうかつとう）… 40
　［附］大羌活湯（だいきょうかつとう）………… 41
加味香蘇散（かみこうそさん）… 41
　［附］香蘇散（こうそさん）……… 43
　［附］香蘇葱豉湯（こうそそうしとう）43
葱豉湯（そうしとう）………… 44
　［附］活人葱豉湯（かつじんそうしとう）………… 44
小青竜湯（しょうせいりゅうとう）… 45
　［附］小青竜加石膏湯（しょうせいりゅうかせっこうとう）…… 47
　［附］従竜湯（じゅうりゅうとう）… 47

第 2 節　辛涼解表剤（しんりょうげひょうざい）……… 48
銀翹散（ぎんぎょうさん）……… 48
　［附］銀翹湯（ぎんぎょうとう）…… 50
桑菊飲（そうぎくいん）………… 51

麻杏甘石湯（まきょうかんせきとう） 52
　［附］五虎湯（ごことう） ………… 53
　［附］五虎二陳湯（ごこにちんとう） 53
越婢湯（えっぴとう） ……………… 53
　　◎越婢加朮湯（えっぴかじゅつとう） ……………………………… 54
　　◎越婢加半夏湯（えっぴかはんげとう） …………………………… 55
　［附］加味越婢加半夏湯（かみえっぴかはんげとう） ……………… 55
葱豉桔梗湯（そうしききょうとう）… 56
升麻葛根湯（しょうまかっこんとう） 57
　［附］宣毒発表湯（せんどくはっぴょうとう） ……………………… 58
　［附］竹葉柳蒡湯（ちくようりゅうぼうとう） ……………………… 58
柴葛解肌湯（さいかつげきとう）…… 59
　［附］柴葛解肌湯（さいかつげきとう） 60

第3節　扶正解表剤（ふせいげひょうざい） ………………………… 61
敗毒散（はいどくさん） …………… 61
　［附］荊防敗毒散（けいぼうはいどくさん） ………………………… 62
　［附］倉廩散（そうりんさん） …… 63
　［附］連翹敗毒散（れんぎょうはいどくさん） ……………………… 63
　［附］十味敗毒湯（じゅうみはいどくとう） ………………………… 63
参蘇飲（じんそいん） ……………… 64
麻黄附子細辛湯（まおうぶしさいしんとう） ………………………… 65
　　◎麻黄附子甘草湯（まおうぶしかんぞうとう） …………………… 66
再造散（さいぞうさん） …………… 66
加減葳蕤湯（かげんいずいとう） … 67
葱白七味飲（そうはくしちみいん） … 69

第2章　瀉下剤（しゃげざい） ………………………………… 71

第1節　寒下剤（かんげざい） ……… 72
大承気湯（だいじょうきとう） …… 72
　　◎小承気湯（しょうじょうきとう）74
　　◎調胃承気湯（ちょういじょうきとう） …………………………… 74
　［附］大黄甘草湯（だいおうかんぞうとう） ………………………… 75
複方大承気湯（ふくほうだいじょうきとう） ………………………… 75
大陥胸湯（だいかんきょうとう） … 76
　　◎大陥胸丸（だいかんきょうがん） ………………………………… 78
　　◎小陥胸湯（しょうかんきょうとう） ……………………………… 78

宣白承気湯（せんぱくじょうきとう） 79
陥胸承気湯（かんきょうじょうきとう）80
　［附］承気合小陥胸湯（じょうきごうしょうかんきょうとう） …… 81

第2節　温下剤（おんげざい） ……… 82
大黄附子湯（だいおうぶしとう） … 82
三物備急丸（さんもつびきゅうがん） 83
　［附］白散（はくさん） …………… 84

第3節　潤下剤（じゅんげざい） …… 85
五仁丸（ごにんがん） ……………… 85
　［附］五仁湯（ごにんとう） ……… 86
麻子仁丸（ましにんがん） ………… 86

潤腸丸 (じゅんちょうがん) ……… 88
　[附] 潤腸湯 (じゅんちょうとう)… 88
済川煎 (さいせんせん) …………… 89

第4節　逐水剤 (ちくすいざい) …… 90
十棗湯 (じっそうとう) …………… 90
　[附] 控涎丹 (こうぜんたん) ……… 92
舟車丸 (しゅうしゃがん) ………… 92
疏鑿飲子 (そさくいんし) ………… 93
已椒藶黄丸 (いしょうれきおうがん) 94

第5節　攻補兼施 (こうほけんし) 96
増液承気湯 (ぞうえきじょうきとう) 96
　[附] 護胃承気湯 (ごいじょうきとう)
　　　　…………………………… 97
　[附] 承気養営湯 (じょうきようえい
　　　とう) ……………………… 97
新加黄竜湯 (しんかおうりゅうとう) 98
　[附] 黄竜湯 (おうりゅうとう) …… 99
温脾湯 (うんぴとう) ……………… 99

第3章　和解剤 (わかいざい) ……………………………… 101

第1節　和解少陽剤 (わかいしょうよ
　　うざい) ……………………… 102
小柴胡湯 (しょうさいことう) …… 102
　◎大柴胡湯 (だいさいことう)… 104
　◎柴胡加芒硝湯 (さいこかぼうし
　　ょうとう) …………………… 104
　◎柴胡加竜骨牡蛎湯 (さいこかり
　　ゅうこつぼれいとう) ……… 105
　◎柴胡桂枝湯 (さいこけいしとう)
　　　　…………………………… 105
　◎柴胡桂枝乾姜湯 (さいこけいし
　　かんきょうとう) …………… 105
　[附] 柴胡枳桔湯 (さいこききつとう)
　　　　…………………………… 106
　[附] 柴苓湯 (さいれいとう) ……… 106
　[附] 柴朴湯 (さいぼくとう) ……… 107
　[附] 柴陥湯 (さいかんとう) ……… 107
大柴胡湯 (だいさいことう) ……… 107
清膵湯 (せいいとう) ……………… 108
蒿芩清胆湯 (こうごんせいたんとう) 110
　[附] 芩連二陳湯 (ごんれんにちんと
　　う) …………………………… 111

達原飲 (たつげんいん) …………… 111
　[附] 柴胡達原飲 (さいこたつげんい
　　ん) …………………………… 113
　[附] 清脾飲 (せいひいん) ………… 114

第2節　調和肝脾剤 (ちょうわかんぴ
　　ざい) ………………………… 115
芍薬甘草湯 (しゃくやくかんぞうとう) 115
　◎芍薬甘草附子湯 (しゃくやくか
　　んぞうぶしとう) …………… 116
四逆散 (しぎゃくさん) …………… 117
　[附] 枳実芍薬散 (きじつしゃくやく
　　さん) ………………………… 118
　[附] 柴胡疏肝散 (さいこそかんさん)
　　　　…………………………… 118
当帰芍薬散 (とうきしゃくやくさん) 119
逍遙散 (しょうようさん) ………… 120
　[附] 加味逍遙散 (かみしょうようさ
　　ん) …………………………… 121
　[附] 黒逍遙散 (こくしょうようさん) 121
　[附] 滋陰至宝湯 (じいんしほうとう)
　　　　…………………………… 122

痛瀉要方 (つうしゃようほう) ……… 122
女神散 (にょしんさん) ……………… 123

第3節　調和脾胃剤 (ちょうわひいざい) ……………………………………… 125
半夏瀉心湯 (はんげしゃしんとう) … 125
　◎生姜瀉心湯 (しょうきょうしゃしんとう) ……………………… 126
　◎甘草瀉心湯 (かんぞうしゃしんとう) ………………………… 126
　◎大黄黄連瀉心湯 (だいおうおうれんしゃしんとう) ……… 127
　◎附子瀉心湯 (ぶししゃしんとう) ……………………………… 127
　[附] 半夏瀉心湯去乾姜甘草加枳実杏仁方 (はんげしゃしんとうきょかんきょうかんぞうかきじつきょうにんほう) ……………… 128
黄連湯 (おうれんとう) ……………… 128

第4節　治瘧剤 (ちぎゃくざい) …… 130
截瘧七宝飲 (さいぎゃくしっぽういん) ……………………………… 130
何人飲 (かじんいん) ………………… 131

第4章　清熱剤 (せいねつざい) …………………………………………… 133

第1節　清気分熱剤 (せいきぶんねつざい) ……………………………… 134
白虎湯 (びゃっことう) ……………… 134
　◎白虎加人参湯 (びゃっこかにんじんとう) …………………… 136
　◎葱豉白虎湯 (そうしびゃっことう) ……………………………… 137
　◎白虎合黄連解毒湯 (びゃっこごうおうれんげどくとう) …… 137
　◎柴胡白虎湯 (さいこびゃっことう) ……………………………… 137
　◎白虎承気湯 (びゃっこじょうきとう) …………………………… 137
　◎鎮逆白虎湯 (ちんぎゃくびゃっことう) ………………………… 137
　◎銀翹白虎湯 (ぎんぎょうびゃっことう) ………………………… 137
　◎化斑湯 (かはんとう) ……………… 138
　◎新加玉女煎 (しんかぎょくじょせん) ……………………… 138
　◎犀羚白虎湯 (さいれいびゃっことう) ……………………………… 138
　[附] 白虎加桂枝湯 (びゃっこかけいしとう) ……………………… 138
　[附] 白虎加蒼朮湯 (びゃっこかそうじゅつとう) ……………… 138
　[附] 白虎加人参以山薬代粳米湯 (びゃっこかにんじんもってさんやくだいこうべいとう) ……… 139
　[附] 仙露湯 (せんろとう) ………… 139
竹葉石膏湯 (ちくようせっこうとう) 140
　[附] 桔梗石膏 (ききょうせっこう) 141
　[附] 寒解湯 (かんかいとう) ……… 141
梔子豉湯 (ししとう) ………………… 142
　◎梔子甘草豉湯 (ししかんぞうしとう) …………………………… 143
　◎梔子生姜豉湯 (しししょうきょうしとう) ……………………… 143
　◎梔子厚朴湯 (ししこうぼくとう) ………………………………… 143

◎梔子乾姜湯 (ししかんきょうとう) …………………………… 144

◎枳実梔子豉湯 (きじつししとう) …………………………… 144

第2節　清営涼血剤 (せいえいりょうけつざい) …………………… 145

清営湯 (せいえいとう) ………… 145
　[附] 清宮湯 (せいきゅうとう) …… 147
犀角地黄湯 (さいかくじおうとう) … 147
　[附] 桃仁承気湯 (とうにんじょうきとう) …………………………… 148
　[附] 神犀丹 (しんさいたん) …… 149
　[附] 犀地清絡飲 (さいじせいらくいん) …………………………… 149

第3節　清熱解毒剤 (せいねつげどくざい) …………………… 150

黄連解毒湯 (おうれんげどくとう) … 150
　[附] 温清飲 (うんせいいん) …… 151
　[附] 柴胡清肝湯 (さいこせいかんとう) …………………………… 152
　[附] 荊芥連翹湯 (けいがいれんぎょうとう) ………………………… 152
　[附] 竜胆瀉肝湯 (りゅうたんしゃかんとう) ………………………… 152
涼膈散 (りょうかくさん) ……… 153
　[附] 清上防風湯 (せいじょうぼうふうとう) ………………………… 154
普済消毒飲 (ふさいしょうどくいん) 154
　[附] 普済消毒飲去升麻柴胡黄芩黄連方 (ふさいしょうどくいんきょしょうまさいこおうごんおうれんほう) ………………… 155

第4節　気血両清剤 (きけつりょうせいざい) …………………… 157

清瘟敗毒飲 (せいうんはいどくいん) 157
　[附] 化斑湯 (かはんとう) ……… 159
消斑青黛飲 (しょうはんせいたいいん) 159

第5節　清臓腑熱剤 (せいぞうふねつざい) …………………… 161

三黄瀉心湯 (さんおうしゃしんとう) 161
　◎大黄黄連瀉心湯 (だいおうおうれんしゃしんとう) ………………… 163
　◎附子瀉心湯 (ぶししゃしんとう) 163
　[附] 交泰丸 (こうたいがん) …… 163
導赤散 (どうせきさん) ………… 164
　[附] 導赤清心湯 (どうせきせいしんとう) …………………………… 165
清心蓮子飲 (せいしんれんしいん) … 165
清胃散 (せいいさん) …………… 166
　[附] 牙仙丹 (がせんたん) ……… 167
瀉黄散 (しゃおうさん) ………… 168
玉女煎 (ぎょくじょせん) ……… 169
瀉白散 (しゃはくさん) ………… 170
　[附] 辛夷清肺湯 (しんいせいはいとう) …………………………… 171
左金丸 (さきんがん) …………… 172
　[附] 戊己丸 (ぼきがん) ………… 173
　[附] 香連丸 (こうれんがん) …… 173
瀉青丸 (しゃせいがん) ………… 173
　[附] 咳血方 (がいけつほう) …… 174
竜胆瀉肝湯 (りゅうたんしゃかんとう) 174
当帰竜薈丸 (とうきりゅうかいがん) 176
石決明散 (せっけつめいさん) … 177
芍薬湯 (しゃくやくとう) ……… 178
　[附] 駐車丸 (ちゅうしゃがん) … 179
　[附] 地楡丸 (じゆがん) ………… 179
　[附] 乙字湯 (おつじとう) ……… 179

黄芩湯 (おうごんとう) ………… 180
　[附] 黄連黄芩湯 (おうれんおうごん
　　とう) ………………………… 181
白頭翁湯 (はくとうおうとう) ……… 181
　[附] 白頭翁加甘草阿膠湯 (はくとう
　　おうかかんぞうあきょうとう) … 182
　[附] 加味白頭翁湯 (かみはくとうお
　　うとう) ……………………… 183

第6節　清虚熱剤 (せいきょねつざい) 184
青蒿鼈甲湯 (せいこうべっこうとう)　184

[附] 秦艽鼈甲散 (じんぎょうべっこ
　うさん) ……………………… 185
[附] 滋陰降火湯 (じいんこうかとう)
　……………………………… 185
清骨散 (せいこつさん) ……………… 186
当帰六黄湯 (とうきりくおうとう) … 187
　[附] 黄連阿膠湯 (おうれんあきょう
　　とう) ……………………… 188
滋腎丸 (じじんがん) ……………… 188
　[附] 封髄丹 (ほうずいたん) ……… 190

第5章　祛暑剤 (きょしょざい) ……………………………………… 191

第1節　祛暑清熱剤 (きょしょせい
　ねつざい) ……………………… 192
清絡飲 (せいらくいん) ……………… 192
　[附] 清絡飲加杏仁薏仁滑石湯 (せ
　　いらくいんかきょうにんよくにんか
　　っせきとう) ………………… 193

第2節　祛暑解表剤 (きょしょげひょ
　うざい) ……………………… 194
香薷飲 (こうじゅいん) ……………… 194
　◎四味香薷飲 (しみこうじゅいん) 195
　◎黄連香薷飲 (おうれんこうじゅ
　　いん) ……………………… 195
　◎五物香薷飲 (ごもつこうじゅい
　　ん) ………………………… 195
　◎十味香薷飲 (じゅうみこうじゅ
　　いん) ……………………… 195
新加香薷飲 (しんかこうじゅいん) … 195

第3節　祛暑利湿剤 (きょしょりしつ
　ざい) ……………………… 197
六一散 (ろくいちさん) ……………… 197
　◎益元散 (えきげんさん) ……… 198
　◎碧玉散 (へきぎょくさん) …… 198
　◎鶏蘇散 (けいそさん) ………… 198
　[附] 加味天水散 (かみてんすいさん)
　　……………………………… 198
雷氏清涼滌暑方 (らいしせいりょうじょ
　うしょほう) ………………… 199
　[附] 雷氏芳香化濁方 (らいしほうこ
　　うけだくほう) ……………… 200
桂苓甘露飲 (けいりょうかんろいん) 200

第4節　清暑益気剤 (せいしょえっき
　ざい) ……………………… 202
清暑益気湯 (せいしょえっきとう) … 202
　[附] 清暑益気湯 (せいしょえっきと
　　う) ………………………… 203
　[附] 清暑益気湯 (せいしょえっきとう)
　　……………………………… 203

第6章　温裏剤（おんりざい） ················· 205

第1節　温中散寒剤（おんちゅうさんかんざい） ················ 206
理中丸（りちゅうがん） ·········· 206
　◎桂附理中湯（けいぶりちゅうとう） ············· 209
　◎丁萸理中湯（ちょうゆりちゅうとう） ············· 209
　◎砂半理中湯（しゃはんりちゅうとう） ············· 209
　◎白朮散（びゃくじゅつさん）··· 209
　◎枳実理中湯（きじつりちゅうとう） ························ 209
　◎治中湯（ちちゅうとう）········ 209
　◎強中湯（きょうちゅうとう）··· 209
　◎補中湯（ほちゅうとう） ······· 209
　◎理苓湯（りれいとう） ········· 209
　◎連理湯（れんりとう） ········· 209
　[附] 附子理中丸（ぶしりちゅうがん） ·············· 210
　[附] 理中化痰丸（りちゅうけたんがん） ··············· 210
　[附] 桂枝人参湯（けいしにんじんとう） ··············· 210
　[附] 理陰煎（りいんせん）········ 211
呉茱萸湯（ごしゅゆとう） ············ 212
小建中湯（しょうけんちゅうとう）··· 214
　[附] 黄耆建中湯（おうぎけんちゅうとう） ·············· 216
　[附] 当帰建中湯（とうきけんちゅうとう） ·············· 216
　[附] 帰耆建中湯（きぎけんちゅうとう） ············· 217
　[附] 桂枝加芍薬湯（けいしかしゃくやくとう） ············· 217
大建中湯（だいけんちゅうとう） ···· 217
　[附] 当帰湯（とうきとう） ······· 219
　[附] 安中散（あんちゅうさん） ···· 219

第2節　回陽救逆剤（かいようきゅうぎゃくざい） ············· 220
四逆湯（しぎゃくとう） ············· 220
　◎通脈四逆湯（つうみゃくしぎゃくとう） ························ 222
　◎通脈四逆加猪胆汁湯（つうみゃくしぎゃくかちょたんじゅうとう） ······················ 223
　◎四逆加人参湯（しぎゃくかにんじんとう） ··············· 223
　◎白通湯（はくつうとう） ········ 223
　◎白通加猪胆汁湯（はくつうかちょたんじゅうとう） ············· 223
　[附] 乾姜附子湯（かんきょうぶしとう） ················· 224
　[附] 茯苓四逆湯（ぶくりょうしぎゃくとう） ···················· 224
参附湯（じんぶとう） ············· 225
　[附] 独参湯（どくじんとう） ······ 225
　[附] 耆附湯（ぎぶとう）·········· 226
回陽救急湯（かいようきゅうきゅうとう） ························ 226
黒錫丹（こくしゃくたん） ············ 228

第3節　温経散寒剤（おんけいさんかんざい） ···················· 230
当帰四逆湯（とうきしぎゃくとう）··· 230
　◎当帰四逆加呉茱萸生姜湯（とう

きしぎゃくかごしゅゆしょうきょうとう) ············ 231

[附] 黄耆桂枝五物湯 (おうぎけいしごもつとう) ············ 231

第7章　表裏双解剤 (ひょうりそうかいざい) ············ 233

第1節　解表攻裏剤 (げひょうこうりざい) ············ 234
厚朴七物湯 (こうぼくしちもつとう) 234
防風通聖散 (ぼうふうつうしょうさん) 235

第2節　解表清裏剤 (げひょうせいりざい) ············ 237
石膏湯 (せっこうとう) ············ 237

葛根黄芩黄連湯 (かっこんおうごんおうれんとう) ············ 238

第3節　解表温裏剤 (げひょうおんりざい) ············ 240
五積散 (ごしゃくさん) ············ 240

第8章　補益剤 (ほえきざい) ············ 243

第1節　補気剤 (ほきざい) ············ 245
四君子湯 (しくんしとう) ············ 245
　[附] 異功散 (いこうさん) ············ 246
　[附] 保元湯 (ほげんとう) ············ 246
　[附] 七味白朮散 (しちみびゃくじゅつさん) ············ 247
六君子湯 (りっくんしとう) ············ 248
　[附] 香砂六君子湯 (こうしゃりっくんしとう) ············ 249
　[附] 楂麴六君子湯 (さきくりっくんしとう) ············ 249
　[附] 黄連六君子湯 (おうれんりっくんしとう) ············ 249
　[附] 柴芍六君子湯 (さいしゃくりっくんしとう) ············ 250
　[附] 帰芍六君子湯 (きしゃくりっくんしとう) ············ 250
補中益気湯 (ほちゅうえっきとう) ··· 250

　[附] 挙元煎 (きょげんせん) ············ 253
　[附] 昇陥湯 (しょうかんとう) ············ 254
　[附] 升麻黄耆湯 (しょうまおうぎとう) ············ 254
人参蛤蚧散 (にんじんごうかいさん) 255
　[附] 人参胡桃湯 (にんじんことうとう) ············ 256

第2節　補血剤 (ほけつざい) ············ 257
四物湯 (しもつとう) ············ 257
　[附] 聖癒湯 (せいゆとう) ············ 259
　[附] 当帰生姜羊肉湯 (とうきしょうきょうようにくとう) ············ 259
　[附] 桃紅四物湯 (とうこうしもつとう) ············ 259
当帰補血湯 (とうきほけつとう) ······ 260
　[附] 当帰補血湯合甘草乾姜湯加五味子・白蜜 (とうきほけつとうごう

かんぞうかんきょうとうかごみし・はくみつ) ……………………………… 261

第3節 気血双補剤 (きけつそうほざい) ……………………………… 263

帰脾湯 (きひとう)……………………… 263
　[附] 加味帰脾湯 (かみきひとう)… 264
八珍湯 (はっちんとう) ………………… 265
　[附] 八珍益母丸 (はっちんやくもがん) ……………………………… 266
　[附] 十全大補湯 (じゅうぜんたいほとう) …………………………… 266
　[附] 人参養栄湯 (にんじんようえいとう) …………………………… 266
泰山盤石散 (たいざんばんじゃくさん) 267
　[附] 胎元飲 (たいげんいん) ……… 269

第4節 補陰剤 (ほいんざい) …… 270

六味地黄丸 (ろくみじおうがん) …… 270
　[附] 都気丸 (ときがん) …………… 273
　[附] 麦味地黄丸 (ばくみじおうがん) ……………………………… 273
　[附] 知柏地黄丸 (ちばくじおうがん) ……………………………… 273
　[附] 杞菊地黄丸 (こぎくじおうがん) ……………………………… 274
寿胎丸 (じゅたいがん) ………………… 274
　[附] 補腎安胎飲 (ほじんあんたいいん) ……………………………… 275
二至丸 (にしがん) ……………………… 275
　[附] 桑麻丸 (そうまがん) ………… 276
　[附] 駐景丸 (ちゅうけいがん) …… 276
一貫煎 (いっかんせん) ………………… 277
大補陰丸 (だいほいんがん) …………… 278
　[附] 両地湯 (りょうじとう) ……… 279
　[附] 清経散 (せいけいさん) ……… 280

　[附] 鼈甲養陰煎 (べっこうよういんせん) …………………………… 280
石斛夜光丸 (せっこくやこうがん) … 281
七宝美髯丹 (しっぽうびぜんたん) … 282
虎潜丸 (こせんがん) …………………… 283
補肺阿膠湯 (ほはいあきょうとう) … 285
　[附] 月華丸 (げっかがん) ………… 286
河車大造丸 (かしゃだいぞうがん) … 286
加減復脈湯 (かげんふくみゃくとう) 287
　◎救逆湯 (きゅうぎゃくとう) … 289
　◎一甲復脈湯 (いちこうふくみゃくとう) ……………………………… 289
　◎二甲復脈湯 (にこうふくみゃくとう) ……………………………… 289
　◎三甲復脈湯 (さんこうふくみゃくとう) ……………………………… 290
　◎大定風珠 (だいていふうしゅ) 290
左帰飲 (さきいん) ……………………… 291
　[附] 左帰丸 (さきがん) …………… 292
　[附] 補水湯 (ほすいとう) ………… 292

第5節 気陰双補剤 (きいんそうほざい) ……………………………… 293

生脈散 (しょうみゃくさん) …………… 293
炙甘草湯 (しゃかんぞうとう) ………… 295
参苓白朮散 (じんりょうびゃくじゅつさん) ……………………………… 297
　◎一味薯蕷飲 (いちみしょよいん) ……………………………… 298
　◎珠玉二宝粥 (しゅぎょくにほうじゅく) ……………………………… 299
　◎慎柔養真湯 (しんじゅうようしんとう) ……………………………… 299
　[附] 啓脾湯 (けいひとう) ………… 299
　[附] 資生丸 (しせいがん) ………… 299
　[附] 扶中湯 (ふちゅうとう) ……… 300

第6節　補陽剤 (ほようざい) ……… 301
　八味地黄丸 (はちみじおうがん) …… 301
　　[附] 牛車腎気丸 (ごしゃじんきがん)
　　　　　……………………………… 303
　　[附] 十補丸 (じっぽがん) ………… 304
　右帰飲 (うきいん) …………………… 304
　　[附] 右帰丸 (うきがん) …………… 306
　　[附] 内補丸 (ないほがん) ………… 306
　　[附] 菟絲子丸 (としごがん) ……… 307

[附] 固精丸 (こせいがん) …………… 307
[附] 贊育丹 (さんいくたん) ………… 307
[附] 青娥丸 (せいがん) …………… 308
亀鹿二仙膠 (きろくにせんきょう) … 308
[附] 贊化血余丹 (さんかけつよたん)
　　　………………………………… 309
[附] 二仙湯 (にせんとう) …………… 309
[附] 潜陽丹 (せんようたん) ……… 310

第9章　安神剤 (あんしんざい) ……………………………………… 311

第1節　重鎮安神剤 (じゅうちんあん
　　　しんざい) ………………… 312
　磁朱丸 (じしゅがん) ………………… 312
　朱砂安神丸 (しゅしゃあんしんがん) 313
　珍珠母丸 (ちんじゅもがん) ………… 314

第2節　滋養安神剤 (じようあんしん
　　　ざい) ……………………… 316
　天王補心丹 (てんのうほしんたん) … 316
　　[附] 柏子養心丸 (はくしようしんが

ん) ……………………………………… 317
[附] 枕中丹 (ちんちゅうたん) …… 318
酸棗仁湯 (さんそうにんとう) ……… 318
[附] 安神定志丸 (あんしんていしが
　　ん) ………………………………… 319
甘麦大棗湯 (かんばくたいそうとう) 320
桂枝甘草湯 (けいしかんぞうとう) … 321
[附] 桂枝甘草竜骨牡蛎湯 (けいしか
　　んぞうりゅうこつぼれいとう) … 321

第10章　開竅剤 (かいきょうざい) …………………………………… 323

第1節　涼開剤 (りょうかいざい) … 324
　安宮牛黄丸 (あんぐうごおうがん) … 324
　　[附] 牛黄清心丸 (ごおうせいしんが
　　　　ん) ………………………………… 325
　　[附] 神犀丹 (しんさいたん) ……… 326
　紫雪丹 (しせつたん) ………………… 326
　至宝丹 (しほうたん) ………………… 327
　小児回春丹 (しょうにかいしゅんたん)
　　　………………………………… 328

[附] 抱竜丸 (ほうりゅうがん) …… 329
行軍散 (こうぐんさん) …………… 329

第2節　温開剤 (おんかいざい) …… 331
蘇合香丸 (そごうこうがん) ………… 331
[附] 冠心蘇合丸 (かんしんそごうが
　　ん) ………………………………… 332
[附] 紫金錠 (しきんじょう) ……… 332
通関散 (つうかんさん) …………… 333

第11章　固渋剤（こじゅうざい） ……… 335

第1節　固表止汗剤（こひょうしかんざい） ……… 336
玉屏風散（ぎょくへいふうさん） …… 336
牡蛎散（ぼれいさん） ……… 337
当帰六黄湯（とうきりくおうとう） … 338

第2節　斂肺止咳剤（れんぱいしがいざい） ……… 340
九仙散（きゅうせんさん） ……… 340
［附］五味子湯（ごみしとう） ……… 341
［附］補肺湯（ほはいとう） ……… 341

第3節　渋腸固脱剤（じゅうちょうこだつざい） ……… 342
真人養臓湯（しんじんようぞうとう） 342
［附］六柱散（ろくちゅうさん） …… 343
［附］八柱散（はっちゅうさん） …… 343
桃花湯（とうかとう） ……… 343
［附］赤石脂禹余粮湯（しゃくせきしうよりょうとう） ……… 344
［附］赤石脂湯（しゃくせきしとう） 345
四神丸（ししんがん） ……… 345
益黄散（えきおうさん） ……… 346

第4節　渋精止遺剤（じゅうせいしいざい） ……… 348
金鎖固精丸（きんさこせいがん） …… 348
［附］水陸二仙丹（すいりくにせんたん） ……… 349
［附］桂枝加竜骨牡蛎湯（けいしかりゅうこつぼれいとう） ……… 349
桑螵蛸散（そうひょうしょうさん） … 350
縮泉丸（しゅくせんがん） ……… 351

第5節　固崩止帯剤（こほうしたいざい） ……… 352
完帯湯（かんたいとう） ……… 352
［附］易黄湯（いおうとう） ……… 353
［附］清帯湯（せいたいとう） ……… 353
［附］樗樹根丸（ちょじゅこんがん） 353
鹿角菟絲丸（ろっかくとしがん） …… 354
［附］収渋止帯湯（しゅうじゅうしたいとう） ……… 354
固経丸（こけいがん） ……… 354
固衝湯（こしょうとう） ……… 355

第12章　理気剤（りきざい） ……… 357

第1節　行気剤（こうきざい） ……… 358
越鞠丸（えつぎくがん） ……… 358
厚朴温中湯（こうぼくおんちゅうとう） 359
［附］良附丸（りょうぶがん） ……… 361
金鈴子散（きんれいしさん） ……… 361
［附］玄胡索湯（げんごさくとう） 362
半夏厚朴湯（はんげこうぼくとう） … 362
栝楼薤白白酒湯（かろがいはくはくしゅとう） ……… 364
◎栝楼薤白半夏湯（かろがいはくはんげとう） ……… 364
◎枳実薤白桂枝湯（きじつがいは

くけいしとう）………… 365
　橘核丸（きっかくがん）………… 365
　天台烏薬散（てんだいうやくさん）… 366
　　［附］導気湯（どうきとう）………… 367
　　［附］暖肝煎（だんかんせん）……… 367
　加味烏薬湯（かみうやくとう）……… 368

第2節　降気剤（こうきざい）……… 369
　蘇子降気湯（そしこうきとう）……… 369
　　［附］神秘湯（しんぴとう）………… 370
　定喘湯（ていぜんとう）……………… 371
　射干麻黄湯（やかんまおうとう）…… 372
　　◎厚朴麻黄湯（こうぼくまおうとう）
　　………………………………… 372
　四磨湯（しまとう）…………………… 373
　　［附］五磨飲子（ごまいんし）……… 374
　橘皮竹筎湯（きっぴちくじょとう）… 374
　　［附］済生橘皮竹筎湯（さいせいきっ
　　ぴちくじょとう）………………… 375

　　［附］新製橘皮竹筎湯（しんせいきっ
　　ぴちくじょとう）………………… 375
　小半夏湯（しょうはんげとう）……… 376
　　◎生姜半夏湯（しょうきょうはん
　　げとう）………………………… 377
　　◎半夏乾姜散（はんげかんきょう
　　さん）…………………………… 377
　　◎橘皮湯（きっぴとう）…………… 377
　　◎小半夏加茯苓湯（しょうはんげ
　　かぶくりょうとう）……………… 377
　　◎乾姜人参半夏丸（かんきょうに
　　んじんはんげがん）……………… 378
　大半夏湯（だいはんげとう）………… 378
　旋覆花代赭石湯（せんぷくかたいしゃ
　　せきとう）………………………… 379
　丁香柿蒂湯（ちょうこうしていとう） 380
　　◎柿蒂湯（していとう）…………… 381
　　◎柿銭散（しせんさん）…………… 381

第13章　理血剤（りけつざい）………………………………………… 383

第1節　活血祛瘀剤（かっけつきょお
　　ざい）……………………………… 384
　桃核承気湯（とうかくじょうきとう） 384
　　◎抵当湯（ていとうとう）………… 385
　　◎抵当丸（ていとうがん）………… 386
　　◎桃仁承気湯（とうにんじょうき
　　とう）…………………………… 386
　血府逐瘀湯（けっぷちくおとう）…… 387
　　◎通竅活血湯（つうきょうかっけ
　　つとう）………………………… 387
　　◎膈下逐瘀湯（かくかちくおとう）
　　………………………………… 388
　　◎少腹逐瘀湯（しょうふくちくお

　　とう）…………………………… 388
　　◎身痛逐瘀湯（しんつうちくおと
　　う）……………………………… 388
　復元活血湯（ふくげんかっけつとう） 389
　　［附］通導散（つうどうさん）……… 390
　　［附］治打撲一方（ちだぼくいっぽう）
　　………………………………… 390
　七厘散（しちりんさん）……………… 390
　補陽還五湯（ほようかんごとう）…… 391
　失笑散（しっしょうさん）…………… 392
　　［附］手拈散（しゅねんさん）……… 393
　丹参飲（たんじんいん）……………… 393
　温経湯（うんけいとう）……………… 394

［附］艾附暖宮丸（がいぶだんきゅうがん）……………………… 395
［附］芎帰調血飲（きゅうきちょうけついん）……………………… 395
生化湯（せいかとう）……………… 396
活絡効霊丹（かつらくこうれいたん）…… 397
［附］宮外孕方（きゅうがいようほう）……………………… 397
桂枝茯苓丸（けいしぶくりょうがん）…… 398
大黄䗪虫丸（だいおうしゃちゅうがん）……………………… 399
［附］下瘀血湯（げおけつとう）…… 400

第2節　止血剤（しけつざい）……… 402

十灰散（じっかいさん）…………… 402
四生丸（しせいがん）……………… 403
咳血方（がいけつほう）…………… 404
白芨枇杷丸（びゃくきゅうびわがん）… 405
槐花散（かいかさん）……………… 405
［附］槐角丸（かいかくがん）…… 406
小薊飲子（しょうけいいんし）…… 407
芎帰膠艾湯（きゅうききょうがいとう）… 408
黄土湯（おうどとう）……………… 409

第14章　治風剤（ちふうざい）……………………………………… 411

第1節　疏散外風剤（そさんがいふうざい）……………………… 412

大秦艽湯（だいじんぎょうとう）…… 412
小続命湯（しょうぞくめいとう）…… 413
牽正散（けんせいさん）…………… 415
玉真散（ぎょくしんさん）………… 416
［附］五虎追風散（ごこついふうさん）……………………… 416
［附］止痙散（しけいさん）……… 416
小活絡丹（しょうかつらくたん）…… 417
［附］大活絡丹（だいかつらくたん）… 418
川芎茶調散（せんきゅうちゃちょうさん）……………………… 419
［附］菊花茶調散（きくかちゃちょうさん）……………………… 420
［附］清上蠲痛湯（せいじょうけんつうとう）……………………… 420
［附］立効散（りっこうさん）…… 420
消風散（しょうふうさん）………… 421
治頭瘡一方（ちずそういっぽう）…… 422

第2節　平熄内風剤（へいそくないふうざい）……………………… 423

羚角鈎藤湯（れいかくこうとうとう）… 423
［附］鈎藤飲（こうといん）……… 425
鎮肝熄風湯（ちんかんそくふうとう）… 425
［附］建瓴湯（けんれいとう）…… 426
天麻鈎藤飲（てんまこうとういん）… 427
［附］抑肝散（よくかんさん）…… 428
［附］鈎藤散（ちょうとうさん）… 428
大定風珠（だいていふうしゅ）…… 429
◎二甲復脈湯（にこうふくみゃくとう）……………………… 430
◎三甲復脈湯（さんこうふくみゃくとう）……………………… 430
◎小定風珠（しょうていふうしゅ）……………………… 431
阿膠鶏子黄湯（あきょうけいしおうとう）……………………… 431
［附］七物降下湯（しちもつこうかとう）……………………… 432

当帰飲子（とうきいんし）………… 433

第15章　治燥剤（ちそうざい） ……………………………… 435

第1節　軽宣潤燥剤（けいせんじゅんそうざい）………… 436
杏蘇散（きょうそさん）………… 436
桑杏湯（そうきょうとう）………… 437
［附］翹荷湯（ぎょうかとう）……… 438
清燥救肺湯（せいそうきゅうはいとう）439
沙参麦冬湯（しゃじんばくどうとう）440
［附］益胃湯（えきいとう）………… 441

第2節　滋陰潤燥剤（じいんじゅんそうざい）………… 442
養陰清肺湯（よういんせいはいとう）442
百合固金湯（びゃくごうこきんとう）443
麦門冬湯（ばくもんどうとう）…… 444
瓊玉膏（けいぎょくこう）………… 445
増液湯（ぞうえきとう）…………… 446
［附］五汁飲（ごじゅういん）……… 448

第16章　祛湿剤（きょしつざい） ……………………………… 449

第1節　芳香化湿剤（ほうこうけしつざい）……………… 451
平胃散（へいいさん）……………… 451
［附］胃苓湯（いれいとう）………… 452
［附］分消湯（ぶんしょうとう）…… 452
［附］不換金正気散（ふかんきんしょうきさん）………… 453
［附］柴平湯（さいへいとう）……… 453
藿香正気散（かっこうしょうきさん）453
◎一加減正気散（いちかげんしょうきさん）………… 455
◎二加減正気散（にかげんしょうきさん）………… 455
◎三加減正気散（さんかげんしょうきさん）………… 455
◎四加減正気散（しかげんしょうきさん）………… 455
◎五加減正気散（ごかげんしょうきさん）………… 456

［附］六和湯（ろくわとう）………… 456

第2節　清熱祛湿剤（せいねつきょしつざい）………… 457
三仁湯（さんにんとう）…………… 457
［附］藿朴夏苓湯（かつぼくかりょうとう）………… 459
連朴飲（れんぼくいん）…………… 459
［附］杏仁滑石湯（きょうにんかっせきとう）………… 460
［附］滑石藿香湯（かっせきかっこうとう）………… 460
甘露消毒丹（かんろしょうどくたん）461
蚕矢湯（さんしとう）……………… 462
黄芩滑石湯（おうごんかっせきとう）463
薏苡竹葉散（よくいちくようさん）… 464
宣清導濁湯（せんせいどうだくとう）465
［附］半硫丸（はんりゅうがん）…… 466
宣痺湯（せんぴとう）……………… 467

［附］加減木防已湯（かげんもくぼういとう）‥‥‥‥‥‥‥‥‥‥‥ 468
二妙散（にみょうさん）‥‥‥‥‥ 469
［附］三妙丸（さんみょうがん）‥‥‥ 470
［附］四妙丸（しみょうがん）‥‥‥ 471
［附］三物黄芩湯（さんもつおうごんとう）‥‥‥‥‥‥‥‥‥‥‥ 471
茵蔯蒿湯（いんちんこうとう）‥‥‥ 471
　　◎梔子柏皮湯（ししはくひとう）473
　　◎麻黄連軺赤小豆湯（まおうれんしょうせきしょうずとう）‥‥‥ 473
［附］茵蔯五苓散（いんちんごれいさん）‥‥‥‥‥‥‥‥‥‥‥‥ 474
［附］茵蔯四逆湯（いんちんしぎゃくとう）‥‥‥‥‥‥‥‥‥‥‥ 474
八正散（はっしょうさん）‥‥‥‥ 475
［附］五淋散（ごりんさん）‥‥‥‥ 476
［附］加減柴苓湯（かげんさいれいとう）‥‥‥‥‥‥‥‥‥‥‥‥ 477
石葦散（せきいさん）‥‥‥‥‥‥ 477
　　◎石葦散‥‥‥‥‥‥‥‥‥ 478
　　◎石葦散‥‥‥‥‥‥‥‥‥ 478
［附］砂淋丸（しゃりんがん）‥‥‥ 478
［附］礬石丸（さくせきがん）‥‥‥ 478
程氏萆薢分清飲（ていしひかいぶんせいいん）‥‥‥‥‥‥‥‥‥‥ 479

第3節　利水滲湿剤（りすいしんしつざい）‥‥‥‥‥‥‥‥‥‥‥ 480

五皮散（ごひさん）‥‥‥‥‥‥‥ 480
五苓散（ごれいさん）‥‥‥‥‥‥ 482
［附］四苓散（しれいさん）‥‥‥‥ 484
［附］春沢湯（しゅんたくとう）‥‥ 485
猪苓湯（ちょれいとう）‥‥‥‥‥ 485
防已黄耆湯（ぼういおうぎとう）‥‥ 487
［附］防已茯苓湯（ぼういぶくりょうとう）‥‥‥‥‥‥‥‥‥‥‥ 488
［附］鯉魚湯（りぎょとう）‥‥‥‥ 489
木防已湯（もくぼういとう）‥‥‥ 489
［附］葶藶大棗瀉肺湯（ていれきたいそうしゃはいとう）‥‥‥‥‥ 490
［附］茯苓飲（ぶくりょういん）‥‥ 490

第4節　温化水湿剤（おんかすいしつざい）‥‥‥‥‥‥‥‥‥‥‥ 492

苓桂朮甘湯（りょうけいじゅつかんとう）‥‥‥‥‥‥‥‥‥‥‥‥ 492
茯苓桂枝甘草大棗湯（ぶくりょうけいしかんぞうたいそうとう）‥‥ 493
苓姜朮甘湯（りょうきょうじゅつかんとう）‥‥‥‥‥‥‥‥‥‥‥ 494
真武湯（しんぶとう）‥‥‥‥‥‥ 495
［附］附子湯（ぶしとう）‥‥‥‥‥ 497
実脾散（じっぴさん）‥‥‥‥‥‥ 497
萆薢分清飲（ひかいぶんせいいん）‥‥ 499
鶏鳴散（けいめいさん）‥‥‥‥‥ 499
［附］九味檳榔湯（くみびんろうとう）‥‥‥‥‥‥‥‥‥‥‥‥‥ 501

第5節　祛風勝湿剤（きょふうしょうしつざい）‥‥‥‥‥‥‥‥‥ 502

羌活勝湿湯（きょうかつしょうしつとう）‥‥‥‥‥‥‥‥‥‥‥‥ 502
独活寄生湯（どっかつきせいとう）‥‥ 503
［附］三痺湯（さんぴとう）‥‥‥‥ 504
［附］大防風湯（だいぼうふうとう）505
［附］蠲痺湯（けんぴとう）‥‥‥‥ 505
桂枝芍薬知母湯（けいししゃくやくちもとう）‥‥‥‥‥‥‥‥‥‥ 505
疎経活血湯（そけいかっけつとう）‥‥ 506
［附］二朮湯（にじゅつとう）‥‥‥ 507
［附］薏苡仁湯（よくいにんとう）‥‥ 507

当帰拈痛湯（とうきねんつうとう）… 508
桂枝附子湯（けいしぶしとう）……… 509
　[附] 白朮附子湯（桂枝附子去桂加
白朮湯）（びゃくじゅつぶしとう）509
[附] 甘草附子湯（かんぞうぶしとう）
　……………………………………… 510

第17章　祛痰剤（きょたんざい） ……………………………… 511

第1節　燥湿化痰剤（そうしつけたんざい） ……………………………… 513
二陳湯（にちんとう）……………… 513
　[附] 金水六君煎（きんすいりっくんせん）…………………………… 514
　[附] 加味二陳湯（かみにちんとう）515
　[附] 理痰湯（りたんとう）……… 515
　[附] 竜蠔理痰湯（りゅうもうりたんとう）…………………………… 515
　[附] 理飲湯（りいんとう）……… 516
三子養親湯（さんしようしんとう）… 517
指迷茯苓丸（しめいぶくりょうがん）518

第2節　清熱化痰剤（せいねつけたんざい） ……………………… 520
温胆湯（うんたんとう）…………… 520
　[附] 黄連温胆湯（おうれんうんたんとう）…………………………… 522
　[附] 竹茹温胆湯（ちくじょうんたんとう）…………………………… 522
　[附] 十味温胆湯（じゅうみうんたんとう）…………………………… 522
清気化痰丸（せいきけたんがん）… 522
　[附] 清金化痰湯（せいきんけたんとう）…………………………… 524
　[附] 清肺湯（せいはいとう）…… 524
小陥胸湯（しょうかんきょうとう）… 525
　[附] 柴胡陥胸湯（さいこかんきょうとう）…………………………… 526

滾痰丸（こんたんがん）…………… 526
消瘰丸（しょうるいがん）………… 527
　[附] 海藻玉壺湯（かいそうぎょくことう）…………………………… 528

第3節　潤燥化痰剤（じゅんそうけたんざい） ……………………… 529
貝母栝楼散（ばいもかろさん）…… 529

第4節　温化寒痰剤（おんかかんたんざい） ………………………… 531
苓甘五味姜辛湯（りょうかんごみきょうしんとう）…………………… 531
　◎小青竜湯（しょうせいりゅうとう）
　……………………………………… 532
　◎苓桂味甘湯（りょうけいみかんとう）…………………………… 532
　◎苓甘五味姜辛湯（りょうかんごみきょうしんとう）…………… 532
　◎苓甘姜味辛夏湯（りょうかんきょうみしんげとう）………… 532
　◎苓甘姜味辛夏仁湯（りょうかんきょうみしんげにんとう）…… 533
　◎苓甘姜味辛夏仁黄湯（りょうかんきょうみしんげにんおうとう）533
冷哮丸（れいこうがん）…………… 534
理中化痰丸（りちゅうけたんがん）… 535

第5節　治風化痰剤（ちふうけたんざい）……536

止嗽散（しそうさん）………………536
半夏白朮天麻湯（はんげびゃくじゅつてんまとう）………537
［附］半夏白朮天麻湯（はんげびゃくじゅつてんまとう）………539
［附］導痰湯（どうたんとう）………539
滌痰湯（じょうたんとう）………539
［附］六神湯（ろくしんとう）………540
定癇丸（ていかんがん）………540
地黄飲子（じおういんし）………541

第18章　消導化積剤（しょうどうけしゃくざい）……543

第1節　消食導滞剤（しょうしょくどうたいざい）……544

保和丸（ほわがん）………544
［附］保和丸（ほわがん）………545
［附］大安丸（だいあんがん）………545
枳実導滞丸（きじつどうたいがん）…546
木香檳榔丸（もっこうびんろうがん）547
枳朮丸（きじゅつがん）………547
［附］麹麦枳朮丸（きくばくきじゅつがん）………548
［附］橘半枳朮丸（きっぱんきじゅつがん）………548
［附］香砂枳朮丸（こうしゃきじゅつがん）………549
健脾丸（けんぴがん）………549

第2節　消痞化積剤（しょうひけしゃくざい）……550

枳実消痞丸（きじつしょうひがん）…550
葛花解酲湯（かっかかいていとう）…551
鼈甲煎丸（べっこうせんがん）………552

第19章　駆虫剤（くちゅうざい）……555

烏梅丸（うばいがん）………555
［附］理中安蛔湯（りちゅうあんかいとう）………557
［附］連梅安蛔湯（れんばいあんかいとう）………557
肥児丸（ひじがん）………558
［附］布袋丸（ほていがん）………558
化虫丸（かちゅうがん）………559

第20章　涌吐剤（ようとざい）……561

瓜蒂散（かていさん）………561
急救稀涎散（きゅうきゅうきぜんさん）563
［附］三聖散（さんせいさん）………563
塩湯探吐方（えんとうたんとほう）…564
［附］参芦飲（じんろいん）………564

第21章　癰瘍剤（ようようざい） ……………………………… 565

1　外瘍剤（がいようざい）………566
1．陽　証 ………………………… 566
仙方活命飲（せんぽうかつめいいん）567
　［附］托裏消毒散（たくりしょうどくさん）……………………………568
五味消毒飲（ごみしょうどくいん）… 568
　［附］銀花解毒湯（ぎんかげどくとう）……………………………………569
四妙勇安湯（しみょうゆうあんとう）569
　［附］五神湯（ごしんとう）………… 570
　［附］神効托裏散（しんこうたくりさん）……………………………570
牛蒡解肌湯（ごぼうげきとう）……… 571
犀黄丸（さいおうがん）…………… 572
　［附］醒消丸（せいしょうがん）…… 572
　［附］蟾酥丸（せんそがん）………… 572
透膿散（とのうさん）……………… 573
　［附］透膿散（とのうさん）……… 573

　［附］托裏透膿湯（たくりとうのうとう）……………………………574
　［附］排膿散及湯（はいのうさんきゅうとう）…………………………574
2．陰　証 ………………………… 574
陽和湯（ようわとう）……………… 574
　［附］小金丹（しょうきんたん）…… 576
　［附］中和湯（ちゅうわとう）……… 576

2　内癰剤（ないようざい）………577
葦茎湯（いけいとう）……………… 577
大黄牡丹皮湯（だいおうぼたんぴとう）578
　［附］腸癰湯（ちょうようとう）…… 579
　［附］薏苡附子敗醤散（よくいぶしはいしょうさん）…………………579
闌尾化瘀湯（らんびけおとう）……… 580
闌尾清化湯（らんびせいかとう）…… 580
闌尾清解湯（らんびせいかいとう）… 581

索　引

中医書一覧（五十音順）……………………………………………… 583
中医書一覧（年代順）………………………………………………… 589
方剤名索引 …………………………………………………………… 595
証・症状・病名索引 ………………………………………………… 607
中医学用語索引 ……………………………………………………… 621

総論

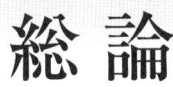

第1章

方剤簡史

　方剤の形成に至る歴史は長い。中国の原始社会においても，薬物を運用して疾病を予防し治療してはいたが，単味の薬物を用いていたにすぎない。その後の長期にわたる経験をもとに豊富な薬物の知識を蓄積し，数種類の薬物を配合した方が効果が高まることを知り，次第に方剤を形成したのである。1979年に長沙・馬王堆漢墓から発掘された《五十二病方》は，字体から少なくとも紀元前3世紀末の秦漢時代の著作であると考えられているが，書中には経穴名や五行学説の痕跡がなく，臓腑と病名の連係もなく，陰陽学説もほとんど反映されておらず，薬味が簡単で用量も粗略であり，剤型が単調で方名もなく，他の古籍には見られない薬物も記載されている。このことから，本書が《黄帝内経》《神農本草経》よりも古いことが分かると同時に，古代の方剤の発展の程度もうかがえる。

　中国に現存する方剤を記載した最も古い医学文献は，春秋戦国時代の《黄帝内経》である。記載されている方剤は13首（単方・複方）にすぎないが，治則・立方・処方・配合禁忌などの理論を豊富に叙述しており，方剤学の理論的基礎を定めたものといえる。

　東漢（後漢）の張　仲景が著した《傷寒雑病論（傷寒論・金匱要略）》は，「勤めて古訓を求め，搏く衆方を采る」と述べているように，先人の経験を総括したうえで，弁証論治の思想のもとに理・法・方・薬を融合させて方剤の内容を進歩させており，「その言は精にして奥，その法は簡にして詳」と称されている。全部で314首の方剤を提示しているが，大多数の方剤は組成が厳格で効果も確実である。現在に至るまで歴来の医家が治療経験をつみ重ねており，後世の方剤の発展にも大きく寄与したので，「方書の祖」と称されている。

　南北朝・北斉の徐之才が《薬対》で効能にもとづいて薬物を宣・通・補・泄・軽・重・滑・渋・燥・湿の10種に帰類したのうけ，宋代の趙佶は《聖済経》で方剤を10剤に分類し，治法にもとづいた方剤分類の理論的基礎を提示した。

　晋代から唐代になると，社会の生産力の向上にともなって多くの方書が出現した。晋代の葛洪は《肘後備急方（肘後方）》を著した。当時にも備急の方書は多く

あったが,「すでに諸の病状を究むることあたわず,兼ねて珍貴の薬多し」であったために,「その要薬を采り,もって《肘後救卒》三巻をなし,多く易得の薬を率う」と述べている。本書は廉価で有効であり,民間で広く用いられた。

唐代の孫思邈は《千金備急要方（千金方）》《千金翼方》を,王燾は《外台秘要》を著した。いずれも歴代の名方や民間の経方・単方を広く収集して門別に分類しており,唐代以前の方剤を研究するうえで貴重な資料になっている。

宋代から元代には臨床各科が発展し,多くの方剤の専著があらわれた。

《太平聖恵方》は16,834首を,《聖済総録》は約2万首を収載しており,漢代以降の方書をほぼ網羅している。

《太平恵民和剤局方（和剤局方）》は,収載した方剤は800首に足りないが,全国各地から集めて太医局で有効であると認められた方剤を収録し,全国に頒布されたものであり,中国の歴史上で政府編纂による最初の成薬典である。本書に対する後人の見解はさまざまであるが,多くの方剤が今日まで臨床上常用されており,基本的には選方が厳格であったことが分かるが,主治が複雑にすぎるために,使用時に十分な考察が必要である。

成無己の《傷寒明理薬方論》は,20首の傷寒方を論述しているにすぎないが,方剤を専門に分析した最初の理論的著作であり,後世の方論の先駆として方剤理論に新たな段階をもたらした。

銭乙の《小児薬証直訣》は,小児の病証を主体に述べているが,下巻には多くの小児用方を収録している。《活幼口議》は「その方截にして良,その用功にして速,深くその要に達す」と評している。陳言の《三因極一病証方論》は,《四庫全書提要》によると「論あり方あり,文詞典雅にして,理致は簡賅,他家俚鄙の冗雑の比にあらず」である。厳用和の《済生方》は,五十数年の経験を総括した著作である。以上はいずれも経験にもとづいた方書であり,各自が各面での医学的成就を反映しており,後世の方剤の発展に一定の影響を及ぼした。

金・元代には,四大家（朱丹溪・張子和・李東垣・劉河間）があらわれ,明・清代には温病学の発展があり,王清任が《医林改錯》で活血化瘀法の広汎な応用を示すなど,方剤学の発展に大きな貢献があった。

明代・呉崑の《医方考》は,700余首の方剤を収載し,「その方薬を考し,その見証を考し,その名義を考し,その事跡を考し,その変通を考し,その得失を考し,その然るゆえんの故を考す」とあるように,歴史上で最初に方剤を詳解した理論専著である。

朱橚編纂の《普済方》は,広く方剤を収集して61,739首を収載しており,方剤を研究するうえで貴重な資料のひとつである。

このほか,張景岳の《新方八陣》,張路玉の《祖方》,徐洄溪の《傷寒類方》,汪昂の《医方集解》《湯頭歌訣》,羅美の《古今名医方論》など,重要な方剤学書が

出版されている．

　現在では，過去の遺産を継承するとともに中西医結合などによる新たな展開も加わり，中医理論にもとづいた「方剤学」が教科書として多数まとめられている．

第2章

方剤と治法

　方剤は，理・法・方・薬における重要な構成部分であり，弁証にもとづく立法に則して組成される。それゆえ，方剤と治法の関係を明確に知ってはじめて，正確で綿密な用薬を行うことができる。

　治法は，長期にわたる治療経験のつみ重ねから総括されたもので，方・薬と結びついた理論にまで高められている。確固とした理論が形成されたのちは，治法が用薬組方や成方の運用における指導原則になっている。たとえば，感冒を弁証求因して外感風寒による表寒証と判断できれば，表証には汗法を用い，寒証には温熱薬を使用するという原則にもとづいて，辛温解表法で治療することが決定され，成方あるいは選薬組方によって辛温解表剤を用い，適切な服用法により汗を出させて邪を外解するのである。それゆえ治療においては，「方（処方）」は必ずしも一定ではないが「法（治法）」は確定しており，方剤は治法を具体的に完成させる主な手段であり，「方は法より出で，法をもって方を統べる」と概括できる。

　治法は豊富多彩であり，古くは《内経》に数多くの理論と具体的方法が示されており，《傷寒雑病論》が内容を充実・発展させ，以後の歴代の医家が多くの新たな治法を制定するとともに分類帰納を行った。現在では治法を「八法」に概括しているが，清代の程鍾齢が歴代の治法を帰類して総括したものであり，《医学心悟》には「病の源を論ずれば，内傷外感の四字によりこれを括る。病の情を論ずれば，すなわち寒熱虚実表裏陰陽の八字をもってこれを統べる。しかして治病の方は，すなわちまた汗・和・下・消・吐・清・温・補の八法をもってこれを尽くす」とある。以下に「八法」の内容を概論する。

1. 汗　法（かんぽう）

　汗法とは，肺気を宣発し営衛を暢調にして腠理を開泄することにより，「遍身に漐漐と汗出づ」の状態にし，肌表にある外邪を汗とともに解除する治法である。《素問・陰陽応象大論》の「その皮に在るは，汗してこれを発す」が，汗法の理論的根拠になっており，《傷寒論》も「脈浮のものは，病表に在り，汗を発すべし」

と指摘している。汗法は，発汗させるだけでなく，邪を外に袪除したり透表し，気血を通暢し営衛を調和させるので，外感六淫による表証に用いるほか，麻疹の透発不全・腰以上の浮腫・瘍瘍初期の発熱悪寒などに対する透邪外達にも使用する。病状に寒熱の違いがあり，邪気に兼挾があり，患者の体質に強弱があるので，汗法にも辛温・辛涼の違いがあり，他の治法との配合も必要になる。

2. 吐　法（とほう）

　吐法とは，嘔吐させて，咽喉・胸膈・胃脘などに停留している痰涎・宿食・毒物などを口から排出する治法である。《素問・陰陽応象大論》の「その高きは，よりてこれを越す」が理論的根拠になっている。咽喉の痰涎壅阻・頑痰の胸膈停滞・宿食の胃脘滞留・誤食した毒物の胃中停留などは，すべて吐法を用いて速やかに吐出させるのがよい。ただし，吐法は正気を損傷しやすく苦痛をともなうので，実邪壅塞の危急状態に適し，虚弱者・妊婦などには慎重を要する。

3. 下　法（げほう）

　下法とは，腸胃を蕩滌（とうじょう）して大便・積水・悪血などを瀉出し，腸胃に停留している宿食・燥屎・実熱・冷積・瘀血・痰結・水飲などを下竅から排出し，病変を解除する治法である。《素問・陰陽応象大論》の「中満は，この内を瀉す」「その下なるは，引きてこれを竭（つく）す」が，下法の理論的根拠である。邪が腸胃にあり，大便不通・燥屎内結・熱結便秘・停痰留飲・瘀血内蓄などを呈する邪正倶実に使用する。ただし，病状に寒熱があり，正気の充足度が異なり，病邪の兼挾があるので，下法にも寒下・温下・潤下・逐水の違いがあり，攻補兼施するなど他の治法の配合も必要である。

4. 和　法（わほう）

　和法とは，和解あるいは調和の作用によって病邪を消除する治法である。汗・吐・下の三法のように攻邪を主体にするものではなく，補法のように補益を主にするものでもない。和解とは和裏解表のことで，邪在半表半裏に対する専用の治法であり，《傷寒明理論》に「傷寒の邪表に在れば，必ず漬形しもって汗をなし，邪気裏に在れば，必ず蕩滌しもって利をなす。その不内不外，半表半裏にあるは，すでに発汗のよろしき所にあらず，また吐下の対する所にもあらず，これまさに和解すればすなわち可なり，小柴胡湯は和解表裏の剤たるなり」とあるとおりである。調和とは，機能を調整して平復させる意味であり，臓腑の気血陰陽の不和・寒熱の失調・虚実挾雑などに適用し，戴北山は「寒熱併用はこれ和といい，補瀉合剤はこれ和といい，表裏双解はこれ和といい，その亢厲（こうれい）を平すはこれ和という」と述べている。邪在少陽・邪在膜原および肝脾不和・肝胃不和・脾胃不和・気血不和・営衛不

和などの病証に和法を使用し，寒熱を除き偏勝を調え偏衰を扶助して，正常に回復させる。和法の分類は非常に多いが，常用の和法は和解少陽・調和肝脾・調和脾胃などである。

5. 温　法（おんぽう）

　温法とは，温裏・散寒・回陽・通絡などの効能により，寒邪を除き陽気を回復し経絡を通じて，裏寒を解消する治法である。《素問・至真要大論》の「寒はこれを熱す」「寒を治するは熱をもってす」が，温法の理論的根拠になっている。裏寒の成因には外感と内傷の別があり，外来の寒邪が裏に直中(じきちゅう)するか，陽気不足や誤治による陽気の損傷によって陰寒が内生する。このほか，裏寒には臓腑経絡という部位の違いがある。それゆえ，温法にも温中散寒・温経散寒・回陽救逆の別がある。なお，裏寒には陽虚と寒邪が併存することが多いために，よく温法と補法を配合して用いる。

6. 清　法（せいほう）

　清法とは，熱邪を清解することにより裏熱を消除する治法である。《素問・至真要大論》の「熱はこれを寒す」「熱を治するは寒をもってす」が，清法の理論的根拠になっている。裏熱には熱在気分・熱在営分・熱在血分・熱甚成毒および臓腑の熱の違いがあるので，清法にも清気分熱・清営涼血・気血両清・清熱解毒・清臓腑熱などの違いがある。清法はかなり広範囲に運用されるが，とくに温熱病によく用いる。火熱は傷津耗気しやすいので，清法には生津・益気の薬物を配合することが多く，温熱病の後期で熱灼陰傷を呈したり久病で陰虚火旺を呈するときは，清法と滋陰を併用する。

7. 消　法（しょうほう）

　消法とは，消食導滞・散結消堅の効能により，気・血・痰・食・水・虫などが積聚した有形の滞結を徐々に消散させる治法である。《素問・至真要大論》の「堅はこれを削す」「結はこれを散ず」が，消法の理論的根拠である。消法の概念はかなり広範囲であり，広義には祛痰法・祛湿法・駆虫法・理気法・理血法なども消法の範疇に入るが，現在では一般に消食導滞と消痞散積を指し，飲食積滞と気血積聚の癥瘕痞塊などに適用する。消法には補法や下法を配合することが多い。

8. 補　法（ほほう）

　補法とは，気血陰陽あるいは臓腑の虚損を補養する治法である。《素問・三部九候論》の「虚はすなわちこれを補う」，《素問・至真要大論》の「損ずればこれを温む」，《素問・陰陽応象大論》の「形不足すれば，これを温むるに気をもってし，精

不足すれば，これを補うに味をもってす」などが，補法の理論的根拠になっている。補法は，気血陰陽の不足を補益することにより，気血陰陽と臓腑の平衡失調を正常に回復させ，また正虚のために抗邪・祛邪できないとき正気を扶助することにより扶正祛邪する。補法の内容はかなり多彩で，補気・補血・補陰・補陽および補心・補肝・補脾・補肺・補腎の別，峻補・平補の違いがあり，これらを配合したさまざまな補法がある。

　上述の八法は孤立したものではない。病態は複雑であるから，単一の治法では対応できず，数法を運用してはじめて有効になることが多い。《医学心悟》に「一法の中，八法備わる，八法の中，百法備わる」とあるのは，八法を臨機応変に組みあわせて対処すべきことを示している。このほか，薬物の使用経路の違いにより，内治法と外治法の別がある。内治法は内服が主体で，臨床各科で最も普遍的に用いられる治法である。外治法は外科でよく使用され，作用機序は八法とほぼ同じである。本書では省略する。

第3章

方剤の分類

　方剤の分類は，各家の見解の違いにより多種多様であるが，主なものには「七方」「十剤」および治法・主方・病因などによる分類がある。

　最も古い分類は「七方」であり，病状の軽重・病位の上下・病勢の緩急・薬味の奇偶などをもとに，方剤を大・小・緩・急・奇・偶・重の七種に分けている。重方以外はすべて相対的であり，大方とは薬味が多いか用量が多くて邪気盛あるいは下焦の病変に用いるもの，小方とは薬味が少ないか用量が少なくて病邪が軽浅あるいは上焦の病変に使用するもの，緩方とは薬性が緩和で慢性病に適し長期服用が必要なもの，急方とは薬性が猛峻で危急の病変に適し速効性をもつもの，奇方とは単味薬あるいは奇数薬からなるもの，偶方とは二味薬あるいは偶数薬からなるものである。重方は二方あるいは数方を合わせて複雑な病変に対応させるものである。ただし，この分類は組方の理論というべきものであり，歴史的にも七方で分類した方剤書は存在しない。

　北斉・徐之才は《薬対》で，効能にもとづいて薬物を宣・通・補・泄・軽・重・滑・渋・燥・湿の十種に分類した。この分類は《本草綱目・序例》にも引用され，宣可去壅・通可去滞・補可去弱・泄可去閉・軽可去実・重可鎮怯・滑可去著・渋可固脱・燥可去湿・湿可去燥と概括されている。宋代・張佶の《聖済経》はこの分類を方剤に当てはめて十剤とし，成無己が《傷寒明理論》で「製方の体，宣・通・補・泄・軽・重・渋・滑・燥・湿の十剤これなり」と述べたために，正式に「十剤」と称されるようになった。

　ただし，常用の方剤を完全に概括するには十剤でも不足であり，各家が増補している。宋代・寇宗奭は《本草衍義》で寒・熱の二剤を加えて十二剤とし，明代・繆仲醇は「寒・熱の二剤は，補瀉に摂り，義重からず，昇降は，治法の大機なり」と述べて昇・降の二剤を加えて十四剤とした。徐思鶴は，十剤以外に調・和・解・利・寒・温・暑・火・平・奪・安・緩・淡・清を加え，二十四剤にしている。

　明代・張景岳は《景岳全書・古方八陣》で「古方の諸家により散立するもの，すでに多くかつ雑す。あるいは各門に互見し，あるいは彼此これ重複す。その用を

通ぜんと欲し，渉猟もとより難く，尽くこれを収めんと欲し，徒らに芸乱に資す。今余はその要なるものを採り，類して八陣となす，いわく補・和・攻・散・寒・熱・固・因」と述べ，八陣にまとめている。ただし，八陣ではすべての方剤を概括できないために，婦人規・小児則・痘疹詮・外科鈐の四門の方剤を列している。

　清代・汪昂の《医方集解》では，治法・病因・科別などを総合した分類を行い，補養・発表・涌吐・攻裏・表裏・和解・理気・理血・袪風・袪寒・清暑・利湿・潤燥・瀉火・除痰・消導・収渋・殺虫・明目・癰瘍・経産・救急の二十二種に分けており，概念が明瞭で臨床にも適している。程鍾齢の《医学心悟》は，八綱にもとづいた「八法」を提示し，汗・吐・下・和・温・清・消・補に分けているが，簡明で要約された「以法統方」の分類である。以後の呉儀洛の《成方切用》や張秉成の《成方便読》も，八法の内容に《医方集解》の分類を加えて論述している。

　以上のように，歴代の方剤の分類にはそれぞれ意義があり簡単なものも複雑なものもあるのは，方剤の数量が非常に多いだけでなく，一方が多くの目的に使用できたり，ひとつの方剤が数法を兼用しているものもあって，分類が単純ではないことを示している。

　本書では，《医方集解》の分類をもとに，解表・瀉下・和解・清熱・袪暑・温裏・表裏双解・補益・安神・開竅・固渋・理気・理血・治風・治燥・袪湿・袪痰・消導化積・駆虫・涌吐・癰瘍の二十一剤に分けている。

第4章

方剤の組成

　方剤は，単味の薬物による治療から多味の薬物による治療へと進歩・発展するなかで，次第に形成されたものであり，弁病治療と弁証論治が結びつく経過も反映している。

　薬物にはそれぞれ長所と短所があるが，合理的な配合を行うことにより，偏勝を調え毒性を制し，元来の効能を増強あるいは改変し，人体に不利な要素を消除あるいは減殺し，相輔相成あるいは相反相成の総合作用を得るなど，さまざまな効果を引き出すことができ，この結果として複雑な病変に適用させることが可能なのである。

1. 組成の原則

　方剤の組成は，薬物の単純な相加ではなく，病状にもとづいた弁証と立法に対応して，一定の原則のもとに適切な薬物を選択して配合するものである。組方の原則は，「君・臣・佐・使」と呼ばれ，《内経》に源を発する。《素問・至真要大論》には「病を主るこれ君たり，君を佐くこれ臣たり，臣に応ずこれ使たり」とあり，「君一臣二，製の小なり。君二臣三佐五，製の中なり。君一臣三佐九，製の大なり」「君一臣二，奇の製なり。君二臣四，偶の製なり。君二臣三，奇の製なり。君二臣六，偶の製なり」と組方の原則も示されている。後世になり，金代の張元素は「力大のものは君たるとなす」とし，元代の李東垣は「病を主るはこれ君たり，兼ねて何れか病を見れば，すなわち佐使薬をもってこれを分治す，これ製方の要なり」「君薬は分量最も多く，臣薬これに次ぎ，佐使薬またこれに次ぎ，臣をして君を過ぎせしむるべからず。君臣に序あり，宜摂相い与(あずか)れば，すなわちもって邪を御し病を治すること可なり」と述べ，明代の何柏斉はさらに「大抵の薬は病を治すに，各主る所あり。主治するものは，君なり。輔治するものは，臣なり。君薬と相反して相い助くるものは，佐なり。引経および治病の薬を病所に至らすものは，使なり」と解説している。現在では君・臣・佐・使を以下のように解釈する。

　君薬（主薬）：主病あるいは主証に対して主要な作用を果たす薬物で，方剤を組成するうえで不可欠のもの。

臣薬（輔薬）：①君薬を補助して効能を強める薬物。②兼病あるいは兼証に対して主要な作用を果たす薬物。
佐　薬：①佐助薬，すなわち君・臣薬の効能をつよめたり直接次要の症状を治療する薬物。②佐制薬，すなわち君・臣薬の毒性を消除・減弱したり峻烈性を抑制する薬物。③反佐薬，すなわち君・臣薬と性味・効能が相反しながら君・臣薬の効能をよりよく発揮できるようにする薬物。
使　薬：①引経薬，すなわち処方中の諸薬を病変部位に引導する薬物。②調和薬，すなわち処方中の諸薬を調和させる薬物。

　どのような方剤であっても主薬は不可欠であるが，臣・佐・使薬は必ずしも配合されるとは限らず，場合によっては主薬や輔薬が佐・使薬を兼ねることがある。また，組成が複雑な方剤においては，薬物の効能にもとづいて主要・次要の部分を区別するのみで，君臣佐使に分けないことが多い。一般には，主薬よりは補佐の薬物の方が多く配合されている。

2. 組成の変化

　方剤の組成には一定の原則があるが，臨床に応用する場合には病状の緩急・体質・年齢などにより臨機応変に加減する必要があり，「その法に師いてその方に泥らず」といわれる。《医学源流論》に「古方を用いんと欲すれば，必ず先ず病者患う所の証を審かにし，悉く古方の前に陳列する所の証とみな合し，更に方中に用うる所の薬と現るる所の証は一つも相い合わざること無く，然る後に施用す，否らざればすなわち必ず加減すべし，加減すべきもの無ければ，すなわち別に一方を択ぶ」と述べているように，方剤の運用においては成方に固執するのではなく，病状に対応して適切な配合の変化を行うことが必要である。

　組成の変化には以下のようなものがある。

(1) 薬味の変化

　一般には，方剤の主薬・主証には変化がなくて，次要症状や兼証が違う場合に，これに応じて薬味を加減することが多く，「随症加減」ともいう。たとえば，桂枝湯証に喘咳をともなうときに，厚朴・杏仁を加えて桂枝加厚朴杏仁湯にしたり，瀉下ののちに脈促・胸満など胸陽阻遏をともなうときに，陰柔の白芍を除いて桂枝去芍薬湯にするのが，これに相当する。

　方剤の薬味を増減することにより，主薬・主治が異なって，方名も変更されることがある。たとえば，桂枝湯の生姜を除き当帰・細辛・木通を加えた当帰四逆湯は，主薬が当帰に変わり，主治も厥陰寒凝の手足厥逆に変化する。

　このほか，方剤の主要な薬物の配合を変化させることにより，方剤の効能を変えることができる。麻黄を例にとると，桂枝を配合した麻黄湯は発汗解表の効能をもち，石膏を配合した麻杏甘石湯は清肺平喘に働き，薏苡仁を配合した麻杏薏

甘湯は袪風除湿の効能をもち，附子を配合した麻黄附子細辛湯は助陽解表に働くなどである。

(2) 用薬量の変化

　方剤を構成する薬物に変化がなくても，用薬量を変えることによって効能・主治が変わることがある。たとえば，四逆湯と通脈四逆湯は同じく附子・乾姜・炙甘草からなる。四逆湯は少陰陽衰に対して回陽救逆に作用するのに対し，附子・乾姜の用量を増やした通脈四逆湯は，回陽救逆・通脈の力が増大しているので陰盛格陽に適する。また，小承気湯と厚朴三物湯は同じく大黄・枳実・厚朴からなる。小承気湯は，大黄4両が主薬で枳実3枚・厚朴2両が補佐して，分二で服用することになっており，陽明熱結に対して蕩積瀉熱に働く。これに対し厚朴三物湯は，厚朴8両が主薬であり，枳実5枚が輔薬で大黄4両を佐薬にし，分三で服用することになっており，気滞便秘に対する下気通便に働く。

(3) 剤型の変化

　同一の組成の方剤でも，剤型の違いにより効能が異なる。たとえば，理中丸は中焦虚寒に対して緩徐に温中健脾に働くが，同じ組成の煎剤である人参湯は陽虚の胸痺に対して急速に通陽袪痺に作用する。一般には，煎剤（湯剤）を丸・散・膏に改変して緩治することにより治療を徹底させ，丸・散を煎剤に改変して急治する。

　以上の三種の変化は，個別にあるいは合併させたうえで運用すればよい。

第5章

剤　型

　剤型とは，臨床上の需要に応じた大きさ・形状の異なる製剤の様式である。《内経》では13の方剤が提示されて湯・丸・散・膏・酒・丹などの剤型になっており，後世にも医薬の発展にともなってさまざまな剤型が考案され使用されてきた。現在では以下のようなものがみられる。

(1) 湯剤（煎剤）

　薬物を混合して水や酒などに浸し，一定時間煎煮したのちに残渣を除き，煎汁を服用する。過去・現在を通じ，最も広範に使用される剤型であり，急性病あるいは一般雑病に用い，内服と外用燻洗に適する。《用薬法象》に「湯は蕩なり，大病を去るにこれを用う」とあるように，吸収が速くて効果が迅速にあらわれる。自由に加減ができて，個体や病変の特殊性に合致させることができるが，保存・携帯にやや不便である。

(2) 散　剤

　乾燥させた薬物を粉末にして混合したもので，内服・外用の2種がある。内服では，少量を直接冲服するか，水煎し残渣を除いて服用する（煮散という）。外用では，直接患部に散布したり，点眼したり咽や鼻に吹きこむこともある。《用薬法象》に「散は散ずるなり，急病を去るにこれを用う」とあり，吸収が速く少量で効果があり，作製・携帯が簡便である。

(3) 丸　剤

　薬物を粉末にし，蜜・水・糊・酒・醋・薬汁などを賦形剤にして固体の剤型にしたものである。《用薬法象》に「丸は緩なり，速やかにこれを去ることあたわず，その用薬の舒緩にしてこれを治するの意なり」とあるように，吸収が緩慢で持続性があり，体積が小さくて服用・携帯・保存に便利であり，よく用いられる剤型である。一般に慢性・虚弱性の疾患に適用し，煎剤である程度の効果を得たのちに，同じ処方を丸剤にして治療を緩徐にかつ徹底させることが多い。このほか，峻猛な薬物の効力を緩和にしたり毒性を減殺するときや，煎剤に使用し難い高貴薬や芳香薬を，丸剤として使用する。賦形剤の違いにより以下のような丸剤がある。

蜜　丸：蜂蜜を使用した丸剤であり，性質が柔潤で作用が緩和であり，補益の効能があるので，慢性病に適用する。

水　丸：水・酒・醋・薬物の煎汁などを使用した丸剤で，蜜丸・糊丸より溶解しやすく吸収が速く，丸粒が小さいので服用しやすい。

糊　丸：米糊・麺糊などを使用した丸剤で，水丸・蜜丸より粘性が強く溶解に時間がかかり，薬効の持続を延長させることができる。毒性や刺激性の強い薬物に適している。

濃縮丸：処方中のある薬物の煎汁を濃縮して膏にし，他薬の粉末と混合して乾燥させ粉砕し，水・酒・薬汁などで丸剤にしたものであり，有効成分が多く体積が小さく，用量が少なくて服用に便利である。

(4) 膏　剤

薬物を水や植物油で煎じ，煎汁を濃縮して膏にしたものである。内服・外用の二種がある。

流浸膏（流動エキス）：適当な溶媒で薬材中の有効成分を浸出させ，浸出液中の溶媒を低温蒸発で除去し，濃度と含有量を規定に合わせた液状の剤型である。内服に用いる。

浸膏（固型エキス）：適当な溶媒で薬材中の有効成分を浸出させ，低温蒸発で溶媒をすべて除去し，標準の規定に調整した半固体あるいは固体の剤型である。内服に用いる。

煎膏剤（膏滋）：薬物の水浸出液を濃縮したものに糖類（蜂蜜・氷砂糖・砂糖）を加えた濃厚な半固体の剤型である。内服に用いる。

軟膏剤（薬膏）：適当な基剤と薬物を混合して製した半固体の外用製剤である。

硬膏剤（膏薬）：植物油で薬物の成分を炸取して鉛丹・白蠟などを加えた暗黒色の膏薬で，布・紙などに塗布して外用する。

(5) 丹　剤

水銀・硫黄などの鉱物を加熱し，昇華する過程を利用して製したもので，少量で作用が大きい製剤である。内服・外用の二種があるが，一般に外用する。習慣的には，高貴薬や特殊な効能をもつ薬物を含んだ剤型を「丹」といっており，特定の剤型を指すのではない。現在「丹」といわれているものには，散剤・丸剤・錠剤・液剤がある。

(6) 酒剤（薬酒）

古称では「酒醴」という。酒（白酒・黄酒）を溶媒にして薬材中の有効成分を浸出させた液状の剤型で，内服・外用の二種がある。一般に，虚弱体質の補養・風湿痺の疼痛・打撲傷などに用いる。このほか酊剤（チンキ）があり，薬物の性質に応じてアルコール濃度を変えて調製する液状の剤型である。

(7) 茶　剤

　薬物の粗末と粘合剤を混合した固体の剤型であり，服用時に砕いて蓋つきの容器に入れ，熱湯で浸出した薬液を茶代わりに服用するので，茶剤という。外形は一定ではなく，小方塊形・長方塊形・餅状などがある。主に感冒・積滞などに使用し，製法が簡単で服用が簡便であるため広く用いられている。

(8) 薬　露

　揮発性の成分を含有する薬物を水で加熱蒸留した蒸留液である。清淡で芳香性があり無色で，内服に便利な剤型である。

(9) 錠剤・餅剤（湿製錠剤）

　薬物の細末を単独であるいは賦形剤と混合して成型した固体の剤型である。外用・内服があり，研末を調服するか磨汁を服用し，あるいは磨汁を患部に塗布して用いる。餅状に製剤したものを餅剤という。

(10) 条剤（紙捻）

　中医の外科で常用する製剤で，紙（桑紙）に薬物を付けて細く糸状に捻るか，桑紙を細く糸状に捻ってから薬物を付けたものである。瘡瘍の傷口に挿入して腐敗させ，壊死組織やフィステルを除去する。

(11) 線　剤

　絹糸やもめん糸を薬液に浸したり薬液と同煮して乾燥させた外用剤である。フィステルや贅肉を結紮し，自然に萎縮させて脱落させる。

(12) 灸　剤

　艾葉を絨状につき砕いて一定の形状に捻り，腧穴や患部に置いて火をつけたり燻灼し，温熱・灼痛感をもたせて，疾病を予防・治療する外用剤である。

(18) 糖漿剤（シロップ剤）

　蔗糖の飽和水溶液で，薬物を含有するものとしないものがある。薬物を含有しない蔗糖の飽和水溶液を単糖漿・糖漿といい，一般に賦形剤や調味剤として用いる。薬物を含有する糖漿は，薬物の煎液を濃縮し適量の蔗糖を溶解して製剤にしたものである。

(14) 片剤（圧縮錠剤）

　一種あるいは数種の薬材を加工精製して賦形剤を混合し，円片状に圧縮して製した剤型である。用量が正確で小さく，携帯に便利である。苦味や悪臭のある薬物は，圧縮後に包衣して服用しやすくし，腸内で作用させたい薬物や胃酸で破壊されやすい成分を含む薬物は，腸溶衣錠として腸内で崩解させる。

(15) 冲服剤（エキス顆粒）

　薬材の煎液を濃縮したものに適量の賦形剤（デンプン・乳糖など）を混合して製した顆粒状の剤型である。丸剤・片剤より作用が速く，湯剤・糖漿剤より体積が小さく軽量で，携帯しやすく服用が簡便である。現在では非常によく用いられている。

(16) 針剤（注射剤）
　中草薬の有効成分を抽出・精製・配合した滅菌溶液で，皮下・筋肉・静脈注射などに使用する。

第6章

方剤の用法

1. 煎法

　湯剤は臨床上常用される剤型であり，歴代の医家は煎法を非常に重視し，繆希雍（仲淳）は「それ茶味の美悪，飯味の甘飴を観るに，みな水火烹飪（煮ること）の得失に系るは，即ち推すべし」，徐霊胎は《医学源流論》で「煎薬の法は，最も深講すべし，薬の効不効は，すべてここに在り」と説いている。

(1) 煎薬の用具

　先人は「銀は上たり，磁はこれに次ぐ」とし，銅・錫・鉄などの鍋を用いることを指示してはいない。金属の容器とくに鉄器で薬物を煎煮すると，沈殿が生じて溶解度が低下し，甚だしければ化学変化をおこして副作用を生じ，薬効に影響を与えるからである。現在では通常蓋付きの陶磁器を用いており，廉価で化学変化をおこさない。

(2) 煎薬の用水

　先人は流水・泉水・甘瀾水（労水）・米泔水（米のとぎ汁）・酒水（酒と水の混合）・麻沸湯などを用い，現在では清潔な水道水・井戸水・蒸留水などを使用している。一般に，薬物30g（1両）に対して200～300ml（1碗）の水を加える。

(3) 煎薬の火かげん

　「武火」と「文火」に分け，強火で煎じることを武火，とろ火（弱火）で煎じることを文火といい，先人は「急煎はその生を取りて疏蕩し，久煎はその熟を取りて停留す」と述べている。一般には「先武後文」で，煎じ始めは強火にし，沸騰後は弱火にする。《本草綱目》は「まず武し後に文し，法のごとくこれを服せば，いまだ効せざるものあらず」と説いている。

(4) 煎薬の方法

　まず薬物を容器内に入れて冷水を加え，薬物の表面が水に浸るようにして水を十分に浸透させてから煎煮すると，薬物の有効成分が溶解して煎出しやすい。沸騰すれば弱火にし，薬液が吹きこぼれたり煮詰りすぎないように注意する。また，煎薬

中に容器の蓋をたびたび開けると，揮発性成分が損失するので，さしひかえるべきである。解表薬・清熱薬・芳香類の薬物は武火で短時間煎じ，揮発成分の損失・薬効の低下・甚だしければ薬効の変化などを防止する。厚味滋補の薬物は文火で長時間煎じ，有効成分を十分に煎出する。烏頭・附子など毒性の強い薬物も文火で長時間煎じ，毒性を低減させる。薬物のやや特殊な煎法（処方中に明記する）を以下に述べる。

先　煎（せんせん）：介殻類・鉱石類の薬物（牡蛎・竜骨・鼈甲・代赭石・石膏など）は，重質で硬く成分が煎出しにくいので，砕いて先に煎じ，約10分間煮沸した後に他薬を入れてさらに煎じる。泥砂の多い黄土・糯稲根など，あるいは軽くて量の多い芦根・茅根・夏枯草・竹筎などは，先に煎じたうえ薬液を水の代わりにして他薬を煎じる。

後　下（こうげ）：芳香性のある薄荷・木香などは精油成分に薬効があるので，一般に他薬を煎じ終える4～5分前に入れて煎じ，有効成分の損散を防止する。

包　煎（ほうせん）：煎出後の薬液の混濁を防止したり，消化管や咽喉への刺激性を緩和するために，赤石脂・旋覆花などはガーゼや絹布に包んで他薬と一緒に煎煮する。現在では，一般に先煎して残渣を去ってから他薬を煎煮する方法を用いている。

別炖・別煎（べっとん・べっせん）：一部の高貴薬の有効成分を十分保全するとともに，同煎時に他薬に吸収されることを防止する目的で，別に長時間煎煮したり湯煎することである。たとえば，人参は2～3時間蓋をして湯煎（隔水炖し，気味を煎出させにくい羚羊角・犀角などは薄い切片にして2時間ぐらい別に煎じる（水磨汁あるいはヤスリによる細粉を服用してもよい）。

溶化（烊化）（ようか）：膠質で粘着性が強く溶けやすい阿膠・膠飴などの薬物は，容器に焦げついたり他薬に付着して有効成分の溶解に影響を及ぼすので，他薬の薬液に入れて弱火で煮溶かすか，熱い薬液内で攪拌して溶解させる。別に溶解した液を他薬の薬液に溶いてもよい。

泡服（焗服）（ほうふく・しょくふく）：精油を含有し気味が溶出しやすく用量の少ない薬物（番紅花・肉桂など）は，熱湯あるいは他薬の熱い煎液に浸し蓋をして有効成分を浸出させる。

沖　服（ちゅうふく）：散剤・丹剤・丸剤・自然汁などを，白湯あるいは他薬の薬液に溶かして服用する。

2. 服用法

服薬時間：一般に食前に服用し，胃腸に対して刺激性のある薬物や眼科疾患に用いる薬物は食後に服用する。滋膩補益の薬物は空腹時に，瘧の治療薬は発作の2時間前に，安神薬は睡眠前に服用する。急性病では時間に関係なく服用し，慢

性病に対する丸・散・膏・酒などは定時に服用する。また，病状に応じて1日数回服用したり，茶代わりに煎薬を時間に関係なく服用することもある。特殊な服用法としては，鶏鳴散は夜明け前に空腹で服用すると効果が良好である。先人は「病の胸膈以上に在るは，先ず食して後に服薬し，病の心腹以下に在るは，先ず服薬して後に食す」としており，上焦の病変に対しては薬力を長く上焦に留めておくために食後に服薬し，下焦の病変に対しては薬力を素早く下達させるために食前に服薬するのである。

服薬方法：一般に1剤を2～3回に分けて服用する。病状が緊急の場合は1回で頓服し，同時に持続的に服薬させて薬効を維持することもある。現在では，一般に1日1剤を一番煎じ・二番煎じに分けて服薬し，特殊な状況では1日に2剤を連用して効果をつよめることもある。

湯剤は一般に温服する。発汗解表薬は温服すると同時に，服薬後に身体を温めて発汗を補助する。熱証に対する寒薬は冷服し，寒証に対する熱薬は熱服するのがよいが，寒熱錯雑では格拒して服薬すると嘔吐をきたすことがあり，真寒仮熱には熱薬を冷服し，真熱仮寒には寒薬を熱服する。このことについて《素問・五常政大論》には，「寒を治するは熱をもってし，涼にてこれを行らす，熱を治するは寒をもってし，温にてこれを行らす」とあり，服薬の反佐法を説いている。このほか，服薬して嘔吐する場合に，まず少量の姜汁を服用させたり，少量の陳皮をかませた後に湯薬を服用させたり，冷服にして少量を頻回に服用させる方法もある。意識がなくて薬を飲み下せないときは，湯剤を鼻腔注入する。

峻烈な薬物あるいは毒性のある薬物は，少量から始めて次第に増量し，過量に与えて中毒させないようにする。《神農本草経》の序例は「もし毒薬を用い病を療すれば，まず黍粟のごときより起め，病が去らば即ち止む，去らざればこれを倍し，去らざればこれを十にし，取去して度となす」と述べ，毒性の強い薬物は慎重に用いるべきことを指摘している。治療においては，病状と薬物の性能にもとづいて服用法を決めるべきである。

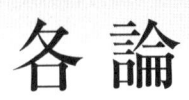

各論

第1章

解表剤（げひょうざい）

　解表剤とは，辛散軽揚で発汗・解肌・透疹などの効能をもつ薬物を主体にして表証を解除する方剤であり，八法のうちの「汗法」に相当する。

　肌表は人体最外側の防衛面で「藩籬（はんり）」と称され，六淫外邪が侵襲するとまっ先に障害を受けて表証を呈する。この時期は邪が軽浅であり，解表法で肌表から邪を発散して外解すればよく，《素問・陰陽応象大論》の「その軽きによりてこれを揚ぐ」「その皮にあるは，汗してこれを発す」という原則に相当する。治療の時期が遅れたり，汗の出させ方が不適当であったり，治療の方法を誤った場合には，外邪が解さずに伝変して深入し他証に変生する。このことについて《素問・陰陽応象大論》には，「善（よ）く治するものは，皮毛を治し，その次は肌膚を治し，その次は筋脈を治し，その次は六腑を治し，その次は五臓を治す。五臓を治すれば，半ば死に半ば生くるなり」と指摘している。このことから，八法のうちで汗法がまっ先に挙げられている意味が分かる。

　外邪には寒熱の違いがあり，人体にも陰陽の偏勝偏衰の違いがあり，風土・季節・気候も異なっているところから，解表剤は辛温解表と辛涼解表に大別され，さらに虚弱者の表証に対する扶正解表が区別される。

　解表剤には辛散の薬物が多く配合されており，長時間煎じると薬性が耗散して効力が弱くなるので，煎出時間を短くする必要がある。また，服薬後には風や寒冷を避け被覆して，汗が出るのを補助すべきである。汗は一定時間にわたり全身にしっとりとかかせるようにする必要があり，部分的であったり短時間では邪を解除できず，したたるような大汗をかかせると正気が消耗する。汗の出させ方には十分な注意が必要である。

　解表剤は外邪侵襲による表証に用いるが，表証と同時に裏実がみられるときには，先表後裏（まず解表し後に治裏する）あるいは表裏双解する必要がある。裏証のみの場合・麻疹が透発したとき・癰瘍が潰破したのち・虚証の水腫などには，解表剤は使用しない。

第1節　辛温解表剤（しんおんげひょうざい）

　辛温解表剤は，風寒の邪による表寒証（風寒表証）の悪寒・発熱・頭痛・身体痛・口渇がない・無汗あるいは有汗・舌苔が薄白・脈が浮緊あるいは浮緩などの症候に用いる。
　辛温で発散に働く麻黄・桂枝・荊芥・防風・蘇葉・葱白などの解表薬を主体に，宣肺・止咳・平喘などの薬物を加えて組成する。

桂枝湯（けいしとう）
《傷寒論》

[組　成] 桂枝9g　白芍9g　炙甘草6g　生姜9g　大棗6g
[用　法] 水煎し分三で温服する。効果があれば中止する。
[効　能] 解肌発表・調和営衛
[主　治] 風寒表証（表寒表虚証）
　　悪風・発熱・頭痛・身体痛・汗が出る・鼻鳴・乾嘔・口渇がない・舌苔は薄白・脈は浮緩など。
[病　機] 風寒の邪を感受し，風邪偏盛で開泄するために表疏営泄を呈する病態である。《傷寒論》では，太陽病中風と称する。
　　風寒の邪が肌表を侵襲して体表部（太陽）で邪正相争が生じ，衛陽が鬱阻されて体表を温煦できないので悪寒が生じ，邪正相争で変生した陽熱が表に氾れるので発熱し，邪が太陽の経脈（膀胱経）を阻滞して「通じざればすなわち痛む」で頭痛・身体痛を呈する。ただし，軽揚開泄の性質をもつ風邪が偏勝であり，風は陽邪で化熱しやすいために，陽鬱は軽度で悪寒はつよくなく悪風（風に当たったり衣服を脱ぐと寒けがする）を呈し，初期から発熱がみられる。風邪が汗孔を開泄して営陰が外泄するので，汗が出る。風邪は上部を犯しやすいので頭痛がある。肺胃に内通している衛気が擾乱されており，肺気が阻滞されると肺竅である鼻の通りが悪くなって鼻鳴（鼻声や鼻がグスグスいう）が，胃気が上逆すると乾嘔が生じる。邪が化熱入裏していないので，舌苔は薄白で口渇はない。邪正相争が表でおこっており，正気が表に向かうために脈は相応に

浮を呈するが，営陰が外泄しているので脈の充盈度が不足して緩脈になる。《傷寒論》には「陽浮にして陰弱」とあり，浮脈ではあるが沈取すると無力であることを指摘している。風寒表証で表疏営泄を呈するところから，「表寒表虚」とも称される。

　なお，正常では衛陽が外を固摂して営陰を内守し，衛陽は営陰に依附して周流しており，両者は協調し相互に依存しあって「営衛調和」を維持している。風寒の邪が肌表を犯して衛陽を開疏し，営陰が固摂されなくなって外泄している状態は，営衛の協調関係が失調した「営衛不和」であり，《傷寒論》では「衛強営弱」と称している。すなわち，邪が肌表で衛気と相争していることが「衛強」であり，営陰が外泄して脈を充盈できないことが「営弱」である。

［方　意］解肌発表により邪を除き，営衛生発の源である中焦を振奮させて，営衛を充実させ調和させる。

　主薬は辛温の桂枝で，通陽散寒により風寒を発散して除き，「衛強」を解消する。酸収の白芍は，益陰斂営に働いて営陰の外泄を止め，「営弱」を防止する。辛温の生姜は，辛散により表邪の発散をつよめて桂枝を補助するとともに，胃気を下降させて止嘔する。甘平の大棗は滋営して白芍を助ける。生姜・大棗の配合は，脾胃を昇発し営衛を補充し振奮させる。炙甘草は諸薬を調和すると同時に，辛味の桂枝・生姜とともに辛甘扶陽に，酸味の白芍とともに酸甘化陰に働き，陰陽を補充して調和させる。全体で風寒を散じ営陰を斂摂し，営衛を補充・振奮して調和させ，「仲景群方の 魁(さきがけ) たり，すなわち滋陰和陽し，営衛を調和し，解肌発汗の総方なり」と称される。

［参　考］
①《傷寒論》には，「太陽病，発熱し，汗出で，悪風(おふう)し，脈緩のものは，名づけて中風となす」「太陽の中風，陽浮にして陰弱，陽浮のものは，熱自ずと発し，陰弱のものは，汗自ずと出づ，嗇嗇(しょくしょく)と悪寒し，淅淅(せきせき)と悪風し，翕翕(きゅうきゅう)と発熱し，鼻鳴り乾嘔するものは，桂枝湯これを主る」「太陽病，頭痛，発熱し，汗出で，悪風するものは，桂枝湯これを主る」とあり，表疏営泄の症候が述べられている。

本方の服用法としては以下のような注意が必要である。

「……寒温を適え一升を服し，服しおわり須臾(すゆ)に，熱稀粥一升余りを啜(すす)り，もって薬力を助く。温覆すること一時許(ばかり)せしめ，遍身に漐漐(ちゅうちゅう)と微しく汗あるに似たるもの益(ますます)佳なり，水の流漓(りゅうり)するごとくせしむべからず，病必ず除かず。もし一服し汗出でて病差ゆれば，後服を停(と)む，必ずしも剤を尽さず。もし汗せざれば，更に前法に依り服し，また汗せざれば，後服は小しくその間を促し，半日許に三服を尽さしむ。もし病重きものは，一日一夜服し，周時これを観る，一剤を服し尽し，病証なお在るものは，更に服を作す，もし汗出でざれば，すなわち服すこと二三剤に至る。生冷，粘滑，肉麺，五辛，酒酪，臭悪などの物を禁ず」

とあるように，全身にしっとりと汗をかかせる必要があり，そのためには衣服で温かく覆い，粥などをすすって薬力を助け，汗が出るまで服薬を続ける必要がある。ただし，流れるように汗をかかせると，効果がないだけでなく，変証をおこすことになる。

② 《医宗金鑑》には「およそ風寒表に在り，脈浮弱にて自汗出づるは，みな表虚に属す，桂枝湯によろしくこれを主る」「名づけて桂枝湯というは，君は桂枝をもってすればなり。桂枝は辛温，辛よく散邪し，温は陽に従いて衛を扶く。芍薬は酸寒，酸よく汗を斂し，寒は陰に走きて営を益す。桂枝は芍薬に君するは，これ発散中に斂汗の意を寓す，芍薬は桂枝に臣するは，これ固表中に微汗あるの道なり。生姜の辛は，桂枝を佐けて肌表を解す，大棗の甘は，芍薬を佐けて営裏を和す。甘草の甘平は，内を安んじ外を攘うの能あり，用いて中気を調和し，即ち表裏を調和し，かつ諸薬を調和するなり。枝・芍これ相い須け，姜・棗これ相い得，甘草の陽表陰裏を調和するを借りて，気衛血営は，并び行りて悖わず，ここに剛柔相済けて和をなすなり。しかして精は服後須臾に熱稀粥を啜りて薬力を助くるに在り。けだし穀気内に充ちれば，ただ醸汗をなし易きのみならず，更に已に入るの邪をして少しも留むるを得さしめず，まさに束するの邪は復た入るを得ざるなり。また妙は温覆すること一時許ならしめ，漐漐と微しく汗あるに似たるに在り，これ人に微汗の法を授く。水の流漓するがごとくならしむべからず，病必ず除かずは，人に過汗すべからざるの意を示すなり。この方は仲景群方の冠たり，すなわち解肌発汗，調和営衛の第一の方なり。およそ中風・傷寒，脈浮弱，汗自ずと出でて表解せざるもの，みな得てこれを主る。その他ただ一二証を見れば即ち是，必ずしも"悉（ことごと）くを具えず"」と解説している。

③ 本方は中焦を昇発し営衛・陰陽を調和し充盈させるので，内傷雑病に対しても有効であり，「桂枝湯，外証これを得れば，解肌をなし営衛を和し，内証これを得れば，化気をなし陰陽を和す」といわれる。

　　病後・産後・虚弱者などで，外感病ではなくて発熱・自汗・悪風寒などの営衛不和を呈するときに有効である。

④ 本方は表実無汗・表寒裏熱・表熱有汗などには使用してはならない。

⑤ 《傷寒論》では桂枝湯のさまざまな加減方を提示しており，表証と関連のある方剤は以下のようである。

◎桂枝加厚朴杏仁湯（けいしかこうぼくきょうにんとう）

　（別名：桂枝加厚朴杏子湯）

　組成：桂枝湯に厚朴・杏仁各6gを加える。水煎分三。

　効能：解肌祛風・降気定喘

　　「喘家，桂枝湯を作（な）すは，厚朴杏子を加えて佳し」「太陽病，これを下し微しく喘するものは，表いまだ解せざるが故なり，桂枝加厚朴杏子湯これを主る」

平素から喘咳（呼吸困難・咳嗽）を呈するものが風寒を感受するか，表証に誤って下法を使用したために風寒が内陥して肺気を阻滞し，喘咳が生じたときに，下気平喘・宣肺の厚朴・杏仁を配合する。

◎桂枝加葛根湯（けいしかかっこんとう）
　組成：葛根12g，桂枝6g，白芍6g，炙甘草6g，生姜9g，大棗6g。水煎分三。
　効能：解肌舒筋
　「太陽病，項背強ばること几几，反って汗出で悪風するものは，桂枝加葛根湯これを主る」
　桂枝湯証と同時に項背部のこわばりがみられる。風邪が太陽の表だけでなく陽明肌腠にも侵入し，陽明の昇清達外を阻滞して津液の布散ができず，肌肉が濡養されないためにこわばる。本方は，桂枝湯の桂枝・白芍を減量して葛根を加えたものに相当する。桂枝湯で太陽風寒を除き，葛根を加えて陽明肌腠の邪を外解し清陽を鼓舞して津液を外達させる。なお，原著には「麻黄三両」が配合されているが，葛根湯と区別するうえで，一般には「麻黄は不要である」と解釈されている。

◎葛根湯（かっこんとう）
　組成：葛根12g，麻黄9g，桂枝6g，生姜9g，炙甘草6g，白芍6g，大棗6g。水煎分三。
　効能：解肌発汗・舒筋
　「太陽病，項背強ばること几几，汗無く，悪風するは，葛根湯これを主る」
　「太陽と陽明の合病は，必ず自下利す，葛根湯これを主る」
　本方は桂枝加葛根湯に麻黄を加えたものであり，桂枝加葛根湯証は「反って汗出で悪風す」という表疎営泄の病機であるのに対し，本証は「汗なく，悪風す」の表閉営鬱を呈しているために，開表発汗の麻黄を加えてつよく散邪する。
　太陽と陽明の合病は，風寒が太陽・陽明の肌表を侵襲して表を閉じるために，邪正相争による壅熱が外泄できずに内逆して大腸に下迫し，下痢をひきおこしている。葛根湯で太陽・陽明の肌表を開き解邪すれば，熱が外透して下迫しなくなり下痢が止む。

◎葛根加半夏湯（かっこんかはんげとう）
　組成：葛根湯に半夏9gを加える。水煎分三。
　効能：解肌発汗・舒筋・和胃降逆
　「太陽と陽明の合病，下利せず，ただ嘔するものは，葛根加半夏湯これを主る」
　太陽と陽明の合病で壅熱が外泄できずに内逆し，大腸には下迫せず（下利せず）に，胃に逆して嘔吐をひきおこした状態である。葛根湯で太陽・陽明の表を開き，降逆止嘔の半夏で胃気を和降する。

◎桂枝加附子湯（けいしかぶしとう）

組成：桂枝湯に炮附子6gを加える。水煎分三。

効能：調和営衛・扶陽解表

「太陽病，汗を発し，遂に漏れ止まず，その人悪風し，小便難く，四肢微しく急し，もって屈伸し難きものは，桂枝加附子湯これを主る」

表証に対して汗を出しすぎたために，気津が外泄して邪が残り，悪風という表証があり，陽気と津液による温煦濡潤が不足して尿量減少・四肢のひきつりが生じ，とくに傷衛による漏汗が甚だしい。扶陽の附子で陽気を扶助し，実衛固表して汗を止め，同時に津液の産生と布散を促進するとともに，桂枝湯で解表・調和営衛を行う。

◎桂枝去芍薬湯（けいしきょしゃくやくとう）

組成：桂枝湯から白芍を除く。水煎分三。

効能：宣通胸陽・袪風解肌

「太陽病，これを下して後，脈促，胸満のものは，桂枝去芍薬湯これを主る」

主治は太陽中風証に胸陽不足証を兼ねる。表証に誤って下法を用いたために，邪が胸中に陥入して胸陽が阻まれ，胸が脹って苦しい症状があらわれている。表証はまだ残り，「脈促」で邪に抵抗する勢いがあるので，収斂の白芍を除き，辛甘の桂枝・甘草・生姜・大棗で胸陽を温通し，営衛を振奮させて邪を除く。

◎桂枝去芍薬加附子湯（けいしきょしゃくやくかぶしとう）

組成：桂枝去芍薬湯に附子6gを加える。水煎分三。

効能：宣通胸陽・温陽解表

「もし微しく寒えるものは，桂枝去芍薬加附子湯これを主る」

桂枝去芍薬湯証で陽気の損傷がさらに強く，温煦が不足して四肢の冷えがみられるときには，さらに附子を加えて温陽する。

◎桂麻各半湯（けいまかくはんとう）（別名：桂枝麻黄各半湯）

組成：桂枝5g，白芍・生姜・炙甘草・麻黄各3g，大棗2g，杏仁3g。水煎分三。

効能：発汗解表・平喘

「太陽病，これを得て八九日，瘧状のごとく，発熱悪寒し，熱多く寒少なく，その人嘔せず，清便自可せんと欲し，一日二三度発し，脈微緩のものは，癒えんと欲すとなすなり。脈微にして悪寒するは，これ陰陽ともに虚す，更に汗を発し，更に下し，更に吐すべからざるなり。面色に反って熱色あるものは，いまだ解せんと欲せざるなり，その小しく汗出づるを得ることあたわざるをもって，身は必ず痒し，桂枝麻黄各半湯によろし」

本方は桂枝湯と麻黄湯の各1/3量をあわせたものである。風寒表邪が残存しているが軽微になっている状態で，表閉で陽熱が鬱して顔が赤く，風邪が外泄

しかけて身体の瘙痒が生じているので，外泄の機に乗じて発汗解表する。桂枝湯では解し得ず，麻黄湯では峻泄にすぎるので，両方の1/3量をあわせて「小しく汗を発する」のがよい。

◎**桂枝二麻黄一湯**（けいしにまおういっとう）

　組成：桂枝5g，白芍3.3g，麻黄2g，生姜3.3g，杏仁2g，炙甘草3g，大棗2g。水煎分三。

　効能：発汗解表・平喘

　「桂枝湯を服し，大いに汗出で，脈洪大のものは，桂枝湯を与うること，前法のごとくす。もし形は瘧(ぎゃく)に似，一日に再発するものは，汗出でて必ず解す，桂枝二麻黄一湯によろし」

　本方は桂枝湯が2で麻黄湯が1の比率で，全量の2/3をあわせたものに相当する（桂枝湯が1/3強で麻黄湯が1/3弱になる）。大いに発汗したが，表邪が残存して悪寒・発熱が残っている状態で，少量の桂枝湯では祛邪できないので少量の麻黄湯をあわせ，「小剤量」で「小しく汗を発し」て解邪する。

◎**桂枝二越婢一湯**（けいしにえっぴいっとう）

　組成：桂枝・白芍・麻黄・炙甘草各2g，大棗1.5g，生姜3g，石膏3g。水煎分二。

　効能：発汗解表・清裏熱

　「太陽病，発熱悪寒し，熱多く寒少なく，脈微弱のものは，これ陽なきなり，汗を発すべからず，桂枝二越婢一湯によろし」

　本方は桂枝湯の1/4量と越婢湯の1/8量をあわせたものである。風寒表邪があり，陽熱内壅をともなって熱多寒少になっている状態であり，桂枝湯加麻黄で表邪を散じ石膏で内熱を清する。ただし量が少ないので「小しく汗を発す」である。「汗を発すべからず」とあるのは，通常の量でつよい発汗をさせてはならないことを指している。桂枝湯で解肌祛風し，越婢湯で発越鬱陽し，表裏双解の軽剤である。

◎**桂枝加芍薬生姜各一両人参三両新加湯**（けいしかしゃくやくしょうきょうかくいちりょうにんじんさんりょうしんかとう）

　桂枝新加湯とも略称する。

　組成：桂枝9g，白芍12g，炙甘草6g，人参9g，生姜12g，大棗6g。

　効能：調和営衛・益気和営

　「汗を発して後，身疼痛し，脈沈遅のものは，桂枝加芍薬生姜各一両人参三両新加湯これを主る」

　太陽病で発汗しすぎて，気営両傷となったために，身体疼痛，脈に沈遅があらわれる。桂枝湯で営衛を調和し，通陽解肌する。大量の白芍で益陰養血して痛みをしずめ，大量の生姜で陽気を宣通し，さらに人参を加えて補気生津する。

34　第1章　解表剤

気血を回復させ，営衛を調え，全体として扶正祛邪する。

附　方

1. **桂枝加黄耆湯**（けいしかおうぎとう）《金匱要略》

    組成：桂枝湯に黄耆6gを加える。水煎服。

    効能：調和営衛・通陽祛湿

    主治：湿鬱衛虚の黄汗。

    「もし身重く，汗出でおわりたちまち軽きは，久久に必ず身瞤し，瞤すればすなわち胸中痛む，腰より以上必ず汗出で，下は汗なく，腰髖弛痛し，物の皮中にあるがごとき状，劇しきは食することあたわず，身は疼重煩躁し，小便利せず，これ黄汗たり，桂枝加黄耆湯これを主る」とある。湿鬱が中・下焦でつよいために身体が重だるく痛む・皮下を虫がはうような感じ・食べられない・尿量が少ないなどを呈し，陽気を閉鬱すると煩躁・不眠が生じる。上半身は衛虚のために汗が出るが下半身は湿鬱で汗が出ず，汗が出ると湿が外泄して身体が軽くなるが，出すぎると陽気を損傷して筋肉がぴくぴくひきつる。汗により着衣が黄染するので黄汗という。桂枝湯で営衛を調和し通陽し，益気固表・祛湿の黄耆で湿を除き衛気を固める。

    本方は，黄汗にかぎらず，営衛不和で表虚が明らかな場合に使用するとよい。

2. **桂枝加朮附湯**（けいしかじゅつぶとう）《吉益東洞》

    組成：桂枝・白芍・大棗・生姜・蒼朮各4g，甘草・附子各3g。水煎服。

    効能：調和営衛・散寒祛湿

    主治：寒湿痺による関節痛・冷えなど。

    本方は桂枝湯に附子・蒼朮を加えたものであり，附子は通陽散寒の桂枝を補助し，蒼朮は湿邪を除く目的で加えられている。桂枝湯証に寒湿による強い疼痛・むくみ・冷えなどが加わった病態に適する。さらに，むくみ・めまい・筋肉がぴくぴくひきつるなど水湿の症状が顕著なときは，利水の茯苓を加えた**桂枝加苓朮附湯**（けいしかりょうじゅつぶとう）を使用する。

    また，筋肉のこわばり・無汗などを伴う場合には，桂枝湯に代えて葛根湯を用いた**葛根加朮附湯**（かっこんかじゅつぶとう）を応用する。

3. **桂枝加桂湯**（けいしかけいとう）《傷寒論》《金匱要略》

    組成：桂枝15g，芍薬9g，生姜3g，炙甘草6g，大棗6g。水煎服。

    効能：散寒降衝・和営止痛

    《傷寒論》に「焼針にてその汗を発せしめ，針せし処寒を被り，核起こり

て赤きものは必ず奔豚を発す。気少腹より上り心を衝くものは，その核上に灸をすること一壮，桂枝加桂湯を与う，さらに桂二両を加うるなり」とあり，《金匱要略》の奔豚気病脈証治にもほぼ同様の記載がある。

　腹部から胸部〜咽喉に突き上げるような異常感覚を奔豚という。ここでは陽虚が原因で内に寒を生じて上衝する。したがって桂枝湯の桂枝を増量し通陽降衝の力を強める。桂枝湯は通陽益陰の方剤であり，外で営衛を調え，内で五臓を安んじる。奔豚には裏寒で生じた水気上逆もあり，これに対しては苓桂甘棗湯（茯苓桂枝甘草大棗湯）を用いる。桂枝加桂湯と苓桂甘棗湯はいずれも気が上って胸を衝くが，桂枝加桂湯は寒気が上逆し，気が上り胸を衝いて冷感があり，苓桂甘棗湯は裏寒の水気上逆で心下悸，気が上って胸満するが痛まない。本方の重点は平衝降逆にあり，苓桂甘棗湯の重点は化気行水にある。

4. **葛根湯加川芎辛夷**（かっこんとうかせんきゅうしんい）《日本経験方》
　　組成：葛根湯に川芎・辛夷各3gを加える。水煎服。
　　効能：調和営衛・宣散通竅
　　主治：風寒の鼻閉。
　　　葛根湯で表を発し営衛を調和し，祛風止痛・活血の川芎と散寒通竅の辛夷で解表を補助するとともに鼻閉を宣通する。

麻黄湯（まおうとう）
《傷寒論》

[組　成] 麻黄9g　桂枝6g　杏仁9g　炙甘草3g
[用　法] 水煎し分三で服用する。服薬後は被覆して汗をかくようにし，効果があれば中止する。
[効　能] 発汗解表・宣肺平喘
[主　治] 風寒表証（表寒表実証）
　悪寒・発熱・頭痛・身体痛・無汗・口渇がない・咳嗽・呼吸困難・舌苔が薄白・脈が浮緊など。
[病　機] 風寒の邪を感受し，寒邪偏盛のために凝斂して表閉営鬱を呈した病態である。《傷寒論》では太陽病傷寒と称している。
　寒邪が肌表を外束し，衛陽を鬱阻して汗孔を閉塞し，陽気が肌表に外達して温煦できないため，悪寒と無汗がみられる。風寒の侵襲を受けて邪正が相争し，

変生した熱が肌表に外氾すると発熱するが，寒邪偏勝で化熱が遅く，初期には発熱がないこともある。邪正相争によって営衛が渋滞し，経気が阻滞されて経脈（膀胱経）に沿って「通ぜざればすなわち痛む」の疼痛が生じ，頭痛・身体痛がみられる。肌表が閉鬱して肺気が宣発できず，肺気上逆をひきおこして，咳嗽・呼吸困難をともなうことがある。初期の段階で邪が化熱入裏していないので，口渇はなく舌苔も正常の薄白を呈する。邪に抵抗して正気が表に向かうので脈も相応に浮になり，正気が旺盛で寒邪は収引の性質をもつために緊脈があらわれる。

　病位は表で寒証を呈し，無汗で正気が虚していないところから，「表寒表実」とも称される。

［方　意］辛散温通の薬物で開表発汗し，邪を外に駆逐する。

　辛苦・温の麻黄が主薬で，衛陽を宣通し肺気を宣発して，発汗するとともに邪を外透させる。営気が渋滞し疼痛をともなうときには，衛気を宣発する麻黄だけでは不十分であり，透営達衛と温経散寒に働く桂枝を加え，発汗解表・散寒の効力をつよめて止痛する。宣肺の杏仁は達邪を補助する。炙甘草は諸薬を調和させ，麻黄・桂枝の宣発が峻烈にすぎないように抑制し，発汗過多による正気の損耗を防止する。なお，麻黄は宣肺平喘に，杏仁は宣肺・降気・止咳平喘に働き，肺気不宣にともなう喘咳を解除する。

［参　考］

① 《傷寒論》には「太陽の病たる，脈浮，頭項強痛して悪寒す」「太陽病，あるいはすでに発熱し，あるいはいまだ発熱せず，必ず悪寒し，体痛み，嘔逆し，脈陰陽ともに緊のものは，名づけて傷寒となす」「太陽病，頭痛，発熱し，身疼み，腰痛み，骨節疼痛し，悪風し，汗なくして喘するものは，麻黄湯これを主る」とあり，太陽病傷寒（風寒の寒邪偏勝）の特徴が述べられている。

② 本方の服用法については「……温服し，覆い微しく汗に似たるを取る，粥を啜るを須いず，余は桂枝の法のごとく将息す」とあるように，温い薬湯を服用し，ふとんをかぶったりして身体を温め，全身がしっとり汗ばむ程度になる必要がある。汗が出なければ効果がないのでさらに服薬するが，汗をかきすぎると正気が損耗して変証を招く。

③ 麻黄・桂枝を配合すると，衛分の閉鬱を宣発するとともに営分も透発するため，麻黄湯は「これ開表逐邪発汗の峻剤たるなり」と評されている。《傷寒論》では，瘡家・淋家・衄家・亡血家・表虚自汗・血虚の尺中遅・誤下の身重心悸などのように，気血津液不足や裏熱をともなうときには，表寒を呈していても麻黄湯の使用を禁じている。

④ 本方は辛温であるから，発熱・口渇・脈数などの熱証には禁忌である。

附　方

1. 三拗湯（さんようとう）《和剤局方》
    組成：麻黄・杏仁・甘草各等分。粉末1回15gを生姜と水煎して服用する。
    効能：宣肺平喘・止咳・解表
    主治：外感風寒で咳嗽・呼吸困難・多痰・鼻閉・嗄声などが主体のもの。
    　　肺気不宣が主病態であり，麻黄湯から発汗解表をつよめる桂枝を除いて行水化痰の生姜を加え，止咳平喘に重点をおいている。風寒感冒の軽症に用いてもよい。
    　　原著に「感冒風邪，鼻塞がり声重く，語言出でず，或いは傷風傷冷し頭痛目眩し，四肢拘倦し，咳嗽多痰，胸満気短するを治す」とある。

2. 華蓋散（かがいさん）《和剤局方》
    組成：麻黄・桑白皮・蘇子・杏仁・茯苓・陳皮各2g，炙甘草1g。粉末を水煎して1回で温服する。
    効能：祛痰止咳・宣肺平喘・解表
    主治：外感で咳嗽・呼吸困難・喘鳴・胸が脹って苦しい・多痰などを呈するもの。
    　　素体痰盛のものの風寒感冒で，喘咳・多痰が主体であるから，三拗湯に降気祛痰の蘇子・桑白皮・陳皮・茯苓を加えて平喘をつよめている。
    　　原著に「肺は寒邪を感じ，咳嗽上気し，胸膈煩満し，項背拘急し，声重く鼻塞がり，頭昏目眩し，痰気利せず，呀呷（ゼロゼロいう音）声あるを治す」とある。

3. 麻黄加朮湯（まおうかじゅつとう）《金匱要略》
    組成：麻黄湯に白朮9gを加える。水煎服。
    効能：散寒祛湿
    主治：湿家の身煩疼。
    　　寒湿の邪が襲表して経気を阻滞し，つよい身体痛・無汗を呈している。麻黄湯で辛散し，健脾祛湿の白朮を加えて発散を抑制するとともに祛湿をつよめ，「微しく汗に似る」をかかせて寒湿を除く。有汗のものには適さない。
    　　原著に「湿家の身煩疼するは，麻黄加朮湯を与うべし，その汗を発するを宜しとなす，慎んで火を以てこれを攻むべからず」とある。

4. 麻杏薏甘湯（まきょうよくかんとう）
    （別名：麻杏苡甘湯・麻黄杏仁薏苡甘草湯）《金匱要略》
    組成：麻黄1.5g，炙甘草・薏苡仁・杏仁各3g。水煎し1回で服用する。

効能：祛風化湿
主治：風湿在表による全身の疼痛で夕方に熱感があるもの。

　　原著には「病者一身尽く痛み，発熱し日晡所劇しきは，風湿と名づく。この病は汗出で風に当るに傷れ，あるいは久しく冷を取るに傷れて致すところなり，麻黄杏仁薏苡甘草湯を与うべし」とある。風湿が表にあって経気を阻滞するので全身が痛み，湿邪によって陽気が鬱しており，外界の陽気が盛んになる午後から陽熱が増高して日暮れに発熱する。麻黄・杏仁で宣肺祛風し薏苡仁・炙甘草で健脾祛湿し，温服して微汗をかかせると風湿の邪を除くことができる。麻黄湯から発汗通陽の桂枝を除き，服用量も非常に少量になっており，麻黄加朮湯より発汗力ははるかに軽度である。

大青竜湯（だいせいりゅうとう）
《傷寒論》

[組　成] 麻黄18g　桂枝6g　炙甘草6g　杏仁6g　生姜9g　大棗4g　石膏12g（先煎）
[用　法] 水煎し分三で温服し，汗が出れば中止する。
[効　能] 発汗解表・清熱除煩
[主　治] 表寒熱鬱
　　悪寒・発熱・身体痛・無汗・煩躁・身体が重だるい・脈が浮緊など。
[病　機] 風寒の邪が束表して表閉営鬱をひきおこし，さらに少陽の気機を阻滞した状態である。
　　風寒が太陽の表を緊束して表閉営鬱をひきおこし，悪寒・発熱・身体痛・無汗・脈が浮緊などの表寒表実（麻黄湯証）がみられる。邪正相争によって発生した熱が表閉のために外泄できずに壅滞し，少陽三焦に内逆して気機を阻滞すると身体が重だるくなり，心神を上擾すると煩躁がみられる。なお，少陽の気機がたまに通じると身体が軽くなる場合もあり，陽熱が外氾して脈行を壅滞させると脈が浮緩を呈することもある。
[方　意] 表寒表実であると同時に壅熱が少陽の気機を阻滞しているので，辛温発汗と清裏による表裏双解を行う必要がある。
　　本方は麻黄湯の加味方であり，麻黄・炙甘草を倍量にし，生姜・大棗・石膏を加えている。辛温の麻黄を倍加して発汗解表をつよめ，辛温の桂枝・生姜と宣肺の杏仁の補助により，いっきょに表閉を開いて駆邪外解する。辛寒の石膏は清熱除煩し，壅滞した熱を外透し発越させて，少陽気機を開通させる。辛温薬に辛寒

の石膏を配合すると，辛温と辛寒の配合によって寒熱が相殺されるとともに辛味による発散がつよくなる。それゆえ，辛温発汗薬による熱勢の助長を防止すると同時に，壅熱の開泄を促進する効果が得られる。炙甘草を倍加し生姜・大棗を加えて，中気を和し営衛を充盈させ，また石膏による胃気損傷を防止する。

[参　考]

① 《傷寒論》には「太陽の中風，脈浮緊，発熱悪寒し，身は疼痛し，汗出でずして煩躁するものは，大青竜湯これを主る」「傷寒，脈浮緩，身は疼まず，ただ重く，たちまち軽きときあり，少陰証なきものは，大青竜湯にてこれを発す」とある。

　本方の発汗力は非常につよいために，過汗による傷陽脱液のおそれがある。それゆえ，「もし脈微弱，汗出で悪風するものは，これを服すべからず，これを服すればすなわち厥逆し，筋惕肉瞤す，これ逆たるなり」と指摘し，亡陽脱液で温煦濡潤ができなくなり，筋肉のひきつりや冷えが生じると警告している。また，方後にも「……温服し，微しく汗に似たるを取る。汗出づること多きものは，温粉にてこれを粉く。一服し汗するものは，後服を停む，もし復た服すれば，汗多く亡陽し遂に虚し，悪風，煩躁し，眠るを得ざるなり」と，同様の配慮が示されている。

　温粉については，《千金方》に温粉方があり，煅竜骨・煅牡蛎・生黄耆・粳米の粉末を絹布につつんで皮膚にはたきつけて止汗する。

② 《金匱要略》には「溢飲を病むは，まさにその汗を発すべし，大青竜湯これを主り，小青竜湯またこれを主る」とある。

　溢飲は風水に相当し，風邪と水飲が結びついて皮下に停積し，浮腫・身体が重だるいなどを呈する病態である。大青竜湯は風邪と水飲を発越し裏熱を清するので，溢飲が化熱して煩躁をともなう場合に適する。小青竜湯は水飲が寒化して冷え・喘咳などをともなうときに適する。

③ 《医学衷中参西録》で張錫純は「脈が微弱で汗が出て悪風する場合は，もともと胸中大気虚損があって衛気を固摂できず，有熱であっても虚陽外浮であるから，大青竜湯を誤投すると虚をますます虚し，気分の虚が極に達して元陽が脱寸前になり，ついに肝風が萌動して筋惕肉瞤する。……これに遭遇すれば生黄耆・生白芍各5銭，麻黄1銭半の煎湯を1回で服用させる。これは麻黄で外感を駆逐し，黄耆で虚を補い，芍薬で虚熱を清す。方中では黄耆で気分を補助しているので，麻黄はやはり少量用いるとよい。すでに大青竜湯を誤服して大汗亡陽して筋惕肉瞤があるなら，方中の麻黄を去り山茱萸を1両加えるべきである」と述べている。

九味羌活湯（くみきょうかつとう）
《此事難治》

[組　成] 羌活 4.5 g　防風 4.5 g　蒼朮 4.5 g　細辛 1.5 g　川芎 3 g　白芷 3 g　生地黄 3 g　黄芩 3 g　甘草 3 g
[用　法] 水煎服。
[効　能] 発汗祛湿・兼清裏熱
[主　治] 外感風寒湿邪（風寒湿表証）
　悪寒・発熱・無汗・しめつけられるような頭痛・項部のこわばり・肢体がだるく痛む・口が苦い・口渇・脈は浮・舌苔は白など。
[病　機] 風寒湿邪を外感し，内に蘊熱がある状態である。
　風寒の邪が肌表を外束し，皮毛が閉塞して陽気が外達できないので悪寒・無汗を呈し，邪と正気が相争するために発熱する。寒湿の邪が経絡に侵入して気血の運行を阻滞するので，頭痛・項部のこわばり・肢体の疼痛が生じる。湿邪は粘滞するために，しめつけられるような頭痛を呈し肢体が重だるい。口が苦い・口渇は，裏の蘊熱をあらわす。ただし，邪は表にとどまっているので，舌苔は白で脈は浮を呈する。
[方　意] 解表除湿を主とし裏熱にも配慮する。
　羌活は辛温芳香で上行して発散するので，表にある風寒湿邪を除くのに最適であり，本方の主薬である。祛風燥湿の防風・蒼朮が主薬を補佐する。細辛・川芎・白芷は散風寒・祛風湿・行気血に働き，頭痛・肢体の疼痛を除く。黄芩は気分の熱を清し，生地黄は血分の熱を清する。また，生地黄は涼潤により辛温薬の燥性を抑制して，甘草は諸薬を調和する。全体で，温散して裏熱を助長せず，清熱して表邪を残さない配合になっており，祛風散寒除湿・清裏熱に働く。
[参　考]
① 本方は張元素の創製で，辛温香燥の羌活・防風・白芷・細辛・川芎・蒼朮からなり，麻黄湯・桂枝湯と同じく辛温解表の方剤である。無汗表実の傷寒に対する麻黄湯や有汗表虚の傷風に対する桂枝湯は適用が厳格であり，間違って投与すると傷害が大きいところから，解表の常用方剤として本方を提示したのである。ただし，寒涼の黄芩・生地黄が配合されてはいるが，実質的には辛温燥烈・芳香化濁が主であるから，風寒に湿邪をともなった外感病に最も適している。
② 原著に「以上九味，一方を為すといえども，然してまた執るべからず。……まさにその経絡の前後左右の不同を視，その多少大小軽重の不一に従いて，増損これを用うれば，その効は神のごとし」とあるように，本方は症状によって適宜加減すべきである。

口の苦み・口渇がなくて舌苔が白膩で厚であれば，裏熱はないので黄芩・生地黄を除き，藿香・半夏・厚朴などを加えて行気化湿をつよめる。湿邪が軽度であれば蒼朮を除き，頭痛が甚だしくなければ細辛を除く。

原著に「独り傷寒を解利するのみならず，雑病を治して神あり」とあるように，広く雑病に用いてよい。

附　方

1. **大羌活湯**（だいきょうかつとう）《此事難知》
   [組　成]：羌活・独活・防風・細辛・防已・黄芩・黄連・蒼朮・炙甘草・白朮各9g，知母・川芎・生地黄各30g。粉末にし1回15gを水煎服用する。
   [効　能]：発散風寒・祛湿清熱
   [主　治]：風寒湿表証に裏熱をかね，頭痛・悪寒・発熱・つよい口渇がみられるもの。
   　羌活で太陽の風寒を，独活で少陽の風寒を散じ，2薬が主薬である。防風・川芎・蒼朮・細辛は，羌活・独活を助けて表邪を散じ頭痛を止める。黄芩・黄連・知母・生地黄は，裏熱を清し陰液を滋して口渇を解消する。防已は利水祛湿するとともに裏熱を下行させる。白朮・甘草は益気健脾して表裏を和し，昇散薬の燥性を和らげ，寒涼薬による凝滞を防止し，正気を損傷させない。甘草は諸薬を調和する。本方は，九味羌活湯より白芷が少なく黄連・知母・防已・独活・白朮が多くなっており，清熱祛湿の効力がつよめられているので，風寒湿邪による表証で裏熱が明らかな場合に適している。

加味香蘇散（かみこうそさん）
《医学心悟》

[組　成] 紫蘇葉4.5g　陳皮・香附子各4g　炙甘草2g　荊芥・秦艽・防風・蔓荊子各3g　川芎1.5g　生姜3g
[用　法] 水煎し1回で温服する。
[効　能] 発汗解表
[主　治] 風寒感冒
　頭痛・項部のこわばり・鼻水・鼻閉・身体痛・発熱・悪寒あるいは悪風・無汗・舌苔は薄白・脈は浮。
[病　機] 風寒の邪は四季を問わず存在し，身体がやや虚弱で腠理が疏鬆であるときは，不摂生などによって風寒の侵襲を受けやすくて，風寒表証（麻黄湯・桂

枝湯参照）を呈する。本証は病邪が軽く浅いのが特徴である。

［方　意］表寒の軽症であるから峻剤を必要とせず，程鍾齢が「薬穏やかにして効あり，また医門の良方なり」と述べて，麻黄湯や桂枝湯に代わるものとして創製した。

　　辛温芳香で発汗解表に働く紫蘇葉・荊芥が主薬で，腠理を開いて風寒の邪を除去する。秦艽・防風は肌腠の風湿を除いて身体痛を緩解し，蔓荊子は昇散除風し頭痛をとめる。香附子は三焦の気を通利し，川芎は血中の気をめぐらし，陳皮は肺脾の気を舒暢にし，気血を調和させて解表散邪を助ける。甘草は和中に生姜は辛散に働き，さらに辛甘扶陽によって虚を補う。以上の配合により，気血を和して微かに汗を出させ，風寒の邪を外解するのである。

［参　考］
① 月経期の風寒感冒にも有効である。
② 原著には「汗有れば麻黄を服するを得ず，汗無ければ桂枝を服するを得ず。今この方を用い前二方の用に代えるには，薬穏やかにして効き，また医門の良法なり。冬月の正傷寒，及び三時感冒を論ぜず，みな効を取るべし。それ麻黄湯は，もし温熱の時に在っては，則ち妄用すべからず，また体虚気弱にして腠理空疏なるもまた用いるべからず。それ桂枝湯は，乃ち太陽経中風自汗の証を治す。もし，裏熱自汗するは，これを誤用すれば則ち危殆立ちどころに至る。また暑風証にして，白虎湯加桂枝を用いるあるは，桂枝微くして石膏重くすれば，相妨げざるなり。さらには春温，夏熱の証，裏より表に達し，その証は悪寒せずして口渇す，則ち桂を用いるべからずして，宜しく柴葛解肌の類を別用すべし，或いは本方加柴・葛および清涼の品を以てす。大凡一切の用薬は，天時に相，地利を審らかにし，風気を観て，体質を看て，経絡を辨じ，旧疾を問い，的確に証に対せ，はじめて良剤たる」と詳しく説明し，さらに以下のような加減を詳細に述べている。前証で頭脳痛甚だしきもの……羌活8分，葱白二根を加える。自汗悪風……桂枝，白芍各1銭を加える。春秋の季節の変わり目は恐らく温暑の邪が挟雑する……桂枝を去り，白朮1銭5分を加える。停食，胸膈痞悶を兼ねる……山楂子，麦芽，莱菔子各1銭5分を加える。太陽本証が残り，さらに口渇し尿が渋れば膀胱腑証……茯苓，木通各1銭5分を加える。喘嗽……桔梗・前胡各1銭5分，杏仁7個を加える。鼻出血あるいは吐血……生姜を去り，生地黄，赤芍，丹参，牡丹皮各1銭5分を加える。咽喉腫痛……桔梗，牛蒡子各1銭5分，薄荷5分を加える。便秘……莱菔子，枳殻を加える。同時に四肢厥冷があり，口鼻の呼気が冷たいのは中寒を兼ねる……乾姜，肉桂の類を加え，表証があっても散薬は1，2味用いる程度で必ずしもすべて用いない。暑気を挟む……知母，黄芩の類を加える。乾嘔，発熱して咳があるのは，表に水気がある……半夏，茯苓各1銭5分を加える。時行疫癘……蒼朮4分を加え

る。梅核気証で喉にものがあるように感じ，呑めどものみ込めず，吐けども出せない……桔梗，蘇梗各8分加える。たまたま月経期にあたる……当帰，丹参を加える。産後に風寒を感受する……黒姜（炮姜），当帰を加えて，散剤は大部分を減去する。もともと体質的に虚弱で発散治療に堪えられないものはさらに補中兼散の法を用いる。
③ 薬効が穏やかなため，強壮なものが風寒湿邪を感受して生じる風寒湿表証の重症には適さない。

附　方

1. **香蘇散**（こうそさん）《和剤局方》

   組成：香附子・紫蘇葉各40g，炙甘草10g，陳皮20g。粗末にし，1日3回9gずつを水煎服用する。細末1回6gを塩少量と服用してもよい。

   効能：理気解表

   主治：風寒表証に気滞をともない，悪寒・発熱・頭痛・無汗・胸苦しい・腹満・食欲不振などを呈するもの。原著には「四時瘟疫，傷寒を治す」とある。

   　辛温芳香の紫蘇葉は発汗解表・温中行気に，香附子・陳皮は行気燥湿・除痞に働き，甘草は諸薬を調和する。全体で芳香化湿・理気解表の効能をもち，気滞をともなう風寒感冒に効果を発揮する。ただし，薬効が弱いので，表寒証の重症には無効である。

   　なお，香附子は疏肝解鬱・調気に，紫蘇葉は解鬱和胃に働くので，肝胃気痛・肝鬱などに用いてもよい。また紫蘇葉・香附子には安胎作用があるので妊娠時の感冒にも用いてよい。

2. **香蘇葱豉湯**（こうそそうしとう）《通俗傷寒論》

   組成：香附子・陳皮各4.5〜6g，鮮葱白6g，紫蘇葉4.5〜6g，炙甘草2.5g，淡豆豉9〜12g。水煎服。

   効能：発汗解表・調気安胎

   主治：妊婦の風寒感冒。

   　香蘇散と葱豉湯の合方である。発汗解表の効能は香蘇散よりつよく，紫蘇葉には理気安胎の効果があるため，発熱・悪寒・無汗を呈する軽症の感冒や妊婦の感冒によい。

葱豉湯（そうしとう）
《肘後方》

- ［組　成］葱白5条（1握）　淡豆豉30g
- ［用　法］水煎し汗が出るまで頓服する。
- ［効　能］通陽発汗
- ［主　治］外感風寒軽症

　　微悪風寒・微熱・無汗・頭痛・鼻閉・くしゃみ・舌苔は薄白・脈は浮など。
- ［病　機］外感風寒の軽症で表衛の鬱阻が甚だしくなく，表証も軽微である。
- ［方　意］軽宣微汗により達邪外透する。

　　辛温の葱白は通陽発汗に働き，辛甘の淡豆豉は解肌宣散により葱白を補助する。本方の薬性は和平で，辛温ではあるが傷津の弊害をもたず，外感風寒の軽症に適している。

- ［参　考］
① 本方は解表の軽剤として広く用いられ，「本方は解表通陽し，最も妥善たり，その軽なるをもってこれを忽（おろそ）かにするなかれ」といわれる。《時病論》にも，「淡豉葱白はすなわち葱豉，すなわち肘後の良方，麻黄に代えて用い，寒の表を傷るを通治し，表邪解すを得，すなわち伏気ありても，また随いて解すべし」とあり，応用が広汎であることが分かる。
② 原方には以下のような加味が示されている。

　　汗が十分に出なければ葛根6g，升麻6gを加え，なお出なければ麻黄6gを加える。

附　方

1. **活人葱豉湯**（かつじんそうしとう）《類証活人書》

    組成：葱豉湯に麻黄3g，葛根6gを加える。水煎し分二で服用する。
    効能：発汗解表
    主治：表寒表実。

　　主治に「傷寒一二日，頭項腰背痛み，悪寒し，汗なく脈緊のもの」とあるように，表寒表実に対して発汗解肌をつよめるために，葱豉湯に麻黄・葛根を加えている。

小青竜湯（しょうせいりゅうとう）
《傷寒論》

[組　成] 麻黄9g　桂枝6g　半夏9g　乾姜3g　細辛3g　五味子3g　白芍9g　炙甘草6g
[用　法] 水煎し分三で温服する。
[効　能] 滌飲解表・温肺降逆
[主　治]
（1）風寒束表・水飲内停
　　悪寒・発熱・無汗・咳嗽・呼吸困難・稀薄な痰・口渇がない・舌苔が潤滑・脈が浮緊など。
（2）痰飲の喘咳
　　発作性の咳嗽・呼吸困難・喘鳴・舌苔が白膩など。
（3）風　水
　　突発する全身の浮腫・身体が重だるく痛むなど。表証をともなうことがある。
[病　機] 風寒が外犯し伏飲と結びついて心下を阻滞した状態である。

　　素体に脾肺の虚寒があり，運化と水道の通調が失調して心下に伏飲が存在している。風寒の邪が束表し，肺の宣発を阻害するとともに水道の通調を阻滞し，水液の停滞をひきおこして伏飲と合し，心下に水飲が停積する。心下の水飲が肺を上犯すると，肺気の粛降を阻滞して咳嗽・呼吸困難などの肺気上逆が生じ，水飲内停による稀薄な痰・喘鳴などをともない，水飲が溢れるために舌苔は潤滑で口渇はない。ただし，心下の水飲は各所に移動して多彩な症状をひきおこすこともあり，上部で津液上承を阻むと口渇が，胃気を上逆させると乾嘔・嚥下困難（噎）が，脾気を障害すると下痢（利）・腹満が，水道を阻滞すると尿量減少（小便不利）が，それぞれあらわれる。悪寒・発熱・無汗・脈が浮緊は風寒外束の表証である。

　　なお，外邪によって伏飲が引き動かされた場合には，肺を犯すと痰飲の喘咳発作（呼吸困難・咳嗽・喘鳴など）が，水飲が肌膚に溢れると風水（溢飲）すなわち浮腫を生じる。

[方　意] 本方は滌飲解表の方剤である。風寒と水飲が同時に存在し，風寒によって水飲が誘発産生され，水飲が肺気の宣粛を阻滞しており，単に解表するだけで水飲を除かなければ肺気の宣発が阻滞されているために邪を外解できず，風寒を除かなければ水飲の産生が止まないので，両面を同時に解決する必要がある。

　　麻黄は発汗解表・平喘・宣肺行水の効能をもち，本方の主薬である。辛温の桂枝は，麻黄の発汗解表をつよめるとともに，温陽化気の効能により麻黄の行

水滌飲を補助している。白芍・甘草は酸甘化陰によって営陰を保護し，麻黄・桂枝の辛散のいきすぎを防止する。乾姜は肺脾の虚寒を温補するほか，麻黄・細辛とともに水道を宣通して水飲を除く。祛痰降逆の半夏・散寒止咳の細辛・斂肺平喘の五味子は，麻黄を助けて平喘止咳をつよめる。辛散の細辛と酸収の五味子の配合は，辛散が過度になるのを酸収で抑制し，酸収により邪を引き留める恐れがあるのを辛散で防ぎ，「一散一収」によって相互に助け合い，止咳平喘の効能をつよめている。全体で滌飲解表・止咳平喘の効能が得られる。

　痰飲の喘咳には，滌飲・止咳平喘の効能によって効果をあらわすが，標治にすぎない。

　風水に対しては，宣肺滌飲・行水の効能によって効果をあらわす。

［参　考］
① 《傷寒論》には「傷寒表解せず，心下に水気あり，乾嘔し，発熱して咳し，あるいは渇し，あるいは利し，あるいは噎し，あるいは小便利せず，少腹満し，あるいは喘するものは，小青竜湯これを主る」「傷寒，心下に水気あり，咳して微しく喘し，発熱し渇せず，湯を服しおわり，渇するものは，これ寒去り解せんと欲すなり，小青竜湯これを主る」とある。
② 《金匱要略》には以下のような条文がある。

　「溢飲を病むは，まさにその汗を発すべし，大青竜湯これを主り，小青竜湯またこれを主る」とあるのは，風水（溢飲）に対する記載である。

　「欬逆倚息し臥するを得ざるは，小青竜湯これを主る」は，支飲に風寒表証をともなう場合であり，《傷寒論》の記述と類似している。風寒束表と水飲により肺気が上逆し，咳嗽・呼吸困難・起坐呼吸を呈する。

　「婦人涎沫を吐するに，医かえってこれを下し，心下すなわち痞す，まさに先ずその涎沫を吐するを治すべし，小青竜湯これを主る，涎沫止めば，すなわち痞を治せ，瀉心湯これを主る」とあるのは，上焦の寒飲でうすい痰を喀出する（吐涎沫）ときに，温寒逐飲すべきであるのに誤って瀉下し，胃気が傷れて心下の痞えが生じていることを示す。まず寒飲に対して小青竜湯を用い，ついで痞に対し瀉心湯類を使用する。
③ 本方は辛散温化が主体であるから，肺での水寒相搏を確認したうえで用いる必要があり，用量も過大にならないよう注意する。
④ 本方は慢性気管支炎・気管支喘息などの発作時に有効であるが，根本的に治療するには他の治法を用いる必要がある。

附　方

1. 小青竜加石膏湯（しょうせいりゅうかせっこうとう）《金匱要略》
   組成：小青竜湯に石膏9gを加える。水煎し分三で服用する。
   効能：解表滌飲・清熱除煩
   主治：心下の水飲が化熱し，咳嗽・呼吸困難・発熱・煩躁を呈するもの。
   　　　原著に「肺脹，咳して上気し，煩躁して喘し，脈浮なるは，心下に水あり，小青竜加石膏湯これを主る」で，水飲がやや化熱して煩躁を呈する状態である。石膏を配合すると，裏熱を清するとともに，麻黄の発汗を抑制して利水をつよめることができ，滌飲行水の効能が増強される。原著の方後に「煮て三升を取り，強人は一升を服し，羸人（るい）はこれを減じ，小児は四合を服す」とあるように，体質の強弱によって用量を増減する。

2. 従竜湯（じゅうりゅうとう）《医学衷中参西録》
   組成：竜骨10g，牡蛎10g，白芍5g，半夏4g，紫蘇子（炒して搗く）4g，牛蒡子（炒して搗く）3g。
   効能：化痰理気・止咳平喘
   主治：原著に「外感痰喘を治療し，小青竜湯を服して病が全快せず，あるいは治っても再発する場合は従竜湯を継服する」「発表薬を服用しすぎた場合も臨機応変に適宜用いてよく，必ずしも小青竜湯の後とは限らない」「熱があれば，生石膏を数銭〜1両加える」とある。外感痰喘治療に《傷寒論》の小青竜湯の加減法に従って麻黄を去って杏仁を加え，熱があればさらに生石膏を加えて投与し，一時的に治っても再発を繰り返すもので，小青竜湯の原方を再服させても効かないものに対してつくられた方剤である。

第2節　辛涼解表剤（しんりょうげひょうざい）

　辛涼解表剤は，風熱の邪による表証（風熱表証）の発熱・有汗・微悪風寒・頭痛・咽痛・口渇・咳嗽・舌苔が薄白あるいは微黄・脈が浮数などの症候に用いる。麻疹・皮膚化膿症などにも有効である。
　辛・涼で発散に働く薄荷・牛蒡子・桑葉・菊花・葛根などを主体に，清熱解毒・透表の金銀花・連翹などを加えて組成する。辛温解表薬と寒涼清熱薬を配合し，辛涼解表の効能をひき出す組成もある。

銀翹散（ぎんぎょうさん）
《温病条弁》

[組　成] 連翹・金銀花各30g　桔梗・薄荷各18g　竹葉12g　生甘草15g　荊芥穂12g　淡豆豉15g　牛蒡子18g
[用　法] 粉末にして1回18gを鮮芦根と水煎服用する。重症は1日4回，軽症は1日3回，効果がなければさらに服用する。あるいは1/2〜1/3量を芦根適量と水煎服用する。成薬を服用してもよい。
[効　能] 辛涼透表・清熱解毒
[主　治] 風熱犯衛
　　発熱・微悪風寒・無汗あるいは汗がすっきり出ない・頭痛・口渇・咳嗽・咽痛・咽の発赤・舌尖辺が紅・舌苔が薄白あるいは薄黄・脈が浮数など。
[病　機] 風熱の邪が肺衛および肺系を侵襲した風温初期の症候である。
　「温邪は上に受け，首先に肺を犯す」で，風熱の邪は口鼻から侵入して肺衛と肺系を傷害する。邪正が相争して発熱し，邪が肺衛を鬱阻するので悪風寒や無汗を呈するが，風熱の邪は昇発・疏泄の性質をもつために，腠理を開泄して汗が出ることもあり悪風寒も軽度である。ただし，邪が衛を阻滞しているので，汗が出てもすっきりとは出きらない。風熱は上部を擾乱し，頭部の気血を逆乱させるので張り裂けるような頭痛が生じ，肺系に属する鼻や咽部の気血を壅滞するために鼻閉・咽痛・咽部の発赤がみられ，肺気にまで障害が及ぶと咳嗽をともなう。熱邪は津液を灼消しやすいので口渇を呈するが，まだ初期なので甚

だしくはない。熱邪が衛分にあり裏熱が盛んではないから，舌は尖辺が紅を呈するのみで，舌苔も正常の薄白あるいは薄黄である。衛分で正気が邪に抵抗しているので脈は浮であり，熱邪が気血を鼓動するために数脈になる。

[方　意] 辛涼清解により肺衛の熱邪を清透外解する。

　　主薬は辛涼の金銀花・連翹で軽宣透表・清熱解毒・芳香闢穢の効能をもち，辛散の荊芥穂・淡豆豉・薄荷が透熱達邪をつよめる。辛温の荊芥・淡豆豉は，温であるが燥性はなく，大量の清涼薬の配合によって温性が消失し，辛散透邪をつよめる。辛平の牛蒡子は袪風清熱・利咽に，桔梗は宣肺利咽に，生甘草は清熱解毒・利咽に働き，肺系の風熱を除き咽痛を軽減する。甘涼軽清の竹葉は上焦の清熱に，芦根は清熱生津に作用し，他薬を補佐する。全体で辛涼透解し衛分の風熱の邪を除く。

[参　考]

① 《温病条弁》には以下のような条文が提示されている。

　　「太陰の病たる，脈緩ならず緊ならずして動数，あるいは両寸独り大，尺膚（前腕内側）熱し，頭痛み，微悪風寒，身熱自汗し，口渇き，あるいは渇せずして，咳し，午後に熱甚だしきは，名づけて温病という」は，太陰肺の病変であるが，脈が緩でないところから太陽病中風ではなく，脈が緊でないところから太陽病傷寒でもなく，脈が動数であることで熱邪が侵犯したことが示されている。両寸（上焦）と尺膚（肺経）に熱証がみられ，他の症候ともあわせると，「温病」とあるのは風熱犯衛であることが分かる。

　　「太陰風温・温熱・温疫・冬温，初起の悪風寒は，桂枝湯これを主る，ただ熱し悪寒せずして渇するは，辛涼平剤の銀翹散これを主る。温毒・暑温・湿温・温瘧はこの例に在らず」「太陰温病，悪風寒，桂枝湯を服しおわり，悪寒解し，余病解せざるは，銀翹散これを主る，余証ことごとく減ずれば，その製を減ず」とあるのは，銀翹散の適用を示している。桂枝湯を用いることに関しては後世に批判が多く，風熱初期には使用すべきではない。風熱にも微悪風寒は必発であり，短期間で熱感に移行する。このほか，咽痛・咽の発赤などをともない，風寒束表のような身体痛がみられないのが特徴である。

② 《温病条弁》の方解では「本方は《内経》の，'風内を淫(みだ)せば，治は辛涼をもってし，佐(たす)くるに苦甘をもってす，熱内を淫せば，治は鹹寒をもってし，佐くるに甘苦をもってす'の訓を謹遵し，また喩嘉言の芳香逐穢の説に宗(なら)い，東垣の清心涼膈散，辛涼苦甘を用う，病は初起なれば，また裏の黄芩を去り，中焦を犯すことなかれ，銀花の辛涼，芥穂の芳香を加え，散熱解毒し，牛蒡子の辛平潤肺で解熱散結，除風利咽す，みな手太陰の薬なり。……この方の妙は，預(あらか)じめその虚を護り，純然と上焦を清粛し，中下を犯さず，開門揖盗(しゅうとう)（門を開いて賊をひきいれる）の弊なく，軽をもって実を去る能あり，これを用うるに法

を得れば，自然に効を奏す」と述べている。
③ 本方の服用法についての注意としては，「杵きて散となし，毎服六銭，鮮葦根湯にて煎じ，香気大いに出でれば，即ち取りて服す，過煎することなかれ。肺薬は軽清を取る，過煎すればすなわち味厚にして中焦に入るなり。病重きは，約二時（4時間）に一服し，日に三服，夜に一服す，軽きは三時に一服し，日に二服，夜に一服す，病解せざれば，作り再服す。けだし肺位は最も高く，薬重きに過ぎれば，すなわち病所に過ぎ，少用なればまた病重くして薬軽きの患いあり，ゆえに普済消毒飲の時時軽揚法に従う。今人また間（あいま）に辛涼法を用いるものあるも，多く効見えざるは，けだし病大にして薬軽の故に一たび効見えざれば，随いて弦を改め轍を易え，転去転遠し，即更張（弦を張りなおす）せず，緩緩と延べ数日後に至れば，必ず中下焦証を成すなり」とある。
④ 加減法は以下のようである。

「胸膈悶すれば，藿香三銭，鬱金三銭を加え，膻中を護る」は，湿邪を兼ねるときは化湿宣鬱の藿香・鬱金を加えて痰湿蒙蔽による心包証を防止する。「渇甚だしければ，花粉を加う」で，傷津には生津止渇の天花粉を加える。「項腫れ咽痛めば，馬勃・元参を加う」で，熱毒がつよいときには清熱解毒・利咽の馬勃・玄参を加える。「衄すれば，荊穂・豆豉を去り，白茅根三銭，側柏炭三銭，梔子炭三銭を加う」で，血熱には辛温の荊芥・豆豉を除き，涼血止血の茅根・側柏炭・梔子炭を加える。「咳すれば，杏仁を加え肺気を利す，二三日病なお肺にあり，熱漸に裏に入れば，細生地・麦冬を加え津液を保つ，なお解せず，あるいは小便短なれば，知母・黄芩・梔子の苦寒，麦・地の甘寒を加え，あわせて陰気を化して，熱淫の勝つ所を治す」で，咳には止咳の杏仁を加え，熱が肺に入り傷津したときは清熱生津の生地黄・麦門冬を加え，熱盛傷津には清熱の知母・黄芩・山梔子と生津の麦門冬・生地黄を加えて清熱生津する。

附　方

1. **銀翹湯**（ぎんぎょうとう）《温病条弁》

   組成：金銀花15g，連翹9g，竹葉5g，生甘草3g，麦門冬12g，生地黄12g。水煎し分三で服用する。

   効能：滋陰透表

   主治：陽明温病，「下してのち無汗脈浮のもの，銀翹湯これを主る」と原著にある。
   　　瀉下して積穢が除かれ腑気が通じれば余邪は達表するが，気陰が消耗して外透できないときは，無汗・脈浮がみられる。銀翹湯は透表清熱の軽剤であり，金銀花・連翹で解毒するとともに表邪を軽宣し，竹葉で上焦の熱を清し，生甘草で益気清火し，麦門冬・生地黄で滋陰清熱し汗源を潤して，表に達し

た邪を汗とともに除く。

無汗であっても，脈が浮で洪のとき（白虎湯）や脈が浮ではなく数の場合（清燥湯）は，裏熱が主体であるから，本方を用いてはならない。

桑菊飲（そうぎくいん）
《温病条弁》

[組　成] 杏仁6g　連翹4.5g　薄荷2.5g　桑葉7.5g　菊花3g　桔梗6g　甘草2.5g　芦根6g
[用　法] 水煎し分二で服用する。
[効　能] 疏散風熱・宣肺止咳
[主　治] 風熱犯肺
　　　　咳嗽・微熱・軽度の口渇・舌苔が薄白・脈が浮数など。
[病　機] 風熱の邪が肺を侵犯し肺気が宣降できなくなって上逆している病態であり，邪は軽浅である。

　　肺気が宣降できず上逆して咳嗽が生じ，これが本証の主症状である。邪は軽浅であるから，微熱・軽度の口渇を呈するのみで，舌苔も正常の薄白である。邪正が上焦で相争するために脈は浮を呈し，熱邪であるから数脈になる。
[方　意] 辛涼により軽清宣透し，風熱を疏散するとともに止咳する。

　　甘涼軽清の桑葉・菊花は上焦風熱を疏散し，桑葉は肺絡を清透し肺熱を清して止咳に働き，両薬が主薬である。辛涼の薄荷は主薬を助けて風熱を疏散し，連翹も膈上の熱を清透する。宣肺の桔梗と降肺の杏仁は，昇と降で肺気を調整し宣粛を回復して止咳する。芦根は清熱生津・止渇に，甘草は諸薬の調和に働く。全体で風熱を疏散し宣肺止咳する。

[参　考]
①《温病条弁》に「太陰の風温，ただ咳し，身甚だしくは熱せず，微しく渇するは，辛涼軽剤の桑菊飲これを主る」「燥を感じて咳するは，桑菊飲これを主る」とあるように，本証の主症状は「咳」である。

　　本方の方解には「これ辛甘化風，辛涼微苦の方なり。けだし肺は清虚の臓たり，微苦はすなわち降し，辛涼はすなわち平す，この方を立つるは辛温を避くるゆえんなり。今世はみな杏蘇散を用い，四時の咳嗽を通治す，杏蘇散は辛温，ただ風寒によろしく，風温によろしからず，かつ表裏を分かたざるの弊あるを知らず，……風温の咳嗽は，小病たりといえども，辛温の重剤を誤用して，肺液を銷鑠し，久咳し労を成すを致すもの，一にして足らざるを常見す」と述

② 本方の加減方には「気粗く喘に似,燥は気分にあらば,石膏・知母を加う,舌絳く暮に熱し,甚だしく燥き,邪初めて営に入るは,元参二銭・犀角一銭を加う,血分に在れば,薄荷・葦根を去り,麦冬・細生地・玉竹・丹皮各二銭を加う,肺熱甚だしければ黄芩を加う,渇すれば花粉を加う」とある。
③ 銀翹散・桑菊飲はいずれも辛涼の剤であるが,銀翹散は荊芥・淡豆豉に金銀花・連翹を配合して清解表熱に重点があり,桑菊飲は桑葉・菊花に桔梗・杏仁を配合して肺中風熱の清軽宣透に重点がある。銀翹散証は衛に,桑菊飲証は肺に,それぞれ病変の重点がある。

麻杏甘石湯（まきょうかんせきとう）
（別名：麻黄杏仁甘草石膏湯・麻杏石甘湯）《傷寒論》

[組　成] 麻黄6g　杏仁9g　石膏18g　炙甘草6g
[用　法] 水煎し分二で温服する。
[効　能] 辛涼宣泄・清肺平喘
[主　治] 外感風邪・肺熱
　　発熱・咳嗽・呼吸促迫・呼吸困難・甚だしければ鼻翼呼吸・口渇・有汗あるいは無汗・舌苔は薄白あるいは黄・脈は滑数など。
[病　機] 風寒が化熱入肺するか風熱が襲肺し,壅熱が肺気を上逆させている状態である。
　　肺中壅熱が肺気の粛降を阻害して上逆させ,咳嗽・呼吸促迫・呼吸困難・鼻翼呼吸などをひきおこす。肺熱が盛んなために発熱が持続するが,壅熱が津液を蒸迫して汗が出ると,内熱がある程度外泄するので体表の熱感が少なくなり,肺気が阻滞されて閉塞すると無汗になり,熱感もつよくなる。熱邪が津液を消耗すると,口渇が生じて水分を欲する。脈が滑数は熱盛を示し,肺熱が鬱しているときは舌苔は薄白であるが,熱盛になると黄苔を呈する。
[方　意] 辛涼宣泄と清肺によって肺の壅熱を除き平喘止咳する。
　　主薬は辛温の麻黄と辛寒の石膏で,麻黄は平喘に石膏は清肺熱に働く。さらに,辛寒と辛温の配合であるが辛寒が大量なので,温性が消失して涼性になり辛味は助長し合うため,性味が辛涼に変化し,肺の壅熱を宣泄する効果が得られる。杏仁は肺の宣発を補助するとともに,苦降で肺気を下降させて止咳平喘をつよめる。炙甘草は和中と諸薬の調和に働く。全体で辛涼宣泄・清熱平喘の効能が得られる。

[参　考]
① 《傷寒論》には「汗を発して後，更に桂枝湯を行うべからず。汗出でて喘し，大熱なきものは，麻黄杏仁甘草石膏湯を与うべし」とある。
② 《刪補名医方論》は「その意の重きは存陰にあり，必ずしもその亡陽を慮れざるなり，ゆえに麻黄湯より桂枝の監制を去り，麻黄の専開，杏仁の降，甘草の和を取り，石膏の大寒を倍し，内外の実熱を除く。すなわち溱溱と汗出でて，内外の煩熱と喘ことごとく除くなり」と解説している。
③ 本方は汗の有無を問わず肺熱の喘咳に用いてよい。肺の壅熱がつよいときは津液を外迫して汗が出るので，石膏を麻黄の5倍程度使用して清熱をつよめ，熱が肺気を阻滞したときには無汗を呈するために，石膏は麻黄の3倍ぐらいにして発泄をつよめるのがよい。悪寒・無汗の場合は表邪が存在するので，荊芥・薄荷・淡豆豉などを加える。

附　方

1. **五虎湯**（ごことう）《万病回春》
   組成：麻杏甘石湯と桑白皮6gに生姜・葱白と細茶1つまみを末にしたものを加えて水煎服。
   効能：清肺泄熱・止咳平喘
   主治：肺熱の喘咳。
   　麻杏甘石湯に清肺・止咳平喘の桑白皮を加えて効力をつよめている。
   　原著には「傷寒喘急するものは，宜しく発表すべし。五虎湯，傷寒喘急を治す」とある。

2. **五虎二陳湯**（ごこにちんとう）《日本経験方》
   組成：五虎湯合二陳湯。水煎服。
   効能：清肺泄熱・止咳平喘・祛痰
   主治：肺熱の咳喘で多痰のもの。
   　五虎湯に祛痰の二陳湯を加える。

越婢湯（えっぴとう）
(別名：越脾湯)《金匱要略》

[組　成] 麻黄9g　石膏18g　生姜9g　甘草6g　大棗6g

［用　法］水煎し分三で温服する。
［効　能］宣肺泄熱・利水消腫
［主　治］風水挟熱

突発する浮腫（顔面に顕著）・悪風・発熱・汗が出るあるいは無汗・口渇あるいは口渇がない・脈は浮など。

［病　機］風邪が伏在する水飲と結びつき，水道を阻滞して風水挟熱（熱飲）になり，全身浮腫を呈した状態である。

風邪が外襲して脾運不足で内伏している水飲と結びつき，肺気の宣発を阻むために水道が通調しなくなって水飲が停滞し，水飲が肌表に氾れて突発性の全身浮腫が生じる。肺は水の上源であるから，浮腫は顔面にはじまり上半身に顕著である。風水によって陽気が内鬱されて悪風が生じ，次第に陽気が化熱するので発熱し，壅滞した熱邪が津液を外迫すると汗が出る。壅熱が内鬱しているときには熱が高く無汗であるが，熱迫津泄により汗が出るとある程度は熱が外散するので，体表部の熱感が軽減する。水飲が壅滞しているので口渇がないが，熱邪が傷津すると口渇が生じる。風水が表にあるために脈は浮を呈する。

［方　意］肺気を宣発して水道を通調するとともに内熱を清する。

主薬は辛温の麻黄で大量に用い，肺気を宣発し水道を通利して散風行水する。辛寒の石膏で裏の壅熱を清するとともに，辛温の麻黄の倍量を配合することによって，温性を消失させ，辛味を加加して宣発をつよめ，散水清熱の効果をあげる。辛温の生姜は散水の効能によって麻黄・石膏を補助し，甘草・大棗との配合で辛甘扶陽に働いて脾胃を振奮し運化をつよめ，水湿の内停を防止する。

［参　考］

①《金匱要略》には「風水，悪風し，一身悉く腫れ，脈浮にして渇せず，続いて自汗出で，大熱なきは，越婢湯これを主る」とある。

方後には「悪風するは附子一枚を炮じ加う，風水には朮四両を加う」とあり，衛陽虚で悪風があるときには附子を，脾虚をともなうときには白朮（越婢加朮湯に相当する）を，それぞれ加えるよう指示している。

②《金匱要略》には，本方の加方として以下のものが示されている。

◎越婢加朮湯（えっぴかじゅつとう）

組成：越婢湯に白朮6gを加える。水煎服。

効能：宣肺利水・健脾

「裏水は，一身面目黄腫し，その脈は沈，小便利せず，ゆえに水を病ましむ，もし小便自利するは，これ津液を亡くし，ゆえに渇せしむるなり，越婢加朮湯これを主る」

裏水は「一に皮水という」と注解されているように，水気が「皮裏」すなわち体表部に停滞した浮腫であり，「黄腫」は「洪腫」すなわち高度の浮腫である。「脈

沈，小便利せず」で，浮腫があり尿量が減少して脈が沈を呈するのは，「風水」のような表証ではなく，裏証であって脾虚が関与している。越婢湯で宣肺利水し，健脾利水の白朮を加えて脾を健運し水湿を除くとともに薬効を裏へ向かわせる。「もし小便自利するは，これ津液を亡くし，ゆえに渇せしむるなり」は，尿がよく出るために津液が消耗しているのであり，越婢加朮湯の適用ではない。

「裏水は，越婢加朮湯これを主り，甘草麻黄湯またこれを主る」

裏水の挟熱には越婢加朮湯が，熱証をともなわないときには甘草麻黄湯が適用することを述べている。甘草麻黄湯は，麻黄で宣肺利水し甘草で健脾する。

◎**越婢加半夏湯**（えっぴかはんげとう）

組成：越婢湯に半夏9gを加える。水煎服。

効能：清肺滌飲・止咳平喘

「咳して上気するは，これ肺脹たり，その人喘し，目は脱状のごとく，脈浮大なるは，越婢加半夏湯これを主る」

風邪と水飲が肺気を阻害して化熱し，熱飲により肺気がつよく上逆し，激しく咳こんで顔がまっ赤になり，目が飛び出すような感じがし，甚だしいと嘔吐する。越婢湯で熱飲を除いて平喘し，降気止咳の半夏で止咳平喘をつよめる。

なお，「上気し喘して躁するは，肺脹に属し，風水を作さんと欲す，汗を発すればすなわち癒ゆ」の状態も，風邪による肺気阻滞で，肺気上逆と風水が同時に生じており，本方が適用する。

附　方

1. **加味越婢加半夏湯**（かみえっぴかはんげとう）《医学衷中参西録》

   組成：麻黄6g，石膏15g，山薬15g，麦門冬12g，半夏9g，牛蒡子（炒）9g，玄参9g，甘草4.5g，大棗4.5g，生姜9g。水煎服。

   効能：清肺平喘・扶正達邪・内外同治

   主治：原著に「もと労嗽を患い，外感の肺を襲うに因って，労嗽益甚だしく，あるいは喘逆を兼ね，痰涎壅滞するものを治す」とあり，本方は内傷外感合併の喘に対して創製され，用薬も内傷外感両方に対するものが用いられている。

   平素から労嗽（慢性呼吸器疾患）を患っていると，外感の邪と肺に蘊蓄する痰が相互に膠漆し，肺竅に壅滞するので労嗽がますます甚だしくなる。したがって，越婢加半夏湯で外襲の邪を除き，さらに山薬・玄参・麦門冬・牛蒡子を加えて労嗽を治す。

   急性疾患にも慢性疾患にも顕著な効果が期待できる。

葱豉桔梗湯（そうしききょうとう）
《重訂通俗傷寒論》

[組　成] 葱白3〜5条　桔梗3〜5g　山梔子6〜9g　淡豆豉9〜15g　薄荷3〜4.5g　連翹5〜6g　生甘草2〜2.5g　淡竹葉3g
[用　法] 水煎服。
[効　能] 疏風解表・清肺泄熱
[主　治] 風温, 風熱の初期

頭痛・発熱・微悪風寒・咳嗽・咽痛・口渇・舌尖辺が紅・舌苔は薄白・脈が浮数など。

[病　機] 風温は, 初冬や春季の晴れて温暖な時期に風熱の邪を受けて発生する。

風熱の邪が口鼻から侵入してまず肺を犯し, 肺の宣降を阻害して咳嗽をひきおこし, 肺衛を阻滞するので微悪風寒がみられ, 邪正相争により発熱する。風熱が肺系に壅滞すると咽痛が, 上攻すると頭痛が, 津液を消耗すると口渇が生じる。肺熱のために脈が数・舌尖辺が紅を呈し, 正気が表に向かうので脈は浮になる。病変の初期なので, 舌苔にはまだ変化がない。

[方　意] 風熱の邪を辛散外解するとともに清泄下去する。

葱白・淡豆豉は葱豉湯で, 辛温発汗に働いて「温にして燥ならず, 汗して峻ならず」であり, 辛涼透表の薄荷とともに風邪を外散する。宣肺利咽の桔梗は肺気の宣発を促して散邪を助け, 解毒の生甘草とともに咽喉を清利する。連翹は膈上肺系の熱を清し, 山梔子は心肺の熱邪を清泄し, 竹葉は胸中の熱を小便として下泄する。なお, 辛温の葱白・淡豆豉と苦寒の連翹・山梔子の配合により, 温性が変じて涼性になり, 辛涼解表の効能が得られる。全体で風温を外散しまた下泄する。

[参　考]
① 本方は通陽発汗の葱豉湯と清泄上焦の桔梗散をあわせて黄芩を除いたものであり, 辛涼解表法に別の局面を開いた。
② 加減法として以下のようなものが示されている。

咽の閉塞感があり痛むときは, 温熱の邪が甚だしいので, 紫金錠を2粒冲服し大青葉9gを加えて清熱解毒する。咳がつよく痰が多いときは, 杏仁9g, 橘紅5gを加えて祛痰止咳する。胸の痞えには, 甘草を除き枳殻6g, 白豆蔲2.5gを加えて行気散痞する。
③ 本方は桑菊飲と同じく風温初期に用いるが, 桑菊飲は風温襲肺で病邪が軽く, 用薬は肺気の清粛に重点があるのに対し, 本方は病邪がやや重く, 微汗させて解表するとともに邪熱を清泄して粛肺する。

升麻葛根湯（しょうまかっこんとう）
《閻氏小児方論》

[組　成] 升麻3g　葛根3g　赤芍6g　炙甘草3g
[用　法] 水煎し頓服する。
[効　能] 辛涼解肌・透疹解毒
[主　治] 麻疹未発・透発不暢

　　麻疹の透発がみられないか発疹はあるが十分に透発しない・発熱・悪風・頭痛・肢体痛・くしゃみ・目の充血・流涙・咳嗽・咽痛・口渇・舌質が紅・舌苔が乾燥・脈が浮数など。

[病　機] 麻疹は肺胃熱毒によって生じるが，邪気が表を鬱閉していると，発疹が出ないか発疹はあっても十分に透発しない。

　　原著には「傷寒，瘟疫，風熱の壮熱，頭痛み，肢体痛み，瘡疹すでに発し，未だ発せざるを治す，並び宜しくこれを服すべし」とある。

　　邪気が犯肺し肺気の宣発ができないので悪風・くしゃみ・咳嗽がみられ，熱邪が盛んなために発熱し，熱邪が上攻すると頭痛・目の充血・流涙・咽痛が生じ，津液が消耗すると口渇・舌苔の乾燥があらわれる。表鬱のために肢体痛をともなう。舌質が紅は肺熱を，脈が浮数は表邪と熱盛をあらわす。

[方　意] 肺胃熱毒に表鬱をともなうので，辛涼解肌・透疹解毒する。

　　辛散・微寒の升麻が主薬で，陽明の風邪を除き清陽を昇らせ，解肌透疹・清熱解毒に働く。辛甘で軽揚の葛根は，発散透疹し腠理を開くとともに，陽明を鼓舞して津液を上承させ，升麻を助けて辛涼解肌・透疹解毒をつよめる。苦・微寒の赤芍は清熱涼血・活血に働き，血絡の熱毒を清解する。炙甘草は諸薬を調和するとともに，保津にも働く。全体で解肌透疹・涼血解毒の効能が得られ，津液を消耗する恐れがない。

[参　考]
① 本方は麻疹の透発がないか不十分なときに用い，疹点が順調に透発し熱が退いている場合には使用してはならない。
② 臨床では以下のような加減を行うとよい。

　　透疹解毒をつよめるためには軽宣の薄荷・蝉退・牛蒡子・荊芥・金銀花などを，咽喉の腫脹・疼痛には清利咽喉の桔梗・玄参などを，麻疹が透発不十分で深紅色を呈するときは涼血解毒の牡丹皮・紫根・金銀花などを，それぞれ加える。

附　方

1. **宣毒発表湯**（せんどくはっぴょうとう）《医宗金鑑》

    組成：升麻・葛根各3g，前胡5g，杏仁6g，桔梗・枳殼・荊芥・防風・薄荷・木通各3g，連翹・牛蒡子各5g，淡竹葉・生甘草各2g。水煎服。

    効能：解毒透疹・止咳利咽

    主治：麻疹の透発が不十分で，発熱・無汗・咽痛・咳嗽・口渇・尿が濃いなど表鬱と熱毒が顕著なもの。

　　方中の升麻・葛根が君となり辛涼透泄し，薄荷・牛蒡子が臣となり清熱宣透し，辛温疏風の荊芥・防風が解肌発表し，君薬とともに辛透宣解・発表透疹・清熱解毒する。前胡・桔梗・枳殼は宣肺理気し，淡竹葉・木通・連翹は清熱除煩し，あわせて佐薬になる。甘草は清熱解毒し，諸薬を調和し，同時に桔梗との組み合わせで咽頭を清利する。全体として辛涼清熱・疏風解毒・透疹発表する。

　　原著には原方の加減として「寒を感じるは，麻黄を加え，夏月は用いるなかれ。食滞は南山楂を加える，内熱は黄芩を加える」とある。麻疹がすでに透発し，身熱がすでに退いている場合や，気陰虧虚がある場合は用いてはならない。

2. **竹葉柳蒡湯**（ちくようりゅうぼうとう）《先醒斉医学広筆記》

    組成：西河柳6g，荊芥穂・葛根各4.5g，蟬退・薄荷各3g，牛蒡子4.5g，知母3g，玄参6g，甘草3g，麦門冬9g，竹葉1.5g。水煎服。

    効能：解肌透疹・清熱解毒・生津除煩

    主治：麻疹の透発不足で，喘咳・煩躁・咽喉腫痛・高熱・舌質が紅で乾燥・舌苔が黄・脈が細数などを呈するもの。

　　肺胃熱毒の閉鬱がつよくて傷津をともなう状態であるから，辛温透疹の西河柳を主体にし，葛根・薄荷・牛蒡子・蟬退・荊芥穂で発泄透疹をつよめ，清熱除煩の竹葉と清熱生津の知母・玄参・麦門冬を加えている。裏熱がさらにつよければ石膏・粳米を加えるように指示がある。

　　発疹が出つくして，身熱が退いていたり，陽虚気弱のものには用いるべきではない。

柴葛解肌湯（さいかつげきとう）
《傷寒六書》

[組　成] 柴胡9g　葛根9g　甘草3g　黄芩6g　羌活3g　白芷3g　白芍3g　桔梗3g
[用　法] 石膏末3g，生姜3g，大棗2gと水煎服用する。
[効　能] 辛涼解肌・清裏熱
[主　治] 外感風寒・寒鬱化熱
　　　　悪寒が軽度で発熱と熱感がつよい・無汗・頭痛・眼周囲痛・鼻の乾燥・いらいら・不眠・舌苔が薄黄・脈が浮やや洪など。
[病　機] 風寒外束により寒邪が化熱して裏に壅滞した状態である。
　　　　風寒を外感し邪が肌腠にあり表鬱を呈すると悪寒・発熱・無汗・頭痛がみられるが，悪寒が次第に軽度になり発熱・熱感が増強するのは，邪が鬱して化熱したことを示す。熱邪が陽明に侵入した初期であるから，鼻の乾燥・眼周囲痛・舌苔が薄黄を呈し，邪熱が心神を擾乱するといらいら・不眠が生じる。脈浮は表邪を，やや洪は陽明裏熱が生じたことを示している。
[方　意] 辛涼解肌により表邪を解散するとともに壅鬱した裏熱を清する。
　　　　辛涼の葛根・柴胡が主薬で透表解肌・退熱し，辛温の羌活・白芷は透邪を補助するとともに止痛に働き，桔梗は宣肺により外邪を透泄する。黄芩・石膏は裏熱を清泄する。白芍・甘草・生姜・大棗は，酸甘化陰・辛甘扶陽するとともに中焦を振奮させ，営衛を調和して解邪を助ける。なお，羌活は太陽経に，白芷・葛根は陽明経に入り，引経の効果をもたらす。
[参　考]
① 原著には「足陽明胃経受くるの証，目疼（いた）み，鼻乾き，眠らず，頭疼（す）み，眼眶痛み，脈来ること微しく洪を治す，解肌によろし，陽明経病に属す」とある。
② 原著には用量の記載はないが，「石膏一銭（3g）」と注記されているところから，邪気が陽明に入った初期で熱は盛んではないことが分かる。また，「本証にて汗無く悪寒甚だしきは，黄芩を去り麻黄を加う。冬月は加うべく春は少なるべく，夏秋はこれを去り蘇葉を加う」とあり，黄芩の用量が多すぎると苦寒により解肌疏邪を妨げることが指摘されている。
③ 《医宗金鑑》は「陶華はこれを製しもって葛根湯に代ゆ。知らず葛根湯はただ太陽・陽明の薬たり，しかしてこの方は柴胡を君とし，すなわちこれまた少陽を治するなり，これを太陽・陽明の合病に用うれば，合わざるなり。もしこれを用いもって三陽の合病，表裏の邪軽きものを治すれば，効かざるなきなり。仲景は三陽の合病に，白虎湯を用いこれを主るは，熱甚だしきによるなり。これを汗すれ

ばすなわち譫語遺尿し，これを下せばすなわち額汗厥逆すというは，正に人にただ和解をもって立法すべく，軽(かるがる)しく汗下すべからざるを示すなり。この方は葛根・白芷を得て，陽明正病の邪を解し，羌活にて太陽不尽の邪を解し，柴胡にて少陽初入の邪を解す。膏・芩を佐とし諸経の熱を治して，専ら意は陽明を清するにあり。芍薬を佐とし諸散の薬を斂して過汗せしめず，桔梗は諸薬を載せ三陽に上行し，甘草は諸薬を和し表裏を通調す。病三陽に在るに施し，もって増減を意(おも)い，いまだ癒えざるものあらざるなり。もし渇し飲を引けば，石膏を倍し栝楼根を加え，もって清熱して生津するなり。もし悪寒甚だしく，汗無ければ，石膏・黄芩を減じ，麻黄を加う，春夏は重ねてこれを加え，もって太陽の寒を発す，もし汗あらば，桂枝を加えもって太陽の風を解せば，可ならざるなきなり」と解説している。

④ 悪寒・頭痛がなければ辛温の羌活・白芷を除き，熱盛傷津の口渇・舌の乾燥には清熱生津の知母・天花粉を加え，咳嗽・粘稠痰には清熱化痰の栝楼を加える。

附　方

1. **柴葛解肌湯**（さいかつげきとう）《医学心悟》

    組成：柴胡4g，葛根4.5g，甘草1.5g，赤芍3g，黄芩4.5g，知母3g，生地黄6g，牡丹皮4.5g，貝母3g。水煎服。

    効能：解肌清熱

    主治：春温・暑温で，発熱・頭痛・不悪寒・口渇を呈するもの。

    裏熱が盛んで津液を消耗し，邪熱が肌表に氾れて経気を阻むために，発熱・頭痛・不悪寒・口渇を呈している。知母・黄芩・貝母で気分（肺胃）の熱を清し，牡丹皮・生地黄・赤芍で涼血し，さらに透表解肌の柴胡・葛根で邪熱を外透し，裏熱を清する。甘草は諸薬を調和する。心煩があるときには清心除煩の竹葉を，譫語がみられるときは清熱の石膏を加える。

    本方は清裏熱に主体があり，《傷寒六書》の柴葛解肌湯は解肌に主体がある。原著には「温熱症，発熱頭痛して，悪寒せず，傷寒と異なるを治す」とある。

第3節　扶正解表剤（ふせいげひょうざい）

　扶正解表剤は，虚証の外感表証に用いる。解表するだけでは効果がないか正気を損傷する恐れがあり，扶正するだけでは表証を解除できずに邪をとどめる恐れがあるときに，扶正薬と解表薬の両者を配合したうえ，解表に重点をおいて組成するのである。

　気虚・陽虚の体質では内寒・内湿が生じやすく，表邪が寒化・挾湿する傾向があり，血虚・陰虚の体質では内熱・内燥が生じやすく，表邪が化熱・化燥する傾向がある。それゆえ，扶正解表も大きく扶陽益気解表と養血滋陰解表に分かれる。

敗毒散（はいどくさん）
（別名：人参敗毒散）《小児薬証直訣》

［組　成］柴胡・前胡・川芎・枳殻・羌活・独活・茯苓・桔梗・人参各 30 g　甘草 15 g
［用　法］粉末にし1回6gを生姜・薄荷少量と水煎服用する。約1/5量を生姜・薄荷と水煎し分三で服用してもよい。
［効　能］発汗解表・散風袪湿・扶正達邪
［主　治］正虚・外感風寒湿邪
　　悪寒・発熱・無汗・頭項部のこわばり痛み・肢体のだるい痛み・鼻閉・嗄声・喀痰・咳嗽・胸の痞塞感・舌苔が白膩・脈が浮で重按すると無力など。
［病　機］虚弱者が風寒湿邪を感受し，正虚のために袪邪できない状態である。
　　邪正が争うので発熱し，表邪が陽気を鬱阻するので悪寒・無汗を呈し，経気が阻滞されて頭項部がこわばり痛む。風寒湿邪が肺を犯し肺気が鬱して宣散できないと鼻閉・嗄声・喀痰・咳嗽が生じ，湿邪は停滞性であるから胸部の痞塞感・肢体のだるい痛みをきたす。風寒に湿を兼ねるので舌苔は白膩であり，正気が表に向かうので脈は浮を呈する。ただし，陽気が不足しているので重按すると無力である。
［方　意］益気解表・散寒袪湿する。
　　辛温発散の羌活・独活が主薬で，一身上下の風寒湿邪を除き，行血袪風の川

芎と辛散解肌の柴胡がこれを助け，さらに共同して止痛に働く。降気の枳殻・開肺の桔梗・祛痰の前胡・滲湿の茯苓は，肺気を宣降して通利し，痰湿を除き咳嗽を止める。生姜・薄荷は風邪の発散を助け，甘草は諸薬を調和する。補気の人参は，扶正達邪により外邪を除く能力を高め，大量の散邪の薬物に配合すると邪をとどめる弊害がない。

[参 考]

① 原著には「傷風瘟疫風湿で，頭目昏暗し，四肢痛みを作し，憎寒壮熱し，項強して睛疼み，あるいは悪寒して咳嗽し，鼻塞して声重きを治す」とある。本方は小児のために作られた方剤で，小児は元気が充実していないので少量の人参で元気を補っている。《医方考》に「その正気を培い，その邪毒を敗る，ゆえに敗毒という」とあるとおりである。後世には老人・産後・大病後の回復期・虚弱者などの風寒湿表証に広く用いて有効であった。喩昌も《寓意草》で「傷寒病に人参を用い入薬すべきものあり，その弁は明ならざるべからず。けだし人は外感の邪を受ければ，必ず先ず汗しもってこれを駆す。その汗を発する時は，ただ元気大旺なれば，外邪は始めて薬勢に乗りて出づ。もし元気素弱の人では，薬は外行するといえども，気は中餒（不足）に従い，軽きは半出して出でず，留連して困をなし，重きは元気の縮入に随い，発熱は休むことなし。生を去きて遠ざくるなり。ゆえに虚弱の体は，必ず人参三五七分を用い，表薬中に入れ少しく元気を助け，もって駆邪の主となす，邪気をして薬を得さしむれば，一涌（さっと一時に）して去る。全て虚弱を補養するの意にはあらざるなり」と，扶正達邪の意味を述べている。

② 喩昌は本方を時疫の初期に常用しただけでなく，外邪が裏に陥入した痢疾にも用い，陥裏の邪を表から外出させて治癒させており，「逆流挽舟」の治法と名付けた。ただし，本方は辛温香燥の薬物が多いので，暑温や湿熱が腸中に蒸迫して下痢している場合に，誤って用いてはならない。

③ 風寒湿邪の外感ではなくて，悪寒・発熱・無汗を呈している場合にも，使うべきではない。

附 方

1. **荊防敗毒散**（けいぼうはいどくさん）《摂生衆妙方》

    組成：羌活・独活・柴胡・前胡・枳殻・茯苓・荊芥・防風・桔梗・川芎各5g，甘草3g。水煎服。

    効能：発汗解表・消瘡止痛

    主治：風寒感冒の初期で悪寒発熱・頭痛・身痛するもの及び瘡瘍の初期で局所が発赤・腫脹し，悪寒・発熱・無汗・口渇がない・舌苔は薄白・脈は浮数な

どをともなうもの。

　　敗毒散は発散風寒・疏導経絡・行気和血の効能をもつので，風寒湿邪が肌腠に鬱したため瘡瘍（皮膚化膿症）が生じる状況で，化膿する前の悪寒・発熱・無汗を呈するときに有効である。本方は，敗毒散の人参・生姜・薄荷を除き，荊芥・防風を加えたものであり，肌腠を開き風寒を去る効能をつよめている。体力がある人の風寒湿表証，および瘡瘍の初期の悪寒・発熱・無汗の状態に適する。

2. **倉廩散**（そうりんさん）《普済方》
　　組成：敗毒散に陳倉米5gを加える。水煎服。
　　効能：益気解表・敗毒止嘔
　　主治：噤口痢の毒気衝心で発熱・嘔吐するもの。
　　　　湿毒による痢疾で，毒邪がつよく胃気が虚して食物が入らない（噤口）状態が噤口痢である。敗毒散で湿毒を除き，陳倉米で胃気を養い，湿熱を除いて壅滞をおこさない。暑熱疫毒による噤口剤に，間違って使用してはならない。
　　　　原著には「噤口痢有熱を治す。乃ち毒瓦斯心を衝き即吐す」とある。

3. **連翹敗毒散**（れんぎょうはいどくさん）《医方集解》
　　組成：敗毒散から人参を除き，金銀花・連翹各10gを加える。水煎服。
　　効能：祛風解表・清熱解毒
　　主治：風熱毒による癰瘡（皮膚化膿症）初期の発赤・腫脹・熱感・疼痛。
　　　　荊防敗毒散の荊芥・防風に代えて散風解毒の金銀花・連翹を加えたもので，熱毒が熾盛になる前に散熱解毒する。
　　　　原著には「本方（人参敗毒散）去人参加連翹・金銀花は連翹敗毒散と名づけ，瘡毒を治す」とある。

4. **十味敗毒湯**（じゅうみはいどくとう）《華岡青洲》
　　組成：柴胡・桔梗・独活・川芎・防風・茯苓・桜皮（あるいは樸樕）各3g，荊芥2g，甘草・生姜各1g，水煎服。
　　効能：発汗解表・消瘡止痛
　　主治：瘡瘍の初期。
　　　　本方は荊防敗毒散の加減方で，羌活・枳殻の代りに桜皮（あるいは樸樕）・生姜が用いられているだけで，方意においては変りはない。荊防敗毒散と同様に使用するとよい。

参蘇飲（じんそいん）
《和剤局方》

[組　成] 人参・紫蘇葉・葛根・前胡・半夏・茯苓各25g　陳皮・甘草・桔梗・枳殻・木香各15g
[用　法] 粗末にし1回12gを生姜・大棗と水煎服用する。約1/3～1/5量を生姜・大棗と水煎し分三で服用してもよい。
[効　能] 益気解表・理気化痰
[主　治] 気虚・外感風寒・内有痰飲
　　悪寒・発熱・頭痛・鼻閉・咳嗽・多痰・胸苦しい・腹満・舌苔が白・脈が弱など。
[病　機] 脾肺気虚で痰飲をもつものが風寒の邪を感受した状態である。
　　風寒表証による悪寒・頭痛・発熱がみられ，邪により肺気が閉鬱するので鼻閉・咳嗽が生じる。脾肺気虚で水湿が生じ痰が停積しているために多痰・舌苔が白を呈し，痰湿と外邪が気機を阻滞するので胸苦しい・腹満をともなう。表証では脈が浮になるはずであるが，陽気が不足しているために弱脈（沈細で無力）を呈する。
[方　意] 扶正達邪し内外同治する。
　　辛散の紫蘇葉・葛根・生姜で風寒を散じ，降気平喘の前胡・宣肺祛痰の桔梗・降気止咳の半夏・理気化痰の陳皮で宣肺平喘・止咳化痰する。補気健脾の人参・茯苓・炙甘草・大棗で扶正し，正気を補って祛邪の力をつよめる。さらに，理気醒脾の枳殻・木香および理気に働く紫蘇葉・半夏・陳皮で気機を通じ，「気化せば痰化す」の効果をあげるとともに，運脾を促進して痰の生成を防止する。全体で扶正達邪・疏散風寒・化痰止咳の効能が得られる。

[参　考]
① 原著に「感冒発熱して頭疼むを治す。或いは痰飲凝結に因り，兼ねて熱をなし，併せて宜しくこれを服すべし。……性涼とし疑いをなすなかれ。一切の発熱皆能く効を取り，その因ところに必ずしも拘わらざるなり。小児，室女また宜しくこれを服すべし」と記されているように，本方は作用が温和であり，老人・幼児・虚弱者などの咳嗽・多痰を呈する感冒に有効である。
② 本方は敗毒散と同じく益気解表の方剤であるが，敗毒散は羌活・独活・川芎の配合があって風寒湿邪が肌表を犯した場合に適し，本方は枳殻・木香・陳皮・半夏の配合があって外感風寒に痰阻気滞をともなう場合によい。
③《張氏医通》に「汗出でて日久しく，参・耆・朮・附などの薬を用いて効せず，汗乾きてなお熱す，これ風邪経絡に伏す，暫く参蘇飲を与え，病おわりて服を止む」とある。汗が何日も出たのに参蘇飲で汗解する理由は，汗が出たのに発

第3節　扶正解表剤　65

熱するところから風邪が経絡に伏在しているので，扶正しながら祛邪して風邪を外出する。「通因通用」の治法の一つである。

麻黄附子細辛湯（まおうぶしさいしんとう）
（別名：麻黄細辛附子湯）《傷寒論》

[組　成] 麻黄6g　細辛6g　附子3g（先煎）
[用　法] 水煎し分三で温服する。
[効　能] 助陽解表
[主　治] 陽虚・風寒表証
　　悪寒・発熱・悪寒がつよく発熱は軽度・無汗・頭痛・身体がだるい・眠い・横になりたがる・四肢の冷え・舌質は淡・舌苔は白・脈は沈で無力など。
[病　機] 陽虚の体質のものが風寒を感受し，邪が虚に乗じて太陽と少陰（心腎）を侵犯した状態であり，表寒と裏寒を呈している。双感・両感と称される。
　　悪寒・発熱・無汗・頭痛は風寒表証であり，陽気が虚弱で邪正相争が甚だしくないために発熱が軽度で，衛気の宣発が微弱であるから悪寒がつよい。寒邪により心腎の陽気が阻滞されて，身体がだるい・眠い・横になりたい・四肢の冷えなどを呈する。表証がありながら脈が沈なのは，陽虚で正気が表に向かう勢いが乏しいからであり，脈力も弱い。舌質が淡・舌苔が白は，陽虚を示す。
[方　意] 本方は助陽解表の基本方であり，助陽の扶助のもとに太陽・少陰の邪を外出し，扶正達邪する。
　　辛温の麻黄は解表散寒に働き，辛熱の附子は助陽散寒の効能により少陰陽気を振奮するとともに寒邪を駆除する。辛温の細辛は太陽・少陰に入り，辛散によって麻黄の解表を助けると同時に，温経散寒により附子を助ける。全体で，発散して陽気を損傷せず，扶正して邪を残さない。
[参　考]
①《傷寒論》には「少陰病，始めてこれを得，かえって発熱し，脈沈のものは，麻黄附子細辛湯これを主る」とある。
　　「始めてこれを得る」は，発病初期であることを示す。少陰病（心腎陽傷）には発熱がないはずであるのに，「反って発熱する」のは表証を意味し，脈沈は陽虚をあらわす。「少陰の病たる，脈微細，ただ寝んと欲するなり」に表証をともなっている。
② 本方は陽虚の外感に適するが，陽虚の程度がなお軽い場合に用いる。陽気の衰微がつよく，不消化下痢・脈が微弱などを呈しているときには，用いてはなら

ない。発汗により亡陽のショックをひきおこす恐れがある。
③《張氏医通》に「暴啞し声出でず，咽痛異常，卒然として起き，あるいは欬せんと欲して欬することあたわず，あるいは無痰，あるいは清痰上溢し，脈は多く弦緊，あるいは数疾にて倫なし（不規則である），これ大寒犯腎なり，麻黄附子細辛湯にてこれを温む」，《蘭室秘蔵》には「少陰経の頭痛，三陰三陽の経は流行せずして，足の寒気逆して寒厥をなし，その脈沈細は，麻黄附子細辛湯主とす」とあり，参考になる。
④ 本方には以下のような加減方がある。
◎麻黄附子甘草湯（まおうぶしかんぞうとう）《傷寒論》
　組成：麻黄6g，附子3g，炙甘草6g。水煎服。
　「少陰病，これを得て二三日，麻黄附子甘草湯にて微しく汗を発す，二三日証なきをもって，故に微しく汗を発するなり」で，「初めてこれを得る」の麻黄附子細辛湯証よりも2〜3日の経過があり，表邪はやや微弱になり少陰陽虚が甚だしくなっているために，解表の細辛を除いて麻黄で「微しく汗を発し」，益気の炙甘草と温陽の附子で少陰を補益するのである。「二三日証なし」とは，「裏証」すなわち不消化下痢や脈微弱などの，甚だしい陽虚の症候がみられないことを意味する。

再造散（さいぞうさん）
《傷寒六書》

[組　成] 黄耆6g　人参・桂枝・白芍各3g　炙甘草1.5g　附子3g（先煎）　細辛2g　羌活・防風・川芎・大棗・煨姜各3g
[用　法] 水煎し分二で温服する。
[効　能] 助陽益気・辛温解表
[主　治] 陽虚・外感風寒
　頭痛・悪寒発熱（発熱は軽度で悪寒がつよい）・無汗・四肢の冷え・元気がない・眠い・横になっていたい・顔色が蒼白・声に力がない・舌質は淡で胖・舌苔は白・脈は沈で無力あるいは浮大無力など。
[病　機] 陽虚の外感風寒で「表裏倶寒」を呈する。
　風寒の邪が肌表を侵襲して正気と相争し，悪寒・発熱・無汗・頭痛などの表寒証が生じる。ただし，陽虚で邪に抵抗する力が弱く，邪正相争で陽気がさらに不足するので，発熱が軽度で悪寒がつよく，元気がない・声に力がない・眠い・横になりたいなどの気虚の症状のほかに四肢の冷え・顔色が蒼白などの明らかな陽

虚の症候があらわれる。舌質が淡・舌苔が白・脈が沈は陽虚の特徴であり，虚陽が浮越するときには脈が浮大を呈する。

[方　意] 本方は助陽益気と疏表散寒を組み合せ，発汗して正気を損傷せず補益して邪をとどめない配合になっている。

　　益気固表の黄耆・人参と助陽散寒の附子が主薬で，陽気を補益し振奮させるとともに駆邪外出の力をつよめる。辛温の桂枝・細辛・羌活・防風・川芎は，風寒の邪を散じて解表する。酸収の白芍は，辛温薬による過汗を抑制し，桂枝とともに営衛を調和する。炙甘草は諸薬の調和と中和に働き，大棗は滋脾養営し，煨姜は温胃し，共同して脾胃昇発の気を高める。

[参　考]
① 陽虚の外感表証には，単に辛温解表剤を用いても汗が出ないか，汗が出すぎて亡陽をひきおこす。汗が出ないのは陽虚で汗の生成ができないためであり，汗が出すぎるのは固表止汗できないからである。

　　陶節庵はこの状態を「無陽証」といい，原著で「頭疼発熱し，項脊強ばり，悪寒して汗無く，発汗薬二三剤を用いて汗出でざるものを治す。庸医はこの証を識らず，時令を論ぜずして，遂に麻黄の重薬を以て，火に及び汗を劫取（奪取の意）し，誤りて人死すもの多し。殊に陽虚は汗をなす能わず，故にこの証あり，名づけて無陽証というを知らず」と説明する。「夏月は黄芩・石膏を加え，冬月は必ずしも加えず」と時令に対する注釈をいれており酷暑の折には配慮を要する。

② 本方は麻黄附子細辛湯を参考にして助陽発汗しているが，陽気を発越する麻黄は使用せず，桂枝湯（桂枝・白芍・大棗・生姜・甘草）に羌活・防風・川芎・細辛を配合し，発汗と営衛の調和を計っている。生姜は発散に傾くので，煨いて温胃に変化させている。

加減葳蕤湯（かげんいずいとう）
《重訂通俗傷寒論》

[組　成] 玉竹9g　葱白6g　桔梗5g　白薇3g　淡豆豉9g　薄荷5g　炙甘草1.5g　大棗3g
[用　法] 水煎し分二で温服する。
[効　能] 滋陰清熱・発汗解表
[主　治] 陰虚・風熱表証
　　頭痛・発熱・微悪風寒・無汗あるいは汗が出ても多くない・咳嗽・粘稠な痰・

胸苦しい・咽の乾き・口渇・舌質が紅絳・脈が数。

[病　機] 陰虚の体質では内熱が生じるので，外邪を感受すると化熱しやすくて風熱表証を呈する。

頭痛・発熱・軽度の悪風寒は風熱表証であり，胸苦しい・咳嗽・喀痰などは肺気の宣発が阻害されたことを示し，無汗あるいは汗が出ても少ない・喀出しにくい粘稠痰・咽の乾燥・口渇は津液の不足を示す。舌が紅絳・脈が数は，陰虚内熱をあらわす。

[方　意] 陰虚の外感風熱であるから扶正祛邪する必要があり，汗源を補いつつ汗解する。表証があるときに早期から滋陰すると邪をとどめ，陰虚に対し発汗のみを行うと傷津するおそれがあるので，滋陰と発汗を同時に行い，滋陰清熱して解表を妨げず，発汗しても陰液を損傷しないようにする。

《温病条弁・汗論》に「汗の物たるは，陽気をもって運用をなし，陰精をもって材料となす。……それ陽気有余し，陰精足らず，また温熱昇発の気の爍（しゃく）するところとなりて，汗自ずと出で，あるいは出でざるものあり，かならず辛涼を用い，もってその自ずと出づるの汗を止め，甘涼甘潤を用いてその陰精を培養して材料となし，もって正汗の地となす」とあるように，陰虚で汗が出ないか出ても少ないので，まず甘平柔潤の玉竹（葳蕤）で滋陰益液し，汗源を充足させて肺燥を潤す。葱豉湯（葱白・淡豆豉）と薄荷・桔梗は，風熱を疏散し宣肺・止咳・利咽する。苦鹹降泄の白薇は清熱涼血し陰虚内熱を除き，邪が心包に逆伝するのを予防する。甘潤の炙甘草・大棗は，滋液して玉竹を助けるとともに諸薬を調和する。

[参　考]
① 原著の按語には「方は生玉竹をもって滋陰潤燥して君となし，臣は葱・豉・薄・桔をもって疏風散熱し，佐は白薇をもって苦鹹降泄し，使は甘草・紅棗をもって甘潤増液し，もって玉竹の滋陰潤燥を助く。陰虚の体の感冒風温および冬温咳嗽・咽乾痰結の良剤たり」とある。本方は陰虚の風熱表証および冬季の風温病の初期で，咳嗽・咽の乾燥・痰が出にくいなどを呈するときに用いる。
② 本方は《千金要方》葳蕤湯の加減方で，麻黄・独活・杏仁・川芎・青木香・石膏を除き，葱白・豆豉・薄荷・桔梗・大棗を加えて，本来の発表清裏・気血併重の重剤から解肌清熱・養陰の軽剤に変えたものである。
③ 以下のような加減を行う。

表証がつよいときは祛風解表の防風・葛根などを，咳嗽・咽の乾燥・痰が粘稠で喀出できないときは利咽化痰の牛蒡子・栝楼皮などを，胸苦しく口渇がつよいときは清熱生津の竹葉・天花粉などを加える。

第3節　扶正解表剤　69

葱白七味飲（そうはくしちみいん）
《外台秘要》

[組　成] 葱白9g　葛根9g　淡豆豉6g　生姜6g　麦門冬6g　生地黄9g
[用　法] 水煎し分三で温服する。
[効　能] 滋陰養血・解表
[主　治] 陰血虚損・風寒表証
微悪寒・発熱・頭痛・無汗・口乾・舌質は淡・舌苔は少・脈が浮細など。
[病　機] 大病後の陰血虚損や大量あるいは持続性の出血による陰血不足のものが，風寒を外感した状態である。
微悪寒・発熱・頭痛などは風寒表証であり，同時に舌質が淡・舌苔が少など陰血不足の症候もみられる。陰血が不足し汗源が充足しないので，汗が産生されず無汗を呈し，脈も浮細である。
[方　意] 外感表証で無汗のときは発汗解表すべきである。しかし，「汗血同源」であるから，陰血虚損に発汗のみを行うと陰津を消耗し，また強いて発汗しても汗源不足で汗が出ず，変証を生じることになる。《霊枢・営衛生会篇》に「血奪すれば汗無く，汗奪すれば血無し」とあり，張仲景も「亡血は汗を忌む」「尺中遅のものは，汗を発すべからず」と発汗が禁忌であることを指摘している。しかし，表証には発汗しなければ邪を除けないので，養血して汗源を補充したうえで，発表して外邪を解除する。
辛温軽宣の葱豉湯（葱白・淡豆豉）で解表散寒し，辛涼の葛根と辛温の生姜で補助し，滋陰養血の麦門冬・生地黄で汗源を補充する。

[参　考]
① 本方の服用法に「相去り行くこと八九里ばかり（約1時間），もし汗せんと欲するを覚ゆれば，漸々これを覆う」とあるのは，早期から布団をかぶって汗を出しすぎることを恐れるためで，発汗させすぎない注意が必要である。
② 症状に応じて以下のように加減する必要がある。
悪寒がつよいときは紫蘇葉・荊芥などを，熱が高いときは金銀花・連翹・黄芩などを，出血が続いているときは阿膠・藕節・茅根・白芨などを，食欲がないときは陳皮を，それぞれ加える。
③ 本方は六味からなるが，煎出に用いる百労水（容器の水を柄杓で汲み上げては注ぐことを数百回以上繰り返し，水面に無数の小さい水玉が転がる状態になった水）を，一味に数えている。

第2章

瀉下剤（しゃげざい）

　瀉下剤とは，瀉下薬を主体にして大便を通導し，腸胃積滞の排除・実熱の蕩滌・水飲寒積の攻逐などを行い，裏実を解消する方剤である。《素問・陰陽応象大論》に「その実するものは，散じてこれを瀉す」「その下なるは，引きてこれを竭（つく）す」とあるのにもとづいており，八法のうちの「下法」に相当する。

　裏実の病因の違いにより熱結・寒結・燥結・水結が区別され，体質や虚実の違いに応じて立法用薬が異なるので，瀉下剤は寒下・温下・潤下・逐水と攻補兼施の5種類に分けられる。また，病状の軽重や経過の違いに対応して，具体的な方法には峻下と緩下の区別もある。

　瀉下剤は裏実に対するものであり，表証が残っていて裏実が形成されていないときには使用すべきでなく，表証がありながら裏実を形成した場合には先表後裏するか表裏双解するのがよい。老人・虚弱者・産婦・病後・出血のあとなどでは，便秘を呈していても攻下だけを行うべきではなく，虚の面に配慮しながら攻補兼施したり先攻後補する。

　峻下剤は流産をおこさせる恐れがあるので妊婦には禁忌であり，瀉下剤は一般に胃気を損傷しやすいので効果があれば中止すべきである。

第1節　寒下剤（かんげざい）

　寒下剤は，裏熱積滞の実証で便秘・腹満・腹脹・腹痛・甚だしければ潮熱・舌苔が黄・脈が実などを呈する場合に用いる。
　積滞を攻下し実熱を蕩滌することを目的にし，寒下の大黄・芒硝などを主体に，理気の厚朴・枳実などを配合して処方を組む。

大承気湯（だいじょうきとう）
《傷寒論》

[組　成] 大黄12g（後下）　芒硝9g（沖服）　枳実12g　厚朴15g
[用　法] まず枳実・厚朴を煎じ，ついで大黄を入れ2～3分煎じて滓を除き，芒硝を溶かして分二で服用する。十分な便通があれば中止する。
[効　能] 峻下熱結
[主　治] 熱結腸胃（陽明病腑実証）
　　発熱・悪熱・日晡潮熱・意識障害・うわごと・汗が出る・口渇・尿が濃く少ない・便秘あるいは悪臭のある水様下痢・腹満・腹痛・圧痛がつよく触れさせない・舌苔は黄厚で乾燥し甚だしいと焦黒色や芒刺を呈する・脈は沈実あるいは沈遅で有力など。手足の冷え・ひきつり・狂躁状態などがみられることもある。
[病　機] 風寒が化熱して裏に入るか，風熱の邪が口鼻から裏に侵入し，熱邪が熾盛になって化燥して陽明胃腸の積滞と結びつき，燥屎を形成して停滞した状態である。風寒の化熱入裏は傷寒論の陽明腑実証で一定の時間経過がかかるのに対し，風熱入裏は温熱病気分証の熱結腸胃で経過が早く重篤である。
　　熱邪が裏に内結して熾盛になり，体表に氾れるので高熱とつよい熱感（悪熱）が生じ，陽明の経気が盛んになる夕方（日晡）は邪正相争が熾盛になるために，発熱・熱感がつよくなる（日晡潮熱）。熱邪が心神を上擾すると意識障害・うわごと・甚だしいと狂躁状態が生じ，熱邪が津液を外迫するので汗が出る。このとき，陽明は四肢を主るので，四肢に汗が出ることが多い。熱盛で津液を消耗し，口渇・尿が濃く少ない・舌苔の乾燥などがみられる。熱盛傷津で胃腸で燥熱が糟粕（腸内容物）と結びついて燥屎を内結させるので，便秘を呈する。た

だし，燥屎の存在にかかわらず，熱邪の燻蒸により腸内の津液が下迫されると，腐臭の甚だしい青緑色の水様便が流出することがあり，これを「熱結傍流」という。腸内の燥屎により腑気が阻滞されて気血が壅滞するので，腹満・腹痛・圧痛がつよく触れさせないなどがあらわれる。舌苔が黄厚で甚だしいと焦黒や芒刺を呈するのは，燥熱穢濁の邪が上蒸していることを示す。裏で気機が阻滞されているために脈は沈実（有力）であり，脈気が阻滞されたときは遅を呈する。

　実熱の積滞内閉により陽気が阻滞され，四肢に達しないときは四肢の末端が冷えるので「熱厥」と称するが，必ず発熱ののちに冷えるのが特徴である。熱邪が陰液を損傷し筋脈が栄養されないと，筋肉のひきつり・甚だしければ牙関緊急など，「痙病」の症候がみられる。

[方　意] 燥熱の邪と糟粕が結びついた燥屎が内結して気機を阻滞し，燥熱をさらに増悪させているので，燥屎の排除がもっとも重要である。

　苦寒泄熱・通便の大黄が主薬で，鹹寒軟堅・瀉熱通下の芒硝が補助し，燥屎を軟化するとともに瀉下によって熱結を除去する。苦温で寛中行気に働く厚朴と苦寒で破気導滞に働く枳実は，腑気を通じて痞満を除き，大黄・芒硝の瀉下の効能をつよめる。全体で熱結を峻下する効能が得られる。

[参　考]
① 先人は本方の適用を「痞・満・燥・実」の四つに帰納している。

　「痞」は胸腹部の痞塞重圧感・腹部が硬いこと，「満」は腹満感・抵抗，「燥」は腸内の硬い糞塊・便秘・舌苔の乾燥，「実」は腸内の有形の邪により腹部が硬く圧痛があることを，それぞれ示す。さらに，舌苔が黄・脈が沈実をそなえる必要がある。それゆえ，「この方は上中下三焦に痞満燥実すべて見(あらわ)るるを須(ま)ち，はじめてこれを用うべし」「承気は軽(かるがる)しく嘗すべきの品にあらず，……舌苔老黄，甚だしければすなわち黒く芒刺あり，脈体は沈実，まことに燥結痞満に系りて，はじめてこれを用うべし」と指摘している。

　痞には消痞破結の枳実が，満には除満行気の厚朴が，燥には潤燥軟堅の芒硝が，実には攻下除実の大黄が，それぞれ対応していると解釈するものもある。
② 熱結腸胃には熱盛と傷津の症候があるが，清熱滋陰を行っても効果はなく，燥屎が除去されないかぎり再燃する。攻下熱結の方剤によって，燥屎を除いてはじめて熱邪が消滅するので，「釜底抽薪(ふていちゅうしん)（釜の底から薪をひきぬく）」の治法と呼ぶ。また，攻下によって燥熱の邪が除去されると，それ以上の津液の消耗が止んで津液を保持できるので，「急下存陰(きゅうげそんいん)」と称される。
③ 本方は《傷寒論》の方剤であるが，《温病条弁》にも引用されている。ただし，寒邪入裏化熱の傷寒とは異なり，温病では熱邪による化燥傷陰がつよいので，温燥の厚朴の量は少なくしている。それゆえ，《温病条弁》の大承気湯は，大黄18g，芒硝9g，厚朴9g，枳実9gになっている。

④ 本方の煎煮の方法は，まず枳実・厚朴を煎じ，大黄は後下し，芒硝を溶解することになっている。大黄・芒硝は煎じる時間が短い方が瀉下作用がつよいからである。

　柯韵伯は「生(なま)は気鋭にして先ず行り，熟は気鈍にして和緩なり。仲景は芒硝をしてまず燥屎を化さしめ，大黄をして継いで地道を通ぜしめ，しかるのち枳朴をしてその痞満を除かしめんと欲す」と述べている。

⑤《傷寒論》では大承気湯・小承気湯・調胃承気湯の三つが陽明腑実証に用いられており，一般には「三承気湯」「承気湯類」と称される。

◎小承気湯（しょうじょうきとう）

　組成：大黄12g，厚朴6g，枳実9g。水煎服。

　大承気湯の芒硝を除き厚朴・枳実を減量したものであり，3薬を同煎することになっている。すなわち，燥は便が硬い程度であり，痞・満・実の程度もやや軽いことを示している。「行気通下」の方剤と考えることができる。

◎調胃承気湯（ちょういじょうきとう）

　組成：大黄12g，芒硝12g，炙甘草6g。水煎服。

　大承気湯から行気の枳実・厚朴を除き，和中調胃の炙甘草を加えたもので，熱結を攻下する大黄・芒硝の峻猛性を甘草で緩和している。大・小承気湯より瀉下の力が緩やかで，燥・実が主体の軽症に適する。「緩下実熱」の方剤と考えてよい。

　以上のように，三承気湯のうちでは大承気湯がもっとも峻猛で，痞満燥実がすべてみられる場合に適し，痞満がつよく燥が甚だしくないときには小承気湯を用い，痞満がない軽症の腑実証には調胃承気湯がよい。

⑥「承気」の由来は，熱結を瀉下して胃気の下行に承順し，閉塞を通暢する意味である。呉鞠通が「これ苦辛通降し，鹹はもって陰に入るの法。承気は，胃気を承(たす)くるなり。けだし胃の腑たる，体は陽にして用は陰，もし無病のときにあらば，もとは自然に下降す，今邪気は中に燔踞し，その下降の気を阻むため，胃は自ら下降せんと欲するといえども能わず，薬力これを助くるにあらざれば可ならず，故に承気湯にて胃結を通じ，胃陰を救い，なお胃腑本来の下降の気を承(たす)くる，……故に湯は承気と名づく」と解説している。

⑦ 承気湯類は腸胃積熱を滌蕩する清熱剤であるから，陽明腑実証以外にも以下のように使用されている。

　《撥萃方》は，順気散（小承気湯）を胃熱の中消に使用している。

　《丹溪心法》は，破棺丹（調胃承気湯の粉末の蜜丸）を風熱の瘡腫に用いている。

　《玉機微義》は，調胃丸（調胃承気湯の蜜丸）を歯痛・出血不止に使用している。

　《口歯類要》は，調胃承気湯を咽喉腫痛・口舌生瘡に用いている。

　このほか，痢疾（細菌性下痢）に対し「通因通用」の目的で使用し，腸内の

細菌や毒素を瀉下によって除去する。また，腑気を通じることにより，治療効果をもたらすこともある。

⑧《金匱要略》には厚朴三物湯・厚朴大黄湯があり，小承気湯と同じく厚朴・枳実・大黄の3薬からなっている。ただし，それぞれの薬味の分量が異なり，適用にも違いがある。

　小承気湯：大黄四両，厚朴三両，枳実三枚。
　厚朴三物湯：大黄四両，厚朴八両，枳実五枚。
　厚朴大黄湯：大黄六両，厚朴一尺，枳実四枚。

　厚朴三物湯は，「痛みて閉するもの」すなわち裏実気滞の腹痛・便秘に用い，行気寛脹の厚朴と下気消痞の枳実が主体になっており分量も多い。

　厚朴大黄湯は「支飲胸満」すなわち肺水腫の気滞に用い，行気瀉下によって水飲を除く。ただし，一般の支飲ではなく湿熱をともなう場合に適し，清熱泄満に作用する。

　以上のように，薬味構成は同じであっても，病態に応じて分量が異なっていることがわかる。

⑨承気湯類を単なる瀉下剤として便秘に使用することもある。一般には調胃承気湯がよく用いられ，分量も少ない。

　下剤として使用する場合にも，舌苔が厚で黄・脈が有力など，裏実・裏熱の傾向を確かめて用いるべきである。

附　方

1. **大黄甘草湯**（だいおうかんぞうとう）《金匱要略》

　組成：大黄9g，甘草2g。水煎服。
　主治：「食おわりすなわち吐すは，大黄甘草湯これを主る」と原著にある。
　　胃熱により腑気が通じず，食べるとすぐに嘔吐するものに対し，瀉熱通便して腑気を通じることにより嘔吐を解消する。「南薫（かおり）を求めんと欲すれば，まず北牖（まど）を開け」の意味をもつ。
　　現在では，通便の基本方として使用されることが多い。

複方大承気湯（ふくほうだいじょうきとう）
《天津南開医院》

[組　成] 厚朴15g　枳実12g　炒萊菔子45g　桃仁12g　赤芍15g　大黄15g

（後下）芒硝 9 〜 15 g（沖服）
- ［用　法］水煎し分二で服用する。胃管から注入するか，注腸してもよい。十分な便通があれば中止する。
- ［効　能］瀉熱通下・行気祛瘀
- ［主　治］急性腸閉塞・腸腑熱結型

　腹痛・圧痛がつよく触れることを嫌う・腹満・腹の痞え・便秘・嘔吐・口渇・口唇の乾燥・尿が濃く少量・発熱・熱感・甚だしいと意識障害・舌質が紅・舌苔が黄で乾燥・脈が洪数など。

- ［病　機］急性腸閉塞には気滞・血瘀・熱結・寒凝・湿阻・食積などの違いがあるが，気滞・血瘀・熱結が挟雑した病態がもっとも多い。

　腸腑で熱邪と燥屎が結し腑気不通・血瘀をともなった状況で，熱結のために発熱・熱感・舌質が紅・舌苔が黄・脈が洪数を呈し，気滞の腑気不通で嘔吐・腹満・腹の痞え・腹痛・便秘が，血瘀によるつよい圧痛・触れることを嫌うなどがみられる。熱邪が津液を消耗するので口渇・口唇の乾燥・尿が濃く少量・舌苔が乾燥などをともない，熱邪が心神を擾乱すると意識障害が生じる。

- ［方　意］大承気湯の加方で，行気・活血化瘀を付加している。

　行気導滞の枳実，寛中下気の厚朴，消食降気の炒萊菔子，活血化瘀の桃仁・赤芍，攻下熱結の大黄・芒硝の配合により，瀉熱通下・行気祛瘀する。

- ［参　考］本方は中西医結合による新たな処方構成であり，胃腸の蠕動促進による管腔容積の増加・腸管の循環改善・毛細血管透過性の減少などの効果が得られる。

大陥胸湯（だいかんきょうとう）
《傷寒論》

- ［組　成］大黄 18 g　芒硝 21 g　甘遂 1 〜 1.5 g（沖服）
- ［用　法］大黄を水煎して滓を除き，芒硝を加えて 1 〜 2 回沸騰させ，甘遂末を加え，分二で温服する。爽快に下痢すれば中止する。
- ［効　能］瀉熱逐水
- ［主　治］水熱結胸

　心窩部が硬く脹って痛み，甚だしいと上腹部〜下腹部に及ぶ・圧痛や抵抗がつよい・呼吸促迫・煩躁・発熱・日晡潮熱・頭汗・便秘・口乾・舌質が紅・舌苔が黄で乾燥・脈が沈緊で有力など。

- ［病　機］風寒表邪が化熱して裏に入り，少陽三焦で気機を阻滞するとともに水湿

を停滞させ，熱と水湿飲邪が結びついて心下胸脇で停結し，陽明の裏にも影響を及ぼして腑実熱結をともなう状態であり，これを「水熱結胸」と称する。

　有形の水湿飲邪と熱邪が心下胸脇で結し，停積して気機を阻滞しているために，心窩部が硬く脹って痛み圧痛と抵抗があり，腑実熱結をともなうときは上腹〜下腹にまで症状が拡大する。気機阻滞が胸陽に及ぶと呼吸促迫が，陽明腑気に及ぶと便秘が生じる。裏熱による煩躁・発熱や陽明熱結の日晡潮熱がみられるが，水湿が壅遏しているために甚だしい熱はあらわれない。三焦が阻滞されて水津が布散できないので，汗が出ず口渇や舌苔の乾燥がある。壅滞した邪熱が津液を上蒸すると，首から上の頭汗だけが生じる。舌質が紅・舌苔が黄は裏熱を，脈が沈で有力は裏実・水飲を，脈緊は邪実・疼痛を示す。

［方　意］有形の水飲と熱邪が心下胸脇で停結して陽明にも及びかけているので，因勢利導により有形の水飲を陽明を通じて攻逐し，熱邪を孤立させれば自然に解消する。

　瀉水逐飲・泄熱散結の甘遂が主薬で，瀉熱攻下・消水の大黄がこれを助け，水熱を大便として瀉下する。瀉熱軟堅の芒硝は，積結を破除して両薬を補助する。全体で瀉熱逐水・散結の効能が得られる。

［参　考］
① 《傷寒論》には，「太陽病，脈浮にして動数，浮はすなわち風たり，数はすなわち熱たり，動はすなわち痛たり，数はすなわち虚たり，頭痛み，発熱し，微しく盗汗出でて，反って悪寒するものは，表いまだ解せざるなり。医反ってこれを下し，動数は遅に変じ，膈内拒痛，胃中空虚，客気は膈を動かし，短気躁煩，心中懊憹，陽気内陥し，心下よりて鞕し，すなわち結胸をなす，大陥胸湯これを主る」「傷寒六七日，結胸熱実，脈沈にして緊，心下痛み，これを按じ石鞕のものは，大陥胸湯これを主る」「傷寒十余日，熱結し裏に在り，復た往来寒熱するものは，大柴胡湯を与う。ただ結胸し，大熱無きものは，これ水結し胸脇にありとなす，ただ頭に微しく汗出づるものは，大陥胸湯これを主る」「太陽病，重ねて汗を発して，またこれを下し，大便せざること五六日，舌上燥きて渇し，日晡所小しく潮熱あり，心下より少腹に至り鞕満して痛み，近づくべからざるものは，大陥胸湯これを主る」と，詳細に述べられている。

② 本方は瀉熱逐水の峻剤であるから，原著に「快利を得れば，後服を止む」とあるように，爽快に排便すれば服用を中止し，正気の消耗を防ぐ必要がある。

③ 本方は大承気湯と同じく寒下の峻剤で，大黄・芒硝を用いているが，病因・病位が異なり配合・煎製法も違っている。《傷寒貫珠集》には「大陥胸と大承気を按ずるに，その用うるに心下と胃中の分有り。もって愚これを観るに，仲景のいうところの心下は正に胃の謂なり。いうところの胃中は正に大小腸の謂なり。胃は，水穀並居し清濁未だ分かれざる都会たり。邪気これに入れば，痰を夾み

食に雑り，相に結して解せず，すなわち結胸を成す。大小腸は精華すでに去り，糟粕独り居る。邪気これに入れば，穢物と結して燥糞をなすのみ。大承気は専ら腸中の燥糞を主り，大結胸は併せて心下の水食を主る。燥糞の腸に在るは，必ず推逐の力を藉りる。故に枳・朴を須いる。水食は胃にあり，必ず破飲の長を兼せる。故に甘遂を用うる。かつ大承気は先ず枳・朴を煮，而して後に大黄を内れ，大陥胸はまず大黄を煮，而して後に諸薬を内れる。それ上を治すものは，宜しく緩なるを制るべし，下を治するものは宜しく急なるを制るべし。大黄の生なるは則ち行い速く，熟なるは則ち行い遅し。けだし即ち一物にして，その用またかくの如く不同あり」と比較しており，非常に参考になる。

　本方の煎煮法では「まず大黄を煮る」ことになっており，瀉下の作用を緩和にするとともに消水逐瘀の効能を引き出している。

④ 本方には以下の加減方がある。

◎**大陥胸丸**（だいかんきょうがん）《傷寒論》

組成：大黄 250 g，葶藶子 175 g，芒硝 175 g，杏仁 175 g，甘遂 30 g。粉末を蜜丸にし，1 回 5 ～ 10 g を服用。

「結胸のもの，項また強ばること，柔痙の状のごとし，これを下せばすなわち和す，大陥胸丸によろし」

水熱結胸ではあるが，邪の結した位置が高位で胸中にあるために，水湿飲邪が太陽に外泛して経気の流通を阻滞して，項部がこわばり柔痙のような状態を呈する。大陥胸湯（大黄・芒硝・甘遂）の用量を減じ，宣肺の杏仁と瀉肺逐水の葶藶子を加えて，胸中の水熱を攻逐する。邪が高位にあるので峻瀉しても除けないので，少量を蜜丸にして緩徐に攻除する。

⑤ 本方の類方に小陥胸湯がある。

◎**小陥胸湯**（しょうかんきょうとう）《傷寒論》

組成：黄連 2 g，半夏 9 g，栝楼実 12 g。先ず栝楼を煎じてから他薬をいれて水煎服。

水熱が心下に互結するものを主治する。「小結胸病，正に心下にあり，これを按じればすなわち痛み，脈浮滑のものは，小陥胸湯これを主る」

痰熱が互いに結し，気が鬱して通じないので胸脘に痞えと膨満感があり，触診すると痛む。痰熱があるので舌苔は黄膩，脈は滑になる。苦寒瀉火の黄連が主薬で熱結を泄し，辛温祛痰の半夏が輔薬となり痰結を散じる。あわせて清熱滌痰し結を開いて寬胸する。栝楼実は清熱除痰，通利大腸に働き，痰熱を大腸から排除する。

小陥胸湯証は「痰熱互結心下」で，病変の範囲が心下に限られているため，「小結胸」とも称される。大陥胸湯証が水湿飲邪と熱の互結であるのに対し，小陥胸湯証は痰と熱の互結であり，痰は気機とともに昇降するので，峻瀉では除

去できず，辛開苦降により除去する。
⑥ 虚弱者や病後の衰弱時には，本方は禁忌である。

宣白承気湯（せんぱくじょうきとう）
《温病条弁》

［組　成］石膏 15 g　大黄 9 g　杏仁 6 g　栝楼皮 4.5 g
［用　法］水煎し分二で服用する。
［効　能］攻下熱結・宣肺化痰
［主　治］熱結便秘・痰熱壅肺
　　　潮熱・便秘・呼吸困難・喘鳴・胸苦しい・痰が多い・舌苔が黄厚で膩・脈が沈滑数で右寸が実大など。
［病　機］肺と大腸の同病であり，痰熱が肺気を阻滞して肺気が下降しないために大腸腑気が通じず，腑実熱結で肺を上迫するので肺気不降をひきおこし，悪循環を形成している。
　　　腸胃で熱邪が燥屎と結しているために潮熱・便秘を呈し，腑に痰熱の壅滞があるので痰が多くてつまり喘鳴をともない，肺気不降のために呼吸困難・胸苦しいなどがみられる。痰熱が上蒸するので舌苔は黄厚で膩であり，沈脈は熱結の裏実を，滑数で右寸実大は痰熱壅肺をあらわす。
［方　意］清肺降気して腑気を通じ，熱結を瀉下して肺気を下降させ，上下同治する。
　　　清熱の石膏は肺胃の熱を清泄し，清化熱痰の栝楼皮と宣肺の杏仁で熱痰を除去して肺気を宣降する。清熱瀉下の大黄は熱結を攻下し，潤腸の杏仁と理気の栝楼皮がこれを補助する。
［参　考］
① 《温病条弁》には「陽明温病，これを下して通ぜず，……喘促し寧んぜず，痰涎壅滞し，右寸実大，肺気降らざるものは，宣白承気湯これを主る」とある。肺気が痰涎壅滞により閉じているために「これを下して通ぜず」であり，上下同治する必要がある。
② 肺は五色の白に相当し，「宣白」は宣肺の意味である。
③ 栝楼皮は全栝楼 9〜15 g に代える方がよい。全栝楼には清熱化痰・通便の栝楼仁が含まれるからである。

陥胸承気湯（かんきょうじょうきとう）
《通俗傷寒論》

[組　成] 栝楼仁 18 g　枳実 4.5 g　大黄 6 g　半夏 9 g　黄連 2.5 g　芒硝 4.5 g
[用　法] 水煎服。
[効　能] 攻下熱結・清化熱痰
[主　治] 腸胃熱結・痰熱結胸

　　潮熱・便秘・腹満・腹痛・胸腹部が痞えて脹り圧痛がある・舌苔が黄で乾燥・脈が沈滑で数など。

[病　機] 胸腔に痰熱結胸があり腸胃に熱結があり，上下倶急を呈している。

　　熱結腸胃による潮熱・腹満・腹痛・便秘と，熱盛傷津による口渇がみられる。また，痰熱が胸腔で結し結胸を形成して気機を阻滞するために，胸腹部が痞えて脹り圧痛をともなう。痰熱が津液の上承を阻み，傷津もともなっているので，舌苔は黄で乾燥する。裏実・痰熱を呈するので脈は沈滑で数である。

[方　意] 痰熱結胸に対する小陥胸湯（半夏・栝楼仁・黄連）と，熱結に対する承気湯（大黄・芒硝・枳実）を組み合せて上下同治する。

　　清化熱痰・理気寛胸・潤腸通便の栝楼仁が主薬であり，辛温で化痰降逆に働く半夏と苦寒で清熱燥湿に働く黄連を配合し，辛開苦降によって化痰寛胸をつよめる。大黄・芒硝で熱結を攻下し，行気破滞の枳実を配合して瀉下をつよめる。大承気湯（大黄・芒硝・枳実・厚朴）から苦燥の厚朴を除いているのである。

[参　考]
① 《通俗傷寒論》の自注には，「肺に痰火伏せば，すなわち胸膈痞満して痛み，甚だしければすなわち神昏譫語す。肺気は降を失すれば，すなわち大腸の気また痺す。腸痺すればすなわち腹満便閉す。故に蔞仁・半夏をもって君とし，辛滑開降し，よく寛胸啓膈することあたう。枳実・川連をもって臣として，苦辛通降し，よく消痞泄満することあたう。然して下すでに通ぜざれば，必ず上に壅ぐ，また必ず硝・黄をもって佐とし，鹹苦達下し，痰火をして一斉に通解せしむ，これ開肺通腸，痰火閉結の良方たり」とある。
② 本方と宣白承気湯は，いずれも痰熱と熱結腸胃がある場合に適する。宣白承気湯は肺の痰熱で喘咳が主症状である場合に用い，本方は胸腔の熱痰による結胸で胸腔痞満・圧痛が主症状のときに用いる。
③ 本方と小陥胸加枳実湯は，いずれも結胸と便秘がみられる場合に用いる。小陥胸加枳実湯は，痰熱結胸で熱盛傷津のために腸燥便秘をきたした状況に適し，便秘はあっても腹満はともなわない。本方は，結胸と熱結腸胃の両方が存在する場合に適し，便秘・腹痛・腹満がみられる。

附　方

1. 承気合小陥胸湯（じょうきごうしょうかんきょうとう）《温病条弁》

    組成：大黄15g，厚朴6g，枳実6g，半夏9g，栝楼仁9g，黄連6g。水煎し分三で服用する。

    効能：攻下熱結・清化熱痰

    主治：「温病三焦ともに急，大いに熱し大いに渇き，舌燥き，脈浮ならずして躁甚だしく，舌色は金黄，痰涎壅することも甚だしく，単に承気を行うべからざるものは，承気合小陥胸湯これを主る」である。

    　上焦の痰熱があって熱邪が中焦にも入り，腎陰を消耗しつつある状態で，瀉下しなければ傷陰がつづくが，瀉下すると上焦の余邪が陥入して結胸をひきおこす恐れがあるので，小陥胸湯と小承気湯を配合している。陥胸承気湯は小陥胸湯と大承気湯去厚朴の組合せであり，本方は小陥胸湯と大承気湯去芒硝の組合せでもある。それゆえ，腹満がつよく燥・堅が軽ければ本方が適し，燥・堅がつよく満が軽度であれば陥胸承気湯が適する。

    　本証の病勢は急であり，明らかに本証と弁証できなければ軽々に投与してはならない。

第2節　温下剤（おんげざい）

　温下剤は，寒邪の侵襲あるいは虚寒による寒凝積滞で，便秘・腹満・腹痛・温暖をこのむ・手足の冷え・脈が沈遅などを呈するときに用いる。
　寒凝は温散する必要があり，積滞は瀉下して除く必要があるので，附子・乾姜・細辛・当帰・肉桂などの温散薬と，瀉下の大黄などを配合して処方する。寒積が甚だしいときには峻下の巴豆などを使用する。
　なお，大黄など寒性の瀉下薬は寒証には適さないが，大量の辛熱薬を配合することにより，寒性が消失して瀉下の効能を利用することができ，「去性取用」の配合になる。それゆえ，辛熱薬の用量を寒性薬より必ず多くする必要がある。

大黄附子湯（だいおうぶしとう）
《金匱要略》

[組　成] 大黄9g　附子9g　細辛6g
[用　法] 水煎服。
[効　能] 温裏散寒・通便止痛
[主　治] 寒積裏実
　　腹痛・便秘・脇下の痛み・手足の冷え・舌苔が白滑・脈が沈弦など。
[病　機] 実寒内結による陽気不通であるが，この病態をひきおこす基礎には陽虚が介在しているので，邪実正虚とみなすべきである。
　　寒積により腑気が通じないため腹痛・便秘が生じ，肝気が凝滞すると脇下が痛み，陽気の布達が阻滞され末梢を温煦できないので手足が冷える。寒邪によって陽気が鬱すると，発熱を呈することもある。舌苔が白滑・脈が沈弦は，寒積裏実を示す。
[方　意] 寒凝を温散し積滞を通下する。
　　辛熱の附子は温裏散寒・助陽に働き，苦寒の大黄は積滞を攻逐する。辛温の細辛は宣通の効能により温経散寒・止痛し，附子を補助する。大量の熱薬に苦寒の大黄を配合することにより，大黄の寒性が消失して瀉下通便の効能が残り，病態に反することはない。全体で寒凝を温散し積滞を除く。

［参　考］
①《金匱要略》には「脇下偏痛し，発熱し，その脈緊弦，これ寒なり，温薬をもってこれを下せ，大黄附子湯によろし」とある。
② 本方の附子の量は，同じく附子・細辛が配合された麻黄附子細辛湯の3倍になっており，辛温の麻黄との配合とは違い，苦寒の大黄の寒性をうち消すための増量である。また，本方の大黄の量は，承気湯類の3/4量であり。苦寒の性質をひかえめにしている。
③ 本方を服用して大便が出ると危急状態を脱するが，排便がなくて嘔吐・冷えが生じたり脈が細に変化するのは，病状の悪化を示す。

三物備急丸（さんもつびきゅうがん）
《金匱要略》

［組　成］大黄・乾姜・巴豆各等量
［用　法］散にし1回0.3〜1.5gを重湯か湯で服用する。開口できないときは，鼻腔から注入する。
［効　能］攻逐寒積
［主　治］寒実冷積
　　突然発生する激しい腹痛・腹満・便秘・呼吸促迫・顔色が青い・開口不能・甚だしいと意識障害など。
［病　機］生冷物の飲食などにより実寒冷積が生じ，急激に腸胃の気機が痞塞された危急状態である。
　　寒凝で気機が急激に痞塞し，激しい腹痛・腹満・便秘が生じる。甚だしいと気機が逆乱して昇降不通になり，腹部膨隆・呼吸促迫・顔色が青くなる・開口不能・意識障害などを呈する。
［方　意］寒積が甚だしくて危急状態を呈しており，大辛大熱でなければ開結散寒できず，急攻峻下でなければ積滞を除くことはできない。
　　辛熱峻下の巴豆で閉結を開通し，辛温散寒の乾姜で補助する。大黄は積滞を蕩滌し，巴豆の辛熱の毒を制する。3薬を配合することにより峻烈な温下の効能が得られ，寒積を急下する。
［参　考］
①《金匱要略》には「心腹の諸の卒暴百病もしくは中悪客忤（ちゅうおかくご），心腹脹満，卒痛し錐の刺すがごとく，気急口噤，停屍卒死のものを主り，暖水もしくは酒をもって，大豆許（ばかり）の三四丸を服す，あるいは下らざれば，頭を捧げ起こし，灌ぎ咽（そそ）に

下らしむれば，須臾にしてまさに差ゆべし，もしいまだ差えざれば，さらに三丸を与う，まさに腹中鳴り，すなわち吐下しすなわち差ゆべし。もし口噤すれば，またすべからく歯を折りこれを灌ぐべし」と，詳細に述べられている。

② 《医宗金鑑》には「大便不通は，まさに陽結と陰結を分かつべし。陽結は承気・更衣の剤あり，陰結はまた備急・白散の方を製す。《金匱》はこれを用い中悪を治す，まさに寒邪卒中のものこれによろしきを知る，もし温暑熱邪に用いれば，速やかにそれ死すなり。この方は允に陰結のもののために立つ，乾姜は中焦寒邪を散じ，巴豆は腸胃冷積を逐い，大黄は地道を通じ，またよく巴豆毒を解し，これ有制の師なり。然して白散は寒結胸に在るを治す，故に桔梗を用い巴豆を佐け，吐下両解法を用う。これはすなわち寒の腸胃に結するを治す，故に大黄を用い姜・巴を佐とし，もってその寒を直攻す」とある。

③ 巴豆は毒性が強いので，妊婦・老人・虚弱者には用いない。温暑熱邪による突然の腹痛には禁忌である。巴豆を服用して下痢が止まらないときは，冷たい粥をすするのがよい。

④ 本方は救急に使用するので「備急」の名がある。

附　方

1. **白散**（はくさん）（別名：三物白散）《傷寒論》

   組成：桔梗・貝母各3と巴豆1の割合で散にし，1回0.5gを湯で服用。

   効能：温下逐水・化痰散結

   主治：寒実結胸。

   寒邪と水湿が胸腹に停結した寒実結胸で，結胸の症候があり熱証はみられない。温下逐水の巴豆と化痰散結の桔梗で寒水を除く。

   「寒実結胸，熱証なきものは，……白散また服すべし」と原著にある。

第3節 潤下剤（じゅんげざい）

　潤下剤は，腸燥便秘に用い，潤性成分を豊富に含んだ潤燥滑腸の薬物により大便を排出させるもので，「潤腸通便」ともいう。

　腸燥便秘の原因により薬物を選択すべきであるが，一般の津虚には，麻子仁・杏仁・桃仁・郁李仁・松子仁など種仁類で潤腸し，燥熱が関与する場合には承気湯類を配合し，血虚・陰虚が主体であれば熟地黄・何首烏・白芍・当帰などを用い，陽虚による場合は温潤の肉蓯蓉・当帰などを使用する。

五仁丸（ごにんがん）
《世医得効方》

[組　成] 桃仁15g　杏仁30g　柏子仁4g　松子仁3g　郁李仁3g　陳皮120g
[用　法] 粉末を蜜丸にし1回12gを湯で服用する。
[効　能] 潤腸通便
[主　治] 津枯腸燥
　　　　 慢性の便秘・便が硬い（兎糞状）・皮膚につやがない・舌の乾燥・脈が細など。
[病　機] 熱病後・大汗などによる傷津，あるいは老人・産後の陰血不足で，腸道が濡潤されないために便が硬くなり秘結する。津を主る大腸が糞便中の余剰の水分を吸収するので，糞便はより乾燥して兎糞状になることが多い。舌の乾燥・皮膚につやがない・脈が細は陰津不足を示す。
[方　意] 本方は潤腸通便の基本方剤であり，油脂を豊富に含んだ潤腸の効能をもつ五仁から組成されている。
　　　　 桃仁・杏仁・柏子仁・松子仁・郁李仁の五仁は，いずれも潤腸通便に働き，大便を通下して津液を消耗することがない。理気の陳皮は醒脾に働き，杏仁は肺気を下降させて大腸の腑気を通じ，蜂蜜は潤燥滑腸し，それぞれ通便を補助する。
[参　考]
① 原著には「精液枯竭し，大腸秘渋して伝導艱難するを治す」とある。
② 津虚および老人・産後など陰血不足で生じる腸燥便秘には，攻下の峻剤を用いると津液不足を助長し，いったん排便しても，そののちに障害があらわれる。

本方は潤腸通便のみの方剤であり，このような腸燥便秘に用いるとよい。

ただし，正気を扶助する効果は全くないので，通便のみを目的として用い，別に本治する必要がある。

③ 桃仁は祛瘀通経に働き，郁李仁はやや強い通便の効能をもつので，妊婦には禁忌である。

附　方

1. 五仁湯（ごにんとう）《世医得効方》

   組成：杏仁9g，柏子仁3g，郁李仁3g，麻子仁12g，栝楼仁6g。水煎服。
   効能：潤腸通便
   主治：津枯腸燥。

   本方は，五仁丸の桃仁・松子仁・陳皮を除き，麻子仁・栝楼仁を加えたものである。香燥の陳皮・滋膩の松子仁・通瘀の桃仁を除き，潤腸通便・理気の栝楼仁・麻子仁を加えて潤下の効能をつよめ，さらに蜜丸にせず煎剤にして速効を求めている。

麻子仁丸（ましにんがん）
（別名：麻仁丸・脾約麻仁丸・脾約丸）《傷寒論》

[組　成] 麻子仁500g　白芍250g　枳実250g　大黄500g　厚朴250g　杏仁250g
[用　法] 粉末を蜜丸にし，1日1〜2回9gずつ湯で服用する。約1/100量を煎剤にしてもよい。
[効　能] 潤腸通便・泄熱行気
[主　治] 腸胃燥熱・脾約便秘

便秘・便が硬く兎糞状・頻尿・口唇の乾燥・舌質が紅・舌苔が黄で乾燥・脈が細やや数など。

[病　機] 腸胃燥熱により脾陰が不足して，脾は「胃のためにその津液を行らす」はずであるが，脾陰不足のために水湿の運化が約束を受け，津液が上輸四布されずに膀胱に偏滲して頻尿をきたし，そのために津液がより不足し，腸燥便秘をきたした状態である。

腸燥によって便が硬く兎糞状・便秘を呈し，水津が膀胱に偏滲して頻尿がみられ，胃腸燥熱のために舌質が紅・舌苔が黄で乾燥・脈がやや数であり，脾陰不足により口唇の乾燥・脈が細などがあらわれる。燥証と熱証がみられるのが特徴である。

第3節　潤下剤　87

［方　意］潤腸通便を主体にし，泄熱行気を兼ねる。

　主薬の麻子仁は潤腸通便に働き，降肺気により大腸を通じるとともに潤腸に働く杏仁，脾陰を滋補する白芍，潤燥滑腸の蜂蜜が，主薬を補佐する。大黄・枳実・厚朴は小承気湯で，行気泄熱・瀉下によって腸胃燥熱を除去するとともに通便する。全体で，潤腸通便により腑気を通じて津液を行らせ，少量の小承気湯で燥熱を除き，甘潤を配合することにより攻伐を緩和し，通便して正気を傷らない。

［参　考］
① 《傷寒論》には「趺陽の脈浮にして濇，浮なればすなわち胃気強，濇なればすなわち小便数，浮濇相搏たば，大便すなわち鞕し，その脾は約をなす，麻子仁丸これを主る」とある。趺陽の脈すなわち足背動脈は陽明胃経にあり，脾と胃は表裏をなす。趺陽の脈が浮は胃熱で陽気が亢進していることを示し，渋は陰液不足で脾虚があることをあらわす。胃強脾弱で胃熱のために脾の運化が障害されて，津液を上輸して全身に行らすことができず膀胱だけに偏滲するので，小便が数になって腸燥をひきおこし，便が硬くなり便秘する。以上の病理機序の説明，脾用（脾の作用）が約束（制約・束縛の意）があるところから「脾約」と称されることが多い。

② 《傷寒明理論》には「約は結約の約，また約束の約なり。《内経》にいう，飲は胃に入り，精気を游溢し，上り脾に輸し，脾気は精を散じ，上り肺に帰り，水道を通調し，下り膀胱に輸す，水精は四布し，五経に並び行ると。これ脾は胃のためにその津液を行らすを主るものなり。いま胃強脾弱，津液を約束し，四布するを得ず，ただ膀胱に輸し，小便数にして大便硬きを致す，ゆえにその脾は約をなすという。麻仁の味は甘平，杏仁の味は甘温。《内経》にいう，脾は緩を欲すれば，急ぎ甘を食しもってこれを緩むと。麻仁・杏仁は，潤物なり，本草にいう，潤は枯を去るべしと，脾胃乾燥すれば，必ず甘潤の物をもってこれを主となす，これをもって麻仁を君となし，杏仁を臣となす。枳実の味は苦寒，厚朴の味は苦温。潤燥は必ず甘をもってし，甘これを潤す，破結は必ず苦をもってし，苦これを泄す。枳実・厚朴を佐となし，もって脾の結約を散ず。芍薬の味は酸微寒，大黄の味は苦寒，酸苦涌泄は陰をなす，芍薬・大黄を使となし，もって脾の燥結を下す。腸は潤い結は化し，津液還り胃中に入らば，すなわち大便は利し，小便は少なくして癒ゆ」と解説されている。

③ 本方は潤腸通便と軽度の清熱の効能をもつので，偏熱の腸燥便秘に適する。頻尿の有無にこだわる必要はない。

　老人・産後などの腸燥便秘，習慣性便秘，腸胃燥熱による痔核の便秘などに使用するとよい。次第に増量して適度の排便が得られるようにする。

④ 陰虚・血虚による腸燥便秘には滋陰・補血を主体にすべきで，本方だけで対応してはならない。

⑤ 妊婦には流産の恐れがあり，禁忌である。

潤腸丸（じゅんちょうがん）
《丹溪心法》

［組　成］当帰 9 g　熟地黄 30 g　桃仁 9 g　麻子仁 15 g　枳殻 9 g
［用　法］粉末を蜜丸にし，1回 9 〜 15 g を服用する。
［効　能］**滋陰補血・潤腸通便**
［主　治］**陰血不足・腸燥便秘**
　　　便秘・便が硬く兎糞状・皮膚や口唇につやがない・舌苔が少・脈が細など。
［病　機］虚弱者・老人・産後・慢性病の衰弱などで陰血が虚し，陰血による濡養が不足して腸燥が生じ，大便が硬くなり便秘する。皮膚や口唇につやがない・舌苔が少・脈が細などは陰血不足をあらわし，るい痩していることが多い。
［方　意］滋陰補血により本治するとともに，潤腸通便して腑気を通じる。
　　　滋陰補血の熟地黄・当帰，潤腸通便の桃仁・麻子仁・蜂蜜，および理気通降の枳殻からなり，陰血を滋補し腸道を潤滑にして通便する。
　　　原著に「血燥し大便通ぜざるをよく潤す」とある。

附　方

1. **潤腸湯（じゅんちょうとう）**《万病回春》
　　組成：当帰・熟地黄各 3 g，麻子仁・桃仁・杏仁・枳殻・厚朴・黄芩・甘草・大黄各 2 g。水煎服。
　　効能：滋陰補血・潤腸通便・泄熱行気
　　主治：陰血不足・腸燥便秘。
　　　本方は潤腸丸と麻子仁丸を合方し，白芍を除いて黄芩・甘草を加えたものに相当する。両処方の中間でやや熱証が顕著なものに適する。
　　　原著には「大便閉結して通ぜざるを治す。……大便通じれば即薬を止め，多服する能わず。……切して辛熱のものを忌む。実熱燥閉は本方を根拠とし，発熱には柴胡を加え，腹痛には木香を加え；血虚枯燥には当帰，熟地，桃仁，紅花を加え；風燥閉には郁李仁，皂角，羌活を加え；気虚して閉すは人参，郁李仁を加え；気実して閉すは檳榔，木香を加え；痰火で閉すは，栝楼，竹瀝を加え；汗多く或いは小便去ること多きに因り，津液枯竭して閉すは，人参，麦門冬を加え；老人気血枯燥して閉すは，人参，鎖陽，麦門冬，郁李仁を加え，当

帰，熟地，生地を加えて倍とし，桃仁を少なく用い；産婦の去血多く，枯燥して閉すは，人参，紅花を加え，当帰，熟地を加えて倍とし，黄芩，桃仁を去る。この方に檳榔を加えたるは，即ち通幽湯なり」と詳細に解説している。

済川煎（さいせんせん）
《景岳全書》

[組　成] 当帰 9～15 g　牛膝 6 g　肉蓯蓉 6～9 g　沢瀉 4.5 g　升麻 1.5～3 g　枳殻 3 g
[用　法] 水煎服。
[効　能] 温腎益精・潤腸通便
[主　治] 腎虚・腸燥便秘
便秘・便が硬い・尿量が多い・腰がだるく無力など。
[病　機] 腎虚で水液の蒸化ができず，水液が津液に化さないで膀胱に下滲し，津液が全身に敷布されないために腸燥便秘をきたす。
　腸燥のために便秘したり便が硬く，水液が膀胱に下滲するので尿量が多い。腎虚では腎の府である腰が濡養されないので，腰がだるく無力で痛む。四肢の冷え・寒冷をきらう・舌質が淡胖・脈が沈遅で無力など，陽虚の症候を呈することが多い。
[方　意] 温腎と潤腸を兼施する。
　主薬は温腎潤腸の肉蓯蓉で，養血活血の当帰と補腎強腰の牛膝が潤腸通便に働くとともに補腎をつよめる。沢瀉は腎中の湿濁を下泄し，牛膝がこれを補助する。枳殻は寛腸下気により通便を助ける。少量の升麻は清陽を昇らせ，昇清陽により濁陰を下降させ，枳殻の降と升麻の昇により気機の壅滞を疏通する。全体で温潤中に通便の効能を兼ね備えた配合になっている。
[参　考]
①《景岳全書》には「およそ病は虚損に渉りて大便閉結し通ぜざれば，すなわち硝・黄の攻撃などの剤は必ず用うるべからず，もし勢ありて通ぜざるを得ざれば，これによろしくこれを主る，これ補に通を用うるの剤なり」とある。加減法には「もし気虚せば，人参を加え碍なし，もし火有らば，黄芩を加う，もし腎虚さば，熟地を加う，虚甚だしければ，枳殻は用いず」とある。
　腸燥便秘が長びいたときには，一般に滲利の沢瀉を除き潤腸通便の鎖陽・麻子仁などを加える。
②済とは「助，益」を，川とは「水の聚る所，すなわち腎，尾骶すなわち肛門」を意味する。

第4節　逐水剤（ちくすいざい）

　逐水剤は，水腫・胸水・腹水など水飲壅盛の裏実証に用い，体内の積水を大小便として排出するものである。
　峻瀉逐水の芫花・甘遂・大戟・牽牛子などを主体に組成する。毒性をもつものが多く作用も峻猛であるから，虚弱者には慎重に用いる必要がある。

十棗湯（じっそうとう）
《傷寒論》

[組　成] 芫花・甘遂・大戟各等量
[用　法] 粉末にし1日1回0.5～1gを大棗10gの煎汁で早朝空腹時に服用する。
[効　能] 攻逐水飲
[主　治]
　(1) 懸　飲
　　　咳嗽・喀痰・咳嗽時の胸脇部への放散痛・心窩部が痞えて堅く脹る・乾嘔・呼吸促迫・頭痛・めまい・甚だしいと胸背がひきつり痛み起坐呼吸する・脈が沈弦・舌苔が白滑など。
　(2) 実　水
　　　全身の浮腫（下半身に顕著）・腹が脹る・呼吸困難・胸部膨満・尿量減少・便秘など。
[病　機] 水飲が壅盛で，気の流れにしたがって上下・内外に氾溢した病態である。
　水飲が胸脇に停留して気機を阻滞するので胸脇部が痛み，咳嗽時にも胸脇部に痛みが放散する。飲邪が肺に上迫して肺の清粛を阻害し，肺気が上逆して咳嗽・喀痰・呼吸促迫が生じ，甚だしいと胸背がひきつり痛み起坐呼吸する。水飲が心下に停留すると心窩部が痞えて堅く脹り，胃を犯すと胃が和降できなくなって乾嘔が生じ，清陽を上擾すると頭痛・めまいがみられる。水飲が胸腹に停留（胸水・腹水）して気機を阻滞すると，水が氾溢して全身の浮腫をひきおこしたり腹が脹るなどの症状が生じる。沈脈は裏証を，弦脈は飲邪停留と疼痛をあらわす。

[方　意] 水飲の邪が壅盛で内外・上下に氾溢しており，一般的な化飲滲利の薬物では処理することができないので，峻下の薬物で水飲を攻逐する。

　　甘遂は気血循行の通路である経隧の水湿を行らせ，大戟は臓腑の水湿を排泄し，芫花は胸脇の伏飲痰癖を消除する。峻烈専攻の3薬をあわせることにより，水飲を逐い積聚を除き腫満を消すつよい効能が得られ，経隧・臓腑・胸脇の積水を攻逐することができる。3薬は有毒で正気を損傷しやすいので，甘味の大棗で益気護胃するとともに毒性と峻烈性を緩和し，攻逐しても正気を損傷しないように配慮している。

[参　考]

① 《傷寒論》には「太陽の中風，下利嘔逆し，表解するものは，すなわちこれを攻むるべし。その人漐漐（ちゅうちゅう）と汗出で，発作時にあり，頭痛み，心下痞鞕して満し，脇下に引きて痛み，乾嘔し，短気し，汗出で悪寒せざるものは，これ表解し裏いまだ和せざるなり，十棗湯これを主る」とある。

　　《金匱要略》には「……飲みて後水流れて脇下にあり，咳唾引痛す，これを懸飲という，……」「脈沈にして弦なるは，懸飲内痛す」「懸飲を病むは，十棗湯これを主る」「咳家，その脈弦なるは水ありとなす，十棗湯これを主る」「それ支飲家あり，咳煩し胸中痛むは，卒（にわか）に死せざれば，一百日あるいは一歳に至る，十棗湯によろし」とある。

　　いずれも脇下の水飲内停（胸膜炎・胸水）であり，懸飲に関する条文である。

　　実水については，後世の経験にもとづく使用である。

② 本方は攻逐水飲の峻剤であり，服用後に「快利」することが目安である。すっきりと気持よく下痢せず，水飲が残留している場合は，翌日にやや増量して服用する。快利があったのちは，粥をすするなどして体力を補うのがよい。このことについて，《傷寒論》には「強人は一銭匕（ひ）を服し，羸（るい）人は半銭を服す，これを温服し平旦に服す。もし下ること少なく病除かざるものは，明日さらに半銭を加え，快下利を得て後，糜粥（びじゅく）にて自ら養う」と記されている。

③ 体虚邪実で攻下にたえられない場合は，本方と健脾補益の方剤を交互に服用したり，先攻後補あるいは先補後攻を行う。

④ 本方は大棗十枚で服用するところから，「十棗湯」と名づけられている。

　　《聖済総録・痰飲門》では，本方を三聖散（さんしょうさん）と称す。《丹溪心法》では，丸剤に改変して十棗丸と名づけ，服用に便利なようにするとともに峻剤を緩徐に作用させて，「これを治するに峻をもってし，これを行らすに緩をもってす」の法であるとした。

附　方

1. 控涎丹（こうぜんたん）（別名：妙応丸・子竜丸）《三因方》

   組成：甘遂・大戟・白芥子各等分の粉末を水で緑豆大の丸剤にし，食後と寝る前に1～3gずつ温水で服用する。

   効能：祛痰逐飲

   主治：痰涎停留胸膈による胸背～頸項～腰部の鈍痛や筋肉のけいれん・四肢の冷えやしびれ・つよい頭痛・だるい・眠い・味がない・多量のうすい痰・脈が弦滑・舌苔が粘膩などの症候。

   　十棗湯から芫花・大棗を除き，辛温の白芥子を加えたものに相当する。白芥子は皮裏膜外・胸膈の痰涎を除き，甘遂・大戟とともに祛痰逐飲に働く。丸剤にして薬力を緩徐に変えている。

   　十棗湯と同じく攻逐水飲に働くが，十棗湯は瀉水逐飲に働き，胸腹の水飲で胸脇のつよい疼痛・舌苔が白滑・脈が沈弦を呈するときに用い，本方は祛痰逐飲に働き，痰涎水飲が胸膈に停留して胸脇の鈍痛・舌苔が粘膩・脈が弦滑を呈するときに適する。

舟車丸（しゅうしゃがん）
《景岳全書》

[組　成] 牽牛子120g　甘遂・芫花・大戟各30g　大黄60g　青皮・陳皮・木香・檳榔子各15g　軽粉3g

[用　法] 粉末を糊丸にし，1日1回3～6gを早朝空腹時に湯で服用する。

[効　能] 行気逐水

[主　治] 水熱内壅・気機阻滞

　水腫あるいは胸水あるいは腹水・口渇・呼吸が粗い・腹が堅く脹る・便秘・尿量減少・脈が沈数で有力など。

[病　機] 三焦に停積した水湿が鬱して化熱し，脘腹経隧に壅滞して腸胃の気機を阻滞した状態である。

　水熱湿濁の邪が走泄せず三焦に壅積するために，肌膚に溢れると水腫が，腹中に氾溢すると腹水が，胸に上溢すると胸水が生じ，水湿が下泄しないので尿量は減少し，津液の布散を阻害し上承させないので口渇がみられる。水湿濁邪が腸胃の気機を阻滞するために，腹が堅く脹り便秘になり，肺気を阻滞すると呼吸が粗くなる。脈が沈数で有力は，水熱壅積の裏証で正気が虚していないこ

とを示す。

[方　意] 邪盛勢急の形気倶実であるから，攻逐の峻剤で行気逐水する。

　　　甘遂・芫花・大戟は十棗湯であり，胸脇脘腹の経隧にある水を攻逐する主薬である。大黄・牽牛子は胃腸を蕩滌して瀉水泄熱し，主薬と相輔相成して水熱の邪を大小便として分消する。水湿が停滞すると気機を阻滞し，気が行らないと水湿も除かれないので，青皮で破気散結し，陳皮で肺胃の気を行らせ胸膈を調暢し，檳榔子で下気利水して破堅し，木香で三焦を疏利して導滞する。軽粉は「走きて守らず」で逐水通便に働き，諸薬を補助して水湿を分消下泄する。全体で峻下逐水・行気破結に働く。

[参　考]
① 原著には「一切の水湿蠱腹，痰飲癖積；気血壅満し宣通するを得ず；風熱鬱痺，走注疼痛及び婦人の血逆気滞等の証を治す」とあり，《成方便読》には「この方は牽牛を用いて気分を瀉し，大黄は血分を瀉す，大戟・甘遂・芫花の三味大剤の攻水と協同すれば，水陸並びて行す，再に青皮・陳皮・木香をもって諸気を通理し，これを先導となす，しかして軽粉の入らざる竅（さら）無きをもってこれを助く。故に破れざる堅なく，行らざる水なし，舟車の名あるは宜（むべ）なるかな，然して形気倶実にあらざれば，軽投すべからず」と説明する。
② 本方は十棗湯の加味で，攻逐水飲の力は峻烈であり，水熱の邪を二便から除くので「舟車」と名づけられている。
③ 虚弱者・妊婦には禁忌であり，形気倶実でなければ軽々しく用いてはならない。
④ 服用しても水腫脹満が残っている場合は，体力があれば翌日あるいは翌々日に量を加減して服用させてよい。ただし，軽粉・芫花・大戟・甘遂は毒性がつよいので，用量に注意し，長期間服用してはならない。

疏鑿飲子（そさくいんし）
《済生方》

[組　成] 沢瀉12g　赤小豆15g　商陸6g　羌活9g　大腹皮15g　椒目9g　木通12g　秦艽9g　檳榔子9g　茯苓皮30g　生姜5g
[用　法] 水煎服。
[効　能] 瀉下逐水・疏風発表
[主　治] 水湿壅盛
　　　全身の浮腫・呼吸困難・呼吸が粗い・口渇・便秘・尿量減少など。脈が滑。
[病　機] 水湿が三焦に壅滞して表裏に氾溢した状態である。

水湿が氾溢して全身に浮腫が生じ，水湿が三焦気機を阻滞するので尿量が減少し，腑気を阻滞すると便秘が生じ，肺に上迫すると呼吸が粗くなり呼吸困難が発生する。津液の輸布を阻滞し上承させないと口渇がみられる。

[方　意] 水湿を表裏から分消する。

商陸は瀉下逐水に働いて大小便を通利し，檳榔子・大腹皮は行気導水に，茯苓皮・沢瀉・木通・椒目・赤小豆は利水袪湿に働き，裏に停留した水湿を大小便として除く。疏風発表の羌活・秦艽・生姜は表に停留した水を皮膚から外泄する。全体で疏表攻裏・内消外散し，表裏に壅積した水湿を除く。

[参　考]

① 原著には「水気，通身洪腫し，喘呼し気急し，煩躁して渇き多く，大小便利せず，熱薬を服すことを得ざるものを治す」とあり，《医方集解》には，「外にして一身尽く腫れ，内にして口渇便秘す，これ上下表裏ともに病むなり。羌活・秦艽は解表疏風し，湿をもって風勝せしめ，邪を汗より出だしめて，これを上に昇らす，腹皮・苓皮・姜皮は辛散淡滲，ゆえに皮膚において水を行らす，商陸・檳榔・椒目・赤豆は脹を去り堅を攻め，ゆえに腹裏において水を行らす，木通は心肺の水を瀉し，小腸に達す，沢瀉は脾腎の水を瀉し，膀胱に通ず。上下内外その勢を分消するは，また神禹（中国古代の伝説的な帝で黄河の治水を行った）のごとく疏江鑿河するの意なり」とある。

② 河川を疏鑿するように，水湿を速やかに分消するので，この名がつけられた。

已椒藶黄丸（いしょうれきおうがん）
（別名：防已椒目葶藶大黄丸）《金匱要略》

[組　成] 防已・椒目・葶藶子・大黄各3g
[用　法] 水煎服。粉末を蜜丸にし1日3回3gずつ服用してもよい。
[効　能] 攻逐水飲・利水通便
[主　治] 水飲内結

腹部膨満・口乾・舌の乾燥・尿量減少など。

[病　機] 水飲が腸間にあり，腹水により腹部が膨満し，水飲に阻まれて津液が上承できないために口乾・舌の乾燥がみられ，水湿が排出しないので尿量が減少する。

[方　意] 逐水滌飲・前後分消により水飲を大小便として除く。

利水袪湿の防已・椒目は水飲を小便として除き，開肺の葶藶子と瀉下の大黄は共同して逐水瀉下に働き主に大便として水湿を除き，腸間の水気を分利する。

［参　考］
① 《金匱要略》に「腹満し，口舌乾燥するは，これ腸間に水気あり，已椒藶黄丸これを主る」とある。「渇すれば，芒硝半両を加う」とあるのは，胃熱がある場合に芒硝を加えるという指示である。
② 本方は水飲を除去するので，腹水だけでなく，浮腫や痰壅喘咳にも有効である。
③ 原方に指示されているとおりに蜜丸を使用すると，小剤頻攻の治法になる。効果を見ながら増減するとよい。

第5節　攻補兼施（こうほけんし）

攻補兼施の方法は，裏実があると同時に正気が虚している状況で，瀉下法では正気が虚すだけで邪実を除くことができず，補益法では裏実を解消できないときに用い，瀉下と扶正を同時に行う。

一般に，大黄・芒硝などの瀉下薬と，人参・当帰・地黄などの補益薬を組み合せて対処する。

増液承気湯（ぞうえきじょうきとう）
《温病条弁》

- [組　成] 玄参30g　麦門冬24g　生地黄24g　大黄9g　芒硝5g
- [用　法] 水煎して3杯に分け，まず1杯を服用する。便通が得られなければ，さらに服用する。
- [効　能] 滋陰増液・通便泄熱
- [主　治] 陰虚・腸胃熱結

　　　発熱・熱感・腹満・腹痛・便秘・口や咽の乾燥・舌苔が焦黒で乾燥・脈が沈細など。
- [病　機] 元来陰虚のものが温病に罹患してさらに津液を消耗し，熱結腸胃をともなった状態である。

　　　発熱・熱感・腹満・腹痛・便秘は熱結腸胃の症候であり，口や咽の乾燥・舌苔が黒く乾燥しているのは津虚と熱盛をあらわす。脈が沈は腑実を，細は陰虚を示している。
- [方　意] 本方は増液湯（玄参・麦門冬・生地黄）に大黄・芒硝を加えたものである。

　　　鹹寒の玄参は滋陰降火に，甘寒の麦門冬・生地黄は滋陰潤燥に働き，滋補しても膩でなく，陰律を補充し潤腸する。大黄・芒硝は清熱攻下により熱結を除去する。滋潤したうえで攻下する攻補兼施の方剤であり，「増水行舟」の治法でもある。
- [参　考]

①《温病条弁》に「陽明温病，これを下して通ぜず……津液不足し，水なく舟停れ

ば，間に増液を服し，再に下らざれば，増液承気湯これを主る」とあるように，陰虚が明らかで熱結を呈するときは，まず増液湯を何度か投与し，排便がみられない場合にはじめて増液承気湯を投与するのである。下法だけを用いても，瀉下の効果が得られないだけでなく，正気を消耗することになるので，注意を要する。

② 腹満・腹痛がなくて脈が沈で無力を呈するなど，津虚腸燥による便秘のみで熱結の症候がないときは，「無水舟停」の便秘であるから，増液湯を投与すれば「増水行舟」の効果が得られる。

附　方

1. **護胃承気湯**（ごいじょうきとう）《温病条弁》

   組成：大黄9g，玄参9g，生地黄9g，牡丹皮6g，知母6g，麦門冬9g。水煎服。

   効能：攻下熱結・養陰清熱

   主治：腸胃熱結兼傷陰。

   熱結に対して攻下を行ったが，潮熱・便秘・口乾・舌質が紅・舌苔が黒く乾燥・脈が沈で有力などがみられ，瀉下が不十分で熱結が残り傷陰をともなっている状況である。熱結が主で傷陰は従であるために，脈は沈で有力を呈するのが特徴である。大黄で熱結を攻下し，玄参・生地黄・麦門冬（増液湯）で生津養陰し，牡丹皮で血中の伏熱を除き熱邪を外透し，知母で陰分熱邪を清し滋潤する。

   原著には「下して後に数日熱退かず，或いは退くも尽きず，口乾き咽乾き，舌苔は乾黒，或いは金黄色，脈沈にして有力のものは，護胃承気湯にて微しくこれを和す。脈沈にして弱のものは増液湯これを主る」とある。

2. **承気養営湯**（じょうきようえいとう）《温疫論補注》

   組成：知母9g，当帰6g，生地黄12g，大黄12g，枳実9g，厚朴9g，白芍15g。生姜を加えて水煎服。

   効能：泄熱通便・滋陰潤燥

   主治：数下亡陰。

   腸胃熱結に数回瀉下を行って傷陰し，なお熱結が残存しているもので，口唇の乾燥・咽が乾き水分を欲する・発熱・腹が硬く膨満して痛む・便秘などがみられる。小承気湯合四物湯から辛燥の川芎を除き，苦寒滋陰の知母を加えたもので，攻下と滋陰養血を兼ねた方剤である。

   原著には「下証にして邪未だ尽きず，やむを得ずしてしばしばこれを下す。

間両目加渋し，舌反して枯乾し，津は咽に到らず，唇口燥裂するは，その人の陽臓，素より多火にして陰虧を禀くるに，いま重ねて津液を亡くすに縁る。清燥養栄湯に宜し。もし熱渇未だ除かず，裏証なおあるは承気養営湯に宜し」とある。

新加黄竜湯（しんかおうりゅうとう）
《温病条弁》

[組　成] 生地黄15g　生甘草6g　人参5g（別煎）　大黄9g　芒硝3g　玄参15g　麦門冬15g　当帰5g　海参2条　姜汁6匙

[用　法] 人参と姜汁以外を水煎して3杯に分け，1杯に人参煎汁1/3と姜汁2匙を加えて頓服する。1～2時間で便通がなければ再度服用し，24時間以内に便通がなければ再服する。排便があれば中止し，益胃湯を服用させる。

[効　能] 滋陰益気・攻下熱結

[主　治] 熱結腸胃・気陰両傷

発熱・熱感・腹満・腹痛・便秘・口や咽の乾燥・口唇の乾燥・倦怠無力感・元気がない・舌苔は黄あるいは黒で乾燥・脈が沈細で無力あるいは沈渋など。

[病　機] 熱結腸胃に対する攻下が適切でないため遷延して気陰両傷をひきおこしたり，気陰両虚のものが熱結腸胃をきたし，気陰両虚と熱結が同時にみられる状態である。

発熱・熱感・腹満・腹痛・便秘は熱結を示し，口や咽の乾燥・口唇の乾燥は陰津の消耗を，倦怠無力感・元気がないなどは気虚をあらわす。舌苔が黄あるいは黒で乾燥しているのは熱結傷陰を，脈が沈細で無力あるいは沈渋は気陰両傷の裏証をあらわす。

[方　意] 滋陰益気と攻下熱結を組み合せて攻補兼施する。

大黄・芒硝・甘草（調胃承気湯）で熱結を攻下し，玄参・麦門冬・生地黄（増液湯）で滋陰潤腸し，さらに滋陰軟堅の海参，養血の当帰，益気生津の人参を配合して滋陰益気する。辛散の姜汁は気分を宣通し胃気を鼓舞し，当帰は血分を宣通して，薬効をつよめる。

[参　考] 《温病条弁》には「陽明温病，これを下して通ぜず，……下すべきに下を失し，正虚して運薬することあたわず，運薬せざれば死す，新加黄竜湯これを主る」とある。温病では「下すに早きを厭わず」で，裏実には早期に下法を用いるべきであるのに，時期を失して気陰両傷を招き，脾胃の運化が低下して「運薬することあたわず」になったときは，薬効を期待することが困難になり，

当然危急の状態である。このときに本方を用いて起死回生をはかるのであり，奏効しない場合もある。

附　方

1. **黄竜湯**（おうりゅうとう）《傷寒六書》

    組成：大黄9g，芒硝12g，枳実6g，厚朴3g，甘草3g，当帰9g，人参6g，桔梗3g，生姜6g，大棗6g。水煎服。

    効能：攻下熱結・補益気血

    主治：熱結腸胃で気血両虚を呈するもの。

    大承気湯に人参・当帰・甘草などを配合し，攻下熱結と補気益血を組み合せている。

温脾湯（うんぴとう）
《千金要方》

[組　成] 大黄12g（後下）　附子9g（先煎）　乾姜6g　人参9g　甘草3g
[用　法] 水煎服。
[効　能] 温補脾陽・攻下寒積
[主　治] 脾陽不足・寒積

便秘あるいは慢性の下痢・腹痛・暖めると軽減する・手足の冷え・食欲不振・元気がない・舌質が淡胖・舌苔が白滑・脈が沈弦など。

[病　機] 脾陽不足で運化ができず虚寒が内生し，寒積が腸間に内停した状態である。

寒積が内停し腑気が阻滞されるので便秘が生じ，脾陽不足で腑気下陥をともなうときは慢性の下痢があらわれる。寒積と陽気不足で腑気が通じないために腹痛がみられ，温めると一時的に陽気が通じるので痛みが軽減する。陽気による温煦不足で手足が冷え，脾運不健であるため食欲がなく，陽気不足で元気がない。舌質が淡胖・舌苔が白滑は脾陽不足を示し，脈が沈弦は寒積裏実をあらわす。

[方　意] 温補脾陽を主体に攻下寒積を配合する。脾陽の温補だけでは積滞を除けず，攻下だけでは脾陽をさらに損傷するので，扶正祛邪・攻補兼施する必要がある。

温陽散寒の附子・乾姜と補気健脾の人参・甘草の組合せにより，脾陽を温補するとともに寒結を散じる。苦寒の大黄に辛熱の附子・乾姜を配合し，大黄の寒性を消失させて積滞を瀉下蕩滌する効能のみをひき出し，寒積を駆逐する。

甘草は諸薬を調和し攻下を緩和にする。

[参　考]
① 原著には「下すこと久しく赤白年に連(つらな)りて止まず，及び霍乱し，脾胃の冷実消えざるを治す」とある。
② 本方は，大黄附子湯の細辛を除き，乾姜・人参・甘草を加えたものに相当し，四逆湯（附子・乾姜・甘草）に人参・大黄を加えたものでもある。
　本方は温補脾陽に重点があり，大黄附子湯は攻下寒積に重点があるので，虚寒が明らかな場合には本方が適する。
③ 温脾湯には，薬味構成がやや異なる別の三方があり，治法・主治はほぼ同じである。
　《千金要方》冷痢門の温脾湯は，本方に肉桂を加えて甘草を除いたもので，寒証がつよい場合に適する。
　《千金要方》心腹痛門の温脾湯は，本方に当帰・芒硝を加えて攻積の力をつよめており，「腹痛み，臍下絞結し，臍を繞り止まず」に用いている。
　《本事方》の温脾湯は，本方の人参を除いて肉桂・厚朴を加えたもので，大黄の量は少なく，「痼冷は胃腸間にあり，連年腹痛泄瀉し，休作に時なし」に用いている。積滞が軽度な場合に適する。

第3章

和解剤（わかいざい）

　和解剤とは，透邪・解鬱・疏暢・調和などの方法により，少陽半表半裏の邪を解除したり，肝脾不和・脾胃不和などを改善するもので，八法のうちでは「和法」の範疇に入る。

　和解剤は元来は少陽経（三焦・胆）の病証に対して設けられたものであるが，胆経の病変は表裏をなす肝経に影響を及ぼし，肝病も胆に容易に波及し，肝胆の疏泄失調は脾胃に影響を及ぼしやすいところから，肝胆・脾胃の気機失調も和解法で治療するようになった。このほか，「瘧は少陽に属す」ともいわれ，瘧疾に対する治瘧剤もこの範疇に入る。

　以下に，和解少陽・調和肝脾・調和脾胃・治瘧について述べる。

第1節　和解少陽剤（わかいしょうようざい）

　和解少陽剤は，邪が少陽（胆・三焦）にあり往来寒熱・胸脇苦満・悪心・食欲不振・口が苦いなどの症候を呈するときに用いる。邪が少陽の半表半裏の間にあるので，半表の邪を透解するとともに半裏の邪を清泄する必要がある。
　柴胡・青蒿・黄芩を主体にすることが多い。

小柴胡湯（しょうさいことう）
《傷寒論》

［組　成］柴胡15g　黄芩9g　人参6g　半夏9g　炙甘草6g　生姜9g　大棗4g
［用　法］水煎服。
［効　能］和解少陽（通調少陽枢機・達邪外解）
［主　治］少陽半表半裏証
（1）風寒散漫少陽
　　往来寒熱・胸脇部が脹って苦しい・食欲不振・胸苦しい・悪心・口が苦い・咽の乾燥感・目がくらむ・舌苔が薄白・脈が弦など。
（2）熱入血室
　　往来寒熱・胸脇部が脹って痛む・下腹部が硬くなり痛む・夜になると言語錯乱や意識の異常が生じる・月経が中途で停止したり月経期ではないのに来潮する・身体が重い・頭汗・舌苔が薄白・脈が弦など。
［病　機］風寒表邪が少陽（三焦・胆）の半表半裏に侵入し，邪正相争により少陽気機を阻滞して陽気と水津の布散と転輸を障害し，少陽枢機不利をきたした状態であり，いわゆる「柴胡証」である。
　　三焦の半表半裏で邪正が相争して気機を阻滞しているために，正気が表に外達して邪を駆出するのが妨げられるとともに，衛陽が鬱阻されて肌表を温煦できないので悪寒が生じ，邪正相争で発生する陽熱が鬱して壅盛になり体表にまで外氾すると熱感が発生し，邪気との相争で正気が消耗するにつれて熱感は消退する。正気が再度充足するまでは，同様の経過がおこるために，まず悪寒が生じついで熱感があらわれるという「往来寒熱」がみられ，悪寒と熱感の順序

が変わらず境界も明らかなことが特徴である。なお，邪正相争が継続しているので体温はひきつづいて正常より高く，熱感が生じたときには体温はより増高する。少陽の経脈は胸脇部を循り，経気が阻滞されるために胸脇部が脹って痛み（胸脇苦満），阻滞がつよくなると脇下が硬く脹る（脇下痞鞕）。気機阻滞により胆気が鬱して化火すると，胃に横逆して胃気を上逆させ食欲不振・悪心・腹痛をひきおこしたり，胆火上炎により口が苦い・咽が乾く・目が眩むなどがあらわれる。三焦水道が阻滞されるので水湿が停積し，心を上擾すると動悸が，肺を上犯すると咳が生じ，水津の膀胱への下輸が阻害されると小便不利（尿量減少）がみられる。舌苔が薄白は化熱が明らかでないことを，脈が弦は少陽経気が鬱していることを示す。

　外邪が半表半裏に侵入して化熱し，三焦を通じ血室に侵入したものが，「熱入血室」である。血室は子宮に相当し，内は衝脈に通じ外は陰道（膣）に通じ，月経を主る。外邪が血室に侵入し，熱邪が迫血妄行すると月経期ではないのに月経が来潮したり，熱邪が血と結すると月経期間中であるのに中断する。なお，熱病の経過において月経が開始したり終了する場合にも，血室の機能の変化に乗じて熱邪が侵入し，熱入血室を生じることがある。邪が三焦の半表半裏にも散漫しているために往来寒熱・胸脇苦満・脈が弦などがみられ，熱邪が衝脈血分にまで侵入して結すると下腹部が硬くなって痛み，血分の邪熱が神明を上擾すると夜間に言語錯乱や意識の異常がみられる。少陽枢機が阻滞されるので身体が重く，邪熱が津液を上蒸すると頭汗がみられる。なお，熱邪がすべて裏で結した場合には，一時的に解熱して脈が遅くなることがあるが，治癒したわけではない。

[方　意] 本方は，少陽半表半裏証に対する主方であり，少陽枢機を通調して達邪外解する。

　主薬は少陽の専薬である柴胡で，軽清昇散により少陽の気機を通達し疏邪外透する。苦寒の黄芩は，少陽の鬱熱および鬱変した胆火を清する。柴胡で散じ黄芩で清することにより祛邪する。半夏・生姜は辛温で和胃降逆・散結消痞し，黄芩とともに辛開苦降に働く。益気の人参は扶正によって散邪を助け，大棗・炙甘草・生姜は中焦を振奮し衛気を宣発し，邪が裏へ侵入するのを防止する。全体で祛邪を主とし正気にも配慮して胃気を和しており，「上焦は通ずるを得，津液は下るを得，胃気よりて和し，身に濈然と汗出でて解す」の効果が得られ，汗・吐・下によらず邪を除くので「和解」と称する。

[参　考]

① 《傷寒論》には「傷寒五六日，中風，往来寒熱，胸脇苦満，嘿嘿として飲食を欲せず，心煩し喜ば嘔し，あるいは胸中煩して嘔せず，あるいは渇し，あるいは腹中痛み，あるいは脇下痞鞕し，あるいは心下悸し，小便利せず，あるいは渇せず，身に微熱あり，あるいは咳するものは，小柴胡湯これを主る」とある。邪が少

陽三焦・胆にあり，胆は相火の腑で化火しやすく，三焦は陽気と津液の通路で全身に分布し広汎であるために，邪によって気機が鬱阻されると，全身に多様な病変があらわれることが示されている。

それゆえ，「傷寒中風，柴胡の証あり，ただ一証を見ればすなわち是，必ずしも悉くを具えず」と指摘しており，少陽枢機不利にともなった症状がみられれば，本方を使用してよい。基本的には，往来寒熱・胸脇苦満・舌苔が薄白・脈が弦などを備えるべきである。

② 方後には詳細な加減法が示されている。

「もし胸中煩して嘔せざるものは，人参・半夏を去り，栝楼実一枚を加う」は，胸中に熱が聚り胃気上逆がないので，助火の恐れがある人参と降逆の半夏は不要であり，甘寒で開結散熱・除煩に働く栝楼仁を加える。

「もし渇すれば，半夏を去り，加うるに人参は，前に合し四両半と成し，栝楼根四両」は，傷津による口渇があるときは，辛燥の半夏を除き，益気生津の人参を増量し，生津清熱の天花粉（栝楼根）を加える。

「もし腹中痛むものは，黄芩を去り，芍薬三両を加う」は，胆病及肝で肝気乗脾の腹痛が生じたときは，苦寒で傷脾する恐れのある黄芩を除き，平肝止痛の白芍を加える。

「もし脇下痞鞕すれば，大棗を去り，牡蛎四両を加う」は，水気の結滞を兼挟するか結気して鬱滞が甚だしいために痞鞕が生じているので，甘温で気機を壅滞させる大棗を除き，軟堅散結の牡蛎を加えている。

「もし心下悸し，小便利せざるものは，黄芩を去り，茯苓四両を加う」は，少陽枢機不利で水津の布散と転輸が障害されて飲邪が生じ，心下に停積して動悸と小便不利をきたしたものであり，苦寒で傷脾し水湿停滞を増悪させる恐れのある黄芩を除き，利水滲湿の茯苓を加える。

「もし渇せず，外に微熱あるものは，人参を去り，桂枝三両を加え，温覆し微しく汗すれば癒ゆ」は，表証が残っているので，祛邪の妨げになる人参を除き，桂枝を加えて解肌発表する。

「もし咳するものは，人参・大棗・生姜を去り，五味子半升・乾姜二両を加う」は，飲邪が肺を犯して咳嗽が生じているので，壅滞をつよめる恐れがある人参・大棗を除き，生姜を乾姜にかえて，斂肺止咳の五味子と温陽散飲の乾姜の配合で温肺止咳・散飲する。

③《傷寒論》には，小柴胡湯の加減方として以下の諸方が示されている。

◎**大柴胡湯**（だいさいことう）

別項で詳述。

◎**柴胡加芒硝湯**（さいこかぼうしょうとう）

組成：小柴胡湯の1/3量に芒硝6gを加える。水煎服。

「傷寒十三日解せず，胸脇満して嘔し，日晡所潮熱を発し，おわりて微しく利す，これ本柴胡証，これを下しもって利を得ず，今反って利するは，医もって丸薬にてこれを下すを知る，これその治にあらざるなり，潮熱は，実なり，まず小柴胡湯を服しもって外を解すべし，後もって柴胡加芒硝湯これを主る」

風寒が遷延して少陽半表半裏に入り「柴胡証」を呈するとともに，日晡潮熱を発する陽明熱盛を兼挟している。先表後裏の原則にもとづき，まず半表半裏を小柴胡湯で和解したのち，少量の小柴胡湯と大量の芒硝で陽明腑熱を清する。

◎柴胡加竜骨牡蛎湯（さいこかりゅうこつぼれいとう）
　組成：小柴胡湯の半量を用い，甘草を除き，竜骨・牡蛎・鉛丹・桂枝・茯苓各4.5gと大黄6gを加える。水煎服。

「傷寒八九日，これを下し，胸満煩驚し，小便利せず，譫語し，一身尽く重く，転側すべからざるものは，柴胡加竜骨牡蛎湯これを主る」

表証を誤下して邪が内陥し，少陽枢機を阻滞すると同時に厥陰（肝・心包）にも影響が及んだ状態であり，少陽・厥陰の気機が阻滞され流展できないために全身が重くて転側もできず，三焦が阻結され水道が通じないので尿量が減少し，厥陰で鬱した肝火が心を上擾するために胸が張る・驚きやすい・うわごとなどがみられる。小柴胡湯で少陽枢機を疏通し，桂枝で残存する表邪を解するとともに少陽枢機の開通を補助する。苦寒の大黄は厥陰邪熱を下泄し，鉛丹・竜骨・牡蛎は鎮心安神し，いずれも厥陰を安和にする。利水の茯苓は水道を通利して三焦の阻結を緩和するとともに，安神にも働く。病勢が深く病状が急であるから，緩和の甘草は除いている。

なお，本方の鉛丹は毒性があるために使用されず，鉛丹を除いた処方を外感病以外に用いることが一般的である。少陽・厥陰を通利し，清熱・安神・祛痰などの効能を備えているので，内傷七情で肝鬱化火して脾を傷害し，痰が生じて少陽・厥陰の枢機を阻滞したために生じる不眠・動悸・めまい・情緒不安・遺精・インポテンツなどに適用する。

◎柴胡桂枝湯（さいこけいしとう）
　組成：小柴胡湯と桂枝湯の半量ずつを合方したもの。水煎服。

「傷寒五六日，発熱し，微しく悪寒し，支節煩疼し，微しく嘔し，心下支結し，外証いまだ去らざるものは，柴胡桂枝湯これを主る」

発熱・微悪寒・関節痛など表証（外証）があり，同時に邪が少陽心下に深入したための微嘔・心窩部の痞えがみられるので，解表と和解少陽を同時に行う。

◎柴胡桂枝乾姜湯（さいこけいしかんきょうとう）
　（別名：柴胡桂姜湯・柴胡姜桂湯・姜桂湯）
　組成：柴胡15g，桂枝9g，乾姜6g，天花粉12g，黄芩9g，牡蛎6g，炙甘草6g。水煎服。

「傷寒五六日，すでに汗を発して復たこれを下し，胸脇満し微(すた)しく結し，小便利せず，渇して嘔せず，ただ頭汗出で，往来寒熱し，心煩するものは，これいまだ解せざるとなすなり，柴胡桂枝乾姜湯これを主る」

表証に発汗・瀉下したが，治療が適切でないために邪が少陽に陥入し，少陽枢機が阻滞され水飲が微結した状態である。少陽経気が邪と水飲に阻滞されて胸脇満と微結がみられ，水道不利のために尿量が減少し，津液が上承できないので口渇がある。邪在少陽で往来寒熱し，三焦が阻滞されて鬱した胆火・邪熱が心を上擾するといらいらが生じ，水熱互蒸で水津を上迫すると頭汗がみられる。柴胡で少陽枢機を疏通し邪を透解し，黄芩で邪熱と胆火を清泄する。桂枝・乾姜は脾陽を振奮させ水飲の産生を防止するとともに，少陽三焦を辛通し飲邪を化す。天花粉（栝楼根）は清熱生津し，牡蛎とともに散結逐飲に働く。辛熱の乾姜・桂枝に対し，苦寒の黄芩が助熱を抑制し，鹹寒鎮潜の牡蛎が迫津上蒸を防止している。炙甘草は諸薬を調和する。

「もし胸中煩して嘔せざれば，半夏・人参を去る」「もし脇下痞鞕すれば，大棗を去り牡蛎四両を加う」という小柴胡湯の加減法に沿っている。

附　方

1. **柴胡枳桔湯**（さいこききつとう）《通俗傷寒論》

    組成：柴胡3〜4.5g，枳殻4.5g，姜半夏4.5g，生姜3g，黄芩3〜4.5g，桔梗3g，陳皮4.5g，緑茶3g。水煎服。

    効能：和解透表・暢利胸膈

    主治：少陽半表半裏証の偏半表で，往来寒熱・両側頭痛・難聴・めまい・胸脇部が脹って痛む・舌苔が白滑・脈弦などを呈するもの。

    「邪は腠理に鬱し，上焦に逆す，少陽経病の半表証に偏すなり，法まさに和解兼表すべし，柴胡枳桔湯これを主る」とあり，頭面部から胸脇という上焦の症候が主体になっており，柴胡・黄芩で半表の邪を清透し，枳殻・桔梗・陳皮・半夏・生姜で上焦を開発し祛痰・調暢胸陽の効果をあげる。緑茶は清熱降火・利水祛痰により他薬を補佐する。

2. **柴苓湯**（さいれいとう）《世医得効方》

    組成：小柴胡湯合五苓散。水煎服。

    効能：和解半表半裏（通調少陽枢機）・利水

    主治：半表半裏証あるいは少陽枢機不利で，浮腫・水様便など水湿停滞が顕著なもの。

    淡滲利水の五苓散を合方し水湿の除去をつよめる。

3. **柴朴湯**（さいぼくとう）《日本経験方》

    組　成：小柴胡湯合半夏厚朴湯。水煎服。
    効　能：和解半表半裏（通調少陽枢機）・理気化痰
    主　治：半表半裏証あるいは少陽枢機不利で，胸苦しい・咳嗽・喀痰・悪心・嘔吐など痰湿阻滞が顕著なもの。

    　理気化痰の半夏厚朴湯で祛痰をつよめる。

4. **柴陥湯**（さいかんとう）《日本経験方》

    組　成：小柴胡湯合小陥胸湯。水煎服。
    効　能：和解半表半裏（通調少陽枢機）・清化熱痰
    主　治：半表半裏証あるいは少陽枢機不利で，胸痛・咳嗽・黄色粘痰・心窩部痛・舌苔が黄膩など熱痰あるいは小結胸をともなうもの。

    　小陥胸湯を加えて痰熱・小結胸を除く。

大柴胡湯（だいさいことう）
《傷寒論》

[組　成] 柴胡 15 g　黄芩 9 g　白芍 9 g　半夏 9 g　生姜 12 g　枳実 9 g　大棗 4 g　大黄 6 g

[効　能] 和解少陽・瀉下熱結

[主　治] 熱結心下
　心窩部が脹って痛むあるいは硬く痞える・悪心・嘔吐・下痢あるいは便秘・煩躁・往来寒熱・胸脇部が脹って痛む・舌苔が黄・脈が弦で有力など。

[病　機] 風寒の邪が化熱して少陽半表半裏の偏裏である心下に陥入し，気機を痞結した状態である。

　心下は少陽の偏裏に属し，少陽邪熱が陽明に内逆する門戸である。熱邪が心下に陥結して気機を阻滞するので，心窩部が脹って痛み，阻結が甚だしくなると硬く痞える。邪熱が陽明に内逆し，脾胃の昇降を阻滞すると胃気上逆の悪心・嘔吐や脾気不昇で清陽下泄の下痢がみられ，邪熱が腑気を阻滞すると腹満・便秘が生じ，心神を上擾すると煩躁があらわれる。少陽枢機不利にともない往来寒熱・胸脇苦満・口苦なども兼挟する。少陽の熱結であるから舌苔が黄・脈が弦で有力を呈する。

[方　意] 清熱するとともに心下痞結を開通し，少陽枢機を通利する。

　柴胡は少陽半表半裏の邪熱を軽宣達表するとともに少陽枢機を通利し，黄芩

は少陽の鬱熱および心下の熱を清泄する。半夏・生姜は降逆止嘔に，白芍・枳実は理気開結・酸苦決壅に働き，黄芩・生姜・半夏は辛開苦降に，柴胡・枳実・白芍は散結疏通に作用し，いずれも心下の気機痞結を開通する。さらに，大棗・白芍は酸甘化陰に働き，熱結による傷津から保護する。熱結がつよい場合には，さらに大黄を加えて瀉下泄熱することにより，痞結を開通させる。

[参　考]
①《傷寒論》には以下の条文が示されている。

「太陽病，経を過ぐること十余日，反って二三これを下し，後四五日，柴胡証なお在るものは，まず小柴胡を与う，嘔止まず，心下急し，鬱鬱微煩のものは，いまだ解せずとなすなり，大柴胡湯を与え，これを下せばすなわち癒ゆ」は，柴胡証に小柴胡を与えても治癒せず，「心煩喜嘔」から「鬱鬱微煩」「嘔止まず」に，「胸脇苦満」から「心下急す」「心下痞鞕」へと変化し，熱結心下が生じていることが分かるので，大柴胡湯で心下の「熱結」を下す必要がある。

「傷寒発熱し，汗出でて解せず，心中痞鞕し，嘔吐して下利するものは，大柴胡湯これを主る」は，心下熱結による昇降失調の吐利を述べている。

「傷寒十余日，熱結し裏に在り，復た往来寒熱するものは，大柴胡湯を与う」は，少陽半表半裏証と熱結心下の両面が見られることを示している。

②《傷寒論》の大柴胡湯には，大黄が記載されていない。さらに煎服法にも「右七味」とあり，薬物の数のうえでも大黄は配合されていないとみるべきである。王叔和が校訂した際に，「一方は大黄二両を加う，もし加えざれば大柴胡湯たらざるを恐る」と注記しており，大黄を加えた大柴胡湯が歴来用いられている。

「一方」とあるのは，《金匱要略》の大柴胡湯である。煎服法にも「右八味」とあり，《傷寒論》の大柴胡湯に大黄二両（6g）が加わっている。ただし，主治は「これを按じ心下満痛するもの」であり，有形実邪の心下停滞あるいは熱結による血絡瘀阻が加わっていることが分かり，泄熱瀉下の大黄により実邪を攻下して除くか，大黄の活血祛瘀・清熱の効能を利用して瘀阻を攻逐するのである。

日本には「大柴胡湯去大黄」という処方があり，《傷寒論》の大柴胡湯に相当する。

③本方は少陽半表半裏証に裏実熱結を兼挟する場合にも使用してよい。

清胰湯（せいいとう）
《天津南開医院》

[組　成] 柴胡15g　黄芩9g　胡黄連9g　白芍15g　木香9g　延胡索9g　大

黄15g（後下）　芒硝9g（沖服）
[用　法] 1日1剤を水煎し分二で服用する。重症は1日2剤を分四で服用する。
[効　能] 疏肝理気・通腑泄熱
[主　治] 急性膵炎，肝鬱気滞・脾胃蘊熱・腑実便結

　　上腹部の持続性でつよい疼痛・腹満・圧痛に，往来寒熱・胸脇部の脹った痛み・口が苦い・悪心・嘔吐・舌苔が微黄あるいは膩・脈が弦など，あるいは発熱・口渇・便秘・舌質が紅・舌苔が黄厚膩・脈が洪数などをともなう。

[病　機] 肝胆の気機が鬱滞して化熱し，鬱熱が肝胆・胃に停滞して胆胃腑気不通を呈している。

　　腑気不通による上腹部の持続性疼痛・腹満が主症状である。少陽の鬱熱により往来寒熱・口が苦い・胸脇部の脹った痛み・脈が弦などの半表半裏証がみられ，胆気犯胃すると悪心・嘔吐が生じる。胃腑の鬱熱が主体になると，つよい圧痛・発熱・口渇・便秘・脈が洪数などの陽明裏証があらわれる。化熱が軽度であれば舌苔は微黄で，化熱が明らかになれば舌質が紅・舌苔が黄厚・脈が数を呈する。

[方　意] 本方は大柴胡湯加減で，急性膵炎（急性胰腺炎）に対し設けられている。

　　疏肝理気の柴胡・延胡索・木香で肝気を疏泄し胆気の鬱滞を疏通し，延胡索は活血止痛に，木香は理気止痛に働く。柔肝緩急の白芍は肝気を調えるとともに止痛する。清熱の黄芩・胡黄連は胆胃の鬱熱を清泄し，瀉熱通腑の大黄・芒硝は瀉下によって胃腸の鬱熱を外泄する。全体で鬱熱を清瀉して胆胃腑気を通じる。清熱瀉実・疏肝止痛の効果がある。

[参　考]
① 本方は以下のような加減を行う。

　　熱盛であれば金銀花・連翹を加え，湿盛あるいは黄疸には茵蔯・山梔子・竜胆草を加え，嘔吐がつよければ半夏・代赭石を加え，疼痛がつよいときは川楝子を加え延胡索を増量し，食滞をともなえば莱菔子・神麴・麦芽・山楂子を加え，胸満には厚朴・枳実を加え，背痛には全栝楼・薤白・防風・秦艽を加え，胆道回虫には檳榔子・使君子・苦楝根皮を加える。陽虚であれば大黄・芒硝を除き附子・乾姜を加える。妊婦には大黄・芒硝を減量する。

② 疼痛が軽減し排便が1日2〜3回みられるようになれば，大黄・芒硝を減量し，陳皮・白豆蔲・神麴・麦芽・山楂子などの理気消導薬を加える。

蒿芩清胆湯（こうごんせいたんとう）
《通俗傷寒論》

[組　成] 青蒿6g　竹筎9g　半夏5g　赤茯苓9g　黄芩6g　枳殻5g　陳皮5g
　碧玉散（滑石・甘草・青黛）9g
[用　法] 水煎服。
[効　能] 清泄少陽・分消湿濁
[主　治] 湿熱鬱阻少陽

　悪寒と発熱が起伏しながらつづき，悪寒は軽度で発熱・熱感がつよく，午後になると熱が高くなり，いらいら・口渇・胸腹が痞えて苦しい・両脇部が脹って苦しい・悪心・嘔吐・口が苦い・尿量が少ない・舌苔が白黄膩・脈が濡数あるいは滑数などを呈する。

[病　機] 湿熱が少陽（胆・三焦）に停滞して気機を鬱阻し，熱邪が湿邪より重い状態である。

　湿邪が少陽枢機を阻滞するために，衛陽が宣発できないと悪寒が生じ，鬱阻された陽気が邪と相争すると発熱・熱感があらわれ，悪寒と熱感の境界は明らかでなく，湿熱は留恋するので起伏しながら持続する。熱邪が湿邪より重いために，発熱・熱感がつよくて悪寒は少なく，午後には陽明の経気が盛んになって邪に抵抗するので熱が高くなる。邪が心神を擾乱するといらいらが，津液を損傷すると口渇が，胸腹の気機を阻滞すると胸腹が痞えて苦しい・両脇部が脹って苦しいなどが，胃気が阻まれ上逆すると悪心・嘔吐が生じる。湿熱の邪が三焦水道を阻滞するので尿量は減少する。舌苔が白黄膩は湿熱をあらわし，熱邪が盛んであれば黄膩になる。脈が濡数・滑数は湿熱を示し，湿邪がつよいと濡に，熱邪がつよいと滑になる。

[方　意] 本方は，温胆湯に青蒿・黄芩・滑石・青黛を加えたものに相当する。

　苦寒で芳香をもつ青蒿は少陽を疏通して邪を外透し，苦寒の黄芩は熱邪を清泄し，共同して少陽邪熱を除く主薬である。竹筎・半夏・陳皮・枳殻は辛開苦降に働き，開鬱化湿・行気和胃し中焦の湿を除き気機を疏利する。茯苓は健脾利湿に，碧玉散は清利湿熱に働き，湿熱の邪を小便から排泄する。全体で少陽の鬱熱を清泄し湿濁を疏利する。

[参　考]

　《通俗傷寒論》には「足少陽胆と手少陽三焦は合して一経をなす。その気化は一は胆中に寄りもって水穀を化し，一は三焦に発しもって腠理を行る。もし湿遏熱鬱を受ければ，すなわち三焦の気機は暢びず，胆中の相火すなわち熾ん，故に蒿・芩・竹筎を君となし，胆火を清泄す。胆火熾んなれば，必ず胃を犯し

て液鬱し痰をなす，故に枳殻・二陳を臣となし，和胃化痰す。然して必ず下焦の気機通暢して，斯く胆中の相火は清和す，故にまた碧玉を佐とし，相火を引いて下泄し，赤苓を使となし，湿熱をして下出せしめ，均しく膀胱より去らしむ。これ和解胆経の良方たり，およそ胸痞し嘔を作し，寒熱は瘧のごとければ，投じて効せざることなし」と解説している。胆と三焦は同じく少陽に属し，胆は疏泄を主り気機の出入の要であり，三焦は気化を主り陽気と水液の昇降する通路であり，いずれも気機の昇降出入に関与している。それゆえ，三焦に湿熱が停滞して気機を阻滞すると胆鬱化火をきたし，胆と三焦を切りはなして考えることはできない。

附　方

1. **芩連二陳湯**（ごんれんにちんとう）《重訂通俗傷寒論》

    組成：黄芩6g，半夏5g，竹茹6g，赤茯苓9g，黄連2g，陳皮5g，枳実5g，碧玉散9g，生姜汁2滴，竹瀝少々。水煎服。

    効能：分消湿熱・宣通気機

    主治：湿熱鬱阻・三焦気滞で，悪寒と発熱の反復・めまい・腹が痞えて脹る・時に悪心嘔吐・尿量が少ない・舌苔が黄膩・脈が濡滑などを呈するもの。

    　　湿熱が三焦を鬱阻し，湿と熱がともに重い状況である。黄連・黄芩で上・中焦の湿熱を除き，半夏・陳皮・生姜で中焦の湿濁を除き，碧玉散で下焦の湿熱を除去する。茯苓・枳実・竹瀝は行気利水・清化痰熱に働く。すなわち，三焦の湿熱を分消するのである。

    　　蒿芩清胆湯は青蒿・黄芩で少陽胆熱を清透するもので，少陽胆の熱が湿より重い状況に用いるのに対し，本方は少陽三焦の湿熱併重に適する。組成が非常に似通っているが，効能がやや異なる。

達原飲（たつげんいん）
（別名：達原散）《温疫論》

[組　成] 檳榔子6g　厚朴3g　草果1.5g　知母3g　白芍3g　黄芩3g　甘草1.5g
[用　法] 水煎し午後に温服する。
[効　能] 開達膜原・闢穢化濁
[主　治] 湿熱伏在膜原

　　初期には1日に1～3回不定期に，つよい悪寒につづく発熱・熱感の発作が

あり，ついで数日ののちに発熱・熱感のみとなり，夕方に甚だしくなる。頭痛・身体痛・胸腹が痞えて苦しい・ときに悪心嘔吐・舌苔は白膩で積粉状・脈は弦数などを呈する。

[病　機] 湿熱疫邪が半表半裏の膜原に侵入し，まず悪寒しついで発熱するという半表半裏証の発作を呈している。本証の特徴は，疫邪の勢いがつよくて直接膜原に侵入するために，表証を経過せず突然に発作が生じることである。

　湿熱が膜原にあってまず陽気を内部に鬱阻すると，衛陽が表に達することができないためにつよい悪寒（憎寒という）が生じる。ついで鬱した陽気が邪気と相争するので，発熱・熱感があらわれ，正気が消耗するとともに熱が消退する。湿熱の邪は膩滞して除きがたいので，邪正闘争が繰り返しておこり，邪の鬱阻が勝ると悪寒が，陽気の抵抗が強くなると発熱が生じ，1日1回〜数回の不定期な発作がおきる。数日の経過で邪正相争が繰り返され裏熱が次第に盛んになると，発熱のみで悪寒はなくなり，陽明経気が旺盛になる夕方（日晡）に熱が高くなる。湿熱が表に向かってびまんし，経絡・肌肉の間に鬱滞して気血の運行を阻滞すると頭痛・身体痛が生じ，裏に向かってびまんし，中焦を困阻すると胸腹が痞えて苦しい・悪心・嘔吐がみられる。舌苔が白膩で積粉状を呈するのは，湿邪が熱邪を遏伏して内熱がつよくなっていることを示し，脈が弦数であるのも，湿邪が気機を鬱阻して鬱熱が盛んになっていることをあらわしている。

[方　意] 膜原に伏在した湿濁疫邪を開達して除く。

　辛苦・温の厚朴・草果・檳榔子が主薬で，辛開苦降により開鬱燥湿・行気破結する。厚朴は除湿散満・降気化痰し，辛香闢穢の草果は伏邪を宣透し，檳榔子は攻下破結し，3薬が共同して膜原に到達し邪を開達させるのである。さらに，苦寒の黄芩を配合して清熱燥湿する。清熱滋陰の知母と斂陰和血の白芍は，湿熱の化燥傷陰を防止し，辛温の厚朴・草果・檳榔子の燥烈化燥の弊害を抑制する。甘草は諸薬を調和する。全体で膜原を開達して駆邪外出し，祛邪して正気を損傷せず，和解法の範疇に入る。

[参　考]

① 達原飲は呉又可の創製であり，《温疫論》で「傷寒と中暑は，天地の常気を感ず。疫は，天地の癘気を感ず。……邪は口鼻より入り，すなわちその客するところ，内は臓腑に在らず，外は経絡に在らず，挟脊の内に舎る，表を去ること遠からず，胃に附近し，すなわち表裏の分界，これ半表半裏たり，すなわち《針経》にいうところの，募原に横連するものなり。……いま邪の募原にあるは，まさに経胃交関の所たるべし，故に半表半裏たるなり」と，募原（膜原）の伏邪に関する見解を述べている。

　また，「温疫の初起，まず憎寒して後に発熱し，嗣後はただ熱して憎寒せざるなり。初めてこれを得て二三日，その脈浮ならず沈ならずして数，昼夜に発熱

し，日晡ますます甚だしく，頭疼身痛す。それ時邪は挟脊の前，腸胃の後に在り，頭疼身痛ありといえども，これ邪熱は経に浮越す，傷寒表証たりと認め，輒に麻黄・桂枝の類を用い強いてその汗を発すべからず。この邪は経に在らず，これを汗せば徒らに衛気を傷り，熱もまた減ぜず，また下すべからず，この邪は裏に在らず，これを下せば徒らに胃気を傷り，その渇はいよいよ甚だし，達原散に宜しくこれを主る」と指摘し，傷寒表証との鑑別と汗・下の禁忌を述べている。

方意については「檳榔よく消しよく磨（すりへ）し，伏邪を除き，疏利の薬たり，また嶺南瘴気を除く，厚朴は戻気（癘気）の結する所を破る，草果は辛烈気雄，伏邪の盤踞を除く。三味協力し，その巣穴に直達し，邪気をして潰敗し，速やかに膜原より離さしむ，これをもって達原となすなり。熱は津液を傷る，知母を加えもって滋陰す，熱は営気を傷る，白芍を加えもって和血す，黄芩は燥熱の余を清し，甘草は和中の用をなす。もって後の四味は，調和の剤に過ぎず，渇と飲のごとし，抜病の薬にあらざるなり」と解説している。

② 原著の加減方には「もし脇痛み耳聾し，寒熱し，嘔して口苦ければ，これ邪熱は少陽経に溢るるなり，本方に柴胡一銭（3g）を加う。もし腰背項痛めば，これ邪熱は太陽経に溢るるなり，本方に羌活一銭を加う。もし目痛み，眉稜骨痛み，眼眶痛み，鼻乾き眠らざれば，これ邪熱は陽明経に溢るるなり，本方に乾葛一銭を加う」とある。

③ 本方は燥烈の薬物が多いので，滋潤の知母・白芍の配合はあるが，熱盛化燥の状態に対しては注意が必要である。

附　方

1. **柴胡達原飲**（さいこたつげんいん）《通俗傷寒論》

    組成：柴胡・枳殻・厚朴・青皮・黄芩各5g，桔梗3g，草果2g，檳榔子6g，荷葉梗10〜15g，炙甘草2g。水煎服。

    効能：宣湿化痰・開達膜原・通利三焦

    主治：痰湿阻滞膜原による胸膈痞満・胸があつ苦しい・めまい・口がねばる・痰がすっきり出ない・2日に1回程度の悪寒と発熱の発作（間日瘧）・舌苔が厚で積粉状・脈が弦滑などの症候。

    湿熱が膜原に侵入して痰を生じ，三焦の気機を阻滞した状況である。達原飲から滋潤の知母・白芍を除き，柴胡・青皮・枳殻・荷葉梗を加えている。厚朴・草果・檳榔子・黄芩で膜原の湿熱を開達するほか，柴胡で清透除熱し，桔梗・枳殻で上焦を開き除痰し，青皮で消積下気し，芳香開泄の荷葉で上・中焦を行らせ寛胸し，炙甘草で諸薬を調和する。膜原を開達し三焦を通利し，

清熱除湿・化痰の効果をあげる。

《通俗傷寒論》には「《内経》にいう'邪気は五臓に内薄し,膜原に横連す',と。膜は,横膈の膜,原は,空隙の処,外は肌腠に通じ,内は胃腑に近く,すなわち三焦の関鍵,内外交界の地たり,実に一身の半表半裏なり。およそ外邪は毎に膜原より内に入り,内邪は毎に膜原より外に達す。これ呉又可は疫邪初犯膜原を治すに,達原飲の作あるゆえんなり。今兪氏は柴・芩をもって君となすは,柴胡は膜原の気機を疏達し,黄芩は膜原の鬱火を苦泄するをもってなり。臣するに枳・桔をもって上を開き,朴・果は中を疏し,青・檳は下を達し,もって三焦の気機を開達し,膜原伏邪をして,三焦より肌腠に外達せしむるなり。佐するに荷梗をもってこれを透し,使するに甘草をもってこれを和す。達原というといえども,実は和解三焦の良方たり。これを呉氏の原方と較べるに,奏功もっとも捷し。然して必ず湿は熱より重く,痰は膜原を阻み,始めて適宜となる。もし湿すでに開き,熱すでに透り,相火熾盛し,再にこの剤を投ずれば,反って相火を助けていよいよ熾し,適に胆汁を劫して肝陰を爍し,火旺生風し,痙厥兼ねて臻るの変を醸成す。この方を用うるものはそれを審らかにしてこれを慎め」と詳細に解説されている。

2. **清脾飲**(せいひいん)《済生方》

    組成:青皮・厚朴・白朮・草果・柴胡・茯苓・黄芩・半夏・炙甘草各等分。粉末1回12gを水煎服用する。

    効能:燥湿化痰・清熱清脾・和中止瘧

    主治:瘧疾の熱多寒少。

    痰湿阻結膜原による瘧疾であり,痰湿の根源である脾を治すところから「清脾」の名がある。厚朴・草果・黄芩で膜原の湿熱を開達し,柴胡で清透除熱し,半夏で除痰し青皮で消積下気し,白朮・茯苓・炙甘草で健脾化熱・和中する。薬性は平和で破結達邪の力はやや弱い。

第2節　調和肝脾剤（ちょうわかんぴざい）

　調和肝脾剤は，肝気鬱結による脾胃への横逆，あるいは脾虚不運で肝陰が不足して疏泄が失調した脾虚肝乗により，胸脇脹痛・腹痛・腹満・悪心・嘔吐・下痢など肝胃不和・肝脾不和の症候がみられるときに用いる。
　理気舒肝の柴胡・香附子・枳実，養血柔肝の白芍・当帰，健脾助運の白朮・茯苓・炙甘草などを配合する。

芍薬甘草湯（しゃくやくかんぞうとう）
《傷寒論》

[組　成] 白芍12g　炙甘草12g
[用　法] 水煎服。
[効　能] 柔肝解痙・緩急止痛（抑木培土）
[主　治] 肝陰不足・肝気乗脾
　　　　 腹中のけいれん痛・四肢の筋肉のひきつりなど。
[病　機] 肝の陰血不足で，肝気を抑制できず筋脈を濡養できないためにけいれんが生じる状態である。
　　　　 肝気が脾虚に乗じて横逆し脾気を阻滞すると腹痛が発生し，陰血が筋脈を濡養できず肝気が横竄すると筋肉のけいれんが生じる。
[方　意] 本方は柔肝の基本方剤である。柔肝とは，肝の陰血を補充することにより肝気を抑制して柔和にし，正常に疏泄が行えるようにすることである。
　　　　 酸・微寒の白芍と甘・微温の炙甘草は，酸甘化陰により肝・脾の陰を補充する。白芍は肝血を補い肝陰を収斂し，柔肝・平肝・緩急止痙する。炙甘草は益脾生津し，緩急止痛・止痙する。両薬を配合することにより，滋陰平肝・緩急止痛・止痙の効果がつよまり，肝の陰血を滋補して肝気をしずめ，脾の気陰を補って肝気の侵害を受けないよう防止する（これが「抑木培土」である）。
　　　　 なお，潤燥養筋・緩急止痙の効能により肝不養筋のけいれんにも有効である。
[参　考]
①《傷寒論》には「傷寒脈浮，自汗出で，小便数，心煩し，微しく悪寒し，脚攣急

するに，反って桂枝湯を与え，その表を攻めんと欲するは，これ誤りなり。これを得てすなわち厥し，咽中乾き，煩躁し，吐逆のものは，甘草乾姜湯を作りこれを与え，もってその陽を復せ。もし厥癒え足温かきものは，更に芍薬甘草湯を作りこれを与えれば，その脚即ち伸ず」とある。

　脈浮は表証の残存を，自汗・小便数・微悪寒は陽虚で固摂と温煦が不足していることを，脚攣急は陰虚による不養筋脈をあらわし，陰陽両虚で表証をともなっているので，桂枝加附子湯などで扶正祛邪する必要がある。桂枝湯で攻表すると，汗が出て気津がさらに不足し，陽気がさらに虚して厥（四肢の冷え）が，陰液がさらに虚して咽の乾き・煩躁が生じ，胃気が上逆して嘔吐もみられる。治療上はまず陽気の回復をはかり，甘草乾姜湯で冷えを改善したのちに，芍薬甘草湯で養陰して脚の攣急を止める。

② 本方はけいれん性疼痛に有効であり，身体のどの部分であっても使用してよい。
③ 古典では以下のように用いているので，参考にされたい。

　　《内科摘用》：小腸腑咳，咳を発して失気す。
　　《医学心悟》：腹痛を止むること神のごとし，脈遅は寒たり，乾姜を加う，脈
　　　　　　　　洪は熱たり，黄連を加う。
　　《古今医統》：小児熱腹痛，小便不通。
　　《方極》：拘攣急迫するものを治す。

④《傷寒論》には本方の加方が示されている。

◎**芍薬甘草附子湯**（しゃくやくかんぞうぶしとう）

　組成：白芍9g，炙甘草9g，附子3g。水煎服。

　効能：扶陽益陰

　「汗を発し，病解せず，反って悪寒するものは，虚するが故なり，芍薬甘草附子湯これを主る」

　発汗すると表証が緩解して悪寒が消失するはずであるが，かえって悪寒がつよくなるのは，発汗過多で衛陽が損傷したことを示す。汗が多いと，衛陽だけでなく営陰も損傷するので，四肢がひきつる。本方は芍薬・甘草で酸甘化陰して養陰補血生血し，附子・甘草で辛甘化陽して補陽しており，陰陽并補の方剤である。腓腹筋痙攣，手足の痺れや疼痛，爪がもろい，目の乾きなどで舌紅，苔薄，脈細など陰陽両虚によるものに用いるとよい。

四逆散（しぎゃくさん）
《傷寒論》

[組　成] 炙甘草・枳実・柴胡・白芍各6g
[用　法] 水煎服。
[主　治]
(1) 少陰病四逆（陽気阻遏・飲邪変生）
　　四肢の冷え・咳嗽・動悸・尿量減少・腹痛・下痢・裏急後重など。
(2) 肝脾不和
　　抑うつ感・ゆううつ感・いらいら・胸脇部が脹って苦しい・腹満・腹痛・下痢・脈が弦など。
[病　機] 陽気内鬱の病態である。
　　少陰病四逆は，風寒が外犯して少陰に深入したが，少陰陽気は衰弱しておらず，邪が厥陰（肝・心包）と少陽三焦に影響を及ぼした状態である。寒邪によって厥陰の陽熱の布達が遏阻され四肢末梢に達しないために四肢が冷える。少陽三焦の気機が阻滞され水津が停積して飲邪が変生し，飲邪が肺を上犯すると咳嗽が，心を上凌すると動悸が生じ，水道を阻遏するので尿量が減少する。寒邪が気機を遏阻すると腹痛・下痢が生じ，鬱阻された肝気が腸に下迫して気機が渋滞するためにテネスムスをともなう。
　　肝脾不和は内傷七情によって生じ，肝気が鬱結し情志が暢達しないために抑うつ感・ゆううつ感・いらいら・ヒステリックな反応などがあり，肝経経気が阻滞されると胸脇部が脹って痛む。肝気が鬱結し脾胃に横逆すると，脾気を阻滞して腹痛・腹満・下痢をひきおこし，胃気を阻滞すると胃痛・悪心・嘔吐などもみられる。弦脈は肝気鬱滞を示す。
[方　意] 鬱阻された陽気を疏達通暢する。
　　少陰病四逆に対しては，柴胡で透邪疏鬱して気機を通暢にし，行気破滞の枳実がこれを補助する。白芍は和営・柔肝に，炙甘草は和中緩急に働き，共同して急迫をしずめ止痛する。柴胡の昇と枳実の降で気機の昇降を調え，炙甘草と白芍で気血を調え，陽気を調暢にして祛邪をつよめ少陽・厥陰を通利する。
　　肝脾不和に対しては，疏肝解鬱の柴胡と補血柔肝の白芍で肝気を条達させ，枳実で脾気の停滞を疏通するとともに柴胡の疏泄を補助し，炙甘草が諸薬を調和する。白芍と甘草は，酸甘化陰により肝陰を滋補し，柔肝を通じて柴胡の疏肝を助け，疏泄にともなう肝陰の消耗を防止し，さらに緩急止痛の芍薬甘草湯の意味をもつ。全体で，疏肝解鬱し肝の疏泄を暢調し脾運を高めて，肝脾を調和させる。

118　第3章　和解剤

[参　考]
① 《傷寒論》には「少陰病，四逆し，その人あるいは咳し，あるいは悸し，あるいは小便利せず，あるいは腹中痛み，あるいは泄利下重のものは，四逆散これを主る」とあり，病変が三焦に及んで多彩な症状が出ることが示されており，さらにそれぞれについての加減法が付け加えられている。

　「咳のものは，五味子・乾姜各五分を加う」で，飲邪肺犯の咳に対し乾姜と五味子で温肺化飲・止咳する。

　「悸するものは，桂枝五分を加う」で，飲邪凌心に対し心陽を温通する桂枝を加える。

　「小便利せざるものは，茯苓五分を加う」で，寒凝により水津が三焦に停留し小便不利をきたしているので，淡滲利湿の茯苓を加える。

　「腹中痛むものは，附子一枚を加う」で，寒邪が脾絡を拘急させて腹痛が生じるときは，温陽散寒の附子を加える。

　「泄利下重のものは，まず水五升をもって，薤白三升を煮，煮て三升を取り，滓を去り，散三方寸匕をもって，湯中に内れ，煮て一升半を取り，分かち温め再服す」で，肝気が鬱阻され腸に下迫するときは，辛散通絡により気機を通じる薤白を加える。

② 本方は「少陰病」に用いられるが，四逆湯などを用いる少陰（心・腎）の陽衰による四肢厥逆とは明らかに異なっている。「少陰の病たる，脈微細，ただ寐んと欲するなり」のような陽気衰微の症候はみられず，寒邪による陽気阻遏が主体である。

附　方

1. **枳実芍薬散**（きじつしゃくやくさん）《金匱要略》

    組成：枳実・白芍各等分。散にして1回3〜6gを服用する。

    効能：行気和血・止痛

    主治：気滞血凝による腹痛。

    　「産後腹痛し，煩満し臥するを得ざるは，枳実芍薬散これを主る」で，産後には血虚のために肝気が偏亢し，脾に横逆して腹痛をおこしやすい。枳実（焼きすぎない程度に黒く焼く）で行気し，白芍で柔肝養血して血痺（血不足による血行痺阻）を改善し，行気和血により疼痛を止めるのである。

2. **柴胡疏肝散**（さいこそかんさん）《景岳全書》

    組成：柴胡・陳皮各6g，川芎・香附子・枳殻・白芍各4.5g，炙甘草1.5g。水煎服。

第 2 節　調和肝脾剤　119

効能：疏肝行気・和血止痛
主治：肝気鬱結・気血瘀滞による胸脇痛・往来寒熱など。

　　原著には「脇肋疼痛し，寒熱往来するを治す」とあり，肝気が鬱結し疏泄が停滞して気血が渋滞したために，胸脇痛・寒熱往来などをきたしている。四逆散の枳実に代えて疏解行気・和血止痛の香附子・陳皮・枳殻・川芎を加え，緩和の炙甘草の量を減じ，肝気の疏泄と行血止痛の効能をつよめている。

当帰芍薬散（とうきしゃくやくさん）
《金匱要略》

[組　成] 当帰 9 g　白芍 15 g　茯苓 12 g　白朮 12 g　沢瀉 9 g　川芎 6 g
[用　法] 水煎服。散剤にし 1 日 3 回 6 g ずつを酒で服用してもよい。
[効　能] 補血調肝・運脾除湿
[主　治] 肝気乗脾（肝血虚・脾虚湿滞）
　　顔色が悪い・皮膚につやがない・月経不順・経血量が少ない・月経痛・帯下・腹痛・むくみ・泥状便・四肢のしびれ感・尿量が少ない・舌質が淡胖・舌苔が白・脈が細など。
[病　機] 肝血不足で肝気を抑制できず，脾虚湿滞に乗じて肝気が横逆するために発生する肝脾不和である。
　　顔色が悪い・皮膚につやがない・月経不順・経血量が少ない・舌質が淡などは肝血不足を示し，むくみ・泥状便・四肢のしびれ感・尿量が少ない・帯下・舌質が胖・舌苔が白などは脾虚湿滞をあらわす。脈が細は血虚・脾虚・湿滞のいずれでもみられる。肝血不足で有余した肝気が脾虚に乗じて横逆すると，腹痛・月経痛などが生じる。
[方　意] 本方は補血調肝と運脾除湿の組合せであり，補血調肝によって肝気をしずめて乗脾しないようにすると同時に，運脾して肝気が乗じないように防止する。
　　補血柔肝の当帰・白芍と活血の川芎・当帰，さらに疏肝理気の川芎という配合により，補血して滞血せず活血して峻猛でなく，調肝に働く。健脾の白朮・茯苓と甘淡利湿の沢瀉・茯苓は，脾を健運し湿邪を除く。
[参　考]
① 《金匱要略》には「婦人懐娠，腹中㽲痛（腹中がひきつって痛むこと）するは，当帰芍薬散これを主る」「婦人腹中諸疾痛，当帰芍薬散これを主る」とあるが，いずれも脾虚肝乗による疼痛である。
② 本方は老若男女を問わず，肝脾不和に使用してよい。

③ 日本の経験方には，温陽散寒の附子を加えた当帰芍薬加附子湯がある。冷え・強い疼痛など寒盛を呈する場合に使用するとよい。

逍遙散（しょうようさん）
《和剤局方》

[組　成] 柴胡・当帰・白芍・白朮・茯苓各9g　炙甘草4.5g　煨姜3g　薄荷1g
[用　法] 水煎服。上記の割合で丸剤にし，1日2～3回6～9gずつ服用してもよい。
[効　能] 疏肝解鬱・健脾和営
[主　治] 肝鬱血虚・脾失健運

　　ゆううつ感・いらいら・胸脇痛・寒くなったり熱くなったりする・頭痛・めまい・口や咽の乾燥感・月経不順・経血量が少ない・乳房が脹って痛む・食欲がない・疲れやすい・脈が弦で無力など。

[病　機] 肝気鬱結・血虚・脾失健運が混在し，因果関係をもった病態である。

　　肝は血を蔵し疏泄を主り，陰血をもとにして肝気の疏泄が順調に行われる。内傷七情により肝気が鬱結したり疏泄が失調すると，陰血を暗耗したり，脾運が不十分になって気血の生化が不足し，肝の陰血が虚すために肝気が制約されなくなってさらに疏泄が失調し，悪循環に陥る。肝鬱で情志が鬱するのでゆううつ感・いらいらがみられ，経気が滞ると胸脇部や乳房が脹って痛む。疏泄が失調し，衛気が外達しないとさむけが，陽気が内鬱すると熱感が，気血が上承しないと頭痛・めまいが，津液が布散できないと咽や口の乾燥感が，それぞれ一時的にかつ反復して発生する。肝血不足と疏泄失調があるために衝任が失調し，月経が不定期になり経血量も少ない。脾運が障害されているので，食欲がなく疲れやすい。弦脈は肝鬱を示し，血虚と脾運不足のために脈は無力になる。

[方　意] 疏肝解鬱・養血柔肝によって肝鬱血虚を改善すると同時に，脾を健運する必要がある。本方は，四逆散を加減した疏肝養血・理脾の代表的組成になっている。

　　疏肝解鬱の柴胡が主薬で，鬱滞した肝気を疏通し条達させ，少量の薄荷が疏散条達の効能をつよめる。養血活血の当帰と養血斂陰の白芍は，肝の陰血を補充して柔肝し疏泄を調整する。健脾の白朮・茯苓・炙甘草は脾運を高めて気血生化の源を益し，苦温の煨姜が脾気を鼓舞する。全体で，肝の陰血を補い肝気を調節し，気血を調整し肝脾を併治する全面的な用薬になっている。

[参　考]
① 原著には「血虚労倦，五心煩熱し，肢体疼痛し，頭目昏重し，心忪し頬赤く，

口燥して咽乾き，発熱盗汗し，食減り嗜臥し，及びて血熱相搏ち，月水調わず，臍腹脹痛して，寒熱瘧の如くなるを治す。また室女の血弱陰虚し，営衛不和，痰嗽潮熱して，肌体羸痩し，漸に骨蒸となるを療す」とある。

② 《成方便読》には「それ肝は木に属し，すなわち生気の寓る所，蔵血の地たり，その性は剛介にして，条達を喜び，必ずすべからく水をもってこれを涵し，土をもってこれを培うべし，然る後にその生長の意を遂ぐるを得。もし七情内傷，あるいは六淫外束し，これを犯せばすなわち木鬱して病変多し。この方は当帰・白芍の養血をもってその肝を涵い，苓・朮・甘草の補土をもってその本を培い，柴胡・薄荷・煨生姜はともに辛散気昇の物に係り，もって肝の性を順にして，これをして鬱せしめず。かくのごとければすなわち六淫七情の邪みな治まりて，前証あに癒えざるものあらんや。本方に牡丹皮・黒山梔各一銭を加え，加味逍遙散と名づけ，怒気肝を傷り，血少化火の証を治す。故に丹皮のよく肝胆血分に入るものをもって，その火邪を清泄す。黒山梔もまた営分に入り，よく上焦心肺の熱を引き，屈曲下行す，前方中に合すれば自ずとよく解鬱散火し，火退けばすなわち諸病みな癒ゆ」と解説されている。

附　方

1. **加味逍遙散**（かみしょうようさん）（別名：丹梔逍遙散）《内科摘要》
    組成：逍遙散に牡丹皮・山梔子各3gを加える。水煎服。
    効能：疏肝健脾・和血調経・瀉火
    主治：肝鬱血虚・化火で，いらいら・怒りっぽい・顔面紅潮・口乾・脈が弦数などをともなうもの。

    　　肝鬱血虚で化火したためにいらいら・怒りっぽい・口乾などの心肝火旺の症候をともなうので，逍遙散に血熱を清し心肝の火を瀉す牡丹皮と，三焦の火を瀉す山梔子を加えて，導熱下行するとともに水道を通利する。血虚有熱の月経不順にも適する。

    　　原著には「肝脾血虚して発熱し，或いは潮熱，哺熱，或いは自汗盗汗し，或いは頭痛，目渋り，或いは怔忡して寧かならず，或いは頬赤く口乾き，或いは月経調わず，肚腹痛みを作し，或いは小腹重墜し，水道渋り痛み，或いは腫痛して膿を出し，内熱して渇きを作す等の症を治す」とある。

2. **黒逍遙散**（こくしょうようさん）《徐霊胎医略六書》中の《女科指要》
    組成：逍遙散に生地黄を6～12g加える。
    効能：疏肝健脾・養血調経
    主治：肝鬱血虚で血虚が顕著なもの。

原著には「崩漏，脈弦虚数なるものを治す」「血熱には丹皮を加え，陰虚には牡蛎を加える。労に任え鬱すること多く，肝脾を虧損し，経気調わざるに致り，経行その常度を失いて，崩漏已まず。生地は壮水滋陰し兼ねて能く涼血止血し，白朮は健脾燥湿し即漏を止め崩を定めること可，白芍は斂陰和血し，当帰は養血帰経し，柴胡は少陽解鬱し，茯苓は滲湿和脾し，甘草は緩中和胃するなり。血熱には丹皮を加えて降火し，陰虚には牡蛎を加えて固渋する。随手捻来し，絲絲入釦せざるなし（打てば響くように，すぐに効果が得られる）」と説明がある。

3. **滋陰至宝湯**（じいんしほうとう）《万病回春》
   組成：当帰・白芍・白朮・茯苓・陳皮・知母・貝母・香附子・地骨皮・麦門冬各2.5g，薄荷・柴胡・甘草各1g。煨姜1gと水煎服用する。
   効能：疏肝解鬱・健脾和営・養陰清肺
   主治：肝鬱血虚に肺陰虚の乾咳・少痰・盗汗などをともなう。

   本方は逍遙散の加方で，疏肝の香附子，滋肺陰の麦門冬，清肺の知母・地骨皮，潤肺化痰の貝母，和胃化痰の陳皮を加えている。

   原著には婦人科の虚労に記載され，「婦人諸虚百損，五労七傷，経脈不調，肢体羸痩を治す。この薬は専ら経水を調え，血脈を滋し，虚労を補い，元気を扶け，脾胃を健やかにし，心肺を養い，咽喉を潤し，頭目を清し，心慌を定め，神魄を安んじ，潮熱を退け，骨蒸を除き，咳嗽を止め，痰涎を化し，盗汗を収め，泄瀉を止め，鬱気を開き，腹痛を療し，胸膈を利し，煩渇を解し，寒熱を散じ，体疼を祛き，甚だ奇効あり」と解説があるように婦人の不定愁訴などに広く応用できる。

痛瀉要方（つうしゃようほう）
（別名：白朮芍薬散）《景岳全書・劉草窓方》

[組　成] 白朮9g　白芍6g　陳皮4.5g　防風6g
[用　法] 水煎服。上記の割合で丸剤・散剤にしてもよい。
[効　能] 補脾平肝
[主　治] 脾虚肝乗・肝脾不和

腹鳴・腹痛があって下痢し，下痢した後にも腹痛が止まず，舌質は偏淡・舌苔は薄白・脈は両関が不同で弦かつ無力などを呈する。

[病　機] 脾虚に乗じて肝気が横逆する病態である。

肝気が横逆して脾気が失調するので腹鳴・腹痛が生じ，昇精できないために下痢になる。特徴は精神的緊張などによって腹痛が突発し，腹鳴・腹痛につづいて下痢し，下痢ののちも腹痛が消失しないことである。舌質が偏淡・脈が無力は脾虚を示し，肝気が旺じると脈は弦になる。左関脈は肝を右関脈は脾を主るので，左右で不同である。

[方　意] 健脾と柔肝により肝気が乗侮しないようにする。

健脾燥湿の白朮と理気醒脾の陳皮は，脾運をつよめて肝気が乗じるのを防止する。斂陰養血・平肝の白芍は，肝の陰血を補い肝気を柔和にして，脾に横逆しないように調整する。辛温の防風は，辛味で肝気を散じ温性で脾陽を振奮し，浮昇の性質によって昇陽止瀉に働く。全体で，補脾して肝気を平柔し，気機を調えて止痛・止瀉する。本方は肝脾不和，腹痛泄瀉の常用方である。症状はつねに心因性のストレスで誘発され，下痢に必ず腹痛を伴い，弦脈がみられるのが弁証の要点である。

[参　考]
① 張景岳が「痛瀉を治する要方」と称したためにこの名がついたが，原名は「白朮芍薬散」である。本方の主治について《医方考》には，「瀉はこれを脾に責め，痛はこれを肝に責め，肝はこれを実に責め，脾はこれを虚に責め，脾は虚し肝は実す，故に痛瀉せしむ」と簡潔に述べられている。
② 下痢が慢性になり，脾虚がさらに虚して清陽が下陥したときは，昇清陽の升麻を加えて止瀉をつよめる。
③ 以下のような加減を行うとよい。
　　寒証の久瀉には，呉茱萸・乾姜を加えて温中止痛する。
　　水様便を呈するときは，車前子・茯苓・乾姜を加えて温中分利する。
　　膿血を呈するときは，白頭翁・黄柏あるいは黄芩・黄連を加えて清熱止痢する。
　　裏急後重をともなうときは，檳榔子・木香を加えて行気導滞する。
　　腹痛がつよいときは，白芍を倍にし青皮・香附子を加えて疏肝平肝する。

女神散（にょしんさん）
《勿誤薬室方函》

[組　成] 当帰・川芎・桂枝・白朮各3g　木香1.5g　黄芩3g　黄連1.5g　人参・甘草各2g　香附子4g　大黄1g　檳榔子3g　丁香0.5g
[用　法] 水煎服。
[効　能] 疏肝泄熱・養肝温下

[主　治] 肝虚気滞・上熱下寒

のぼせ・ほてり・めまい・汗が出る・いらいら・鼻出血・下半身の冷え・月経不順・舌質の尖辺が紅・脈が弦細で数など。

[病　機] 肝虚で疏泄が失調して厥陰枢機が阻滞され，心包陽熱が上部で鬱し下達できない状態である。

厥陰心包は腎から生発し肝胆で旺盛になった相火と心の君火を集め，陽熱を布達し全身を温煦する本源であり，陽熱は厥陰肝の疏泄により全身に布達されるので，厥陰は陽熱が内転外達する枢紐（かなめ）になっており，この機能を「厥陰枢機」という。肝虚（気血不足）により肝気の疏泄がしばしば失調すると，気機が通暢できなくなって厥陰枢機不利が発生し，心包陽熱が上部で鬱して下達できなくなる。心包陽熱が上鬱するとのぼせ・ほてりが生じ，甚だしくなると汗が出て熱が外泄し，いったんは熱鬱が解消するが，くり返し同様のことが発生する。疏泄が停滞するといらいらが生じる。鬱熱が清竅を上擾するとめまい・頭痛が，甚だしいと血熱妄行による鼻出血がみられる。陽熱が下部には布達されないために下半身は冷える。舌質の尖辺紅・脈が弦数は熱鬱を，脈が細は肝虚を示す。

[方　意] 肝虚を補って柔肝するとともに疏泄をつよめて気機を調達し，同時に上熱を清し下寒を温める必要がある。

疏肝の香附子・木香・檳榔子・川芎および温通の桂枝により肝気を疏達して枢機を通暢する。養血の当帰と益気の人参・白朮は補肝に働き，柔肝を通じて疏泄を調整する。黄芩・黄連は上部の壅熱を清し，泄熱瀉下の大黄は降気の檳榔子とともに上熱を下方に導いて外出させる。温腎の丁香と暖肝の当帰・川芎は下寒を温める。全体で柔肝調気・清上温下の効能が得られる。

[参　考]
① 《勿誤薬室方函》には「血証上衝眩暈を治す，および産前産後通治の剤なり」とあり，《勿誤薬室方函口訣》に「この方はもと，安栄湯と名づけて軍中七気を治する方なり。余の家，婦人血証に用いて特験あるをもって，今の名とす。世に称する実母散・婦王湯・清心湯，みな一類の薬なり」とあるが，病機に関する記載を欠いている。
② 下寒がより顕著なときは細辛・呉茱萸などを，肝虚が明らかなら熟地黄・白芍などを加える必要がある。また，上熱に対しては斂肝の烏梅などを配合する方がよい。

第3節　調和脾胃剤（ちょうわひいざい）

　調和脾胃剤は「調和腸胃剤」ともいい，邪が脾胃を侵襲したために生じた胃降と脾昇の気機失調に用いる。悪心・嘔吐など濁陰上逆の症状と，腹満・腹痛・腹鳴・下痢など脾気不運や清気下泄の症候がみられるほか，上下の気機が中焦で結して心下痞を生じることもある。

　辛味の半夏・乾姜・桂枝および苦味の黄連・黄芩などを組み合せた「辛開苦降」を主とし，人参・炙甘草など益気健脾薬を配合する。

半夏瀉心湯（はんげしゃしんとう）
《傷寒論》

[組　成] 半夏9g　黄芩6g　乾姜6g　人参6g　炙甘草6g　黄連3g　大棗4g
[用　法] 水煎服。
[効　能] 開結除痞・調和脾胃・寒熱併調
[主　治] 脾胃不和
　　　　心窩部が痞えて脹る・悪心・嘔吐・腹鳴・下痢・舌苔が薄黄で膩など。
[病　機] 脾胃の昇降の気機が心下で結し，「心下痞」と昇降失調がみられる病態である。

　半表半裏証に対して下法を用いたために邪が心下に陥入し，心下で無形の気機痞結が生じ，陽熱は下達が阻まれて上で鬱し，下では陽熱の温煦が得られないために，上熱下寒という寒熱錯雑が生じるとともに，胃熱と脾寒による昇降失調がみられる。このほか，胃熱のものが生冷物・苦寒薬などを摂取して脾陽を損傷し，胃熱と脾寒が心下で互結するか，湿熱の感受や脾虚生湿・化熱によって湿熱が脾胃の気機を阻滞し，脾胃の昇降が失調して心下で気結を生じることもある。

　心下で無形の気機痞結があるために心窩部の痞えや膨満感が生じるが，実邪の結滞ではないので圧すると軟らかく痛みもともなわない。胃熱や湿阻により胃気不降になり，濁陰が上逆すると悪心・乾嘔・嘔吐などが生じ，脾寒や脾湿で清気不昇になり下泄すると腹鳴・下痢が発生する。湿熱による場合には，舌

苔が黄膩を呈する。
[方　意] 寒熱併調・補瀉兼施し辛開苦降により心下気機痞結を開通する。
　　辛散の半夏・乾姜と苦降の黄芩・黄連により，辛開苦降して心下痞結を開散する。辛熱の乾姜で下寒を温め，苦寒の黄芩・黄連で上熱を清する。また，降逆の半夏で胃気上逆をしずめ，益気健脾の人参・炙甘草・大棗で脾昇をつよめる。全体で痞結を開通し寒熱・昇降を調和させることができ，症候は自然に消退する。
　　湿熱阻滞に対しては，辛温薬により苦寒薬の寒性を緩和し，清熱燥湿に働いて脾陽を損傷せず，辛散による過度の燥性を潤性の人参・炙甘草・大棗で緩和しているので，全体で脾胃の湿熱を解消する効能が得られる。

[参　考]
① 《傷寒論》には「傷寒五六日，嘔して発熱するものは，柴胡湯証具わる，しかして他薬をもってこれを下し，……もし心下満して鞕痛するものは，これ結胸たるなり，大陥胸湯これを主る。ただ満して痛まざるものは，これ痞となす，柴胡これを与うるに中らず，半夏瀉心湯によろし」とある。半表半裏証（柴胡証）に対して瀉下という誤治を行ったのち，心下胸脇で有形の水湿と熱邪が結した「水熱結胸」には大陥胸湯を用いるが，心下で無形の気機痞結が生じた「痞」には半夏瀉心湯を使用する。邪が心下に陥入しているので，小柴胡湯で透解することはできないため，「柴胡これを与うるに中らず」である。
② 《金匱要略》には「嘔して腸鳴し，心下痞するは，半夏瀉心湯これを主る」とあり，雑病における使用が示されている。
③ 《傷寒論》には，「痞」に対する本方の加減方などが提示されている。

◎生姜瀉心湯（しょうきょうしゃしんとう）
　　組成：半夏瀉心湯の乾姜を3gに減じ，生姜12gを加える。水煎服。
　　効能：和胃消痞・散結除水
　　「傷寒汗出で解するの後，胃中和せず，心下痞鞕し，乾噫食臭し，脇下に水気有り，腹中雷鳴下利のものは，生姜瀉心湯これを主る」
　　表証に発汗法を行ったが，汗の出させ方が適切でなかったために，邪が心下に陥入するとともに，脾寒によって水湿停留から飲を生じたものであり，「脇下に水気あり」と述べている。飲が腸に下注すると腹中雷鳴・下利が生じ，胃気不降で食滞をともなうと腐臭のある噫気がみられる。大量の温陽散水の生姜で温脾し水飲を除き，乾姜を減量することにより寒涼薬との釣合いをとっている。

◎甘草瀉心湯（かんぞうしゃしんとう）
　　組成：半夏瀉心湯の人参を除き，炙甘草を12gにする。水煎服。
　　効能：益気和胃・消痞止嘔
　　「傷寒中風，医反ってこれを下し，その人下利，日に数十行，穀化せず，腹

中雷鳴し，心下痞鞕して満し，乾嘔し心煩し安んずるを得ず，医は心下痞を見，病尽きずと謂い，復たこれを下し，その痞ますます甚だし，これ熱結するにあらず，ただ胃中虚するをもって，客気上逆す，故に鞕くせしむるなり，甘草瀉心湯これを主る」

　表証を誤下して邪が心下に陥入し，「痞」を生じるとともに，中陽を損傷して不消化下痢・腹鳴がみられ，胃気が虚して上逆するために心窩部が硬く痞えている。熱結と間違えて瀉下すると，よけいに悪化する。炙甘草を大量に使用して，中虚を補い下痢を緩和する。方中に人参がないのは脱落であると考えられているが，「心煩し安んずるを得ず」という胆火の影響と考えられる症状もあるために，壅滞を促進する恐れがある人参が除去されているとみなすこともできる。

　以上の三方について王旭高は，「半夏瀉心湯は寒熱交結の痞を治す，故に苦辛は平等とす。生姜瀉心湯は水と熱の結する痞を治す，故に生姜を重用しもって水気を散ず。甘草瀉心湯は胃虚気結の痞を治す，故に甘草を重用しもって中気を補いて痞自ずと除く」と講評している。

　このほかにも，以下の「熱痞」がある。

◎**大黄黄連瀉心湯**（だいおうおうれんしゃしんとう）

　組成：大黄6g，黄連3g。泡服。

　効能：泄熱・開痞結

　「心下痞し，これを按じ濡(なん)，その脈関上浮のものは，大黄黄連瀉心湯これを主る」

　熱邪が心下に陥入して心下で気機が痞結しているが，有形の実邪ではないので圧すると軟らかく，少陽の心下に熱結があるので脈は関上が浮である。苦寒泄熱の大黄・黄連で心下の気機痞結を開通する。本方は「麻沸湯二升をもってこれを漬けること須臾(しゅゆ)，絞り滓を去り，分かち温め再服す」とあるように，熱湯に漬けてすぐに絞って服用する。瀉下の効果を期待せず，軽揚泄熱の意味をもたせている。

◎**附子瀉心湯**（ぶししゃしんとう）

　組成：大黄6g，黄連3g，黄芩3g，附子3g。泡服。

　効能：泄熱開痞・扶陽固表

　「心下痞して，復た悪寒し，汗出づるものは，附子瀉心湯これを主る」

　熱邪が心下を痞結すると同時に，陽熱の達表も阻滞したために，衛陽が虚して悪汗・自汗を呈している。大黄・黄連・黄芩で泄熱開痞し，附子で扶陽固表する。辛熱の附子を加えるので，黄芩を配合して寒熱の釣合いをとっている。服用法はほぼ同じで，寒涼の3薬の絞り汁に附子の煎汁を入れて服用する。

128　第3章　和解剤

附　方

1. **半夏瀉心湯去乾姜甘草加枳実杏仁方**（はんげしゃしんとうきょかんきょうかんぞうかきじつきょうにんほう）《温病条弁》

    組成：半夏30g，黄連6g，黄芩9g，枳実6g，杏仁9g。水煎服。
    効能：燥湿清熱・化痰行気
    主治：暑温の湿熱挟痰・痞阻心下で，発熱・口渇があるが水分は欲しない・心窩部が痞えて脹り圧しても軟らかく痛みがない・食欲不振・時に悪心・便秘・舌質が紅・舌苔が白膩で滑・脈が滑数などを呈するもの。

    　夏期に暑湿の侵襲を受け，脾運と胃降が阻害されて痰濁が内生した状況である。心下痞満と大便数日不下は，湿熱痰濁が気機を阻滞したために生じる。半夏瀉心湯から甘温壅補の人参・甘草・大棗と辛熱の乾姜を除き，苦温であるが燥湿化痰・和胃降逆に働く半夏を大量に用いて中焦の痰濁を除く。苦寒で清熱燥湿の黄芩・黄連を増量し，半夏の辛熱をおさえて燥湿をつよめ，さらに辛開苦降する。苦寒の枳実で行気破気し，杏仁で宣肺降気し，化痰祛湿の効能をつよめている。

    　呉鞠通は「半夏・枳実をもって気分の湿結を開き，黄連・黄芩は気分の熱結を開き，杏仁は肺と大腸の気痺を開く。暑中は熱甚だし，故に乾姜を去る。傷寒誤下の虚痞にあらず，故に人参・甘草・大棗を去り，かつその助湿作満を畏るなり」と明快に解説している。さらに「虚するものは，復た人参二銭，大棗3枚を納る」と述べている。

黄連湯（おうれんとう）
《傷寒論》

[組　成] 黄連9g　炙甘草9g　乾姜9g　桂枝9g　人参6g　半夏9g　大棗4g
[用　法] 水煎服。
[効　能] 清上温下・和胃降逆
[主　治] 上熱下寒（胸中有熱・胃中有寒）・脾胃不和
　　　　 胸中があつ苦しい・煩躁・悪心・嘔吐・腹痛・腹鳴・下痢・舌苔が白滑など。
[病　機] 上熱下寒・脾胃不和で腹痛・悪心を呈する病態である。
　　　　 風寒の邪が厥陰と中焦に侵入し，厥陰（肝・心包）の枢機を阻滞して陽熱の布達を障害し，上部で陽熱が鬱滞し，中焦では寒邪によって気機凝滞がひきおこされ，上熱下寒（胸中有熱・胃中有寒）が発生する。このほか，内熱をもつ

ものが生冷物や苦寒薬を摂取し，脾胃の陽気が損傷された場合にも，上熱下寒が生じる。上部で陽熱が鬱しているので，胸があつ苦しくて煩躁がみられ，中焦脾胃には寒凝があり昇降が失調するために，悪心・嘔吐・下痢・腹痛・腹鳴が発生する。舌苔が白滑は，脾胃の寒証を示す。

[方　意] 清上温下により昇降を調える。

　苦寒の黄連で上焦の鬱熱を清し，辛熱の乾姜・桂枝で中焦を温め，辛開苦降により上焦の熱邪を下降させる。半夏で胃気を下降させ，人参・甘草・大棗で脾気を補益し，中焦を調えて扶正達邪する。辛温通陽の桂枝は，乾姜とともに厥陰陽気を振奮して邪を除く。寒熱を併調し昇降を調えれば，症状は自然に消失する。

[参　考]
① 《傷寒論》には「傷寒，胸中熱あり，胃中邪気あり，腹中痛み，嘔吐せんと欲するものは，黄連湯これを主る」とある。

　瀉心湯類が「心下痞」に設けられているのに対し，本方は上熱下寒の腹痛・吐瀉に主眼をおいており，半夏瀉心湯の黄芩にかえて，辛温で通陽散寒に働く桂枝が加えられている。

② 本方は小柴胡湯の加減方でもある。

　柯韻伯は《傷寒来蘇集》に「これもまた柴胡の加減方なり。表に熱なく，腹中痛む，故に柴・芩を用いず。黄連を君としもって胸中の積熱を瀉し，姜・桂はもって胃中の寒邪を駆し，甘・棗を佐としもって腹痛を緩め，半夏は嘔を除き，人参は虚を補う。外に寒熱往来なきといえども，中に寒熱相搏あり，なお少陽の治法を離れず」，王旭高も《王旭高医書六種》に「傷寒は表裏中を三治に分かつ，表裏の邪ともに盛なれば，すなわち中よりこれを和す，故に小柴胡湯の和法あり。丹田胸中の邪に至れば，すなわち上下に在りて表裏に在らず，即ち柴胡湯を変じ黄連湯となす，桂枝をもって柴胡に易え，黄連をもって黄芩に易え，乾姜をもって生姜に易う，また中より和するの法なり」と解説している。

③ 《傷寒類方》で除大椿は「諸瀉心の法は，みな心胃の間の寒熱不調を治し，すべて裏証に属す。この方は黄芩を桂枝にかえて，瀉心の名を去りて，黄連湯という。すなわち表邪なお一部未だ尽くさざるあり，胃中の邪気なお当に外達すべし。故に桂枝一味を加え，以て表裏を和す，則ち到らざるなしの意なり」と説明する。

第4節　治瘧剤（ちぎゃくざい）

　治瘧剤は，1〜3日に一度定期的に，悪寒につづく発熱の発作をおこす「瘧疾」に用いる。

　瘧疾は，少陽病に類似した症状を示すので，「瘧は少陽に属す」といわれるが，単なる和解剤では解決できないために特殊な截瘧の薬物を必要とし，かつ非常に多彩な症候を示す。

　截瘧には常山・草果・檳榔子・何首烏などが用いられるが，体質の強弱や寒熱の違いなどによりさまざまな配合を要する。本項では代表的な二処方のみを提示する。

截瘧七宝飲（さいぎゃくしっぽういん）
（別名：七宝散）《楊氏家蔵方》

[組　成] 常山3g　厚朴・青皮・陳皮・炙甘草・檳榔子・草果各1.5g
[用　法] 水に酒少々を加えて煎じ，発作の2時間前に服用する。
[効　能] 截瘧・燥湿祛痰
[主　治] 湿痰瘧疾

　悪寒・ふるえにつづいて発熱・熱感・頭痛が生じ，最後に全身から汗が出て熱が下がり身体が楽になり，あとは平常になるという発作が，1〜3日に一度ぐらい定期的に生じ，舌苔は白膩で，脈は悪寒時に沈弦で発熱時には洪大で数を呈する。

[病　機] 瘧邪（マラリアなど）が侵入して半表半裏に伏在し，営衛の間に出入する病態である。

　邪が衛陽を阻むと悪寒し，邪正相争が激化すると発熱・熱感が生じ，正邪が離れて邪が蔵伏すると汗が出て熱が下がる。邪が浅表であれば発作の間隔が短く，陰分に深陥していると発作の間隔が長い。邪が脾運を阻害して水湿が停滞し痰を生じるので，白膩苔がみられる。悪寒時には衛気が阻まれて邪が内にあるので脈は沈弦であるが，邪正相争が盛な発熱時には洪大で数を呈する。

[方　意] 瘧邪を除くとともに燥湿祛痰する必要がある。

　截瘧祛痰の常山が主薬で，辛香破結で截瘧にも働く草果・檳榔子が補佐し，

痰結を開き瘧邪を除く。芳香理気・祛痰化湿の厚朴・陳皮・青皮は，痰湿を除き和中する。炙甘草は諸薬を調和し益脾する。

[参　考]
① 原著には「一切の瘧疾，或いは先寒後熱，或いは先熱後寒；或いは寒多熱少，或いは熱多寒少；或いは多寒但寒，或いは多熱但熱；或いは一日一発し，或いは一日二，三発し；或いは連日或いは間日に発し，或いは三，四日に一発するを治す。鬼瘧，食瘧，不伏水土，山嵐瘴気にして寒熱瘧の如き，並に皆これを治す」とある。
② 本方は截瘧の代表方剤であるが，薬味が辛烈であり，寒湿に偏した場合に適する。悪寒がつよければ桂枝を，嘔吐があれば半夏・生姜を加える。
③ 中気虚弱や内に鬱火があるものには使用してはならない。

何人飲（かじんいん）
《景岳全書》

[組　成] 何首烏15g　人参3g　当帰6g　陳皮6g　煨生姜3g
[用　法] 水煎するか水と酒で煎じ，発作の2時間前に服用する。
[効　能] 補気養血・截瘧
[主　治] 久瘧・気血両虚
　　悪寒にひきつづき発熱・熱感があって発汗・解熱する瘧の発作が慢性に持続し，顔色が萎黄・舌質が淡・脈が緩大で無力などを呈する。
[病　機] 瘧が慢性的に持続し，脾胃の運化が障害されて気血の生化が不足し，気血両虚になって，顔色が萎黄・舌質が淡・脈が緩大で無力などが発生する。
[方　意] 益気養血して扶正祛邪する必要がある。
　　養血截瘧の何首烏が主薬であり，《本草備要》に「益陰養肝し，瘧疾の要薬」，《玉楸薬解》に「血を養い筋を栄し……截瘧すること神のごとし」とあるように，瘧邪を除くことができる。補血の当帰が補助薬で，補気の人参とともに，何首烏を補佐する。芳香の陳皮と辛散の生姜は理気和中に働き，補益薬の膩滞を防止する。

[参　考]
① 原著には「截瘧すること神の如し。凡そ気血倶に虚し，久瘧止まず，或いは急ぎ効を取らんと欲するは，宜しくこれ，これを主るべし」とある。
② 脾気虚が甚だしければ白朮・炙甘草を加え，脇下の腫瘤（脾腫など）をともなうときは軟堅消痞の鼈甲を配合する。久瘧に対して烏梅・黄耆なども適宜加える

とよい。
③ 本方は補虚に働くので，瘧疾の初期や虚していない場合には禁忌である。

第4章

清熱剤（せいねつざい）

　清熱剤とは，清熱薬を主体にして，清熱・瀉火・解毒・透熱滋陰などの効能により裏熱を改善する方剤である。《内経》の「熱はこれを寒す，温はこれを清す」の原則にもとづく治法であり，八法のなかでは「清法」に相当する。

　温・熱・火は，性質は同じで，「温盛は熱たり，熱極は火たり」と程度の違いがあるのみであり，「熱」と総称される。裏熱の原因には外感と内傷があり，外感病では六淫の邪が化熱して裏に入り，内傷病では五志過極や気鬱化火あるいは陰虚内熱などによる臓腑の火熱があらわれ，いずれも裏熱をひきおこす。

　裏熱には，気分・血分・臓腑の違いや，虚実の別があるので，清熱も清気分熱・清営涼血・清熱解毒・清臓腑熱・清虚熱などが区別される。ほかにも，解暑・瀉下・清熱化湿・清熱開竅・清熱熄風・治癰瘍など，清熱に関連する治法が多くあるが，他章節に分けて述べている。

　清熱剤を使用する一般原則は，表証が消失して裏熱が盛んになった状態，あるいは裏熱熾盛で熱結をともなわない状態に対してである。熱邪が表にあればまず解表し，裏実熱結には攻下し，表証が残りながら裏熱を生じたときは表裏双解すべきである。

　清熱剤を使用するうえでの注意事項は，以下のようである。

1. 熱証の虚実，および臓腑・気血など熱の所在を弁別する。
2. 熱証の真仮を弁別するとともに，清熱剤では改善されない陰虚の虚熱証を弁明する。
3. 苦寒・滋陰の薬物を長期にわたって服用すると，脾胃を損傷しやすいので，醒脾・和胃の薬物を配合する。
4. 「反佐」の薬物を配合する場合には，清熱薬との用量比率に注意しなければならない。熱証に清熱薬を投与してすぐに吐いてしまうときは，少量の姜汁を反佐として入れるか熱服させるとよい。

第1節　清気分熱剤（せいきぶんねつざい）

　清気分熱の方剤は，熱邪が気分にあって高熱・つよい口渇・多汗・舌苔が黄・脈が洪大滑数を呈する場合や，病後の余熱未清などに適用する。
　清熱瀉火の石膏・知母・竹葉・山梔子などを主体にするが，熱邪は気津を損傷しやすいので人参・麦門冬・天花粉などの益気生津薬を配合することが多い。

白虎湯（びゃっことう）
《傷寒論》

[組　成] 石膏30g　知母9g　炙甘草3g　粳米9g
[用　法] 水煎し米が煮えたら滓を除き，分三で温服する。
[効　能] 清熱生津
[主　治] 肺胃熱盛
　　高熱・悪熱・顔面紅潮・焦躁・呼吸促迫・呼吸が粗い・口渇があり冷たい飲み物を欲する・汗が出る・舌質が紅・舌苔が黄で乾燥・脈が洪大あるいは滑数など。
[病　機] 風寒が化熱して裏に入るか風寒が裏に直入して化熱し，陽明（胃腸）で燥熱が熾盛になって散漫する「陽明熱証」，あるいは温邪が裏に伝入し，肺胃熱盛を呈する「気分熱盛」であり，後世には「大熱・大汗・大渇・脈洪大」の四大症状を特徴とする病態として概括された。
　　手太陰肺は一身の気を主って宣発し，脾胃は十二経の気血の源であり，肺は皮毛を主り脾胃は肌肉を主るので，肺胃に無形の燥熱が散漫すると，全身の上下内外および肌肉・皮毛に満ち広がって高熱・悪熱を呈するほか，陽明経脈は面頬を循るので顔面が紅潮する。裏熱が津液を蒸迫するために汗が多く，津液が消耗するので口渇・舌苔の乾燥がみられ，熱盛であるから冷たい飲み物を欲する。熱邪が擾心すると焦躁が生じ，肺気を阻滞し上逆させると呼吸が促迫して粗くなる。熱邪の燻灼を受けるので，舌苔は黄になる。熱邪が気血を涌盛にするために，脈は洪大あるいは滑数を呈し，舌質が紅になる。
[方　意] 肺胃熱盛で津液が消耗しつつあるため，辛寒清熱と甘寒生津の配合によ

り清熱生津する。

　辛甘・大寒の石膏は，肺胃二経に入って清熱するとともに透熱出表し，気分の高熱を除く。苦寒で潤性の知母も肺胃に入って清熱滋陰に働き，石膏との配合で清熱止渇・除煩の効能をつよめる。甘平の炙甘草は益胃潤肺に，粳米は和胃護津に働き，清熱薬による傷胃を防止するとともに，石膏との配合で甘寒生津に働く。全体で清熱生津・除煩の効能が得られる。

[参　考]
① 《傷寒論》には以下の条文が示されている。
　「傷寒，脈浮滑，これもって表に熱あり，裏に寒あり，白虎湯これを主る」
　「裏に寒あり」の「寒」は，裏に入ってすでに化熱している風寒の「邪」であると解釈すべきである。「脈浮滑」「表に熱あり」で，裏熱が三焦に充斥して表にまで氾れていることを示している。
　「傷寒，脈浮，発熱し汗なく，その表解せざれば，白虎湯を与うべからず，渇し水を飲まんと欲し，表証なきものは，白虎加人参湯これを主る」
　表閉で「汗無し」の場合には，白虎湯・白虎加人参湯を使用してはならないという，「禁忌」を述べている。
　「三陽の合病，腹満し，身重く，もって転側し難く，口不仁し，面垢（あかつ）き，遺尿す，汗を発すればすなわち譫語し，これを下せばすなわち額上に汗を生じ，手足逆冷す，もし自汗出づるものは，白虎湯これを主る」
　燥熱が三陽に充斥して少陽枢機を阻結した「三陽の合病」である。辛温発汗の誤治で助熱すると，邪熱が厥陰に内陥し心包を擾乱して譫語が生じる。誤下すると少陽枢機がより結滞するとともに邪熱が厥陰に陥入し，邪熱上蒸による額の汗や気機阻結による四肢の冷えが発生する。自汗がみられるのは，邪がより深く入って陽明裏熱が熾盛になり，少陽枢機が通利していることを示すので，白虎湯を使用するのである。
　「傷寒，脈滑にして厥するものは，裏に熱有り，白虎湯これを主る」
　厥陰（肝・心包）で邪熱が熾盛になり，気機が壅遏されて陽熱の外達ができなくなって四肢の冷えがみられるのであり，「熱厥」である。厥陰邪熱を清泄するために白虎湯を用いる。
　以上のように，《傷寒論》では「発熱」「汗が出る」という症状があって陽明裏熱を呈するときに，本方を使用している。
② 白虎湯証として四大症状（大熱・大渇・大汗・脈洪大）が提示されたのは，後世に温病学が発展してからである。
　《温病条弁》の白虎湯は「生石膏 30 g，知母 15 g，生甘草 9 g，粳米 9 g」であり，炙甘草に代えて清熱解毒の生甘草を用い，知母を増量している。条文では，「太陰の温病，脈浮洪，舌黄，渇甚だしく，大いに汗し，面赤く，悪熱する

は，辛涼重剤の白虎湯これを主る」「形は傷寒に似，ただ右脈洪大にして数，左脈反って右より小，口渇甚だしく，面赤く，汗大いに出づるは，名づけて暑温という，手太陰に在り，白虎湯これを主る」「手太陰の暑温，あるいはすでに発汗を経，あるいはいまだ汗を発せずして，汗止まず，煩渇して喘し，脈洪大有力は，白虎湯これを主る」「面目ともに赤く，語声重濁し，呼吸ともに粗く，大便閉し，小便は渋，舌苔老黄，甚だしければすなわち黒く芒刺有り，ただ悪熱し，悪寒せず，日晡ますます甚だしきは，伝わり中焦に至る，陽明の温病なり。脈浮洪にして躁甚だしきは，白虎湯これを主る，脈沈数有力，甚だしければすなわち脈体反って小にして実は，大承気湯これを主る」などとある。傷寒と比較し，温熱病では入裏化熱が迅速で，裏熱熾盛が甚だしいことが分かる。

　なお，「白虎もと達熱出表をなす，もしその人脈浮弦にして細なれば，与うべからざるなり，脈沈は，与うべからざるなり，渇せざれば，与うべからざるなり，汗出でざれば，与うべからざるなり，常にすべからくこれを識り，誤まらしむることなかるべきなり」とあり，禁忌症状の参考になる。

③《医宗金鑑》の白虎湯の方論には，「陽明の邪は熱に従いて化す，故に悪寒せずして悪熱す，熱蒸し外越す，故に熱汗自ずと出づ，熱胃中を爍(しゃく)す，故に渇して水を飲まんと欲す，邪盛にして実す，故に脈滑，然してなお経に在り，故に浮を兼ぬるなり。けだし陽明は胃に属し，外は肌肉を主る，内外大熱すといえども未だ実せざれば，終(つまり)は苦寒の味の宜しきにあらず。石膏は辛寒，辛よく肌熱を解し，寒よく胃火に勝り，寒は内に沈し，辛よく外を走り，この味は内外を両(ふた)つながら擅(ほしいまま)するの能あり，故に用いて君となす。知母は苦潤，苦をもって火を瀉し，潤をもって燥を滋す，故にもって臣となす。甘草・粳米は中宮を調和し，かつよく土中に火を瀉す，甘は稼穡(かしょく)を作し，寒剤はこれを得てその寒を緩め，苦薬はこれを得てその苦を平し，二味をして佐となせば，庶(おおむね)大寒の品は脾胃を傷損するの慮(おそれ)なきなり。煮湯胃に入り，脾に輸し肺に帰し，水精四布すれば，大煩大渇は除かれるべし」と解説されている。

④《傷寒論》には本方の加方として白虎加人参湯が示されている。

◎白虎加人参湯（びゃっこかにんじんとう）

　組成：白虎湯に人参9gを加える。水煎服。

　効能：清熱生津・益気

　「桂枝湯を服し，大いに汗出でて後，大煩渇解せず，脈洪大のものは，白虎加人参湯これを主る」「傷寒，もしくは吐し，もしくは下して後，七八日解せず，熱結し裏に在り，表裏ともに熱し，時時悪風し，大いに渇し，舌上乾燥して煩し，水数升を飲まんと欲するものは，白虎加人参湯これを主る」「傷寒，大熱なく，口燥き渇し，心煩し，背微悪寒のものは，白虎加人参湯これを主る」「もし渇し水を飲まんと欲し，口乾き舌燥くものは，白虎加人参湯これを主る」

すなわち，裏熱熾盛で傷津が生じ「大煩渇」「大いに渇す」「舌上乾燥して煩し，水数升を飲まんと欲す」「口燥き渇す」「脈洪大」などを呈するときに，益気生津の人参で気津を双補する。ただし，「時時悪風」「背微悪寒」「煩」「心煩」など，少陽枢機不利による陽熱布達の障害や心神上擾の症状をともなっており，少陽枢機不利があるために裏熱が外泄できないことを示している。なお，「汗なし」のときは表鬱であるから，白虎湯と同じく本方は禁忌である。

　《温病条弁》にも白虎加人参湯（白虎湯加人参9g）がある。

　「太陰温病，脈浮大にして芤，汗大いに出で，微しく喘し，甚だしければ鼻孔扇ぐに至るは，白虎加人参湯これを主る，脈もし散大なれば，急ぎこれを用い，人参を倍す」とあり，気津両傷に対して益気生津の人参を加えているのであり，弁証上はとくに「脈洪にして芤」に注意している。

　《金匱要略》にも白虎加人参湯があり，《傷寒論》と処方内容は同じである。

　「太陽の中熱は，暍これなり，汗出で悪寒し，身熱して渇す，白虎加人参湯これを主る」「渇して水を飲まんと欲し，口乾舌燥するは，白虎加人参湯これを主る」とあり，暍（日射病・熱射病）および熱病で，汗が出て口渇がつよく気津両傷を呈するときに用いており，病機は《傷寒論》《温病条弁》とほぼ同じである。

⑤ 白虎湯は歴代の医家により応用範囲が広げられており，「白虎」を冠した方剤が多くみられる。

◎葱豉白虎湯（そうしびゃっことう）《重訂通俗傷寒論》
　白虎湯に葱白・豆豉・細辛を加えたもので，気分熱盛に風寒外束をともなうときに用いる。解表法との配用である。

◎白虎合黄連解毒湯（びゃっこごうおうれんげどくとう）
　白虎湯に黄連解毒湯を加えたもので，温毒の発疹（皮下出血）・煩熱・うわごと・不眠に用いる。清熱解毒法との配用である。

◎柴胡白虎湯（さいこびゃっことう）《重訂通俗傷寒論》
　白虎湯に柴胡・黄芩・天花粉・鮮荷葉を加えたもので，半表半裏証の往来寒熱があり熱多寒少のものに用いる。和法との配用である。

◎白虎承気湯（びゃっこじょうきとう）《通俗傷寒論》
　白虎湯に大黄・芒硝を加えたもので，気分熱盛に意識障害・うわごと・便秘・腹痛・尿が濃いなどの熱結の症候をともなうときに用いる。清熱と瀉下の配用である。

◎鎮逆白虎湯（ちんぎゃくびゃっことう）《医学衷中参西録》
　白虎湯の甘草・粳米を除いて半夏・竹筎を加えたもので，気分熱盛に悪心・上腹部の痞えなど胃気上逆をともなうときに用いる。清熱と降逆の配用である。

◎銀翹白虎湯（ぎんぎょうびゃっことう）
　白虎湯に金銀花・連翹を加えたもので，気分熱盛に用いる。清熱と透熱解毒

◎化斑湯（かはんとう）《温病条弁》

　白虎湯に犀角・玄参を加えたもので，気血両燔で皮下出血・高熱・口渇・意識障害・うわごとなどがみられるときに用いる。気血両清の効能をもつ。

◎新加玉女煎（しんかぎょくじょせん）

（別名：玉女煎去熟地牛膝加細生地玄参方）《温病条弁》

　白虎湯から甘草・粳米を除き，生地黄・玄参・麦門冬を加えたもので，気血両燔で高熱・口渇・煩躁・斑疹・舌苔が黄・舌質が絳などを呈するときに用いる。気血両清の効能をもつ。

◎犀羚白虎湯（さいれいびゃっことう）《広温熱論》

　白虎湯に犀角・羚羊角・釣藤鈎・菊花を加えたもので，温熱病による小児の温熱化燥・傷陰動風の鼻腔や眼の乾燥・顔色枯焦・意識障害・手足のひきつりなどに用いる。気血両清・熄風解痙の効能をもつ。

附　方

1. **白虎加桂枝湯**（びゃっこかけいしとう）《金匱要略》

　組成：白虎湯に桂枝9gを加える。水煎服。

　効能：清熱解肌・通絡

　主治：温瘧の高熱・熱感・口渇・関節痛・嘔気などの症候，あるいは熱痺の関節の腫脹疼痛・口渇・脈が弦数などの症候。

　　原著には「温瘧は，その脈平のごとく，身に寒なくただ熱し，骨節疼煩し，時に嘔す，白虎加桂枝湯これを主る」とあり，「身に寒なくただ熱す」「嘔す」は陽明病変であり，「骨節疼煩す」は太陽病変であり，「脈平」で少陽病変の弦ではない。すなわち，陽明裏熱が太陽表寒により鬱遏されて瘧を呈するのであるから，白虎湯で内熱を清し桂枝で解肌散寒するのである。熱痺に対しては，白虎湯で清熱し桂枝で通絡する。

　　《温病条弁》でも白虎加桂枝湯（知母18g，生石膏48g，粳米9g，桂枝木9g，炙甘草9g）を温瘧に用いており，「骨節疼煩し，時に嘔し，その脈平のごとく，ただ熱し寒からざるは，名づけて温瘧という，白虎加桂枝湯これを主る」とある。清熱薬を増し，辛散の力が弱い桂枝木を用いているところに，温熱病に対する配慮がみられる。

2. **白虎加蒼朮湯**（びゃっこかそうじゅつとう）《類証活人書》

　組成：白虎湯に蒼朮9gを加える。水煎服。

　効能：清泄胃熱・兼祛脾湿

主治：湿温病（熱が湿より重い）の発熱・口渇・汗が出る・身体が重だるい・胸苦しい・舌質が紅・舌苔が黄膩で乾燥・脈が洪大などの症候。

　　気分熱盛（胃熱）の高熱・口渇・汗が出る・舌質が紅・脈が洪大などが主体で，脾湿の身体が重だるい・胸苦しい・舌苔が膩などをともなう。白虎湯で胃熱を清泄し，蒼朮で脾湿を除く。

　　《温病条弁》には，「手太陰の暑温，あるいはすでに発汗し，あるいはいまだ汗を発せずして，汗止まず，煩渇して喘し，脈洪大有力は，白虎湯これを主る，身重きは，湿なり，白虎加蒼朮湯これを主る」「湿熱証，壮熱し口渇き，自汗し身重く，胸痞え，脈洪大にして長は，これ太陰の湿と陽明の熱相い合す，白虎加蒼朮湯によろし」とある。

3. 白虎加人参以山薬代粳米湯（びゃっこかにんじんもってさんやくだいこうべいとう）《医学衷中参西録》

　　組成：生石膏30ｇ，知母10ｇ，人参6ｇ，生山薬6ｇ，粉甘草3ｇ。水煎服。
　　効能：清熱生津・滋陰瀉火・扶正固摂
　　主治：「寒温実熱がすでに陽明の府に入り燥渇して涼水を飲みたがり，脈象が細数であるもの。陽明の熱が熾んな場合は，もともと内傷があるか元気がもともと弱いか，脈が虚数か細微なら，すべて白虎加人参湯を投与するが，粳米を生山薬に代えると，はるかに穏当な方剤になると同時に速効する。粳米は胃気を調和するに過ぎないが，山薬はさらに下焦の元気を固摂するので，元気にもともと虚がある場合は，石膏・知母を服用して滑瀉になるのをふせぐ。同時に山薬は滋陰に働くので，白虎湯に加えると実火を除くだけでなく虚熱を清し，内傷・外感が短時間で同時に癒える」と張錫純は述べる。

4. 仙露湯（せんろとう）《医学衷中参西録》

　　組成：生石膏（細かく搗く）90ｇ，玄参30ｇ，連翹9ｇ，粳米15ｇ。水煎服。
　　　　急性熱性疾患で変化しやすいので「以上4味を茶碗5杯の水で粳米が煮えるまで煎じる。上澄みをほぼ茶碗に3杯得るので先ず茶碗1杯を温服する。1剤をすべて服用しても症状があれば，さらに1剤を煎じて同じように服用する。薬力を昼夜持続させて病が癒えればよしとする。毎回服薬ごとに必ず詳細に病人に問診をする。腹が少し冷えてきたり，大便をもよおす場合はすぐに服薬を止める。2，3時間待って，まだ発熱があり大便がでなければ，少しづつ服用させる。大便がでても溏瀉ではなく熱がまだあれば，やはり少しづつ服用させる」と細かい投薬の注意がなされている。
　　効能：清熱解毒，養陰生津
　　主治：「寒温陽明証，表裏倶に熱し，心中熱く，涼水を嗜み，而して燥渇に至ら

ず；脈象洪滑にして甚だ実に至らず；舌苔白厚，あるいは白にして微黄，あるいは時に背に微悪寒あるものを治す」とあり，傷寒，温病で邪が陽明に入る気分熱盛に用いる。

《傷寒論》白虎湯は陽明腑病の方剤で陽明経病を兼治し，仙露湯は陽明経病の方剤で陽明腑病を兼治する。主病は，経に重きがあるので，白虎湯方中の苦寒薬である知母を甘寒薬の玄参に代える。石膏は「涼でよく散じ，透表解肌の力があり，陽明胃腑実熱の聖薬であり，内傷外感を論ぜず，これを用いて皆効あり」で，甘寒清熱・滋陰生津の玄参，および清熱解毒し軽清で散じて経絡に走る連翹を少量用いて陽明在経の熱を解す。粳米は清和甘緩で，金石の薬を胃中に逗留し，これを胃から脾に，脾から肺に達せしめ，薬力を全身に散布し経絡を貫通させる。

竹葉石膏湯（ちくようせっこうとう）
《傷寒論》

[組　成] 竹葉9g　石膏30g　半夏6g　麦門冬12g　人参6g　炙甘草3g　粳米9g
[用　法] 水煎服。
[効　能] 清熱生津・益気和胃
[主　治] 邪熱未清・気津両傷

微熱・胸苦しい・不眠・嘔気・咽の乾燥・乾咳・口渇があり水分を欲する・息ぎれ・疲労感・舌質が紅で乾燥・舌苔が少ない・脈が細数で無力など。

[病　機] 熱病の後期で，高熱・多汗などにより気津が消耗し余熱が残存している状態である。

高熱は消退したが，邪熱が残っていて，微熱・舌質が紅・脈が数を呈し，内熱が上擾するので胸苦しい・不眠がみられる。津液が消耗しているために，口渇があり水分を欲する・舌の乾燥・舌苔が少・脈が細であり，胃津が不足して胃気が上逆するので食欲がなく嘔気があり，肺津不足で肺気が上逆するので咽の乾燥・乾咳がみられる。発汗などにより津液が外泄し，これにともなって気も損耗するために，息ぎれ・疲労感・脈が無力などをともなう。

[方　意] 気分邪熱を清泄するとともに生津益気する。

辛寒の竹葉・石膏が主薬で，気分邪熱を宣透清泄するとともに，胸中の熱を除いて除煩する。人参・炙甘草は益気生津に，麦門冬は養陰生津に働き，気津を回復する。炙甘草・粳米は和中養胃に働く。大量の清熱生津薬に辛温の半夏

を少量加えると，半夏の温燥の性質が消失して降逆止嘔・止咳の効能が残り，同時に生津薬の滋膩の性質を軽減させることができる。全体で清熱・生津益気・和胃降逆・止咳の効能が得られる。

[参 考]
① 《傷寒論》には「傷寒解して後，虚羸(るい)少気し，気逆し吐せんと欲するは，竹葉石膏湯これを主る」とある。
② 《医方集解》には「これ手太陰足陽明の薬なり。竹葉・石膏の辛寒をもって余熱を散ず，人参・甘草・麦冬・粳米の甘平をもって益気安胃・補虚生津す，半夏の辛温をもって豁痰止嘔す，ゆえに熱を去りてその真を損せず，導逆してよくその気を益すなり」と解説されている。
③ 本方は，白虎湯の知母を除き，益気の人参，滋陰の麦門冬，清熱除煩の竹葉，降逆和胃の半夏を加えたものであり，《医宗金鑑》に「大寒の剤をもって，易(か)えて清補の方となす」と記されているとおりである。
　余熱未清に寒涼の石膏を使用するのは，「炉烟は熄むといえども，灰中に火あり」で，単に生津益気するだけでは熱勢がぶり返す恐れがあるからである。
④ 一般に，熱病の経過にみられる気津両傷に使用してよい。雑病（糖尿病など）や中暑（熱射病など）で，気津両虚を呈するときにも応用してよい。
⑤ 本方は清熱降逆・生津益胃の効能ももつので，胃陰虚の胃火上炎で口内や舌のびらん・歯齦の腫脹と疼痛・口臭・乾嘔・口渇・舌質が紅絳で乾燥・舌苔が少・脈が細数などを呈するときにも使用できる。

附　方

1. **桔梗石膏**（ききょうせっこう）《日本経験方》
　組成：桔梗3g，石膏10g。水煎服。
　効能：清熱宣肺・祛痰排膿・利咽
　主治：肺系熱鬱による咽痛・嗄声・粘痰・咳嗽など，あるいは瘡瘍。
　　清熱透達の石膏と宣肺利咽・祛痰・排膿の桔梗を組み合せ，肺系の鬱熱を透散し咽痛を止め痰を除き止咳する。瘡瘍に対しては清熱排膿に働く。
　　本方は単独の方剤として用いられることは少なく，他剤に清肺祛痰・利咽あるいは清熱排膿の効能を付加するために配合して使用する。葛根湯加桔梗石膏・小柴胡湯加桔梗石膏などがこの例である。

2. **寒解湯**（かんかいとう）《医学衷中参西録》
　組成：生石膏10g，知母8g，連翹1.5g，蟬退1.5g
　効能：寒涼清熱・解表透邪

主治：全身壮熱，心中煩熱，口渇，頭痛，全身の拘束感，舌苔黄白，脈は洪滑。

傷寒温病の邪が陽明気分に入った状態である。「脈が洪滑で渇きがあれば，陽明腑熱はすでに実しており，白虎湯証である。ただ頭痛や外表の拘束感があれば，まだ邪が少し太陽に留連している。方中では大量の石膏・知母で胃腑の熱を清し，さらに達表に働く連翹・蝉退を少量用い，胃中で変化して布散しようとする熱を太陽に引きもどして汗解する。これは陰陽を調整して，自汗をまつ方法で，強制的な発汗ではない。石膏は薬性が涼（《本経》には微寒つまり涼と記される）味微辛で，実熱なら石膏のみを服用すればすぐに汗は出る」と張錫純は述べている。

梔子豉湯（しししとう）
《傷寒論》

[組　成] 山梔子9g　淡豆豉9g
[用　法] 水煎服。
[効　能] 清熱除煩
[主　治] 胸膈鬱熱

軽度の熱感・胸中が何ともいえずあつ苦しい・じっとして居られない・焦躁感・不眠・悪心・舌苔は薄やや黄・寸脈がやや大など。

[病　機] 傷寒に発汗・催吐・瀉下などを行ったり，温病の衛分証や気分証が消失したのち，余熱が胸膈に鬱した状態である。

余邪が残っているので微熱がある。熱邪が胸膈にあって発越できず神明を擾乱するために，胸中が何ともいえずあつ苦しい・焦躁感・不眠・じっとして居られないなどを呈する。余熱の擾乱により胃気が和降できないと悪心が生じる。熱邪は軽度であるから舌苔は薄やや黄であり，胸膈に邪があるので寸脈がやや大を呈する。

[方　意] 鬱熱は宣泄する必要がある。

苦寒の山梔子は清熱泄火して三焦を通利し，淡豆豉は宣鬱達表し熱邪を体表から宣透して除く。清泄と宣透により胸膈の鬱熱を解除するのである。

[参　考]
①《傷寒論》には以下のような条文が示されている。

「発汗吐下ののち，虚煩して眠るを得ず，もし劇しきものは，必ず反覆顛倒（はんぷくてんとう）し，心中懊憹（おうのう）す，梔子豉湯これを主る」「汗を発し，もしくはこれを下して，煩熱し胸中窒（ふさが）るものは，梔子豉湯これを主る」「傷寒五六日，大いにこれを下し

てのち，身熱去らず，心中結痛のものは，いまだ解せんと欲せざるなり，梔子豉湯これを主る」「陽明病，脈浮にして緊，咽燥き，口苦く，腹満して喘し，発熱し汗出で，悪寒せず，反って悪熱し，身重きは，もし汗を発すればすなわち躁し，心憒憒とし反って譫語す，もし温針を加えれば，必ず怵惕し煩躁し眠るを得ず，もしこれを下せば，すなわち胃中空虚，客気は膈を動かし，心中懊憹す，舌上胎（苔）あるは，梔子豉湯これを主る」「陽明病，これを下し，その外に熱あり，手足温かく，結胸せず，心中懊憹し，飢えて食することあたわず，ただ頭汗出づるものは，梔子豉湯これを主る」「下利ののちさらに煩し，これを按じ心下濡のものは，虚煩となすなり，梔子豉湯に宜し」

　すなわち，発汗・催吐・瀉下などの祛邪法を行ったのに，病邪が除去できずに胸膈に結した状況に本方を用いている。

　「虚煩」とあるのは，胃実・結胸など有形実邪による「心下鞕満」と区別するための表現である。「胸中窒がる」「心中結痛す」と書かれているが，「これを按じ心下濡のものは，虚煩となすなり」と指摘し，無形の邪による現象であることを示している。単純に「正気が虚したための煩」と解釈してはならない。

② 《傷寒論》には「およそ梔子湯を用うるに，病人旧より微しく溏するものは，与えこれを服すべからず」と禁忌が述べられている。ふだんから泥状便を呈する脾虚のものには，苦寒で傷陽する本方は用いてはならない。

　なお，山梔子は元来は生用するが，服用後に嘔吐をひきおこしやすいので，炒用するのがよい。

③ 《温病条弁》に「太陽病これを得て二三日，舌微黄，寸脈盛，心煩懊憹し，起臥安んぜず，嘔せんと欲して嘔を得ず，中焦証なきは，梔子豉湯これを主る」とある。

　衛分証は消失したが気分熱盛ではなく，邪が気分に入ったばかりで胸膈に鬱した状況に，本方を用いているのである。

④ 《傷寒論》には以下のような加減方が示されており，まとめて「梔子湯」と呼んでいる。

◎梔子甘草豉湯（ししかんぞうしとう）

　　梔子豉湯に炙甘草二両（6g）を加える。水煎服。

　「もし少気のものは，梔子甘草豉湯これを主る」とあるように，熱邪傷気による息ぎれ（少気）に対し，益気の炙甘草を配合している。

◎梔子生姜豉湯（しししょうきょうしとう）

　　梔子豉湯に生姜五両（15g）を加える。水煎服。

　「もし嘔するものは，梔子生姜豉湯これを主る」とあるように，胃気上逆の悪心・嘔吐をともなうときに降気止嘔の生姜を加えている。

◎梔子厚朴湯（ししこうぼくとう）

　　梔子豉湯から豆豉を除き，厚朴四両（12g）・枳実四枚（9g）を加える。水

煎服。

「傷寒下してのち，心煩し，腹満し，臥起安んぜざるものは，梔子厚朴湯これを主る」とあるように，熱邪が胸膈を阻結し胸苦しい・腹満・寝ても起きてもいられない状態に，苦寒の山梔子で清熱除煩し，苦温の厚朴で温中散満し，苦寒の枳実で寛中下気する。枳実と厚朴が合わさって散満寛中の効果がさらに増す。山梔子・厚朴・枳実が相合わさって清熱・除煩・散満に働く。

◎梔子乾姜湯（ししかんきょうとう）

梔子豉湯から豆豉を除き，乾姜二両（6g）を加える。水煎服。

「傷寒，医は丸薬をもって大いにこれを下し，身熱去らず，微しく煩するものは，梔子乾姜湯これを主る」とあるように，瀉下によって中焦の陽気が損傷され胸中鬱熱が残存しているときは，乾姜で中焦を温め山梔子で鬱熱を除く。

◎枳実梔子豉湯（きじつししとう）

梔子豉湯に枳実三枚（6g）を加える。水煎服。

「大病差えてのち，労復するものは，枳実梔子豉湯これを主る」とあるように，病後に余熱が残り労働すると微熱が出るような場合には，梔子豉湯で余熱を除き枳実で寛中下気して調理する。「宿食あらば大黄を加う」との指示もある。

第2節　清営涼血剤（せいえいりょうけつざい）

　清営涼血の方剤は，清営透熱・涼血散瘀・清熱解毒の効能をもち，熱邪伝営・熱入血分の諸症状に適用する。伝営の営分証では夜間の発熱・焦躁・不眠・うわごと・狂躁・舌質が絳などが，入血の血分証ではさらに出血がみられる。

　営分証・血分証にはいずれも清営涼血の犀角・生地黄を主体にする。営分証には透熱転気の金銀花・連翹・竹葉などを加えることがあり，血分証には涼血散瘀の牡丹皮・赤芍などを配合する。

清営湯（せいえいとう）
《温病条弁》

[組　成] 犀角2g（沖服）　生地黄15g　玄参9g　竹葉心3g　麦門冬9g　丹参6g　黄連5g　金銀花9g　連翹6g
[用　法] 水煎服。
[効　能] 清営透熱・養陰活血
[主　治] 熱傷営陰
　　　夜間に増強する発熱と熱感・焦躁感・安眠できない・口が渇くあるいは口渇がない・甚だしいとうわごとや狂躁状態・軽度の皮下出血・舌質が紅絳・無苔・脈が細数など。
[病　機] 熱邪が営陰に深く入り，血中の津液を損傷した病態である。
　　　生理的には夜間は衛気が陰分に入り眠る。陰分に熱邪があると，夜間陰分に入った衛気と相争し熱勢が助長されて，熱感と発熱がつよくなり，また安眠できない。気分熱盛では肺胃の津液を消耗するので，口渇があって冷たい飲み物を欲する。熱邪が営分に入って血中の津液を損傷するとつよい口渇が生じるが，熱邪が営陰を蒸騰して血中の津液を口に上潮させると，かえって口渇がなくなる。そのため営分証では，口渇の程度は気分証より軽度になるが，病状は決して軽度ではなく，熱邪が血中の津液を蒸騰している危険な徴候であり，津液涸竭が近いことを示す。熱邪が心神を擾乱すると焦躁感・甚だしいとうわごとや狂躁状態が生じ，熱邪が血絡を損傷して血が溢出すると軽度の皮下出血疹がみ

られるが，紫斑を呈するまでには至らない。熱邪が盛で血中の津液が消耗して営血が煎熬(せんごう)されるので，舌質は紅絳で無苔になり，脈は細数を呈する。

[方　意] 本方は熱傷営陰に対する代表方剤であり，葉天士の「営に入りてもなお透熱転気すること可なり」という指示を具現している。

　　鹹寒の犀角が主薬で，清心涼血清営に働く。苦寒の黄連を配合して清心の効能をつよめているが，黄連は燥性がつよいので少量にとどめて化燥傷陰しないように配慮している。甘寒の生地黄・麦門冬と鹹寒の玄参ならびに苦寒の丹参は，営陰を滋潤すると同時に清営涼血・活血し，扶正して邪をとどめない。涼性で軽揚の金銀花・連翹・竹葉は，軽清透泄により気機を宣通し，営分の熱邪を気分に外透して「透熱転気」する。全体で清営透熱・養陰活血の効能が得られる。

[参　考]
① 《温病条弁》には「脈虚し，夜寐安んぜず，煩渇し舌赤く，時に譫語有り，目は常に開きて閉じずあるいは閉じるを喜みて開かざるは，暑は手厥陰（心包）に入るなり。手厥陰の暑温は，清営湯これを主る，舌白滑のものは，与うべからざるなり」「陽明の温病，舌黄燥，肉色は絳，渇せざるは，邪血分に在り，清営湯これを主る。もし滑なれば，与うべからざるなり，まさに湿温中にこれを求む」とある。舌苔が滑を呈するのは，暑温ではなくて湿温であると注意している。

　　自注では「夜寐不安は，心神虚して陽は陰に入るを得ざるなり，煩渇し舌赤きは，心用恣(ほしいまま)にして心体虧するなり。時に譫語あるは，神明乱れんと欲すなり。目常に開いて閉じざるは，目は火戸たりて，火性は急，常に開きもってその火を泄さんと欲し，かつ陽は陰に下交せざればなり。あるいは閉じるを喜みて開かざるは，陰は亢陽がために損ぜられ，陰損ずればすなわち陽光を見るを悪(にく)むなり。故に清営湯をもって急ぎ宮中の熱を清して離（心）中の虚を保(やす)んずるなり」と詳細に解説している。

　　なお，「太陰の温病，寸脈大，舌絳にして乾，法はまさに渇すべく，今かえって渇せざるは，熱は営中にあるなり，清営湯去黄連これを主る」とあるのは，口渇がないのは熱が営陰を蒸騰しているためで，血中の津液の消耗がより重いことを示すので，苦燥の黄連を除く。

② 犀角が主薬ではあるが，ワシントン条約で商取引が規制されており，広角（牛角）か水牛角で代用するとよい。分量は5～10倍必要である。

③ 丹参などの活血薬を配合するのは，熱によって伴生する瘀を除くほか，葉天士が「熱病は涼薬を用う，すべからく活血の品をもって佐け，始めて氷伏の虞(おそ)れあるを致さざるべし」と述べているように，寒涼薬による血の凝滞を防止するためでもある。

附　方

1. 清宮湯（せいきゅうとう）《温病条弁》

    組成：玄参心9g，蓮子心2g，竹葉心6g，連翹心6g，犀角2g（冲服），帯心麦門冬9g。水煎服。

    効能：清心解毒・養陰

    主治：熱入心包の意識障害・うわごと・舌のこわばり・四肢のひきつり・舌質が紅絳・脈が細数などの症候。

    　熱邪が心包に内陥し，心神を蒙閉して意識障害・うわごと・舌のこわばりをきたし，肝にも影響を及ぼして四肢のひきつりなど肝風の症候もひきおこしており，舌質が紅絳・脈が細数など熱入営血・傷陰の症候をともなっている。

    　本方は清営湯から生地黄・牡丹皮・金銀花・黄連を除き，清心瀉火の蓮子心を加えたものに相当する。ただし，玄参・連翹・麦門冬も，清心が主体の玄参心・連翹心・帯心麦門冬を使用している。本方を用いるのは熱入心包の軽症であり，熱毒がつよいときや痰濁をともなうときには，安宮牛黄丸・至宝丹・紫雪丹などを併用するように指示されている。

犀角地黄湯（さいかくじおうとう）
《温病条弁》

[組　成] 生地黄30g　白芍9g　牡丹皮9g　犀角3g（冲服）
[用　法] 水煎服。
[効　能] 涼血散血
[主　治] **血熱動血（血分証）**

　夜間に増高する発熱・意識障害・体動が多い・甚だしいと狂躁状態がみられ，さらに吐血・鼻出血・血便・血尿・不正性器出血・紫黒色の皮下出血斑などさまざまな出血をともない，舌質が紫絳で乾燥・無苔・脈が数を呈する。

[病　機] 温熱病における血分の熱毒熾盛で，血熱妄行を呈する状態である。

　熱邪が陰分にあって衛気が陥入する夜間に熱感や発熱が増高し，熱邪が心神を擾乱するので意識障害・体動が多い・狂躁状態などがみられる。熱邪が迫血妄行して血絡を灼傷するため，血液が脈外に溢出して各種の出血が生じる。陽絡の損傷では血が上溢して吐血・鼻出血が，陰絡の損傷では血が下溢して血便・血尿・性器出血が，肌膚に溢れると紫斑があらわれる。血熱熾盛で津液が消耗しているので，血液は濃縮されて粘稠であり紫斑は紫黒色を呈する。舌質が紫

絳・脈が数は，血熱をあらわす。
[方　意] 本方は血分証に対する代表方剤で，葉天士が「血に入りては耗血動血を恐れ，直ちに涼血散血すべし」と指示しているように，涼血散血を体現したものである。

　鹹寒の犀角は清心涼血して血分の熱毒を清解し，甘寒の生地黄は涼血養陰に働き，両薬によって涼血止血・養陰する。辛苦・微寒の白芍・牡丹皮は涼血清熱するとともに活血化瘀に働き，大量の寒涼薬による凝滞を防止し，同時に離経の血の瘀滞を除く。全体で清熱涼血・止血・滋陰・活血の効能をもち，止血して血瘀を残さず，滋陰して膩滞させない。

[参　考]
① 本方は原著では赤芍ではなく生白芍を使用しているが，呉鞠通自身の分析に「犀角は味鹹，下焦の血分に入りもって清熱す，地黄は積聚を去りて補陰す，芍薬は悪血を去り，新血を生ず，丹皮は血中の伏火を瀉す」とあり，「去悪血，生新血」の目的であれば赤芍がより妥当である。
② 「散血」には2つの意味があり，以下に述べる活血と養陰である。

　血熱による出血で，脈外に溢出した離経の血が体内に停滞すると，血行を阻滞して血の脈外溢出をさらに助長するので，活血化瘀薬によって消散させる必要がある。本方の赤芍・牡丹皮がこれに相当する。

　また，血熱が熾盛になって血中の津液を消耗すると，血液が濃縮されて粘稠になり，渋滞して血瘀を形成するので，大量の養陰薬によって血中の津液を充足させて流動性を回復させる必要があり，養陰することにより散血の効果が得られる。呉鞠通が「地黄は積聚を去る」と述べているのは，この意味である。
③《温病条弁》には「時に口を嗽がんと欲して咽むを欲せず，大便黒くして易きは，瘀血あるなり，犀角地黄湯これを主る」とある。

　血熱により大腸に出血し，体内にも離経の血が存在する状態である。熱が津液を損傷するために口は乾くが，血瘀があるので口をすすぎたいだけで飲まず，瘀血が糞便とともに排出するので，大便は秘結せずに出やすい。犀角地黄湯で涼血止血し血瘀を除くのがよい。

附　方

1. **桃仁承気湯**（とうにんじょうきとう）《温病条弁》

   組成：大黄15g，芒硝6g，桃仁・当帰・白芍・牡丹皮各9g。水煎服。

   効能：涼血逐瘀

   主治：血熱蓄血による夜間の発熱・下腹部がひきつるあるいは硬く脹る・狂躁状態・排尿は正常・舌質が紫紅で暗・脈が沈実あるいは沈渋などの症候。

血分熱盛で血熱凝結による瘀が生じ，少腹に瘀熱が結した病態で，下腹部がひきつったり硬く脹って圧痛がつよく，心神擾乱がみられる。

　本方は《傷寒論》の桃核承気湯から辛温の桂枝と和緩の甘草を去り，当帰・白芍・牡丹皮を加えたものに相当する。苦寒で涼血化瘀・攻下熱結に働く大黄と，鹹寒で軟堅攻下に働く芒硝を配合し，瘀熱を下行させる。桃仁・牡丹皮は活血逐瘀に働き，当帰・白芍は養血和営・活血するとともに他薬による傷血を防止する。全体で清熱涼血・攻逐瘀結の効能が得られる。

2. **神犀丹**（しんさいたん）《温熱経緯》

　　組成：犀角・菖蒲・黄芩各180ｇ，鮮地黄汁・金銀花汁各500ｇ，金汁・連翹各300ｇ，板藍根270ｇ，豆豉240ｇ，玄参210ｇ，天花粉・紫根各120ｇ。各薬物の細末を犀角・地黄汁・金汁と搗きまぜて丸にし，1日2回3ｇずつを水に溶いて服用する。

　　効能：涼血解毒

　　主治：温熱暑疫・邪入営血で，意識障害・うわごと・紫斑・口中びらん・咽の化膿・目の充血・舌質が紫紅などを呈するもの。

　　　熱毒が盛んで血熱妄行・心神擾乱が生じているので，清営涼血の犀角・生地黄・玄参・金汁・板藍根・紫根，清熱解毒の金銀花・連翹・黄芩・天花粉，芳香開竅の菖蒲・宣透の豆豉を配合している。

3. **犀地清絡飲**（さいじせいらくいん）《通俗傷寒論》

　　組成：犀角2ｇ，牡丹皮6ｇ，連翹5ｇ，竹瀝2杯，鮮地黄24ｇ，赤芍5ｇ，桃仁5ｇ，生姜汁2滴，茅根30ｇ，灯心草2ｇ，菖蒲汁2匙。茅根・灯心草の煎汁で他薬を煎服する。

　　効能：清心豁痰・通瘀開竅

　　主治：熱陥心包兼痰瘀阻絡で，意識障害・うわごと・舌の短縮・身体の灼熱感・四肢の冷え・口唇や爪のチアノーゼ・痰が多い・呼吸が粗い・舌質が紫暗・脈が沈渋などを呈するもの。

　　　邪熱が内陥し津液を煎熬して痰が生じ，痰熱が心包を蒙閉し，痰が血瘀をひきおこした状態である。

　　　豁痰の竹瀝・菖蒲・姜汁，通瘀の牡丹皮・赤芍・桃仁，清熱涼血の犀角・鮮地黄・茅根，清心熱の連翹・灯心草，開竅の菖蒲などを配合している。

第3節 清熱解毒剤（せいねつげどくざい）

　清熱解毒の方剤は，清熱・瀉火・解毒の効能をもち，三焦火毒熱盛・上中焦熱毒熾盛・大頭瘟などの熱毒熾盛に適する。三焦火毒熱盛ではつよい熱感・発熱・出血・煩躁・錯語・不眠・皮膚化膿症などが，上中焦熱毒熾盛では発熱・熱感・顔面紅潮・胸中煩熱・口内炎などが，大頭瘟では頭面部の灼熱痛・発赤・腫脹や咽痛などがみられる。

　清熱解毒・瀉火の黄芩・黄連・山梔子・連翹などを主体に，瀉下泄熱の大黄・芒硝，辛涼疏散の薄荷・牛蒡子・白僵蚕などを配合する，

　なお，「癰瘍剤」も清熱解毒剤に相当するが，熱毒の癰瘍に対する方剤であるところから，別章（第21章 565ページ参照）にしている。

黄連解毒湯（おうれんげどくとう）
《外台秘要》

[組　成] 黄連3～9g　黄芩6g　黄柏6g　山梔子9g
[用　法] 水煎服。
[効　能] 瀉火解毒
[主　治] 熱毒壅盛三焦
　　高熱・熱感・煩躁・口や咽の乾燥・狂躁状態・言語錯乱・不眠・吐血・鼻出血・皮下出血・下痢・黄疸・皮膚化膿症・舌質が紅・舌苔が黄・脈が数で有力など。
[病　機] 実熱火毒が上中下の三焦に充斥している状態である。
　　火毒熾盛で表裏ともに熱盛であるから，高熱・熱感・舌質が紅・舌苔が黄・脈が数で有力を呈する。熱毒が心神を擾乱すると煩躁・狂躁・錯語・不眠が，火熱が上逆し迫血妄行すると吐血・鼻出血が，肌膚に溢れると皮下出血が，腸の津液を下迫すると下痢が生じる。瘀熱が燻蒸して外越すると黄疸が，肌肉に壅滞し腐乱させると癰疽疔瘡などの皮膚化膿症が出現する。
[方　意] 本方は上中下の三焦に火毒熱盛が充斥した場合の常用方である。
　　黄連が主薬で，心火を瀉し兼ねて中焦の火を瀉す。黄芩は肺熱を瀉し上焦の

火を瀉し，黄連を助ける。黄柏は下焦の火を瀉し，山梔子は三焦の火を通瀉し，導熱下行する。全体で瀉火泄熱によって火毒を下降させ，瀉火清熱解毒の効能をあらわす。

[参　考]
① 本方は崔氏方から《外台秘要》に収録されたものである。《肘後備急方》では治傷寒時気温病門に収載されているが方名は示されておらず，《景岳全書》では解毒湯と改名し，《宣明方論》では本方の粉末を水丸にして大金花丸と称し，《温熱経緯》では梔子金花湯と名づけている。
② 《外台秘要》には「胃中に燥屎あれば，人をして錯語せしむ，熱盛もまた人をして錯語せしむ，もし便秘して錯語すれば，承気湯を服すべし，通利して錯語すれば，四味黄連除熱湯（黄連解毒湯）を服下すべし」とあり，熱盛に対する瀉火解毒の剤であることが示されている。
③ 《成方便読》には「一切の火邪，表裏ともに熱，狂躁煩心し，口燥き咽乾き，大いに熱し乾嘔し，錯語不眠，吐血衄血し，熱盛発斑などの証を治す。汪訊菴いう，毒は，即ち火邪の盛なりと。邪は陽に入ればすなわち狂し，心は熱のために擾るる所となればすなわち煩し，躁はすなわち煩の盛なり。口燥き咽乾くは，火盛にて津枯る。乾嘔は，熱毒上衝するなり。錯語は，熱その神を毒するなり。不眠は，熱盛にして陰静かならざるなり。吐衄・発斑などの証に至れば，熱攻めて胃に入り，血に逼り妄行するなり。これみな六淫の火邪，上下表裏に充斥し，有実無虚の証，故に治法は緩剤のもって事を了えるべきものにあらず。黄芩は上焦の火を清し，黄連は中焦の火を清し，黄柏は下焦の火を清し，梔子は三焦の火を瀉し，心肺の分に従い，屈曲下行し，小腸膀胱より出だす。けだし四味みな大苦大寒の薬，その亢甚の火を清して，その欲絶の水を救うなり。然して実熱にあらざれば，軽投すべからず」と解説されている。
④ 本方の運用に当たっては以下のような加法を行うとよい。
　　便秘をともなうときは，大黄を加えて瀉下する。吐血・鼻出血・皮下出血などがあれば，涼血止血の生地黄・玄参・牡丹皮などを加える。瘀熱による黄疸には，茵蔯・大黄を加えて祛湿退黄をつよめる。

附　方

1. **温清飲**（うんせいいん）《万病回春》
    組成：当帰・白芍・熟地黄・川芎・黄連・黄芩・黄柏・山梔子各 4.5g。水煎服。
    効能：補血・清熱解毒
    主治：熱毒壅盛三焦の経過が遷延して耗血し，皮膚の乾燥・顔色につやがない・舌苔が少・舌質が紅絳・脈が細数などをともなうもの。

本方は，養血の四物湯と清熱解毒の黄連解毒湯の合方であり，三焦熱毒に血虚をともなう状態に適する。なお，調経の四物湯と清熱の黄連解毒湯の配合でもあり，血熱による月経不順（月経周期の短縮・月経期間の延長・不正性器出血など）にも適用する。

2. **柴胡清肝湯**（さいこせいかんとう）《一貫堂》
   組成：当帰・白芍・熟地黄・川芎・柴胡・黄芩各3g，黄連・黄柏・山梔子各1.5g，連翹・桔梗・牛蒡子・天花粉各2g，薄荷・甘草各1g。水煎服。
   効能：清熱解毒・祛風排膿・養血
   主治：風熱毒邪が肝胆三焦にびまんし，遷延して耗血をともなった状態。
   　本方は，清熱解毒・養血の温清飲に，祛風熱・解毒排膿の柴胡・牛蒡子・連翹・薄荷・桔梗・天花粉・甘草を加えたものであり，柴胡は肝胆経に引薬し，桔梗は利咽に働く。頭目・体表・咽喉などの熱毒（皮膚化膿症・中耳炎・咽喉炎・扁桃炎など）が反復し遷延するときに適用する。

3. **荊芥連翹湯**（けいがいれんぎょうとう）《一貫堂》
   組成：当帰・白芍・熟地黄・川芎・黄連・黄芩・黄柏・山梔子・連翹・荊芥・防風・薄荷・枳殻・甘草各1.5g，柴胡・桔梗・白芷各2g。水煎服。
   効能：清熱解毒・祛風排膿・養血
   主治：風熱毒邪が肝胆三焦にびまんし，遷延して耗血をともなった状態。
   　本方は，柴胡清肝湯から牛蒡子・天花粉を除き荊芥・防風・白芷・枳殻を加えたものに相当し，祛風と排膿に重点がおかれているので，瘙痒・化膿などがやや顕著な場合に適する。

4. **竜胆瀉肝湯**（りゅうたんしゃかんとう）《一貫堂》
   組成：当帰・川芎・白芍・熟地黄・黄連・黄芩・黄柏・山梔子・連翹・薄荷・防風・車前子・木通各1.2g，沢瀉・竜胆草各2.0g。水煎服。
   効能：清利湿熱・解毒・養血
   主治：肝経湿熱の遷延。
   　本方は，温清飲に清利湿熱の竜胆草・沢瀉・木通・車前子と祛風の薄荷・防風・連翹を加えたものに相当し，下焦肝経に生じる慢性の膀胱炎・尿道炎・副睾丸炎・月経異常・帯下・腟炎などに適用する。

第3節　清熱解毒剤　153

涼膈散（りょうかくさん）
《和剤局方》

[組　成] 大黄・芒硝・炙甘草各20g　山梔子・薄荷・黄芩各10g　連翹40g
[用　法] 粉末にし1回6～12gを竹葉3g，蜂蜜少量と水煎し温服する。上記の1/2～1/5量を煎剤にしてもよい。
[効　能] 瀉火通便・清上泄下
[主　治] 上中二焦熱毒熾盛

発熱・悪熱・煩躁・顔面紅潮・目の充血・口唇の乾燥・口渇・口内炎・歯痛・鼻出血・咽喉の腫脹疼痛・胸中があつ苦しい・尿が濃く少量・便秘・舌苔が黄で乾燥・舌質が紅・脈が滑数など。

[病　機] 上焦心肺と中焦胃の熱毒熾盛で，津液の消耗がみられる状態である。

上中二焦の火熱熾盛のために発熱・悪熱・舌質が紅・舌苔が黄・脈が滑数などが生じ，火熱毒邪が上炎するので顔面紅潮・目の充血・口内炎・歯痛・鼻出血・咽喉の腫脹疼痛がひきおこされる。心熱による煩躁，心肺の熱による胸があつ苦しい感じ，および中焦の燥熱による便秘もみられ，津液が消耗して口渇・口唇の乾燥・尿が濃く少量・舌苔の乾燥があらわれる。

[方　意] 本方は清熱と瀉下の併用であり，瀉下するのは「下をもって清となす」すなわち清熱をつよめるのが目的である。

大黄・芒硝・甘草は調胃承気湯に相当し，中焦の燥熱を瀉下によって除去する。瀉火解毒の山梔子・黄芩・連翹は心肺の熱を清し，疏散の薄荷・竹葉・連翹は上焦の熱邪を透発して除去する。甘草・蜂蜜は緩急和中に働く。全体で上中二焦の熱邪を上清下泄して除去するのである。

[参　考]
① 本方は，上清下泄することにより胸膈の熱が解除するところから，「涼膈」と名づけられた。
②《素問・至真要大論》に「熱内に淫せば，治は鹹寒をもってし，佐くるに苦甘をもってす」とあるように，鹹寒の芒硝・大黄で中焦の熱邪を蕩滌し，苦寒の連翹・竹葉・山梔子・黄芩で上焦の熱邪を清し，甘味の甘草・蜂蜜で緩急している。
③《医方集解》は「これ上中二焦の瀉火薬なり。熱内に淫せば，治は鹹寒をもってし，佐くるに苦甘をもってす。故に連翹・黄芩・竹葉・薄荷をもって上に昇散し，大黄・芒硝の猛利をもってその中を推蕩し，上昇下行せしむれば，膈は自ずと清すなり」，《成方便読》は「もし火これ散漫すれば，あるいは裏に在り，あるいは表に在りても，みなこれを清しこれを散じて癒ゆべし。もし有形の物を挟み，結して散ぜざるは，その結を去るにあらざれば，すなわち病は終に瘥

えず。故に大黄・芒硝の滌蕩下行のものをもって，その結を去りてその熱を逐う，然して結邪は去るといえども，なお浮游の火あり，上中に散漫するを恐る，故に黄芩・薄荷・竹葉をもって上中の火を清徹す，連翹は経絡中の余火を解し，梔子は上より下に，火邪をひきて屈曲下行す，かくのごとければすなわち有形無形の上下表裏の諸邪は，ことごとく従いて解散。生甘草・蜂蜜を用うるは，病膈に在らば，甘をもってこれを緩むなり」と説明している。

附　方

1. 清上防風湯（せいじょうぼうふうとう）《万病回春》
    組成：防風3g，荊芥1.5g，連翹2.5g，山梔子1.5g，黄連1.5g，黄芩2g，薄荷1.5g，川芎2g，白芷2.5g，桔梗2.5g，枳殻0.6g，甘草0.6g。水煎服。
    効能：祛風清熱・解毒排膿
    主治：上焦風熱による発赤・腫脹・熱感・疼痛・瘙痒・化膿などを呈する皮疹。
        原著には「面に瘡を生ずるは，上焦の火なり」「上焦の火を清し，頭面に瘡癤を生ずる風熱の毒を治す」とある。祛風の防風・荊芥・薄荷，血中の祛風に働く川芎，清熱解毒の連翹・山梔子・黄連・黄芩，排膿の白芷・桔梗・枳殻，および諸薬を調和する甘草からなり，上焦風熱を除き解毒排膿する。竹瀝を加えるとさらに効果がよいとある。

普済消毒飲（ふさいしょうどくいん）
《東垣試効方》

[組　成] 黄芩（酒炒）・黄連（酒炒）各15g　陳皮・生甘草・玄参・柴胡・桔梗各6g　連翹・板藍根・馬勃・牛蒡子・薄荷各3g　白僵蚕・升麻各2g
[用　法] 粉末を湯に溶いて頻回に服用するか，蜜丸にして嚼んで服用する。1/3〜1/2量を水煎服用してもよい。
[効　能] 疏風清熱・解毒消腫
[主　治]
 (1) 大頭瘟
    初期に悪寒・発熱があり，ついで悪寒はなくなって熱が高くなり頭面部の発赤・腫脹・熱感・疼痛が生じ，甚だしいと目が開かなくなり，咽喉の発赤・腫脹・疼痛をともない，口渇・舌苔が黄で乾燥・脈が数で有力を呈する。
 (2) 痄腮

発熱・両側耳下の腫脹や鈍痛など。

[病　機] 大頭瘟は「大頭傷寒」「大頭風」「大頭天行」ともいい，現代の顔面丹毒・流行性耳下腺炎などに相当し，風熱疫毒の邪が気分に侵入した病変である。初期は邪が肌表に入って衛陽を鬱阻し，邪正が相争するので悪寒・発熱し，ついで熱毒が裏に入って気分熱盛になるため，悪寒がなくなって発熱がつよくなる。熱毒が頭面部に上攻して気血を壅滞させると，頭面の紅腫熱痛が生じ，甚だしいと目が開かなくなり，咽喉で壅滞すると，咽喉の紅腫熱痛がみられる。裏熱が盛んなために津液を消耗すると，口渇があらわれる。舌苔が黄で乾燥・脈が数で有力は裏熱熾盛を示す。

　　　蝦蟆瘟は「蝦蟆瘟（がまうん）」ともいい，現代の流行性耳下腺炎に相当し，温毒が少陽気分に侵入した病変であり，両腮の気血を壅滞させるために腫脹疼痛がみられる。

[方　意] 疏風透熱と清熱解毒を同施する。

　　　苦寒の黄芩・黄連・板藍根・連翹は，気分の熱毒を直清する。黄芩・黄連を酒炒するのは，上焦に働かせるためである。軽清宣透の連翹・升麻・柴胡・薄荷・白僵蚕は，風邪を疏散するとともに透熱達表・解毒に働く。桔梗・生甘草・馬勃・牛蒡子は，清熱瀉火・解毒と清利咽喉・止痛に作用する。鹹寒の玄参は清熱滋陰し，気分熱盛・傷津を改善する。辛味の陳皮は理気疏滞し，桔梗は諸薬を上行させる。少陽経には柴胡が，陽明経には升麻が，それぞれ引経薬になっている。全体で疏風清熱・瀉火解毒に働く。

[参　考]

① 本方は《東垣試効方》が《普済方》から収録したものである。原名は「普済消毒飲子」で，組成がやや異なり薄荷の代わりに人参を使用している。

②《医方集解》には「これ手太陰・少陰，足少陽・陽明の薬なり。芩・連の苦寒は，心肺の熱を瀉し君たり，玄参の苦寒，橘紅の苦辛，甘草の甘寒は，瀉火補気し臣たり，連翹・薄荷・鼠粘（牛蒡子）の辛苦にして平，藍根の甘寒，馬勃・僵蚕の苦平は，散腫消毒定喘し佐たり，升麻・柴胡の苦平は，少陽・陽明二経の陽気の伸するを得ざるを行らす。桔梗の辛温は舟楫（しゅうしゅう）たり，下行せしめず，載となすなり」と解説している。

③ 便秘をともなうときは，大黄を加えて釜底抽薪するのがよい。

附　方

1. 普済消毒飲去升麻柴胡黄芩黄連方（ふさいしょうどくいんきょしょうまさいこおうごんおうれんほう）《温病条弁》

　　組成：連翹30g，薄荷9g，馬勃12g，牛蒡子18g，荊芥穂9g，白僵蚕15g，玄参30g，金銀花30g，板藍根15g，桔梗30g，生甘草15g。粗末にし1回

18 〜 24 g を芦根湯で服用する。

効能：疏風清熱・解毒消腫

主治：大頭瘟，痄腮。

　原著に「温毒にて，咽痛み喉腫れ，耳前耳後腫れ，頰腫れ，面正に赤く，あるいは喉痛まず，ただ外腫れ，甚だしきはすなわち耳聾し，俗に大頭瘟・蝦蟆瘟と名づくるは，普済消毒飲去柴胡・升麻これを主る，初起一二日は再に芩・連を去り，三四日はこれを加うるを佳しとす」とあり，柴胡・升麻を除いて荊芥・金銀花・芦根を加え，初期には黄連・黄芩を除いて用いる。自注で「柴胡・升麻を去るは，昇騰飛越太過の病なるをもって，再に昇を用うるを得ざるなり。説者それ引経なりというは，また甚だ愚なり」と指摘しているように，昇陽に働く柴胡・升麻を除いて，散風清熱の金銀花・荊芥と清熱生津の芦根を加えているのである。また「黄芩・黄連を去るは，芩・連は裏薬なり，病の初起はいまだ中焦に至らず，裏薬を先ず用うるを得ざるは，中焦を犯すが故なり」とあり，初期には清熱解毒が過度にならないようにとの配慮である。

　熱毒が甚だしい場合は柴胡・升麻は除くべきであるが，熱毒が甚だしくないときや痄腮の場合には引経薬として加えてよい。また，初期から裏熱がつよければ黄連・黄芩も加えるべきである。

第4節　気血両清剤（きけつりょうせいざい）

　気血両清の方剤は，清気涼血・瀉火解毒の効能をもち，疫毒・熱毒が内外に充斥して気分と血分がともに傷害された状態に適する。気分熱盛の高熱・口渇と血熱妄行の出血，さらに熱毒内陥の意識障害・うわごとなどが同時にみられる状態を，「気血両燔」と呼ぶ。
　清気分熱の石膏・知母，清営涼血の犀角・生地黄，清熱解毒の黄連・黄芩・山梔子などを配合する。

清瘟敗毒飲（せいうんはいどくいん）
《疫疹一得》

[組　成] 生石膏（大剤180〜240g，中剤60〜120g，小剤24〜36g）
　　　　 生地黄（大剤18〜30g，中剤9〜15g，小剤6〜12g）
　　　　 犀　角（大剤18〜24g，中剤9〜15g，小剤6〜12g）
　　　　 黄　連（大剤12〜18g，中剤6〜12g，小剤3〜4.5g）
　　　　 山梔子9g　桔梗3g　黄芩9g　知母12g　赤芍12g　玄参24g
　　　　 連翹15g　生甘草6g　牡丹皮9g　鮮竹葉9g
[用　法] 石膏を先に煎じ，数十沸させたのち他薬を入れる。犀角は磨汁を冲服する。
[主　治] 熱毒充斥・気血両燔
　　高熱・汗が出る・つよい口渇があり冷たい飲み物を欲する・甚だしいと四肢の冷え・咽痛・口唇や顔面の腫脹・激しい頭痛・関節痛・呼吸促迫・呼吸が粗い・意識障害・狂躁状態・四肢のけいれん・頸項部の強直・吐血・鼻出血・血便・血尿・皮下出血・嘔吐・下痢あるいは便秘・腹痛・尿が濃い・舌質が絳で芒刺がある・舌苔が焦黄で乾燥・脈が洪大で数あるいは沈数で有力など。
[病　機] 暑燥疫毒の邪が臓腑・経絡に入り，気分と血分の両方を犯し，熱毒が全身の表裏上下に充斥している状態である。
　　熱毒が充斥し津液を蒸騰するので高熱があって汗が出，傷津するために口渇があり，冷たい飲み物を欲する。熱毒が気血を内閉し，陽気が四肢に達さないときは四肢の冷えが生じる。熱毒が気血とともに上攻すると咽喉の腫脹疼痛や

口唇・顔面の腫脹がみられ，清竅に上攻すると割れるような激しい頭痛がひきおこされる。邪が骨節経絡に走竄して気血を逆乱するので，関節のつよい痛みや腰痛などが発生する。熱毒が肺気を上逆させると呼吸促迫や粗い呼吸が，神明を擾乱すると意識障害・狂躁状態が，肝の陰血を耗損して，筋脈を濡養できないので四肢のけいれん・頸項部の強直があらわれる。熱毒が血絡を灼傷し動血するために，吐血・鼻出血・血便・血尿・皮下出血が生じる。胃気を上逆させると嘔吐が，大腸に下迫して津液を下行させると下痢が，傷津して大腸を燥結させると便秘が，腸道の気血を逆乱させると腹痛があらわれる。津傷のために尿が濃く少量になる。舌質が絳で芒刺があるのは血分熱盛を，舌苔が焦黄で乾燥しているのは気分熱盛をあらわす。熱毒が発泄すると脈は洪大で数に，熱毒が気血を内閉すると脈は沈数で有力になる。

[方　意] 本方は白虎湯・黄連解毒湯・犀角地黄湯を組み合せて加減したもので，清気・解毒・涼血の効能をもち，とくに泄火解毒の力がつよい。

　辛甘・清熱の石膏が主薬で大量に用い，気分の熱を清泄し宣透して除く。石膏に知母・甘草を配合すると白虎湯去粳米であり，甘潤で清熱保津の効能が得られる。さらに，軽宣の連翹・竹葉を配合して熱邪を宣透外達させる。以上の組合せにより，気分の表裏の熱毒を清透する。黄連・黄芩・山梔子は黄連解毒湯の方意をもち，黄連・黄芩は上・中焦に，山梔子は三焦に働き，苦寒により上・中・下焦の熱毒を直折して清熱解毒する。犀角・生地黄・赤芍・牡丹皮は犀角地黄湯で，涼血養陰・止血散血して血分の熱毒を清解する。さらに，玄参を加えて養陰涼血・瀉火解毒をつよめる。桔梗は肺気を開き諸薬を上行させて，行散の薬力を高める。甘草は諸薬を調和させる。全体で気血を両清し，全身に対する泄火解毒の効能が得られる。

[参　考]

① 原著に「疫証の初起，発熱悪寒し，頭痛み劈（さ）くがごとく，煩躁譫妄し，身熱し肢冷え，舌刺唇焦，上嘔下泄す，六脈沈細にして数は，即ち大剤を用う，沈にして数は中剤を用う，浮大にして数は即ち小剤を用う。……これ十二経泄火の薬なり。斑疹は胃より出で，また諸経の火有りもってこれを助く。石膏を重用し，胃経に直入し，それをして十二経に敷布せしめ，その淫熱を退く。黄連・犀角・黄芩をもって佐け，上焦において心肺の火を泄す。丹皮・梔子・赤芍は，肝経の火を泄す。連翹・元参は，浮游の火を解散す。生地・知母は抑陽扶陰し，その亢甚の火を泄して，欲絶の水を救う。桔梗・竹葉は載薬上行し，甘草をもって和胃せしむるなり」とある。

② 本方を応用する場合は，病状にもとづいて薬量を増減すべきである。
　熱毒が激しい場合には大量を投与しなければ効果がないが，病状が軽い場合には寒涼が過度になって正気を損傷する結果を生じる。

③ 熱極動風がみられるときは，羚羊角末0.3～0.5g，釣藤鈎15g，菊花9gを加えて涼肝熄風する．腹満・便秘をともなえば，大黄・芒硝を加えて攻下熱結する．意識障害をともなうときは，安宮牛黄丸を併用する．

附　方

1. 化斑湯（かはんとう）《温病条弁》

    組成：石膏30g，知母12g，生甘草9g，玄参9g，犀角2g（沖服），粳米9g．水煎服．

    効能：清気涼血化斑

    主治：気血両燔による高熱・口渇・煩躁・甚だしいと意識障害・吐血・鼻出血・皮下出血・舌質が絳・舌苔が黄で乾燥・脈が数などの症候．

    原著に「陽明の斑は，化斑湯これを主る」とあり，気分熱盛とともに血熱妄行がみられる状態に対し，清気分熱の白虎湯と涼血解毒の犀角・玄参を配合している．涼血止血が十分でない場合には，犀角地黄湯と白虎湯を併用する．

消斑青黛飲（しょうはんせいたいいん）
《傷寒六書》

[組　成] 青黛15g　黄連5g　犀角3g（沖服）　石膏30g　知母9g　玄参9g　山梔子9g　生地黄12g　柴胡6g　人参6g　甘草3g

[用　法] 水煎服．生姜・大棗を加えて煎じる．

[効　能] 瀉火解毒・涼血化斑

[主　治] 陽毒発斑

紫斑・つよい口渇・高熱・舌質が紅絳・舌苔が黄で乾燥・脈が洪大で滑数など．

[病　機] 熱邪が裏に入って上中下の三焦にびまんし，気血両燔を呈した状態である．

気分熱盛により高熱・つよい口渇・舌質が紅・舌苔が黄で乾燥・脈が洪大で滑などを呈し，血熱熾盛で迫血妄行するので血が肌膚に外溢して紫斑が生じ，脈が数に舌質が絳に変化する．

[方　意] 気血両清する．

清気分熱の石膏・知母，涼血養陰・止血の青黛・犀角・生地黄・玄参，瀉火解毒の黄連・山梔子，さらに疏泄透熱の柴胡・青黛を配合し，瀉火解毒・涼血止血する．佐薬として人参・甘草を用い扶正達邪している．

[参　考]
　火熱が熾盛で昇騰している状況では，昇陽に働く柴胡は適切ではない。透熱外達して清熱するが昇陽には働かない青蒿に代える方がよい。

第5節　清臓腑熱剤（せいぞうふねつざい）

　清臓腑熱の方剤は，臓腑・経絡の熱邪を清解する効能をもち，それぞれの臓腑に特有の火熱の症候に対処する。臓腑に特有の症候としては，心熱では不眠・焦躁・動悸・口内炎などが，肝胆火熱ではいらいら・易怒・頭痛・耳鳴・胸脇痛・口が苦いなどが，肺熱では咳嗽・黄痰・咽痛などが，胃熱では口臭・歯痛・歯齦出血・胃痛・嘔吐などが，腸熱では腹痛・下痢・しぶり腹などが，それぞれみられる。

　使用する主な清熱薬も各臓腑によってやや異なり，心熱には黄連・山梔子・木通・蓮心などが，肝胆実火には竜胆草・夏枯草・青黛などが，肺熱には黄芩・桑白皮・石膏・知母・地骨皮などが，胃熱には石膏・知母・升麻などが，腸熱には白頭翁・黄芩・黄柏などが，それぞれ用いられる。火熱に付随する気滞・血瘀・傷陰・耗気などに対する配慮も必要である。

三黄瀉心湯（さんおうしゃしんとう）
（別名：瀉心湯）《金匱要略》

[組　成] 大黄6g　黄連3g　黄芩9g
[用　法] 水煎服。
[効　能] 清心瀉火・解毒・泄熱化湿
[主　治]
(1) 心　火
　　焦躁感・不眠・多夢・動悸・顔面紅潮・口内炎・舌尖のしみるような痛み・甚だしいと狂躁状態・舌尖が紅・脈が数など。
(2) 血熱妄行
　　鼻出血・吐血・喀血などの出血に，便秘・尿が濃い・舌質が紅絳・舌苔が黄・脈が数などをともなう。
(3) 三焦熱毒積滞
　　目の充血や腫脹・口内炎・皮膚の化膿症・煩躁・熱感・尿が濃い・便秘・舌質が紅・舌苔が黄・脈が数で有力など。
(4) 湿熱内蘊（熱重湿軽）

黄疸・胸があつ苦しい・上腹部が痞える・腹満・舌質が紅・舌苔が黄膩など。

［病　機］実熱火毒によるさまざまな病証をあらわしている。

　五志過極などで心火が上炎すると，心神を擾乱して焦躁感・不眠・多夢・動悸・甚だしいと狂躁状態が，火熱上炎のため顔面紅潮が，「心の苗」である舌を灼するので口内炎・舌尖のしみるような痛み・舌尖紅が，熱盛による脈数が，それぞれあらわれる。

　邪火内盛で脈絡を灼傷して迫血妄行すると，鼻出血・吐血・喀血などの出血が生じ，火性は上炎するので上部に出血がみられることが多い。

　熱毒が上中下の三焦に充斥すると，上部では目の充血や腫脹・口内炎が，中部では煩躁・腹部の痞満が，下部では尿が濃い・便秘が生じ，皮膚に鬱滞すると化膿症が発生し，全身的には熱感がみられる。

　湿熱の邪が内蘊すると，瘀熱が外越できず湿とともに燻蒸するので黄疸が生じ，湿熱が気機を阻滞するために胸があつ苦しい・上腹部の痞え・腹満・舌苔が黄膩などもみられるが，熱邪が湿邪よりつよいので上に述べた火熱の症候の方が顕著である。

［方　意］本方は清熱瀉火・解毒・化湿の効能をもつが，降火に特徴がある。

　本方を組成する3薬は，いずれも苦寒で清熱瀉火・解毒・化湿に働き，実熱火毒・湿熱を清泄する。清熱降火により上部の火熱を下降させる大黄が主薬である。攻下を目的としてはいないので，芒硝や枳実・厚朴は配合していない。上焦の熱毒には清心・清肺の黄芩が，中焦には清心・清胃の黄連が，下焦には大黄が，それぞれ主に作用し，上中下三焦すべてに対し清泄解毒に働く。

　心火には清心降火により，三焦熱毒には清熱解毒により，血熱妄行には清熱降火により，熱重湿軽の湿熱には清熱化湿により，それぞれ効果をあらわす。

［参　考］
① 《金匱要略》に「心気不足し，吐血衄血するは，瀉心湯これを主る」とあるが，薬物の組成からみて「心気不足」の病態に適応するとは考えられず，「心気不定」の誤りとされる。火熱熾盛で血熱妄行したために生じる吐血・鼻出血に，心火上炎の不眠・焦躁など「心気不定」に相当する症候をともなう病態である。「瀉心はすなわちこれ瀉火，瀉火はすなわちこれ止血」と指摘されるように，清熱降火の効能によって止血の効果が得られるのである。
② 本方は後世になって瀉火解毒にも使用されるようになり，《和剤局方》は丸剤に改変して三焦熱毒に用いている。化湿泄熱の面では，李東垣の三黄枳朮丸・枳実導滞丸などが本方の応用である。
③ 本方の「瀉心」には「心下痞を瀉する」という意味があり，《傷寒論》では本方の加減方が心下痞に用いられている。

第 5 節　清臓腑熱剤　163

◎大黄黄連瀉心湯（だいおうおうれんしゃしんとう）
　組成：大黄 6 g，黄連 3 g。泡服。
　効能：泄熱開結消痞
　　「心下痞し，これを按じ濡，その脈関上浮のものは，大黄黄連瀉心湯これを主る」
　　　無形の邪熱が心下（心窩部）で気機を痞塞したために「心下痞」が生じ，無形の邪であるから圧しても軟らかく痛みもなく，心下に壅熱があるので関脈が浮を呈している。降火の大黄と清胃の黄連は，心下の壅熱を下降させて気機を通じ，痞結を消散させる。瀉下すべき有形実邪はないので，「麻沸湯二升をもってこれを漬け，須臾に絞り滓を去り，分かち温め再服す」で，熱湯に薬物を浸すだけで煎じず，薬物の寒性を活かして苦降瀉下の効能は和らげ，清熱降火の効果をひき出す配慮がなされている。

◎附子瀉心湯（ぶししゃしんとう）
　組成：大黄 6 g，黄連 3 g，黄芩 3 g，附子 3 g。泡服。
　効能：泄熱開結消痞・温陽実衛
　　「心下痞して，復た悪寒し，汗出づるものは，附子瀉心湯これを主る」
　　　熱邪による心下痞と同時に，気機阻滞により陽熱が表に外達するのが阻滞されて，「悪寒し汗出づ」という衛陽不足の症候がみられる。大黄・黄連・黄芩は三黄瀉心湯で，清熱降火することにより痞を除く。温補腎陽の附子は，壮腎陽により衛陽を振奮し，悪寒・汗出づを改善する。附子の配合があるので，大黄黄連瀉心湯に黄芩を加えて寒熱を調和させている。本方も麻沸湯で三黄を浸出し，別煎した附子の煎汁とあわせて服用することになっており，附子の温補に重点がおかれている。

附　方

1. **交泰丸**（こうたいがん）《韓氏医通》
　組成：黄連 18 g，肉桂 3 g。細末を蜜丸にし 1 回 6～9 g を服用する。
　効能：清心瀉火・交通心腎
　主治：心火上炎・心腎不交の焦躁・不眠・動悸・舌質が紅・脈が数などの症候。
　　　正常では心火が腎に下交し腎水が心を上済して平衡が保たれているが，心火が上炎して腎に下交しないと腎水が上済できず，心腎不交になって心火がますます盛んになる。黄連で心火上炎を瀉するとともに，反佐として少量の肉桂を加え腎水を蒸騰して上済させ，心腎を交通させる。

導赤散（どうせきさん）
《小児薬証直訣》

[組　成] 生地黄・木通・生甘草梢各9g　竹葉6g
[用　法] 水煎服。
[効　能] 清心瀉火・利水通淋
[主　治]
 (1) 心経熱盛
　　焦躁感・不眠・胸があつ苦しい・顔面紅潮・口渇があり冷飲を欲する・口内炎・舌尖が紅・脈が数など。
 (2) 心移熱於小腸
　　心熱の症候とともに，尿が濃い・排尿困難・排尿痛などがみられる。
[病　機] 心・小腸の有熱の病変である。
　　心火が循経上炎し心神を擾乱するために，焦躁感・不眠・胸があつ苦しい・顔面紅潮・口内炎・舌尖が紅などを呈する。熱盛傷津をともなうので，口渇があり冷たい飲み物を欲する。脈数は熱盛を示している。
　　心と小腸は表裏をなしており，心熱が小腸に下行する（心移熱於小腸）と，小腸の清濁を泌別する機能が失調して，膀胱への水湿の滲泄が減少する一方で邪熱が水湿とともに外泄するので，尿が濃い・排尿困難・排尿痛などがあらわれる。心火が表裏をなす腑である小腸へ下行しつつあるのは，心火が外泄する機構が働いているのであり，良い徴候といえる。
[方　意] 本方は清心火・利小便の方剤である。
　　心は血脈を主るので，清心涼血の生地黄と清心除煩の竹葉で血分から心熱を清し，木通は心火を下降させ小腸を通じて利小便により外泄する。木通・甘草梢は清熱通淋にも働き，とくに甘草梢は茎中（尿道）に直達して止痛し，排尿困難・排尿痛を除く。なお，生地黄は滋陰によって利小便による傷津を防止する。全体で清心降火・利水通淋の効能があり，導熱下泄することができる。
[参　考]
① 《小児薬証直訣》には「小児心熱を治す。その睡を視て，口中気温，或いは合面睡（歯を食いしばって眠る），および上竄（ばたばたする）切牙（歯ぎしり），みな心熱なり。心気熱すれば則ち心胸また熱し，言わんと欲して能わず，而して就ち冷の意あり，故に合面睡す」と記されるように原著では本方を「小児心熱」に用いており，「心移熱於小腸」には言及していない。《奇効良方》になって「小便赤渋淋痛」などにも応用範囲が拡大されるようになった。
② 《医宗金鑑》には「赤色は心に属す。導赤は心経の熱を導きて小腸より出だす，

心と小腸は表裏たるを以てなり。然して見る所の口糜舌瘡，小便黄赤，茎中作痛，熱淋不利等の証は，みな心熱の小腸に移るの証。故にその心を直瀉する黄連を用いず，滋腎涼心の生地を用い，木通で通利小腸し，佐くるに甘草梢を以てし，最下の熱を瀉し易きを取れば，茎中の痛み除くこと可にして，心経の熱を導くこと可なり。これ則ち水虚して火実せざるは宜しくこれにすべし，利水して陰を傷らず，瀉火して胃を伐せずを以てなり。もし，心経実熱するは，須く黄連，竹葉を加え，甚だしきは更に大黄を加うべし，また釜底抽薪の法なり」とある。

③ 原著に「一本は甘草を用いず，黄芩を用う」とあり，心火が顕著な場合は，甘草を除き黄芩を加えて清熱を強めるように指示している。

心火がつよければ黄連・大黄などを加え，血淋を呈するときは車前子・血余炭・阿膠などを加える。

附　方

1. **導赤清心湯**（どうせきせいしんとう）《重訂通俗傷寒論》

   組成：鮮地黄 18 g，朱茯神 6 g，木通 2 g，麦門冬 3 g，牡丹皮 6 g，益元散（滑石・生甘草・朱砂）9 g，竹葉 5 g，蓮子心 1.5 g，灯芯草 1 g，童便 1 杯。水煎服。

   効能：涼営養陰・清泄膀胱・養心安神

   主治：熱傷営陰兼心移熱於小腸で，夜に増強する発熱と熱感・煩躁・うわごと・尿が濃く少量・排尿困難・排尿痛・舌質が紅絳・無苔・脈が細数などを呈するもの。

   生地黄・麦門冬は滋養営陰・清心に，蓮子心・竹葉・木通・牡丹皮は清心・泄営熱に，朱茯神は安神に，益元散・灯芯草は利小便により導熱下泄に働く。童便は滋陰降火するが，近年はあまり用いない。

清心蓮子飲（せいしんれんしいん）
《和剤局方》

[組　成] 黄芩・麦門冬・地骨皮・車前子・炙甘草各 15 g　蓮子・茯苓・黄耆・人参各 25 g

[用　法] 粉末にして 1 回 9 g を水煎し，冷やして空腹時に服用する。約 1/3 量を水煎服用してもよい。

[効　能] 益気滋陰・清心火

［主　治］心火上炎・気陰不足・遺精淋濁

不眠・多夢・焦躁感・口や咽の乾燥感・熱感・元気がない・疲れやすい・遺精・排尿困難・排尿痛・不正性器出血などがあり，疲労にともなって排尿異常などが反復する。

［病　機］思慮労心などにより次第に気陰を消耗し，心営不足のために心火が上炎して心腎不交となり，心火が小腸にも移って排尿異常をともなった状態である。

心火が心神を擾乱するので不眠・多夢・焦躁感が生じ，陰虚のために熱感・口や咽の乾燥感がある。元気がない・疲れやすい・疲労にともなって病変が反復するなどは，気虚を示す。心腎不交で腎の気化が失調するとともに，心熱が小腸に移って清濁泌別も失調するので，遺精・排尿困難・排尿痛などがあらわれる。虚火が営血を擾動すると不正性器出血などもみられる。

［方　意］本方は清心火と補益気陰をかね備えている。

清心火の蓮子が主薬で，渋精固腎にも働いて心腎を交通させる。清熱涼血の地骨皮と清熱瀉火の黄芩が蓮子を補助して心火を清する。茯苓・車前子は利小便により心火を下泄し，茯苓は安神にも働く。清心養陰の麦門冬，益気の人参・黄耆・炙甘草，生津の人参で，益気養陰している。

［参　考］

① 原著には「心中蓄積し，時に常に煩躁し，よりて思慮労力，憂愁抑鬱す，これ小便白濁を致し，あるいは沙膜有り，夜に夢みて走泄し，遺瀝し渋痛し，便赤く血のごとし，あるいは酒色過度により，上盛下虚し，心火炎上し，肺金は克を受け，口舌乾燥し，漸に消渇をなし，睡臥安んぜず，四肢倦怠す，男子の五淋，婦人の帯下赤白，および病後の気収斂せず，陽は外に浮き，五心煩熱するを治す。薬性は温平，冷ならず熱ならず，常に服せば，心を清し神を養い，精を秘し虚を補い，腸胃を滋潤し，気血を調順す」とある。

② 本方は滋陰の力が弱いので，陰虚が明らかであれば適宜に滋陰薬を配合する必要がある。

清胃散（せいいさん）
《蘭室秘蔵》《脾胃論》

［組　成］生地黄12g　当帰6g　牡丹皮9g　黄連3〜4.5g　升麻6g
［用　法］水煎服。
［効　能］清胃涼血
［主　治］胃中積熱・火気上攻

歯痛があり頭部に放散する・顔面の熱感・温めると痛みが増強し冷やすと軽減する・歯齦のびらんや萎縮あるいは出血・口唇や頬部の腫脹疼痛・口臭・口や舌の乾燥・舌質が紅・舌苔が黄・脈は滑大で数など。

[病　機] 胃熱が経脈を循って上攻する病態である。

　　歯痛・痛みが温めると強くなり冷やすと軽減する・顔面の熱感・唇舌や頬部の腫脹疼痛・歯齦のびらんなどは，火熱上攻による症状である。胃は多気多血の腑で，熱邪が血分に入りやすいために，歯齦の萎縮や出血を生じる。口臭・口や舌の乾燥は，胃熱上蒸による。舌質が紅・舌苔が黄・脈が滑大で数は，熱盛をあらわす。

[方　意] 胃中の積熱を清瀉する。

　　主薬は苦寒の黄連で胃中の積熱を清瀉し，涼血滋陰の生地黄と涼血清熱の牡丹皮で血分の熱を清する。養血活血の当帰は，寒涼薬を血分にひきこむとともに消腫止痛する。散火解毒の升麻は陽明経への引経薬でもあり，黄連とともに火熱を散じ鬱熱を清する。全体で清胃と涼血の効能が得られ，瀉火によって上攻する火熱を下降させ，甘涼滋潤によって血熱を清除する。

[参　考]
① 便秘をともなう場合は，大黄を加えて導熱下行する。
②《医方集解》の清胃散は，さらに石膏を加えて清胃の効能をつよめている。
③ 本方の主薬については先人の見解が異なっている。

　　羅東逸は「益陰涼血」の生地黄を（《刪補名医方論》），唐容川は「清火昇散」の升麻を（《血証論》），《医方集解》では「瀉心火」の黄連を，それぞれ主薬と考えている。本方の主な効能は「清胃」であるから，黄連を主薬とするのが妥当である。

④ 本方は李東垣の《脾胃論》と《蘭室秘蔵》にあり，後者では「補脾胃熱薬を服すに因って，上下牙痛み疼きて忍ぶべからず，頭脳に牽引して，満面熱を発して大いに痛むを治す。足陽明の別絡は脳に入り，寒を喜み熱を悪む，乃ちこれ手陽明経中の熱盛んにして作すなり，その歯は冷を喜み熱を悪む」と説明がある。

附　方

1. **牙仙丹**（がせんたん）《弁証録》

　　組成：玄参30g，生地黄30g
　　効能：清臓腑熱
　　主治：歯痛

　　　　原著には「人牙歯痛み甚だしく忍ぶべからず，流涕倶に出るは，これ乃ち臓腑の火旺ん，牙歯に上行し痛みをなすなり。治法はその火を瀉さざれれば則ち効を取る能わず。然るに火実は同じからず，虚火有り，実火有り，大約

は虚火は臓に動じ，実火は腑に起きる。而して実火の中に，心包の火有り，胃火有り；虚火の中に肝火有り，脾火有り，肺火あり，腎火あり。同じ一歯痛に，何ぞ以てこれを別ける？　各経は歯牙の間に在りて，各々部位有るを知らざるなり。両門牙（門歯）上下四歯，同じく心包に属す也，門牙旁の上下四歯，肝に属す也，再に上下四牙乃ち胃也，再に上下四牙乃ち脾也，再に上下四牙乃ち肺也，再に上下四牙乃ち腎也。大牙また腎に属す，腎経は三牙歯あり，多きは貴ぶ。……」とあり，さらに牙仙丹は諸火いずれにも効果があるが，心包の火には黄連1.5g，肝経の火には炒山梔子6g，胃経の火には石膏15g，脾経の火には知母3g，肺経の火には黄芩3g，腎経の火には熟地黄30gを加えると解説がある。

　また虚火，実火の違いにかかわらず，牙仙丹が効く理由については，「火の有余は，水の不足に非ざる無きを知らざるなり。我はその陰を滋すれば，則ち陰陽の火は，相戢ざるなし。況んや玄参は尤もよく浮遊の火を瀉し，生地また能く無根の焔を止め，二味また瀉中に補有り，故に虚実みな宜しく，実に治法の巧みにして，その要を得たるものなり」と説明する。

瀉黄散（しゃおうさん）
（別名：瀉脾散）《小児薬証直訣》

［組　成］藿香葉7g　山梔子2g　石膏5g　生甘草30g　防風40g
［用　法］水煎服。蜜または酒で微炒したのち細末にし，1回3〜6gを水煎服してもよい。
［効　能］瀉脾胃伏火
［主　治］脾胃伏火（脾胃熱鬱）
　　口内炎・口臭・はげしい口渇・飢餓感・口唇の乾燥・弄舌・舌質が紅・脈が数など。
［病　機］脾胃の伏火が上蒸する病態である。
　　脾は口に開竅しており，脾熱が上蒸するので，口内炎・口臭などがみられる。胃に伏火があって津液を消耗し穀気を灼消するので，はげしい口渇・飢餓感が生じる。津液の消耗による口内や口唇の乾燥を軽減するために，舌を上下左右になめまわしたり出し入れする「弄舌」もあらわれる。舌質が紅・脈が数は熱証を示すが，伏火であるから外面には甚だしい熱証はあらわれない。
［方　意］清瀉と昇発を併用し，醒脾和中を配合する。
　　辛寒の石膏は清胃透熱し，苦寒の山梔子は脾胃の伏火を清泄するが，分量は

軽微である。伏火は清瀉するだけでは除けないため，「火鬱はこれを発す」で，防風を大量に配合して伏火を昇散させる。石膏・山梔子と防風を配合することにより，清降と昇散の効果が得られ，清瀉して脾胃の陽気を損傷せず，昇発して伏火を発散除去することができる。藿香は芳香醒脾により脾胃の気機を振奮するとともに，防風の昇散を補佐し，生甘草は瀉火和中し，瀉脾による損傷を防止する。蜂蜜や酒で微炒するのも，薬効を緩和にして脾の損傷を防止する目的である。

[参　考]
① 王旭高が「けだし脾胃の伏火は，徐にして瀉却すべし，実火はまさに急瀉すべきの比にあらざるなり」と述べているように，緩徐に伏火を除去する配合になっている。
② 本方と清胃散はともに清胃の効能をもつが，本方は脾胃伏火に対して清瀉と昇発を併用して脾胃を兼顧し，清胃散は胃中火熱に対して清胃涼血を主として昇散解毒をかねている。
③ 原著には「脾熱弄舌を治す」とのみ記される。

玉女煎（ぎょくじょせん）
《景岳全書》

[組　成] 石膏 15～30 g　熟地黄 9～30 g　麦門冬 6 g　知母 4.5 g　牛膝 4.5 g
[用　法] 水煎服。
[効　能] 清胃滋陰
[主　治] 胃熱陰虚
　　身体の熱感・口渇・頭痛・歯痛・歯齦出血・歯の動揺・舌質が紅・舌苔が黄で乾燥など。
[病　機] 胃熱と腎陰虚による病変である。
　　陽明経脈は頭面に上行し歯齦に絡すので，胃熱が経を通じて上攻すると頭痛・歯痛が生じ，迫血上溢すると歯齦に出血し，熱邪傷津のために口渇・舌の乾燥があらわれる。胃熱が次第に傷陰して腎陰虚をひきおこし，身体の熱感・歯の動揺・舌質が紅・舌苔が黄で乾燥などを呈する。火盛と陰虚は相互に影響しあうが，火盛が主体になっている。
[方　意] 胃熱陰傷の「少陰不足・陽明有余」であるから，清胃滋腎すべきである。
　　辛甘・大寒の石膏が主薬で，「陽明有余」の胃熱を清透し，甘・微温の熟地黄は「少陰不足」の腎陰を補い，両薬により清胃滋腎する。苦寒で滋陰に働く知

母は，石膏を助けて胃熱を清瀉するとともに傷津を防止する。麦門冬は胃陰を滋養し，熟地黄の滋腎陰を補助する。牛膝は腎陰を滋補すると同時に導熱引血下行し，上炎する火を下降させ上溢する血を止める。全体で胃火の「有余」と腎陰の「不足」を調え，標本同治する。

[参　考]
① 《成方便読》には「それ人の真陰充足し，水火均平すれば，決して火盛の病あるを致さず。もし肺腎の真陰不足し，胃を濡潤するあたわざれば，胃汁乾枯し，一たび火邪を受ければ，すなわち燎原の勢いにして白虎の証に似たるをなす。方中の熟地・牛膝はもって腎水を滋し，麦冬はもって肺金を保ち，知母は上は肺陰を益し，下は腎水を滋し，よく陽明独勝の火を治す。石膏は甘寒質重，独り陽明に入り，胃中有余の熱を清す。然りといえども理はただかくのごとくして，その中の熟地一味，もし胃火熾盛なれば，ことに斟酌してこれを用うべし。即ち虚火の一証なれば，また生地に改用するが是たり」とある。
② 以下のような加減を行うのがよい。
　　胃火熾盛で腎陰虚が明らかでなければ，熟地黄を生地黄に牛膝を玄参に代えて，涼血清熱をつよめる。熱盛で出血がつよければ，熟地黄を生地黄に代え，牡丹皮・茅根・旱蓮草などを加えて，涼血止血する。
③ 脾虚の泥状〜水様便には用いない。
④ 本方は，口渇・多飲・食べても飢餓感があるなどの消渇に用いてもよい。

瀉白散（しゃはくさん）
（別名：瀉肺散）《小児薬証直訣》

[組　成] 地骨皮30g　桑白皮30g　炙甘草3g　粳米9g
[用　法] 水煎服。
[効　能] 瀉肺清熱・止咳平喘
[主　治] 肺熱喘咳
　　咳嗽・呼吸促迫・呼吸困難・体表の熱感・舌質が紅・舌苔が黄・脈が細数など。
[病　機] 肺の伏火鬱熱である。
　　肺に鬱熱があるために，肺気が粛降できず上逆して咳嗽・呼吸困難・呼吸促迫などが生じる。肺は皮毛に合し体表を主るので，肺熱があると皮膚を燻蒸して熱感があらわれ，陽熱が盛んになる午後に熱感がつよくなる。舌質が紅・舌苔が黄・脈が数は熱証を，脈が細は傷陰があることを示す。
[方　意] 肺の伏火鬱熱であるから瀉肺清熱・止咳平喘する。

桑白皮は瀉肺清熱・化痰平喘の効能により鬱熱を清泄する。地骨皮は肺中の伏火を清するとともに，傷陰による虚熱を清す。炙甘草・粳米は，養胃和中して肺気を助ける。全体で瀉肺平喘して傷正の恐れがない。

［参　考］
① 《医宗金鑑》の刪補名医方論で，「経に云う'肺は気上逆に苦しむ'と。上逆すれば，則ち上焦鬱熱し，気鬱すれば涎を生じ，火鬱すれば熱を生じ，因りて制節は行われず，壅甚だしければ喘満腫嗽をなす。白は肺の色にして，瀉白は肺気の有余を瀉すなり。君は桑柏皮を以てし，質液にして味辛，液を以て潤燥し，辛を以て瀉肺す。臣は地骨皮を以てし，質軽にして性寒，軽を以て実を去り，寒を以て熱に勝る。甘草は生用して瀉火，桑皮，地骨皮を佐(たす)けて諸肺実を瀉し，金清し気粛して咳嗽を　平(おだやか)　ならしむ。これを黄芩・知母の苦寒傷胃と較べれば遠し。それ火熱傷気の救肺の治には三つあり；実熱傷肺には白虎湯を用いてその標を治す；虚火刑金には生脈散を用いてその本を治す；もしその正気傷れず，鬱火また甚だしきには，則ち瀉白散これ清肺調中，標本兼治し，また二方の及ばざるを補う」と季楚重の記載があるように，本方は「稚陰」の小児に対し肺熱と傷陰の両面に配慮した標本兼治の働きを持つ。
② 本方は新久を問わず肺熱の喘咳に用いてよいが，適切な加減を行う必要がある。肺熱がつよければ清熱の黄芩・知母などを加え，痰が多く呼吸困難がつよければ葶藶子・白前を加えて瀉肺祛痰し，燥熱による粘痰・口渇・口唇乾燥などには潤肺の栝楼・貝母・沙参などを加え，陰虚の潮熱が明らかなら清虚熱の青蒿・鼈甲・銀柴胡などを配合する。
③ 原著の解説は「小児の肺盛気急にして，喘嗽するを治す」とある。

附　方

1. **辛夷清肺湯**（しんいせいはいとう）《外科正宗》
   組成：辛夷2g，黄芩・山梔子・麦門冬・百合・石膏・知母各3g，甘草1.5g，枇杷葉2g，升麻1g。水煎服。
   効能：清肺通竅・滋陰
   主治：肺熱の鼻淵・鼻内瘜肉（ポリープ）・鼻閉など。
   　慢性の肺熱蘊積により鼻竅が閉塞されたものであり，開竅宣通の辛夷，清熱の黄芩・山梔子・升麻・石膏・知母，降肺気の枇杷葉により，肺熱を清し鼻竅を開通する。滋陰の麦門冬・百合は，蘊熱による傷陰に対する配慮である。
   　原著には「肺熱鼻内息肉を治す。初め榴子（ザクロの種）の如く，日后漸に大となり，孔竅を閉塞し，気宣通せざるものは，これを服す」とある。

左金丸（さきんがん）
（別名：回令丸・萸連丸）《丹溪心法》

[組　成] 黄連6g　呉茱萸1g
[用　法] 水煎服。黄連・呉茱萸を6：1の割合で粉末にし，丸剤にして1回2〜3gを湯で服用してもよい。
[効　能] 清肝瀉火・降逆止嘔
[主　治] 肝火犯胃

　　胸脇部が脹って痛む・胸やけ・呑酸・嘔吐・口が苦い・胃痛・上腹部の痞え・噯気・舌質が紅・舌苔が黄・脈が弦数など。

[病　機] 肝鬱化火し，肝火が横逆して胃気上逆をひきおこした状態である。

　　肝鬱化火により胸脇部が脹って痛む・口が苦い・脈が弦数・いらいら・怒りっぽいなどが生じ，肝火犯胃の胃熱による胃気上逆のために胸やけ・呑酸・嘔吐・胃痛・上腹部の痞え・噯気などがみられる。舌質が紅・舌苔が黄・脈が数は，火熱を示す。

[方　意] 肝胃の熱を清するとともに，疏肝と降逆止嘔を併施する。

　　苦寒の黄連を大量に用い，清熱瀉火により肝火・胃熱を除き，苦味によって胃気を下降させ止嘔する。苦辛・熱の呉茱萸を少量配合すると，黄連の寒性が緩和されて呉茱萸の熱性は消失し，呉茱萸がもつ辛開による疏肝解鬱の効能と苦降による降逆止嘔の効能が加わる。黄連が主薬で，反佐として呉茱萸が配合されているのである。

[参　考]

① 本方は，「実すればすなわちその子を瀉す」という五行の母子関係で解釈されることがある。瀉心火の専薬である黄連を用いて肝火を瀉すのは，木火（肝火）に対して木の子である火（心）を瀉すことになるからである。

　　《医宗金鑑》に「左金丸独り黄連を用いて君となすは，実すればすなわちその子を瀉すの法に従い，その上炎の勢いを直折するをもってなり，呉茱萸は類に従い相求め，熱を引き下行し，あわせて辛燥をもってその肝鬱を開き，その扞格（つかえること）を懲らしむ，故にもって佐となす，然して必ず本気（肝気）実して土（胃）虚さざるもの，おおむね相宜しかるべし」と述べられているように，肝火があり胃気が虚していない場合に使用すべきである。

② 本方は黄連と呉茱萸が6：1で配合されており，胃熱の胃気上逆に有効である。

　　胃寒の胃気上逆に用いることもあり，両薬の比率を逆転させた「反佐金丸（はんさきんがん）」がこの例である。

　　状況に応じて黄連と呉茱萸の割合を変化させて応用するのがよい。

附　方

1. 戊己丸（ぼきがん）《和剤局方》
   組成：黄連・呉茱萸・白芍の等分の粉末を丸にし，1回6～9gずつ服用する。
   効能：疏肝和脾・清熱化湿・和中止瀉
   主治：肝火横逆脾胃による嘔吐・腹痛・下痢，あるいは湿熱留恋による腹痛・下痢・しぶり腹など。

   　　左金丸と平肝止痛の白芍の配合で，疏肝・和脾・降逆する。あるいは，苦寒の黄連で清熱化湿し辛温の呉茱萸で温中下気し，白芍で和裏止痛し，清熱化湿・和中止瀉によって湿熱を除く。

2. 香連丸（こうれんがん）（別名：大香連丸）《和剤局方》
   組成：黄連60g（呉茱萸300gと炒し，呉茱萸を除く），木香130gの粉末を丸にし，1回6～9gずつ服用する。
   効能：清熱化湿・行気止痢
   主治：湿熱痢疾の膿血下痢・腹痛・しぶり腹など。

   　　黄連は清熱化湿（呉茱萸と炒すことにより寒性が緩和されて行気の効能が加わる）に働き，木香は行気止痢する。

瀉青丸（しゃせいがん）
（別名：瀉肝丸）《小児薬証直訣》

[組　成] 当帰・竜胆草・川芎・山梔子・大黄・羌活・防風各6g
[用　法] 水煎服。粉末を丸にし，1日2回6gずつを竹葉の煎湯で服用してもよい。
[効　能] 清肝瀉火
[主　治] 肝経火鬱

　　いらいら・怒りっぽい・じっとしていられない・驚きやすい・動悸・不眠・目の充血・眼痛・便秘・尿が濃い・脈は洪で有力など。

[病　機] 肝経火鬱で肝気の条達ができない状態である。

　　肝火が鬱し肝気が条達できないので，いらいら・怒りっぽい・じっとしていられないなどが生じ，心に波及すると驚きやすい・動悸・不眠を呈する。肝火が肝竅である目に上攻すると目の充血・眼痛が生じる。便秘・尿が濃い・脈が洪実は火熱が盛なことを示すが，鬱火であるため外面には顕著な火熱の症候はあらわれていない。

[方　意] 肝経火鬱を清泄・下降・宣透して除去する。
　　苦寒の竜胆草・山梔子は肝火を直折するとともに小便から下泄し，瀉下の大黄は通便して火熱を下行し，羌活・防風は透熱宣発により火鬱を発する。補血活血の当帰・川芎は，疏肝・柔肝によって火鬱をきたさないように防止する。

[参　考]
① 原著に「肝熱搐搦（ひきつけ）し，脈洪実を治す」とある。
② 本方は苦寒瀉火の効能は強くないが，散火と分消二便によって火を清泄するものであり，虚弱者には適さない。

―――――――――――――――――― 附　方 ――――――――――――――――――

1. 咳血方（がいけつほう）《丹溪心法》
　　組成：青黛・山梔子・栝楼仁・訶子・海浮石各等量。細末を蜜丸にし，1回6～9gを嚼んで服用する。
　　効能：清肝寧肺
　　主治：木火刑金（肝火犯肺）の咳嗽・痰に血が混じる・粘稠で喀出しにくい痰・いらいら・怒りっぽい・便秘・舌質が紅・舌苔が黄・脈が弦数などの症候。
　　　肝火が肺気を上逆させ肺絡を灼傷し肺津を煎熬する病態であり，清肝熱の青黛・山梔子を主とし，清化熱痰の栝楼仁・海浮石と斂肺止咳の訶子を加えている。肝火が原因で肺が損傷を受けているので，肝火を清すれば諸症状は消退するのである。

竜胆瀉肝湯（りゅうたんしゃかんとう）
《医方集解》

[組　成] 竜胆草6g　黄芩9g　山梔子9g　沢瀉12g　木通9g　車前子9g　当帰3g　生地黄9g　柴胡6g　生甘草6g
[用　法] 水煎服。丸剤にして1日2回6～9gずつ服用してもよい。
[効　能] 清瀉肝胆実火・清泄下焦湿熱
[主　治]
　(1) 肝胆実火
　　　いらいら・怒りっぽい・はげしい持続性の頭痛・めまい感・目の充血・眼痛・耳鳴・耳痛・突発性難聴・口が苦い・胸脇痛・舌の尖辺が紅・舌苔が黄・脈が弦数で有力など。

第5節　清臓腑熱剤　175

(2) 下焦湿熱

　　排尿痛・排尿困難・尿の混濁・残尿感，陰部の瘙痒・腫脹・発汗，悪臭のある黄色帯下，インポテンツなど。舌苔は黄膩・脈は滑。

[病　機] 肝胆実火の上擾あるいは肝経湿熱の下注による病変である。

　　暴怒・五志過極・肝鬱化火などにより肝胆実火が生じ，実火が肝胆の経脈に沿って上擾するので，はげしい持続性の頭痛・目の充血・眼痛・めまい感・耳鳴・耳痛などがあらわれ，肝胆の疏泄が失調するためにいらいら・怒りっぽい・難聴・口が苦いなどが発生し，胸脇に波及すると胸脇痛もみられる。舌尖辺が紅・舌苔が黄・脈が弦数有力は，肝胆実火をあらわす。

　　肝胆湿熱が経脈を通じて下注すると，肝経は陰器（外生殖器）をまとうために，陰部の瘙痒・腫脹・発汗や悪臭のある黄色帯下が生じ，宗筋も熱によって弛縦して筋痿（インポテンツ）となり，湿熱が膀胱に下注すると排尿痛・排尿困難・尿の混濁・残尿感などが生じる。舌・脈は湿熱をあらわす。

[方　意] 本方は肝胆の実火を瀉し湿熱を清利する効能をもつ。

　　大苦大寒の竜胆草が主薬で，上は肝胆実火を清瀉し下は湿熱を清泄する。苦寒の黄芩・山梔子は瀉火・清熱するとともに三焦を通利して，竜胆草を補助する。清熱利湿の沢瀉・木通・車前子は湿熱を小便として排除し，また上部の火熱を下泄する。柴胡は諸薬を肝胆経に引導し，肝気を疏通して化火を防止する。生甘草は清熱と調和諸薬に働く。なお，肝経の火熱は陰血を消耗しやすく，苦寒燥湿薬も傷陰しやすいので，滋陰養血の生地黄・当帰を配合して，陰血に損傷が及ばないように防止している。全体で「瀉中有補，利中有滋」の配合になっており，上部の火熱を清瀉すると同時に，下部の湿熱を清泄することができる。

[参　考]

① 《医宗金鑑》は「脇痛み口苦く，耳聾し耳腫するは，すなわち胆経の病たるなり。筋痿陰湿，熱痒陰腫，白濁溲血は，すなわち肝経の病たるなり。故に竜胆草を用いて肝胆の火を瀉し，柴胡をもって肝使となし，甘草をもって肝急を緩め，芩・梔・通・沢・車前の輩をもって佐とし大いに前陰を利し，諸湿熱をして出づる所あらしむるなり。然してみな瀉肝の品，もし病をことごとく去らしむれば，肝もまた傷るるを恐る，故にまた当帰・生地を加えて補血しもって養肝す。けだし肝は蔵血の臓たれば，補血は即ち補肝のゆえんなり。しかして妙は瀉肝の剤かえって補肝の薬と作すにあり，戦勝撫綏(な)(ぶすい)（戦に勝って民を仕事につかせる）の意を寓有す」と解説している。

② 本方は苦寒の薬物が多く脾胃を損傷しやすいので，効果があればすぐに中止し，多量の服用や長期の服用は避けるべきである。脾胃虚寒には禁忌である。

③ 本方の原典はまだ確定されていない。李東垣方との説があるが，《蘭室秘蔵》の竜胆瀉肝湯は組成が違っており，《和剤局方》ともいわれるが，記載がみられ

ない。《医宗金鑑》ともいわれ，二方が所載されているが，一方は《外科心法要訣》にあって《外科正宗》の引用であり，一方は《删補名医方論》にあって《医方集解》の引用である。《医方集解》以降の諸家はこれを原典としていることが多いので，それに従っている。
④《校注婦人良方》の竜胆瀉肝湯は，本方の柴胡を除いており，日本のエキス剤にはこれが採用されている。
⑤《一貫堂》竜胆瀉肝湯については152ページを参照されたい。

当帰竜薈丸（とうきりゅうかいがん）
(別名：当帰芦薈丸)《丹溪心法》

[組　成] 当帰30g　竜胆草15g　山梔子・黄連・黄柏・黄芩各30g　芦薈・大黄各15g　木香5g　麝香1.5g
[用　法] 粉末を丸にし，1日2回6gずつ湯で服用する。
[効　能] 清瀉肝胆実火
[主　治] 肝胆実火

　　はげしい持続性の頭痛・めまい感・眼痛・目の充血・耳鳴・突発性の難聴・口が苦い・いらいら・怒りっぽい・胸脇痛・便秘・尿が濃い・舌質が紅・舌苔が黄・脈が弦数など。甚だしいと，狂躁状態・意識障害・うわごと・鼻出血・皮下出血など。

[病　機] 肝胆実火の火熱熾盛の状態である。
　　実火が肝胆の経脈に沿って上炎するために頭痛・めまい感・眼痛・目の充血・耳鳴・難聴などが生じ，肝胆の疏泄が失調するといらいら・易怒・口が苦いなどがみられ，胸脇に及ぶと胸脇痛が発生する。火熱が熾盛であるため舌質が紅・舌苔が黄・脈が弦数を呈し，津液が消耗するので尿が濃い・便秘が生じる。火熱が甚だしくなると，心神を擾乱して狂躁状態・意識障害・うわごとが，肝の蔵血を失調させて迫血妄行すると出血がみられる。

[方　意] 本方は肝胆実火を清瀉し導熱攻滞下行させる直折実火の方剤である。
　　大苦大寒の竜胆草が主薬で肝胆実火を清泄し，苦寒の山梔子・黄芩・黄連・黄柏（黄連解毒湯に相当する）は清熱泄火によって竜胆草を補助し，瀉下の大黄・芦薈は通便により火熱を下降させ，共同して実火を直折する。開竅通閉の麝香は心神を覚醒し，木香は行気止痛し，補血の当帰は肝火による耗血と苦寒薬による傷陰を防止し，いずれも補助薬である。肝胆実火を直清すれば，擾心や迫血妄行も自然と消失する。

[参　考]
① 《宣明論》の当帰竜薈丸にはさらに清肝瀉火の青黛が加えられている。
　　いずれにしても，当帰竜薈丸は清瀉肝胆実火の強力な作用をもっており，軽々しく使用してはならない。
② 本方は専瀉肝胆実火の方剤であるのに対し，竜胆瀉肝湯は「瀉中有補・利中有滋」のやや緩和な方剤であり，肝胆実火と下焦湿熱に適用する。

石決明散（せっけつめいさん）
《雑病源流犀燭》

[組　成] 石決明 30g　決明子 30g　青葙子 15g　木賊 15g　山梔子 15g　赤芍 15g　大黄 6g　羌活 3g　荊芥 6g
[用　法] 粉末にし 1 回 6〜9g を麦門冬 12g の煎湯で服用する。
[効　能] 祛風清熱・明目退翳
[主　治] 肝経風熱上攻・聚星障
　　角膜潰瘍・結膜充血・目の異物感・羞明・眼痛・流涙・眼瞼腫脹・頭痛など。
[病　機] 肝火が風邪を挟兼して目に上攻し，黒睛（角膜）に小星点（潰瘍）をひきおこした状態である。
　　黒睛は肝に属し，肝火が風邪とともに上攻するので星障を生じ，風火上擾により目に充血・異物感・疼痛・流涙・眼瞼腫脹・羞明などをきたし，頭部の経気を阻滞すると頭痛が生じる。肝経風熱であるから，舌質は辺紅・脈は弦数を呈する。
[方　意] 祛風・清肝火により明目・退翳する。
　　平肝潜陽・清熱明目の石決明と清肝火・祛風熱・明目退翳の決明子・青葙子が主薬で，肝火を清瀉し風熱を除き，翳障（角膜混濁）を消退させ視力を回復させる（明目退翳）。清熱瀉火の山梔子・赤芍・大黄は瀉肝火を補助し，決明子・大黄は瀉下により火熱を下行させる。祛風熱・退翳の木賊および疏風の荊芥・羌活は，風邪を除いて主薬を補佐する。

芍薬湯（しゃくやくとう）
《保命集》

[組　成] 白芍15～21g　当帰9g　黄連6～9g　檳榔子6g　木香6g　炙甘草6g　大黄9g　黄芩9g　肉桂2～5g

[用　法] 粉末にし1回15gを水煎服する。

[効　能] 調和気血・清熱解毒

[主　治] 湿熱痢

　　腹痛・膿血便・裏急後重（テネスムス）・肛門の灼熱感・尿が濃く少ない・舌苔は黄膩・脈は滑数など。

[病　機] 大腸湿熱の湿熱併重である。

　　湿熱の邪が腸中に停滞して気機を阻滞するので腹痛・裏急後重を呈し，熱毒が気血を壅滞して膿血に化すために膿血下痢（赤白痢）がみられる。湿熱が下迫するので肛門の灼熱感があり，膀胱に下注して気化を阻滞するために尿が濃く少量となる。舌苔が黄膩・脈が滑数は湿熱併重をあらわす。

[方　意] 湿熱壅滞による気血不和に対し行血調気し，清熱化湿と行気導滞により湿熱を除く。

　　酸苦・微寒の白芍は，養血和営するとともに柔肝して肝気の疏泄を調える。辛甘・温の当帰は養血活血に働き，両薬で和営行血の効果をあげる。炙甘草は白芍とともに緩急止痛に働く。苦寒の黄連・黄芩は，清熱燥湿・解毒により腸中の湿熱毒邪を除く。苦寒瀉下の大黄は，導熱下行して黄連・黄芩を助ける。辛苦・温の木香・檳榔子は，理気化湿・行気導滞に働く。大黄と同じく通因通用の配合である。肉桂は寒薬に対する反佐であり，苦寒薬による傷陽のために湿熱が停滞するのを，当帰とともに防止する。

[参　考]

① 《成方便読》には「それ痢の病たる，もとより寒熱の分あり，然して熱のもの多くして寒のもの少なく，総じて邪滞蘊結を離れず，もって腸胃の気不宣を致し，醸して膿血稠粘の属をなす。赤白の分，寒熱の別あるといえども，初起の治法はみな通因通用すべし。故に劉河間いう有り，「行血すればすなわち便膿は自ずと癒え，調気すればすなわち後重は自ずと除く」と，二語は治痢の大法たるに足る。この方は大黄の蕩滌邪滞，木香・檳榔の理気，当帰・肉桂の行血を用う。病多く湿熱より起こる，故に芩連の苦寒を用いて燥湿清熱す，芍薬・甘草を用うるは，その急を緩めてその脾を和す」と解説されている。

② 本方中の「行血」と「調気」の配合は，気血瘀滞による赤白痢（膿血の下痢）に対応したものである。原著に「経にいう，瀉して膿血を便するは，気行りて血止む。

行血すればすなわち便膿自ずと癒え，調気すればすなわち後重自ずと除く」とあるように，赤白痢の原因である気血瘀滞を除いて止痢の効果をあげるのである。
③ 現代医学的には，細菌性下痢・アメーバ赤痢・急性腸炎などで大腸湿熱を呈するものに用いるとよい。

附　方

1. **駐車丸**（ちゅうしゃがん）《千金方》
   組成：黄連12g，乾姜4g，当帰6g，阿膠6g。粉末を丸にし，1日2回6gずつを服用する。
   効能：清熱化湿・養陰止痢
   主治：湿熱久蘊傷陰の赤白痢。

   湿熱久蘊で傷陰をともなった状況であり，清熱燥湿の黄連と滋陰養血の当帰・阿膠を配合している。辛温の乾姜は，黄連の寒性を緩和して燥性をつよめ，当帰・阿膠の滋滞を除き，脾陽を温補する。
   　原著には「大いに冷え，洞(とお)して痢し腸滑し，赤白魚脳の如きを下して日夜節度無く，腹痛して堪え忍ぶべからざるを治す方」と説明がある。わずか4味の処方であるが，巧みな配合で清熱化湿して脾胃の陽を傷らず，滋陰和血して滋膩にならない。

2. **地楡丸**（じゆがん）《普済方》
   組成：地楡・当帰・阿膠・黄連・訶子・木香・烏梅。等量を丸にし，1日3回6gずつを服用する。
   効能：清熱止痢・滋陰養血
   主治：血痢日久しくいまだ癒えず，あるいは血水を下し，営血大傷し，腸中に湿熱あるもの。

   本方は駐車丸とほぼ同じで，乾姜を除き，固渋止痢の烏梅・訶子と清熱涼血の地楡および理気化湿の木香を加えたものであり，止血・止痢の効能が加わっている。

3. **乙字湯**（おつじとう）《叢桂亭医事小言》
   組成：柴胡5g，黄芩3g，升麻1g，大黄1g，甘草4g，当帰6g。水煎服。
   効能：祛除血分湿熱
   主治：血分の湿熱にともなう痔核・陰部瘙痒・下血など。

   湿熱が下焦血分に蘊結し，脈絡を阻滞して痔核を，脈絡を灼傷して下血を，肌表を蘊蒸して瘙痒を生じており，原著には「痔疾，脱肛痛楚，あるいは下

血腸風，あるいは前陰痒痛のものを理す」とある。清熱化湿の黄芩・大黄に理血の当帰を配合することにより，薬効を血分にひきこみ，血中の湿熱を除く。軽宣の柴胡・升麻は，宣発によって利湿を助ける。甘草は，諸薬を調和するとともに解毒にも働き，また燥性が過多になるのを抑制する。全体で血中の湿熱を除き活血する。血中湿熱による皮疹などにも応用するとよい。

原方には当帰が入っておらず，生姜・大棗が入る。のちに浅田宗伯が加減し，《勿誤薬室方函》に加え，「……今代ふるに当帰を以てし更に効あり」とした。

黄芩湯（おうごんとう）
《傷寒論》

[組　成] 黄芩9g　白芍6g　炙甘草6g　大棗4g
[用　法] 水煎服。
[効　能] 清熱止痢
[主　治] 熱迫下痢

発熱・口が苦い・腹痛・下痢・テネスムス・肛門の灼熱感・舌苔が黄・脈が弦数など。

[病　機] 胆火熾盛で，邪熱が腸に下迫して下痢をひきおこした状態である。

胆鬱化火し邪熱熾盛になるために，発熱・口が苦い・舌苔が黄・脈が弦数を呈する。少陽気機が鬱しており，熱が外散できずに腸に下迫して津液を下奔させるので下痢・肛門の灼熱感が生じ，気機が阻滞されるために腹痛・テネスムスをともなう。

[方　意] 胆熱を清泄し火迫を緩める。

主薬は苦寒の黄芩で，胆熱を清泄する。平肝緩急の白芍は，肝気の平調を通じて胆火を制する。斂陰の白芍と滋営の炙甘草・大棗は，津液を維護するとともに，緩急にも働いて火迫をしずめる。

[参　考]
①《傷寒論》には「太陽と少陽の合病，自下利のものは，黄芩湯を与う，もし嘔するものは，黄芩加半夏生姜湯これを主る」とある。

風寒の邪が太陽・少陽を同時に侵犯した「太陽と少陽の合病」では，風寒外束のために邪正相争による熱が外散できなくなり，邪が少陽の気機を鬱阻して生じた胆火を助長するので，胆火が熾盛になって外散できずに陽明に内逆する。陽明大腸に内逆して，熱が津液を下迫すると「自下利」が生じ，陽明胃に内逆

して胃気を上逆させると「嘔」があらわれる。

　黄芩加半夏生姜湯（おうごんかはんげしょうきょうとう）は，黄芩湯に半夏9ｇ，生姜3ｇを加えて降逆止嘔するものである。

② 鄒潤安は「仲景の黄芩を用うるに三耦（あいて）あり。気分熱結は，柴胡と耦をなす，血分熱結は，芍薬と耦をなす，湿熱中阻は，黄連と耦をなす。もって柴胡はよく気分の結を開き，気分の熱を泄することあたわず，芍薬はよく血分の結を開き，迫血の熱を清することあたわず，黄連よく湿生の熱を清し，熱生の湿を治することあたわず。これを解闘にたとうるに，ただその闘を去るものは，いまだその闘に致る怒を平さざれば，闘は終にいまだやまざるなり。故に黄芩は柴胡に協せよく気分の熱を清し，芍薬に協せよく迫血の熱を泄し，黄連に協せよく熱生の湿を解くなり」と説いている。

附　方

1. **黄連黄芩湯**（おうれんおうごんとう）《温病条弁》

　　組成：黄連6ｇ，黄芩6ｇ，鬱金4.5ｇ，淡豆豉6ｇ。水煎し分二で服用する。

　　効能：清宣胆経鬱熱

　　主治：熱鬱胆経の発熱・口渇・口が苦い・脇痛・乾嘔・心煩・舌苔が黄・脈が弦数などの症候。

　　　熱邪が胆経を阻滞し，胆火熾盛になるので発熱・口が苦い・脇痛・舌苔が黄・脈が弦数などを呈し，傷津による口渇・胃への横逆による乾嘔・心の上擾による焦躁（心煩）などをともなっている。原著に「陽明温病，乾嘔し口苦くして渇し，なおいまだ下すべからざるもの，黄連黄芩湯これを主る」とある（陽明は少陽の誤りと考えられる）。苦寒の黄連・黄芩で胆熱を直清し，辛寒の鬱金で少陽を疏通して鬱熱を発し，淡豆豉で透熱達表し，清泄・透発により胆熱を除く。傷陰をともなうときは玄参・白芍・甘草などを配合するのがよい。

白頭翁湯（はくとうおうとう）
《傷寒論》

[組　成] 白頭翁15ｇ　黄柏12ｇ　黄連4〜6ｇ　秦皮12ｇ
[用　法] 水煎服。
[効　能] 清熱解毒・涼血止痢

［主　治］熱毒痢

発熱・腹痛・テネスムス・肛門の灼熱感・膿血性の下痢・口渇があり水分を欲する・舌質が紅・舌苔が黄・脈が弦数など。

［病　機］熱毒が腸に停積し，血分に深陥して膿血下痢をひきおこした状態である。

熱毒が血分を燻灼して膿血に化すので，血便を主体にした膿血便（赤多白少）が生じる。熱邪が気機を阻滞するために腹痛・テネスムスがみられる。熱毒が肛門を迫すると灼熱感が生じ，津液を下迫するので下痢になる。裏熱が盛んであるために発熱があり，津液を消耗するので口渇があり水分を欲する。舌質が紅・舌苔が黄・脈が数は熱盛を，弦脈は気滞・疼痛を示す。

［方　意］熱毒深陥血分による膿血下痢であるから，清熱解毒・涼血によって止痢する。

清熱解毒・涼血の白頭翁が主薬で，清熱解毒の黄連・黄柏が補助する。さらに，清熱・収渋止痢の秦皮を配している。4薬はすべて苦寒で清熱解毒に働き，熱毒を清解することにより止痢の効果が得られる。

［参　考］

① 《傷寒論》には「熱利下重のものは，白頭翁湯これを主る」「下利し水を飲まんと欲するものは，熱あるをもっての故なり，白頭翁湯これを主る」とある。「熱利下重」は，膿血性の下痢で裏急後重をともなうものであり，全身的な発熱もみられる重篤な病態である。「水を飲まんと欲す」とあるように，熱盛で傷津もともなっている。熱毒深陥血分の膿血痢と考えられるゆえんである。

② 《医方集解》には「これ足陽明・少陰・厥陰の薬なり。白頭翁は苦寒，よく陽明の血分に入りて，涼血止瀉す。秦皮は苦寒にして性渋，よく涼肝益腎して，下焦を固む。黄連は涼心清肝し，黄柏は瀉火補水し，あわせてよく燥湿止痢して厚腸するは，その寒はよく熱に勝ち，苦はよく腎を堅め，渋はよく下を断つを取る」とある。

③ 本方と芍薬湯はいずれも下痢に用いるが，本方は熱毒痢すなわち熱毒深陥血分による膿血便（赤多白少）に対して清熱解毒・涼血に渋止を兼ねた方剤であり，芍薬湯は湿熱痢の気血壅滞による膿血便（赤白）に対して調和気血・清熱解毒し，通因通用に清化を兼ねた方剤である。

④ 現代医学的には急・慢性細菌性下痢やアメーバ赤痢の熱毒内盛に用いる。

附　方

1. **白頭翁加甘草阿膠湯**（はくとうおうかかんぞうあきょうとう）《金匱要略》

   組成：白頭翁湯に阿膠9g，甘草3gを加える。水煎服。

   効能：清熱解毒・涼血止痢・養血滋陰

主治：産後血虚の熱痢。

「産後下利し，虚極まるは，白頭翁加甘草阿膠湯これを主る」

養血滋陰の阿膠と解毒の甘草を加えて，産後血虚に適応させている。産後に限らず，血虚・陰虚をともなう熱痢に用いるとよい。

2. **加味白頭翁湯**（かみはくとうおうとう）《温病条弁》

組成：白頭翁9g，秦皮6g，黄連6g，黄柏6g，白芍6g，黄芩9g。水煎服。

効能：清熱燥湿・涼血止痢・緩急止痛

主治：湿熱痢。

白頭翁湯と黄芩湯を合方し，甘草・大棗を除いたものに相当する。

第6節 清虚熱剤（せいきょねつざい）

　清虚熱の方剤は，養陰透熱・清熱退蒸の効能をもち，温病後期の余邪滞留・陰液消耗あるいは肝腎陰虚・内熱骨蒸などに用いられる。温病後期では夜間に発熱し早朝に解熱する・解熱しても汗が出ないなどが，肝腎陰虚では骨蒸潮熱・盗汗などが，それぞれみられる。

　滋陰清熱の鼈甲・生地黄・知母，清透の青蒿・秦艽，清虚熱の地骨皮・胡黄連・牡丹皮などを配合する。

青蒿鼈甲湯（せいこうべっこうとう）
《温病条弁》

[組　成] 青蒿6g　鼈甲15g　生地黄12g　知母6g　牡丹皮9g
[用　法] 水煎服。
[効　能] 養陰透熱
[主　治] 温病後期・邪伏陰分
　　夜間に発熱し朝には解熱する・熱が下がっても汗は出ない・食べられるが痩せる・元気がない・舌質は紅・舌苔は少・脈は細やや数など。
[病　機] 温病の後期で傷陰があり，余邪が陰分に深伏した状態である。
　余邪が陰分にあって伏熱を生じ，夜間には衛陽が陰に入って邪正相争して熱を増強させるので，夜になると発熱する。早朝には衛陽が陰から体表に出るために熱が下がるが，邪は陰分に伏在して表解するわけではないので汗は出ない。邪は胃腸にはないから食べられるが，熱邪が内伏していて陰津を消耗しつづけるので痩せ，陰津とともに正気も損傷を受けて元気がなくなる。舌質が紅・少苔・脈が細やや数は，余熱内伏と陰液損傷を示す。なお，邪が陰分に深伏しているので，経過が長くて難治である。
[方　意] 余熱が陰分に深伏しているときは，滋陰するだけでは膩滞によって邪を留め，苦寒清熱だけでは化燥傷陰するので，滋陰と透熱を組み合せる必要がある。
　鹹寒の鼈甲で滋陰清熱し，苦寒芳香の青蒿で清熱透絡し，熱邪を内清外透するとともに滋陰する。生地黄・知母は鼈甲を助けて養陰清熱し，牡丹皮は血中

の伏熱を清泄し青蒿を助けて透絡する。全体で滋陰に清泄を兼ね，清熱に透熱をそなえ，養陰して邪を留めず，祛邪して正気を損傷しない配合になっている。

[参　考]
① 《温病条弁》下焦篇には「夜に熱し早(あした)に涼し，熱退きて汗なく，熱は陰より来たるは，青蒿鼈甲湯これを主る」とある。

　病機については，「夜は陰分を行りて熱し，日は陽分を行りて涼す，邪気は陰分に深伏するを知るべし，熱退きて汗なきは，邪は表に出でずしてすなわち陰分に帰するを，さらに知るべし，故に熱は陰分より来るという，上中焦の陽熱にあらざるなり」と解説している。

　用薬については，「蠕動の物なる鼈甲をもって，肝経至陰の分に入り，よく養陰するのみならず，また絡に入り邪を捜す，芳香透絡の青蒿をもって，少陰より邪を領(ひき)いて外出す，……この方は先入後出の妙あり，青蒿は陰分に直入することあたわざれど，鼈甲ありてこれを領いて入るるなり，鼈甲は独り陽分に出づることあたわざれど，青蒿ありこれを領いて出だすなり」と述べている。

② 《温病条弁・中焦篇》にも青蒿鼈甲湯があるが，本方の生地黄を去って桑葉・天花粉を加えた処方であり，「脈は左弦，暮に熱し朝は涼し，汗解し渇飲す，少陽証の熱重に偏するもの」に使用されている。

附　方

1. **秦艽鼈甲散**（じんぎょうべっこうさん）《衛生宝鑑》
   組成：地骨皮・柴胡・鼈甲各30g，秦艽・知母・当帰各15g。粗末15gを青蒿5g，烏梅1個と煎じ，空腹時に1回で服用する。
   効能：滋陰養血・清熱退蒸
   主治：虚労で陰虧血虚があり，骨蒸壮熱を呈して，肌肉がやせ衰え，口唇や頬が紅く，全身倦怠，盗汗があるもの。
   　方中の鼈甲，知母，当帰は滋陰養血，秦艽，柴胡，地骨皮，青蒿は清熱除蒸清，烏梅は斂陰止汗に働く。全体として滋陰養血するとともに，退熱除蒸する。慢性消耗性疾患の高熱，温病後期の陰虧津傷で余熱未尽などに用いる。

2. **滋陰降火湯**（じいんこうかとう）《万病回春》
   組成：炙甘草1.5g，当帰4g，白芍7g，生地黄2.5g，熟地黄・天門冬・麦門冬・白朮各3g，陳皮・黄柏・知母各2g。生姜・大棗と水煎服用する。
   効能：滋陰降火
   主治：肺腎陰虚・火旺による乾咳・少痰・盗汗・潮熱など。
   　滋補肺腎の天門冬・麦門冬・生地黄と清熱瀉火の知母・黄柏により滋陰降

火する。補血養陰の当帰・白芍・熟地黄と健脾和胃の白朮・炙甘草・大棗・生姜・陳皮は，生化の源を補充することにより滋陰を補佐する。火旺が甚だしいときは，辛燥の陳皮・生姜は除くべきである。

　原著には虚労の項に記載され，この方と六味地黄丸を併用すると，「大いに虚労を補し神効」とある。また，「骨蒸労熱には，地骨皮，柴胡を加える；もし服薬数剤にして退かざれば，炒黒乾姜3分を加える；盗汗止まらざるは，黄耆，炒酸棗仁を加える；痰火咳嗽，気急し痰を生じるは，桑白皮，紫苑，片芩，竹瀝を加える；咳嗽し痰中に血を帯びるは，片芩，牡丹皮，阿膠，梔子，紫苑，犀角，竹瀝を加える；乾咳無痰，及び喉痛し瘡を生じ声啞すには，片芩，栝楼仁，貝母，五味子，杏仁，桑白皮，紫苑，梔子を加える；咳嗽して痰多きは，貝母，款冬花，桑白皮を加える；喉痛し瘡を生じ声音不清，あるいは咽乾燥するには，山豆根を用い水で磨りつぶしてこれを噙（口含）む，再には吹喉散，噙化丸を用いる；痰火で熱を作し，煩躁して安ぜず，気は火に随って昇り，ならびに痰火で怔忡嘈雑するは，酸棗仁，黄芩，炒黄連，竹茹，辰砂，竹瀝を加える；痰火で驚惕するは同治；血虚の腰痛には，牛膝，杜仲を加える；血虚で脚腿枯細して，無力痿弱するは，黄耆，牛膝，防已，杜仲を加え，天門冬を去る；夢遺泄精するには，山薬，牡蛎，杜仲，胡紙（破胡紙，補骨脂），牛膝を加え，天門冬を去る；小便淋濁するは，車前子，瞿麦，萆薢，萹蓄，牛膝，山梔を加え，芍薬を去る；陰虚火動し，少腹痛むは，茴香，木香を少し許り加え，麦門冬を去る；陰虚火盛し，足常に熱きは，山梔，牛膝を加え，麦門冬を去る」と詳細な加減の記載がある。

清骨散（せいこつさん）
《証治準縄》

[組　成] 銀柴胡5g　胡黄連・秦艽・鼈甲・地骨皮・青蒿・知母各3g　炙甘草2g
[用　法] 水煎服。
[効　能] 清虚熱・退骨蒸
[主　治] 陰虚内熱・虚労骨蒸
　午後あるいは夜間の潮熱・体内から蒸されるような熱感・盗汗・口唇が紅・頰部の紅潮・るい痩・咽の乾燥感・舌質が紅絳・少苔・脈が細数など。
[病　機] 肝腎陰虚による虚火内擾である。
　虚火が内擾するために体内から蒸されるような熱感（骨蒸）が生じ，陰分の病変であるから陰気が盛んになる午後から夜間に熱感がつよくなる（潮熱）。虚

火の上炎により，口唇が紅・頬部の紅潮・舌質が紅絳などがみられる。虚火によって陰津が消耗し，陰虚がさらに進行するので，咽の乾燥・るい痩が生じる。虚火により陰津が擾乱されて外迫を受け，衛気が陰分に入った睡眠中に，衛気の不足に乗じて陰津が外泄するために，盗汗がみられる。舌質が紅絳・舌苔が少・脈が細数は，陰虚内熱を示す。

[方　意] 虚火を清降しなければ陰液を内守することができず，滋陰しても無効に終わるので，清虚熱を主体にする。

　　甘・微寒の銀柴胡は虚熱を清して苦泄の弊害がなく，主薬である。知母・胡黄連・地骨皮は虚熱を清して有汗骨蒸を内から除き，青蒿・秦艽は無汗骨蒸を外透して除き，いずれも補助薬である。鹹寒の鼈甲は滋陰潜陽するとともに，他薬を裏に引経して虚熱を清する。炙甘草は諸薬を調和する。全体で，清虚熱・除骨蒸が主になり，滋陰を配合した処方になっている。

[参　考]
① 《医方集解》は「これ足少陽，厥陰薬なり。風は熱を生じ，而して熱は風を生じ，柴胡，秦艽に非ざれば風邪を駆して外出せしむ能わず。鼈は陰類，甲を用いるは，骨は骨に及ぶの義。烏梅は酸渋，能く諸薬をひいて骨に入りて熱を斂め，青蒿は苦寒，能く諸薬に従いて肌に入りて解蒸す（柴胡，青蒿は皆少陽生発の気を感ず，凡そ苦寒の薬は多く脾胃を傷る，ただ青蒿は清芬にして脾に入り，独り血虚有熱の人に宜し）知母は滋陰，当帰は和血，地骨は表邪を散じ，兼ねて裏熱を清し，また止汗徐蒸の上品なり（地骨皮は有汗の骨蒸を退ける）」と注解している。
② 原著の加減方には「血虚甚だしきは，当帰・芍薬・生地を加う。嗽多ければ，阿膠・麦門冬・五味子を加う」とある。

　　陰虚がつよく潮熱が軽いときは，胡黄連を除き生地黄を加える。

当帰六黄湯（とうきりくおうとう）
《蘭室秘蔵》

[組　成] 当帰・生地黄・熟地黄・黄芩・黄柏・黄連各6g　黄耆12g
[用　法] 水煎服。または上記の割合で粉末にし，1回15gを煎服。
[効　能] 滋陰瀉火・固表止汗
[主　治] 陰虚有火・発熱盗汗
　　発熱・盗汗・顔面紅潮・焦躁感・口乾・口唇の乾燥・便秘・尿が濃い・舌質が紅・脈が数など。

[病　機] 内熱の燻蒸により陰虚が生じ，発熱・盗汗をきたした状態である。内熱は実火であり，陰虚から虚火も生じた虚実相兼の証である。

　　内熱と陰虚のために営陰不守・衛外不固となり，持続性の発熱と盗汗がみられる。内熱が上擾するので顔面紅潮・焦躁感が生じ，陰津が消耗して口乾・口唇乾燥・便秘・濃い尿がみられる。舌質が紅・脈が数は，熱証を示す。

[方　意] 内熱と陰虚に対して瀉火と養血滋陰を併用する。

　　育陰養血の当帰・生地黄・熟地黄で陰血を補い清熱し，清熱瀉火の黄連・黄芩・黄柏で内熱を清して傷陰を防止し，益気の黄耆を大量に配合して固表止汗する。陰血を復し内熱を除き衛気を固めることにより，盗汗・発熱を解消する。

[参　考]
① 陰虚火旺の盗汗であれば，脈が細数・少苔・舌質が紅絳などを呈するので，地骨皮・白芍・牡蛎・麻黄根などを加え，甚だしい場合には知母・亀板・鼈甲なども配合する必要がある。また，黄連・黄芩・黄柏などは減去する。原著には「治盗汗之聖薬也」とあるが，病態により加減が必要である。
② 本方は脾胃虚弱で食欲不振・泥状便などを呈するものには適さない。

附　方

1. **黄連阿膠湯**（おうれんあきょうとう）《傷寒論》

    組成：黄連 12 g，黄芩 3 g，阿膠 9 g（冲服），白芍 6 g，鶏子黄 2 枚（冲服）。水煎服。

    効能：泄火育陰

    主治：「少陰病，これを得て二三日以上，心中煩し，臥するを得ざる」ものである。

    　　本方は《温病条弁》でも用いられており，「少陰温病，真陰竭きんと欲し，壮火また熾（さか）ん」の状態に適する。寒邪の化熱入裏あるいは温熱の邪の侵襲により，腎陰が消耗するとともに心火が熾盛になり，心腎不交のために焦躁・不眠をきたしたもので，発熱・舌質が紅・舌苔が黄・脈が細数を呈する。心火を直清する黄連を黄芩で補佐し，阿膠・白芍で肝血腎精を補い，鶏子黄で心腎を滋補しかつ交通させ，泄火と滋陰を同時に行っている。

滋腎丸（じじんがん）
（別称：通関丸あるいは滋腎通関丸）《蘭室秘蔵》

[組　成] 炒黄柏 10 g　知母 8 g　肉桂 3 g

［用　法］水煎服
［効　能］清熱瀉火・化気利水・納気帰腎
［主　治］下焦の湿熱蘊結膀胱，耗傷腎陰，および腎陰不足による上焦の肺痿。
　　　　　小便が滴瀝して出難く，口渇はなく悪心がある。また肺痿の嗄声，喉の腫痛，咳血，煩躁。舌苔は黄膩，脈は弦数。
［病　機］下焦に湿熱が蘊結し，腎陰を耗傷して膀胱気化が失調する，あるいは上焦で虚火による肺燥を生じた状態。
［方　意］原著には「渇せずして小便閉すを治す。熱下焦血分にあるなり」とある。苦寒の黄柏で下焦の火を瀉し，知母とあわせて滋陰清熱する。反佐として少量の肉桂を加えて膀胱の気化機能を助ける。
［参　考］《古今名医方論》では主治を「肺痿で声嗄れ，喉痺，咳血，煩躁するものを治す」とあり，「羅東逸曰く：この丸は腎家水竭火炎のために設く。水竭きて則ち腎涸れ，腎涸れて則ち下泉鍾らず，而して陽は上に盛ん，かく喉痺，痰結，煩躁の証なす。火炎して則ち金傷れ，金傷れて則ち沢は高原に燥き，もって蒸昫布濡するなく，かく声嗄れ，咳血し，焦痿の証生ず。この時に六味（六味丸）で水を補うも水はにわかに生ずる能わず。生脈（生脈散）で保金するも金はなお燥を免れざるなり。ただ急ぎ黄柏の苦を用いて堅腎すれば則ち能く竜家の沸火を殺す，これその源を浚い，その流れを安んずると謂う。ついで知母の清を用いて涼肺すれば則ち能く破傷の燥金を全くす，これを沛んにして雨とし，これを騰て露とすと謂う。然るに水火の相入らずして相射すを恐れ，故に益するに肉桂の反佐を用とし，兼ねて竜を導き海に帰す，ここにおいて坎窖（あなぐら）盈して流れは漸く長ず。これ滋腎の旨なり」と記す。
　　　　　鄭欽安も《医理真伝》で「滋腎丸一方は乃ち補水の方，また納気し腎水を帰す方なり。それ知母・黄柏二味は気味苦寒，苦能く堅腎し，寒能く養陰す。その至妙は安桂一味に在り，桂はもと辛温にして黄柏・知母二物に配すれば，合して坎卦（☵）を成し，一陽は二陰の中に含まれ，'天一水を生ず'の義を取り，陽は陰根たりの義を取り，水中に陽有りて水は自ずとその宅に帰す，故に滋腎という」と述べる。
　　　　　知母・黄柏は気味が苦寒で，苦で能く堅腎し，寒で能く養陰する。知母は上で肺金を清して瀉火し，下で腎燥を潤して滋陰する。黄柏は膀胱湿熱を瀉し，かつ腎水不足を補う。両者が協力して滋陰降火し，金水相生の意がある。辛温の肉桂は，命門元陽の衰えを補い，水中の真陽を啓き陰陽を調和させて気機を正常に導く。

附　方

1. **封髄丹**（ほうずいたん）《医理真伝》

    組成：黄柏30 g　縮砂21 g　炙甘草9 g
    用法：水煎服。
    効能：納気帰腎
    主治：虚火上衝による歯痛・咳嗽・喘促・顔面浮腫・喉痺・耳介浮腫・結膜充血・鼻閉・遺尿・滑精などの症状。

    　　封髄丹は，はやくも元代の《御薬院方》に「心火を降し，腎水を益す」として記載がある。清代に鄭欽安は本方を広範な疾患に臨床応用し，「封髄丹一方を按ずるに，納気帰腎の法にして，また上，中，下并補の方なり。それ黄柏は味苦で心に入り，天冬寒水の気を裏けて腎に入り，色黄で脾に入る。脾なるものは，水火調和の枢なり，ただこの一味にして三才の義すでに具わる。いわんや西砂（縮砂）の辛温，能く五臓の気を納めて腎に帰し，甘草は上下を調和し，また能く伏火し，真火伏蔵すれば則ち人身の根蒂は永く固まり，故に封髄という。この中さらに至妙あるものは，黄柏の苦，甘草の甘を合わせ，苦甘とし能く陰に化す（苦甘化陰）。縮砂の辛，甘草の甘を合わせ，辛甘とし能く陽に化す（辛甘化陽）。陰陽合わせて化し，中宮に交会するは，則ち水火既済にして三才の道はそれここにあり。この一方（封髄丹）は軽視するべからず，余は常に親身閲歴するに，能く一切の虚火上衝，牙疼，咳嗽，喘嗽，面腫，喉痺，耳腫，目赤，鼻塞，遺尿，滑精諸症を治し，しばしば奇効を獲て，実に出入意外（意表をつく）あり，人をして解さざらしむ（理解を超える）。余は仔細に揣摩(すいも)（推測）し，はじめてその治方の意，重きは調和水火に在るなり，至平至常にして，至神至妙なるを知る。余はこれを経試し，諸公またこれを試されんことを願う」とその効果を力説している。本方は鄭欽安の処方によった。

第5章

祛暑剤（きょしょざい）

　祛暑剤とは，祛暑薬を主体にして暑病に対処する方剤である。

　暑は夏季の主気であり，「暑の気たる，天にありては熱たり，地にありては火たり」とあるように温熱や火熱の範疇に入り，夏に暑邪を感受して発生する病変を暑病という。

　暑病は，明らかな季節性をもつとともに，火熱による発熱・熱感が顕著である。また暑熱は最も津液を消耗しやすく，津液とともに気も外泄するので，口渇・汗が多い・尿量減少・倦怠疲労感・元気がないなど気津両傷の症候を呈することが多い。このほか，夏は気候が潮湿であるために暑病には湿邪をともなうことが多く，さらに炎熱の影響により納涼や冷飲をこのむために寒邪を感受することもよくある。このため，暑病にもやや異なった特徴がみられ，祛暑剤も祛暑解表・祛暑清熱・祛暑利湿・祛暑益気の4つに大別される。

　暑病は湿邪を兼挟することが多いので，祛暑剤に祛湿薬を配合することがあるが，主次と軽重を慎重に判断する必要がある。暑邪がつよく湿邪が軽いときは，湿が化熱しやすいために，祛湿薬が温燥に偏りすぎると傷津をひきおこす恐れがある。湿邪が重く暑邪が軽度であれば，暑邪が湿邪によって鬱遏されるので，祛暑薬が甘寒にすぎると湿邪を膩滞させてしまう恐れがある。適切に対応しなければならない。

第1節　祛暑清熱剤（きょしょせいねつざい）

祛暑清熱剤は，夏季に暑熱の邪を感受した暑温に適用する。
暑温では，発熱・熱感・多汗・口渇などがみられる。
常用する清熱祛暑薬は西瓜皮・金銀花・扁豆花・荷葉などである。

清絡飲（せいらくいん）
《温病条弁》

［組　成］鮮荷葉辺・鮮金銀花・絲瓜皮（絲瓜絡）・西瓜皮・鮮扁豆花・鮮竹葉心各6g
［用　法］水煎服。
［効　能］祛暑清熱
［主　治］暑傷肺経気分
　　発熱・熱感・口渇などはつよくなく，頭がぼんやりする・めまい・軽度のむくみ・舌質は淡紅・舌苔は薄白などを呈する。
［病　機］暑邪が肺経気分を傷害した軽症である。
　　邪が浅く病変が軽度であるので発熱・熱感・口渇はつよくなく，舌質は淡紅・舌苔は薄白を呈する。暑邪に湿邪をともない，湿濁が清竅を上蒙するので意識がぼんやりする・めまい・軽度のむくみなどがみられる。
［方　意］暑邪が気津を損傷した場合には甘寒により清熱生津すべきであるが，邪浅病軽であるから辛涼芳香の軽薬で肺絡中の邪を清すればよい。
　　辛涼芳香・祛暑清熱の鮮金銀花と芳香清散の扁豆花が主薬で，暑湿の邪を外散する。清熱解暑・生津の西瓜皮と清肺透絡の絲瓜皮（絲瓜絡）で暑邪を清し，昇清陽・散暑湿の鮮荷葉辺が散邪を補助し，清心利水・導熱下行の鮮竹葉心で邪を下泄する。新鮮な薬物を多く用いるのは，芳香があって清解暑邪の効果が優れているためであり，全体で肺経の暑湿の邪を清化する効能が得られる。
［参　考］
① 本方は軽度の発熱・熱感・口渇や頭目不清といった夏の暑傷肺経の軽症に対する良剤であり，茶の代わりに服用すると暑病の予防にもなる。
② 原著では，「太陰肺経の暑温，ただ咳し，痰なく咳声清高のもの」とあるような

肺陰虚をともなった状態には，本方中に甘草3g，桔梗6g，甜杏仁6g，麦門冬9g，知母9gを加えて，清肺祛暑・養陰止咳するように指示している。
③ 本方は暑温に発汗を行ったのち余邪が残留している場合にも用い，《温病条弁》に「すでに余邪といわば，重剤を用いるべからざるは明らかなり，ただ芳香軽薬をもって，肺絡中の余邪を清すれば足るなり」とある。肺絡中の邪を清するところから，「清絡飲」の名がつけられている。

附　方

1. **清絡飲加杏仁薏仁滑石湯**（せいらくいんかきょうにんよくにんかっせきとう）

《温病条弁》

組成：清絡飲に杏仁6g，滑石9g，薏苡仁9gを加える。

効能：清化暑熱

主治：暑瘵すなわち上焦暑湿による発熱・熱感・咳嗽・血痰・甚だしいと喀血・頭がぼんやりする・口渇がない・舌苔が白膩で滑・脈が濡数などの症候。

「暑温，寒熱し，舌白く渇せず，吐血するは，名づけて暑瘵（しょさい）という，難治たり，清絡飲加杏仁・薏仁・滑石湯これを主る」とあるように，暑邪が湿を挟んで上焦肺絡を損傷して血が上溢した病態である。吐血は喀血に相当する。清絡飲で肺絡の暑邪を除き，杏仁で肺気を下降させ水道を通調して湿邪を除き，薏苡仁・滑石で湿熱を清利し，暑湿の邪を清泄透発することにより出血を止めるのである。寒涼薬を投与すると湿邪を遏伏させて，かえって病状を悪化させるので，注意が必要である。

この病態は暑湿の邪が直接引き起こすのではなく，基礎に肺労（肺結核など）などの宿痰があり，暑湿の邪によって増悪したために起こっている。それゆえ「難治たり」で，根本的な治療は難しいのである。

第2節　祛暑解表剤（きょしょげひょうざい）

　祛暑解表剤は，夏に納涼して寒邪を受けた場合に用いる。
　外感風寒であるから悪寒・頭痛などがみられるが，暑熱の季節であるために，辛温解表が過度になると助熱や傷津の恐れがあり，特別な配慮を要する。
　一般に，「夏の麻黄」と呼ばれる香薷を主薬にし，辛温と辛涼をあわせて処方を組む。

香薷飲（こうじゅいん）
（別名：三物香薷飲）《和剤局方》

[組　成] 香薷 15 g　白扁豆 12 g　厚朴 12 g
[用　法] 水煎服あるいは酒を少量加えて煎服。粗末にし 1 回 9 g を少量の酒と水煎し，冷やして服用してもよい。
[効　能] 解表祛暑・化湿和中
[主　治] 陰暑（外寒内湿）
　　悪寒・発熱・頭が重く痛む・無汗・胸苦しい・四肢が重だるい・腹痛・悪心・嘔吐・下痢・舌苔が白膩・脈が浮など。
[病　機] 暑に納涼して冷たいものを飲食したために，外は風寒を感受し，内は湿邪の侵襲を受けた状態である。
　　風寒が肌表にあるので悪寒・発熱・無汗・頭痛・脈が浮を呈し，湿邪が停滞するために頭が重い・身体が重だるいなどをともない，湿邪が脾胃の気機を阻滞して胸苦しい・悪心・嘔吐・腹痛・下痢がみられる。舌苔が白膩は寒湿をあらわす。暑病ではあるが，寒湿の陰邪による病変であるから「陰暑」と称する。
[方　意] 肌表の寒邪を外散し，脾胃の湿滞を内化する必要があるが，夏の炎暑の時候であるから辛散が過度にならないように配慮が必要である。
　　辛温芳香の香薷は「夏令の麻黄」と呼ばれ，解表散寒するとともに祛暑化湿に働き，主薬である。苦辛温の厚朴は行気寛中により湿滞を化し，甘平の白扁豆は健脾和中・利湿消暑に働く。酒は血脈を温行して散寒を補助する。全体で散寒化湿・解暑和中の効果が得られ，辛散は緩和である。

［参　考］
① 本方は「冷服」の指示があり，温薬を冷服することによって，格拒の嘔吐を防止している。
② 寒湿を呈さない暑病には，本方は適さない。薛生白は「もし悪寒頭痛の表証なくば，すなわち香薷の辛温走竄を取ることなし，腹痛吐利の裏証なくば，また厚朴・扁豆の疏滞和中を取ることなし」と指摘している。
③ 本方には以下のような加減方がある。
　◎四味香薷飲（しみこうじゅいん）
　　　香薷散に黄連を加えたもので，口渇・発熱がつよい場合に用いる。
　◎黄連香薷飲（おうれんこうじゅいん）
　　　香薷散の白扁豆を除いて黄連を加えたもので，裏熱がつよい場合に用いる。
　◎五物香薷飲（ごもつこうじゅいん）
　　　香薷散に茯苓・炙甘草を加えたもので，腹満・下痢がつよい場合に用いる。
　◎十味香薷飲（じゅうみこうじゅいん）
　　　五物香薷飲に人参・黄耆・白朮・陳皮・木瓜を加えたもので，中気虚弱で汗が多い場合に使用する。

新加香薷飲（しんかこうじゅいん）
《温病条弁》

［組　成］香薷6g　金銀花9g　鮮扁豆花9g　厚朴6g　連翹6g
［用　法］水煎して分二にし，まず一杯を服用して汗が出れば中止し，汗が出なければ再度服用する。発汗がみられない場合は，再度煎服する。
［効　能］祛暑解表・清熱化湿
［主　治］寒湿困表・暑熱内蘊
　　　悪寒・発熱・無汗・頭や身体が重だるく痛む・胸腹が痞えて苦しい・焦躁感・口渇・尿が濃く少量・舌苔が薄白膩・脈が濡数など。
［病　機］夏の納涼で発症することが多い。炎熱の気候で暑熱を受け，涼む・冷気に当たる・水を浴びるなどで寒湿の邪を受け，寒湿が外束し暑熱が内蘊した状態である。
　　　寒湿が腠理を閉塞して衛陽を阻むので悪寒・無汗を呈し，邪正が相争して発熱する。湿邪が気血を阻滞するので頭や身体が重だるく痛み，裏で気機を停滞させるために胸や腹が痞えて苦しい。暑熱が内蘊して津液を消耗し，口渇があって尿量が少なく濃い。暑熱が擾心すると焦躁感が生じる。舌苔が薄白膩を呈

するのは，湿邪が因表しているだけで裏熱と結びついていないことを示す。濡脈は湿を，数脈は熱をあらわす。

[方　意] 外は寒湿を除き，内は暑熱を清し，表裏同治する。

辛温芳香の香薷で発汗解表・化湿し，軽清宣透の金銀花・連翹・扁豆花で内蘊した暑熱を清透し，理気燥湿の厚朴で補佐する。

[参　考]
① 《温病条弁》には「手太陰の暑温，上条証（白虎証）のごとく，ただ汗出でざるは，新加香薷飲これを主る。証の上条のごとしとは，形は傷寒に似，右脈洪大，左手反って小，面赤く口渇くを指して言う。ただ汗は自ずと出づることあたわず，表実するをもって異となす，故に香薷飲を用いて暑邪の表を発するなり。按ずるに香薷は辛温芳香にて，よく肺の経よりその絡に達す。鮮扁豆花，およそ花はみな散じ，その芳香にして散ずるを取り，かつ肺液を保つ，……夏日に生ずる所の物は，多くはよく暑を解す，ただ扁豆花は最たるのみ……厚朴は苦温，よく実満を瀉す，厚朴は皮なり，中焦に走くといえども，究竟肺は皮毛を主り，皮は皮に従うをもって，上を治して中を犯すをなさず。黄連・甘草のごときは，純然と裏薬にして，暑病の初起，それ必ずしも用いざるは，邪を引き深入するを恐る，故に易えるに連翹・銀花をもってし，その辛涼肺経の表に達し，純ら外走に従い，必ずしも中に走かざるを取るなり。温病は最も辛温を忌むも，暑証は忌まざるは，暑は必ず湿を兼ね，湿は陰邪たるをもって，温にあらざれば解せず，故にこの方は香薷・厚朴の辛温を用いて，余はすなわち佐くるに辛涼をもってすと言う」と詳細に解説されている。

暑温の白虎湯証に似ていて「汗出でざる」の表閉があるのが特徴である。

② 本方は辛温と辛涼の併用により邪を外泄するので，「辛温復辛涼法」と呼んでいる。

第3節　祛暑利湿剤（きょしょりしつざい）

　祛暑利湿剤は，暑邪に湿邪を兼ねた暑温挟湿による病変に適する。
　暑温挟湿病変では，発熱・熱感・口渇・胸腹が痞えて苦しい・尿が濃く少量などの症候がみられる。
　「治暑の法は，清心利小便もっともよし」といわれるように，暑邪と湿邪を尿から排泄するがよく，滑石・沢瀉・猪苓などを主に用いる。

六一散（ろくいちさん）
（別名：天水散・太白散）《傷寒直格》

[組　成] 滑石60g　生甘草10g
[用　法] 粉末にし1日2～3回9gずつを，包煎するか湯に溶いて服用する。
[効　能] 祛暑利湿
[主　治]
(1) 暑　温（挟湿）
　　発熱・熱感・焦躁感・口渇・尿量が少ない・嘔吐・下痢・舌質は紅・脈は濡数など。
(2) 膀胱湿熱
　　排尿困難・排尿痛・尿の濃濁，あるいは砂石を混じえる尿。
[病　機] 暑湿の邪の外感である。
　　暑邪は陽熱の邪であるから発熱・熱感が生じ，火熱は心に通じるので焦躁感をともない，暑邪は最も傷津しやすいために口渇・尿量減少をひきおこす。湿邪が三焦を阻滞し，胃腸の気機を失調させると嘔吐・下痢がみられ，水道を阻むと尿量が減少する。舌質が紅・脈が濡数は，暑湿をあらわす。
　　湿熱が膀胱に蘊結して気化を失調させると排尿困難・排尿痛が生じ，水液を煎熬するので混濁尿や甚だしければ砂石をひきおこす。
[方　意] 《明医雑著》に「治暑の法は，清心利小便もっともよし」とあるように，清暑利湿の基本方である。
　　甘淡・寒の滑石は質は重かつ滑であり，淡で滲湿し寒で清熱し，重で下降し

滑で利竅するので，清熱解暑と利水通淋に働き，主薬である。少量の生甘草を配合するのは，清熱和中すると同時に滑石の寒滑の性質を緩和するためである。2薬の配合により，清熱して湿を留めず，利水して正気を損傷せず，内蘊した暑湿（湿熱）の邪を下泄することができる。

膀胱湿熱に対しても，清熱利水・通淋の効果をあらわす。

[参　考]

① 《成方便読》には「六一散は……傷暑感冒，表裏俱に熱し，煩躁し口渇き，小便通ぜず，一切の瀉痢淋濁などの証の熱に属するものを治す，これ解肌行水して，暑を却（しりぞ）くの剤たるなり。滑石は気滑よく解肌し，質重よく清降し，寒よく熱に勝ち，滑よく竅を通じ，淡よく水を利す，甘草を加うるは，その中を和しもって滑石の寒滑を緩む，庶（もろもろ）の滑石の功は，もって徹表徹裏するを得，邪を去らしめて正を傷らず，故によく上の諸証のごときを治すのみ」と解説されている。

② 本方は滑石と甘草の比率が6：1であるところから六一散と称されるが，《易経》の「天一水を生じ，地六これを成す」の意もこめられている。

③ 本方の加減方には以下のものがある。

◎益元散（えきげんさん）
　組成：六一散に朱砂を加え，灯芯草で服用する。
　効能：清心祛暑・安神
　　暑温挟湿に動悸・不眠・多夢をともなうときに用いる。

◎碧玉散（へきぎょくさん）
　組成：六一散に青黛を加える。
　効能：祛暑清熱
　　暑温挟湿に肝胆鬱熱をともなうときに適する。

◎鶏蘇散（けいそさん）
　組成：六一散に薄荷を加える。
　効能：疏風祛暑
　　暑温挟湿に微悪風寒・頭痛・咳嗽などをともなう場合に適する。

④ 暑温で湿邪をともなわないときには禁忌である。また，暑湿の邪がつよい場合には，補助薬として清暑化湿の方剤に配合する。

附　方

1. **加味天水散**（かみてんすいさん）《医学衷中参西録》

　組成：生山薬30g，滑石18g，粉甘草（生甘草の粉末）9g。水煎服。
　効能：清解暑熱，健脾止瀉
　主治：「暑日泄瀉止まず，肌膚焼熱し，心中燥いて渇し，小便不利し，あるいは

喘促を兼ねるを治す。小児にもっともこの証多し，この方を用いて更に佳し」とある。原著の解説によれば，これは長期に下して亡陰し，さらに暑熱証を兼ねるため，方中の天水散で暑熱を清滌（冷やし潤す）するが，滑石と比べて甘草の量を大量に用いて濃味で滑石の淡味を済け陰虚の熱を清する。さらに大量の山薬で大滋真陰・大固元気するので，真陰が足りて小便が自利し，元気が固まり泄瀉は自然に止まる。山薬は汁漿が稠粘で，甘緩の甘草と併用すると滑石を逗留させて速やかに淡滲させず，滑石の清涼を胃から脾に，脾から肺に送達するので，水精が四布し膀胱に下通し，全身の熱と上焦の燥渇・喘促が瞬時に除かれる。薬味はわずか三味であるが配慮が周到で，遺漏なく内傷外感兼治する。1～2剤後に暑熱が徐々に退いたら，滑石を徐々に減量し，随時斟酌して用いる。

雷氏清涼滌暑法（らいしせいりょうじょうしょほう）
(別名：清涼滌暑法)《時病論》

[組　成] 滑石9ｇ　生甘草2.5ｇ　青蒿4.5ｇ　白扁豆3ｇ　連翹9ｇ　茯苓9ｇ　通草3ｇ　西瓜皮9ｇ
[用　法] 水煎服。
[効　能] 化湿解暑
[主　治] 暑温挟湿（冒暑）
　　発熱・悪寒・汗が出る・咳嗽・頭のふらつき・悪心・嘔吐・下痢・舌苔は白膩・脈は濡数など。
[病　機] 夏季に暑湿の邪（熱重湿軽の湿熱）を感受し，上焦が侵犯された軽症である。
　　暑湿の邪が肌表を犯し邪正が相争するので悪寒・発熱が生じ，肺気の宣発が阻まれ肺気が上逆して咳嗽がみられる。暑邪は腠理を開泄するので汗が出，湿熱が上蒸すると頭がふらつく。湿熱が中焦にまでびまんして脾胃の昇降を失調させ，悪心・嘔吐・下痢があらわれることもある。暑湿の邪であるから脈は濡数を呈し，初期の軽症であるために舌苔はまだ白膩である。
[方　意] 清涼により化湿解暑する。
　　主薬は六一散（滑石・甘草）で湿熱を清利し，清熱利湿の通草を配合して効力をつよめ，軽宣清涼の青蒿・連翹で上焦の表にある湿熱を疏散する。西瓜皮は清熱解暑に働き，化湿和中の白扁豆と健脾利湿の茯苓は昇降を調整する。全体で表裏を兼顧した化湿解暑の方剤になっている。

［参　考］
① 《時病論》には「冒暑は，偶然に暑邪を感冒す，傷暑の証と較べ，やや微軽浅なるのみ。それ暑熱の邪，初めて肌表を冒せば，すなわち頭暈・寒熱・汗出・咳嗽などの証あり，清涼滌暑法加杏仁・蔞仁をもってこれを治すべし」とある。
　なお，「それ小暑の節は，相火の後に在り，大暑の令は，湿土の先に在り，故に先賢のいわゆる暑は湿を離れざるなり」とあり，冒暑は暑湿の邪が肺を上犯した軽浅の症候であると考えられる。
② 嘔吐がつよいときには半夏を，下痢が顕著であれば冬瓜仁を加えるとよい。

附　方

1. 雷氏芳香化濁法（らいしほうこうけだくほう）（別名：芳香化濁法）《時病論》
   組成：藿香葉3g，佩蘭葉3g，陳皮4.5g，製半夏4.5g，大腹皮3g，厚朴2.5g，鮮荷葉9g。水煎服。

   効能：解暑化濁

   主治：暑穢による発熱・汗が出る・頭痛・胸や腹が脹る・煩躁・悪心・嘔吐・甚だしいと意識障害・舌苔が白膩〜黄膩・脈が濡数などの症候。
   　夏秋に暑湿穢濁の邪を感受して生じる病変で，暑邪に湿濁を兼ねている。芳香化濁の藿香・佩蘭・荷葉で解暑化濁し，辛温の半夏・陳皮と苦温の大腹皮・厚朴で辛開苦降・燥湿化濁して気機を宣通する。暑湿の湿濁偏盛に対する偏温の闢濁化湿の方剤である。暑熱がつよい場合には薄荷・黄芩・芦根を配合する。
   　原著には「五月霉湿を治す，併せて穢濁の気を治す」とある。

桂苓甘露飲（けいりょうかんろいん）
（別名：桂苓甘露散・桂苓白朮散）《宣明論》

［組　成］茯苓30g　甘草60g　白朮15g　肉桂・石膏・寒水石各60g　滑石120g　猪苓15g　沢瀉60g

［用　法］粉末にし1回9gを湯か生姜湯で服用する。1/5〜1/10量を水煎服用してもよい。

［効　能］祛暑清熱・化気利湿

［主　治］中暑受湿
　発熱・熱感・頭痛・つよい口渇・水分を欲する・尿が濃く少量・嘔吐と下痢

[病　機] 暑熱を感受し，水湿内停をともなった状態である。
　　　　暑熱外襲により発熱・熱感・頭痛がみられ，熱盛傷津でつよい口渇・水分を欲する・尿が濃いなどを呈する。一方，三焦に水湿内停があって気機を阻滞し，水道が通調しないために尿量が減少し，中焦の昇降を失調させるので嘔吐・下痢がみられる。

[方　意] 暑熱を清泄するとともに，利小便により水湿を除く必要がある。
　　　　本方は六一散合五苓散加石膏・寒水石からなる。袪暑利湿の六一散に大寒の石膏・寒水石を加えて清熱解暑をつよめ，猪苓・沢瀉・茯苓で利水し，肉桂で下焦を温振し気化をつよめて利小便を促進し，健脾の白朮・茯苓で昇降を回復させる。全体で暑熱と水湿を除くことができる。

[参　考]
① 《成方便読》は「それ暑湿の一証，表を傷らるるものあり，裏を傷らるるものあり。表にあるは邪は経絡に留まる，まさにその軽によりてこれを揚ぐべし，裏にあるは邪は臓腑に留まる，重剤の清熱利湿を用いるにあらざれば，終に済す(な)なきに帰す。石膏・寒水石は，大寒質重，肺胃の熱を直清す。滑石は寒よく熱を清し，滑よく竅を利し，外は肌表を開き，内は洲都（膀胱）に達す。猪苓・茯苓・沢瀉は，湿を下に導き，小便より出だす。然して湿は陰邪たり，陽なくばすなわち化すことあたわず，湿を利するといえども湿もまたことごとく除くことあたわず，故に肉桂の辛熱を用い，もって陰邪を散ず。白朮を加え扶土和中し，内を安んじ外を攘(はら)う。この方は用うるに三石をもって上焦を清し，五苓をもって下焦を利し，甘草をもって上下を合す，また治暑の大法なり」と解説している。
② 《緯雪園古方選注》には「消暑は消湿去熱にあり，故に五苓散を用いて湿を去り，三石にて熱を解す，湿熱すでに去れば，一たび新秋に甘露降りて暑気は潜消するがごとし」とあり，「甘露」の命名の由来が示されている。
③ 本方は清暑利湿の効能がかなりつよいので，暑湿倶盛で症状が重い場合に適する。
④ 《儒門事親》の桂苓甘露飲は，本方の猪苓を除き，滑石・石膏・寒水石を半量にし，人参・藿香・葛根・木香を加えている。
　　　　清熱解暑の効能を弱め，吐瀉に対する配慮がつよめられている。

第4節　清暑益気剤（せいしょえっきざい）

清暑益気剤は，暑熱による津気両傷に用いる。
　暑熱の気津両傷では，発熱・熱感・口渇・尿が濃い・倦怠無力感・汗が多い・脈が虚などがみられる。
　清暑の薬物に益気養陰の西洋参・人参・麦門冬・石斛・五味子などを配合する。

清暑益気湯（せいしょえっきとう）
《温熱経緯》

[組　成] 西洋参5g　石斛15g　麦門冬9g　黄連3g　竹葉6g　荷梗15g　知母6g　炙甘草3g　粳米15g　西瓜皮30g
[用　法] 水煎服。
[効　能] 清暑益気・養陰生津
[主　治] 感受暑熱・津気両傷
　　発熱・熱感・焦躁感・多汗・口渇・尿が濃く少ない・全身倦怠感・息ぎれ・元気がない・脈が虚数など。
[病　機] 暑熱により傷津し，津液とともに気も消散した状態である。
　　暑熱内侵により発熱・熱感・尿が濃い・脈が数などが生じ，熱邪が心神を擾乱すると焦躁感があらわれる。熱邪が内で蒸騰して津液を外迫するので多汗になる。暑邪は陽邪で津液と気を最も消耗しやすく，多汗のためにさらに気津が耗損するので，口渇・尿量減少・全身倦怠感・息ぎれ・元気がない・脈が虚などを呈する。
[方　意] 暑熱を清解すると同時に益気生津する必要がある。
　　清熱解暑の西瓜皮と益気生津の西洋参が主薬で，清熱解暑の荷梗と養陰清熱の石斛・麦門冬が補助する。黄連・知母・竹葉は清熱除煩に，炙甘草・粳米は益胃和中に働く。
[参　考]
① 本方を使用するに当たっては，以下の注意が必要である。
　　苦寒の黄連は化燥傷陰しやすいので，暑熱が甚だしくなくて津液の消耗が明

らかなときは，減量すべきである。暑熱に湿邪を兼ねるときは，滋膩の麦門冬・知母などを減去する必要がある。
② 本方と竹葉石膏湯は同じく清熱解暑・気津双補の効能をもつが，本方は生津益気に重点があり，竹葉石膏湯は清熱和胃に重点がある。

附　方

1. **清暑益気湯**（せいしょえっきとう）《脾胃論》

   組成：黄耆6g，蒼朮3g，升麻3g，人参1.5g，神麯3g，陳皮1.5g，白朮3g，麦門冬3g，当帰・炙甘草・青皮各1g，黄柏・葛根・沢瀉・五味子各3g。水煎服。

   効能：健脾除湿・清暑益気

   主治：素体気虚で暑湿の邪を感受し，発熱・熱感・頭痛・口渇・自汗・四肢や身体が重だるい・胸苦しい・食欲不振・泥状〜水様便・尿が濃く少ない・舌苔が膩・脈が虚などの症候を呈するもの。

   　症候の主体は湿困脾胃であり，発熱・熱感・口渇・自汗・尿が濃いなどの暑熱傷津の症候もみられる。益気健脾・除湿の黄耆・人参・蒼朮・白朮・炙甘草・沢瀉・陳皮・青皮・神麯，昇陽散邪の升麻・葛根，清暑化湿の黄柏，養陰生津の麦門冬・五味子・当帰の配合であり，益気健脾・除湿に重点があって清暑生津は補助的である。

2. **清暑益気湯**（せいしょえっきとう）《医学六要》

   組成：黄耆12g，人参6g，麦門冬12g，白朮6g，当帰6g，五味子3g，陳皮3g，黄柏3g，炙甘草3g。水煎服。

   効能：益気生津・清熱

   主治：気津両傷の全身倦怠・無力感・口渇・熱感・脈が数で無力などの症候。

   　暑熱などによる気津両傷に対し，益気健脾の黄耆・人参・白朮・陳皮・炙甘草，養陰生津の麦門冬・五味子・当帰，清熱化湿の黄柏を配合している。清熱解暑の効能はほとんどなく，気津双補が主体になっている。

   　本邦のエキス剤に用いられる清暑益気湯はこれである。

第6章

温裏剤（おんりざい）

　温裏剤とは，温熱性の薬物を主体にして裏寒を改善する方剤である。「寒はこれを熱す」の原則にもとづいており，八法のなかの「温法」に相当する。

　裏寒の成因には，陽虚による内寒および外寒入裏や誤治による傷陽などがあるが，大きく陽虚内寒と外寒入裏に分けることができる。陽虚では外寒を感受しやすく，外寒は陽気を損傷しやすいので，陽虚と外寒には密接な関連があり，温裏剤にも散寒の薬物と補陽の薬物を配合することが多い。また，陰寒内盛で陽気が脱しそうになっている亡陽の危急状態においては，補気固脱の薬物も必要である。

　温裏剤は辛温燥熱の薬物の配合が多いので，寒熱の真仮に注意し，真熱仮寒に投与して大事をひきおこさないようにする必要がある。また，素体陰虚や失血に対して過度の投薬を行い，傷陰動血を生じない配慮も大切である。このほか，季節や地域環境にもとづいて，量を加減する必要もある。

　温裏剤は，寒証が存在する臓腑・経絡や重症度の違いにより，温中散寒・回陽救逆・温経散寒の3種に分けられる。

第1節　温中散寒剤（おんちゅうさんかんざい）

　温中散寒剤は，中焦虚寒や中焦の実寒に適用する。
　中焦虚寒とは，中焦脾胃の陽気が虚衰して，運化と昇陽が不足し，腹痛・腹満・食欲不振・口渇がない・下痢・悪心・嘔吐・舌苔が白滑・脈が沈細あるいは沈遅などの症候があらわれる。このほか外寒が中焦に直中して実寒が生じることもあり，素体が陽気不足の場合に発症することが多い。
　温裏散寒の乾姜・附子・呉茱萸・蜀椒・生姜などと，虚寒の状態では補気の人参・白朮・炙甘草などを配合して対処する。

理中丸（りちゅうがん）
（別名：理中湯・人参湯）《傷寒論》

[組　成] 人参6g　乾姜6g　炙甘草6g　白朮9g
[用　法] 水煎服。蜜丸にし1日2～3回9gずつ服用してもよい。
[効　能] 温中散寒・補気健脾・温陽摂血
[主　治]
(1) 中焦虚寒
　　食欲不振・口渇がない・泥状～水様便・嘔吐・腹の鈍痛があり温めたりおさえると軽減する・四肢の冷え・舌質は淡白で胖大・舌苔は白滑・脈は沈遅で無力など。
(2) 寒邪直中
　　急激な持続性の腹痛・腹部の冷え・嘔吐・下痢あるいは便秘・腹鳴・四肢の冷え・舌質は青・舌苔は白滑・脈は緊。
(3) 陽虚不摂血
　　鼻出血・血便・不正性器出血などがみられ，顔色が白い・息ぎれ・元気がない・脈が細あるいは虚大無力などをともなう。
[病　機] いずれも脾胃の虚寒である。
　　中焦脾胃の陽虚で内寒が生じ，運化が不足して昇降が失調すると，運化不足で食欲不振となり，清陽気が下流して泥状～水様便を呈し，濁陰が下降せず上

逆するために嘔吐する。虚寒で気血が行らないと鈍痛が生じ，温めたりおさえると気血が推動して痛みが軽減する。気の推動が無力で，陽気が四末に布達しないと四肢が冷える。口渇がない・舌質が淡白で胖大・舌苔が白滑・脈が沈遅で無力は，虚寒をあらわす。

　寒邪直中は外束の実寒であるが，陽虚の場合には衛気が衰弱しているためにとくに寒邪を感受しやすく，外寒を感受すると陽気がさらに損傷される。寒邪が脾胃の陽気を凝滞させ，運化と昇降が失調するので，急激かつ持続的な腹痛が生じ腹中が冷え，嘔吐・腹鳴・下痢あるいは便秘を呈する。寒邪が陽気の布達を阻むので四肢が冷える。舌質が青・舌苔が白滑・脈が緊は，裏の実寒で陽気が阻滞されて血流が停滞し水湿が停積していることをあらわす。

　陽虚で気も不足し，気が血を統摂できなくなると，血が脈管外に溢出して鼻出血・血便・不正性器出血などが発生する。顔色が白い・息ぎれ・元気がない・脈が細あるいは虚大無力などは，陽虚にともなう気血不足を示す。

［方　意］裏寒による脾胃の運化と昇降の失調に対し，温中散寒・補気健脾によって運化を助け昇降を回復させる。

　辛熱の乾姜は，中焦を温めて陽気を振奮し裏寒を除く主薬である。甘・微温の人参は，脾胃の気を補って運化をつよめ，昇降を回復させるとともに補気摂血にも働く。甘温の白朮は健脾燥湿によって人参を助け，炙甘草は益気和中するとともに諸薬を調和する。

［参　考］

① 本方は，辛熱によって中焦の寒を除き，甘温によって中焦の虚を復し，清陽を昇らせ濁陰を降して運化を健常にするので，「理中」と名づけられている。

②《古今名医方論釈義》では「本方が治す諸証はいずれも脾胃虚寒によるものである。中陽不足で中焦から寒を生じ，陽虚失温，寒性凝滞をきたし，畏寒して四肢が冷え，脘腹が綿綿と痛み，温めたりさすると楽になる。脾は運化を主って昇清し，胃は受納を主って降濁する。今，脾胃虚寒になると納運昇降が失調して，脘（上腹部）が痞えて食が細り，嘔吐して，軟便になる。舌淡苔白潤，口渇はない，脈沈細あるいは沈遅無力はいずれも虚寒の象である。治療は温中虚寒，益気健脾である。方中では大辛大熱の乾姜が君薬で，温脾陽・祛寒邪・扶陽抑陰する。性味甘温の人参が臣薬で，補気健脾し，君臣相まって温中健脾する。脾は湿土であるから，虚すと湿濁を生じやすいので，甘温苦燥の白朮を佐薬にして健脾燥湿する。甘草を諸薬と等量に用いた理由は三つある。第一に人参・白朮とともに益気健脾を助ける。第二に緩急止痛。第三に薬性の調和で，これは佐薬に使薬の働きを兼ねる。全体としてみると，温補を併用し，温を主体として中陽を温め，脾気を益し，運化を助けており，したがって「理中」という。本方に大辛大熱の附子を加えたものが附子理中湯で，温中散寒の力がさ

らに強力かつ温腎にも働き，臨床で重症の脾胃陽虚あるいは脾腎虚寒の人に用いる」と解説している。

③ 本方は「理中丸」と名づけられているが，湯剤として用いて「理中湯」「人参湯」と称することも多い。原著にも，丸剤は「湯に及ばず」と書かれているように，慢性で病状が緩慢であれば丸剤を用い，急性や病状が重い場合には湯剤にするのがよい。

④《傷寒論》では理中丸を以下のように用いている。

「霍乱（かくらん），頭痛み，発熱し，身は疼痛し，熱多く水を飲まんと欲するものは，五苓散これを主る。寒多く水を用いざるものは，理中丸これを主る」

急激な嘔吐と下痢が生じたとき（霍乱）に，「寒が多く水分を欲しない状態」，すなわち寒邪直中に対しては，理中丸を用いると指示している。

「大病差（い）えて後，しばしば唾し，久しく了了ならざるは，胸上に寒あり，まさに丸薬をもってこれを温む，理中丸によろし」

病後の脾胃虚寒（胸上有寒）で，津液を統摂できないために，唾液が湧いて止まらない状態に対し，理中丸の丸薬で緩徐に温補して効果をあげるように指示している。

⑤《金匱要略》では胸痺に本方（人参湯）を用いている。

「胸痺，心中痞気し，気は結び胸に在り，胸満し，脇下より心に逆搶するは，枳実薤白桂枝湯これを主る，人参湯またこれを主る」

寒邪が心（上腹部）や胸部に結したために生じた上腹部の痞え（心痞）や胸苦しい（胸満）などの「胸痺」の症候に対し，邪実が主体であれば枳実薤白桂枝湯を用い，正虚が主体であれば人参湯を使用するよう指示している。

⑥ 本方の加減については，《傷寒論》に以下のように示されている。

「もし臍上築するものは，腎気動ずなり，朮を去り桂四両を加う。吐多きは，朮を去り，生姜三両を加う。下多きものは，還（か）し朮を用う。悸するものは，茯苓二両を加う。渇して水を得んと欲するものは，朮を加え，前に足し四両半となす。腹中痛むものは，人参を加え，前に足し四両半となす。寒ゆるものは，乾姜を加え，前に足し四両半となす。腹満のものは，朮を去り，附子一枚を加える。湯を服して後，食頃ばかりに，熱粥一升ばかりを飲み，微（すこ）しく自ら温め，衣被を発掲するなかれ」とある。すなわち，桂枝で下焦の寒気が上逆するのを平定し，生姜で温胃止吐し，茯苓で利水定悸し，人参を増量して補虚・止痛し，乾姜を増量して寒痛を除き，附子で散寒除満するなどである。

⑦ 本方は，先天不足・慢性病の消耗・寒涼薬の過用などにより，脾胃陽虚になって養肝できなくなっておこる小児の慢驚風（ひきつけ）にも使用される。体力の消耗がつよい場合は，丸剤にして薬効を緩徐にした方がよい。

⑧ 陽虚不摂血に対しては，乾姜を止血の炮姜にかえ，黄耆・当帰・阿膠などを加

えて補気養血・止血をつよめるとよい。
⑨ 本方には後世に多くの加減方が作られており，幅広く応用されている。以下に例を示す。

◎桂附理中湯（けいぶりちゅうとう）
　　理中湯に温陽散寒の肉桂・附子を加えたもので，寒証がつよい場合に用いる。
◎丁萸理中湯（ちょうゆりちゅうとう）
　　理中湯に丁香・呉茱萸を加えたもので，脾胃虚寒で胃寒嘔吐がつよいときに用いる。
◎砂半理中湯（しゃはんりちゅうとう）
　　理中湯に縮砂・半夏を加えたもので，脾胃虚寒で胃気上逆がつよいときに用いる。
◎白朮散（びゃくじゅつさん）
　　理中湯に半夏・茯苓・大棗・生姜を加えたもので，脾胃虚寒の水様嘔吐に用いる。
◎枳実理中湯（きじつりちゅうとう）
　　理中湯に枳実・茯苓を加えたもので，腹満・腹の痞え・腹痛などの気滞の症候が明らかな脾胃虚寒に用いる。
◎治中湯（ちちゅうとう）
　　理中湯に青皮・陳皮を加えたもので，温中健脾・行気導滞の効能をもち，冷食の食滞に用いる。
◎強中湯（きょうちゅうとう）
　　理中湯に附子・青皮・陳皮・厚朴・丁香・草果を加えたもので，過食生冷による脾胃不和の腹満・痞満・腹痛などに用いる。
◎補中湯（ほちゅうとう）
　　理中湯に陳皮・茯苓を加えたもので，脾胃虚寒の泥状～水様便に用いる。さらに附子を加えた「附子補中湯」は，温陽の力がよりつよい。
◎理苓湯（りれいとう）
　　人参湯と五苓散の合方で「二宜丸（にぎがん）」とも称し，脾胃虚寒の泥状～水様便に用いる。
◎連理湯（れんりとう）
　　理中湯に黄連を加えたもので，脾胃虚寒で酸水を嘔吐するものに用い，黄連と乾姜で辛開苦降して心下痞を除く。
　　これら上記の同名方剤は多い。

附　方

1. **附子理中丸**（ぶしりちゅうがん）（別名：附子人参湯）《閻氏小児方論》
   組成：人参・白朮・炮姜・炙甘草・炮附子。等量の細末を蜜丸にし，1回3gを水煎して食前に温服する。
   効能：温陽散寒・益気健脾
   主治：脾胃虚寒・感受風冷による胃痛・下痢・嘔吐・腓腹筋けいれんなどの症候。
   　　脾胃虚寒のものが寒冷刺激を受けた状態であり，理中丸に辛・大熱の炮附子を加えて温中散寒の働きをつよめている。「もし水と寒たがいに勝れば，即ちまさに脾腎双温し，附子をこれに加えて，命門を益し，土母を温むべし」と解説されるとおりである。

2. **理中化痰丸**（りちゅうけたんがん）《明医雑著》
   組成：人参・炒白朮・乾姜・炙甘草・茯苓・姜半夏。等量の粉末を丸剤にし，1回9gずつを温服する。
   効能：益気健脾・温中化痰
   主治：脾胃虚寒・痰飲内停による嘔吐・食欲不振・泥状便・消化不良・稀薄な多量の痰などの症候。
   　　脾陽虚で水湿が化さないため痰飲が内停し，稀薄な多量の痰や泥状〜水様便を生じている状態で，理中丸に降逆和胃・燥湿化痰の姜半夏と滲湿健脾の茯苓を加えている。「痰飲を病めば，まさに温薬をもってこれを和すべし」に相当する。

3. **桂枝人参湯**（けいしにんじんとう）《傷寒論》
   組成：桂枝6g（後下），炙甘草9g，白朮9g，人参6g，乾姜5g。水煎服。
   効能：温裏解表・益気消痞
   主治：「太陽病，外証いまだ除かずして，しばしばこれを下し，ついに協熱して利し，利下止まず，心下痞鞕し，表裏解せざるもの」である。
   　　外感風寒の頭痛・身体痛・悪寒・発熱など表証が残っているのに，誤って下したために脾胃の陽気を損傷して虚寒が生じ，表邪が心下に陥結して上腹部の痞えをひきおこした状態である。邪が心下に結しているために中陽が回復しがたく，下痢がなかなか止まらない。「表裏不解」すなわち心下の気痞結という半表半裏証をともなう裏寒証である。理中湯にし，炙甘草を増量して陽気を扶助し，桂枝を加えて心下の気機を半裏開通する。桂枝は辛香の気を保つために後下する。
   　　桂枝人参湯は人参湯加桂枝であり，主治は太陽中風証＋太陽虚寒証と考えてよい。

4. **理陰煎**（りいんせん）《景岳全書》

組成：熟地黄9～60g，当帰6～21g，炙甘草3～6g，乾姜（炒黄）3～9g，あるいは肉桂3～6gを加える。水煎服。

効能：温中祛寒，益陰養血

主治：脾胃虚寒に陰血虚弱を兼ね，脹満嘔噦，痰飲悪心，吐瀉腹痛，および女性の稀発月経，血滞など。また真陰不足の感冒。

　　原著には「これ理中湯の変方なり。およそ脾腎中虚などの証，宜しく剛燥すべきは，まさに理中，六君の類を用うるべし；宜しく温潤すべきは，まさに理陰，大営の類を用うるべし。調補を知らんと欲すれば，まさに先ずこれを察すべし。この方は真陰虚弱，腸満嘔噦，痰飲悪心，吐瀉腹痛，婦人経遅血滞等の証を通治す。また凡そ真陰不足，あるいは労倦もとより多き輩は，因て忽ち寒邪を感じ，解散する能わず，あるいは発熱し，あるいは頭身疼痛し，あるいは面赤く舌焦げ，あるいは渇すといえども冷飲を喜ばず，あるいは背心肢体畏寒して但脈に無力あらわれるものは，悉くこれ仮熱の証，もし寒涼を用いてこれを攻むれば必ず死す。宜しく速やかにこの湯を用い，のちの加減に照らし陰分を温補し，表邪を托散すべし。数服を連進し，陰気を漸に充たしめれば，則ち汗は陰に従いて達し，寒邪攻めずして自ずと散ず，これ最も時用に切のものなり，神効尽く述べること可ならず」「この方に附子を加えるは即ち附子理陰煎と名づける。さらに人参を加えるは即ち六味回陽飲と名づけ，命門火衰，陰中無陽等証を治す。もし風寒外感にして，邪未だ深く入らず，ただ発熱身痛，脈数不洪を見，凡そ内に火証無く，もと稟不足するものは，ただこの湯加柴胡一銭半あるいは二銭を用い，連て一二服を進めれば，その効は神の如し；もし寒凝陰盛，邪有りて解し難きは，必ず麻黄一二銭を加え，放心してこれを用いる，あるいは柴胡を用いざるも可なるは，その清利を恐れればなり。これ寒邪諸感温散第一方は，ただ仲景独りこの義を知る。第仲景の温散は，首に麻黄，桂枝二湯を用い，余の温散は即ち理陰煎及び大温中飲を増減す，これ一は陽分に従い，一は陰分に従うと雖も，その迹は異なるがごとし，然るに一は外に逐い，一は内に托して，温を用いるは則ち一なり。学者は当に宜しきところに因り，酌してこれを用いるべし。もし陰勝るの時，外感寒邪，脈細悪寒，あるいは背畏寒するは，乃ち太陽少陰証なり，細辛一二銭を加え，甚だしきはさらに附子一二銭を加えれば，真に神剤なり。あるいは併せて柴胡を加えてこれを助けるも可。もし陰虚火盛にしてその内熱有るには，温を用いうるは宜しからず，而して気血倶に虚にして邪解す能わざるは，宜しく姜，桂を去り，単に三味（熟地黄・当帰・炙甘草）を加減してこれを与えるべし，あるいは只人参を加えるも可。もし脾腎両虚し，水泛して痰をなし，あるいは嘔しあるいは脹すものを治すは，前

方に茯苓一銭半を加え，あるいは白芥子五分を加えてこれを行らす；もし泄瀉止まず腎泄に及ぶものは，当帰を少用し，あるいは併せてこれ（当帰）を去り，山薬，扁豆，呉茱萸，破胡紙，肉豆蔻，附子の属を加える；もし腰腹に痛みあるは，杜仲，枸杞子を加える；もし腹に脹滞疼痛あるは，陳皮，木香，砂仁の属を加える」と詳細な解説がある．臨床での応用範囲は広い．

呉茱萸湯（ごしゅゆとう）
《傷寒論》

[組　成] 呉茱萸6g　人参6g　大棗4g　生姜18g
[用　法] 水煎服．
[効　能] 暖肝散寒・温中降逆・補虚
[主　治]
 (1) 胃寒
　　食べると吐き気がする・嘔吐・上腹部の痞え・胃部膨満感・胃痛・口渇がない・舌質は淡・舌苔は白滑・脈は弦緩など．
 (2) 寒邪犯胃
　　頻回の嘔吐・軽度の下痢・手足が冷える・煩躁・脈は微細など．
 (3) 肝寒犯胃
　　乾嘔・呑酸・つばやよだれが多い・頭頂〜側頭部の頭痛・舌苔は白滑・脈は弦緩など．
[病　機] いずれも，胃寒の濁陰上逆による嘔吐を主症状とし，《素問・挙痛論》に「寒気は腸胃に客すれば，厥逆して上に出づ，故に痛みて嘔すなり」とあるのに相当する．

　胃陽不足で内に虚寒があり，寒冷が作用すると胃寒がさらに顕著になる．胃寒では水穀を温納することができないので，食べると吐き気がする．胃寒のために胃気が和降できなくなって上腹部の痞え・胃部膨満感・胃痛が生じ，濁陰が上逆すると嘔吐する．口渇がない・舌質が淡・舌苔が白滑・脈が弦緩は，虚寒をあらわす．

　寒邪犯胃により胃寒がさらにつよくなると，昇降失調がより顕著になって頻回に嘔吐し，脾陽にも影響が及んで軽度の下痢を生じ，陽気が布散できないので手足の冷え・脈が微細となり，寒邪と陽気が内争すると煩躁があらわれる．

　肝気・肝陽が不足していると，寒邪が虚に乗じて侵入し，肝の陽気を阻滞して疏泄を失調させ，肝寒が胃に横逆して胃寒を生じる．寒邪が厥陰経脈を通じ

て上逆するので，頭頂〜側頭部の頭痛（厥陰頭痛）や呑酸がみられ，胃寒の胃気上逆により乾嘔・つばやよだれが多いなどをともなう。舌苔が白滑・脈が弦緩は，肝寒をあらわす。

［方　意］温肝散寒・温中降逆によって，肝の疏泄をととのえ，胃中の清陽を上昇させ濁陰を下降させる。

　辛苦・燥熱の呉茱萸は温肝・温胃散寒の主薬で，温肝開鬱・通滞によって痛みを止め，肝陽を上昇させることにより胃中の清陽を昇らせて降逆止嘔する。辛・微温の生姜は温中止嘔に働いて，呉茱萸の温胃散寒を助ける。人参・大棗は温中補虚により脾陽を昇らせて肝気を助けるとともに，呉茱萸・生姜による陽気の散失を補充する。

［参　考］

① 《傷寒論》では，陽明篇・少陰篇・厥陰篇に呉茱萸湯証が提示されている。

　陽明篇には「穀を食し嘔せんと欲するは，陽明に属すなり，呉茱萸湯これを主る。湯を得て反って劇するものは，上焦に属すなり」とある。陽明病に清法・下法を行って胃寒をひきおこしたときに，呉茱萸湯を用いている。肺気不宣・表気閉鬱により胃気上逆が生じている場合には，呉茱萸湯は適切でなく，「湯を得て反って劇する」ので，葛根加半夏湯などで表鬱を解く必要があり，「上焦に属すなり」と指摘されている。

　少陰篇には「少陰病，吐利し，手足逆冷し，煩躁し死せんと欲するものは，呉茱萸湯これを主る」とあり，寒邪犯胃の吐利に呉茱萸湯を用いている。「少陰病，吐利躁煩し，四逆するものは死す」という脾腎陽虚の陰陽離決の症候と対置されてはいるが，四肢厥逆・欲死ほどの重篤な状態ではなく，吐利が主体の重度の胃寒の病態である。

　厥陰篇には「乾嘔し，涎沫を吐し，頭痛むものは，呉茱萸湯これを主る」とあり，肝寒犯胃に呉茱萸湯が用いられている。

② 《金匱要略》には以下の二条が示され，処方内容は同じであるが「茱萸湯」と記される。

　「嘔して胸満するは，茱萸湯これを主る」は胃寒であり，「乾嘔，涎沫を吐し，頭痛するは，茱萸湯これを主る」は肝寒犯胃である。

③ 《傷寒附翼》には「少陰吐利し，手足厥冷し，煩躁し死せんと欲するものは，この方これを主る。按ずるに少陰病にて，吐利し，煩躁四逆するものは死するに，これ何ぞ復た治方出づるや？　死せんと欲すはこれ死せざるの機なるを知り，四逆はこれ脛臂を兼ねるを言い，手足はただ指掌を指して言い，やや甚だしきと微しく甚だしきの別あるを要める。……少陰の生気は肝に注ぎ，陰盛水寒なれば，すなわち肝気舒びずして木鬱し，故に煩躁す，肝血は四末を栄せず，故に厥冷す，水は地を出でんと欲して出づるを得ざれば，すなわち中土は寧んぜず，故に吐利

するのみ。病もと腎に在りて，病機は肝に在り，相生の機を得ず，故に死せんと欲す。勢必ず少陰の少火を温補し，もって厥陰の出路を開く，生死の関頭（瀬戸際）は，気味の雄猛なるものを用うるにあらざれば，もって絶処逢生（九死に一生を得る）の任に当たるに足らざるなり。呉茱萸は辛苦大熱，東方の気色を禀け，入りて肝に通じ，肝温まればすなわち木はその生を遂ぐるを得。苦をもって腎を温めれば，すなわち水は寒えず，辛をもって邪を散ずれば，すなわち土は擾れず，人参を佐とし元気を固めて神明を安んじ，姜・棗を助とし営衛を調えもって四末を補う。これ撥乱反正（乱をおさめて正常にもどす）の剤，麻黄附子の撥幟先登と，附子真武の固守社稷は，鼎足して立つなり。もし命門火衰すれば，水穀を腐熟することあたわず，故に穀を食すれば嘔せんと欲す。乾嘔し，涎沫を吐して頭痛むがごときは，これ脾腎虚寒，陰寒は陽位に上乗するなり。この方を用いて先天の少火を鼓動して，後天の土は自ずと生じ，下焦真陽を培植して，上焦の寒は自ずと散じ，少陰の関を開きて，三陰に位を得るは，この方これか」と解説している。

④ 嘔吐・呑酸は寒熱いずれもみられる症状であるが，本方の適応は寒証であり，つばやよだれが多い・舌質は淡・舌苔は白滑・脈は細遅あるいは弦細で数ではないなどが特徴である。

⑤ 吐き気・嘔吐・胸やけなど上逆の症状がつよいときは，冷服してもよい。

小建中湯（しょうけんちゅうとう）
《傷寒論》

[組　成] 白芍18g　桂枝9g　炙甘草6g　生姜9g　大棗4g　膠飴30g
[用　法] 前五味を水煎して滓を去り，膠飴を溶かして分二で温服する。
[効　能] 温中補虚・和裏緩急
[主　治] 中焦虚寒・脾虚肝乗

ひきつるような腹痛があり温めたり押えると軽減する・動悸・焦躁感・顔色につやがない・四肢がだるく痛む・手足のほてり・咽や口の乾燥感・舌質が淡・舌苔が白・脈が弦細で緩など。

[病　機] 中焦虚寒で営衛気血が不足し，脾虚に乗じて肝気が横逆する状態である。
　　脾胃は後天の本で気血営衛を生化する源であり，中焦虚寒で運化が低下すると気血営衛が不足する。肝血が不足するために肝気が失調し，肝気が脾虚に乗じて横逆するので，ときにひきつるような腹痛が生じる。虚寒の疼痛であるから，温めたり手で押えると軽減する。営血不足で心神が安定しないと動悸・焦

躁感があらわれ，肺を濡養できないと口や咽の乾燥感が生じる。脾は四肢を主り，脾気が不足すると四肢がだるく痛み，脾陰が不足すると手足のほてりがみられる。顔色につやがない・舌質が淡・舌苔が白・脈が細で緩は，気血不足と虚寒をあらわし，弦脈は肝乗を示す。

[方　意] 本方は桂枝湯の白芍を倍量にして膠飴を加えたもので，温中補虚に主眼がある。

　　主薬は甘温で温中補虚・和裏緩急に働く膠飴で，辛温の桂枝は陽気を温通し，白芍は陰血を滋益して，主薬を補助する。甘温の炙甘草は，膠飴・桂枝とともに益気温中し，白芍とともに酸甘化陰して益肝滋脾する。辛温の生姜と甘温の大棗は，温胃補脾により中焦生発の気機を振奮し，津液を行らせ営衛を調和する。全体で，辛甘化陽と酸甘化陰の両面が備わっており，温中補虚・和裏緩急の効能が得られる。中気が健運し化源が充足すれば，症候はすべて自然に改善される。

[参　考]

① 《傷寒論》には以下の二条が示されている。

　　「傷寒，陽脈濇，陰脈弦，法まさに腹中急痛すべし，まず小建中湯を与え，差えざるものは，小柴胡湯これを主る」

　　脈を軽取した陽脈が濇であるところから，脾虚の営血不足が分かり，沈取した陰脈が弦から，少陽柴胡証があることが分かる。裏虚に少陽病変を兼ねており，肝胆の気が虚に乗じて脾に横逆するので腹痛が生じる。まず小建中湯で裏虚の急を救い，ついで「差えざるもの」すなわち柴胡証に対して小柴胡湯を投与するのである。

　　「傷寒二三日，心中悸して煩するものは，小建中湯これを主る」

　　太陽病で2～3日しかたっていないのに動悸・心煩が生じるのは，外邪入裏とは考えられず，中気虚弱の症候である。心悸は陽の不足で，心煩は陰の不足で生じるので，小建中湯で中焦生化の源を振奮し，陰陽を補い営衛を調和させる。

② 《金匱要略》には以下の三条が示されている。

　　「虚労裏急し，悸し衄し，腹中痛み，夢に失精し，四肢は痠疼し，手足煩熱し，咽乾き口燥くは，小建中湯これを主る」

　　裏急（腹中のひきつり）・腹中痛・四肢痠疼は陽気の不足を，悸（動悸）・衄（鼻出血）・夢失精（夢精）・手足煩熱（ほてり）・咽乾口燥は陰液の不足を示し，小建中湯で陰陽気血の化源を補充する。

　　「男子の黄，小便自ずと利すは，まさに虚労の小建中湯を与うべし」

　　尿がよく出ているときは湿熱黄疸が出るはずがなく，虚労による萎黄であることが分かり，男性では栄養不良・失精・亡血が原因であるから，小建中湯で中気を健運し営衛気血を充足させればよい。

「婦人腹中痛むは，小建中湯これを主る」

中焦虚寒の腹痛には，小建中湯を用いる。

③《古今名医方論》は「柯韵伯曰く：桂枝湯は表を治すために設けられ，芍薬をもって佐とするは，自汗するが故のみ。自汗はもと表証なるも，自汗の所以は煩に因り，煩は則ち裏熱によるなり。この湯は芍薬を倍して膠飴を加え，名づけて建中といい，則ち固より裏剤なり。しかるに傷寒により内熱を発すといえども，外感未だ除かず，勢い桂・姜を去るを得ず，未だ表を離れずして急ぎ建中する，故に小をこれに名づける。その剤は寒ならず熱ならず，補さず瀉さず，ただ甘これを緩め，微酸これを収める，故に名づけて建というのみ。いわゆる中には二つあり：一は心中悸して煩，煩は則ち熱なり，悸は則ち虚なり，この方は辛甘は太陽の熱を散じ，酸苦は少陰の虚を滋し，これ膻中の宮城を建てるなり；一は腹中急痛，急は則ち熱なり，痛は則ち虚なり，この方は辛以て厥陰の邪を散じ，甘以て肝家の急を緩め，苦以て少陽の火を瀉し，酸もって太陰の液を致し，これ中州の都会を建てるなり。もし，その中気不足で労倦に傷られ，風寒外襲に非ざるものに，《金匱》は黄耆を加え，腠理を固めて皮毛を護る，則ち亡血失精の症は自ずと寧らか。これは陽密にして乃ちこれを固めるの理なり」と解説している。

附　方

1. 黄耆建中湯（おうぎけんちゅうとう）《金匱要略》

組成：小建中湯に黄耆9gを加える。水煎服。

効能：温中補気・和裏緩急

主治：「虚労の裏急，諸不足は，黄耆建中湯これを主る」と原著にある。

　　「虚労裏急」は，小建中湯が適用する中焦虚寒・肝乗脾虚の状態である。さらに「諸不足」とあるのは気虚の程度がより甚だしいことを示しており，甘温で益気昇陽に働く黄耆を加えて益気建中の効果をつよめている。

2. 当帰建中湯（とうきけんちゅうとう）《千金翼方》

組成：小建中湯に当帰12gを加える。水煎服。

効能：温中補血・和裏緩急

主治：産後の虚弱・腹痛。

　　産後の血虚による衰弱・腹痛に，小建中湯で気血生化の源を充足させ，苦辛甘温の当帰で補血和血をつよめている。

　　産後にこだわる必要はなく，男女ともに血虚が明らかであれば本方を用いてよい。

第1節　温中散寒剤　217

3. **帰耆建中湯**（きぎけんちゅうとう）《華岡青洲方》

組成：当帰建中湯に黄耆6gを加える。水煎服。

効能：温補気血・和裏緩急

主治：気血両虚・中焦虚寒。

　　小建中湯で温中補虚・緩急し，当帰・黄耆で気血を双補する。生肌・托裏排毒の効能ももっている。

4. **桂枝加芍薬湯**（けいしかしゃくやくとう）《傷寒論》

組成：小建中湯から膠飴を除く。水煎服。

効能：和脾止痛

主治：裏虚腹痛。

　　「本太陽病，医反ってこれを下し，よりて腹満し時に痛むものは，太陰に属すなり，桂枝加芍薬湯これを主る，大実痛のものは，桂枝加大黄湯これを主る」とあり，太陽表証を誤下して脾気が損傷を受け，脾虚に乗じて肝気が横逆して腹痛・腹満が生じている。本方は桂枝湯の白芍を倍加して薬効を裏に向かわせており，桂枝湯で中焦を振奮し，白芍で和営柔肝・止痛するのである。なお，「大実痛」は腹中の邪実阻結による腹痛・腹満・拒按であり，大黄で結実を通下する必要があり，桂枝加大黄湯（桂枝加芍薬大黄湯）を用いるのである。

　　桂枝加芍薬湯も，桂枝湯・小建中湯と同じく，酸甘化陰・辛甘扶陽の配合であり，営衛・気血・陰陽を調和し化源を補充できるので，小建中湯よりも補益性が弱く，桂枝湯よりも養営和陰に長じた処方とみなし，雑病に広く応用するとよい。

大建中湯（だいけんちゅうとう）
《金匱要略》

[組　成] 蜀椒3g　乾姜4.5g　人参6g　膠飴30g
[用　法] 前三味の煎汁に膠飴を溶解し，分二で温服する。
[効　能] 温中補虚・降逆止痛
[主　治] 中焦陽虚・陰寒上逆

　　腹痛がはげしく触れさせない・腹満・嘔吐・食べられない・腹壁上に腸蠕動が望見できる・腹鳴・舌苔は白滑・脈は細緊・甚だしければ四肢が冷えて脈が伏など。

［病　機］陽虚陰盛で陰寒の邪が上逆する状態である。

　　陰寒の邪が気血を凝滞させるのではげしい腹痛が生じ，濁陰が上逆するために嘔吐して飲食できない。陰寒が甚だしくて寒気が上下に攻衝すると（腸蠕動が亢進したり逆蠕動をひきおこす），腹壁が盛り上がって上下に動き腸蠕動が望見でき，痛みがはげしいために触れさせない。寒飲をともなうときはゴロゴロと腹鳴が生じる。舌苔が白滑・脈が細緊は，陰寒内盛をあらわす。陽気の布散ができないときは，四肢が冷えて伏脈がみられる。

［方　意］急いで温中補虚・散寒降逆して止痛・止嘔する。

　　主薬は辛・大熱の蜀椒で，脾胃を温め散寒除湿・下気散結に働く。大辛・大熱の乾姜は，温中散寒して中陽を振奮し，逆気を散じて止痛・止嘔する。甘温補中の人参・膠飴は脾胃を補益して本治し，膠飴は緩急にも働く。

［参　考］

① 《金匱要略》には「心胸中大いに寒え痛み，嘔して飲食することあたわず，腹中寒え，上衝し皮おこり，出で見れ頭足あり，上下し痛みて触れ近づくべからざるは，大建中湯これを主る」と，陰寒上逆の症候が詳細に述べられている。

　　本条を，「陰寒虫痛」すなわち腹中寒盛により回虫が擾動したための症候と考える人もある。蜀椒は駆蛔の効能により虫体を麻痺させて排出するので，この解釈もある。

② 寒邪が甚だしくて急症であるから，服薬は時を移さず早急に行わなければならない。それゆえ，方後の注に「一炊頃ばかり（飯がたけるぐらいの時間）に，粥二升を飲むべく，のち更に服す」とあるように，服薬を短期間に続けて一気に治療効果をあげる。症状が消失しても胃気は回復していないので，「まさに一日糜（粥）を食し」と，胃気を養うべきことを指示しており，《素問・臓気法時論》の「毒薬にて邪を攻め，五穀にて養をなす」の意味である。同時に，陽虚の体質で風寒の邪を感じやすいことを考慮し，「これを温覆すべし」と述べて，再発を防止する注意を与えている。

③ 《医方集解》は「これ足太陰・陽明の薬なり。蜀椒は辛熱，肺に入りて寒を散じ，脾に入りて胃を暖め，腎命に入りて火を補う。乾姜は辛熱，心を通じ陽を助け，冷を逐い逆を散ず。人参は甘温，脾肺の気を大補す。飴糖の甘はよく土を補い，緩にして中を和すべし。けだし人の一身は，中気をもって主となす，辛辣甘熱の薬を用い，その中臓を温建し，もって下焦の陰を大去して，その上焦の陽を復すなり」と解説している。

④ 本方は辛甘の薬物のみで中陽を温建し，補虚散寒の力は小建中湯より峻烈であるので，「大建中湯」と名づけられている。小建中湯は辛甘を主とし大量の白芍を佐として，酸甘化陰の効能ももっているので，中焦虚寒に営陰不足をともなう場合に適する。

附　方

1. 当帰湯（とうきとう）《千金方》

    組成：当帰5g，白芍3g，人参3g，黄耆2g，乾姜2g，蜀椒2g，半夏5g，厚朴3g，炙甘草2g，肉桂3g。水煎服。

    効能：温中散寒・降逆行気・補益気血

    主治：気血両虚の陰寒上逆で，胸腹痛・甚だしいと背部に痛みが放散する・腹満・悪心・嘔吐・舌質が淡・舌苔が白滑・脈が沈細などを呈するもの。

    大建中湯去膠飴（人参・乾姜・蜀椒）に，理気降逆・寛中の半夏・厚朴と気血双補の当帰・白芍・黄耆・炙甘草を加えている。大建中湯を用いる状態で，体力がより衰えている場合に適用する。

    《備急千金要方》には当帰湯と名づけられた方剤がいくつもあるが，この当帰湯は巻十三心臓方の第六心腹痛に記載され，「心腹絞痛し，諸々(もろもろ)虚し冷気満して痛むを治す方」とあり，そこでは肉桂の記載がある。冷えが強い場合には附子を加えてもよい。

2. 安中散（あんちゅうさん）《和剤局方》

    組成：甘草1g，延胡索3g，高良姜1g，小茴香1g，肉桂4g，牡蛎3g，乾姜2g。細末にし1回3gを頓服する。

    効能：温中降気・止痛

    主治：裏寒の疼痛。

    原著に「遠年日近，脾疼み翻胃し，口に酸水を吐す，寒邪の気内に留滞し，停積し消えず，胸膈脹満し，腹脇を攻刺し，悪心嘔逆し，面黄肌痩，四肢倦怠するを治す，また婦人の血気刺痛，小腹より腰に連なるを治す，攻疰重痛，またよくこれを治す」とあり，長期にわたる寒邪の停留が原因で生じる脾・胃・肝の気滞疼痛に用いることが分かる。辛温・理気止痛し肝・脾に働く延胡索，散寒止痛・温中止嘔し脾・胃に作用する高良姜，散寒止痛・理気和胃し肝・腎・脾・胃に働く小茴香，温中散寒止痛し脾・肝・腎に作用する肉桂の配合により，温中散寒・降逆止痛し脾胃・肝腎を温める。牡蛎は制酸・固渋に，甘草は諸薬の調和に働く。

    エキス剤で用いられる安中散は乾姜を去り縮砂を用いている。

第2節　回陽救逆剤（かいようきゅうぎゃくざい）

　回陽救逆剤は，心腎の陽気衰微による内外俱寒の陰寒証に適用し，陰寒内盛によって生じる陰盛格陽・戴陽などの真寒仮熱にも用いる。

　陽気衰微の内外俱寒では，元気がない・四肢のつよい冷え（厥冷）・寒がる・身体を縮めて寝る・不消化下痢・舌質が淡・脈が沈細あるいは沈で無力などがみられる。さらに状態がすすみ，陰寒によって陽気が格拒されると，体表部の熱感・煩躁など格陽（かくよう）の症候や口渇・煩部紅潮など戴陽（たいよう）の症候があらわれ，危急状態になる。

　大辛大熱の附子・乾姜・肉桂を大量に用いて回陽救逆する。このほか，格陽・戴陽に対する反佐として猪胆汁を加えたり，葱白で陽気を通行させたり，鎮摂の竜骨・牡蛎を加えるといった，加減を行う。

四逆湯（しぎゃくとう）
《傷寒論》

[組　成] 生附子6〜9g（先煎）　乾姜6〜9g　炙甘草6g
[用　法] 附子を約1時間水煎したのち他薬を加えて煎じ，分二で温服する。服用して嘔吐するときは冷服させるとよい。（生附子は危険なのでまず現代では使用することはない）
[効　能] 回陽救逆
[主　治]
(1) 陽虚・陰寒内盛（少陰病）
　　四肢の冷え・寒がる・縮こまって寝る・元気がなくうとうとする・嘔吐・腹痛・不消化下痢・口渇がない・舌質が淡・舌苔が白滑・脈は沈細で無力など。
(2) 亡陽虚脱
　　ショック状態で，上記の症状以外に冷汗が止まらない・脈が微弱で絶えそうになるなどを呈する。
[病　機] 寒邪が少陰腎に侵入して陽気を衰微させ，腎陽だけでなく心・脾の陽衰をともなった状態である。
　　腎陽が虚衰して全身を温煦することができないため，四肢のつよい冷え（厥

逆)・寒がる・身体を縮めて寝る・元気がないなどを呈する。心陽が虚して心神不振になるのでうとうと眠りたがり，血液の鼓出も低下するので脈は沈遅で微細になる。腎陽虚で脾胃を温煦できず陽気が衰弱すると，昇降が失調して嘔吐・腹痛・下痢がみられ，水穀の運化ができないために不消化下痢が生じる。

また，発汗法や瀉下法を誤用して陰津を損傷すると，これに付随して陽気も脱失して亡陽のショックに陥り，陽虚の症候以外に冷汗が止まらず脈が微弱で絶えそうなどの症状があらわれる。

[方　意] 心・腎・脾の陽気が衰微した陰寒独盛の重症であるから，速やかに陰寒を除き回陽救逆する必要があり，純陽の大辛大熱の薬物でなければ目的を達することはできない。

大辛大熱の附子は腎陽を温補する第一の要薬であり，十二経を通行して温陽逐寒し，生用するとより速やかに内外を通達する。同じく大辛大熱の乾姜は，中焦脾胃を温補して裏寒を除き運化を回復させ，附子を助けて陽気を振発させる。甘温の炙甘草は温中益気に働き，附子の毒性を弱めるほか，附子・乾姜の辛烈の性質を緩和する。全体で陰寒を除き陽気を回復し，厥逆を改善する効果が得られる。

[参　考]
①《傷寒論》には以下の条文が示されている。

太陰篇に，「自利し，渇せざるものは，太陰に属す，それ臓に寒あるをもっての故なり，まさにこれを温むべし，四逆輩を服すべし」とあるのは，脾胃陽虚に対する四逆湯などの運用を指示している。

少陰篇には，「少陰の病たる，脈微細，ただ寐んと欲するなり」と提綱が示され，「少陰病，脈沈のものは，急ぎこれを温めよ，四逆湯によろし」「少陰病，飲食口に入ればすなわち吐し，心中温温として吐さんと欲し，また吐すことあたわず，初めてこれを得て，手足寒え，脈弦遅のものは，これ胸中実す，下すべからざるなり，まさにこれを吐すべし，もし膈上に寒飲あり，乾嘔するものは，吐すべからざるなり，まさにこれを温むべし，四逆湯によろし」とある。少陰病で心腎陽虚が脾陽にも及び，寒陰が胸膈に停滞した状態に，四逆湯を用いることを指示している。同様の症状でも，寒痰が胸中を阻滞して陽気が布散できない実証（初めてこれを得，手足寒え，脈弦遅のもの）には，瓜蒂散を用いて催吐させることも鑑別として示している。

厥陰篇には，「大いに汗出で，熱去らず，内拘急し，四肢疼み，また下利厥逆して悪寒するものは，四逆湯これを主る」「大いに汗し，もしくは大いに下利して，厥冷するものは，四逆湯これを主る」とあり，陽虚や亡陽による厥逆に四逆湯を用いるよう指示している。

また，厥陰篇の「嘔して脈弱，小便復た利し，身に微熱あり，厥を見すもの

は，治し難し，四逆湯これを主る」，霍乱篇の「吐利し汗出で，発熱悪寒し，四肢拘急し，手足厥冷するものは，四逆湯これを主る」「すでに吐しかつ利し，小便復た利して，大いに汗出で，下利清穀，内寒外熱し，脈微にして絶えんと欲するものは，四逆湯これを主る」は，陽虚の陰寒内盛で格陽による体表部の熱感が生じた場合は，真寒仮熱で陽気が脱しようとしているのであるから，四逆湯で回陽救逆すべきことを指示している。

　このほか，太陽篇の「傷寒，医これを下し，続き下利を得，清穀止まず，身疼痛するものは，急ぎまさに裏を救うべし，後に身疼痛し，清便自調するものは，急ぎまさに表を救うべし，裏を救うは四逆湯によろし，表を救うは桂枝湯によろし」「病発熱し，頭痛み，脈反って沈，もし差えず，身体疼痛するは，まさにその裏を救うべし，四逆湯によろし」，陽明篇の「脈浮にして遅，表熱裏寒，下利清穀のものは，四逆湯これを主る」，厥陰篇の「下利し腹脹満し，身体疼痛するものは，まずその裏を温め，すなわちその表を攻む。裏を温むるは四逆湯によろし，表を攻むるは桂枝湯によろし」とあるのは，裏寒が甚だしい場合は四逆湯でまず裏を救うべきことを述べている。

②《医方論》には「四逆湯は四肢厥逆のために設く。仲景はこの方を立てもって傷寒の少陰証を治す。太陰の腹痛下利，完穀不化，厥陰の悪寒不汗，四肢厥冷のごときものもまたこれによろし。けだし陰惨の気は裏に深入し，真陽ほとんど絶えんと欲すれば，この純陽の品にあらざれば，もって陰気を破りて陽光を発するに足らず。また姜附の性は燥烈に過ぎ，反って上焦を傷るを恐る，故に甘草を倍用しもってこれを緩む，……四逆は，必ず手冷えて肘を過ぎ，足冷えて膝を過ぎ，脈は沈細無力，腹痛下利などの象みな備わりて，はじめてこれを用うべし，否らざればすなわち軽投すべからず」と解説している。

③《傷寒論》には四逆湯の加減方として以下の処方が提示されている。

◎**通脈四逆湯**（つうみゃくしぎゃくとう）

　組成：四逆湯の乾姜を9〜12gに，附子を9gに増量する。

　「少陰病，下利清穀，裏寒外熱，手足厥逆し，脈微にして絶えんと欲し，身反って悪寒せず，その人面色赤く，あるいは腹痛み，あるいは乾嘔し，あるいは咽痛み，あるいは利止みて脈出でざるものは，通脈四逆湯これを主る」「下利清穀，裏寒外熱，汗出でて厥するものは，通脈四逆湯これを主る」

　陰寒内盛による格陽（裏寒外熱）に用い，乾姜・附子で強力に補陽散寒して外に格された陽気を裏にひきもどす。

　本方には加減が示されており，「面色赤きものは，葱九茎を加う。腹中痛むものは，葱を去り，芍薬二両を加う。嘔するものは，生姜二両を加う。咽痛むものは，芍薬を去り，桔梗一両を加う。利止み脈出でざるものは，桔梗を去り，人参二両を加う」とある。陰寒内盛で陽気が上に格された「戴陽」の顔面紅潮

には，破陰逐寒の葱白を加えて陽気をひきもどす。肝脾不和の腹痛には，葱白を除き，平肝止痙の白芍を加える。胃気上逆の嘔には，生姜を加え和胃止嘔する。咽痛には，酸斂の白芍を去り，利咽の桔梗を加える。下痢が止まっても脈が回復しないときは，桔梗を去り，大補元気の人参を加える。

◎通脈四逆加猪胆汁湯（つうみゃくしぎゃくかちょたんじゅうとう）

組成：通脈四逆湯に猪胆汁10mlを加える。猪胆汁の代わりに羊胆汁でもよい。

「吐已み下断ち，汗出でて厥し，四肢の拘急解けず，脈微にして絶えんと欲するものは，通脈四逆加猪胆汁湯これを主る」

嘔吐・下利が止んでも，汗が出て四肢が冷え四肢がひきつり脈が微弱なのは，陽気・陰津ともに涸竭しかけている危候であり，通脈四逆湯で逐寒回陽させるとともに，反佐として苦寒の猪胆汁を加え，辛熱薬が陰寒によって格拒されないように配慮している。

◎四逆加人参湯（しぎゃくかにんじんとう）

組成：四逆湯に人参3g（別炖）を加える。

「悪寒し，脈微にして復た利し，利止むは，亡血なり，四逆加人参湯これを主る」

下利が止んでも悪寒・脈微が回復しないのは，陽気が回復したのではなく陰津が欠乏したために下利しなくなったのであるから，四逆湯で回陽救逆すると同時に人参で益気生津する。

◎白通湯（はくつうとう）

組成：葱白4茎，乾姜3～6g，附子6～9g。

「少陰病，下利するは，白通湯これを主る」「少陰病，下利し，脈微のものは，白通湯を与う」

記述は簡単であるが，通脈四逆湯の加減に「面色赤きは，葱九茎を加う」とあり，本方は四逆湯の甘草を除いて葱白を加えたものであることから判断すると，「顔面紅潮・四肢厥冷・悪寒・脈微細」などの陽虚陰盛による戴陽の症候を呈しているはずであり，四逆湯証より重篤である。

四逆湯から附子・乾姜の辛烈を緩和する甘草を除いて回陽救逆の効果をつよめ，上下の陽気を急通する葱白を加えて格拒された陽気をひきもどすのである。

◎白通加猪胆汁湯（はくつうかちょたんじゅうとう）

組成：白通湯に猪胆汁20ml，人尿50mlを加える。

「少陰病，下利し，脈微のものは，白通湯を与う。利止まず，厥逆し脈なく，乾嘔し，煩するものは，白通加猪胆汁湯これを主る，湯を服し，脈暴かに出づるものは死し，微しく続くものは生く」

白通湯を服用しても効果がないのは，陽虚陰盛の程度が非常に重篤であるため，回陽の剤がかえって格拒をつよめて厥逆・無脈・乾嘔・煩などの症候をきたしているのである。それゆえ，鹹寒苦降の猪胆汁・人尿を反佐として加え，

熱薬が陰寒によって格拒されないようにしている。

服薬後に脈が突然に出現するのは，陰液が枯竭して孤陽が飛越したものであり，死に至る。次第に脈が回復するのは，陽気が復しつつあることを示し，予後は良好である。

附　方

1. **乾姜附子湯**（かんきょうぶしとう）《傷寒論》

    組成：乾姜3g，生附子3g。水煎服して頓服する。（原方は生附子を用いて回陽救逆するが，現在は副作用をおそれ生附子を使用することはない。）

    効能：回陽救逆

    主治：「下の後，復た汗を発し，昼日は煩躁して眠るを得ず，夜にして安静し，嘔せず，渇せず，表証なく，脈沈微，身に大熱無きものは，乾姜附子湯これを主る」である。もともと陰虚があるものを下すと傷陰しやすく，もともと陽虚があるものを下せば亡陽になりやすい。昼は陽が旺んで動きが活発になるので，陽虚のものはついていけず煩躁不眠となり，夜は陰が盛んで動きが衰えるので陽虚のものも安静となる。三陽経の熱証がなく，脈も沈微は裏証をしめす。大熱がなく煩熱があるのは陽気が外越して脱に瀕している危険な状態である。辛温の乾姜で温中回陽し，辛温大熱の附子で回陽救逆する。乾姜と附子を同用することで回陽救逆作用は一層強力になる。頓服するのは回陽救逆に特化するためである。附子は生で用いると作用が一層烈しく回陽救逆を主り，炮附子にすると作用が緩慢になって温経散寒を主る。病変が急なので甘緩で中焦を守る甘草を去り，回陽救急の薬力を直達させており，作用が四逆湯よりもさらに峻である。少陰下痢，厥逆無脈の危険症候に用いる白通湯や白通加猪胆汁湯も同様に炙甘草を用いないのもこのことを裏付ける。

2. **茯苓四逆湯**（ぶくりょうしぎゃくとう）《傷寒論》

    組成：茯苓12g，人参3g，生附子3g，炙甘草6g，乾姜4.5g。水煎服（原方の生附子は副作用をおそれて炮附子を用いる）。

    効能：扶陽救陰

    主治：「汗を発し，もしくはこれを下し，病なお解せず，煩躁するものは，茯苓四逆湯これを主る」とあるように，本方は発汗させたり下したために陰陽両虚を呈したものを主治する。煩躁，四肢厥逆，息切れ，口渇，乏尿，下痢，脈微などがあらわれる。発汗しすぎると陽を傷り，下しすぎると傷陰し，このために病が解さなくなるのは，壊病である。一般に陰虚では煩（心煩不寧），陽虚では躁（躁動不安）を呈し，煩躁するものは陰陽両虚である。陽虚では

昼に症状が重く，陰虚では夜に甚だしいが，陰陽両虚になれば昼夜を問わない。乾姜・附子で回陽救逆し，茯苓で健脾止痢して安神する。脾の運化が行われると津液が行り，口渇が解して小便も利して下痢も止まる。人参・甘草は健中補虚，益気生津に働く。本方の組成からみると四逆湯（附子・乾姜・甘草）さらに回陽固脱・益気生津の四逆加人参湯（附子・乾姜・甘草・人参）を基礎につくられており，大量の茯苓を用いて健脾補中・寧心安神を加える。

参附湯（じんぶとう）
《正体類要》

[組　成] 人参9g　炮附子6g
[用　法] 水煎服。
[効　能] 回陽固脱
[主　治] 陽気暴脱
　　　　手足の冷え・冷汗が止まらない・呼吸が微弱・脈が微弱など。
[病　機] 陽気がまさに脱衰しそうになったショック状態である。
　　　　陽気が四肢に行らないために冷え，固表できないために汗が漏れて止まらず，心・肺の機能も微弱になり呼吸・脈ともに微かになる。放置すれば死に至る。
[方　意] 救急固脱して危急状態をしのぐべきで，大温大補が必要である。
　　　　原著には「金瘡，杖瘡，失血過多，あるいは膿瘍大泄し，陽は陰に随いて走り，上気喘急し，自汗盗汗するを治す……陽気脱陥するは，これを倍して用いる」と記載があるように，急性の陽虚欲脱証に対して用いる。方中の人参は君薬で大補元気し，脱陥寸前の陽気を回復させ，大熱大辛の附子が輔薬となり，熱で壮陽するとともに辛で通陽し，二薬あわせて回陽救脱する。
[参　考]
① 本方は救急に用い，病状が安定すれば弁証論治して他方に切り替えるべきである。
② 大病の極虚欲脱・産後血暈・暴崩・血脱亡陽・癰瘍久潰などに応用する。

附　方

1. 独参湯（どくじんとう）《医宗金鑑》
　　組成：人参9～15g。水煎し頓服する。
　　効能：益気固脱
　　主治：元気虚衰あるいは気随血脱。

大補元気の人参により気虚欲脱を防止し，益気摂血する。

原著には「元気大虚し，昏厥し，脈微にして絶えんと欲す，及び婦人崩産，脱血，血暈を治す。……'柯琴曰く：一人にして一世の安危に係るは，必ずその権重くして専らこれに任ず；一物にして一人の死生に係るは，当にその服を大にしてこれを独り用いる。故に先哲は気の幾んど息み，血将に脱するの証に，人参二両を独用し，濃煎頓服して，よく性命を瞬息の間に挽回するは他物の代わりうるところに非ず。世にこれを用いるものは，或いは邪気を補住するを恐れ，姑(しばら)く少少これを試し，或いは消耗の味を加え以てこれを監制し，その権を重からずし，力を専らにせざる，人何ぞ頼り以て生を得らんか？'」と記載される。しかし，原因や症状に応じて，附子を加えて補陽して厥逆を挽回し，生地黄を加えて涼陰して吐衂を止め，黄耆を加えて固表して汗を止め，当帰を加えて血脱を救い，姜汁を加えて嘔吐を除き，童便を加えて陰煩を止め，茯苓を加え水化津生して消渇泄瀉を治し，黄連を加えて火逆衝上の噤口毒痢を治すといった臨機応変な治療が必要であると説明される。

2. **耆附湯**（ぎぶとう）《魏氏家蔵方》

   組成：附子6g，黄耆15g。水煎服。
   効能：温陽・益気固表
   主治：陽虚自汗。

   附子で温陽益腎し，益気固表の黄耆で自汗を固摂する。

回陽救急湯（かいようきゅうきゅうとう）
《傷寒六書》

[組　成] 熟附子9g　乾姜9g　肉桂3g　人参6g　炒白朮9g　茯苓9g　陳皮6g　炙甘草5g　五味子3g　製半夏9g　生姜6g　麝香0.1g（調服）
[用　法] 麝香以外を水煎し，麝香を混和して服用する。
[効　能] 回陽救逆・益気生脈
[主　治] 陰寒内盛・陽気欲脱

寒がる・縮こまって寝る・四肢の冷え・嘔吐・下痢・腹痛・口渇がない・元気がない・うとうとする・口唇や爪のチアノーゼ・舌質が淡白・舌苔が白・脈が沈微で甚だしければ触れないなど。

[病　機] 陽虚に乗じ寒邪が三陰に直中して陽衰欲脱になったり，中暑の大汗・嘔吐・下痢などで傷津耗気して陽気虚脱をひきおこした危急状態である。

[方　意] 本方は，四逆湯合六君子湯に肉桂・五味子・麝香を加えたもので，回陽救逆と益気生脈を兼ねている。

　　熟附子は生附子ほど回陽の力が峻烈ではないが，乾姜・肉桂の補佐によって温陽散寒の効力がつよくなる。人参・白朮・茯苓・甘草・半夏・陳皮・乾姜は六君子湯で，脾胃を補益して中焦を固守し，陽虚の水湿不化による痰飲を除く。人参と五味子は益気生脈に働き，麝香は一挙に十二経の血脈を通じ諸薬をめぐらせ，酸収の五味子の配合により虚陽散越の弊害がない。全体で脈を回復させ嘔吐・下痢を止め，チアノーゼを解消する。

[参　考]
① 本方は辛熱の峻剤であるから多服してはならず，「手足温和すればすなわち止む」と注記されている。
② 原著には以下のような加減が示されている。

　　「もし涎沫を嘔吐しあるいは少腹痛むは，塩炒呉萸を加う」で，呉茱萸を加えて温胃暖肝・下気止嘔する。「脈無きは猪胆汁を加う」は，陰盛格陽で脈が回復しないときに，苦寒の猪胆汁を反佐とし，辛熱薬の拒格不入を防いで回陽の効果をつよめる。「泄瀉止まざれば升麻・黄耆を加う」で，陽気衰微で固陰できず下痢が止まらないときに，益気昇腸の升麻と黄耆を加えて陰気下脱を防ぐ。「嘔吐止まざれば姜汁を加う」で，温胃して嘔気を止め，煎薬を吐出しないようにする。

③《通俗傷寒論》は「少陰病下利し脈微，甚だしければすなわち利止まず，肢厥し脈なく，乾嘔し心煩するものは，経方は白通加猪胆汁湯を用いこれを主る，然してこの方（回陽救急湯）の面面顧到（すべての面に配慮する）に及ばず。故に兪氏つねにこれを用いもって功を奏す。その方義を揣（おしはか）るに，なお四逆湯加桂の温補回陽をもって君となすといえども，《千金》生脈散をもって臣となすは，参はよく益気生脈し，麦冬よく胃の絡脈絶ゆるを続け，五味子よく陽を引きて根に帰すをもってなり。佐くるに白朮・二陳をもって，健脾和胃し，上は乾嘔を止め，下は瀉利を止む。妙は更にすこしばかりの麝香をもって使とし，斬関直入するにあり，参・附・姜・桂を助けもって速奏するに殊に功す，浅学の者つねにその散気を畏れて敢えて用いず，あに知らん麝香は冰片および諸香の薬と用うれば，もとより散気に属すれど，参・朮・附・桂・麦・味など温補収斂の薬と用うれば，ただその助気の功は顕らかにして，散気の弊なきを。これ回陽固脱，益気生津の第一の良方たるなり」と解説している。

黒錫丹（こくしゃくたん）
《和剤局方》

[組　成] 黒錫・硫黄各 60 g　沈香・木香・小茴香・陽起石・胡芦巴・補骨脂・肉豆蔲・川楝子・附子各 30 g　肉桂 15 g
[用　法] 成薬の丸剤 5 g を塩湯で服用する。小児は 2 ～ 3 g，救急には 9 g。
[効　能] 温壮腎陽・鎮納浮陽
[主　治]
 (1) 腎陽虚・不納気
　　吸気性の呼吸困難・呼吸促迫・喘鳴・四肢の冷え・冷汗が止まらない・舌質が淡・舌苔が白・脈が沈微など。
 (2) 陽虚陰盛
　　元気がない・寒がる・四肢の冷え・舌質が淡・舌苔が白滑・脈が沈遅などを呈し，下腹部から塊状のものが胸部にこみ上げる・胸腹部が脹る，下腹痛・腹鳴・下痢，インポテンツ・滑精，月経不順・不妊・うすい帯下などの症状があらわれる。
[病　機] いずれも腎陽虚・陰寒内盛による病変であり，元気がない・寒がる・四肢の冷え・舌質が淡・舌苔が白滑・脈が沈微など陽虚の症候がみられる。
　　腎陽が虚して納気ができないために吸気性の呼吸困難が生じ，無根の火が上浮するので呼吸が促迫する。水気不化による痰が胸中に壅滞すると，喘鳴をともない呼吸困難がより明らかになる。固摂が低下するために冷汗が止まらない。腎不納気は，痰壅胸中の上盛と腎陽虚の下虚が同時に存在する「上盛下虚」であり，上盛は標で下虚が本である。
　　下焦の水寒が無根の浮陽とともに上凌した場合は，下腹部から塊状のものが上部につき上げる「奔豚気」が生じ，胸腹部が脹って苦しい。陰寒内盛で肝脈に影響が及ぶと寒疝があらわれ，下腹痛・腹鳴・下痢など疏泄失調の症状がみられる。腎陽虚で下元を温煦できないので，男性では陽萎（インポテンツ）・滑精が，女性では血海虚寒の月経不順・不妊・帯下清稀があらわれる。
[方　意] 腎陽を温壮して固本し，浮陽を鎮摂し平衝降逆して治標する。
　　甘寒で質重の黒錫は重鎮であり，逆気を下降し浮陽を鎮摂して，痰壅の上気喘促を平定する。酸・大熱の硫黄は，腎陽を温補して沈寒を消散する。両薬の配合により，陰中求陽し水火併補・標本兼顧することができ，本方の主薬である。辛甘・温熱の附子・肉桂・補骨脂・胡芦巴・陽起石は，温腎壮陽・散寒に働いて浮陽を摂納する。小茴香・木香・肉豆蔲は温中調気・降逆除痰するとともに温腎にも働く。沈香は平衝降逆して納気をつよめ，黒錫を補佐する。苦寒

の川楝子は反佐で，他薬の温燥を抑制すると同時に利気疏肝する。全体で腎陽を温補して納気帰腎させ，喘逆・厥冷を止める。

[参　考]
① 《成方便読》には「もし真陽虚乏すれば，ただ寒は外より来るのみならず，かつ寒は内より生じ，盛んなればすなわち上に陽を逼り，あるいは下に遺脱し，種々の変証は，枚挙すべからず。然して真陽の火を補わんと欲すれば，必ず先ず真陰を固護す。故に硫黄・黒鉛の両味，みなよく腎に入り，一は火を補いて一は水を補う，これを同炒し，水火交恋せしめ，陰陽互根の意あらしむ。しかして後一派の補腎壮陽の薬にて，下焦を暖め寒湿を逐えば，真陽は本に返り，陰液は傷なし。寒なればすなわち気滞る，故に木香をもってこれを理す，虚すればすなわち気泄す，故に肉果（肉豆蔲）をもってこれを固む。川楝子を用うるは，肝腎は同じく下焦に居り，肝は相火を内に寄すあるをもって，寒は下に盛なるといえども，肝家内鬱の火は浄まざるを恐るのみ。故にこの方は寒疝一証を治するに，また甚だよろしきを得る」と解説している。
② 本方は重墜・温燥であるから，下焦陰虚や妊婦には禁忌である。
③ 一般に2～3回の服用に止める。久服・多服すると中毒の危険がある。

第3節　温経散寒剤（おんけいさんかんざい）

　温経散寒剤は，陽気の不足で経脈に寒邪を受け，血の運行が阻滞された状態に用いる。
　症候は手足の末梢の冷えや肢体のしびれ痛み，脈が沈緊細などである。
　陽気外越で寒邪が経絡と血脈に停滞しているので，辛熱薬のみでは不十分であり，補気・活血・通脈の黄耆・当帰・桂枝・白芍などを配合する必要がある。

当帰四逆湯（とうきしぎゃくとう）
《傷寒論》

[組　成]　当帰9g　桂枝9g　白芍9g　細辛3g　炙甘草6g　通草3g　大棗5g
[用　法]　水煎服。
[効　能]　温経散寒・養血通脈
[主　治]　血虚受寒・寒滞肝脈
　　　　手足の冷え・下腹部〜下肢の冷えと痛み・月経不順・月経痛・舌質が淡・舌苔が白・脈が沈細など。
[病　機]　陽虚に乗じて寒邪が侵入し，寒凝による血脈不利をきたした状態である。
　　　　肝陽不足に加えて寒邪により経脈が凝滞するので，血脈の運行が不利になって四末を温養できなくなり，手足の冷え・脈が沈細を呈する。血寒が肝脈に停滞するために，下腹部・下肢内側などの肝経に沿った冷えと痛みがみられたり，衝任の凝滞をひきおこして月経不順・月経痛などもみられる。舌質が淡・脈が細は血虚を，舌苔が白は寒証を示している。
[方　意]　温経散寒すると同時に養血して脈絡を通暢する必要がある。
　　　　甘温の当帰は補血活血し，白芍とともに肝血を補養する。辛甘温の桂枝は細辛とともに経脈を温通して寒邪を散じ，通経脈の通草がこれを補助する。炙甘草・大棗は健脾和中に働き，他薬の効能を補佐する。全体で温陽をして活血と養血で寒邪を除き，経脈を通じることにより冷えを改善する。
[参　考]
①《傷寒論》には以下の条文が示されている。

「手足厥寒し，脈細にして絶えんと欲するは，当帰四逆湯これを主る」

血虚寒凝による血脈不利で，冷えは四肢末梢である手足にとどまり（厥寒），脈も血虚による細を呈している。これに対し，亡陽により温煦と血脈運行が低下しておこる通脈四逆湯証は，「手足厥逆」で冷えは肘や膝を超えるほどであり，「脈微にして絶えんと欲す」で脈も非常に弱い。

「下利し脈大なるは，虚なり，強いてこれを下すをもっての故なり。もし脈浮革，よりて腸鳴するは，当帰四逆湯に属す」

腑実でないのに攻下すると正虚になって下痢・脈大を呈するが，浮（血虚）革（裏寒）の脈がみられ腸鳴をともなうときは，補血散寒の本方を用いるべきことを示している。

② 本方には以下の加減方がある。

◎当帰四逆加呉茱萸生姜湯（とうきしぎゃくかごしゅゆしょうきょうとう）

組成：当帰四逆湯に呉茱萸5g，生姜15gを加える。清酒と水半々で煎服。

「もしその人内に久寒あるものは，当帰四逆加呉茱萸生姜湯によろし」

血虚寒凝に寒飲をともない，乾嘔あるいは嘔吐・腹痛・頭痛などを呈するときは，散寒滌飲・温中降逆の呉茱萸・生姜を加える。

辛熱の乾姜・附子などを加えないのは，血虚有寒には，辛燥による陰血の損耗が好ましくないためである。

③ 四肢の冷えに対しては，傷寒論では傷寒厥逆の虚寒なら，四逆湯で治す。陽気が鬱して伸展できずに気機が宣通しないなら四逆散で治す。熱深く厥深しの状態なら白虎湯で治し，実熱が内にあれば承気湯で治す。当帰四逆湯は血虚寒盛であるので，陰盛陽虚の四逆湯証とは異なる。当帰四逆湯証では血虚が主体で冷えは手足末端にあり，四逆湯証では陽虚が主体で冷えは全身に及ぶ。陽虚なら回陽すべきであるが，血虚があれば養血通陽して血を行らし陽気を通じさせるべきで，養血・通陽・散寒の当帰四逆湯を用い，同時に冷える状態になると腹痛や嘔吐，頭痛を生じる場合には慢性的に裏に寒があると考え，さらに呉茱萸・生姜・清酒を加えて裏寒を温散する。

附　方

1. **黄耆桂枝五物湯**（おうぎけいしごもつとう）《金匱要略》

   組成：黄耆12g，白芍9g，桂枝9g，生姜12g，大棗4g。水煎服。

   効能：益気温経・和営通痺

   主治：血痺による肢体のしびれ・脈が渋で無力などの症候。

   「血痺，陰陽ともに微，寸口関上は微，尺中は小しく緊，外証は身体不仁し，風痺の状のごときは，黄耆桂枝五物湯これを主る」とある。営衛虚弱で

腠理不固のものが風邪を感受し，肌表の血絡が阻滞されたために生じた皮膚のしびれや知覚麻痺が，「血痺」である。脈が寸関の浮沈（陰陽）ともに微であるのは営衛虚弱を，尺脈が緊は風邪をあらわす。黄耆・桂枝で益気通陽し，白芍で養血和営し，大棗・生姜で営衛を調和させる。桂枝湯から甘草を除き生姜を倍にして黄耆を加えた処方に相当し，生姜を増量して邪を散じ，緩急の甘草を除く。

第7章

表裏双解剤（ひょうりそうかいざい）

　表裏双解剤は，解表薬とともに瀉下薬・清熱薬・温裏薬などを配合し，表証と裏証を同時に除去する方剤である。

　表証があって裏証も明らかな場合は，解表するだけでは裏の邪を除くことができず，裏証だけを除いても表邪を解散できないので，表裏双解剤で表裏同治し病邪を分消する必要がある。ただし，使用にあたっては以下の注意が必要である。

(1) 表証と裏証が同時に認められること。
(2) 表証と裏証の寒熱虚実を弁別して，病状に適した方剤を選ぶこと。
(3) 表証と裏証の軽重・主次を明らかにし，解表薬と治裏薬の比率を決めること。

　なお，本章では解表攻裏・解表清裏・解表温裏の3種を述べ，表証と裏虚に対する解表補裏（扶正解表）の方剤については「解表剤」の項（27ページ参照）で記述している。

第1節 解表攻裏剤（げひょうこうりざい）

解表攻裏剤は，表証と裏実が同時に認められる状態に用いる。
解表の麻黄・桂枝・防風・荊芥・薄荷などと，瀉下の大黄・芒硝などを主体に処方を組む。

厚朴七物湯（こうぼくしちもつとう）
《金匱要略》

[組　成] 厚朴9g　甘草3g　大黄・枳実・桂枝各6g　大棗4g　生姜9g
[用　法] 水煎服。
[効　能] 解肌発表・行気通便
[主　治] 表寒裏実
　　　　腹満・便秘・発熱・悪風・脈が浮数など。
[病　機] 風寒表証が消失しないうちに裏実が生じ，裏実が主体になった状態である。
　　　　発熱・悪風・脈が浮は風寒表証を，腹満・便秘・脈が数は裏実熱・気滞をあらわす。
[方　意] 行気導滞・消痞泄満を主とし，解肌発表を補助とする。
　　　　消痞泄満の厚朴・枳実を大量に用い，清熱瀉下の大黄を加え，行気通便して裏実熱・気滞を除く。桂枝・生姜・大棗・甘草は，解肌散寒・調和営衛に働き，表邪を解散する。
[参　考]
①《金匱要略》には以下の条文が示されている。
　　「腹満を病み，発熱すること十日，脈浮にして数，飲食もとのごときは，厚朴七物湯これを主る」とあって腹満という裏実があり，十日間も発熱がつづくのに脈が浮を呈するのは，表証が残っていることを示す。
　　方後に，「嘔するは半夏五合を加え，下利は大黄を去る。寒多きは生姜を加え半斤に至る」とあり，胃気上逆には半夏を加え，下痢するときは大黄を除き，表寒がつよければ生姜を増量する。

② 本方は，小承気湯と桂枝去芍薬湯の合方に相当する。本方は厚朴・枳実が主体で大黄は少量であり，小承気湯は大黄が主体で厚朴・枳実は少量であり，病態に応じて重点が異なっている。

防風通聖散（ぼうふうつうしょうさん）
《宣明論》

[組　成] 防風・荊芥・連翹・麻黄・薄荷・川芎・当帰・白芍・白朮・山梔子・大黄・芒硝各1.5g　石膏・黄芩・桔梗各3g　甘草6g　滑石9g
[用　法] 粉末1回6gを生姜2gと水煎温服する。生姜2gと水煎服用してもよい。
[効　能] 疏風解表・瀉熱通便
[主　治] 風熱壅盛・表裏倶実

悪寒・発熱・目の充血・鼻閉・口が苦い・口乾・咽痛・胸苦しい・咳嗽・粘稠な痰・尿が濃く少量・便秘・舌質が紅・舌苔が黄厚・脈が浮滑で数など。

[病　機] 陽盛内熱のものが風邪を感受し，表実のために内熱が鬱した表裏倶実である。

風邪襲表により悪寒・発熱し，風熱が上攻して目の充血・鼻閉をきたし，内熱により口が苦い・口乾・尿が濃い・便秘などが生じ，風熱犯肺により咽痛・胸苦しい・粘稠な痰・咳嗽がみられる。舌質が紅・舌苔が黄厚・脈が滑数は裏熱を，脈が浮は表証をあらわす。

[方　意] 本方は疏風解表・清熱・攻下の効能をもつが，清熱が主体で解表は補助的であり，攻下は清熱をつよめる目的である。

疏風解表の防風・荊芥・麻黄・薄荷は，風邪を汗として除く。瀉下の大黄・芒硝は熱邪を通便によって泄下し，清熱の石膏・黄芩・連翹・桔梗は肺胃の熱を宣泄し，清熱利湿の山梔子・滑石は熱邪を小便として排除し，いずれも裏熱を清解する。さらに，養血活血の当帰・白芍・川芎，健脾燥湿の白朮と和中緩急の甘草が配合されているので，正気を維護することができ，「汗して表を傷らず，清下して裏を傷らず」といわれる。

[参　考]
①《医方考》は，「風熱壅盛し，表裏三焦みな実するは，この方これを主る。防風・麻黄は，解表薬なり，風熱の皮膚にあるは，これを得て汗より泄す。荊芥・薄荷は，清上薬なり，風熱の巓頂にあるは，これを得て鼻より泄す。大黄・芒硝は，通利薬なり，風熱の腸胃にあるは，これを得て後より泄す。滑石・梔子は，水道薬なり，風熱の決瀆にあるは，これを得て溺より泄す。風は膈を淫せば，

肺胃は邪を受く，石膏・桔梗は，肺胃を清すなり，しかして連翹・黄芩は，また諸経の游火を祛くゆえんなり。風の患たる，肝木これを主る，川芎・帰・芍は，肝血を和すなり，しかして甘草・白朮は，また胃気を和して健脾するゆえんなり。劉守真氏（《黄帝素問宣明論方》を著した劉完素）は治火に長ず，この方の旨，詳かつ悉きかな」と解説している。

② 本方は祛風清熱の効能をもつので，風熱壅盛で生じる皮膚化膿症・じんま疹・痔核などにも有効である。
③ 悪寒がなければ麻黄を除き，高熱・口渇がなければ石膏を去り，便秘がみられないときは大黄・芒硝を除く。

第2節　解表清裏剤（げひょうせいりざい）

解表清裏剤は，表証とともに裏熱熾盛がみられる状態に用いる。
解表の麻黄・豆豉・葛根などと，清熱の黄芩・黄連・黄柏・石膏などを配合する。

石膏湯（せっこうとう）
（別名：三黄石膏湯）《外台秘要》

[組　成] 石膏30g　黄連・黄芩・黄柏各6g　淡豆豉・山梔子・麻黄各9g
[用　法] 水煎服。
[効　能] 清熱解毒・発汗解表
[主　治] 裏熱熾盛・表証未解
　　　高熱・無汗・身体痛・目の充血・顔面紅潮・口渇・煩躁・不眠・意識障害・うわごと・皮下出血・鼻出血・舌質が紅・舌苔が黄・脈が滑数など。
[病　機] 表証が消失しないうちに邪が入裏化熱し，裏熱熾盛になって上中下の三焦に充満した状態である。
　　　表証が残っているので無汗・身体痛があり，裏熱が上中下の三焦に充満して高熱・目の充血・顔面紅潮・口渇・舌質が紅・舌苔が黄・脈が滑数を呈する。邪熱が心神を擾乱すると煩躁不眠・意識障害・うわごとがみられ，熱邪が血絡を灼傷すると鼻出血・皮下出血なども生じる。
[方　意] 清熱を主体にして解表を兼ねる。
　　　辛甘・大寒の石膏は透表清熱・除煩に働き，主薬である。瀉火解毒の黄連・黄芩・黄柏・山梔子は黄連解毒湯に相当し，三焦の火毒を清泄するとともに，血熱妄行による出血を止める。辛温の麻黄・淡豆豉は発汗解表して表邪を外解するが，大量の清熱薬の配合により表邪を発して裏熱を助長せず，表散により鬱熱を外散する。
[参　考]
① 本方は《傷寒六書》で「三黄石膏湯」と称され，生姜・大棗・細茶が附加されており，「傷寒汗吐下の誤治ののち，三焦ともに熱し，身目ともに痛む」の症候に用いられており，調和営衛・和胃の生姜・大棗と，上焦清熱の細茶の効能が

② 《成方便読》には「温疫病の表裏三焦の大熱解せず，あるいは煩躁して大いに渇し，面赤く鼻乾き，両目火のごとく，身形拘急して汗を得ず，六脈洪数，および陽毒発斑などの証を治す。黄芩は上焦の火を清し，黄連は中焦の火を清し，黄柏は下焦の火を清し，梔子は三焦の火を通瀉し，これをして屈曲下行せしむ。それ疫の来るや，必ず口鼻より入る，鼻気は肺に通じ，口気は胃に通じ，肺胃は受邪の藪(人や物が集まる場所)となる。故に石膏を重用し，もって肺胃を清し，もってその伝化の源を杜ぐ。裏熱すでに清するも，表なおいまだ解せず，故に麻黄・淡豉の発汗解表のものをもって，一は肺を行らせ，一は胃を行らす，かくのごとければすなわち表裏均しく解す。姜・棗を用うるは，また扶正散邪にすぎず，細茶は，上焦を清粛するゆえんのみ」と解説している。

葛根黄芩黄連湯（かっこんおうごんおうれんとう）
(別名：葛根芩連湯)《傷寒論》

[組　成] 葛根 18g　炙甘草 6g　黄芩 9g　黄連 9g
[用　法] 水煎服。
[効　能] 解肌・清熱止痢
[主　治] 外感表証未解・熱邪入裏
　　発熱・下痢・肛門の灼熱感・胸腹の熱感・口渇・呼吸促迫・汗が出る・舌苔が黄・脈が数など。
[病　機] 表邪が陽明に陥入し，肌腠にとどまると同時に胃腸を傷害して熱痢をひきおこした状態である。表証を誤下して発生することが多い。
　　表証の発熱が続き，邪熱が陽明の裏で盛んになるために口渇・胸腹の熱感・舌苔が黄・脈が数などを呈する。邪熱が大腸に下迫するので悪臭のある下痢・肛門の灼熱感が生じ，外泄しきれず壅滞した熱が肺を上干すると呼吸促迫がみられ，肌表に外蒸すると汗が出る。
[方　意] 肌表の邪を外透するとともに裏熱を清する。
　　主薬は大量の葛根で，陽明肌腠の表邪を透発外散すると同時に，脾胃の清陽を昇発することにより止瀉に働く。苦寒の黄芩・黄連は，腸胃の邪熱を直清して止痢する。炙甘草は甘緩和中と諸薬の調和に働く。全体で解肌清裏して止痢することができる。
[参　考]
① 《傷寒論》には「太陽病，桂枝の証，医反ってこれを下し，利遂に止まず，脈促

のものは，表いまだ解せざるなり，喘して汗出づるものは，葛根黄芩黄連湯これを主る」とある。太陽中風の桂枝湯証に誤って下法を用い，表邪内陥による下痢と表証の残存がみられる。脈促は，邪で抑鬱された陽気が抵抗して伸長しようとしているために生じ，表邪が残っていることをあらわすとともに，正気に抗邪出表の勢いがあることを示す。「喘して汗出づ」や下痢などの裏証が明らかであり，解表するだけでは邪を除けないので，解肌と清裏を併施し，葛根黄芩黄連湯を用いる。

② 《傷寒来蘇集》には「桂枝の症に上に復た太陽を冠するは，諸経はみな桂枝の症あるを見わす，これ独り太陽のために設くるにあらず，葛根あに独り陽明の薬たらんや？ 桂枝の症，脈もと弱，誤下後反って促なるは，陽気重きが故なり。邪は表を束ね，陽は内に擾る，故に喘して汗出る。利遂に止まらざるは，謂うところの'暴注下迫，みな熱に属す'なり，脈弱にして協熱下利とは同じからず。これ微熱表に在り，大熱裏に入り，固より桂枝芍薬のよく和し，厚朴杏仁を加えるべきところに非ず。故に葛根の軽清を君として解肌し，連，芩の苦寒を佐として清裏し，甘草の甘平で和中すれば，喘自ずと除き，利自ずと止まり，脈自ずと舒して表自ずと解し，補中逐邪の法とは迴かに別なる」。《傷寒貫珠集》には「太陽の中風発熱は，本まさに桂枝で解表すべし。而るに反ってこれを下し，裏虚して邪入り，利遂に止まず。その脈は則ち促，その証は則ち喘して汗出る。それ促は陽盛んたり，脈促は表未だ解せざるを知るなり。無汗にして喘するは寒表に在るため，喘して汗出るは熱裏に在るためなり。これその邪の裏に陥るものは十の七にして，表に留まるものは十の三。その病は表裏併受の病たり，故にその法もまた宜しく表裏両解の法とすべし。葛根黄芩黄連湯，葛根は表を解肌し，芩連は裏を清熱し，甘草は則ち表裏を合わせてこれを並び和すのみ。蓋し風邪の初めに中るは，病表に在り，一たび裏に入れば則ち変じて熱になる。故に表を治すものは，必ず葛根の辛涼を以てし，裏を治すものは，必ず芩連の苦寒を以てするなり」と解説する。

③ 温病学では本方を「腸熱下利」に用いており，表証の有無にかかわらず有効であることが分かる。

④ 本証および腸熱下利・熱結傍流は，同じく悪臭のある下痢を呈する。

　　熱結傍流は，燥屎があって熱が津液を下迫することにより下痢が生じるので，稀薄な水様下痢で腹痛・腹満・圧痛をともなう。本証や腸熱下利は，津液と糞便が同時に滲下するので，便を混じえたうすい下痢を呈し，腹満や圧痛はみられない。

240　第7章　表裏双解剤

第3節　解表温裏剤（げひょうおんりざい）

　解表温裏剤は，表証と同時に裏寒がみられる状態に用いる。臨床的には，表裏俱寒が多い。
　解表の麻黄・白芷・細辛・桂枝などと，温裏散寒の乾姜・肉桂などを配合する。

五積散（ごしゃくさん）
《和剤局方》

[組　成] 白芷・川芎・炙甘草・茯苓・当帰・肉桂・白芍・半夏各2g　陳皮・枳殻・麻黄各4g　蒼朮16g　桔梗8g　乾姜・厚朴3g
[用　法] 水煎服。粉末にし1回9gを生姜と水煎服用してもよい。
[効　能] 発表温裏・燥湿健脾・理気化痰・活血消積
[主　治] 外感風寒・内傷寒湿
　　発熱・無汗・頭痛・身体痛・項背部のこわばり・胸苦しい・厭食・嘔吐・腹痛・下痢・舌苔が白滑など。
[病　機] 外感風寒と同時に内傷生冷・脾運不足などがあり，寒・湿・気・血・痰の五積をともなった状態である。
　　風寒の邪が肌表を閉塞し，発熱・無汗・頭痛・身体痛・項背拘急などの表実証がみられる。生冷物の摂取による脾胃の損傷あるいは脾胃の運化不足による痰湿内停で，気血瘀滞が生じるために，胸苦しい・厭食・嘔吐・腹痛・下痢などの症候があらわれる。舌苔が白滑は寒湿をあらわす。
[方　意] 本方は「寒・湿・気・血・痰」の五積に対処するもので，「五積散」と名づけられている。発汗解表と温裏散寒を主とし，健脾燥湿・理気化痰・活血消積を補助にし，寒邪による気血痰湿の積滞を除去する。
　　発汗解表の麻黄・白芷と温裏散寒の乾姜・肉桂が主薬で，内外の寒邪を除く。蒼朮・厚朴は燥温健脾に，陳皮・半夏・茯苓は理気化痰に，当帰・川芎・白芍は活血止痛に働き，湿・痰・気・血の積滞を除く。桔梗と枳殻の配合は，気機の昇降を促進し理気化痰の効果をつよめる。炙甘草は和中健脾するとともに，諸薬を調和させる。

[参　考]

① 原著には「調中順気し風冷を除き，痰飲を化し，脾胃宿冷，腹脇脹痛，胸膈停痰，嘔逆悪心を治す。或いは外感風寒，内傷生冷，心腹痞悶，頭目昏痛，肩背拘急，肢体怠惰，寒熱往来，飲食進まず，及び婦人血気不調，心腹撮痛，経候匀(ととの)わず，或いは閉じて通ぜざるは，並び宜しくこれを服すべし」と解説があり，さらに「もし，冷気奔衝して心脇臍腹脹満刺痛し，反胃嘔吐，泄痢清穀および㿉癖癥瘕，膀胱小腸の気痛むは，即ち煨生姜三片，塩少しばかりを入れ同煎す。もし，傷寒，時疫で体疼，悪風，発熱，項背強痛するは，葱白三寸，豉七粒を入れ同煎す。もし，ただ悪寒を覚え，或いは身に熱甚だしからず，肢体拘急，或いは手足厥冷するには，炒茱萸7粒，塩少しばかりを入れて同煎す。寒熱不調，咳嗽喘満するには，棗を入れて煎服す。婦人の産難きは，醋一合を入れ同煎し，これを服す。並び時候に拘わらず」とその加法について述べている。

②《医方集解》には「これ陰陽表裏通用の剤なり。麻黄・桂枝は解表散寒し，甘草・芍薬は和中止痛し，蒼朮・厚朴は胃土を平して祛湿し，陳皮・半夏は逆気を行らせて除痰し，芎・帰・姜・芷は血分に入りて寒湿を祛(のぞ)き，枳殻・桔梗は胸膈を利して寒熱を清し，茯苓は瀉熱利水，寧心益脾す。ゆえに解表温中除痰の剤，去痰消痞調経の方となすなり。一方にて多病を統治し，ただ法を活かすもの変じてこれを通ず」と解説されている。

③ 以下のような加減を行うとよい。

　　表虚で汗が出ているときは麻黄・蒼朮を除き，気虚が明らかなら人参・白朮を加え，腹痛・悪心・嘔吐など胃寒がつよければ呉茱萸・煨姜を加え，陽虚で四肢の冷え・自汗がみられるときは附子を加え，悪寒がつよければ肉桂を桂枝にかえる。

④ 本方は行気和血・温裏散寒の効能をもつので，気血不和・寒凝気滞による胸痛・腹痛・月経不順などに加減応用できる。

⑤ 本方は《博済方》《蘇沈良方》にも記載されており，組成は同じであるが，用量がかなり違い用法も異なっている。

第8章

補益剤（ほえきざい）

　補益剤とは，補益薬を主体にして正気の不足である虚証を改善する方剤であり，扶正剤・補剤ともいう。《内経》の「虚はすなわちこれを補う」「損すればこれを益す」「形の不足は，これを温むるに気をもってし，精の不足は，これを補うに味をもってす」などを理論的根拠とし，「八法」のうちでは「補法」に属する。

　正気は陽気（陽・気）と陰液（陰・血・津液・精）からなり，正気の不足は先天不足や後天失調（飲食不節・労倦・七情内傷・六淫侵襲などによる消耗や病後失調）によって発生し，消耗した正気の違いにより虚証は気虚・陽虚・血虚・陰虚（津虚や精虚を含む）に大別できる。気虚には補気（益気）・陽虚には補陽（温陽・壮陽・助陽）・血虚には補血（養血）・陰虚には補陰（滋陰・養陰）の治法を用いるが，病変部位や臓腑の違いにより具体的な内容はやや異なる。また，気と血および陰液と陽気には相互資生・相互依存の密接な関係があるので，一方の不足は他方の不足をひきおこし，気血両虚・気陰両虚・陰陽両虚が発生する。この状態には，それぞれ気血双補・気陰双補・陰陽双補の治法を用いる必要がある。

　ただし，「血は自ずと生ぜず，すべからく陽気を生むの薬を得て，血は自ずと旺ずべし」「血虚は人参をもってこれを補い，陽旺ずればすなわち陰血生ず」といわれるように，補血剤に補気薬を配合して生化を助けたり，補気に重点をおいて養血する必要もある。逆に，補気薬に少量の補血薬を配合すると，気がよりどころを得て，補気の効果がつよくなる。

　また，「よく陽を補う者は，必ず陰中に陽を求む，すなわち陽は陰助を得て生化究まりなし，よく陰を補う者は，必ず陽中に陰を求む，すなわち陰は陽昇を得て泉源竭きず」と張景岳が指摘したように，補陽剤に補陰薬を配合すると，陽気がよりどころを得るとともに，陰薬の滋潤によって陽薬の温燥が制約され，温煦生化を順調に行うことができ，補陰剤に補陽薬を配合すると，陰液が生化することができ，陽薬の温運によって陰薬の凝滞を防ぐことができる。このように，気血・陰陽を全面的に考慮してはじめて効果があがる。

　このほか，補益法の運用においては脾胃の運化に注意すべきである。常服・久服

する場合には，健脾・和胃・理気などの薬物を配合して運化をつよめ，薬物を吸収し利用しやすくすることが大切である。虚実の真仮を誤らないようにすることも重要である。古人が「大実の病，かえって羸状あり，至虚の病，かえって盛候あり」と指摘しているように，真実仮虚に対して補法を用いたり，真虚仮実に瀉法を使用すると，「虚を虚し，実を実す」の誤りを犯して危急状態を招くことになる。

第1節　補気剤（ほきざい）

補気剤は気虚を改善する方剤で，益気剤ともいう。

気虚の主体は脾気虚・肺気虚で，倦怠無力感・疲れやすい・息ぎれ・声に力がない・物を言うのがおっくう・食欲不振・自汗・脈が無力などが主症状で，脱肛・子宮下垂などを呈することもある。

常用の補気薬は人参・党参・黄耆・白朮・炙甘草などであり，病状に応じて行気・滲湿・補血などの薬物を配合する。

四君子湯（しくんしとう）
《和剤局方》

[組　成] 人参6g　白朮9g　茯苓9g　炙甘草6g
[用　法] 水煎服。生姜・大棗を加えてもよい。
[効　能] 益気健脾
[主　治] 脾気虚

疲れやすい・元気がない・食欲不振・消化が悪い・泥状〜水様便・排便の回数が多い・顔色が萎黄・声に力がない・四肢の無力感・舌質が淡で嫩・舌苔が白・脈が無力など。

[病　機] 飲食不節・労倦などにより脾気が衰え，運化が不十分になり気血の生化が不足した状態である。

脾気が虚して運化が低下するので，食欲がない・消化が悪い・泥状〜水様便・排便の回数が多いなどが主症状になる。脾運不足で気血の生化が不足するために，疲れやすい・元気がない・声に力がない・脈が無力などの全身的な気虚の症候がみられる。脾は四肢を主り，脾気が虚すと四肢の無力感があらわれる。脾運が不足して水湿が停滞するので，舌質はやや胖・舌苔は白を呈する。

[方　意] 脾を健運することにより全身の気血を養う必要がある。

甘温の人参は，元気を大補し脾気を補養する主薬である。苦甘温の白朮は健脾燥湿に，甘淡の茯苓は健脾滲湿に働き，共同して脾運を促進する。甘温の炙甘草で調中益気する。全体で益気健脾の効能が得られ，人参・炙甘草の保津と

白朮・茯苓の燥湿が相反相成して弊害がない。

[参　考]

① 原著には「営衛気虚し，臓腑怯弱し，心腹脹満し，全く食を思わず，腸鳴泄瀉し，嘔噦吐逆するを治す。大いに宜しくこれを服すべし。……常服すれば，脾胃を温和し，飲食を進めて益し，寒邪，瘴霧気を辟(のぞ)く」と記される。
② 本方は，「後天の本」「気血生化の源」である脾の運化を補助するところから，補気剤の基本になっている。平淡で偏りがないため，多くの補気剤が本方をもとにして作成されている。
③《医方考》に「それ面色萎白なれば，すなわちこれ望みてその気虚するを知る，言語軽微なれば，すなわちこれを聞きてその気虚するを知る，四肢無力なれば，すなわちこれを問うてその気虚するを知る，脈来虚弱なれば，すなわちこれを切してその気虚するを知る。かくのごときはすなわち気を補うべし」とある。
④ 本来は人参を使用すべきであるが，中国では気虚の重症や気不摂血以外には党参で代用している。白朮と茯苓の配合は，白朮が水湿の運化をつよめ，茯苓が排泄をつよめるので，脾虚湿滞に対し非常に有用である。

附　方

1. **異功散**（いこうさん）《小児薬証直訣》

    組成：四君子湯に陳皮 9 g を加える。生姜・大棗と水煎服。
    効能：益気健脾・理気和胃
    主治：脾気虚・気滞。

    四君子湯に芳香理気・和胃の陳皮を加え，より全面的な脾気虚の方剤になっている。

    原著には「温中和気し，吐瀉し乳食を思わざるを治す。凡そ，小児の虚冷病には，先ず数服を与え，以てその気を助ける」とある。

2. **保元湯**（ほげんとう）《博愛心鑑》

    組成：黄耆 21 g，人参 6 g，肉桂 3 g，炙甘草 5 g，生姜 3 g。水煎服。
    効能：益気温陽
    主治：元気不足による，倦怠無力感・息ぎれ・寒がるなどの症候。

    黄耆・人参・炙甘草で益気し，温通の肉桂・生姜で薬力を補助する。燥湿の白朮・茯苓を除いているのは，湿邪が介在しないからである。

    魏桂岩の原著には肉桂の記載がないが，現在は《景岳全書》の記載に基づき肉桂を加える。《古今名医方論》には「気虚血弱治療の総方」とあり，「柯韵伯曰く：保元は保守その元気の謂いなり。……また外は皮毛に応じ，営衛

を協わせ、而して一身の表を主るものは、太陽膀胱の気たり；内で五臓に通じ、治節を司り、而して一身の裏を主るものは、太陰肺経の気たり；内外を通行し、腠理に応じ、而して一身の半表半裏を主るものは、少陽三焦の気たり。これ先天の元気を分け而して三となすなり。この方は黄耆を用いて表を護り、人参で裏を固め、甘草で和中し、三気治まりて元気足るなり。昔李東垣はこの三味を以て、よく瀉火、補金、培土し煩熱を除く聖薬となす；小児の驚を鎮め、効果は桴鼓の如し。魏桂岩はこれを得、以て痘家の陽虚して頂陥し、血虚して獎清、皮薄く痒を発し、灌ぎ難く斂り難きを治し、始終これを用いる。以て血脱たるは須く補気すべし、陽生じれば則ち陰長じ、起死回生の功あり、故にこれを名して保元となすなり。また少し肉桂を佐とし、四時の気に分け而してこれを増損す、桂は能く血を治め、以てその毒を推動し、扶陽益気して周身に充達する。血内に在り、これを引いて表に出すは、則ち気の内托に従う；血外に散じ、これを引いて根に帰すは、則ち気の外護に従う。参耆は桂の引道非ざれば、独りその功を樹てる能わず；桂は甘草の和平気血を得ざれば、またその条理（筋道）に緒う能わず。要ず寡聞浅見に非ざるは、よくその万一を窺うなり。四君中の白朮を用いざるは、その燥を避け；茯苓を用いざるはその滲を恐るるなり。桂を用いて四物を用いざるは、芎の辛散、帰の湿潤、芍の酸寒、地黄の泥滞なるが故のみ。もし燥すべきは則ち苓・朮を加え、潤すべきは帰を加え、収むべきは芍を加え、まさに散ずべきは芎を加える。また表実は耆を去り、裏実は参を去り、中満は甘を忌み、内熱は桂をのぞく、かくまたまさに理会（注目）すべし」と詳細な説明がある。

3. **七味白朮散**（しちみびゃくじゅつさん）《小児薬証直訣》

    組成：人参6g，炒白朮15g，茯苓15g，藿香12g，葛根15g，木香6g，甘草3g。水煎服。

    効能：益気健脾・止瀉・和胃止嘔

    主治：脾胃気虚に湿濁中阻をともない、嘔吐・腹満・腹痛・下痢などを呈するもの。

    四君子湯に藿香・葛根・木香を加えたものに相当し、藿香は芳香化濁・祛湿止嘔に、葛根は胃気を鼓舞して昇清止瀉に、木香は行気止痛・止瀉に働く。

    原著には白朮散として、「脾胃久しく虚し、嘔吐泄瀉頻りになして止まず、精液苦竭し、煩渇して躁ぎ、ただ飲水を欲して、乳食進まず、羸痩して困劣（衰える）し、因りて治を失すれば、変じて驚癇を成す。陰陽虚実を論ぜずして、並に宜しく服すべし」と記載され、「熱甚だしく渇きを発するは、木香を去る」と注がある。

六君子湯（りっくんしとう）
《医学正伝》

[組　成] 人参6g　白朮9g　茯苓9g　半夏9g　陳皮6g　炙甘草3g　生姜6g　大棗2g
[用　法] 水煎服。
[効　能] 補気健脾・和胃降逆・理気化痰
[主　治] 脾胃気虚・痰湿
　　元気がない・疲れやすい・四肢の無力感・食欲不振・消化が悪い・少食あるいは食べられない・悪心・嘔吐・腹満・慢性の咳嗽や喘鳴・多痰・泥状〜水様便・舌質が淡胖で嫩・舌苔が白膩・脈が無力など。
[病　機] 脾の運化と胃の受納の両面が不足した脾胃気虚で，運化不足による痰湿の生成もみられる。
　　脾気虚の症候（四君子湯参照）とともに，少食・食べられないなど胃の受納不足や悪心・嘔吐・腹満など胃気上逆の症候がみられる。一般に，脾気虚が進行して胃気にも波及すると，脾胃気虚があらわれる。さらに，脾運不足により水湿が停滞して痰湿を形成し，「脾は生痰の源，肺は貯痰の器」で肺に影響が及ぶと，慢性の咳嗽・喘鳴・多痰など痰湿阻肺の症候が生じる。舌質が胖・舌苔が膩は痰湿をあらわしている。
[方　意] 健脾益気を基本にし，和胃降逆により胃納を回復させ痰湿を除去する。
　　本方は益気健脾の四君子湯（人参・白朮・茯苓・炙甘草）と和胃降逆の小半夏湯（半夏・生姜）の合方で，さらに陳皮・大棗が加えられている。和胃降逆・止嘔の半夏・生姜・陳皮で胃気を通降させて受納を回復し，大棗・生姜で営衛を調和させるのである。なお，半夏・陳皮・生姜は理気化痰・止咳に，白朮・茯苓は化湿利水に働き，痰湿を除去することにより喘咳・多痰を改善する。
[参　考]
① 《名医方論》に「気虚は，甘をもってこれを補う。参・朮・苓・草は，甘温益胃し，健運の功を有し，衝和の徳を具う，ゆえに君子となす。もしこれに二陳を合すれば，すなわち補中にやや消導の意あり。けだし人の一身は，胃気をもって本となし，胃気旺んなれば，すなわち五臓は蔭（たすけ）を受く，胃気傷るれば，すなわち百病叢生す。ゆえにおよそ病久しく癒えず，諸薬効せざるは，ただ益胃と補腎の両途あるのみ，ゆえに四君子を用い随証加減す。寒熱補瀉を論ずることなく，まず中土を培（つちか）い，薬気をして四達せしむれば，すなわち周身の機運は流通し，水穀の精微は敷布す，いずくんぞその薬の効せざるを患（うれ）わんや。これ四君・六君は司命の本たると知るなり」と述べている。

② 本方は和胃降逆と補気の組合せであり，胃気虚の基本方と考えてもよい。

附　方

1. **香砂六君子湯**（こうしゃりっくんしとう）《明医雑著》

   組成：六君子湯に木香・砂仁・藿香各2.5gを加える。水煎服。

   効能：益気健脾・理気和胃・止痛

   主治：脾胃気虚の寒湿阻滞で，噯気・嘔吐・腹満・腹痛・下痢などを呈するもの。

   　　理気止痛・化湿止瀉の木香と，温胃止嘔・理気止痛・止瀉の砂仁を配合し，吐瀉・腹痛・腹満を解消する。

   　　《医宗金鑑》には「柯琴曰く：経に曰く'壮なるものは気行り則ち癒え，怯なるものは著きて病をなす'と。けだし人は気交の中に在り，気に因りて生じ，而して気の生じるは総べて胃気を本とす。もし脾胃ひとたび和せざれば，則ち気便(たやす)く着して滞り，或いは痞悶噦嘔し，或いは生痰留飲す；因りて飲食を思わず，肌肉消痩して諸証蜂起して形消え気息む。四君子は気分の総方なり。人参は衝和の気を致し，白朮は中宮を培い，茯苓は治節を清し，甘草は五臓を調え，胃気すでに治せば，病いずくんぞよりて来たるや。然るに乱を撥(おさ)め正しきに反(かえ)すに，また為す無くして治す能わず，必ず大いに行気の品を挙げてこれを輔ければ，則ち補うも泥して行らざるに至らず。故に陳皮を加えて肺金の逆気を利し，半夏は脾土の湿気を疏(の)げば，痰飲は除きうるなり；木香で三焦の滞気を行らし，縮砂で脾腎の元気を通じれば，膹鬱は開きうるなり。君は四輔を得て，則ち功力倍して宣び，四輔は君を奉り，則ち元気大いに振るう，相得て益(ますます)彰(あきら)かなり」と解説がある。

2. **楂麴六君子湯**（さきくりっくんしとう）《医碥》

   組成：六君子湯に山楂子・神麴・麦芽各6gを加える。水煎服。

   効能：益気健脾・和胃降逆・消導理気

   主治：脾胃気虚の食滞・気滞。

   　　理気消導の山楂子・神麴・麦芽を加え，消化をつよめる。

3. **黄連六君子湯**（おうれんりっくんしとう）《医統正》

   組成：六君子湯に姜汁炒黄連3gを加える。水煎服。

   効能：益気健脾・清熱化痰

   主治：脾胃気虚・痰湿化熱で呑酸・胸やけなどを呈するもの。

   　　姜汁炒黄連を加え，半夏・陳皮とともに清熱化痰する。呉茱萸を加えて左金丸の方意を附加すると，胃痛にも奏効する。

4. 柴芍六君子湯（さいしゃくりっくんしとう）《和剤局方》
   組成：六君子湯に柴胡9g，白芍6gを加える。水煎服。
   効能：益気健脾・疏肝止痛
   主治：脾虚肝乗による肝脾不和で，腹痛・月経痛・下痢などを呈するもの。
   　　　疏肝の柴胡と柔肝止痙の白芍を加えて，肝脾を調和させる。

5. 帰芍六君子湯（きしゃくりっくんしとう）《和剤局方》
   組成：六君子湯に当帰・白芍各6gを加える。水煎服。
   効能：益気健脾・補血調経
   主治：脾胃気虚に血虚をともなうもの。
   　　　補血調経の当帰・白芍を加えている。

補中益気湯（ほちゅうえっきとう）
《脾胃論》

[組　成] 黄耆15〜30g　炙甘草6g　人参9g　当帰9g　陳皮6g　升麻3g　柴胡3g　白朮9g

[用　法] 水煎服。丸剤にし1日2〜3回9〜15gずつ湯で服用してもよい。

[効　能] 補中益気・昇陽挙陥・甘温除大熱

[主　治]

(1) 気虚下陥

　元気がない・疲れやすい・動くと息ぎれがする・四肢がだるく無力・物を言うのがおっくう・立ちくらみ・頭痛・めまい・下腹部の下墜感・脱肛・子宮下垂・慢性の下痢・尿失禁・排尿困難・不正性器出血・皮下出血・舌質は淡・脈は沈細で無力など。

(2) 気虚発熱

　発熱・身体の熱感・自汗・悪風・頭痛・口渇があり熱い飲物を欲する・物を言うのがおっくう・息ぎれ・元気がない・脈は浮大で無力・舌質は淡など。

[病　機] 脾気が虚して気機が宣発できずに下陥し，昇挙と固摂が無力になった状態である。

　脾虚で気血生化の源が不足し，全身・四肢が養われないために，元気がない・疲れやすい・四肢がだるく無力・舌質が淡・脈が沈細で無力などがみられる。陽気が清竅を上栄できないので立ちくらみ・めまい・頭痛が間欠的に生じ，疲労時や午前中に増強する。津液が上承しないと口が渇くが，内熱傷津ではない

ので熱い飲物を欲する。気虚で肺気が不足すると，動くと息ぎれし物を言うのがおっくうになる。気機の下陥で水穀の精微が下流すると湿濁に変じ，慢性の下痢・尿失禁などが生じる。気虚下陥で臓器の固摂ができないと，脱肛・子宮下垂・下腹部の下墜感・排尿困難などがあらわれる。気不摂血になると，慢性的に反復する不正性器出血・皮下出血・血便・血尿など出血傾向が出現する。

このほか，気虚下陥で陽気が内に鬱して化熱すると，身体の熱感・発熱があらわれるが，陽気が回復し外達するときは消失するので，発熱は間欠的で疲労時などによく発生する。衛気の不足により悪風・自汗もみられるが，着衣や温暖により緩解し，外感表証の悪風寒とは異なる。また，脈は浮大であるが無力で，舌質も淡を呈し，外感表証とは違う。

［方　意］補気するとともに陽気を昇発挙上する。

主薬は益気・昇発陽気の黄耆であり，補肺気・実衛にも働き，大量に用いている。人参・白朮・炙甘草は健脾益気に働いて黄耆を補助し，利気醒脾の陳皮を加えるので膩滞の弊害がない。柴胡は肝気の疏達・昇発をつよめ，升麻は脾陽を昇挙し，いずれも黄耆の昇発を補助する。当帰は補血して益気をつよめ，さらに柔肝により肝気の昇発を高め，間接的に他薬の効能を補佐する。

なお，本方は甘温益気の黄耆・人参・白朮・炙甘草を主体にして昇陽益気し，陽気内鬱による発熱を除去するところから，「甘温除大熱」と称される。

［参　考］

① 李東垣は《内外傷弁惑論》で，「内傷脾胃は，すなわちその気を傷り，外感風寒は，すなわちその形を傷る。その外を傷るは有余たり，有余はこれを瀉す。その内を傷るは不足たり，不足はこれを補う。内傷不足の病，いやしくも誤認し外感有余の病と作して反ってこれを瀉せば，すなわちその虚を虚すなり」「ただまさに辛甘温の剤をもって，その中を補い，その陽を昇らせ，甘寒をもってその火を瀉せばすなわち癒ゆ」「《内経》にいう，'労はこれを温む''損はこれを益す'と。けだし温はよく大熱を除き，苦寒の薬にて胃土を瀉すを大いに忌む。いま補中益気湯を立つ」と記載している。すなわち，補中益気湯は元来「甘温除大熱」の方剤で，気虚発熱に対して創製されたものである。

現在のところ，気虚発熱の病理機序についていくつかの理論があり，諸家の見解が一致していない。本文では「陽気内鬱」としているが，必ずしも正しいとは限らない。

② 《名医方論》は「もし労倦し形気衰少に至り，陰虚して内熱を生ずれば，表症は外感と同じ。ただ東垣はそれ労倦傷脾たりて，穀気盛んならず，陽気は陰中に下陥して発熱すると知り，補中益気の法を製す。風寒その形を外に傷るは有余たり，脾胃その気を内に傷るは不足たりと謂う。《内経》の'労はこれを温む''損はこれを益す'の義に遵い，大いに苦寒の薬を忌み，甘温の品を選用し，その

陽を昇げもって陽春昇生の令を達す。およそ脾胃一たび虚さば，肺気先ず絶ゆ，故に黄耆を用い皮毛を護りて腠理を閉じ，自汗せしめず。元気不足し，懶言気喘するは，人参これを補い，炙甘草の甘は心火を瀉して除煩し，脾胃を補いて気を生ず，この三味は除煩熱の聖薬なり。白朮を佐として健脾し，当帰はもって血を和す。気は胸に乱し，清濁相い干すは，陳皮を用いてこれを理し，かつ諸甘薬の滞を散ず。胃中の清気下陥するは，升麻・柴胡の気の軽くして味の薄きものを用い，胃気を引き上騰するをもってその本位に復せば，すなわちよく昇浮しもって生長の令を行らすなり。補中の剤は，発表の品を得て中自ずと安んじ，益気の剤は，清気の品に頼りて気ますます倍す。この用薬は相須の妙あるなり。この方や，用うるに補脾をもって，地道の卑きをして上行せしめ，またもって心肺を補うこと可なり。その肺を損ずるはその気を益し，その心を損ずるはその営衛を調うなり。またもって肝木を補い，鬱すなわちこれを達すこと可なり。ただ腎に宜しからざるは，陰の下に虚すは昇ぐるに宜しからず，陽にして下に虚すはさらに昇ぐるに宜しからざればなり。およそ東垣の脾胃を治する方はみなこれ気を益すなり。当帰・白朮を去り，蒼朮・木香を加えれば，すなわちこれ中を調う，麦冬・五味子の輩を加えれば，すなわちこれ暑を清す。これ正にこれ医するに不執の方にして，またこれ医するに必有の方（とらわれてはならないが必ずあらねばならない方である）」と説いている。

③ 本方は適当な加減を行うことにより，非常に広汎に応用できる。《張氏医通》における応用を，参考のために以下に示す。

「憂思太過し，脾気結して昇挙することあたわず，下焦に陥入して泄瀉するは，本方に木香を加う。久瀉し穀道合せず，あるいは脱肛するは，すなわち元気下陥し，大腸は収令を行わずして然り，本方に訶子・肉果（肉豆蔻）・五味・烏梅肉を加え丸となす。下痢し，裏急して衣を汚すを頻りに見るは，気脱なり，本方の当帰を去り木香を加う。痢ののち，大便秘渋，裏急後重し，しばしば圊（便所）に至りて便することあたわず，あるいは少しばかり白膿を有す，これ気虚下陥たり，慎みてこれを利すなかれ，ただその陽を挙げれば，すなわち陰は自ずと降るなり，本方に防風を加う。まず膿血を便し，のち白汁白膿に変ずるは，本方に炮姜・赤石脂を加え，益気昇陷と収斂固渋と同用す。休息痢，時に作し時に止むは，本方に肉果・木香を加え，駐車丸を呑む。便秘し，脾虚して運化することあたわず，倦怠し言動を懶うは，本方の升・柴・当帰を倍し，煎成れば蜜・麻油にて調う，清気一たび昇れば，濁気自ずと降る。脾虚あり下秘するは，この湯をもって麻仁丸を下す。元気下陥して小便通ぜざるは，本方に木通・車前を加えもって昇清降濁す。労淋は，労に遇えばすなわち発し，小便の淋瀝絶えず，水滴のごとく瀝りて断えず，脾労・腎労の分あり，脾の労は，本方に車前・沢瀉を加え，腎の労は，六味地黄丸に麦冬・五味を加う。老

人気虚下陥して淋をなすは，補中益気に木通・沢瀉を加う。升麻・柴胡をもって下陥の陽を昇らせ，木通・沢瀉にて濁陰の下行を導く，これを服し殊に験あり。小便禁ぜず，昼に甚だしきは陽虚たり，およびまず淋を病むにより，利薬を服することはなはだ多く，溺不禁を致すは，いずれも本方に附子を加うべし。小便頻数，労してますます甚だしきは，脾虚気弱に属す，本方に山薬・五味を加う。分利しあるいは病みてのち小便黄赤するは，これ脾肺気虚に属し，施化することあたわず，本方に麦冬・五味を加う。小便過多にして，便後つねに滑精あるは，本方にて縮泉丸を下す。脱肛・産育および久痢，用力過多，小児の気血いまだ壮ならず，老人の気血すでに衰う，気虚に属し約束禁固することあたわざるは，大剤の補中益気を主となし，升麻はすべからく醋煮して用う。脾虚して自汗するは，その中気を壮にす，本方によろし。経行時にまず泄瀉するは，これ脾虚なり，脾は統血して湿を悪む，経水まさに動けば，脾血はまず血海に注ぎ，しかる後下流して経となる，脾血すでに虧し，その湿を運行することあたわず，ゆえに必ずまず瀉をなす，本方に炮姜を加う，熱あらば，黄連を兼用す。もし飲食減少すれば，すなわち六君・理中を選用す。婦人の崩漏，脾胃虚陥し摂血統血することあたわざるによるは，本方に酒炒白芍を加う。もし肝熱を兼見すれば，さらに黄芩を加えもって清熱すべし。婦人血崩して心痛甚だしきは，名づけて失血心痛という。心は血を主る，心脾血虚し，もって営養することなく，ゆえに心痛し刺すがごとし，崩甚だしければすなわち痛甚だしく，崩緩なればすなわち痛は緩，小産し去血過多にして心痛甚だしきがごときもまた然り，小腹按をこのみて淡色血水を下すがごときは陰血の耗散たり，まず烏賊骨を用い炒して末となし，醋湯にて調下しこれを収斂し，次に補中益気湯を与えこれを昇挙す。四肢不用にして脈細小無力なるは，土の不及なり，まさにその気を補う，本方を随証加減す。十指ならびに面麻痺するは，すなわち気虚風盛なり，本方の白朮・当帰・橘皮を去り，白芍・五味を加う。麻痺体軟し，痒く白屑おこるは，すなわち脾気不栄なり，本方に地黄・芍薬を加う。中風の遺尿不禁，脾胃下陥して膀胱約さざるは，本方に益智を加う。九竅の出血，労傷によるは，補中益気の参耆を倍す。大衄血は，口鼻ともに出づるなり，これ積労傷脾の致すところ，補中益気の当帰・黄耆を倍す，応ぜざれば，帰脾湯に童便・藕節を加う」とある。

附　方

1. **挙元煎**（きょげんせん）《景岳全書》

    組成：人参 10〜20 g，黄耆 10〜20 g，炙甘草 3〜6 g，升麻 4 g，白朮 3〜6 g。水煎服。

効能：益気昇提

主治：気虚下陥・血崩血脱・亡陽危垂で，月経過多・持続の延長あるいは不正性器出血などでショックをひきおこしかけた状態である。

　　補中益気湯の人参・黄耆を大量に用いて益気固脱し，白朮・炙甘草で健脾し，升麻で昇陽しており，危急状態に対して益気昇陽に重点をおいている。補血活血の当帰・理気の陳皮などは危急に際して妨げになるので除いている。

　　原著には「気虚下陥，血崩血脱，亡陽垂危等の証を治す，帰・熟等の剤に利せず，ただ補気すべきものあり，以て此これを主る。……もし陽気虚寒を兼ねるは，桂，附，乾姜を宜しきに随い佐け用うべし。もし滑脱を兼ねるは，烏梅２個，或いは文蛤七，八分加える」とある。

2. **昇陥湯**（しょうかんとう）《医学衷中参西録》

　　組成：黄耆18ｇ，知母９ｇ，柴胡５ｇ，桔梗５ｇ，升麻３ｇ。水煎服。

　　効能：益気昇陥

　　主治：胸中大気下陥で，息ぎれ・努力呼吸・呼吸困難・脈が沈遅で微弱などを呈するもの。

　　黄耆で肺気を大補し，升麻・柴胡で昇提し，桔梗で肺気を昇らせ，苦寒の知母で黄耆の温性を制する。昇陥に主体をおいた配合である。

　　原著には「胸中の大気下陥し，気短して息するに足りず，或いは努力呼吸し，或いは喘に似たるあり；或いは気息将に停まり，危うきこと傾刻なるを治す。その兼証は，或いは寒熱往来，或いは咽乾して渇きを作し，或いは満悶怔忡し，或いは神昏健忘し，種種症状，誠に悉(ことごと)く数え難し。その脈象は沈遅微弱，関前に尤も甚だし。その甚だしきは，或いは六脈不全，或いは参伍不調なり」と記され，張錫純創製の重要処方の代表方の一つで，多くの症例が記載される。また「気分虚極の下陥には，酌して人参数銭を加え，或いはさらに山茱萸数銭を加え，気分の耗散を収斂し，昇げたるを復し陥に至らしめざるは，さらに佳し。もし大気下陥過ぎて甚だしく，小腹下墜し，或いはさらに痛みを作すは，升麻を改めて銭半用い，或いは倍にして二銭となすべし」と注意書きがある。

3. **升麻黄耆湯**（しょうまおうぎとう）《医学衷中参西録》

　　組成：黄耆15ｇ，当帰９ｇ，升麻６ｇ，柴胡６ｇ。水煎服。

　　効能：益気昇陥

　　主治：気虚下陥・小便不通。

　　黄耆・升麻・柴胡で益気昇陽し，柴胡・当帰で疏肝柔肝し，排尿を通暢にする。当帰補血湯加柴胡・升麻であり，益気昇陥の原型といえる。

原著には「小便滴瀝して通ぜざるを治す。たまたま嘔吐咳逆，或いは側臥して欠伸するに因り，少しばかり通じること可なるは，転胞なり。昇提薬を用いて，その胞（膀胱）を提げてこれを転正する，胞系を了戻せざれば（尿路をねじ曲げなければ），小便自ずと利す」と説明がある。

人参蛤蚧散（にんじんごうかいさん）
《衛生宝鑑》

[組　成] 蛤蚧1対　杏仁150ｇ　炙甘草150ｇ　人参・茯苓・貝母・桑白皮・知母各60ｇ
[用　法] 散剤にし朝夕の空服時に6ｇずつ湯で服用する。
[効　能] 益気清肺・止咳定喘
[主　治] 肺気虚兼痰熱
　　慢性の咳嗽・呼吸困難・粘稠な黄色痰あるいは膿血痰・胸があつ苦しい・次第にるい痩する・顔面の浮腫・舌苔は薄白あるいは薄黄で膩・脈が浮虚など。
[病　機] 長期にわたる咳嗽で肺気が不足し，肺気上逆とともに子病及母による脾虚生痰・化熱をともなった状態である。
　　長期にわたる咳嗽で肺気が不足し，肺気が上逆して呼吸困難が生じ，肺気が不暢になるために胸膈が脹満する。肺虚が持続すると，「子病及母」で脾土に影響が及び，水湿の運化が不十分になって痰を生じ，湿痰が鬱滞化熱するので粘稠な黄色痰がある。久咳で血絡を損傷すると，痰中に血が混じる。肺気不利で水道を通調できないと，顔面に浮腫があらわれる。肺気虚のために寸脈は虚で，痰熱により浮を呈する。舌苔が薄白または薄黄で膩は，痰湿を示す。
[方　意] 肺脾の気を補い痰熱を除いて定喘止咳する。
　　主薬の蛤蚧は肺・腎経に入り，補肺益腎によって納気・定喘に働き，人参は元気を大補し肺脾を益気し，茯苓は健脾滲湿に働く。桑白皮・杏仁は肺気を利して降逆し，貝母は清熱潤肺して開鬱化痰する。知母は肺熱を清し滋腎し，炙甘草は諸薬を調和する。全体で補肺益脾・滋腎納気・定喘止咳の効果が得られる。
[参　考]
① 原著には「二三年間肺気上喘咳嗽し，膿血を喀唾し，満面に瘡を生じ，遍身黄腫するを治す」とあり，医方考にはこれを解説して「'二三年肺気上喘'とは則ち病久しくして肺損じたるなり。咳嗽し膿を出すものは気病み，出血するものは血病むなり。面は清陽の分たり，六陽の気は皆面に会し，その気は常に実し，邪を受けるは易からず，今満面に瘡を生じるは，これ正気衰えて邪気盛ん，乃

ち小人道長じ，君子道消ゆるの象なり。この方たるや，人参は益気，蛤蚧は補心，杏仁は利気，二母は清金，桑皮は瀉喘す。甘草，茯苓のごときは，乃ち調脾して金の母を益すなり。また曰く：蛤蚧は血気の属たり，よく血気の毒を排す。故にこの方はこれを用い，調膿理血し，またその性を仮りて，奇を正に伏すなり」と記されている。

② 本方は久咳肺虚で熱に偏したものに適し，外邪による喘咳には用いない。

附　方

1. **人参胡桃湯**（にんじんことうとう）《済生方》

    組成：人参8g，胡桃肉5個。生姜と水煎服用する。

    効能：補肺腎・定喘逆

    主治：肺腎両虚・咳嗽気喘

    原著には「胸満喘急して，睡臥する能わざるを治す」と記される。

    本方は虚喘の軽症で寒に偏したものに適する。人参で元気を補益し，胡桃肉で潤肺して腎気を収納する。それゆえ，肺虚不降気の咳嗽・腎虚不納気の喘に使用するのがよい。

第2節　補血剤（ほけつざい）

　補血剤は血虚に対する方剤であり，養血剤ともいう。
　血虚の主体は肝血虚・心血虚であり，めまい・目がかすむ・顔色につやがない・口唇が淡白・爪がもろい・動悸・不眠・月経不順・経血量が少ない・舌質が淡・脈が細などが主症状である。
　常用の補血薬は熟地黄・当帰・白芍・竜眼肉・何首烏・阿膠などである。「有形の血は自生することあたわず，無形の気より生ず」といわれるように，益気によって生血を促す人参・黄耆などを配合することが多い。

四物湯（しもつとう）
《和剤局方》

[組　成] 当帰9g　川芎6g　白芍12g　熟地黄12g
[用　法] 水煎服。
[効　能] 補血調血
[主　治] 肝血虚・血滞
　　目がかすむ・目の異物感・めまい・頭のふらつき・頭がぼーっとする・耳鳴・顔色が悪くつやがない・口唇があれる・毛髪につやがない・爪がもろくつやがない・ときに腹痛・月経が遅れる・経血量が少ない・無月経・舌質が淡・脈が弦細あるいは細渋など。
[病　機] 出血などにより肝血が不足し，営血虚滞をひきおこした状態である。
　　血虚のために肝竅である目や頭面部を上栄できないので，目がかすむ・目の異物感・めまい・頭のふらつき・頭がぼーっとする・耳鳴・顔色が悪くつやがない・口唇があれるなどの症候があらわれ，肢末の爪や血の余である毛髪も栄養されずつやがなくもろくなる。肝血不足で衝任が空虚になると，月経量の減少・月経周期の延長・無月経がみられる。営血不足のため血脈が虚滞しやすく，ときに腹痛が生じたり脈が細渋を呈する。営血不足であるから舌質が淡・脈は細であり，肝血不足で肝気の疏泄が失調すると脈が弦候をおび，陽熱の布散も失調して悪寒・熱感が交互に生じることが多い。

[方　意] 肝血虚・営血虚滞であるから，補血養肝・調血行滞すべきである。

主薬は甘温の熟地黄で滋陰養血・塡精し，酸・微寒の白芍は斂陰補血・柔肝に働き，辛甘・温の当帰は補血活血・調経し，辛温の川芎は血中の気を理し活血行滞する。全方が血分薬からなり，補血して滞らせず，行血して破血せず，補中に行散があり，行散のなかに収斂があり，補血・調血・行滞する「治血の要剤」になっている。

[参　考]
① 原著には「営衛を調益し，気血を滋養す。衝任虚損し，月水調わず，臍腹㽲痛し，崩中漏下し，血瘕塊硬をなし，発歇疼痛し，妊娠宿冷して，将理宜しきを失い，胎動安んぜず，血下りて止まず，及び産後の虚に乗じて風寒内搏し，悪露下らず，結して瘕聚を生じ，少腹堅く痛み，時に寒熱を作すを治す」とある。
② 四物湯は《金匱要略》の芎帰膠艾湯から阿膠・艾葉・甘草を除いたもので，補血剤の基本方である。

《医宗金鑑》では「経に云う'心は血を生じ，肝は血を蔵す'。故に凡そ生血するものは則ちこれを心に究め，調血するものは則ちこれを肝に求むべきなり。この方は肝経調血の専剤にして，心経生血の主方にあらざるなり。当帰は甘温和血，川芎は辛温活血，芍薬は酸寒斂血，地黄は甘平補血し，四物は生長収蔵の用を具え，故に能く営気を経隧に安行せしむるなり」と解説する。

《成方便読》は「それ人の頼り生くる所は，血と気のみ，しかして医家の偏を補い弊を救う所は，またただ血と気のみ。故に一切の補気の諸方は，みな四君より化して出で，一切の補血の諸方は，またまさにこの四物によりて化すべきなり。補気は，まさにこれを脾肺に求むべく，補血は，まさにこれを肝腎に求むべし。地黄は腎に入り，壮水補陰す，白芍は肝に入り，斂陰益血す，二味は補血の正薬たり。然して血虚せば滞ること多く，経脈隧道は滑利通暢するあたわず，また地・芍の純陰の性は，温養流動の機なきを恐る，故に必ず加うるに当帰・川芎の辛香温潤をもってし，よく養血して血中の気なるものを行らせこれを流動す。これを総ずるに，この方はすなわち一切の血証を調理す，これその長ずるところなり，もし純に陰虚血少に属し，静なるべく動なるべからざれば，すなわち帰・芎の走竄行散は，また宜しきところにあらざるなり」と解説している。

③ 本方は以下のように加減して使用するのがよい。

気虚をともなえば人参・黄耆を，瘀血をともなえば桃仁・紅花を，血虚有寒には肉桂・炮姜を，崩漏には阿膠・艾葉を，血虚兼熱には牡丹皮・黄芩をそれぞれ加える。脾虚の泥状〜水様便には，熟地黄・当帰を減量し，白朮・茯苓などを加える。

附　方

1. 聖癒湯（せいゆとう）《医宗金鑑》

    組成：熟地黄12g，白芍12g，当帰9g，川芎6g，黄耆18g，人参6g。水煎服。

    効能：益気補血・摂血

    主治：気血両虚による月経周期短縮・多量の淡い経血・四肢無力・倦怠感・元気がないなどの症候。

　　　気血不足で気不摂血の崩漏が生じた状態であり，四物湯で補血調血し益気の黄耆・人参で摂血している。

　　　原著には「一切の失血過多，陰虧気弱，煩熱して渇きを作し，睡臥して寧んぜざるを治す。四物湯加人参，黄耆（一方に芍薬を去る）」とある。本方の出自は《蘭室秘蔵》の聖癒湯にあり，原方では生地黄・熟地黄・川芎・人参・当帰となっていて芍薬がなく，気血両虚に対する補気養血の効能があり，'気旺んなれば則ち血自ずと生じ，血旺んなれば則ち気は附すところあり'となる。

2. 当帰生姜羊肉湯（とうきしょうきょうようにくとう）《金匱要略》

    組成：当帰60g，生姜120g，羊肉250g。弱火で煮つめて食する（炖服）。

    効能：温経養血・散寒止痛

    主治：血虚兼寒で，腹痛・冷えなどをともなうもの。

　　　原著に「寒疝腹中痛み，および脇痛裏急するは，当帰生姜羊肉湯これを主る」「産後腹痛 疠（きゅう）痛するは当帰生姜羊肉湯これを主る。ならびに腹中寒疝，虚労不足を治す」とあるように，産後などの血虚に乗じて寒邪が侵入し，冷え・疼痛をきたした状態に対し，補血活血の当帰・散寒の生姜・補血温潤の羊肉を用いている。

　　　当帰湯《千金方》は，本方に柔肝止痛・養血の白芍60gを加え，止痛止痙の効果をつよめている。

　　　当帰羊肉湯《済生方》は，本方に人参30g，黄耆120gを加え，補気の効果をつけ加えている。

3. 桃紅四物湯（とうこうしもつとう）《医宗金鑑》

    組成：熟地黄12g，川芎6g，白芍12g，当帰12g，桃仁6g，紅花3g。水煎服。

    効能：養血活血・逐瘀

    主治：血虚血瘀で，血虚の症候に月経痛・凝血塊あるいは腹腔内腫瘤・腹痛・腹満などの血瘀の症状をともなうもの。

四物湯に逐瘀行血の桃仁・紅花を加えている。

原著には「もし血多く塊有り，色紫にして稠粘なるは，乃ち内に瘀血有り，四物湯加桃仁，紅花を用いてこれを破り，桃紅四物湯と名づける」とある。

当帰補血湯（とうきほけつとう）
《内外傷弁惑論》

[組　成] 黄耆 30 g　当帰 6 g
[用　法] 水煎服。
[効　能] 補気生血・生肌
[主　治]
 (1) 血虚陽浮
　　大出血のあとなどに生じる顔面紅潮・体表部の熱感・つよい口渇・水分を欲する・脈が浮大で無力などの症候。
 (2) 血虚発熱
　　月経期や産後あるいは化膿症が潰破したのちに生じる発熱・頭痛で，舌質が淡・脈が浮大で無力などを呈する。
 (3) 瘡瘍久潰不癒
　　癒合しがたい慢性の皮膚潰瘍。

[病　機] 大量の出血（外傷・手術・性器出血・月経過多・出産・大きな膿瘍の潰破後など）により急激な血虚が生じ，気がよりどころを失って上浮した状態である。

「気は血の帥，血は気の母」で，気は血に付随して行り，血は気によって統摂・推動され，相互依存の関係にあるので，血が虚すと気が依付するところがなくなって外に浮越し，浮陽により顔面紅潮・体表部の熱感あるいは発熱・頭痛が発生する。脱血すると陰津もともに失われるために，口渇があって水分を欲する。浮陽のために脈は浮大を呈するが，陰血が不足しているので中空無力である。営血不足であるから舌質は淡になる。

皮膚化膿症が潰破したのち瘡口が癒合しにくいのは，気血が不足して肌肉の産生が悪いためである。

[方　意] 本方は補気生血の代表方剤である。

血虚により陽気が浮越するのは危急の状態であり，有形の血は速生させることが困難であるから，まず無形の気を固め，気を充足させて血を次第に産生するのがよい。大量の黄耆で脾肺の気を補って生血の源に余裕をもたせ，養血和

営の当帰を少量加えて気のよりどころを付与し,「陽生陰長」で陽気を旺生にして血を内生させる。「有形の血は自生することあたわず,無形の気より生ず」という理論にもとづいている。

血虚発熱には益気養血し浮陽をおさめることにより効果をあらわし,瘡瘍久潰不癒には補気養血を通じて生肌し収口する。

[参　考]

① 《医宗金鑑・刪補名医方論》には「血実すれば身涼し,血虚すれば身熱す。あるいは飢困労役を以てその陰血を虚さば,則ち陽独り治め,故に諸証生ず。この証は純に白虎をあらわすも,ただ脈は大にして虚,大にして長にあらざるを辨ずのみ! 《内経》の謂うところの脈虚すは血虚すこれなり。五味の中で,ただ甘能く補い,当帰は味甘にして厚く,味厚則ち血を補い,黄耆は味甘にして薄く,味薄則ち気を補う。今黄耆多く数倍にして,補血というは,有形の血は自ずと生ずる能わず,無形の気より生ずるが故なり」と説明があり,大量の黄耆で補気して肌表を固めるとともに,脾肺の気を大補して化源を資け,気を旺んにして血を生じさせ,少量の当帰を配して養血和営する。

本方は補気生血の基礎方で,また李東垣の「甘温除熱」治法の代表方でもある。肌熱,口渇して熱飲を好む,顔面潮紅の他に脈大にして虚,重按無力が弁証の要点である。

② 血虚浮陽は「肌熱面赤,煩渇欲飲,脈洪大にして虚」であり,気分熱盛の白虎湯証の「脈洪大,渇して飲を思い,発熱し,面赤く,心煩す」と類似しているが,明確に区別する必要がある。

白虎湯証は,脈が洪大で実であり,大渇して冷飲を好み,身に大熱(高熱)があり大汗が出るという,「四大」の症候がみられる。

血虚浮陽では,脈は洪大ではあっても重按すると無力であり,口渇はあっても熱い飲物を欲し,身熱はあっても高くはなく,大汗が出ることもない。

弁証を誤り,血虚浮陽に白虎湯を投与すると「虚を虚す」ことになり,気分熱盛に当帰補血湯を投与すると「実を実する」結果になり,効果がないだけでなく弊害をひきおこすことになるので,注意すべきである。

③ 本方は黄耆が主薬で補気養血の効能をもつために,気虚・気不摂血・気血両虚にも使用して有効である。

附　方

1. 当帰補血湯合甘草乾姜湯加五味子・白蜜（とうきほけつとうごうかんぞうかんきょうとうかごみし・はくみつ）《医理真伝》

組成：当帰12g,黄耆30g,炙甘草6g,乾姜（黒炒）12g,五味子3g,蜂

蜜 30 g。水煎服。

効能：養陰潤肺

主治：陰虚肺燥による肺痿（肺線維症などの呼吸不全）・臓結（上腹部硬満）・腸燥（便秘）・痿躄（あしなえ）・筋攣（筋肉痙攣）・骨蒸（午後の発熱）など，皮毛・肌膚・爪甲が乾燥し瘙痒がつよいなどを治す。

　肺金は生水の源で，治節を主る。元陰が虚して潤肺できず，さらに肺燥をきたすと治節が失調し津液が行らないために種々の症状がおきる。津液が内を行らないと肺痿・臓結・腸燥・痿躄・筋攣・骨蒸などの症状が，津液が外を行らないと皮毛・肌膚・爪甲が乾燥し瘙痒症状があらわれる。治法は清燥養営を主とする。元陰が不足すると邪火を生じ火が旺んとなって肺燥になり咳を生じる。法は養陰潤肺で，方は当帰補血湯合甘草乾姜湯加五味子で治療する。甘草乾姜湯は辛甘化陽の方剤であり，黒炒することによって苦甘化陰の方剤でもある。拘急・筋攣・肺痿・腸燥の治療に用いるのは，甘苦化陰の効能によって生じた陰である。いま，病人には乾咳無痰があり肺気の燥はあきらかである。燥熱が解し，肺気が清になれば，粛降の働きが回復して自然に咳はなくなる。化陰の法に，当帰補血湯加五味子をあわせて治療する。当帰補血湯は活血・行気の方で，かつ補気・補血の方である。当帰は味苦で心に入って補心し，心は生血の源である。黄耆は甘温補肺に働き，肺は気の宗主である。当帰は黄耆があり，黄耆は当帰があるので気血相互の依存関係が成立し，補血湯とも補気湯とも呼べる。五味子は一味で五味を具え，酸味がもっとも勝り温でありながら潤で，上は肺気を収斂して咳喘を止め，下は腎陰を渋潤して渋精止瀉し，内は益気生津し，外は斂汗止汗する。慢性の咳嗽や痒みをともなう皮膚疾患などに広く用いることができる。

第3節　気血双補剤（きけつそうほざい）

　気血双補剤は，気虚と血虚がほぼ同等に存在する気血両虚に用いる。
　脾気虚と心血虚・肝血虚が併存していることが多く，倦怠無力感・疲れやすい・元気がない・動悸・息ぎれ・顔色が白くつやがない・月経不順・爪がもろい・不眠・舌質が淡・脈が細で無力などを呈する。
　常用の薬物は，補気の黄耆・人参・白朮および，補血の熟地黄・当帰・白芍などである。

帰脾湯（きひとう）
《済生方》

[組　成] 白朮・茯神・黄耆・竜眼肉・酸棗仁各9g　人参・木香各4.5g　炙甘草・当帰・遠志各3g
[用　法] 生姜・大棗と水煎服用する。上記の割合で蜜丸にし，1日3回15gずつ服用してもよい。
[効　能] 益気補血・健脾養心
[主　治]
　(1) 心脾両虚
　　　動悸・健忘・不眠・発熱・食欲不振・倦怠感・顔色が萎黄・舌質は淡・舌苔は薄白・脈は細緩など。
　(2) 脾不統血
　　　血便・皮下出血・不正性器出血・月経周期の短縮・経血色が淡く量が多い・月経の持続が長い・帯下など。
[病　機] 心血虚と脾気虚が同時にみられる病態である。
　　　心は神を蔵し血を主り，脾は思を主り血を統摂するので，思慮過度や疲労によって心脾が傷害されると，脾気が虚して，倦怠感・食欲低下などが出現し，心血が暗耗し心神が濡養されなくなって，驚きやすくて動悸がする（驚悸）・持続性の動悸（怔忡）・健忘・不眠など心神不寧の症候があらわれる。気血不足のために顔色は黄色でつやがない・舌質が淡・舌苔が薄白・脈が細緩を示す。気

虚で発泄ができず陽気が鬱すると発熱がみられることもある。

　脾は統血しており，脾気が虚すと統摂ができなくなって血が脈管外に漏出するので，皮下出血・血便など慢性で反復する出血傾向が生じる。衝脈も固摂できなくなると，不正性器出血・月経周期の短縮・月経血量の増加をきたし，血が不足しているので経血は淡色を呈する。脾虚で水湿を運化できないと，湿濁が下注して白色帯下が生じる。

[方　意] 心脾両虚には益気補血・健脾養心すべきである。

　本方の配伍の特徴は，心脾同治であるが，気血生化の源である脾の強化に重点があり，そのため帰脾湯の名がある。気血并補するが，重点は気にあり「気は血の帥」であるので気が旺んなら血は自ずと生じ，血が足りれば心は養われる。さらに補しても滞を生じさせないために木香を加えている。

　甘温の人参・黄耆・白朮・炙甘草・生姜・大棗で補脾益気し，甘辛温の当帰で肝血を養い心血を生じ，甘平の茯神・酸棗仁・竜眼肉で養心安神する。遠志は心腎を交通させて定志寧心に働き，木香は理気醒脾するとともに滋膩の益気補血薬による滞気を防ぐ。

[参　考]
① 帰脾湯は宗代・厳用和の《済生方》に初めて記載され，「思慮過度・労傷心脾・健忘・怔忡」に用いた（原方には当帰・遠志はない）。元代・危亦林は《世医得効方》で，上記のほか脾不統血による吐血・下血を増補した。明代・薛立斉は《校注婦人良方》で原方に当帰・遠志を加え，これが現在まで使用されている。清代・汪訒庵は《医方集解》で「驚悸・盗汗・食少・婦人帯経・腸風崩漏」など適応の範囲を拡充した。このように，後世の医家たちが臨床経験を通じて本方を次第に完成させてきたのである。

② 本方と補中益気湯はともに補気の効能をもつが，以下のような相異がある。

　配合においては，本方は補気健脾・養心安神・交通心腎の効能をもち，健脾養心して統血・生血するのが目的であるのに対し，補中益気湯は補気健脾と下陥した陽気の昇提の効能をもち，補気昇提して昇清降濁を回復させるのが目的である。主治は，本方は心脾両虚・脾不統血による「心悸怔忡・食少体倦・下血」などで，補中益気湯は脾胃気虚による「発熱・体倦・少気懶言」や気虚下陥による「下脱・下垂」などである。

附　方

1. **加味帰脾湯**（かみきひとう）《校注婦人良方》

　組成：帰脾湯に柴胡9g，山梔子6gを加える。水煎服。

　効能：益気補血・健脾養心・清熱解鬱

主治：心脾両虚に肝鬱化火を兼ね，いらいら・のぼせなどをともなうもの。
　　　疏肝理気の柴胡と清熱の山梔子で肝鬱化火をしずめる。

八珍湯（はっちんとう）
《正体類要》

[組　成] 人参6g　白朮9g　茯苓9g　熟地黄12g　当帰9g　白芍9g　川芎6g　炙甘草3g　生姜3g　大棗2g
[用　法] 水煎服。
[効　能] 気血双補
[主　治] 気血両虚
　　　倦怠無力感・易疲労・顔色が蒼白～萎黄・息ぎれ・物を言うのがおっくう・食欲不振・四肢がだるい・頭のふらつき・目がかすむ・四肢のしびれ感・筋肉のひきつり・月経不順・動悸・舌質が淡・舌苔が薄白・脈が細弱あるいは虚大で無力など。
[病　機] 慢性病による消耗・病後の失調・出産・出血過多などにより，気血が不足した状態である。
　　　全身的な気不足による倦怠無力感・易疲労・脈が無力などのほか，肺気が不足すると息ぎれ・物を言うのがおっくうなどが，脾気が不足すると食欲不振・四肢がだるいなどがあらわれる。肝血虚で頭目・筋が養われないために，顔色が蒼白～萎黄・頭のふらつき・目がかすむ・四肢のしびれ・筋肉のひきつりがみられ，衝任に影響が及ぶと月経不順・経血量の減少が生じる。心血が不足すると動悸・不眠なども生じる。舌質が淡・舌苔が薄白・脈が細は血虚を示す。急激な出血などでは，陰血不足で気を収斂できず，気が上浮して浮大脈を呈するが，血管内は空虚で無力である。
[方　意] 本方は益気健脾の四君子湯（人参・白朮・茯苓・炙甘草）と養血活血の四物湯（熟地黄・当帰・白芍・川芎）を合方したもので，補気養血の効能が得られる。大棗・生姜は和胃養営に働き，他薬の吸収を促進させる。平補気血の方剤である。
　　　原著には「損傷等の症，失血過多，あるいは克伐に因り，血気耗損し，悪寒発熱し，煩燥して渇を作す等の症を治す」とある。

附　方

1. **八珍益母丸**（はっちんやくもがん）《景岳全書》

    組成：八珍湯に益母草9gを加える。水煎服。

    効能：気血双補・活血化瘀

    主治：気血両虚の月経不順・月経痛。

    　　活血化瘀・調経の益母草を加えている。

    [参考] 原著には「気血両虚，脾胃并せ弱く，飲食思うこと少なく，四肢無力，月経調わず，或いは腰酸み腹脹り，或いは断じ或いは続き，赤白帯下し，身は寒熱を作すを治して，効を獲ざることなし。服すこと一月の後，即受胎すべし。虚甚だしきは，用薬一斤すれば必ず能く子を受ける」とある。

2. **十全大補湯**（じゅうぜんたいほとう）《和剤局方》

    組成：八珍湯に黄耆15g，肉桂3gを加える。水煎服。

    効能：温補気血

    主治：気血両虚。

    　　益気固表の黄耆を加えて補気生血をつよめ，温補脾腎の肉桂で陽気を振奮しており，八珍湯よりも益気の効能が高められている。一般に，本方が気血双補の基本方剤になっている。

    [参考] 原著に「男子婦人，諸虚不足を治す。五労七傷，飲食進まず，久病虚損，時に潮熱を発し，気骨脊を攻め，拘急疼痛し，夜夢みて遺精し，面色萎黄，脚膝無力，一切の病後にして気旧に如ばず，憂愁思慮して気血を傷動し，喘嗽して中満し，脾腎の気弱く，五心煩悶するは，並に皆これを治す。この薬性は温にして熱せず，平補にして効有り，気を養い神を育み，醒脾止渇し，正に順いて邪を辟き，脾腎を温暖し，その効は具に述べること可ならず……この薬は虚損を補うに大いに神効あり」とあり，気血双補の強壮剤であるが，その性質は温熱に偏するので，虚労雑病で陰虚火旺を呈している場合は適応ではない。

3. **人参養栄湯**（にんじんようえいとう）《和剤局方》

    組成：十全大補湯から川芎を除き，遠志5g，五味子6g，陳皮6gを加える。水煎服。

    効能：益気養血・寧心安神・止咳化痰

    主治：気血両虚で，不眠・動悸・不安など心神不寧の症候や，慢性の咳嗽・呼吸困難・息ぎれなど肺気不降の症候をともなうもの。

    　　遠志は寧心安神・交通心腎・化痰止咳に，五味子は斂肺止咳・平喘・養心安神に，陳皮は理気化痰に，それぞれ働くので，十全大補湯による気血双補

の効能に寧心安神・平喘止咳・化痰の効能が加わる。なお，川芎は昇散に働き走竄し，心神不寧・肺気不降には適さないために除去している。

[参考] 原著には「積労虚損，四肢沈滞，骨肉痠疼，吸吸として少気し，行動して喘嗽し，少腹拘急し，腰背強痛し，心虚驚悸し，咽乾唇燥して，飲食味無く，陰陽衰弱し，悲憂惨戚，多臥少起し，久なるものは積年，急なるものは百日，漸に痩削に至り，五臓気竭き，あえて振復すること難きを治す。また肺と大腸倶に虚し，咳嗽下痢し，喘乏少気，嘔吐痰涎するを治す。……便精遺泄するは竜骨1両を加え，咳嗽するは阿膠を加えれば甚だ妙」と説明する。

《古今名医方論》には「古人は気虚を治するに四君子，血虚を治するに四物，気血倶虚を治するに八珍とし，さらに黄耆・肉桂を加えて十全大補と名づけるは，宜しく万挙万当とするなり。しかしてこれを用いてなお効かざるものあり。蓋し補気して行気の品を用いざれば，則ち気虚の甚だしきはその補を受ける気無し；補血してなおその間に行血を用いるは，則ち血虚の甚だしきは，さらに流行する血無し。故に，陳皮を加えて行気して補気すれば，悉くその用の効するを得る。行血の味たる川芎を去れば，補血は因って効を奏す。かく善く治するものは，ただ一を加え一を減じて，便ち造化の機を転旋するなり。しかるに気は召せば至ること可なるも，血は易くは成り難し，もし血脈の主を求めてこれを養う有らざれば，則ち営気は終に不足に帰す。故に人参を倍して君とし，而して佐くるに遠志の苦を以て，まず心に入りて安神定志し，甘温の品をして始めて化して血となし，生身に奉じる。また心は緩に苦しむ，必ず五味子の酸を得て，神明を収斂し，営を脈中に行らせ四臓に流す。名づけてこれを養栄といい，必ずしもなお十全の名にせざる，而して収効有りかくのごとし」と説明する。本方と八珍湯を較べると遠志・陳皮・五味子が多く，走竄の川芎が除かれており，寧心安神の効能が加わり，補気して血を生じ，養血して栄を益する。方中では熟地黄・当帰・芍薬で養血益陰して心肝の血不足を補い，人参・黄耆・白朮・茯苓・炙甘草で補気健脾して脾肺の気を益し，気を旺んにして生血する。補血薬は陰柔で滞りやすく，益気薬は甘温で壅しやすいので行気化滞の陳皮を使用して，速やかな気血生成を図っており，広く気血両虚に応用できる。

泰山盤石散（たいざんばんじゃくさん）
《景岳全書》

[組　成] 人参6g　黄耆15g　当帰9g　続断・黄芩各6g　白朮12g　川芎4g　白芍・熟地黄各6g　砂仁・炙甘草・糯米各3g

［用　法］水煎服。
［効　能］気血双補・安胎
［主　治］気血両虚・胎動不安

　　妊娠中に下腹痛・性器出血などの切迫流産をきたしたり，流産の既往が何度もあり，顔色が淡白・倦怠無力感・食欲不振・舌質が淡・脈が滑で無力あるいは沈弱などを呈する。

［病　機］気血虚弱による胎動不安や流産である。

　　衝脈は血海であり，任脈は胞胎（胎児）を主り，衝任の気が固まれば胎を保持でき，衝任の血が充足すれば胎を養い生長発育させることができる。気血虚弱の体質・つよい妊娠悪阻による消耗・妊娠中の罹病による消耗などで，気血が不足すると，衝任が胎を固め養えなくなり，胞胎が下墜したり血を統摂できずに性器出血を生じ，胎動不安すなわち切迫流産をきたし，甚だしければ流産する。気血虚弱の体質では，妊娠しても胞胎を維持発育できず，習慣性の流産をきたす。他の症候や舌象・脈象は気血両虚を示している。

［方　意］気血虚弱に対する本治と胎動不安に対する標治を同時に行う。

　　益気健脾の黄耆・人参・白朮・炙甘草，養血活血の熟地黄・当帰・白芍・川芎で，気血を双補し本治する。補腎止血の続断，醒脾開胃の砂仁，健脾益気の白朮，清熱の黄芩，養脾胃の糯米は，いずれも安胎に働いて胎動不安をしずめ，止血・開胃・健脾する。清熱の黄芩を一味加えているのは，胎動不安の原因に胎熱が介在するためであるが，同時に他薬の温性を制約する目的でもある。

［参　考］

① 本方は十全大補湯の肉桂・茯苓を除き，続断・黄芩・砂仁・糯米を加えたものに相当する。辛熱の肉桂は助火動胎の恐れがあり，淡滲利水の茯苓は津液を下泄して養胎に不利になるので，いずれも除去している。

② 除東皐は「婦人凡そ懐胎二三個月にして，堕落を慣要（習慣）とするは，名して小産という。これ体弱く気血両虚に由り，臓腑に火多く，血分は熱を受け然るを致すなり。医家また安胎を謂い，艾・附・砂仁を多用して熱を補うるは，尤も禍患を増してその堕を速やかとす。殊に気血清和して火の煎爍無ければ，則ち胎自ずと安んじて固（やすんず）るを知らず。気虚して則ち堤住たず，血熱して則ち溢れて妄行するに，その堕ちざらるを欲して，得んや？　香附は快気開鬱といえども多用すれば則ち正気を損じ，砂仁は脾気を快せず，多用すればまた真気を耗す，況んや香燥の性は気血両傷す，安胎を求めて，適（まさ）にまた胎を損じ反って堕（おと）すなり。今これ泰山盤石散，千金保孕丸二方はよく化工（造化のたくみ）の妙を奪（かちと）り，百発百効して，万に一失なし，はじめて故を表してこれを出し，好生（よく気をつける）し君子共（みな）に知らしむなり」と述べている。

③ 原著には「婦人血気両虚し，或いは肥して実せず，或いは痩せて血熱し，或い

は脾肝素より虚し，倦怠して食少なく，しばしば堕胎の患いあるを治す。この方は平和，兼ねて脾胃気血を養う。熱有るを覚えるは，黄芩を倍して砂仁を少用す。胃弱を覚えるは，砂仁を多用し，少しく黄芩を加える。さらに宜しく事を欲して悩怒するを戒め，酒醋辛熱のものを遠ざけ，永く堕なきを保つべし」と説明する。

④ 習慣性流産の予防には，妊娠2カ月から本方を1週に1剤服用させ，2～3カ月間続けるとよい。

附　方

1. 胎元飲（たいげんいん）《景岳全書》

   組成：人参6g，当帰9g，杜仲9g，白芍6g，熟地黄6g，白朮9g，陳皮3g，炙甘草3g。水煎服。

   効能：益気補血・安胎

   主治：気血不足・胎動不安。

   　　益気健脾の人参・白朮・炙甘草・陳皮，養血の当帰・白芍・熟地黄，固腎安胎の杜仲により，益気補血・安胎の効能が得られる。

   　　原著に「婦人衝任失守し，胎元不安不固するものを治し，証に随い加減してこれを用いる。或いは間日（一日おき），或いは二三日に，一，二剤を常服す」と説明がある。

   　　さらに原著によれば，下元不固で分泌物が多ければ山薬・補骨脂・五味子の類を加え，気虚が甚だしければ，白朮を倍量にし黄耆を加えるが，白朮・黄耆は気が浮いて胃口に停滞しやすいので，胸膈に満悶感があれば止める。虚に寒を兼ねて嘔気が多ければ炮姜を加え，虚に熱を兼ねるときは黄芩或いは生地黄を加えて杜仲を除く。陰虚で下腹部に痛みがあれば枸杞子を加える。怒りっぽく気逆があれば，香附子を加えてもよく，縮砂も効果的である。ぶつかられて出血がある場合は川続断・阿膠を加える。嘔吐が止まらなければ半夏・生姜を加える。

第4節　補陰剤（ほいんざい）

　補陰剤は陰虚に対する方剤であり，滋陰剤・養陰剤・育陰剤・涵陰剤などとも称する。

　陰虚は五臓六腑それぞれの臓腑におきることがあるが，共通の症状は身体の熱感・手のひらや足の裏のほてり・口や喉の乾燥感・午後の潮熱・舌質が紅絳・少苔〜無苔・脈が細数などである。陰虚が悪化あるいは持続すると真陰（命門の陰）も不足する。

　常用の滋陰薬は生地黄・熟地黄・麦門冬・女貞子・亀板・鼈甲・知母などである。

六味地黄丸（ろくみじおうがん）
（別名：地黄丸・六味丸・六味地黄湯）《小児薬証直訣》

[組　成] 熟地黄24g　山茱萸12g　山薬12g　沢瀉9g　茯苓9g　牡丹皮9g
[用　法] 粉末を蜜丸にし，1日3回3〜9gずつ空腹時に湯で服用する。水煎服用してもよい。
[効　能] 滋陰補腎・瀉火
[主　治] 腎陰虚・火旺
　　腰や膝がだるく無力・頭のふらつき・めまい感・耳鳴・聴力減退・盗汗・遺精・消渇・身体の熱感・手のひら足のうらのほてり・歯の動揺・踵部痛・尿の淋瀝あるいは失禁・舌質が紅絳・少苔・脈が細数など，あるいは小児の五遅（発育遅滞）。
[病　機] 腎精不足と虚熱の病態である。
　　腎は先天の本で「骨を主り髄を生ず」「脳は髄の海」であり，「腰は腎の府」であるから，腎精が不足して骨弱・腰弱になると，腰や膝がだるく無力で痛み，甚だしいと転動できなくなり，踵部も痛む（発赤・腫脹・熱感などはともなわない）。脳髄が空虚になると，頭のふらつき・めまい感・健忘などがみられる。「腎気は耳に通ず」「竅は耳たり」「歯は骨の余たり」で，腎精が不足すると耳鳴・聴力減退・歯の動揺が生じる。「腎は水液を主る」で，尿の貯留と排泄は腎気の開闔に頼っており，腎精不足で腎気の開闔が失調すると尿がぽたぽたと

淋漓したり失禁する。また，水液の気化と蒸騰は腎気が推行するが，精虚で気化・蒸騰が衰えると，水液を津液に化したり口へ上承することができないために，口渇があらわれ，甚だしいと飲んでも癒されないはげしい口渇である「消渇(しょうかつ)」がひきおこされる。

　腎精不足で陰液が陽気を制約できなくなるので，陽気の相対的有余による虚熱や陽亢をともなう。虚熱により内熱が盛んになると，身体の熱感・手のひらや足のうらのほてり（手足心熱）・舌質が紅絳・脈が数を呈し，肝陽が亢進し疏泄が過度になって腎の封蔵に勝ると，遺精・夢精などの腎精不固が生じ，心陽が亢ぶると不眠・咽乾・舌痛などがみられる。衛気が裏に入る夜間睡眠中には，内熱がつよくなって津液を外迫するので，盗汗があらわれる。陰津不足のために，舌苔は少・脈は細である。

　なお，先天不足の小児では，精虚で骨・髄・脳の正常な発育ができないので，歯遅・行遅・智遅・語遅・泉門閉鎖遅延などの「五遅」の症候があらわれる。

［方　意］本方は，腎・肝・脾を併補しつつ，補腎陰が主体である。また，陰虚火旺に対して，滋陰を主とし清熱を補助にした「水の主を壮んにし，もって陽光を制す」の配合でもある。

　甘・微温の熟地黄は滋補腎陰・填精補髄に働き，主薬である。酸温の山茱萸は養肝益腎・渋精に，甘平の山薬は滋腎補脾・渋精に働いて，脾・肝・腎の陰を滋補するとともに陰精の漏出を抑止する。三陰を併補して滋補腎陰の効果をつよめる。以上が「三補」である。甘寒の沢瀉は利水滲湿・清熱に働き，腎陰虚による水液代謝失調で生じた湿濁を除き，熟地黄の滋滞を防止し，内熱を下泄する。甘淡平の茯苓は健脾利水により山薬を補佐し，脾湿を除く。辛苦・微寒の牡丹皮は清熱涼血に働き，内熱・肝火を清泄し，山茱萸の温性を制する。この三薬が「三瀉」あるいは「三開」である。三補三瀉の併用により，滋補して滋滞せず，降泄して傷正せず，滋補腎陰の効果をつよめる。

［参　考］
① 本方は《金匱要略》の腎気丸（八味地黄丸）から桂枝・附子を除いたもので，元来は小児の先天不足に使用された。

　原著では地黄丸と記され，「腎驚失音，顖（泉門の意）開きて合せず，神不足し，目中に白睛多く，面白㿠白等方を治す」とある。
② 本方の構成については以下のような論評がある。

　《古今名医方論》には「腎虚して精を蔵するあたわざれば，坎宮(かん)（腎）の火は附すところなくして妄行し，下に春生の令を奉ずるなく，上に肺金の化源を絶つ。地黄は甘寒の性を稟け，熟に製すれば味さらに厚し，これ精不足はこれを補うに味をもってすなり，用うるに腎陰を大いに滋し，精を填し髄を補い，水の主を壮んにす。沢瀉を使となすも，世はあるいはその瀉腎を悪みてこれを去

る。一陰一陽は，天地の道，一開一闔は，動静の機なるを知らず。精は癸（水の陰）に属し，陰水なり，静にして走らず，腎の体たり，溺（尿）は壬（水の陽）に属し，陽水なり，動きて居らず，腎の用たり。これ腎は五液を主るをもって，もし陰水守らざれば，即ち真水不足し，陽水流れざれば，すなわち邪水逆行す。ゆえに地黄を君として封蟄の本を護り，すなわち沢瀉を佐として水道の滞を疏するなり。然して腎虚してその母を補わず，その上源を導かざれば，また封蟄の用を固むることなし。山薬は涼補して癸水の上源を培い，茯苓は淡滲して壬水の上源を導く。加うるに茱萸の酸温は，借りて少陽（胆）の火を収め，厥陰（肝）の液を滋し，丹皮の辛寒は，少陰（腎）の火を清し，また少陽（春生の令）の気を奉ずるなり。化源を滋し，生気を奉ずれば，天癸（腎精）その所に居る。水を壮んにし火を制するは，特その一端のみ」とある。

《医方論》には「この方はただ肝腎不足を治すに非ず，実は三陰并治の剤たり。熟地の膩，腎水を補う有るは，即ち沢瀉の宣泄腎濁有りてこれを済ける；茱肉の肝経を温渋する有るは，即ち丹皮の清泄肝火有りてこれを佐ける；山薬の脾経を収摂する有るは，即ち茯苓の脾湿を淡滲する有りてこれを和す。薬は六味に止まるも，大いに開き大いに合して，三陰并治する，洵に補方の正鵠なり」と解説する。

③ 本方と補中益気湯を比較すると，処方構成における昇降の関係が分かりやすい。

尤在涇が「陽の虚は，気は陥し，挙がらざること多し，ゆえに補中益気湯は参・耆・朮・草を多く用い，甘温益気して，升・柴の辛平をもって，上昇を助く。陰の虚は，気つねに上りて下がらず，ゆえに六味地黄丸は熟地・萸肉・山薬を多く用う，味厚く体重きは，補陰益精す，しかして茯苓・沢瀉の甘淡をもって下降を助く。気陥は，滞ること多し，陳皮の辛は，滞気を和すゆえんなり。気浮は，熱すること多し，牡丹の寒は，浮熱を清するゆえんなり。しかして六味はこれ苓・沢ありて，補中はこれ升・柴あるなり，補中はこれ陳皮ありて，六味はこれ丹皮あるなり，それ参・耆・朮・草・当帰ありて，地黄・茱萸・山薬あるなり，法は不同なりといえども，理はすなわち通ずべきなり」と述べているとおりである。

④ 陰虚の遺精については，朱丹溪の説が参考になる。「閉蔵を主るは，腎なり，疏泄を主るは，肝なり。二者みな相火を有して，その系は上り心に出づ，心は君火なり，ために物の感ずるところすなわち動じやすく，心動ずればすなわち相火また動ず，動ずればすなわち精自ずと走る，相火翕然としておこれば，交会せずといえども，また暗流して疏泄するなり」と説いており，肝の疏泄が腎の封蔵を上まわったために遺精が生じることが分かる。

第 4 節　補陰剤　273

附　方

1. **都気丸**（ときがん）《医方集解》

    組成：六味地黄丸に五味子 6 g／日を加える。

    効能：滋腎納気

    主治：腎陰虚の呼吸困難・顔面紅潮・吃逆など。

    　　陰虚による浮陽上気で気喘・面赤・吃逆をおこしているときに，酸斂の五味子を加えて納気平喘・斂陽する。

    　　原著には「本方（六味丸）加五味三両，名づけて都気丸，労嗽を治す」とある。一般には出典は《医宗己任篇》とされるが，成立年代（1725 年）が《医方集解》（1682 年）よりもおそい。

2. **麦味地黄丸**（ばくみじおうがん）（別名：八仙長寿丸）《寿世保元》

    組成：六味地黄丸に麦門冬 9 g／日，五味子 6 g／日を加える。

    効能：滋腎潤肺・平喘止咳

    主治：肺腎陰虚の咳嗽・呼吸困難・潮熱・盗汗など。

    　　本方は都気丸に滋陰潤肺・止咳平喘の麦門冬を加えたものであり，肺陰虚をかねた病態に適する。

    　　原著には「年高の人（老人），陰虚して筋骨は痿弱無力，面に光沢無く，黯惨（どすぐろい）食は少なく，痰多く或いは嗽し或いは喘す，或いは小便数にして渋り，陰痿，足膝無力，形体は痩せて弱く，力なく多くは困乏す，腎気久しく虚し，憔悴して夜汗し，発熱して渇きをなすは，八仙長寿丸を用いるべし。……腰痛の的に鹿茸，当帰，木瓜，続断を加え；消渇は的に五味子，麦門冬各一両を加える。老人下元冷，胞転（転胞ともいい，急に臍下が痛み，尿が出ない症状）にして排尿困難，膨急して切痛し，四五天困篤（非常に苦しむ）するは，方中に沢瀉を加えて益智を去る。各種の淋瀝，数（しばしば）通ぜざる症状起きるは茯苓を倍加し，沢瀉を用いて益智を去る。夜間小便多きは，益智一両を加え，茯苓を減半する。また虚火の歯牙痛腫に及ぶ，耳聵（先天的な聾）を治すこと可なり。もし耳鳴するは全蝎九枚を炒り微黄色となし，研して末とするを用いる」とある。

3. **知柏地黄丸**（ちばくじおうがん）（別名：知柏八味丸）《医方考》

    組成：六味地黄丸に知母 6 g／日，黄柏 6 g／日を加える。

    効能：滋陰降火

    主治：陰虚火旺による骨蒸潮熱・煩躁・盗汗・遺精・尺脈が浮で有力などの症候。

    　　腎陰虚で火旺が顕著になっているので，苦寒瀉火の知母・黄柏を加え，火

旺をしずめて陰精を堅固にする「苦寒堅陰」の配合を行っている。知母の潤性と黄柏の燥性が相殺して瀉火の効能のみが得られ，六味地黄丸より瀉相火の効能がつよめられている。

原著には「六味丸加黄柏知母方」とあり，「腎労，背俯仰し難く，小便不利し，餘瀝有り，囊湿して瘡を生じ，小腹裏急し，便赤黄なるは，この方これを主る。……熟地，山萸は味厚きものなり，味厚きは陰中の陰たり，故に腎間の陰血を補うに足る。山薬，茯苓は甘淡のものなり，甘よく湿を制し，淡よく湿を滲す，故に腎虚の陰湿を去るに足る。沢瀉，丹皮は鹹寒のものなり，鹹よく潤下し，寒よく熱に勝ち，優に腎間の湿熱を去るに足る。黄柏，知母は苦潤のものなり，潤よく滋陰し，苦よく済火し，故に竜雷の相火を服せしむに足る。それ灼陰の火を去り，その済火の水を滋せば，則ち腎間の精血は日に生じるなり」と説明する。

4. **杞菊地黄丸**（こぎくじおうがん）《医級》

組成：六味地黄丸に枸杞子・菊花各 9 g／日を加える。
効能：滋腎養肝・明目
主治：肝腎陰虚による目がかすむ・視力減退・目の異物乾燥感・風に当たると涙が出るなどの症候。

肝陰虚の眼花（目のかすみ）・眼睛乾渋・迎風流涙などをともなうので，養肝明目の枸杞子と平肝明目の菊花を加えている。

寿胎丸（じゅたいがん）
《医学衷中参西録》

[組　成] 菟絲子 120 g　桑寄生 60 g　続断 60 g　阿膠 60 g
[用　法] 前 3 薬の粉末を溶解した阿膠で丸にし，1 日 2 回 6 g ずつ服用する。
[効　能] 固腎安胎
[主　治] 腎虚・胎元不固

妊娠中に腰がだるく脹る・腹部下墜感・性器出血など切迫流産の徴候がみられたり，何度も流産の既往があり，頭のふらつき・耳鳴・腰や膝がだるく無力・頻尿・舌質が淡・尺脈が沈で無などを呈する。

[病　機] 腎虚による胎元不固である。

腎虚で精血が不足して養胎できないために，胎動不安になって腰の痠脹・腹部下墜感・性器出血がみられ，ついには滑胎（流産）をひきおこす。同じ原因

で何度も流産したり，ふだんから頭のふらつき・耳鳴・腰膝痠軟・頻尿・舌質が淡・尺脈が沈無力など腎虚の症候がみられる。

[方　意] 補腎により衝任を固め精血を充足させて安胎する。

　　補肝腎・強腰膝の菟絲子・続断で固腎安胎し，滋陰養血・止血の阿膠を配し，精血を補充して養胎する。

[参　考] 原著には「滑胎を治す。……もし気虚すは人参を加えて補気す。大気陥には黄耆を用い大気を昇補す。飲食減少には白朮を加え脾胃を健補す。涼するは補骨脂を加え腎中の陽を助ける（補骨脂がよく保胎するは陳修園がかつて詳論す）。熱するは生地黄を加え腎中の陰を滋す」と記載があり，この方は習慣性流産の予防法であって，流産治療の救急の方ではないとことわりがあり，流産をし始めている救急の方として，黄耆・生地黄各60g，白朮・竜骨・牡蛎各30gを煎じて投与し切迫流産をとめた症例をあげている。

附　方

1. **補腎安胎飲**（ほじんあんたいいん）《婦科治療学》

　　組成：人参12g，白朮6g，杜仲・続断各12g，狗脊・益智仁・阿膠各6g，艾葉・菟絲子各9g，補骨脂6g。水煎服。

　　効能：固腎安胎

　　主治：腎虚・胎元不固。

　　　腎虚による胎元不固の切迫流産に対し，補腎固胎の杜仲・続断・狗脊・菟絲子・補骨脂，養血止血の阿膠・艾葉を配し，さらに益気健脾の人参・白朮を加えている。

二至丸（にしがん）
《医方集解》

[組　成] 女貞子・旱蓮草各等量

[用　法] 旱蓮草の煎汁を濃縮し，女貞子を蒸熟したのち粉末にし，両者を混合して蜜丸にし，朝・晩に15gずつ湯で服用する。

[効　能] 補腎養肝

[主　治] 肝腎陰虚

　　腰や膝がだるく無力・遺精・頭のふらつき・目がかすむ・不眠・多夢・早期の白髪・舌質が紅絳・舌苔が少・脈が細数など。

276　第8章　補益剤

[病　機] 肝腎の精血不足による症候である。

　　腎は骨を主り髄を生じるので，腎精が不足すると，下では腰や膝が軟弱無力になり上では頭のふらつきがみられる。肝は目に開竅し，髪は血の余であり，肝血が不足すると目がかすんだり視力が減退し，毛髪も栄養されないために早期から白髪が生じる。肝腎不足で疏泄と封蔵が失調するので，精関不固になって夢精・滑精がみられる。夜間には陽が裏に入ることによって安眠するが，陰虚のために陽気が相対的に有余し，陽が裏に入らないので不眠・多夢がみられる。舌質が紅絳・舌苔が少・脈が細数は陰虚内熱をあらわしている。

[方　意] 本方は平補肝腎の方剤である。

　　女貞子は甘苦・平で滋腎養肝・明目に，旱蓮草は甘酸・寒で養陰益精・涼血に働き，酸甘化陰して性質が緩やかであり，肝腎の陰血を滋養して滋膩でない。丸剤にして緩徐に滋補するのがよい。

[参　考] 本方には，甘酸・平の桑椹を加え滋補肝腎をつよめた方剤もある。

　　原著には「腰膝を補い，筋骨を壮め，陰腎を強め，髭髪を烏くする。値廉くして功は大。……これ足少陰薬なり。女貞は甘平にして，少陰の精，隆冬に凋まず，その色は青黒く，益肝補腎する。旱蓮は甘寒，汁黒く腎に入り精を補う。故に能く下を益し上を栄んにし，陰を強めて髪を黒くするなり」と記載がある。

附　方

1. **桑麻丸**（そうまがん）《医方集解》

    組成：桑葉 300 g，胡麻仁 120 g，蜂蜜 300 g。胡麻仁をすりつぶして濃煎し，桑葉末・蜂蜜とともに丸剤にし，朝・晩に 10 g ずつ服用する。

    効能：滋補肝腎・明目

    主治：肝腎陰虚によるめまい・目がかすむ・便秘・皮膚の乾燥などの症候。

    　　滋補肝腎・潤腸通便の胡麻仁と平肝明目の桑葉を配合している。

    　　《医方集解》には扶桑丸として記され，「風湿を除き羸尩（やせて曲がる）を起こし，容顔を駐め，髭髪を烏くし，病を却け年を延ばす。……これ足少陰，手足陽明薬なり。桑すなわち箕星（二十八宿の一つ。みつぼし）の精，その木は関節を利し，津液を養い，その葉は甘寒にして，手足陽明に入り，涼血燥湿して風を除く。巨勝（胡麻仁の別称）は甘平にして，色黒く，益腎補肝し，腑臓を潤し，精髄を墳す。それ風湿去れば則ち筋骨強く，精髄充ちれば則ち容顔沢う，病を却け髭を烏くす，また宜しからずや」と説明がある。

2. **駐景丸**（ちゅうけいがん）《証治準縄》

    組成：菟絲子 150 g，熟地黄 120 g，車前子 60 g。蜜丸にし食前に 6 〜 12 g を

第4節　補陰剤　277

茯苓・菖蒲の煎湯で服用する。
効能：滋補肝腎・明目
主治：肝腎陰虚による視力低下・目がかすむなどの症候。

　　滋補肝腎の熟地黄と滋腎・養肝明目の菟絲子を主体にし，芳香開竅の菖蒲・補肝明目の車前子で補佐し，化湿利水の菖蒲・車前子・茯苓で膩滞を防止している。

一貫煎（いっかんせん）
《柳州医話》

[組　成] 沙参9g　麦門冬9g　当帰9g　生地黄30g　枸杞子12g　川楝子5g
[用　法] 水煎服。
[効　能] 滋養肝腎・疏肝理気
[主　治] 肝腎陰虚・肝気不舒
　　胸脇部が脹って痛い・腹満・呑酸・苦いものの嘔吐・咽や口の乾燥感・舌質が紅絳で乾燥・少苔～無苔・脈が細数あるいは虚弦など。
[病　機] 肝腎陰虚で肝気の疏泄が失調した病態である。
　　肝腎の精血が不足したために肝気の疏泄が失調し，肝気が舒暢できずに停滞化熱し，肝の経脈に横竄するので胸脇部が脹って痛み，胃に横逆するので腹満・呑酸・吐苦がみられる。津液不足と胃熱により口咽の乾燥・舌の乾燥が生じる。舌質が紅絳・少苔～無苔・脈が細数は，陰虚を示す。陰虚の肝気不舒では虚弦脈を呈する。臨床的には，この他に肝腎陰虚の症候がみられる。
[方　意] 本方は柔肝疏鬱の名方である。
　　主薬の生地黄は肝腎を滋補し虚熱を清し，養血補肝の当帰・枸杞子とともに柔肝によって肝気の疏泄を調える。沙参・麦門冬は生津養胃し，津液を充足して胃気を下降させる。さらに疏肝清熱して傷損しない川楝子を少量加え，肝気を疏泄すると同時に内熱を清する。全体で滋陰柔肝・疏鬱に働く。
[参　考]
①《沈氏女科輯要箋正》は「柳州のこの方，原（もと）は肝腎の陰虚し，津液枯涸し，血燥き気滞し，諸証を変生するもののために設けし法なり。およそ脇肋脹痛し，脘腹撐撑（つかえる）するは，純にこれ肝気疏さず，剛木は恣肆して瘧をなす，治標の剤は，つねに香燥破気を用い，軽病これを得れば，往往にして効あり。ただし気の滞るゆえんは，もと液の充つることあたわざるによる，芳香の気薬は，もって運行を助けるべくして，血液を滋することあたわず，かつ香は必ず

燥かし，燥けば更に陰を傷る，頻々とこれを投ずれば，液はことに耗して気はことに滞り，頻々と発作せざるものなく，日をもってますます甚だしくして，香薬気薬は，恃むに足らず。馴れて脈反って細弱，舌紅光燥を致せば，すなわち行気の諸物は，まさに鴆毒と同じ。柳州のこの方，固本丸・集霊膏の二方より脱化して来るといえども，ただ一味川楝子を加え，もって肝木の横逆を調え，よくその条達の性を順にす，これ涵養肝陰の無上の良薬たり，その余はみな柔潤もってその剛悍の気を馴らす，いやしくも停痰積飲なければ，この方最も奇功あり」と解説している。

　一般に肝気横逆の胸脇脹痛に対しては疏肝理気薬を主体にするが，理気薬は香燥の性質をもつものが多く，肝腎陰虚の気滞に使用すると耗液傷気して悪化させる。それゆえ，本方は滋養肝腎・柔肝を主とし，疏肝して傷陰しない川楝子を少量加えている。

② 原著に「大便秘結は楼仁を加う，虚熱あるあるいは汗多きは地骨皮を加う，痰多きは貝母を加う，舌紅にして乾き陰虧過甚なるは石斛を加う，脇脹り痛みこれを按じて硬きは鼈甲を加う，煩熱して渇くは知母・石膏を加う，腹痛むは芍薬・甘草を加う，脚弱きは牛膝・苡米仁を加う，寝られざるは棗仁を加う，口苦く燥くは黄連三ないし五分を加う」と，加減法が示されている。

大補陰丸（だいほいんがん）
（別名：大補丸）《丹渓心法》

[組　成] 黄柏 120 g　知母 120 g　熟地黄 180 g　亀板 180 g
[用　法] 粉末にして蒸した猪脊髄と蜂蜜で丸にし，朝晩に 15 g ずつ湯で服用する。
[効　能] 滋陰降火
[主　治] 肝腎陰虚・虚火上炎
　　骨蒸潮熱・盗汗・遺精・手足のほてり・腰や膝がだるく無力・いらいら・怒りっぽい・めまい・耳鳴・頭のふらつき・咳嗽・痰に血が混じる・飢餓感・多食・舌質が紅絳・少苔・脈が細数で尺脈が浮など。
[病　機] 肝腎陰虚で内熱が生じるとともに，肝腎相火が制約されずに上炎し，虚火によって陰虚がさらに増悪する状態である。
　　陰虚内熱のために腰や膝がだるく無力・骨蒸潮熱（こつじょうちょうねつ）（身体の中から蒸されるような熱感があり，午後〜夜間に増強する）・盗汗・手足のほてり・舌質が紅絳・少苔・脈が細数などがみられ，疏泄が封蔵に勝ると遺精が生じる。相火が上炎するのでいらいら・易怒・めまい・耳鳴・頭のふらつきがみられ，肺に影

響が及び肺絡を灼傷すると咳嗽・痰に血が混じる・喀血などが，胃に影響し胃熱が生じると消穀善飢（食べても飢餓感がある）があらわれる。尺脈が浮は虚火上炎を示す。

[方　意] 肝腎陰虚の虚火上炎であるから，滋陰して本治すると同時に虚火を制潜する必要がある。

　滋陰補血の熟地黄で肝腎を滋補し，滋陰潜陽の亀板で肝腎を塡補するとともに上炎した虚火を潜蔵する。血肉甘潤の猪脊髄（猪は豚の意）・蜂蜜は塡精滋陰を補佐している。以上が本治である。苦寒の黄柏は相火を瀉して堅陰し，苦寒の知母は上は肺胃の熱を清し下は相火を瀉して滋陰する。燥性の黄柏と潤性の知母を配して潤燥相済し，虚火を降泄して標治する。本治だけでは虚火を清すことができず，清熱だけでは虚火が再発するので，両面に配慮しているが，重点は滋陰にある。

[参　考]

① 《医宗金鑑》に「朱震亨（丹溪）いう'陰は常に不足し，陽は常に有余す。よろしく常にその陰を養うべし，陰は陽と斉えば，すなわち水はよく火を制し，かくして病なし'と。今時の人，過欲のもの多く，精血すでに虧せば，相火必ず旺じ，真陰いよいよ竭き，孤陽妄行して，労瘵・潮熱・盗汗・骨蒸・咳嗽・喀血・吐血などの証ことごとく作る。ゆえに世人の火旺してこの病を致すもの，十に八九居り，火衰してこの疾を成すもの，百に二三なし。震亨は先聖の千載未発の旨を発明す，その功は偉なるかな。この方よく真陰を驟補し，相火を承制す，これを六味と較べれば功効ことに捷し。けだしこの時六味は補水（腎）すれど，水は遽かに生ずあたわず，生脈は保金（肺）すれど，金はなお燥を免れざるによる。ただ急ぎ黄柏の苦をもって腎を堅めれば，すなわちよく竜家（腎）の火を制す，継いで知母の清をもって肺を涼すれば，すなわちよく破傷の金を全うす。もしその本を顧ざれば，即ち病を去らしめて，なお復た来るを恐る，故に熟地・亀板をもってその陰を大補す，これその本を培い，その源を清するをいう。この証ありといえども，もし食少便溏なれば，すなわち胃虚たり，軽用すべからず」とある。

② 脾虚の食欲不振・泥状便や実熱には用いない。

③ 盗汗がつよければ牡蛎・浮小麦を，喀血には青黛・黄芩・側柏葉・阿膠などを加えるとよい。

附　方

1. **両地湯**（りょうじとう）《傅青主女科》

　　組成：生地黄30g，玄参30g，麦門冬15g，白芍15g，地骨皮9g，阿膠9g

（溶解）。水煎服。
効能：滋陰清熱
主治：肝腎陰虚・血熱による月経周期の短縮・経血が紅で少量・潮熱・頭のふらつき・いらいら・舌質が紅絳・脈が細数などの症候。

　　肝腎陰虚で虚火が迫血妄行して月経先期を呈するもので，地骨皮以外の全薬が滋陰補血の効能をもつほか，清熱涼血の生地黄・玄参・地骨皮で血熱を清し，阿膠で止血する。滋陰補血が主体で清熱止血が補助的になっている。

　　原著には「これを治すの法は必ずしも泄火せず，ただ補水を専らとし，水既に足りて火自ずと消ゆるは，また既済（当を得た）の道なり」「この方は地骨，生地を用い，よく骨中の熱を清す。骨中の熱は腎経の熱により，その骨髄を清さば，則ち腎気自ずと清す，而してまた胃気を損傷せざるは，これ治の巧みなり。況んや用いるところの諸薬，また純に補水の味とするは，水盛んにして火自ずと平らかなるの理なり。この条を上条（次に述べる清経散を指す）と参観すれば，断じて先期（頻発月経）の病を誤治することなし」と記される。

2. 清経散（せいけいさん）《傅青主女科》
組成：牡丹皮9g，地骨皮15g，赤芍9g，熟地黄9g，青蒿6g，茯苓3g，黄柏1.5g。水煎服。
主治：肝腎陰虚・血熱妄行の月経先期。

　　清熱涼血の牡丹皮・地骨皮・赤芍・青蒿・黄柏，滋陰補血の熟地黄，健脾し滋滞を防止する茯苓からなる。両地湯とは逆に，清熱涼血・止血を主とし滋陰が補助になっている。

3. 鼈甲養陰煎（べっこうよういんせん）《中医婦科治療学》
組成：鼈甲15g，亀板15g，生地黄24g，白芍12g，枸杞子12g，牡丹皮9g，地骨皮12g，夜交藤15g，茯神12g。水煎服。
効能：滋陰清熱・潜陽
主治：肝腎陰虚陽亢の月経不行（無月経）。陰虚血虧で，潮熱，盗汗，心煩，不眠，手心煩熱，口唇乾燥。舌が赤く苔が少ない。脈は細数。

　　滋陰補血の鼈甲・亀板・生地黄・枸杞子・白芍で月経の来源を充盈し，清虚熱の牡丹皮・地骨皮および潜陽の鼈甲・亀板で陽亢をしずめ，養心安神の茯神・夜交藤で心神不安を平定する。

石斛夜光丸（せっこくやこうがん）
《原機啓微》

[組　成] 天門冬・人参・茯苓各60g　麦門冬・熟地黄・生地黄各30g　菟絲子・菊花・決明子・杏仁・山薬・枸杞子・牛膝・五味子各25g　白蒺藜・石斛・肉蓯蓉・川芎・炙甘草・枳殼・青葙子・防風・黄連・犀角・羚羊角各15g
[用　法] 細末を蜜丸にし，朝晩に10gずつ服用する。
[効　能] 平肝熄風・滋陰明目
[主　治] 肝腎陰虚・火旺
　　瞳孔散大・目がかすむ・視力低下・羞明・流涙・頭のふらつき・めまい・白内障・硝子体混濁・舌質が紅絳・少苔・脈が細数など。
[病　機] 肝血・腎精が不足して目に上注できない状態である。
　　精血が不足して目に上注できないので，瞳孔（瞳神）散大・目がかすむ・視力低下・内障（透光体の混濁）が生じる。陰虚内熱・生風により風熱が上擾するために，羞明・流涙・頭のふらつき・めまいがみられる。舌質が紅絳・少苔・脈が細数は，陰虚内熱をあらわす。
[方　意] 本方は眼科の常用方であり，滋陰養肝して精血を上注させると同時に瀉火熄風する。
　　生地黄・熟地黄・天門冬・麦門冬・枸杞子・菟絲子・五味子・石斛・牛膝・肉蓯蓉は，肝血・腎精および肺胃の津液を補充し，精血を充盈して目に上注させる。人参・茯苓・山薬・炙甘草は，脾気を健運して精血の生化を促進し，滋補肝腎を補助する。清熱熄風の羚羊角・犀角・黄連，疏風明目・平肝熄風の白蒺藜・菊花・防風，清肝明目の決明子・青葙子，疏肝理気の川芎・枳殼は，肝気の調理により平肝熄風・清熱明目に働く。杏仁は肺気を理し，精血の宣散を補助する。全体で滋腎養肝・清熱熄風・明目の効能が得られる。
[参　考]
①《医宗金鑑》には「この方は陽衰え陰弱く，目に昇精するあたわざるに設く，故に目科は《千金》磁朱丸とならび重んじ，治証もまた同じ。然して磁朱は鎮墜薬たり，これは羨補薬たり。《針経》いわく'五臓六腑の精気は，みな目に上りてこれ精となる'と。故にそれ目の精明は，陰陽合し伝わりて精明をなすものなり。もし腎肝虚せば，すなわち陰弱く精を斂めて内に神水を昇養するあたわず。脾肺虚せば，すなわち陽衰え陰を摂りて外に神光を浮散するあたわず，もって神水寛大を致し，物を睹るに二を成す。これその治法は，その営は肝に在り，その主は腎に在り，その合は脾に在り，よく腎脾の陰を合わせて肝をしてこれを達せしむれば，すなわち必ずよく精を両眸に帰して，明を継ぐこと昼夜のごときなり。こ

の方まず腎肝を補うに，二冬・二地・菟絲・枸杞・五味・牛膝・茯蓉の群隊滋陰の品をもってし，これをもって強陰填精し，斂気し，安神し，養血す，これ水の主を壮んにし，また生水するゆえんなり。復た人参・炙草・茯苓・山薬をもって中宮を培補し，陰陽を調合せしむなり。これを佐くるに蒺藜・甘菊・川芎・枳殻・防風をもって行肝達気し，青葙・決明子にて解結散滞し，黄連・烏犀・羚角にて清火瀉熱す。然して必ず石斛の妙を取り脾腎に合するは，清してこれを行らせ，要は昇精帰明の用となさしめ，臓腑は徳を合わせ，専ら精を一に致すのみ。それもって丸となすは，上を補い下を治すは，緩をもって利とし，久をもって利とし，速をもって利とせざればなり」と解説されている。

②《千金方》磁朱丸は磁石・朱砂・神麴からなり，同じく眼疾に対する処方である。磁朱丸は虚陽上浮・心神不寧・心腎不交による視物不明に有効であり，本方は肝腎不足・陰虚火旺に適し，病機に違いがある。

七宝美髯丹（しっぽうびぜんたん）
《医方集解》

[組　成] 何首烏300ｇ　茯苓・懐牛膝・当帰・枸杞子・菟絲子各150ｇ　補骨脂（胡麻仁と炒す）120ｇ
[用　法] 細末を蜜丸にし，朝晩10ｇずつ塩湯あるいは酒で服用する。
[効　能] 滋養肝腎
[主　治] 肝腎精血不足
　髭や毛髪の早期白髪化・歯の動揺・夢精・滑精・腰や膝がだるく無力など。
[病　機] 肝腎精血不足による早期老化である。
　髪は血の余であり，肝は血を蔵すので，肝血が不足すると髭や毛髪が栄養されないために早期に白変したり脱落しやすくなる。歯は骨の余で，腎は骨を主り髄を生じるので，腎精が不足すると歯が動揺する。夢精・遺精は腎関不固と肝の疏泄失調によって生じ，腰や膝がだるく無力は肝腎不足をあらわす。
[方　意] 滋腎填精・補肝養血する。
　主薬は何首烏で用量も多く，益精補血により肝腎を平補する。補肝腎の枸杞子・菟絲子・胡麻仁は何首烏を補助し，填精補腎・固渋止遺・養肝補血をつよめる。懐牛膝は滋補肝腎・強筋骨により腰膝を強化する。温腎補陽の補骨脂を一味加え，陽気を補助することにより滋陰補血を促進するためである。健脾利水の茯苓は，脾運を補助するとともに，滋陰薬の膩滞を防止する。
[参　考] 本方は明代の方士・邵応節が伝えたものであるが，効果が良好であるた

めに，汪昂が《医方集解》に収載した。

　原著には「気血不足し，羸弱して周痺し，腎虚して無子，消渇し，淋瀝，遺精，崩帯，癰瘡，痔腫などの証を治す（周痺は周身痠痺なり，気血不足による。無子は腎冷え精衰える。消渇，淋瀝は水不制火による。遺精は心腎不交による。崩帯，瘡痔は営血不調による）……これは足少陰，厥陰薬なり。何首烏は渋精固気・補肝堅腎し君たり；茯苓は心腎を交えて脾湿を滲ぐ；牛膝は筋骨を強くして下焦を益す；当帰は辛温で養血する；枸杞は甘寒して補水する；菟絲子は三陰を益して衛気を強くする；補骨脂は命火を助けて丹田を暖める；これは皆固本の薬，営衛を調適せしめ，水火を相交せしめて，則ち気血 太(はなは)だ和して諸疾は自ずと已むなり。（何首烏は流伝久しきと雖も，服するものはなお 寡(すくな)し，明の嘉靖の間，方士邵応節はこの方をすすめ，世宗はこれを服し，連いて皇子生まれ，遂に世に盛行す。昂按：地黄，何首烏はいずれも君薬なり，故に六味丸は地黄を君とし，七宝丹は何首烏を君とし，おのおのに配合あり，いまだ類を同じくすべからずして，ともに 施(もち)いる。即ち加減あり，まさにおのおのは本方の病に随うに依りて損益して用うべし。今人は多くが何首烏を地黄丸中に加えて入れ，両方を合わせて一方となす，これは一薬二君，いずくんぞ適従せしむるや？　制方の本旨を失するなり）」と詳細に説明する。

虎潜丸（こせんがん）
（別名：健歩虎潜丸）《丹溪心法》

[組　成] 黄柏150 g　亀板120 g　知母・熟地黄・陳皮・白芍各60 g　鎖陽45 g　虎骨30 g　乾姜15 g
[用　法] 細末を蜜丸にし，朝・晩に10 gずつ塩湯か湯で服用する。
[効　能] 滋陰降火・強壮筋骨
[主　治] 肝腎陰虚内熱・筋骨痿軟
　　腰や膝がだるく無力・筋肉が痩せて軟弱・歩行困難・午後〜夜間の潮熱・盗汗・舌質が紅絳・少苔・脈が細数など。
[病　機] 肝腎陰虚・内熱によって生じた筋痿・骨痿である。
　　肝は筋を主り，腎は骨を主るので，肝腎の精血が不足して筋骨を養えないと筋骨が軟弱になり，腰や膝がだるく無力・筋肉が痩せて軟弱・歩行困難など筋痿・骨痿の症候があらわれる。陰虚で内熱が生じると，熱が傷陰するために陰虚がさらにすすみ，筋痿・骨痿も漸次悪化する。午後〜夜間の潮熱・盗汗・舌質が紅絳・少苔・脈が細数などは，陰虚内熱を示している。

［方　意］本方は筋痿・骨痿に対する方剤であり，滋陰清熱して本治するとともに強筋健骨により主症状を改善する。

　　清熱瀉火の黄柏と清熱滋陰の知母の配合により内熱を清して傷陰を防止し，滋補腎陰・塡精補髄の亀板・熟地黄と補血養肝・養筋の白芍で肝腎を滋補する。虎骨は筋骨を強壮にする。温陽益精の鎖陽および温中健脾・理気和胃の乾姜・陳皮を加えるのは，知母・黄柏の苦寒敗胃を防止し，滋補して膩滞させないためで，反佐の配合である。全体で滋陰清熱・強壮筋骨の効能が得られる。

［参　考］

① 本方には別に，平肝の金箔を加えた方剤，熟地黄の代わりに滋陰清熱の生地黄を用い滋脾益精の山薬を加えた方剤がある。また《医方集解》では，補血養肝の当帰・強筋骨の牛膝・壮陽滋血の羊肉を加えている。
　　いずれも方意は同じである。

②《素問・痿論》に「肝気熱すれば，すなわち胆泄し口苦く，筋膜乾く，筋膜乾けば，すなわち筋急して攣し，発して筋痿をなす，……腎気熱すれば，すなわち腰脊挙がらず，骨枯れ髄減じ，発して骨痿をなす」と肝腎の陰虚内熱による筋痿・骨痿について述べている。

③《医宗金鑑》には「痿はもと五臓に分かつといえども，然してその本は腎にあり，その標は肺にあり。《内経》にいう'五臓は肺熱し葉焦げるにより，発して痿躄(いへき)をなす'，また曰く'陰気内伐すれば，水は火に勝たず，すなわち骨痿し髄虚す，故に足は身に任えず。骨痿は，大熱に生ずるなり'と。もし視て虚寒となして桂附を投ずれば，多くは救えず。この方をして虎を以て名ずくは，虎は獣中金気の至剛を稟け，風生一嘯（虎が吼えれば風が生じる），特肺金に象を取る。その潜の云いは，金は水に従りて養い，母は子胎を隠す，故に金を生ずるものは必ず水に麗(つ)らなる，意は納気帰腎にあるなり。亀は北方の象に応じ，陰を稟ること最も厚し，首は常に腹を向き，よく任脈を通じ，能く真陰を大補するは，深くその潜の意を得る。黄柏は味厚く，陰中の陰たり，腎膀の陰不足を専ら補い，能く足膝中に気力を湧出せしむ。故に痿家は必ず二者を用いて君となすは，一は固本，一は治標をもってし，これを奇（奇数の意）として去らざるを恐れ則ちこれを偶とするなり。熟地は少陰の精を塡じ，用いて亀板を佐(たす)け；知母は太陰の気を清し，用いて黄柏を佐け；牛膝は肝に入り筋を舒(の)ばし，帰・芍はこれを佐け，肝血は帰するところあり；陳皮はこれを疏し，気血は流れ，骨正(ととの)い筋柔(やわら)ぐ。また熱すれば則ち風を生じ，関節に逗留するをするを慮(おそ)れて，虎骨を用いるはこれを駆るゆえん；純陰無陽は発生する能わず，鎖陽を佐としてこれを温む。羊肉にて丸となし，味をもってこれを補う。淡塩湯にて下せば，急ぎ腎に入る。これ皆潜の義たり」と解説される。

補肺阿膠湯（ほはいあきょうとう）
（別名：阿膠散・補肺散）《小児薬証直訣》

[組　成] 阿膠（麩炒）45 g　牛蒡子（炒香）7.5 g　炙甘草 7.5 g　馬兜鈴（焙）15 g　杏仁（炒）6 g　糯米（炒）30 g

[用　法] 粉末にし1日3回3～6 gずつを水煎し，食後に温服する。約1/3量を煎剤にし，別に湯に溶かした阿膠を加えて服用してもよい。

[効　能] 養陰補肺・清熱寧嗽

[主　治] 肺陰虚火盛

　　むせるような咳嗽・呼吸困難・咽喉の乾燥感・少痰あるいは痰に血が混じる・舌質が紅絳・少苔・脈が浮細数など。

[病　機] 肺陰虚で内熱が盛んな状態である。

　　肺虚有熱で肺気が粛降せず上逆するために，咳嗽・呼吸困難・呼吸促迫が生じる。津液が不足し，むせるような咳・咽喉の乾燥・少痰がみられる。内熱が肺絡を灼傷すると痰に血が混じる。舌質が紅絳・少苔・脈が浮細数は，陰虚内熱を示す。

[方　意] 肺陰虚を滋補する本治と，肺熱咳嗽に対する清熱止嗽の標治を同時に行う。

　　主薬の阿膠を大量に用いて滋陰補肺・養血止血する。同時に，滋補脾陰の糯米・炙甘草を加えて培土生金（補脾益肺）し，阿膠を補助する。清熱止咳・化痰の馬兜鈴，宣肺下気・平喘の杏仁，宣肺清熱・祛痰止咳の牛蒡子は，内熱を清し止咳・平喘・祛痰に働く。

[参　考]

① 《医宗金鑑》には「痰に紅線を帯び，嗽に血点あり，日漸に痿を成す。肺は臓の最も高きに処り，葉間布く細竅あるにより，気はここより出入す，呼吸は液を成し，周身を灌漑す，いわゆる水は高源より出づるなり。ひとたび火炎を受ければ，吸時に徒らに火昇を引き，呼時にまた液出づることなし。久しければすなわち肺竅ともに閉じ，喉間あるいは痒くあるいは哽せ，六葉は遂日に焦枯するなり。今阿膠を用いて君となすは，竅瘀を清すなり，杏仁・大力子（牛蒡子）を用うるは，竅道を宣すなり，馬兜鈴を用うるは，竅熱を清するなり，糯米は脾を補い，母気到ればすなわち肺は自ずと軽清して碍なし」と解説されている。

② 本方は小児の肺陰虚燥熱の咳喘に適するが，成人に用いてもよい。

附　方

1. **月華丸**（げっかがん）《医学心悟》

    組成：天門冬・麦門冬・生地黄・熟地黄・山薬・百部・沙参・川貝母・阿膠各30ｇ，茯苓・獺肝・三七各15ｇ，菊花・桑葉各60ｇ。丸薬にし1日3回15ｇずつ服用する。

    効能：滋陰潤肺・止咳止血

    主治：肺腎陰虚による乾咳・少痰・痰に血が混じるあるいは喀血・口や咽の乾燥感・潮熱・手のひらや足のうらのほてり・舌質が紅絳・舌苔が少・脈が細数などの症候。

    　　天門冬・麦門冬・生地黄・熟地黄・山薬・百部・沙参・阿膠は肺腎を滋潤して止咳し，川貝母・桑葉は潤肺化痰・止咳し，軽清涼散の菊花は内熱を散じる。茯苓は健脾するとともに諸薬の滋膩の弊害を防止する。獺肝は「伝尸労極」を治するとされ，百部とともに「労嗽」すなわち肺結核の咳嗽に有効である。それゆえ，本方は肺結核の晩期にみられる肺腎陰虚に適する。

    　　原著には「滋陰降火，少痰祛瘀，止咳定喘，補肺平肝し，風熱を消し，尸虫を殺し，これ陰虚発咳の聖薬なり」とある。

河車大造丸（かしゃだいぞうがん）
（別名：大造丸）《扶寿精方》

[組　成] 紫河車1具　亀板（酥炙）60ｇ　黄柏45ｇ　杜仲45ｇ　牛膝・麦門冬・天門冬各36ｇ　生地黄75ｇ（砂仁18ｇ，茯苓60ｇと煮て，茯苓・砂仁を除き，搗いて膏にする）　人参30ｇ

[用　法] 蜜丸にし1日3回9ｇずつ服用する。

[効　能] 滋陰補腎・瀉熱潜陽・寧肺止咳

[主　治] 虚損労傷・肺腎陰虚・精血不足

　　骨蒸潮熱・咳嗽・るい痩・舌質が紅絳・舌苔が少・脈が細数など。

[病　機] 腎陰虚陽亢で肺に波及した状態である。

　　腎陰虚（真陰虚をともなう）のために内熱陽亢し，午後～夜間に生じる体内から蒸されるような強い熱感（骨蒸潮熱）・手足のほてり・頬部紅潮・不眠・盗汗などがみられる。精不足で全身に陰血を供給できないので痩せる。腎陰不足で肺陰も不足し，慢性の咳嗽・呼吸困難・少痰がみられ，甚だしければ虚火の灼傷により痰に血が混じる。舌質が紅絳・少苔・脈が細数は，陰虚内熱を示す。

腎陰虚が本で，労熱咳嗽は標である。
- [方　意] 本方は陰虚陽亢の労熱咳嗽に対する常用方である。

　「精不足は，これを補うに味をもってす」で，大補精血の紫河車を主薬にし，滋補腎陰・潜陽の亀板で補佐しており，両薬は真陰を滋補する。さらに，補腎益精の生地黄・杜仲・牛膝で滋陰をつよめる。清熱瀉火の黄柏は肝腎の相火を清瀉し，亀板とともに陽亢をしずめる。以上が本治である。潤肺寧嗽・清肺の麦門冬・天門冬で肺陰を潤し，生津益気の人参がこれを強化する。砂仁・茯苓の配合は，滋膩による滞気を防止し，人参とともに中焦運化を高める目的である。全体で陰虚陽亢をしずめ肺陰を滋潤し，寧肺止咳する。

- [参　考]
① 本方は滋補清潤の剤で，脾胃虚弱や痰湿留滞のあるものには適さない。
② 骨蒸労熱が顕著であれば青蒿・知母・牡丹皮などを，陰虚が甚だしければ玄参・白芍・五味子などを加える。

加減復脈湯（かげんふくみゃくとう）
《温病条弁》

- [組　成] 炙甘草 18g　生地黄 18g　生白芍 18g　麦門冬 15g　阿膠 9g　麻子仁 9g
- [用　法] 水煎服。
- [効　能] 滋陰清熱
- [主　治] 肝腎陰傷

　微熱・手のひらと足のうらのほてり・口乾・動悸・元気がない・うとうとする・甚だしいともうろう状態・聴力減退・舌のこわばり・舌質が紅絳・少苔・脈が虚大あるいは遅で結代など。

- [病　機] 温熱病の後期で，温熱の邪が肝腎の陰血および真陰を消耗し虚熱内盛になった状態で，「邪少虚多」の症候である。

　虚熱があるために微熱が続き，経脈を通じて手掌（手心の労宮穴）や足蹠（足心の湧泉穴）に熱が伝わるので手のひら・足のうらのほてりが生じる。津液も不足して口に上承できないので，口乾がある。腎陰が虚して心を上済できないために，心陰が虚して心神が養われず，動悸・うとうとする・甚だしいともうろう状態を呈する。腎精が耳竅を上栄できないので聴力減退が，舌根は腎に繋り，腎陰が不足するために舌のこわばりがみられ，陰精が気を生じないので元気がない。舌質が紅絳・少苔は陰虚火旺を，脈が虚大は真陰が不足して気が

依附するところなく上浮していることを示す。脈が遅で結代するのは陽気不足ではなく，真陰耗損で血液が濃縮し渋滞しているためである。

[方　意] 邪少虚多であるから，滋陰を主体に清熱を佐とした「補に攻を兼ねる（寓攻於補）」治法を用いる。

　　甘温の炙甘草は益気生津に，酸渋の白芍は補血斂陰に働き，さらに酸甘化陰により陰液を滋養する。生地黄・麦門冬・阿膠は滋陰補血し，阿膠は真陰も滋補し，麻子仁は潤腸通便に働く。なお，白芍・生地黄・麦門冬は寒涼で虚熱を清する。全体で滋陰養血・補真陰・清虚熱の効能が得られる。

[参　考]

① 本方は《傷寒論》の炙甘草湯の加減である。傷寒においては寒邪が傷陽して脈が結代するので，炙甘草湯には益心気・通心陽の炙甘草・人参・桂枝・生姜・大棗が配合されている。

　　温病の脈虚大や遅で結代は，陰虚血渋によるので滋陰が重要で白芍を配合しており，益気・通陽の温薬は傷陰の恐れがあるので，人参・桂枝・生姜・大棗を除く。

②《温病条弁》には以下の条文がある。

　　「風温・温熱・温毒・冬温は，邪は陽明に在って久しく羈（とどま）り，あるいはすでに下し，あるいはいまだ下さず，身熱し面赤く，口乾き舌燥き，甚だしければすなわち歯黒く唇裂し，脈沈実のものは，なおこれを下すべし，脈虚大，手足心熱の手足背より甚だしきは，加減復脈湯これを主る」

　　陽明燥熱が停滞して傷陰が続き，「身熱し面赤く，口乾き舌燥き，甚だしければすなわち歯黒く唇裂す」を呈していても，「脈沈実」を呈する腑実内停の場合には，急下存陰で腑実を攻下によって除くべきである。しかし「脈虚大，手足心熱の手足背より甚だしき」で真陰耗損を呈しているときは，「無水舟停」の便秘であるから，加減復脈湯で陰を回復させるべきであり，攻下してはならない。

　　このほか，「温病にて耳聾すれば，病は少陰に系る，柴胡湯を与えれば必ず死す，六七日以後，復脈輩にてその精を復すべし」「労倦内傷し，復た温病に感じ，六七日もって外解せざるものは，復脈法によろし」「温病すでに汗して汗を得ず，すでに下して熱退かず，六七日以後，脈なお燥盛のものは，重ねて復脈湯を与う」「温病，誤りて昇散を用い，脈結代し，甚だしければすなわち脈両至のものは，重ねて復脈を与う，他証有りといえども，後にこれを治す」「汗下の後，口燥き咽乾き，神倦し眠らんと欲し，舌赤く苔老は，復脈湯を与う」「熱邪深入し，あるいは少陰に在り，あるいは厥陰に在れば，均しく復脈によろし」は，さまざまな真陰耗損に本方を用いることを示している。

③《温病条弁》に示された本方の加減方は以下のようである。

第4節　補陰剤　289

◎救逆湯（きゅうぎゃくとう）
　組成：加減復脈湯の麻子仁を除き，生竜骨12g，生牡蛎24gを加える。脈虚大で散にちかいものには人参6gを加える。水煎服。
　効能：滋陰清熱・固表止汗
　　「温病にて誤表し，津液 劫 かされ，心中震震とし，舌こわばり神昏するは，復脈法にてその津液を復すべし，舌上に津回ればすなわち生く，汗自ずと出で，中は主るところなきものは，救逆湯これを主る」
　　誤って解表薬を使用し，汗が止まらなくなった状態に用いる。発汗によって気津を消耗し，気虚のために固表できず汗が止まらないもので，陰陽ともに亡脱の恐れがある。生竜骨・生牡蛎で斂汗固脱するが，散脈を呈するのは虚脱であるから，さらに力のつよい人参で益気固脱する。滑泄の麻子仁は除いている。

◎一甲復脈湯（いちこうふくみゃくとう）
　組成：加減復脈湯の麻子仁を除き，生牡蛎30gを加える。水煎服。
　効能：滋陰清熱・止瀉
　　「下焦の温病，ただ大便溏のものは，即ち一甲復脈湯を与う」
　　泥状便や頻回の下痢を呈するときに用いる。傷陰があるのに下痢が続くとさらに陰液が虚すので，寒渋鹹の牡蛎を加えて固摂渋腸・止瀉存陰するとともに余熱を清する。滑泄の麻子仁は除く。
　　「下して後大便溏甚だしく，十二時を周り三四行，脈なお数のものは，いまだ復脈湯を与うべからず，一甲煎これを主る，一二日服し，大便溏せざるものは，一甲復脈湯を与うべし」
　　誤下による真陰耗損兼大便溏泄である。自注に「下して後法はまさに数日大便せざるべし，今反って溏して頻数は，その人真陽素虚するにあらず，即ちこれを下すにその道を得ず，亡陰の 慮 あり。もし復脈の滑潤をもってすれば，これ存陰の品なるに，反って瀉陰の用をなす，故に牡蛎一味をもって，単用すればすなわち力大，すなわちよく存陰し，また大便を渋し，かつ在裏の余熱を清し，一物にしてこれを三用す」と述べているように，下痢が甚だしい場合には滋陰が裏目になることがあり，まず一甲煎（牡蛎末60g）を用いたのち，一甲復脈湯で治療を徹底する。

◎二甲復脈湯（にこうふくみゃくとう）
　組成：加減復脈湯に生牡蛎15g，生鼈甲24gを加える。水煎服。
　効能：滋陰養血・潜陽熄風
　　「熱邪下焦に深入し，脈沈数，舌乾き歯黒く，手足ただ蠕動を覚えれば，急ぎ痙厥を防ぐ，二甲復脈湯これを主る」
　　傷陰による虚風内動の初期で，四肢の筋肉がぴくぴくひきつったりけいれんするときに用いる。腎精大傷で肝が滋養されず，筋脈失養により拘急（ひきつ

り)・蠕動（ぴくぴくひきつる）・瘛瘲（けいしょう）（けいれん）など虚風が生じているので，潜陽熄風の牡蛎・鼈甲を加えている。

◎三甲復脈湯（さんこうふくみゃくとう）

組成：二甲復脈湯に生亀板30gを加える。水煎服。

効能：滋陰養血・潜陽熄風・安神

「下焦の温病，熱深く厥甚だしく，脈細促，心中憺憺（たんたん）と大動し，甚だしければすなわち心中痛むものは，三甲復脈湯これを主る」

傷陰による虚風内動とともに，つよい動悸・甚だしいと胸痛などをともなうときに用いる。

傷陰のため心陰も不足し，心神が栄養されず不寧になって心中憺憺大動（つよい動悸）が生じたり，心絡失養により攣縮がおこり心中作痛（胸痛）をひきおこしているので，滋陰潜陽・養心安神の亀板を加えている。

◎大定風珠（だいていふうしゅ）

組成：生白芍18g，阿膠9g，生亀板12g，生地黄18g，麻子仁6g，五味子6g，生牡蛎12g，麦門冬18g，炙甘草12g，鶏子黄2枚，生鼈甲12g。

喘（呼吸困難）には人参，自汗には竜骨・人参・小麦，悸（動悸）には茯神・人参・小麦を加える。

効能：滋陰熄風

「熱邪久しく羈（とどま）り，真陰を吸爍（しゃく）し，あるいは誤表により，あるいは妄攻により，神倦瘛瘲し，脈気虚弱，舌絳苔少，時時に脱せんと欲するものは，大定風珠これを主る」

亡陰・虚風内動の重症に用いる。本方は三甲復脈湯に鶏子黄・五味子を配合したものに相当し，滋補心腎の鶏子黄により滋陰熄風の効力をつよめ，酸斂の五味子で虚脱を防いでいる。

呼吸困難をともなうのは肺気が絶える前兆であるから，人参で益気固本し，自汗があるのは固表できないことで，陰陽両脱の恐れがあるので竜骨・人参・小麦で益気斂汗固脱し，動悸があるのは心の気陰大傷であるから，人参・茯神・小麦で養心安神する。

本方に人参を加えると，生脈散（人参・麦門冬・五味子）を配合したことになり，大定風珠合生脈散で滋陰養血・潜陽熄風・益気生津・斂陰固脱の効能をもち，陰陽両脱の危急状態に有効である。

左帰飲（さきいん）
《景岳全書》

[組　成] 熟地黄 9～60 g　山薬 6 g　枸杞子 6 g　炙甘草 3 g　茯苓 4.5 g　山茱萸 3～6 g

[用　法] 水煎服。

[効　能] 滋補真陰

[主　治] 真陰不足

　　腰や膝がだるく無力・頭のふらつき・めまい感・目がかすむ・耳鳴・口や咽の乾燥感・遺精・盗汗・動悸・不眠・舌質が紅絳・少苔～無苔・脈が細など。

[病　機] 命門の陰である真水が不足した状態である。

　　人体の生命の本源である命門の陰（元精・真陰）の不足であり，単に一二臓の陰不足による症候ではなく，全身的で多彩な症候がみられ，舌質が紅絳・少苔～無苔・脈が細などから陰虚が重度であることが分かる。ただし，手足心熱・身体の熱感・脈が数などの虚熱の症候はみられないか軽微である。

[方　意] 本方は「純甘壮水の剤」であり，真陰を滋補する。

　　主薬は甘温滋養の熟地黄で真陰を填補し，大量に使用することも必要である。甘平の枸杞子は補腎益精・養肝明目に，甘平の山薬は補腎益精・健脾固精に，酸渋の山茱萸は補益肝腎・固精に働き，主薬を補佐する。甘平の茯苓と甘温の炙甘草は，健脾により精血の化源を益する。全体で腎・肝・脾を補益して，真陰を充足させる配合になっている。

[参　考]

① 原著に「これ壮水の剤なり，およそ命門の陰衰え陽勝るものは，この方の加減これを主るべし」とあるように，命門の陰不足（真陰不足・元精不足）を滋補充盈させる基本方である。

② 原著の加減法に「肺熱して煩するは麦門冬二銭を加う，血滞るは丹皮二銭を加う，心熱して躁するは玄参二銭を加う，脾熱し飢えやすきは芍薬二銭を加う，腎熱し骨蒸多汗なるは地骨皮二銭を加う，血熱妄動するは生地二三銭を加う，陰虚し寧からならざるは女貞子二銭を加う，上実下虚は牛膝二銭を加えてこれを導く，血虚して燥滞するは当帰二銭を加う」とある。本方を加減するとさまざまな病態に応用が可能であり，真陰不足は五臓すべてに影響を与える。

③ 本方は，六味地黄丸から清泄の沢瀉・牡丹皮を除き枸杞子を加えたものである。六味地黄丸は腎陰虚火旺に対し補瀉を併用するが，本方は真陰に対する補虚のみを目的にしている。

附　方

1. **左帰丸**（さきがん）《景岳全書》

    組成：熟地黄240g，山薬・枸杞子・山茱萸・菟絲子・鹿角膠・亀板膠各120g，牛膝90g。粉末を蜜丸にし，朝晩の空腹時に15gずつを塩湯で服用する。

    効能：滋陰填精（補養真陰）

    主治：真陰不足。

    原著に「真陰腎水不足し，営衛を滋養するあたわず，漸に衰弱に至り，あるいは虚熱往来し，自汗盗汗し，あるいは神は舎を守らず，血は原に帰さず，あるいは虚損傷陰し，あるいは遺淋して禁ぜず，あるいは気虚昏運し，あるいは眼花耳聾し，あるいは口燥き舌乾き，あるいは腰酸腿軟するを治す。おおよそ精髄内に虧し，津液枯涸などの証，ともに速やかに水の主を壮んにし，もって左腎の元陰を培(やしな)うべし，精血自ずと充つるなり。この方によろしくこれを主る」とあるように，真陰不足による全身的な虚弱症候に適用する。

    左帰飲の茯苓・炙甘草を除き，血肉有情の品で陰精を強力に填補する鹿角膠・亀板膠と補肝腎の菟絲子・牛膝を加え，真陰の補充をより強化している。なお，鹿角膠・菟絲子は陰陽双補の薬物で，滋陰のなかに「陽中に陰を求む」の意味がある。丸剤なので服用しやすく作用が穏やかに持続し，虚損が次第に回復する。

2. **補水湯**（ほすいとう）《医理真伝》

    組成：西洋参60g，黄柏30g，蜂蜜30g。水煎服。西洋参を浜防風に代えてもよい。

    効能：峻補真陰

    主治：急性の真陰虧損による巔頂痛。

    原著では「按ずるに補水湯一方は，乃ち苦甘化陰の方なり。それ洋参は色白味苦，苦は能く心を補い，心は生血の源なり；黄柏は味苦，苦は能く腎を堅め，腎は注水の区なり；また白蜜（蜂蜜）の甘を得て，能く潤肺して金を生ず，金は水の母なり。況んや苦と甘合すれば，もって陰に化すに足り，陰は化を得て生ずれば，源竭きず，竜は陽に属すと雖も性は水を喜み，すでに水あれば則ち竜は淵に潜み，太空は廓朗（広く晴れ渡る）として上下みな安ず，何ぞ頂に痛あらんや？」と説明する。急激な真陰虧損によって，陽気が陰陽互根の相手を失って騰上し上部で頭痛をきたす。急性の真陰不足に広く用いてよい。

第5節 気陰双補剤（きいんそうほざい）

　気陰双補剤は，気虚と陰虚が同時にみられる病態に用いる。
　一般には，脾気虚で運化が不足したため脾陰も不足した脾気陰両虚，あるいは熱病による傷津耗陰にともなって気が耗損して生じる全身性の気陰両傷がよくみられる。
　補気薬と滋陰薬を組み合せて対処するが，脾陰を補うには甘平・甘淡の山薬・薏苡仁・芡実・蓮肉・玉竹などを用いる必要がある。

生脈散（しょうみゃくさん）
（別名：生脈飲）《内外傷弁惑論》

[組　成] 人参9g　麦門冬15g　五味子6g
[用　法] 水煎服。
[効　能] 益気生津・斂陰止汗
[主　治]
(1) 気津両傷
　　汗が多い・倦怠無力感・息ぎれ・咽の乾燥・口渇・脈が虚細など。
(2) 肺気陰両虚
　　慢性のむせるような咳・少痰・息ぎれ・自汗・口乾・舌苔は少なく乾燥・舌質が紅・脈は虚数あるいは虚細など。
[病　機] 暑熱による気津両傷，あるいは慢性の咳嗽による肺の気陰両虚である。
　　暑熱が津液を外迫して発汗過多になると傷津し，津液とともに気も外泄するので気津両傷になる。咽の乾燥・口渇・脈が細は傷津を，倦怠無力感・息ぎれ・脈が虚は気虚を，汗が多いのは津液外泄を示す。
　　慢性の咳嗽により肺気が消耗し，気が虚したために陰津の化生が不足し，次第に気陰両虚をひきおこす。むせるような咳・少痰・口舌の乾燥・舌苔が少・舌質が紅・脈が数は肺陰虚を，自汗・息ぎれ・脈が虚は肺気虚をあらわす。
[方　意] 益気生津するとともに津液外泄を防ぐ必要がある。
　　甘温の人参が主薬で，益気生津するとともに陽気を固めて止汗する。甘寒の麦門冬と酸温の五味子の配合は，酸甘化陰で養陰生津をつよめ，酸収の五味子

は斂汗して津液外泄を止める。全体で益気生津・止汗斂陰の効果が得られる。

肺気陰両虚に対しては，人参で補肺益気し，麦門冬で養陰止咳・清熱除煩し，五味子で斂肺止咳し，気陰双補・斂肺止咳の効果をあげる。補・清・斂をかね備えた配合である。

[参　考]

① 原著には，「それ脾胃虚弱の人は，六七月霖雨に遭えば，諸物みな潤い，人は汗し衣を沾らし，身重く短気し，さらに湿旺に逢いて，熱を助け邪をなし，西北二方の寒清絶ゆる。人重くこれを感じれば，則ち骨乏えて無力，その形は夢寐間の如く，朦朧として煙霧中の如くして，身の有るところを知らざるなり。聖人立法するに，夏月に宜しく補うべきは，天真の元気を補うにして，熱火を補うに非ざるなり，夏に寒を食するは是なり。故に人参の甘を以て気を補い，麦門の苦寒で熱を瀉して水の源を補い，五味子の酸で燥金を清粛し，名づけて生脈散という。孫真人は云う：五月に五味子を常服して五臓の気を補うは，またこの意なり」と記載がある。

② 《医宗金鑑》には「《経》にいう'大気は胸中に積し，すなわち肺はこれを主る'と。それ暑熱は肺を傷り，肺傷るればすなわち気もまた傷る。故に気短・倦怠して喘咳するなり。肺は皮毛を主り，肺傷るればすなわちその衛護を失う，故に汗出づるなり。熱は元気を傷り，気傷るればすなわち生津することあたわず，故に口渇くなり。この方は人参を君としもって気を補う，即ち肺を補うゆえん。臣の麦冬はもって気を清す，即ち肺を清するゆえん。佐の五味はもって気を斂す，即ち肺を斂するゆえん。呉崑いう，一補一清一斂し，養気の道備わると。名づけて生脈というは，脈は気を得ればすなわち充ち，気を失えばすなわち弱きをもってなり。李杲（東垣）いう'夏月は生脈飲を服し，黄耆・甘草を加う，生脈保元湯と名づく，人をして気力を涌出せしむ，さらに当帰・白芍を加え，人参飲子と名づく，気虚喘咳，吐血衄血を治す'と，また虚火は補うべしの例なり」とある。

③ 本方は補正の方剤で，気津が回復すれば脈も生じるところから，「生脈散」と名づけられており，「虚多無邪」に用いるべきである。

　暑熱による気津両傷でも，熱邪が盛んな場合には白虎加人参湯を使用すべきである。

④ 汗が過度に出て陽気が亡脱しそうになり，冷汗・四肢の冷え・脈が沈微・意識障害などがあらわれた場合には，本方に附子を加えて回陽固脱する必要がある。

炙甘草湯（しゃかんぞうとう）
（別名：復脈湯）《傷寒論》

[組　成] 炙甘草 12g　人参 6g　生地黄 30g　桂枝 9g　阿膠 6g　麦門冬・麻子仁・生姜各 9g　大棗 6g
[用　法] 阿膠以外を酒と水で煎じて滓を除き，湯で溶かした阿膠と混和し，分三で服用する。
[効　能] 益気滋陰・通陽復脈
[主　治]
(1) 心陰陽両虚
　　脈の結代あるいは虚数・動悸・息ぎれ・焦躁感・不眠・不安感・便が硬いあるいは便秘・舌質が淡・少苔〜無苔など。
(2) 肺気陰両虚
　　乾咳・無痰あるいは少痰・痰に血が混じる・るい痩・息ぎれ・自汗あるいは盗汗・咽の乾燥・便秘・ときに発熱・舌質が淡・少苔〜無苔・脈が虚数など。
[病　機] いずれも陰液・陽気がともに衰少した病態であるが，心と肺の違いがある。
　　心陽不足で，脈気が宣通されないために脈が結あるいは代を呈し，肺気に影響が及ぶと息ぎれがみられる。心の陰血が不足して心神が養われず不寧になると，動悸・焦躁感・不眠・不安感などが生じる。便が硬いあるいは便秘は，陰血不足による腸燥である。脈が虚数・舌苔が少〜無・舌質が淡は，陰血不足をあらわす。
　　肺気不足のために息ぎれ・自汗が生じ，肺陰虚の肺気不降で乾咳・無痰〜少痰がみられる。久咳で肺絡が損傷されると痰に血が混じり，陰津不足で潤養されないので咽の乾燥・腸燥便秘・るい痩・舌苔が少〜無が生じ，陰虚内熱のために発熱・盗汗・脈が虚数を呈する。陰血不足による舌質は淡であるが，陰虚内熱では紅絳をあらわすこともある。
[方　意] 益気滋陰と通陽を目的とする。
　　甘温の炙甘草が主薬で益気養心・生津し，益気健脾養心の人参・大棗が補助する。甘潤の生地黄・麦門冬・阿膠は陰血を滋養し，麻子仁は潤腸通便に働く。さらに，辛温の桂枝・生姜・酒により，温陽通脈して血脈の流通を高める。全体で心気を補益し心陰血を滋養し，心陽を振奮させて，血脈を復することができる。
　　肺気陰両虚に対しても，益気滋陰の効能により効果をあらわす。
[参　考]
①《傷寒論》には「傷寒，脈結代，心動悸するは，炙甘草湯これを主る」とある。

脈結代は心陽不足を，動悸は陰血不足を示す。

次条には「脈これを按じ来ること緩，時に一止し復た来るものは，名づけて結という，また脈来り動きて中止み，更に来ること小数，中に還るものあり反って動くは，名づけて結という，陰なり。脈来り動きて中止み，自ら還ることあたわず，よりて復た動くものは，名づけて代という，陰なり，この脈を得るものは，必ず治し難し」とある。「動」は脈の拍動を意味し，遅い脈（緩）でときに脈拍が欠落する（ときに一止し復た来る）のが「結」，一定の間隔でかなり長時間欠落する（動きて中止み，自ら還ることあたわず，よりてまた動）のが「代」であり，結より代の方が程度が悪い。いずれも心陰不足で発生する。

② 《金匱要略》に「《外台》炙甘草湯，肺痿涎唾多く，心中温温液液する者を治す」とあり，肺痿に本方が用いられる。

肺痿については，「問うて曰く，熱上焦にあれば，咳により肺痿をなす，肺痿の病は，何によりこれを得るや？ 師曰く，あるいは汗出づるにより，あるいは嘔吐するにより，あるいは消渇，小便利すること数なるにより，あるいは便難く，また快薬を被り下利するにより，重ねて津液を亡す，ゆえにこれを得。曰く，寸口の脈数，その人咳し，口中かえって濁涎涎沫を有するは何ぞや？ 師曰く，肺痿の病たり」とあり，傷津が原因で生じることが分かる。

肺気陰両虚に本方を使用するのは，肺痿と同じ病態であるからである。ただし傷陰肺燥がつよい場合には，桂枝・生姜・酒など辛温の薬物は陰津を損傷する恐れがあるので，減去する必要がある。

③ 《医宗金鑑》に「仲景は脈弱にして陰弱は，芍薬を用いて益陰し，陽虚は桂枝を用いて通陽し，甚だしきは人参を加えて生脈す。いまだ地黄，麦冬を用いること有らざるは，あに傷寒の法を以て，義は扶陽を重んずるか？ 抑かは驟補の法たらざるか？ これ以て心虚脈結代に，生地黄を用いて君とし，麦冬を臣として，真陰を峻補し，後学に滋陰の路を開くなり。地黄，麦冬は味甘と雖も気則ち寒にして発陳（春の意），蕃秀（夏の意）の品に非ず，必ず人参，桂枝を得て陽脈を通じ，生姜，大棗は衛営を和し，阿膠は補血し，酸棗は安神し，甘草の緩は速やかに下さしめず，清酒の猛は，捷（すみや）かに上行して，内外を調和し，悸は寧んずべくして脈は復すべし。酒七升水八升とし，ただ三升を取るは，これを久煎すれば則ち気は峻ならず，これは虚家に酒を用いるの法。かつ地黄，麦冬は酒を得て最良なるを知る。この証は当に酸棗仁を用いるべし，肺痿は麻子仁を用いるは可なり。もし真阿膠無きは，亀板膠を以てこれに代える」と解説している。

参苓白朮散（じんりょうびゃくじゅつさん）
《和剤局方》

[組　成] 人参・白朮・茯苓・炙甘草・山薬各9g　白扁豆6g　蓮子・薏苡仁・砂仁・桔梗各4.5g
[用　法] 水煎服。細末にし1回6～9gを大棗の煎汁で服用してもよい。
[効　能] 益気健脾・滋補脾陰・滲湿止瀉
[主　治]
 (1) 脾気陰両虚
　　食欲不振・食べると腹が脹る・顔色が萎黄・口唇の乾燥・口乾・手足のほてり・元気がない・疲れやすい・便秘あるいは泥状便・舌質が紅絳で胖・舌苔が少ないあるいは剥落・脈は細やや数で無力など。
 (2) 脾虚湿盛
　　食欲不振・泥状～水様便・腹満・悪心・多痰・咳嗽・白色帯下・下肢浮腫・舌質が淡胖・舌苔が白膩・脈が沈細で無力など。
[病　機] 脾虚で運化が低下した状態であり，水穀の精微の産生が不足したために脾陰が虚す場合と，水湿の運化が不足して湿が停滞し痰を生じる場合の両面があらわれる。

　食欲不振・顔色が萎黄・食べると腹が脹る・泥状～水様便などは脾気虚の運化不足を示し，元気がない・疲れやすい・脈が無力・舌質が胖は気虚をあらわす。脾陰が虚すと，口乾・手足のほてり・便秘・舌質が紅絳・舌苔が少～剥・脈は細やや数などの乾燥と虚熱の症候がみられる。

　湿盛生痰すると，運化をより障害するために腹満・泥状～水様便が顕著になり，胃気を阻滞すると悪心が，肺を上犯すると多痰・咳嗽が，下注すると白色帯下が，肌膚に溢れると浮腫が生じる。舌質が淡胖・舌苔が白膩・脈が沈細は，湿痰をあらわす。
[方　意] 本方は脾気・脾陰・脾湿に対応した配合になっている。

　益気健脾の四君子湯（人参・白朮・茯苓・炙甘草）が基本で，脾運を健常にすることにより水穀の精微と水湿の運化をつよめる。甘平・甘淡の山薬・蓮子・白扁豆・薏苡仁は脾陰を滋潤し，脾気の健運を補助する。理気和胃の砂仁は，胃の受納と降濁を維護し脾気の通運を促し，補益薬の膩滞を防ぐ。桔梗は載薬上行の引経薬であり，清気を上昇させる働きもある。

　人参・山薬・蓮子が益気健脾に，白朮・茯苓・薏苡仁・白扁豆が健脾・利水滲湿に，山薬・蓮子が収渋止瀉に，桔梗が昇精に，陳皮・縮砂が理気化痰に，炙甘草が諸薬の調和に，それぞれ働くので，湿盛による諸症状とくに泥状～水

様便に有効である。

[参　考]
① 《医方考》には「脾胃虚弱，飲食を思わざるものは，この方これを主る。脾胃は，土なり。土は万物の母たり，諸臓腑百骸は脾胃より気を受けて後よく強し。もし脾胃ひとたび虧さば，すなわち衆体はみなもって気を受けるなく，日に羸弱を見わす。故に雑証を治するは，脾胃を主となすべし。然して脾胃は甘を喜みて苦を悪み，香を喜みて穢を悪み，燥を喜みて湿を悪み，利を喜みて滞を悪む。この方や，人参・扁豆・甘草は，味の甘なるものなり，白朮・茯苓・山薬・蓮肉・薏苡仁は，甘にして微燥のものなり，砂仁は辛香にして燥，もって開胃醒脾すべし，桔梗は甘にして微苦，甘はすなわち性緩，故に諸薬の舟楫たり，苦はすなわち降を喜み，すなわちよく天気を地道に通ずるなり」とある。
② 「脾陰虚」に関する中医学の教科書の論述は十分とはいえないが，非常に重要であるので，蛇足ながらやや詳細に述べる。

　清代・唐容川が《血証論》で，「脾陽不足すれば，水穀はもとより化さず，脾陰不足するも，水穀はまた化さざるなり。たとえば釜中に飯を煮るに，釜底に火なければもとより熟さず，釜中に水なくともまた熟さざるなり」と述べているように，脾の運化は脾陽と脾陰が協調して遂行される。脾陽が不足すると，水穀の精微から脾陰を産生して補充できないために脾陰が不足し，脾陰が虚すと，脾陽を発現する資源が足りないので脾陽も不足して，脾の陰液と陽気は相互に不足を促進するという関係にある。とくに，脾気虚で泥状〜水様便がつづくと，脾陰の消耗は甚だしくなる。以上のように，脾陰虚は脾気虚と不可分の関係にあり，一般には「脾気陰両虚」としてみられる。

　脾陰虚では，食欲不振・食べると腹が脹る・顔色が萎黄・るい痩・口唇の乾燥・手指尖辺の角質化・口乾・手足のほてり・便秘・尿が濃い・舌質が紅・舌苔が少ないあるいは剝落あるいは地図状・脈は細で数などの，脾運低下と営陰不足の症候がみられる。さらに，程度の差はあれ気虚の症候をともなう。脾陰虚と脾気虚のかね合いにより症候にも変化があり，脾陰虚が主体であれば燥証・熱証が明らかで舌質が紅・少苔・脈が細数などを呈し，脾気虚が主体であれば燥証・熱証は軽度で舌質は淡紅で胖・舌苔が剝や地図状・脈が細で無力などを呈する。

　滋補脾陰の薬物は「甘平・甘淡」で滋補して膩でないものが必要であり，山薬が代表的である。このほか，薏苡仁・芡実・蓮肉・玉竹・黄精・白扁豆・沙参・炙甘草・糯米根・白芍なども滋補脾陰に働く。さらに補気健脾の人参・党参・黄耆・白朮などを適宜配合する必要がある。

　滋補脾陰の処方には以下のようなものがある。

◎一味薯蕷飲（いちみしょよいん）《医学衷中参西録》
　山薬。

◎珠玉二宝粥（しゅぎょくにほうじゅく）《医学衷中参西録》
　　山薬・薏苡仁・柿霜餅。
◎慎柔養真湯（しんじゅうようしんとう）《慎柔五書》
　　党参・白朮・茯苓・炙甘草・黄耆・山薬・麦門冬・五味子・白芍・蓮子。
③ 食欲不振・消化不良・泥状〜水様便が顕著な場合には，本方を「少量かつ頻回」に服用させるのがよい。運化が極度に低下していると，大量に服薬しても受けつけないからである。
④ 本方は久咳・多痰など肺気虚の症候にも有効であり，「培土生金」の効果をもっている。

附　方

1. **啓脾湯**（けいひとう）《万病回春》
　　組成：人参6g，白朮・茯苓各9g，蓮子・山薬各6g，山楂子・陳皮・沢瀉各3g，炙甘草2g。水煎服。
　　効能：補気健脾・化湿・滋補脾陰
　　主治：脾虚湿盛・脾気陰両虚。
　　　本方は参苓白朮散から薏苡仁・白扁豆・縮砂・桔梗を除き，利湿の沢瀉・消導の山楂子を加えたものである。参苓白朮散とほぼ同じ効能をもち，滋補脾陰の効果はやや劣る。
　　　《万病回春》には，小児科の項に「啓脾丸」として記載があり，「消食止瀉し，止吐消疳（栄養失調による疾患）し，消黄消脹し，腹痛を定め，益脾健胃する。……小児常に食に傷れて患うは，これを服せば立ちどころに癒ゆる」と解説がある。《医学入門》には「大人，小児の脾積（上腹部の腫塊）瀉を治し，消疳黄脹，腹痛を定め，常服すれば生肌健脾益胃する」とある。

2. **資生丸**（しせいがん）（別名：資生健脾丸）《先醒斉医学広筆記》
　　組成：人参9g，白朮12g，茯苓・山薬・薏苡仁・蓮子・芡実各9g，炙甘草6g，陳皮・麦芽・神麹各9g，白豆蔲・桔梗・藿香各5g，黄連2g，白扁豆5g，山楂子・沢瀉各9g。粉末にして1回9gを煎服する。
　　効能：益気健脾・滋補脾陰・消導和胃
　　主治：脾気陰両虚。
　　　本方は参苓白朮散の加方であり，収渋扶脾の芡実，消導の麦芽・山楂子，芳香理気・和胃化湿の藿香・白豆蔲，滲湿の沢瀉，清熱の黄連を加えており，より全面的な配合になっている。
　　　原著には「保胎資生丸」として「妊娠三月，陽明の脈胎を養う。陽明脈衰

えれば，胎は養われる所無し，故に胎堕ちる」とあり，元来食欲がなく，腹満があり，疲れやすくて，顔色も悪く，消化不良の軟便，舌は淡苔膩黄，脈虚軟など脾胃気虚に湿熱を呈する妊婦にもちいる安胎の方剤であるが，補気を主として理気・化湿・消導を加えているので同様の脾胃虚弱のものには広く用いることができる。

3. **扶中湯**（ふちゅうとう）《医学衷中参西録》

   組成：白朮30 g，山薬30 g，竜眼肉30 g。小便不利があれば椒目（炒して搗く）9 gを加える。水煎服。

   効能：健脾止瀉

   主治：「泄瀉久しく止まず，気血ともに虚し，身体羸弱し，まさに労瘵（消耗性疾患）の候を成すを治す」とあるように，気血大虚の慢性泄瀉を治す。

   竜眼肉は，味甘で補脾し，気香で醒脾する脾家の要薬である。さらに五行では心は脾母にあたり，竜眼肉は色が赤で心に入って補益するので，母（心）を旺んにして子（脾）を庇護する。脾虚不統血の大便下血に，竜眼肉だけを服用してもよい。山薬は脾腎双補し，上を清して下を固め，小便を利して大便を止める。白朮は，性温燥，気は香で穏やか，味は苦・微甘・微辛で，脾胃を健運し，痰水を消し，泄瀉を止める。後天資生の要薬で，金・木・水・火の四臓のすべてを補益する。三薬の組合せで健脾祛湿，益気固渋し止瀉に働く。

   なお張錫純は椒目を温薬として用いており，山椒の果皮と種子が離れる前の若い実を搗きつぶして用いたと思われる。

第6節　補陽剤（ほようざい）

補陽剤は陽虚に対する方剤であり，助陽剤・温陽剤・壮陽剤などと称する。

陽虚は五臓六腑それぞれの臓腑におきることがあるが，共通の症状は寒がる，寒冷を嫌う，四肢の冷え，舌質が淡，舌苔が滑，脈が沈細などの症候がみられることである。陽虚が悪化あるいは持続すると真陽（命門の陽）も不足する。

常用の補陽薬は附子・肉桂・巴戟天・淫羊藿・杜仲・補骨脂・鹿茸などであり，腎陽は腎陰に根ざしているので熟地黄・山薬・当帰・枸杞子などの滋陰填精薬を配合する必要がある。

なお，陰虚が長期にわたると陽虚が生じ，陽虚が経過すると陰虚をともなうために，陰損及陽・陽損及陰によって陰陽両虚があらわれる。この状態には陰陽双補が必要になる。

八味地黄丸（はちみじおうがん）
（別名：金匱腎気丸・腎気丸・八味丸・八味腎気丸）《金匱要略》

[組　成] 熟地黄24g　山薬・山茱萸各12g　沢瀉・茯苓・牡丹皮各9g　桂枝・炮附子各3g
[用　法] 蜜丸にし朝晩15gずつ服用する。水煎服（八味地黄湯）してもよい。
[効　能] 温補腎陽
[主　治] 腎陽虚
　　腰や膝がだるく無力・腰痛・下腹部がひきつる・下半身の冷えや浮腫・尿量減少あるいは多尿・排尿困難・排尿後の余瀝・舌質は淡胖・舌苔は白～白滑・脈は沈で無力・尺脈が細で無力など，
[病　機] 腎陽が虚して温煦と蒸騰気化が衰弱した状態である。
　　腎陽虚で下焦を温養できないために，腰や膝がだるく無力・下半身の冷え・下腹部のひきつりが生じる。腎陽による水液の蒸騰気化ができなくなり，水液が蒸化されて上昇できずに膀胱に直接下注すると多尿が，水液の気化行水ができずに停滞すると尿量減少が生じ，停滞した寒湿が腎の府である腰に着すると腰痛が，下注すると下半身の浮腫が，下腹部に停滞すると小腹不仁（下腹部の

知覚低下・しびれ感）があらわれる。温煦が不足して腎の開闔が失調するので，排尿困難・尿閉あるいは失禁・遺尿・排尿後の余瀝なども生じる。陽気が不足して精が血に化さないので舌質は淡白を呈し，寒湿が停滞するために舌質が胖大・舌苔が白〜白滑となる。脈気の推動と昇挙も不足するために脈は沈で無力になり，腎脈である尺部で著しい。

[方　意] 腎陽を温補し温煦と蒸騰気化を回復させる必要があるが，「陰中に陽を求む」で，腎陽の物質的基礎である腎陰を補充したうえで腎陽を鼓舞するのがよい。

滋陰補腎の熟地黄を主体に，肝脾の精血を滋補する山茱萸・山薬で補助して腎陰を滋潤し，少量の温補腎陽の附子と通陽の桂枝で腎陽を鼓舞する。利水滲湿の茯苓・沢瀉は，停滞した水湿を除くとともに滋陰薬の膩滞を防止する。活血祛瘀の牡丹皮は，通陽の桂枝・附子と協同して腎絡を通じる。全体で腎陰を補充し腎陽を鼓舞して水湿を除去する「補中寓瀉」の配合になっており，「よく陽を補うものは，必ず陰中に陽を求む，すなわち陽は陰の助けを得て生化は究まりなし」という理論にかなっている。

[参　考]

① 《金匱要略》では，本方の地黄を「乾地黄」と記載している。当時は地黄に対する炮製がまだ行われておらず，現在のように薬効を区別していない。

熟地黄は甘・微温で補腎滋陰・養血に働き，乾地黄（生地黄）は甘苦・寒で清熱滋陰に働くので，現在の知識からすると，当然「熟地黄」を使用すべきである。

また，桂枝は通陽に肉桂は温陽補腎に働くところから，陽虚が甚だしくなれば桂枝よりも肉桂を選択すべきであり，後世の附桂八味丸は附子・肉桂を使用している。

② 《医宗金鑑》に「これ腎気丸は滋陰剤中に桂附を納むること十倍の一，意は補火にあらずして，微々に火を生ずるにあり，すなわち腎気を生ずるなり」とあり，生理的な火である「少火」を鼓舞して「少火生気」するのが方意であるから，「温腎」ではなくて「腎気」の名称がつけられている。

③ 《金匱要略》には以下のような記載がある。

「崔氏八味丸，脚気上り少腹に入り不仁するを治す」

水湿が少腹（小腹に同じ，下腹部）に停滞して不仁（知覚低下・麻痺）が生じ，脚に下注し下腿の浮腫や歩行困難の「脚気（脚の病変の意）」がみられることを指す。

「それ短気し微飲あるは，まさに小便よりこれを去るべし，苓桂朮甘湯これを主り，腎気丸またこれを主る」

水湿が上注して胸中の気を阻滞し，呼吸促迫（短気）をひきおこすときに，脾陽不振による水湿には苓桂朮甘湯で健脾利水し，腎陽不足では腎気丸を用いるべきことを示す。

「男子の消渇，小便かえって多く，飲むこと一斗なるをもって，小便一斗なるは，腎気丸これを主る」は，水湿を蒸騰気化して上昇できず，水湿が膀胱に下趨するので多尿になり，津液が不足してつよい口渇があることを示す。飲んだ水分が津液に化さず，蒸騰気化して上承しない。

「問うて曰く：婦人の病，飲食故のごとく，煩熱し臥するを得ずして，かえって倚息するは，何ぞや。師曰く：これ転胞と名づく，溺を得ざるなり，胞系了戻するをもって，ゆえにこの病を致す，ただ小便利すればすなわち癒ゆ，腎気丸に宜しくこれを主る」

「転胞」「胞系了戻」の「胞」は「膀胱」であり，尿の排出ができないのは腎陽が虚し開闔が失調したためであり，虚陽の上浮で「煩熱し臥するを得ず」となり，水気の上逆により起坐呼吸（倚息）していることを示す。

いずれの病変も，陽気の蒸騰気化が不足して開闔が失調するために生じる。

④《古今名医方論》は「命門の火は，すなわち水中の陽なり。それ水体はもと静にして川流息まざるは，気の功，火の用なり，有形のものを指していうにあらざるなり。然して火少なればすなわち気を生じ，火壮んなればすなわち気を食す，故に火は亢ずべからず，また衰うべからず。火は土を生ずという所は，即ち腎家の少火，その間を游行し，相吹して息するのみ。もし命門の火衰えれば，少火は熄むに幾し。脾胃の陽を煖めんと欲すれば，必ず先ず命門の火を温む。これ腎気丸は滋陰剤中に桂・附を納むるは，これ心を淵に蔵し，厥の霊根を美にす。命門に火あらば，すなわち腎は生気あり，故に温腎といわずして，腎気と名づく，かくして腎は気をもって主となし，腎は気を得て土自ずと生ずるを知るなり。かつ形不足すれば，これを温むるに気をもってすれば，すなわち脾胃の虚寒によりて病を致すものは固より痊ゆ，即ち虚火その部に帰らずして失血亡陽するものも，また納気して封蔵の本に帰すなり」と解説している。

⑤本方は滋陰瀉火の六味地黄丸に温陽の附子・桂枝を加えたものに相当するので，腎陰陽両虚に使用してもよい。

附　方

1. **牛車腎気丸**（別名：済生腎気丸・加味腎気丸）（ごしゃじんきがん）《済生方》
   組成：八味地黄丸の桂枝を肉桂3g/日にかえ，牛膝6g/日，車前子9g/日を加える。
   効能：温補腎陽・利水消腫
   主治：腎陽虚で腰重脚腫・小便不利のもの。
   　　腎陽虚で水湿停滞がつよく，下半身の浮腫・尿量減少が顕著になっているので，肉桂で温腎をつよめ，補腎・利水消腫の牛膝・車前子を加えている。

原著には加味腎気丸として「腎虚し，腰重く脚重く，小便利せざるを治す」とある。

2. **十補丸**（じっぽがん）《済生方》
   組成：八味地黄丸の桂枝を肉桂3g/日にかえ，鹿茸3g/日，五味子6g/日を加える。丸剤。
   効能：温腎壮陽
   主治：腎陽虚（真陽不足）。

   補腎益精・補真陽の鹿茸と固精温陽の五味子を加えて壮陽し，肉桂で温腎をつよめている。八味地黄丸より温補・益精の効能がすぐれており，真陽を温補することができる。

   原著には「腎臓虚弱にして，面色黧黒，足冷えて足腫れ，耳鳴耳聾し，肢体羸痩し，足膝軟弱にして，小便不利し，腰脊疼痛するを治す。ただこれ腎虚の証は，みなこれを服すべし」と説明がある。

右帰飲（うきいん）
《景岳全書》

[組　成] 熟地黄6～60g　山薬6g　山茱萸3g　枸杞子6g　炙甘草3～6g
　　　　 杜仲6g　肉桂3～6g　製附子3～9g（先煎）
[用　法] 水煎服。
[効　能] 温補真陽
[主　治] 命門火衰（真陽不足）

元気がない・疲れやすい・腰や膝がだるく無力・腹痛・四肢の冷え・寒がる・寒冷をきらう・インポテンツ・不妊・遺精・不消化下痢・舌質が淡・脈が沈細で無力など。

[病　機] 命門から供給される真陽が衰微した状態である。

人体の生命の本源である命門の陽（命門の火・命火・元陽・真陽）の不足による全身的な虚寒の症候であり，腎一臓にとどまらず全身の多彩な陽虚の症候がみられる。温煦が不足するために寒がる・寒冷をきらう・四肢の冷えがみられ，腎の府である腰や下焦を温養できないので腰や膝がだるく無力になる。宗筋（陰茎）が温煦されず，また水液の蒸騰不足で生じた寒湿に侵淫されるために弛緩し，勃起不全・インポテンツが生じ，精関の固摂ができなくなると早漏・遺精・滑精（日中意識下で精液を漏らす）があらわれる。陽が不足すると精の

生成が低下するだけでなく，精を冷やして凝滞させるので，男・女ともに生殖能力が低下して不妊になる。陽不足で精が血に化さないので，血が不足して舌質は淡白になり，寒湿が停滞すると胖大を呈する。元気がない・疲れやすい・脈が沈細で無力は，陽虚によって気虚を併発したことをあらわす。このほか，脾胃の温煦が不足すると腹痛・悪心・不消化下痢が，清竅を温養できないとめまい・ふらつき・恍惚状態などがみられるなど，さまざまな症候をともなう。

[方　意] 真陽を培補して「火の源を益し，もって陰翳を消す」と同時に，真陽を化生する根源である真陰も補充し，「陰中に陽を求む」の配合を行う。
　　主薬は甘温の熟地黄と辛熱の附子・肉桂であり，熟地黄で真陰を培補したうえで附子・肉桂で真陽を温補し振奮させ散寒する。補腎益精・養肝の枸杞子，補腎益精・健脾の山薬，補益肝腎の山茱萸，温補肝腎の杜仲，健脾和中の炙甘草は，それぞれ脾・肝・腎を補って真陰・真陽の補充を促進する。「陽は陰の助けを得て生化は究りなし」という理論を体現し，全体で真陽の温補を目的とする配合になっている。

[参　考]
① 原著には「これ益火の剤なり，およそ命門の陽衰え陰勝れば，この方の加減によろしくこれを主る」とあるように，命門の陽不足（真陽不足・元陽不足・命門火衰・命火不足）に対する基本方である。
② 原著の加減法には「もし気虚血脱し，あるいは厥し，あるいは昏し，あるいは汗し，あるいは運(うん)（眩暈）し，あるいは虚狂し，あるいは短気するは，必ず大いに人参・白朮を加え随いてこれを用うべし。もし火衰し土を生ずるあたわず，嘔噦呑酸をなせば，炮乾姜二三銭を加う。もし陽衰中寒，泄瀉腹痛するは，人参・肉豆蔲を加う。もし小腹痛めば，呉茱萸五七分を加う。もし淋帯止まざれば，破故紙（補骨脂）一銭を加う，もし血少血滞し，腰膝軟痛すれば，当帰二三銭を加う」とあり，病態の及ぶ範囲と症候が広汎であることが示されている。
③ 本方は陽虚陰盛の格陽証（真寒仮熱）にも使用してよい。
④ 本方は八味地黄丸の加減方であり，八味地黄丸から三瀉（茯苓・沢瀉・牡丹皮）を除き，通陽の桂枝を温陽の肉桂に代え，滋陰益精の枸杞子と温陽の杜仲および健脾の炙甘草を加えて，温陽填精をつよめている。
⑤ 左帰飲・左帰丸および右帰飲・右帰丸の名称は，《難経・三十六難》の「その左は腎たり，右は命門たり」の理論にもとづいている。「左腎は水に属し陰を主り，右腎は火に属し陽を主る」との認識から，「左帰」は「滋陰補腎し，陰精をしてその原に帰すを得さしむ」，「右帰」は「温陽補腎し，元陽をしてその原に帰すを得さしむ」の意味をもっている。

附　方

1. **右帰丸**（うきがん）《景岳全書》

    組成：熟地黄240ｇ，山薬120ｇ，山茱萸90ｇ，枸杞子・鹿角膠・菟絲子・杜仲各120ｇ，当帰90ｇ，肉桂60〜120ｇ，製附子60〜180ｇ。蜜丸にし朝晩に15ｇずつ服用，あるいは1/10〜1/15量を水煎服用する。

    効能：温補真陽・填精補血

    主治：真陽衰微。

    原著に「元陽不足し，あるいは先天の稟(さずかり)衰え，あるいは労傷過度，もって命門火衰を致し，土を生ずるあたわずして，脾胃虚寒をなし，飲食進むこと少なく，あるいは嘔悪膨脹し，あるいは翻胃噎膈，あるいは寒を怯れ冷を畏(おそ)れ，あるいは臍腹多く痛み，あるいは大便実せず，瀉痢頻(しき)りに作(な)し，あるいは小水自遺し，虚淋寒疝す，あるいは寒は谿谷を侵して，肢節痺痛す，あるいは寒下焦にありて水邪浮腫するを治す。これを総(まと)めれば，真陽不足するものは，必ず神疲気怯し，あるいは心跳し寧んぜず，あるいは四肢収まらず，あるいは眼に邪祟を見，あるいは陽衰え子無きなどの証，倶に速やかに火の原を益し，以て右腎の元陽を培(つちか)い，神気自ずと強かるべし，此方これを主る」と，病変の及ぶ範囲が非常に広汎であることが示されている。

    本方は右帰飲の加減方であり，炙甘草を除いて，血肉有情の品で真陽を温補し填精にも働く鹿角膠および陰陽双補・補腎益精の菟絲子と養肝補血の当帰を加え，温陽填精の効能をよりつよめている。

    なお原著の加減方には，「もし陽衰気虚すれば，必ず人参を加えもってこれを主となす。あるいは二三両，あるいは五六両，人の虚実に随いもって増減をなす。けだし人参の功，陽薬に随えばすなわち陽分に入り，陰薬に随えばすなわち陰分に入る，命門の陽を補わんと欲すれば，人参を加うるにあらざれば捷効(しょうこう)することあたわず。もし陽虚精滑し，あるいは帯濁便溏なるは，補骨脂酒炒し三両を加う。もし飱(さん)泄腎泄止まざれば，北五味子三両・肉豆蔻三両を加え，麩炒し油を去り用う。もし飲食減少しあるいは化易からず，あるいは嘔悪呑酸するは，みな脾胃虚寒の証，乾姜三四両を加え炒黄し用う。もし腹痛止まざれば，呉茱萸二両を加え，半日湯泡し，炒して用う。もし腰膝酸痛すれば，胡桃肉連皮四両を加う。もし陰虚陽萎すれば，巴戟肉四両・肉蓯蓉三両あるいは黄狗腎一二付を加え，もって酒煮し爛搗してこれを入れる」とある。

2. **内補丸**（ないほがん）《女科切要》

    組成：鹿茸・菟絲子・潼蒺藜・紫菀・黄耆・肉桂・桑螵蛸・肉蓯蓉・製附子・

茯神・白蒺藜。各等分を蜜丸にし，1回6gを服用。
効能：温補腎陽・止帯
主治：腎陽虚（真陽不足）の白色帯下。

腎陽虚（真陽不足）の衝任虚損で陰津の固摂ができなくなり，白色帯下が長期にわたって続く状態である。壮陽塡精・補督衝・強筋骨・補真陽の鹿茸が主薬で，補腎温陽の菟絲子・潼蒺藜・肉蓯蓉，壮陽の肉桂・附子，補腎固精の桑螵蛸，益気昇提の黄耆が補佐する。健脾利水の茯苓，袪痰の紫菀，袪風除湿・疏肝の白蒺藜は，帯下に対する標治である。

原著には「白淫は陽虚に責む，まさに火の源を益し，鹿茸，肉蓯蓉，人参の類とすべし，治は内補丸によろし。要は症に臨んで有火無火を斟酌してこれを用うるにあり，庶(ねがわ)くは誤るなかれ」と記載があり，服薬についても「火あるは忌用。宜しく清心蓮子飲を服すべし」と注意を促している。

3. **菟絲子丸**（とししがん）《済生方》

    組成：菟絲子・肉蓯蓉・煅牡蛎各60g，鹿茸・製附子・五味子・桑螵蛸・烏薬各30g，鶏内金15g。細末を酒丸にし1回6〜9gを服用する。
    効能：温補腎陽・固精縮尿
    主治：腎陽虚（真陽不足）の膀胱失約による頻尿・尿失禁・排尿後の余瀝など。

    温陽補腎・益精の鹿茸・菟絲子・肉蓯蓉・五味子と壮陽の附子で，腎陽および真陽を補い腎精を益する。収渋の桑螵蛸・煅牡蛎・五味子・鶏内金は小便を固渋し，温腎散寒・縮尿の烏薬は膀胱の気化を調整して排尿を正常化させる。

4. **固精丸**（こせいがん）《済生方》

    組成：鹿茸・肉蓯蓉・巴戟天・陽起石・赤石脂・韮子・鹿角霜・製附子・竜骨・茯苓。各等分の細末を酒で丸にし，1回9gを服用する。
    効能：温腎固精
    主治：腎陽虚（真陽不足）の精関不固による頻繁な滑精・遺精。

    鹿茸・肉蓯蓉・陽起石・巴戟天・韮子・附子で腎陽および真陽を温補し，赤石脂・鹿角霜・竜骨で収渋固精する。茯苓は膩滞を防止する。

    原著には「嗜欲過度，労して腎経を傷り，精元(とどま)固らず，白濁を夢遺するを治す」とあり，「赤濁は心虚有熱なり，思慮に因りこれを得ること多し，白濁は腎虚有寒なり，嗜欲に過ぎてこれを得る」と説明がある。

5. **賛育丹**（さんいくたん）《景岳全書》

    組成：熟地黄・白朮各240g，当帰・枸杞子各180g，杜仲・仙茅・巴戟天・山

菟萸・淫羊藿・肉蓯蓉・韮子各 120 g，蛇床子・製附子・肉桂各 60 g。蜜丸にし 1 日 2 回 6 ～ 9 g ずつ服用する。

効能：補腎壮陽

主治：腎陽虚の陽萎（インポテンツ・勃起不全）・不妊。

　　補腎壮腸の附子・肉桂・肉蓯蓉・巴戟天・淫羊藿・蛇床子・韮子・仙茅・杜仲で補腎興陽し，益精補血の熟地黄・枸杞子・当帰と斂陰の山茱萸で陰精を滋潤する。白朮は健脾して運化を助けるほか，寒湿下注による宗筋弛緩を改善する。

　　原著には「陽痿精衰，虚寒無子などの証を治す妙方」と記され，加味として「或いは人参，鹿茸を加えるもまた妙」とある。

6. **青娥丸**（せいががん）《和剤局方》

   組成：補骨脂 120 g，杜仲 240 g，胡桃肉 300 g。粉末を蒜 120 g と搗いて丸にし，1 回 3 g を服用する。

   効能：温腎強腰

   主治：腎陽虚の慢性腰痛。

   　　温補肝腎・強筋骨の杜仲が主薬で，温腎の補骨脂・胡桃肉で補助する。蒜（ニンニク）は脾陽を振奮し運化をつよめる。

   　　原著には「腎気虚弱にして，風冷これに乗じ，或いは血気相搏ち，腰痛折るるが如く，起座艱難し，俯仰利せず，転側する能わず，或いは労役過度にして腎経を傷り，或いは卑湿の処に地気腰を傷り，或いは堕墜して傷損し，或いは風寒客して搏し，或いは気滞散ぜざるは皆腰痛せしめ，或いは腰間に物有りて重墜するに似て，起座艱辛するものを治し，悉く皆これを治す」「常に服すれば，筋骨を壮くし，血脈を活かし，髭髪を烏くし，顔色を益す」と記される。

亀鹿二仙膠（きろくにせんきょう）
《医方考》

[組　成] 鹿角 5 kg　亀板 2.5 kg　枸杞子 1.5 kg　人参 0.5 kg

[用　法] 煎じつめて膠にし，毎朝 9 g ずつ酒か塩湯で溶解して服用する。

[効　能] 温陽益気・塡陰補精

[主　治] 命門陰陽両虚

　　元気がない・疲れやすい・息ぎれ・るい痩・四肢の冷え・腰や膝がだるく無

力・視力減退・インポテンツ・不妊・舌質が嫩・脈が細で無力など。
[病　機] 陰損及陽・陽損及陰により命門の陰陽がともに虚した状態であり，全身的な虚弱の症候がみられる。腎虚の症候が主体にはなるが，腎一臓だけではなく全身の虚衰による症候である。
[方　意] 命門の陰陽を双補する。
　　鹿角膠は督脈を通じ真陽を補充し陰精を培補し，亀板膠は任脈を通じ填精滋陰し，2種類の血肉有精の品によって陰陽を峻補し気血精髄を生じさせる。大補元気の人参と滋腎養肝の枸杞子も陰陽を双補する。全体で壮陽填陰・益気生精の効能が得られる。
[参　考]
① 原著には「精・気・神は，身に有るの三宝なり。師曰く：精は気を生じ，気は神を生じ，ここを以て精極まれば則ち以て生ずる気無く，故に痩削少気せしむ。気少なければ則ち以て生ずる神無く，故に目視して明かならざらしむ。亀鹿は陰気の最も完なるを稟け，その角と板は，またその身の気の最も勝るものを聚め，故にその膠を取りて陰精を補う。血気の属を用い，剤せてこれを補うは，所謂補うに類を以てするなり。人参は善く気を固め，気固まれば則ち精遺わず。枸杞は善く滋陰し，陰滋えれば則ち火泄れず。この薬行れば，則ち精日に生じ，気日に壮ん，神日に旺んなり」と説明がある。
② 本方は慢性に経過する虚弱症候，とくに神経筋疾患などに有効である。

附　方

1. **贊化血余丹**（さんかけつよたん）《景岳全書》

    組成：血余・熟地黄各240 g，枸杞子・当帰・鹿角膠・菟絲子・杜仲・巴戟天・小茴香・茯苓・肉蓯蓉・胡桃肉・何首烏各120 g，人参適量。蜜丸にし食前に6～9 gを湯で服用する。

    効能：滋陰補陽

    主治：命門陰陽両虚。

    　　滋陰補血・填精補髄の血余・熟地黄・枸杞子・何首烏・当帰，温補真陽の鹿角膠・菟絲子・杜仲・巴戟天・肉蓯蓉・胡桃肉・小茴香，健脾の茯苓，さらに大補元気の人参を配合し，精血を補い壮陽補腎する。

    　　原著に「この方は気血を大補す，故によく鬚髪を烏くし形体を壮す，その培元贊育の功，尽く述ぶることあたわざるあり」とある。

2. **二仙湯**（にせんとう）《上海曙光医院》

    組成：仙茅6～15 g，淫羊藿9～15 g，当帰9 g，巴戟天9 g，黄柏5～9 g，

知母5〜9g。水煎服。

効能：陰陽双補・降火

主治：腎陰陽両虚・虚火上炎によるのぼせ・ほてり・いらいら・咽痛・めまい・耳鳴・口乾・不眠など，虚火上炎と陰陽両虚の症候がみられる更年期症候群・高血圧症・無月経および慢性疾患。

　　補腎壮陽の仙茅・淫羊藿・巴戟天，滋陰降火の知母・黄柏，補血活血の当帰の配合により，陰陽双補・降火している。

3. **潜陽丹**（せんようたん）《医理真伝》

組成：縮砂30g，附子24g，亀板6g，甘草15g。水煎服。

効能：納気帰腎

主治：虚陽上浮による咳嗽・喘促・自汗・心煩不安・頻繁な便意・尿失禁など，あるいは腰痛・身体が重い・寝返りが困難・ぶつけたり雨が降るとさらに悪化する，あるいはそのほか陽虚の歯痛，口臭，健忘などによる種々の症状に用いる。尺脈が浮空，顔色が悪く皮膚が乾いて艶がない。

病機：真陽が衰えると真陰が偏盛になり，陽が上騰して下焦はいよいよ陽がなくなるので，上で咳嗽，喘促などがあらわれ，下では便意を抑えられず失禁し，衛陽が衰えると自汗し，心陽が衰えると心煩不安を生じる。腎陽が衰えて気滞を生じ水湿が肌肉に滞って行らず腰痛，身体が重い，寝返りができない，ぶつけたり雨天には症状が悪化するなどを生じる。

方意：原著に「潜陽丹一方，乃ち納気帰腎の法なり。それ西砂（縮砂）は辛温にしてよく中宮の一切の陰邪を宣し，また能く気を納めて腎に帰す。附子は辛熱，よく坎（☵）中の真陽を補う。真陽は君火の種たり，真火を補うは即ちこれ君火を壮んにするなり。況んや亀板一物は，堅硬にして水の精気を得て生じ，通陰助陽の力あり，世人は利水滋陰を以てこれを目するは，その功を悖るなり。佐として甘草を以て補中するは，伏火五根の妙有り，故に潜陽という」と縮砂で陰邪をあらいながし，附子で真火を生み，亀板を用いたのはただ利水滋陰するのではなく通陰助陽しており，甘草で補中して伏火すると説明する。虚陽上浮の種々の症状に用いる。

第9章

安神剤（あんしんざい）

　安神剤とは，重鎮安神・滋養安神の薬物を主体にして安神（精神安定）の効能をあらわす方剤である。

　心神不安（精神不安定）をきたす原因はさまざまである。驚き・恐れ・精神的ストレスなどの五志過極や肝鬱化火により，心神が擾乱されて生じる煩躁・狂躁・易怒・不眠などの症候は，実証が多い。憂思などにより心肝の陰血を次第に消耗し，心神を充養できなくなって生じる動悸・不安・焦躁・健忘・不眠・易醒などの症候は，虚証が多い。

　実証に対しては，重鎮安神薬と清熱薬を主体にした重鎮安神法を用いる。虚証に対しては，養血滋陰薬と寧心安神薬を主体にした滋養安神法を使用する。ただし臨床的には，両者を適宜組み合せた方法で対処することが一般的である。このほかに，痰・熱などによる心神不安があり，瀉火・祛痰などを使用する必要もある（関係章節を参照されたい）。

　重鎮安神剤は，鉱石類の薬物で組成され脾胃を損傷しやすいため，短期間の服用にとどめるべきである。なお，精神面に対する療法や配慮も大切である。

第1節　重鎮安神剤（じゅうちんあんしんざい）

　重鎮安神剤は，心肝の陽偏亢による煩躁・狂躁・驚きやすい・不眠・動悸などの症候に用いる。

　重鎮安神の朱砂・磁石・竜骨・牡蛎・真珠などで心肝の陽偏亢を潜鎮し，心火偏亢に対しては瀉火の黄連・黄芩・山梔子などを加え，陽亢による陰血の耗損に対しては滋陰養血の生地黄・熟地黄・白芍・当帰などを配合して扶陰配陽する。

磁朱丸（じしゅがん）
（別名：神麹丸）《備急千金要方》

[組　成] 磁石60g　朱砂30g　神麹120g
[用　法] 蜜丸にし1日2回6gずつ服用する。
[効　能] 摂納浮陽・鎮心明目
[主　治] 心陽偏亢・心腎不交
　　　　動悸・不眠・耳鳴・難聴・目がかすむなど。
[病　機] 心陽偏亢に腎陰不足をともなった「水火不済」の心腎不交である。
　　　心陽（火）が腎に下通して腎水を温煦し，腎精（水）が蒸騰され心に上承して，心陰を滋するとともに心火の亢盛を抑制し「水火相済」の関係にあるのが正常である。五志過極などにより心陽が亢盛になり，陰血を灼傷して腎陰不足をひきおこすと，心の上亢した心陽は腎に下通しないために，腎精の上承ができなくなって心陽がさらに上浮し，陽亢によって陰精が消耗し腎陰がより不足する。心陽が偏亢して心神不安をひきおこすので，動悸・不眠があらわれ，腎精が不足し耳目に上行して営養することができないために，耳鳴・難聴・目がかすむなどの症状がみられる。
[方　意] 心陽偏亢を鎮摂し腎陰を補って，心腎を交通させる。
　　　磁石は腎に入って鎮摂安神・益陰潜陽に，朱砂は心に入って清心安神に働き，共同して重鎮安神するとともに浮陽を摂納し腎陰を補い，心腎を相交させて心陽が下通し腎精が上承できるようにする。神麹は健脾助運し，蜂蜜は補中和胃に働き，石類の薬害を防止する。

［参　考］
① 《名医方論》には「磁石は腎経に直入し，散失の神を収め，性よく鉄を引き，肺金の気を吸い腎水に帰蔵す。朱砂は体陽にして性は陰，よく浮游の火を納めて神明を安んず。水よく鑑（かがみ）となり，火よく燭（しょく）す，水火相い済（たす）けて，光華は四射せざらんか？　然して目は臓腑の精を受け，精は穀を資とす，神麴はよく五穀を消化し，すなわち精は成り易し。けだし神水散大し，緩なればすなわち収まらず，鎮墜の品に頼り疾（すみや）かに収めてこれを吸引す，故に急救の剤たるなり。その耳鳴・耳聾などの症を治するも，また鎮墜の功をもって，よく虚陽の上奔を制するのみ」と王又原の解説がある。
② 本方は重鎮潜陽により肝風を平熄するので，肝風内動によるてんかん発作にも有効で，化痰薬を配合すると効果が高まる。
　《名医方論》には「癲癇を治するの聖剤なり，……金石の重剤でこれを鎮めるにあらざれば，狂は必ず止まず。……二石は体重くして降を主り，性寒にして陰を滋す，志同じく道合す，奏効は立ちて俟（ま）つべし。神麴は陳を推し新を致す，……まさに食は陰に入り，陽において気を長すべし，その食を奪えばすなわちやむは，これ《内経》の治狂の法なり，食消えればすなわち意智明らかにして精神治まる，これ神麴を用うるの旨なり。煉蜜にて和し丸ずるは，また甘をもってこれを緩むなり」と解説されている。
③ 腎陰虚が顕著であれば，六味地黄丸と併用する。

朱砂安神丸（しゅしゃあんしんがん）
（別名：安神丸）《内外傷弁惑論》

［組　成］朱砂 15 g　　黄連 18 g　　炙甘草 16.5 g　　生地黄 7.5 g　　当帰 7.5 g
［用　法］丸薬にし就寝前に 6～9 g を服用する。約 1/3 量を水煎し，煎液で朱砂の粉末を冲服してもよい。
［効　能］鎮心安神・瀉火養陰
［主　治］心火亢盛・陰血不足
　焦躁感・いらいら・不眠・多夢・驚きやすい・動悸・胸内があつ苦しい・舌質が紅・脈が細数など。
［病　機］五志過極あるいは外邪の入裏化火熱より，心火が亢盛になって次第に陰血を消耗し，心神不寧を呈している状態である。
　心は神を蔵して神明を主り，心火が心神を擾乱するので焦躁感・いらいらが生じ，心の陰血が消耗するために心神不寧になって驚きやすく動悸がする。心

火内熾のために胸内があつ苦しい。舌質が紅・脈が数は心火を，脈が細は傷陰を示す。

[方　意] 心火を清瀉して心神を鎮静させると同時に，陰血の不足を補う。

　　　　甘寒の朱砂が主薬で，重鎮により安神定志に働くとともに心火を瀉し，苦寒の黄連は心火を清瀉して煩躁を除き，共同して両薬で瀉火清熱・除煩・重鎮安神に働く。養血の当帰と滋陰の生地黄は消耗した陰血を補い，炙甘草は諸薬を調和し脾胃を保護する。偏盛の火を瀉し陰血を補い，心火を下降させ陰血を上承させる，標本兼顧の配合である。

[参　考]
① 《医宗金鑑》には「朱砂は光明の体を具え，色赤く心に通じ，重よく怯を鎮め，寒よく熱に勝ち，甘をもって生津し，陰火の浮遊を抑え，もって上焦の元気を養う，安神の第一品たり。心は熱の如し，黄連の苦寒を配するは，心熱を瀉すなり。さらに甘草の甘を佐としもってこれを瀉す。心は血を主る，当帰の甘温を用い，心血を帰するなり，さらに地黄の寒を佐としもってこれを補う。心血足ればすなわち肝は蔵するところを得て，魂は自ずと安んず，心熱解せば，すなわち肺はその職を得て，魄は自ずと寧んずるなり」と葉仲堅の解説がある。
② 不眠・多夢などがつよいときは，寧心安神の酸棗仁・遠志・茯神などを加える。焦躁感・胸内があつ苦しいなど心中煩熱がつよいときは，清心除煩の山梔子・淡豆豉を加える。驚きやすい・動悸など心神不寧の症候がつよいときは，重鎮安心の竜骨・牡蛎を加える。
③ 朱砂は鉱石類の重鎮安神薬で，胃気を損傷する恐れがあるので，養胃健脾すべきであり，毒性があるため長期間持続して服用してはならない。
④ 本方は李東垣の《内外傷弁惑論》に朱砂安神丸として記載があるが同じく李東垣の《蘭室秘蔵》には，同じ内容で安神丸として記載がある。

珍珠母丸（ちんじゅもがん）
(別名：真珠丸・真珠母丸)《普済本事方》

[組　成] 真珠母22.5g　当帰・熟地黄各45g　人参・酸棗仁・柏子仁各30g　犀角・茯神・沈香・竜歯各15g
[用　法] 蜜丸にして朱砂をまぶし，1日2回3gずつ服用する。
[効　能] 滋陰養血・鎮心安神
[主　治] 陰血不足・肝陽偏亢
　　　　焦躁感・いらいら・睡眠が浅い・驚きやすい・動悸・頭のふらつき・めまい・

目の充血・舌質は紅絳・少苔〜無苔・脈は弦細など。

［病　機］慢性病の消耗や五志過極・化火による傷陰で心肝の陰血が不足し，陽気が制約されずに昇動して心肝陽亢が生じた状態である。

　　心陽偏亢のために焦躁感・睡眠が浅い・驚きやすく動悸がするなど心神不寧の症候が，肝陽が昇動するためにいらいら・頭のふらつき・めまい・目の充血などの症候がみられる。舌質が紅絳・少苔〜無苔・脈が弦細などは，陰血不足を示す。

［方　意］陰血を補養するとともに平肝潜陽を行う。

　　人参・当帰・熟地黄を多量に用い，養血滋陰・益気生血して本治する。真珠母・竜歯は平肝潜陽・鎮心安神に働き，心肝の陽偏亢をしずめて標治する。安神定志の酸棗仁・柏子仁・茯神は，寧心入寝を助ける。安神定驚の犀角と摂納浮陽の沈香および清心安神の朱砂は，潜鎮安神をつよめる。全体で滋陰養血で本治し平肝潜陽・鎮心安神で標治する配合になっている。

［参　考］

① 痰熱・痰火が心竅を蒙蔽して驚きやすい・狂躁・不眠などの症候を呈するときは，滋膩で邪をとどめやすい本方は禁忌である。

② 本方の犀角は高価で入手しがたいので，黄連・丹参・牡丹皮などで代用してもよい。

第2節　滋養安神剤（じようあんしんざい）

　滋養安神剤は，陰血不足による虚陽偏亢で，焦躁・不安・動悸・不眠・易醒・多夢・盗汗・健忘・舌質が紅絳・少苔などを呈するときに用いる。
　滋陰養血の生地黄・熟地黄・白芍・当帰・麦門冬などを主体にし，養心安神の酸棗仁・柏子仁・五味子・小麦などを配合し，状態に応じて少量の重鎮安神薬を加える。

天王補心丹（てんのうほしんたん）
（別名：補心丹）《摂生秘剖》

［組　成］生地黄120g　人参・丹参・玄参・茯苓・五味子・炙遠志・桔梗各15g
　当帰・天門冬・麦門冬・柏子仁・酸棗仁各60g
［用　法］粉末を蜜丸にして朱砂をまぶし，1日3回9gずつ湯で服用する。約1/5量を水煎服用してもよい。
［効　能］滋陰養血・補心安神
［主　治］心腎陰虚
　　寝つきが悪い・眠りが浅い・よく目がさめる・多夢・動悸・元気がない・健忘・夢精・焦躁感・煩熱・便秘・口内炎・舌質は紅絳・少苔・脈は細数など。
［病　機］内傷七情・五志過極・慢性病などにより陰血を消耗し，心腎陰虚で内熱を生じた病態である。
　　陰血が不足して心気がよりどころを失うので，不眠・多夢・驚きやすい・焦躁感などの心神不寧の症候があらわれる。心陽が制約されずに亢盛になり，夜間になっても陽が陰に入らないために，寝つきが悪くてすぐに目がさめる。心神が濡養されないので動悸・健忘がみられ，心陽が精室を擾動すると夢をみて精液を漏らす。陰虚で内熱が生じるので煩熱があり，虚火が心竅である舌に上炎すると口内炎が生じる。陰液が不足するので便が硬くなって便秘する。また，陰血不足が陽気にも及んで気虚をともなうので，元気がなくなる。舌質が紅絳・少苔・脈が細数は，陰虚内熱を示す。
［方　意］滋陰補血・清心火を主体にし，寧心安神を配合する。
　　甘苦・寒の生地黄が主薬で大量に用い，腎陰を滋養して火旺をしずめるとと

もに心の陰血を補う。甘寒滋潤の玄参・天門冬・麦門冬は心陰を補い虚火を清し，また丹参・当帰は補血安神に働き，主薬を補助するとともに潤腸通便にも作用する。益気寧心の人参・茯苓，酸味で心気を収斂して安神に働く酸棗仁・五味子，甘潤で養心安神の効能をもつ柏子仁，苦・温で心陽を通じ心腎を交通させる遠志，甘寒で鎮心安神に働く朱砂は，すべて寧心安神を目的とした配合である。桔梗は「舟楫の剤」で，諸薬の効果を上方に導く。全体で滋陰補血・清火および益気寧心・収斂心気・養心安神の効能が得られる。

[参　考]

① 《名医方論》には「心は火を主りて，主るゆえんは神なり。神衰えればすなわち火は患いをなす，故に補心は必ずその火を清して神はじめて安んず。補心丹は生地黄を用い君となすは，その足少陰に下りもって水主を滋すを取り，水盛んなればもって火を伏すこと可，これ心の陽を補うにあらず，心の神を補うのみ。水主は腎なり。およそ果核の仁を有すは，心の神有するがごとし。清気は柏子仁にしくなく，補血は酸棗仁にしくなきは，その神の存するのみ。参・苓の甘は心気を補い，五味の酸は心気を収め，二冬の寒は気分の火を清し，心気和して神は自ずと帰するなり。当帰の甘は心血を生じ，玄参の鹹は心血を補い，丹参の寒は血中の火を清し，心血足りて神は自ずと蔵す。さらに桔梗を舟楫とし，遠志を向導として借りれば，諸薬を和し心に入れて神明を安んず。これをもって養生すればすなわち寿し，何ぞ健忘・怔忡・津液乾涸・舌上生瘡・大便不利の虞（おそれ）あらんや」と柯韻伯の解説がある。

② 不眠がつよいときは養心安神の竜眼肉・夜交藤などを，動悸が顕著なときは重鎮安神の竜骨・牡蛎などを，遺精滑泄がつよければ固渋の金桜子・芡実などを加える。

③ 本方は滋補収斂・養心安神によって陰血不足の心神不寧を除き，朱砂安神丸は鎮心安神・瀉火養陰によって心火上炎の心神不寧を除く。

附　方

1. **柏子養心丸**（はくしようしんがん）《体仁滙編》

   組成：柏子仁40g，枸杞子30g，麦門冬・当帰・石菖蒲・茯神各10g，玄参・熟地黄各20g，炙甘草5g。蜜丸にし1回6gずつ服用，あるいは1/2～1/3量を水煎服用する。

   効能：養心安神・補血滋陰

   主治：心陰虚による動悸・驚きやすい・甚だしければ恍惚状態・不眠・多夢・健忘・盗汗・舌質が紅絳・脈が細数などの症候。

   　　本方は滋陰補血に重点をおき，養心安神を補助にしている。補血滋陰の麦

門冬・玄参・熟地黄・当帰・枸杞子，養心安神の柏子仁・通竅醒神の石菖蒲・安神の茯神，および調和の炙甘草からなる。

2. **枕中丹**（ちんちゅうたん）（別名：孔子大聖知枕中方・孔聖枕中丹）
　《備急千金要方》
　　組成：亀板・竜骨・遠志・石菖蒲。等分の粉末を蜜丸にし，1回9gずつ酒で服用する。
　　効能：寧心益智・潜鎮安神
　　主治：心神不安の健忘・不眠。
　　　腎精が不足して心に上承できないために心腎不交になった状態であり，滋補腎陰・潜陽の亀板，重鎮安神の竜骨，交通心腎の遠志，醒神健脳・益智の石菖蒲の配合により，滋腎潜陽・交通心腎・寧心益智・安神の効能をあらわす。

酸棗仁湯（さんそうにんとう）
（別名：酸棗湯）《金匱要略》

[組　成] 酸棗仁18g　甘草3g　知母6g　茯苓6g　川芎3g
[用　法] 水煎服。
[効　能] 養血安神・清熱除煩
[主　治] 肝血不足・虚火上擾
　　煩躁・不眠・多夢・よく目がさめる・動悸・盗汗・頭のふらつき・めまい・口や咽の乾燥・舌質は紅・脈は弦細など。
[病　機] 肝の陰血が不足して虚火が生じた状態である。
　　肝血が不足して頭目を上栄できないために，頭のふらつき・めまいがみられる。肝の疏泄が失調するので煩躁が生じ，陰血不足で虚火が心神を上擾するために不眠・多夢・よく目がさめる・動悸など心神不寧の症状があらわれる。内熱により口乾・咽の乾燥などがみられ，虚火が内炎して陰津を収蔵できなくなると盗汗が生じる。舌質が紅は陰血不足を，脈弦は肝脈を，脈細は血虚を示している。
[方　意] 肝の陰血を滋養し虚火を清する。
　　養肝血・安心神の酸棗仁が主薬で，肝血を調養し肝気を疏達する川芎が補佐し，酸収と辛散の配合によって養血調肝・安神の効能をつよめる。寧心安神の茯苓は，酸棗仁の安神を補助する。知母は滋陰清熱・除煩し，川芎の辛燥を弱める。甘草は養胃和中し諸薬を調和させる。全体で養血安神・清熱除煩に働く。

[参　考]

① 《金匱要略》には「虚労，虚煩し眠るを得ざるは，酸棗湯これを主る」とある。《三因方》は，虚煩について「虚煩は方論中にいうところの心虚煩悶これなり。大抵陰虚すれば内熱を生じ，陽盛んなれば外熱を生ず，外熱を燥といい，内熱を煩という，これは不分の分なり。傷寒大病して復び常にならず，霍乱吐瀉ののちは，みな人をして心虚煩悶せしめ，婦人産褥は多くこの病有り。その証は内煩にして，身に熱を覚えず，頭目昏疼し，口乾咽燥するも渇せず，清清として寐(ねむ)れず，いずれも虚煩なり」と述べている。

② 《医宗金鑑》には「経にいう，'肝は魂を蔵し，人臥すればすなわち血は肝に帰す'と，またいう'肝は罷極(ひきょく)の本'と，またいう'陽気は煩労すればすなわち張る'と，罷極（疲労困憊）は必ず肝を傷り，煩労すればすなわち精絶え，肝傷れ精絶えれば，すなわち虚労し煩して臥するを得ざるは明らかなり。棗仁は酸平，少陽木化に応じて肝を治す，極まれば収むべく補うべし，酸棗仁を用うること二升に至り，もって心血を生じ，肝血を養うは，いわゆる酸をもってこれを収め，酸をもってこれを補うこれなり。肝鬱すれば散を欲するを顧(かえり)み，散ずるに川芎の辛散をもってし，棗仁を輔(たす)け通肝調栄せしむ，またいわゆる辛をもってこれを補うなり。肝急なれば緩を欲す，緩めるに甘草の甘緩をもってし，川芎の疏泄過急を防がしむ，これいわゆる土をもってこれを葆(まも)るなり。然して終に労極まればすなわち火発し，陰を傷り陽旺じ，陽分は陰を行らずして，なお眠るを得ざる。故に知母を佐とし陰水を崇(たっと)びもって火を制し，茯苓にて陽水を利しもって陰を平らぐ，まさに水壮んにして魂自ずと寧んじ，火清して神まさに静なるべし。これ虚労肝極を治するの神方なり」と解説している。

③ 虚火がつよいときは，辛温の川芎を除いて養陰清熱の生地黄・旱蓮草・女貞子・白芍などを加える。盗汗が顕著なときは，安神斂汗の五味子・柏子仁・牡蛎などを加える。

附　方

1. **安神定志丸**（あんしんていしがん）《医学心悟》

   組成：人参6g，茯苓12g，茯神9g，竜歯15g，遠志6g，菖蒲6g。蜜丸にし1回9gを服用する。

   効能：養心安神・交通心腎

   主治：心気不足の心腎不交で，驚きやすい・動悸・不眠・脈が細で無力あるいは結代などを呈するもの。

   　　心気が不足したために心神不寧になり，心気が下降できないために心腎不交を呈する状態である。補心気・安神の人参・茯苓・茯神，鎮心安神の竜歯，

交通心腎の遠志・菖蒲からなっている。

甘麦大棗湯（かんばくたいそうとう）
（別名：甘草小麦大棗湯）《金匱要略》

[組　成] 甘草9g　小麦18g　大棗6g
[用　法] 水煎服。
[効　能] 養心安神・和中緩急
[主　治] 臓躁
　　ぼんやりする・悲哀感がありよく泣く・焦躁・眠りが浅い・あくびがよく出る・甚だしいと異常な言動をする・舌苔は少・脈が細など。
[病　機] 憂思過度により五臓の陰が消耗し，心神不寧の臓躁をひきおこした状態である。
　　五臓の陰不足により心陰も虚し，神明を養うことができないのでぼんやりとし，心神不寧になるために悲哀感・焦躁感・眠りが浅い・甚だしいと妄言やとりつかれたような所作が生じる。陰不足で陽気の宣発が失調すると，あくびを頻発する。普段にはゆううつ・びくびくする・情緒不安定・睡眠不十分などがあり，急迫すると焦躁・悲哀・啼泣・言動異常などの発作があらわれる（ヒステリー発作）。舌苔が少・脈が細などは，陰不足を示す。
[方　意] 養心陰・安神を主とし和中緩急で補佐する。
　　甘・微寒の小麦は滋養心陰・安神に働く主薬である。甘緩和中の甘草は急迫をしずめ，甘平の大棗は養営安神・和中緩急に働き，共同して滋陰緩急の効果をあげる。全体で甘潤滋養し養心安神・和中緩急の効能が得られる。
[参　考]
① 《金匱要略》には「婦人の臓躁，しばしば悲傷し哭せんと欲し，象は神霊のなすところのごとく，しばしば欠伸す，甘麦大棗湯これを主る」とある。
　　臓躁と甘麦大棗湯については諸家の見解が必ずしも一致しないが，《内経》の「心病めば，麦を食うべし」「肝急に苦しめば，急ぎ甘を食しもって急を緩む」などの論述から，心・肝の陰不足によるものとの説が有力である。「肝陰不足による肝の疏泄失調が関与して急迫症状が生じ，甘草・大棗は柔肝によって急迫をしずめる」との解釈も可能である。
② 心陰虚が明らかなら百合・熟地黄・柏子仁などを，心神不寧がつよければ竜骨・牡蛎などを加えるのがよい。

桂枝甘草湯（けいしかんぞうとう）
《傷寒論》

- ［組　成］桂枝12 g　炙甘草6 g
- ［用　法］水煎服。
- ［効　能］益心助陽
- ［主　治］《傷寒論》に「発汗過多，その人手を又み自ら心を冒い，心下悸し按を得んと欲するものは，桂枝甘草湯これを主る」とあるように，発汗しすぎて心陽を傷損し心悸を呈するものである。不安感のある胸苦しさや寒さをきらうもの。
- ［病　機］汗は心液で，津液（陰）からつくられ，「陽の陰に加わるはこれを汗と謂う」であるから，発汗過多では津液とともに心陽を傷損し，心陽が不足するために心は安定せず心悸を生じる。これを安定させようと両手で前胸部をおさえるのは虚であることを示す。
- ［方　意］桂枝で心陽を扶助し，炙甘草で補虚益気する。心陽不足があれば広く用いてかまわない。桂枝甘草竜骨牡蛎湯，桂枝去芍薬湯，桂枝加桂湯，茯苓桂枝甘草大棗湯，茯苓桂枝白朮甘草湯，桂枝人参湯，炙甘草湯，黄連湯，桂枝附子湯，甘草附子湯など多くの方剤にこの組合せをみることができる。
- ［参　考］《医宗金鑑》に「柯琴曰く：汗出る多きは，則ち心液虚し，中気餒（弱る）し，故に悸す。又手自冒すれば則ち外は衛るところあり，按を得れば則ち内に依るところあり。かくの如き堪えざるの状，これを望めばその虚なるを知る。桂枝はもと営分薬，麻黄を得れば則ち営気を外発せしめて汗をなすは，辛に従うなり；芍薬を得れば則ち営気を収斂して汗を止むるは，酸に従うなり；甘草を得れば則ち中気を補いて養血するは，甘に従うなり。ゆえにこの方は桂枝をもって君となし，独り甘草に任せて佐となして，陽気を補い心液を生ず。甘温相得て，ここに気血和し悸は自ずと平す。附子を須いざるは汗多しといえども未だ陽亡に至らず，芍薬を須いざるは汗已に止まりその陰斂を嫌えばなり」と説明する。

附　方

1. **桂枝甘草竜骨牡蛎湯**（けいしかんぞうりゅうこつぼれいとう）《傷寒論》

    組成：桂枝3 g，炙甘草・竜骨・牡蛎各6 g。水煎服。

    効能：鎮驚安神

    主治：「火逆しこれを下し，焼き針により煩躁するもの」である。急激な心陽虚衰による，煩躁，心悸，怔忡，発汗，四肢の冷え，舌質淡潤など。

急激に心陽が虚衰して，煩躁を生じているので，重鎮温陽安神をする。桂枝・炙甘草で温通心陽し，竜骨・牡蛎で鎮驚して固渋斂汗する。急激に過度な発汗をしたり，過度な精神ストレスで上記の症状をきたした場合に用いる。

第10章

開竅剤（かいきょうざい）

　開竅剤とは，芳香開竅の薬物を主体にして開竅醒神の効能を有し，竅閉神昏（意識障害）を覚醒させる方剤である。

　竅閉神昏の多くは，邪気が壅盛で心竅を蒙閉したものであり，「閉証」といい，症候の違いによって「熱閉」と「寒閉」に分ける。熱閉は温邪熱毒が心包に内陥したために生じ，清熱開竅法が適し，「涼開」と簡称する。寒閉は寒邪・気鬱・痰濁が心竅を蒙閉して発生し，温通開竅法が適し，「温開」と簡称する。

　開竅剤の運用にあたっては，まず虚実を弁別する必要がある。邪盛気実で，歯をくいしばる・両手をにぎりしめる・脈が有力などの「閉証」を呈するときは，開竅剤を使用してよい。しかし，気血散脱により，汗が出る・四肢が冷たい・口が開く・目が閉じない・手をだらんと開く・失禁・呼吸微弱などの「脱証」を呈するときは，開竅剤は禁忌である。また，表証があって熱盛神昏を呈するときは，解表透熱を主体にして邪の出路を開くべきであり，開竅剤を投与すると，「開門揖盗（門を開いて賊を招き入れる）」で，邪を深入させて病状悪化を招く。陽明腑実で，熱邪の燻蒸による神昏譫語を呈するときには，寒下による「釜底抽薪」を行うべきで，開竅剤の適用ではない。陽明腑実に邪陥心包をともなう場合には，開竅と攻下を併用するのがよい。

　開竅剤は芳香・辛散で走竄する薬物が多いので，救急を目的とした短期の使用にとどめ，久服してはならない。意識がもどれば，弁証論治に切りかえるべきである。

　開竅薬は芳香があり，熱を加えると揮発するので，丸・散剤にして使用する。

第1節　涼開剤（りょうかいざい）

　涼開剤は，温熱毒邪が心包に内陥した「熱閉」に適し，中風・痰濁などによる蒙閉心包で熱証を呈する場合にも用いる。
　症候は，高熱・意識障害・うわごと・喘鳴・甚だしければけいれん・舌質が紅絳・舌苔が黄・脈が数などである。
　芳香開竅・清熱解毒の犀角・牛黄・竜脳・黄連・鬱金などを主体に組成する。

安宮牛黄丸（あんぐうごおうがん）
《温病条弁》

[組　成] 牛黄・鬱金・犀角・黄芩・黄連・山梔子・雄黄・朱砂各 30 g　竜脳・麝香各 7.5 g　真珠 15 g　金箔衣
[用　法] 細末を蜜丸にし金箔でくるんだ成薬（1 丸 3 g）。大人は 1 日 1〜2 丸，甚だしければ 3 丸まで服用する。子供は 1/2 丸，効果がなければ再度 1/2 丸を服用する。
[効　能] 清熱開竅・豁痰解毒
[主　治]
(1) **熱邪内陥心包・痰熱壅閉心竅**
　　高熱・煩躁・意識障害・うわごと・喉に痰がつまる・舌質が紅絳・舌体が短縮・舌苔が黄で乾燥・脈が滑細数など。
(2) **中風昏迷・小児驚厥**
[病　機] 温熱病の熱陥心包（熱閉）による意識障害である。
　熱邪が心包に内陥して神明を擾乱すると同時に，熱邪が津液を煎熬して発生した痰濁が心竅を蒙閉し，煩躁・意識障害・うわごとが生じる。熱盛のために高熱があり，痰濁が壅阻するので喉でゴロゴロと痰の音がして呼吸が粗く，舌の絡脈を阻塞すると舌の短縮がみられる。舌質が紅絳・舌苔の乾燥・脈が細数は熱盛傷陰を，舌苔が黄・脈が滑は痰熱内盛をあらわす。
　中風昏迷（脳血管障害による意識障害）で熱痰を呈するもの，小児驚厥（熱性けいれんと意識障害）などは，いずれも熱盛で痰濁阻滞をともなっており，

熱閉という病理機序が類似している。

[方　意] 心竅蒙閉には芳香開竅を，熱盛には清熱解毒を，淡濁閉阻には祛痰開泄を，それぞれ使用する。

　　清心解毒・豁痰開竅の牛黄，開竅清心の麝香，清心涼血・解毒の犀角が主薬である。瀉火解毒の黄連・黄芩・山梔子は，牛黄・犀角を助けて心包の熱毒を清し，芳香闢穢・通竅開閉の竜脳・鬱金は，牛黄・麝香を助けて開竅する。朱砂・真珠・金箔は鎮心安神・除煩に，雄黄は牛黄を補助して豁痰解毒に，それぞれ働く。全体で清熱解毒・豁痰開竅の効能が得られる。

[参　考]
① 原著には「これ芳香にて穢濁（えだく）を化して諸竅を利し，鹹寒にて腎水を保ちて心体を安んじ，苦寒にて火腑を通じて心用を瀉するの方なり。牛黄は日月の精を得，心主の神を通ず。犀角は百毒・邪鬼・瘴気を主治す。真珠は太陰の精を得て，神明を通じ，犀角と合して水を補い火を救う。鬱金は草の香，梅片（竜脳）は木の香，雄黄は石の香，麝香はすなわち精血の香，四香を合しもって用となし，閉錮の邪熱温毒の厥陰の分に深在せるものをして，一斉に内より透出せしむれば，邪穢自ずと消え，神明は復すこと可なり。黄連は心火を瀉し，梔子は心と三焦の火を瀉し，黄芩は胆・肺の火を瀉し，邪火をして諸香と一斉に倶に散せしむるなり。朱砂は心体を補い，心用を瀉し，金箔と合わせ墜痰して鎮固す，さらに真珠・犀角と合し督戦（作戦を監督する）の主帥たるなり」と解説している。
② 本方は熱陥心包の営分証に使用するもので，清心涼営の清宮湯とともに服用して豁痰開竅を補助する。

　　本方と至宝丹・紫雪丹はほぼ同様の効能をもつ「涼開の剤」で，温熱病の竅閉神昏に有用であるところから，「三宝」と称される。いずれも清熱解毒・開竅止痙の効能を備えるが，安宮牛黄丸は清心豁痰に，至宝丹は開竅醒神に，紫雪丹は止痙熄風に，それぞれすぐれる。
③ 原著には「脈虚なれば，人参湯にて下す」とあり，正虚があれば虚脱を防ぐために人参を服用して扶正すべきことを示している。また「脈実なれば，銀花・薄荷湯にて下す」とあるのは，清熱透散をつよめるためである。
④ 熱陥心包に陽明腑実を兼ねる場合には，安宮牛黄丸2丸を溶いて大黄末9gと調整し，まず半量を服用し，効果がなければ再服する。これを牛黄承気湯（ごおうじょうきとう）という。

附　方

1. 牛黄清心丸（ごおうせいしんがん）《痘疹世医心法》
　　組成：牛黄0.75g，朱砂4.5g，黄連15g，黄芩9g，山梔子9g，鬱金6g。

蜜丸にして1日2〜3回3gずつ服用する。
効能：清熱解毒・開竅安神
主治：温邪内陥・熱入心包，小児驚厥，中風神昏。

本方は安宮牛黄丸とほぼ同じ構成で薬味が少なく，清熱開竅の効能がやや劣るので，効能・主治は同じであるがやや軽症に適する。

2. 神犀丹（しんさいたん）《温熱経緯》
組成：犀角・菖蒲・黄芩各18g，鮮地黄・金銀花各50g，金汁・連翹各30g，板藍根27g，香豉24g，玄参21g，天花粉・紫草各12g。成薬。1回9〜18gを水で服用する。
効能：清熱開竅・涼血解毒
主治：熱傷営血の神昏譫語。

涼血清営の犀角・鮮地黄・玄参，清熱解毒の黄芩・金銀花・連翹・板藍根・金汁・紫草・天花粉，清宣透熱の香豉，芳香開竅の菖蒲からなる。清営涼血解毒を主体にして開竅を加えた方剤である。

紫雪丹（しせつたん）
(別名：紫雪)《外台秘要》

[組　成] 石膏・寒水石・滑石・磁石各1500g　犀角・羚羊角・青木香・沈香各150g　玄参・升麻各500g　炙甘草240g　丁香30g　朴硝5000g　硝石96g　麝香1.5g　朱砂90g　黄芩300g
[用　法] 成薬。1日2回1.5〜3gずつを服用する。
[効　能] 清熱開竅・鎮痙熄風
[主　治]
(1) 熱邪内陥心包・熱盛動風
高熱・煩躁・意識障害・うわごと・凝視・手足のひきつり・項部の強直・甚だしいとけいれん・口唇の乾燥・尿が濃い・便秘・舌質が紅絳・脈が細数など。
(2) 小児熱盛動風
[病　機] 温熱病の経過で熱邪が熾盛になり，心包に内陥して動風が生じた状態である。

熱邪が心包に内陥して神明を擾乱するので，意識障害・煩躁・うわごとが生じ，熱邪が内外に充斥するために高熱（夜間に甚だしい）を呈する。熱邪が陰津を消耗し肝陰が不足して筋を滋養できないと，筋脈が拘急して動風が発生し，両眼凝

視・手足のひきつり・項部の強直・甚だしいとけいれんをひきおこす。口唇の乾燥・尿が濃い・便秘・舌質が紅絳・脈が細数などは熱盛傷陰をあらわす。

小児の熱盛動風（熱性けいれん）も機序が共通している。

[方　意] 清熱開竅と熄風止痙を併施する。

甘寒の石膏・寒水石・滑石で清熱し，清肝熄風の羚羊角で止痙し，清心解毒の犀角・芳香清心の麝香で開竅神醒する。以上が主薬である。甘寒清熱を用いて苦寒を使用しないのは，苦燥による傷津を防止するためである。清熱解毒の玄参・升麻，行気開竅の青木香・丁香・沈香，泄熱散結の朴硝・硝石，重鎮安神の朱砂・磁石・黄芩は，主薬の効能を補佐する。玄参は養陰生津に，炙甘草は和中・生津に働く。全体で清熱開竅・熄風止痙・安神の効能が得られる。

[参　考]
① 本方は《千金翼方》が原典で，滑石が入っておらず，「金石毒発猛熱」などに用いている。宋以後になり，次第に熱病神昏・小児驚癇などに応用されるようになった。《本事方》では本方の黄芩・犀角・沈香の量を減じており，《温病条弁》ではさらに黄芩を除去して使用している。
② 《温病条弁》の方解には「諸石は水火を利して下竅を通ず。磁石・元参は肝腎の陰を補して君火を上済す。犀角・羚羊は心・胆の火を瀉す。甘草は諸薬を和して敗毒し，かつ肝急を緩む。諸薬みな降るに，独り一味升麻を用うるは，けだし降さんと欲すればまず昇すればなり。諸香は穢濁を化し，あるいは上竅を開き，あるいは下竅を開き，神明をして濁邪に坐困（動きがとれず活路をみいだせない）して終にその明を克復せざるを致さしめざるなり。丹砂は色赤く，補心して心火を通じ，内に汞を含みて心体を補し，坐鎮の用となす。諸薬は気を用い，硝独り質を用うるは，その水鹹にて結成し，性峻にして消しやすく，瀉火して散結するをもってなり」と解説している。
③ 本方と牛黄清心丸・至宝丹は，熱病の竅閉神昏に常用され，「三宝」と称される。

至宝丹（しほうたん）
《和剤局方》

[組　成] 犀角・玳瑁・琥珀・朱砂・雄黄各30g　竜脳・麝香各0.3g　牛黄15g　安息香45g　金箔・銀箔各50片
[用　法] 成薬。1日1回3gを服用する。
[効　能] 化濁開竅・清熱解毒
[主　治] 痰熱内閉

意識障害・喘鳴・呼吸が荒い・発熱・煩躁・舌質が紅絳・舌苔が黄垢膩・脈が滑数など。

[病　機] 中暑（日射病・熱射病）・中風（脳血管障害）・温熱病・小児驚厥（熱性けいれん）などでみられる痰熱蒙閉心包の神昏不語である。

熱邪内盛による津液の煎熬で痰が生じたり，痰盛で鬱して化熱し，痰熱が心包を蒙閉したために意識障害・煩躁が生じる。痰濁が阻滞しているので，喘鳴があって呼吸が荒く，舌苔は垢膩・脈は滑を呈する。熱盛であるから発熱があり，舌質が紅絳・舌苔が黄・脈が数を呈する。

[方　意] 開竅豁痰を主体に清熱解毒を行う。

芳香闢穢化濁・豁痰開竅の麝香・竜脳・安息香が主薬で，痰濁を除き開竅醒神する。清熱解毒の犀角・牛黄・玳瑁は内擾する熱邪を除き，牛黄は豁痰鎮驚にも働く。朱砂・琥珀・金箔・銀箔は鎮心安神に，雄黄は豁痰解毒に働いて，他薬を補佐する。

[参　考]
① 《温病条弁》に「この方は各種の霊異を会萃（あつめる）し，みなよく心体を補い，心用を通じ，邪穢を除き，熱結を解き，共に撥乱反正（正しい状態にもどす）の功をなす。大抵安宮牛黄丸最も涼，紫雪これに次ぎ，至宝またこれに次ぐ，主治はほぼ同じくして，各に長ずる所あり，臨用対証に斟酌すべきなり」とある。
② 芳香辛燥の薬物が多く配合されており耗陰劫液の弊害があるので，熱盛陰虚による意識障害には使用しない。

小児回春丹（しょうにかいしゅんたん）
（別名：回春丹）《敬修堂薬説》

[組　成] 川貝母・陳皮・木香・白豆蔲・枳殻・法半夏・沈香・天竺黄・白僵蚕・全蝎・檀香各38g　牛黄・麝香各12g　胆南星60g　釣藤鈎240g　大黄60g　天麻38g　甘草26g　朱砂適量

[用　法] 成薬。1歳未満は1回1丸（0.09g），1〜2歳は1回2丸，1日2〜3回服用する。

[効　能] 開竅定驚・清熱化痰

[主　治] 小児急驚・痰熱蒙閉

高熱・むずかる・呼吸促迫・けいれん・意識障害，あるいは嘔吐・夜泣き・乳を吐く・喘鳴・咳嗽・腹痛・下痢など。

［病　機］痰熱内盛になり心竅を蒙閉して生じた急驚（熱性けいれん）である。

小児の体は「稚陰稚陽」で外邪を感受しやすく，乳食も停積しやすい。外邪の感受と乳食停滞により，痰熱が壅盛になって高熱が生じ，痰熱が神明を内擾・蒙閉するのでむずかったり夜泣きしたり意識を失ったりし，熱極動風するとけいれんが生じる。痰熱が脾胃を阻滞すると嘔吐・乳を吐く・腹痛・下痢が，肺を阻滞すると喘鳴・咳嗽がみられる。

［方　意］開竅定驚と清熱化痰を行う。

清心解毒・豁痰定驚の牛黄，芳香開竅の麝香，清熱化痰の川貝母・天竺黄・胆南星の五薬が主であり，清熱・豁痰・開竅に働く。熄風止痙の釣藤鈎・天麻・全蝎・白僵蚕と安神清心の朱砂は，牛黄を助けて清心定驚する。清熱瀉火の大黄で積滞を除き，法半夏・陳皮で和胃化痰し，白豆蔻・枳殻・木香・沈香・檀香で腸胃の気機を調理し，気を通暢して痰を消滅すれば痰熱は生じなくなる。甘草は諸薬を調和する。

［参　考］

① 本方は小児急驚の経験方で，病機と症候を「熱・痰・風・驚」に概括している。
② 同名の方剤が多く，地方によって処方内容が異なるので注意が必要である。

附　方

1. **抱竜丸**（ほうりゅうがん）《小児薬証直訣》

    組成：天竺黄30g，雄黄3g，朱砂・麝香各15g，胆南星12g。粉末にし1回1〜5gを服用する。

    効能：清熱化痰・開竅安神

    主治：小児急驚。

    清熱化痰の天竺黄・胆南星，祛痰解毒の雄黄，芳香開竅の麝香，清心安神・鎮驚の朱砂からなる。

行軍散（こうぐんさん）
（別名：諸葛行軍散・武侯行軍散）《霍乱論》

［組　成］牛黄・麝香・真珠・竜脳・硼砂各3g　雄黄24g　硝石1g　飛金20頁
［用　法］粉末を混和して瓶に密封し，1回0.3〜0.6gを冷水で服用する。
［効　能］闢穢解毒・開竅
［主　治］暑月霍乱痧脹

嘔吐・下痢・腹痛・煩悶・めまい・意識障害など。

［病　機］暑熱と穢濁の気が心脾を直犯し，心竅蒙閉と脾胃昇降失調をひきおこした状態である。

心竅が蒙閉されてめまい・意識障害が，脾胃の清濁昇降が失調するので嘔吐・下痢・腹痛・煩悶がみられる。

［方　意］清心開竅するとともに闢穢解毒する。

雄黄は純陽の精を禀け，陽明に直入して闢穢解毒に働く。清熱解毒の硼砂，瀉熱破結の硝石，芳香走竄して開竅闢穢する麝香・竜脳，清心解毒の牛黄，重鎮安神の真珠・飛金が，雄黄を補佐する。全体で闢穢解毒・開竅し脾胃の昇降を調整する。

［参　考］
① 現在では本方の飛金（ちらし金箔）は姜粉に改用されており，重鎮安神の効能が弱まり降逆和中の効能が付加されている。
② 牛黄・竜脳・硼砂・真珠などは清熱解毒・防腐消翳の効能を備えているので，口瘡咽痛（口内炎・咽喉炎など）や風熱翳障（角膜混濁）などに外用してもよい。
③ 本方は辛香走竄するので，妊婦には用いない。
④ 本方から牛黄・真珠を除き，朱砂を加えたものを「人馬平安散」といい，主治はほぼ同じで効能がやや弱い。

第2節　温開剤（おんかいざい）

　温開剤は，中風・中寒・痰濁などが心竅を窒閉した「寒閉」に適用する。
　症候は，突然の意識障害・牙関緊急・手を握りしめる・舌苔が白・脈が遅などである。
　芳香開竅の蘇合香・安息香・麝香・竜脳などと辛温行気薬を主体に処方を組む。

蘇合香丸（そごうこうがん）
《和剤局方》

[組　成] 白朮・青木香・犀角・香附子・朱砂・訶子・檀香・安息香・沈香・麝香・丁香・蓽撥各60g　竜脳・蘇合香油・乳香各30g
[用　法] 成薬。1日1～2回3gずつ服用する。
[効　能] 温通開竅・行気化濁
[主　治] 寒閉
　　突然の意識障害・牙関緊急・手を握りしめる・舌苔が白・脈が遅など。
[病　機] 寒邪・痰濁などにより気機と神明が閉阻されて生じた閉証である。
　　蒙閉神明により意識障害が，気機閉塞により牙関緊急・手を握りしめるなどがみられ，舌苔が白・脈が遅を呈するのは熱証ではないことを示す。
　　意識障害をきたすと同時に失禁・口があく・手がだらんと開くなど気血散乱の虚脱をあらわす「脱証」と区別するために，「閉証」と称する。また，熱証ではないので「寒閉」という。
[方　意] 「閉は開くべし」で，寒邪・痰濁には散寒・化痰濁により開竅醒神する。
　　辛香の蘇合香・安息香が主薬で，麝香・竜脳・青木香・白檀香・沈香・乳香・丁香・香附子が補佐し，芳香開竅・行気解鬱・散寒化濁するとともに臓腑気血の鬱滞を除く。蓽撥は散寒止痛・開鬱をつよめ，犀角は豁痰解毒に，朱砂は鎮心安神に働く。補気健脾・化濁の白朮と収渋斂気の訶子は，他薬の辛香太過による正気耗散を防止する。
　　芳香開竅を主体に辛香行気の薬物を大量に配合しており，温潤の代表方剤である。

[参　考]
① 散寒・行気止痛の効能をもつので，寒邪による突然の腹痛にも有効である。
②《絳雪園古方選注》には「蘇合香はよく十二経絡・三百六十五竅を通じ，ゆえにこれを君としもってその方を名づく，安息香と相い須け，よく臓腑に内通す。竜脳は辛散軽浮し，経絡に走竄し，麝香と相須け，よく骨髄に内入す。犀角は心に入り，沈香は腎に入り，木香は脾に入り，香附は肝に入り，薫陸香（乳香）は肺に入る。また丁香をもって胃に入るは，胃もまた一臓たるをもってなり。白朮の健脾を用うるは，諸香をして脾に留頓（ちょっと留める）せしめ，脾をして各臓に転輸せしめんと欲すなり。諸臓みな辛香の陽薬を用いもってこれを通じ，独り心経に朱砂の寒を用いもってこれを通ずるは，心は火臓たるをもって，辛熱散気の品を受けず，まさにこれを反佐とし，もってその寒阻関竅を治す，すなわち寒因寒用なり」とある。
③ 本方は香竄走泄し胎気を損じるので，妊婦には用いない。脱証には禁忌である。

附　方

1. **冠心蘇合丸**（かんしんそごうがん）《中国薬典》
   組成：蘇合香50g，竜脳・乳香各105g，檀香・青木香各210g。蜜丸にして1日1～3回1gずつ服用する。
   効能：芳香開竅・行気止痛
   主治：痰濁気滞による狭心痛・胸苦しいなどの症候。
   　　本方は蘇合香丸の加減であり，心絞痛に有効である。

2. **紫金錠**（しきんじょう）（別名：太乙紫金丹・玉枢丹）《片玉心書》
   組成：山慈姑90g，大戟45g，続随子30g，五倍子90g，麝香9g，雄黄90g，朱砂30g。粉末を糯米糊で錠剤にし，1日2回0.6～1.5gずつ服用する。成薬。
   効能：化痰開竅・闢穢解毒・消腫止痛
   主治：穢悪痰濁の邪による腹痛・腹満・嘔吐・下痢・意識障害などの症候。
   　　穢悪痰濁の邪が気機を閉塞して昇降が失調し，心竅が塞がった状態である。芳香開竅・行気止痛の麝香，清熱消腫の山慈姑，闢穢解毒の雄黄，逐痰消腫の大戟・続随子，重鎮安神の朱砂，渋腸止瀉の五倍子により，開竅化痰・闢穢解毒する。外用すると疔瘡癰腫に対して消腫散結の効果がある。

通関散（つうかんさん）
《丹溪心法附余》

[組　成] 皂角・細辛各等分
[用　法] 細末を混和し，少量を鼻腔内に吹きこみ，くしゃみさせる。
[効　能] 通関開竅
[主　治] 閉証

　　意識障害・牙関緊急・手を握りしめるなど。意識が混濁して，歯を食いしばり経口的に薬餌をとれないもの。

[病　機] 気機の運行が突然逆乱したり，痰をともなって上壅し，神明が突然に阻塞されて生じる。

[方　意] 肺は一身の気を主り，肺気が閉塞されると諸竅がみな閉じるので，嚏（くしゃみ）をさせて肺気を宣通し蘇醒させる救急の方法である。

　　辛温の皂角は祛痰開竅に働き，細辛は宣散により九竅を開くので，両薬を鼻竅に吹きこむことにより通関開竅することができる。

[参　考]
① 本方は救急にのみ用い，覚醒したのちは弁証論治に切りかえる。
②「嚏するは治すべく，嚏なきは肺気すでに絶ゆるとなす，治せず」といわれている。

第11章

固渋剤（こじゅうざい）

　固渋剤は，固渋薬を主体にし収斂固渋の効能によって気血精津の滑脱散失を防止する方剤である。《内経》の，「散ずるものはこれを収む」「渋は固脱すべし」に相当する。

　気血精津の滑脱散失は，病因や病変部位の違いによって，自汗・盗汗・久咳・遺精・滑精・頻尿・尿失禁・久瀉・久痢・崩漏・帯下などとしてあらわれる。それゆえ固渋剤は，効能の違いによって固表止汗・斂肺止咳・渋腸固脱・渋精止遺・固崩止帯に分かれる。

　気血精津は人体を構成する物質で，たえず消耗を受けまた補充されて正常状態を保持しているが，いったん過度に消耗されると滑脱散失が止まなくなり，甚だしければ生命の危険さえ生じる。それゆえ，固渋収斂によって病変を防止する必要がある。滑脱散失の原因は正虚であるから，補益薬を基本にしたうえで固渋収斂を配合するが，滑脱散失が甚だしい場合には，「急なればすなわちその標を治す」で，まず固渋した後に治本の補虚を行うこともある。

　元気が大傷して亡陽欲脱を呈する場合には，大量の補気・回陽の剤で固脱して救急する必要がある（205ページ「温裏剤」を参照されたい）。また，邪実によって生じる類似の症状に収斂固渋を用いると，「閉門留寇（門を閉じて賊を内に留める）」の弊害が生じるので，注意しなければならない。

第1節　固表止汗剤（こひょうしかんざい）

　固表止汗剤は，衛気不固の自汗あるいは陰虚有熱の盗汗に用いる。
　自汗とは，特別な誘因もなく日中に汗が漏出することである。盗汗とは，夜間睡眠中に汗が出て目覚めると止まるものを指す。
　固表止汗の薬物として黄耆・牡蛎・麻黄根・小麦などを用いる。

玉屏風散（ぎょくへいふうさん）
《丹溪心法》

[組　成] 黄耆18g　白朮6g　防風6g
[用　法] 粉末にし1日2回6〜9gずつ服用する。水煎服用してもよい。
[効　能] 益気固表止汗
[主　治] 衛陽不固
　　悪風・自汗・顔色が白い・風邪をひきやすく治りにくい・舌質が淡・舌苔が薄白・脈が無力など。
[病　機] 気虚で衛陽が不足して固表できない状態である。
　　衛陽が不足して温煦ができないので悪風があり，腠理が空疏で営陰を斂守できないために津液が外泄して自汗がみられる。外邪の侵襲を防御できないので風邪をひきやすく，駆邪外出の能力が低下しているために治りにくい。顔色が白い・舌質が淡・舌苔が薄白・脈が無力は，気虚を示している。
[方　意] 益気固表によって止汗する。
　　益気固表の黄耆が主薬で大量に用い，健脾益気の白朮で補佐し，気血の化源を補充して衛陽を充盛させる。さらに，走表して風邪を祛除する防風を配合すると，黄耆・白朮は防風を得て固表しても邪を留めず，防風は黄耆・白朮を得て祛邪しても傷正せず，補中有散・散中有補の効果がある。全体で益気固表・祛邪・止汗の効能が得られる。
[参　考]
① 《医宗金鑑》に「邪の湊(あつ)る所，その気必ず虚す。故に風を治するは，これを駆すことなきを患えずして，これを御することなきを患う，風の去らざるを畏(おそ)れ

ずして，風の復た来るを畏る。何となれば，発散太過にて，元府閉じざるが故なり。昧なる者は托裡（＝裏）固表の法を知らず，遍く風薬を試しもってこれを駆し，去る者は自ずと去り，来る者は自ずと来り，邪気は留連し，終に解する期なきなり。防風は遍く周身を行り，治風の仙薬と称し，上は頭面七竅を清し，内は骨節疼痺を除き，外は四肢攣急を解き，風薬中の潤剤たり，治風は独りこの味を取り，任重く功専なり。然して衛気は，分肉を温めて皮膚を充たし，腠理を肥やして開闔を司るゆえん，ただ黄耆よく三焦を補いて衛を実す，元府御風の関鍵たり，それ無汗はよく発し，有汗はよく止め，功は桂枝と同じ，ゆえにまたよく頭目風熱・大風癩疾・腸風下血・婦人子臓風を除く，これ補剤中の風薬なり。防風は黄耆を得て，その功いよいよ大なるゆえんのみ。白朮は脾胃を健にし，分肉を温め，培土し即ちもって寧風するなり。それもって防風のよく駆風するは，黄耆を得て固表し，すなわち外は衛るところあり。白朮を得て裏を固め，すなわち内は拠るところあり。風邪去りてまた来らず。これ風邪を散ぜんと欲すれば，まさに倚ること屏のごとく，珍なること玉のごときなり。その自汗止まざるは，また微邪表に在るをもって，皮毛肌肉これ固からざるのみ」と解説がある。

② 本方と桂枝湯は表虚自汗に対する方剤であるが，本方は固表止汗に働くので衛虚不固の自汗に適し，桂枝湯は調和営衛・解肌に働くので風寒表虚証あるいは雑病の営衛不和による自汗に適する。

牡蛎散（ぼれいさん）
《和剤局方》

[組　成] 煅牡蛎・黄耆・麻黄根各 9 g
[用　法] 粗末にし 1 日 2 回 9 g ずつを浮小麦 30 g と水煎服用する。上記の量を浮小麦 30 g と水煎服用してもよい。
[効　能] 斂汗固表
[主　治] 体虚衛外不固

　　つねに自汗があり夜間臥床時に甚だしい・動悸・驚きやすい・息ぎれ・倦怠感・舌質は偏淡・脈は細で無力など。

[病　機] 衛気不固と心陰不足による心陽不潜の状態である。

　　衛気が不足し表を固摂できないのでいつも自汗があり，陽気が裏に向かう夜間には衛気がさらに虚して自汗が甚だしくなる。汗は心液であり，自汗によって心液が失われるために心陰が不足し，心陽が鎮潜されなくなって浮越するので動悸がしたり驚きやすい。息ぎれ・倦怠感・舌質が偏淡・脈が無力は気虚を，

脈細は陰不足をあらわす。
[方　意] 斂陰止汗・潜陽と益気固表を併用する。
　　鹹渋の煅牡蛎が主薬で，斂陰収渋止汗・潜陽定悸安神に働く。益気固表の黄耆と止汗の麻黄根が補佐して，斂汗固表する。浮小麦は心陰を補い止汗をつよめる。

[参　考]
① 原著には適応症について「諸虚不足，及び新病暴かに虚し，津液 固 (とどまら)ず，体は常に自汗し，夜臥せば即ち甚だしくして，久しく止まず，羸瘠枯痩し，心忪驚惕して，短気煩倦するものを治す」と説明する。
② 《成方便読》には「それ自汗と盗汗の両端，昔人はみな自汗は陽虚に属し，盗汗は陰虚に属すといいて論を立つ。……然して二証に陰陽ありといえども，それ衛虚不固たるは，すなわち一なり。この方は黄耆を用いて固衛益気し，麻黄根をもってこれを達表せしめて止汗し，牡蛎の鹹寒は，その虚陽を潜め，その津液を斂す，麦は心穀たり，その 麩 (ふすま)はすなわち涼，用うるをもって心に入り，その虚熱を退くのみ。これ衛陽不固，心有虚熱の自汗を治するものなり」と解説されている。
③ 陽虚には白朮・附子を加えて助陽固表し，陰虚には生地黄・白芍を加えて養陰止汗し，気虚には人参・白朮を加えて健脾益気し，血虚には熟地黄・何首烏を加えて滋養陰血するのがよい。

当帰六黄湯（とうきりくおうとう）
《蘭室秘蔵》

[組　成] 当帰・生地黄・熟地黄・黄芩・黄連・黄柏各等分　黄耆倍量
[用　法] 粗末にし1日3回15gずつを水煎服用する。
[効　能] 滋陰清熱・固表止汗
[主　治] 陰虚火旺
　　盗汗・身体の熱感・顔面紅潮・口乾・焦躁感・便が硬い・尿が濃い・舌質が紅絳・舌苔が少・脈が細数など。
[病　機] 陰虚火旺による盗汗である。
　　陰虚で内熱が生じると陰津を外迫するが，夜間睡眠中は衛気が陰分に入るために内熱がつよくなると同時に，表を固摂することもできなくなり，これに乗じて津液が外泄して汗が出，覚醒して衛気が表に戻ると汗が止む。これが，盗汗が形成される機序である。身体の熱感・顔面紅潮・口乾・焦躁感・便が硬い・

尿が濃い・舌質が紅絳・舌苔が少・脈が細数などは，内熱・火旺・陰虚を示している。

[方　意] 陰虚火旺に対する滋陰清熱と，表衛不固に対する益気固表を同時に行う。滋陰補血の当帰・熟地黄・生地黄と清熱瀉火の黄芩・黄連・黄柏で滋陰清熱し，陰虚内熱を改善し陰津が火迫を受けないようにする。益気固表の黄耆は衛気を充盛にして固摂をつよめ，当帰・熟地黄とともに益気養血して腠理を固密にする。

[参　考]
① 《古今名医方論》は「汗は心の液に本づき，その出入は肝肺に関わる。営分の開闔は肝これを司り，衛分の開闔は肺これを司る。顧うに営衛おのおの虚するところあらば，すなわちおのおの汗する所あり，陽虚の汗の責は衛に在り，陰虚の汗の責は営に在り。然して必ず相須けて用をなす，衛気外を固めざるは，陰気の蔵せざるによる，営気中を失守するは，陽気の密ならざるによる。故に盗汗を治するの法に二あり，一は肝血不足により，木（肝）は火（心）を生ぜずして心もまた虚す，酸棗仁湯にて補肝し即ちもって補心するなり。一は肝気有余するをもって，木は金（肺）を反侮して，肺もまた虚す，当帰六黄湯にて治肝しもって治肺するなり。この方は当帰の辛散にて肝血を養い，黄連の苦にて肝火を清し，一補一泄にて，すなわち主治となす。肝火の動ずるは，水虚しもって養うなきによる，生地は営分の熱を涼し，熟地は髄中の陰を補い，黄柏の苦はよく腎を堅む，これ瀉南補北の義なり。肝木の実するは，金虚して制すあたわざるによる，黄耆は肺中の気を益し，黄芩は肺中の熱を清す，これ東実西虚の治なり。ただ陰虚して火有り，関尺の脈旺んなるものに始めて宜し。もし陰虚して気なく，津脱し液泄するは，またまさに生脈・六味をもって陰陽の根を固むべし。もし芩・連・柏の苦寒を用いて胃を傷り，金水をますます虚さしむれば，木火はますます旺じ，措手及ばず（手を下そうにも間に合わない）の虞れあるなり」と詳細に解説している。

② 純陰虚で火旺がなければ，黄連・黄芩・黄柏を除き，増液養陰の玄参・麦門冬などを加える。潮熱・咽乾・尺脈旺盛を呈するときは腎火（陰虚火旺）であるから，滋陰潜陽の知母・亀板などを加える。

第2節　斂肺止咳剤（れんぱいしがいざい）

　斂肺止咳剤は，肺虚の久咳（慢性の咳嗽）に用い，咳嗽による肺の気陰耗散を防止する。

　斂肺止咳の五味子・烏梅・罌粟殻などを主に，止咳の款冬花・百部・貝母などを補助とし，人参・阿膠・熟地黄などの益気養陰薬を配合する。

九仙散（きゅうせんさん）
《医学正伝》

［組　成］人参（別炖）・款冬花・桔梗・桑白皮・五味子・阿膠・貝母各2g　烏梅6g　罌粟殻6g
［用　法］粉末にして生姜・大棗と水煎し，1回で温服する。
［効　能］斂肺止咳・益気養陰
［主　治］肺虚久咳
　　慢性の咳嗽・甚だしいと呼吸困難・自汗・脈が虚数など。
［病　機］久咳による肺気耗散・肺陰虚損である。
　　久咳のために肺の気陰が耗散し，これによって咳嗽がさらに止まりにくくなり，甚だしいと呼吸困難に陥る。肺は皮毛を主るので，肺気が不足すると皮毛が疏鬆になって自汗がみられる。肺陰が不足して虚熱が内生するために，身体の熱感・脈が数・舌苔が少・舌質が紅などを呈する。気陰不足であるから脈は細で無力である。
［方　意］久嗽により気陰の損傷が増悪するのであるから，斂肺止咳を主体にして益気養陰で補助する。
　　斂肺止咳の罌粟殻・烏梅・五味子が主薬で，補気益肺の人参・養陰益肺の阿膠で肺の気陰を補う。款冬花・貝母・桑白皮は止咳平喘・化痰に，桔梗は止咳化痰と載薬上行に働く。全体で斂肺止咳・補益気陰の効能が得られる。
［参　考］本方の斂肺止咳の効力はかなり強いので，久咳不止にのみ適用する。痰盛・表証などをともなうときには，邪を留める恐れがあるので使用してはならない。原著には「一切の咳嗽・久嗽を治す，乃ちその惰帰を撃つ薬なり」とあ

り，対症療法的な方剤である。主薬の罌粟殻はケシの実であるから，コデインを使用する場合と同じく，注意が必要である。

附　方

1. **五味子湯**（ごみしとう）《類証活人書》

   組成：人参6g，麦門冬9g，五味子9g，杏仁6g，生姜3g，大棗3g。水煎服。

   効能：益気生津・斂肺止咳

   主治：肺虚久咳。

   　久咳による肺気陰両傷に対し，斂肺止咳の五味子と宣肺降気の杏仁を配合し，収渋しすぎないように抑制するとともに止咳の効果をつよめ，人参・麦門冬・大棗で気陰を補うと同時に生姜で滋滞を防止し，全体で斂肺止咳・気陰双補の効果をあげる。後の時代の《奇効良方》の五味子湯は本方に橘皮が加わる。

   　原著には「傷寒喘促，脈伏して厥を治す」とある。

2. **補肺湯**（ほはいとう）《永類鈐方》

   組成：桑柏皮・熟地黄各60g，人参・紫菀・黄耆・五味子各30g。以上を末にして，毎服9gを水煎し蜂蜜を少量いれて食後に温服する。

   効能：補肺益腎・清火化痰

   主治：肺腎両虚の慢性の咳嗽で，午後に発熱，自汗盗汗，痰が多く息切れがある。また，虚労で息切れ，自汗があり，寒気や熱感がある，風邪をひきやすい，舌淡，脈軟無力。大補元気の人参，補肺益気・実衛固表の黄耆，益腎補陰・養血益精の熟地黄，益気生津・固表斂汗の五味子を用いて補肺益腎の扶正を行い，清肺降火・止咳定喘の桑柏皮と宣肺潤燥・消痰止咳の紫菀で清火祛痰して祛邪する。全体として扶正を主としながら祛邪にも考慮している。

   　原著には「労嗽を治す。……また，四君子湯加秦艽，黄蠟（蜜蠟）煎服は尤(もっとも)妙」とある。

第3節　渋腸固脱剤（じゅうちょうこだつざい）

渋腸固脱剤は，脾腎虚寒による腸失固摂の長期の下痢や失禁に用いる。

渋腸固脱・止瀉の赤石脂・禹余粮・肉豆蔲・訶子・罌粟殻・烏梅などを主体に，温補脾腎の補骨脂・肉桂・乾姜などを配合する。

真人養臓湯（しんじんようぞうとう）
（別名：純陽真人養臓湯・養臓湯）《和剤局方》

[組　成] 白芍48g　当帰・人参・白朮各18g　肉豆蔲15g　肉桂・炙甘草各24g　木香42g　訶子36g　罌粟殻108g
[用　法] 粉末にし1日3回6gずつを水煎して温服する。
[効　能] 渋腸固脱・温補脾腎
[主　治] 久瀉久痢・脾腎虚寒

　慢性の下痢・腹痛があり暖めたり押さえると軽減する・食欲不振・倦怠感・舌質が淡・舌苔が白・脈が沈遅など。
[病　機] 脾腎陽虚による腸の固摂失調である。

　下痢や泥状〜水様便が長期間続いたために脾腎の陽気が衰え，腸も固摂できなくなって下痢が止まなくなり（大便滑脱不禁），甚だしいと失禁するに至り，これがさらに脾腎を衰弱させるという悪循環を形成する。腹痛・喜温喜按・食少倦怠・舌質が淡・舌苔が白・脈が沈遅などは，脾腎虚寒を示している。
[方　意] 渋腸固脱の標治を主体にし，温補脾腎の本治を併用する。

　渋腸止瀉の罌粟殻・訶子が標治の主薬で，大量に用いている。温腎暖脾の肉桂・肉豆蔲が本治の主薬であり，肉豆蔲は渋腸にも働く。補気健脾の人参・白朮・炙甘草，養血和営・止痙の当帰・白芍，調気導滞・止痛の木香は，気血を調和して主薬を補佐する。全体で渋腸止瀉・温補脾腎・止痛止痙の効能が得られる。
[参　考]
① 原著に「もし臓腑滑泄し，夜に起き，久しく瘥えざれば，炮了附子三四片を加えて煎服すべし」とあり，陽虚の程度がつよければ炮附子を加えるよう指示している。

② 原著では本方を脱肛墜下にも用いている。昇提陽気の黄耆・柴胡などを加える方が効果がある。
③ 下痢の早期に本方を用いると，邪を留めて悪化を招く。
④ 本方の原名は「純陽真人養臓湯」であり，古代伝説上の真人（道をきわめた道士，すなわち仙人）である八仙のひとり呂純陽の名を冠して，神効があることを示している。

附　方

1. 六柱散（ろくちゅうさん）（別名：六柱丸）《済生方》

    組成：人参6g，附子6g，木香9g，茯苓9g，肉豆蔲12g，訶子12g。水煎服。
    効能：渋腸固脱・温補脾腎
    主治：久瀉久痢・脾腎虚寒。

    　　真人養臓湯と方意がほぼ同じであり，温補脾陽に重点がある。
    　　原著には「四柱散：元臓気虚し，真陽耗散し，両耳常に鳴り，臍腹冷痛して，頭眩目暈し，四肢倦怠して，小便細数，泄瀉止まらざるを治す。……滑瀉止まらざるは，肉豆蔲，訶子を加えて煎じる。名付けて六柱散という」とある。

2. 八柱散（はっちゅうさん）（別名：八柱丸）《寿世保元》

    組成：人参6g，附子3g，乾姜3g，白朮4.5g，煨肉豆蔲6g，煨訶子6g，罌粟殻6g，炙甘草6g。末にして生姜5g，烏梅1個，灯心草1束と水煎服。
    効能：渋腸固脱・温補脾腎
    主治：久瀉久痢・脾腎虚寒。

    　　原著には「滑瀉して日夜止まず，腸胃虚寒禁ぜざるを治す。宜しく服すべし」とある。
    　　六柱散より温腎・渋腸の効能がつよめられている。

桃花湯（とうかとう）
《傷寒論》

[組　成] 赤石脂24g　乾姜6g　粳米30g
[用　法] 水煎服。
[効　能] 温中渋腸

[主　治] 久痢不止・脾腎陽虚

慢性の下痢・暗色の膿血便・腹痛があり温めたり抑えると軽減する・舌質が淡・舌苔が白・脈は遅で無力あるいは微細など。

[病　機] 脾腎陽虚による腸の固摂失調である。

湿熱による下痢が遷延して次第に脾腎の陽衰をひきおこし，脾腎陽虚のために腸を固摂できなくなって下痢が止まない状態であり，すでに湿熱の邪は残存していない。暗色の膿血便・腹痛・喜温喜按・舌質が淡・舌苔が白・脈が遅で無力あるいは微細などは，脾腎陽虚をあらわしている。

[方　意] 渋腸固脱を主体にし温補脾腎を補助とする。

温性で渋腸固脱に働く赤石脂が主薬で，温中散寒の乾姜で補佐する。養胃和中の粳米は，両薬を助けて腸胃を保護する。全体で温中渋腸・止痢の効能が得られる。

[参　考]

① 《傷寒論》には「少陰病，下利し膿血を便するは，桃花湯これを主る」「少陰病，二三日より四五日に至り，腹痛み，小便利せず，下利止まず，膿血を便するものは，桃花湯これを主る」とあり，少陰病と規定しているところから，単に脾の病変（太陰病）ではなく脾腎の病変であることが示されている。

《金匱要略》にも，「少陰病」の3字を除いた文が提示されている。

② 《成方切用》は「これ少陰伝経熱邪なり，陰経は裏を循行す，故に腹痛して下利す。仲景反って石脂・乾姜の温渋を用いるは何の意なるや？　けだし下利は止まざるに至り，熱勢すでに大いに衰えて，虚寒ここに起こるなり。故に固脱は石脂のごときにあらざるべからず。かつ石性は最も沈，味は渋にて滞りやすし，故に乾姜の辛散をやや用いてこれを佐く。粳米を用うること独り多きは，その和平にして養胃するを取るなり」と解説している。

③ 「桃花」の名は，赤石脂が桃花のような色をもつところから名づけられている。

④ 本方は温腎補虚の力が不足しているので，脾腎虚寒が明らかな場合には，人参・附子などを加える必要がある。腹痛がつよいときは，白芍・肉桂・桂枝などを加える。

附　方

1. **赤石脂禹余粮湯**（しゃくせきしうよりょうとう）《傷寒論》

組成：赤石脂・禹余粮各30g。水煎服。

効能：渋腸止瀉

主治：瀉痢不止。

収渋止瀉の赤石脂・禹余粮からなる治標の方剤であり，桃花湯のような温

中の効能はない。

　《傷寒論》には「傷寒，湯薬を服し，下利止まず，心下痞鞕す。瀉心湯を服しおわり，また他薬をもってこれを下し，利止まず，医は理中を以てこれに与え，利ますます甚だし，理中は中焦を理す，この利は下焦にあり，赤石脂禹餘粮湯これを主る。復た止まざるものは，まさにその小便を利すべし」と記される。

2. **赤石脂湯**（しゃくせきしとう）《肘後方》
　　組成：赤石脂24g，乾姜6g，附子3g。水煎服。
　　効能：渋腸止瀉・温補脾腎
　　主治：久痢不止・脾腎陽虚。
　　　桃花湯より温腎の効能がつよくなっている。

四神丸（ししんがん）
《内科摘要》

[組　成] 肉豆蔲60g　補骨脂120g　五味子60g　呉茱萸30g
[用　法] 粉末にし1日1～2回6～9gずつを生姜・大棗と水煎して温服する。約1/10量を生姜・大棗と水煎服用してもよい。
[効　能] 温補脾腎・渋腸止瀉
[主　治] 脾腎陽虚・五更泄瀉
　　夜明け前の下痢・食欲不振・消化不良・腹痛・腰や膝がだるく無力・四肢の冷え・元気がない・舌質が淡・舌苔が白・脈が沈遅で無力など。
[病　機] 脾腎陽虚による五更泄瀉である。
　　「五更」とは夜明け前に相当し，天の気においては陰気が最盛になり陽気が萌芽するが，腎陽が虚衰すると「陽気が至るべくして至らない」ために，陰気がきわまって下行し，毎日この時間だけに下痢するので，「五更泄瀉（五更瀉）」という。脾の運化は腎陽の温煦によって維持されるが，腎陽が虚すと温煦も衰弱して脾の運化が低下し，食欲不振・消化不良・腹痛などがあらわれる。腰や膝がだるく無力・四肢の冷え・元気がない・舌質が淡・舌苔が白・脈が沈遅で無力などは，腎陽虚衰を示す。
[方　意] 温腎暖脾と渋腸止瀉を併用する。
　　辛苦・熱の補骨脂が主薬で，脾腎を温補する。温腎暖脾・渋腸止瀉の肉豆蔲，温中散寒・除湿の呉茱萸，酸斂固渋の五味子が，主薬を補佐する。生姜は温胃

散寒により呉茱萸を助け，大棗は脾胃を滋養する。全体で温補脾腎・止瀉の効能が得られる。

[参　考]
① 原著には「脾腎虚弱，大便不実，飲食思わざるを治す」とある。
②《本事方》にある温補脾腎・渋腸止瀉の二神丸（補骨脂・肉豆蔲）と，温中渋腸の五味子散（五味子・呉茱萸）をあわせたものが，四神丸である。原著には補骨脂・肉豆蔲・五味子・呉茱萸は「各々末となす」とあるのみで分量の記載がない。現在多くは《証治準縄》の四神丸を参考にしている。

　《証治準縄》の澹寮四神丸（たんりょうししんがん）は，四神丸から五味子散を除いて小茴香・木香を加えたものであり，方意はほぼ同じで行気にすぐれており，下腹痛がつよい場合に適する。

益黄散（えきおうさん）
（別名：補脾散）《小児薬証直訣》

[組　成] 陳皮30g　丁香6g　青皮・訶子・炙甘草各15g
[用　法] 粉末にし4.5gを水煎して分三で服用する。約1/5量を水煎服用してもよい。
[効　能] 調気和脾・温中止瀉
[主　治] 小児脾胃虚寒・嘔吐泄瀉
　慢性の嘔吐と下痢・腹部膨満・食欲がない・るい痩など。
[病　機] 脾胃虚寒で運化ができず，乳食が停滞して昇降失調をひきおこした状態である。
　脾虚による積滞のために食欲がない・腹部膨満・るい痩がみられ，昇降失調により嘔吐・下痢がつづく。
[方　意] 脾運をつよめるとともに収渋止瀉を加える。
　理気和胃の陳皮・青皮で脾運を促し，温中止嘔の丁香と渋腸止瀉の訶子で昇降失調を改善し，炙甘草で和中し諸薬を調和する。脾胃虚寒ではあるが，乳食が停滞しているので，補益には重点をおかずに運脾している。
[参　考]
① 原著に「脾胃虚弱を治す，及び脾疳，腹大きく身痩せるを治す」とある。
②《張氏医通》に「益黄するに中州の補益を用いず，かえって陳・青の二橘を用い，陳気を闢除す，その旨もっとも微なり。嬰児の久瀉，連綿とやまざるも，乳食は内に積滞す，故に二皮を需めもっぱら肝脾宿蔭を理す，即ち兼ねて訶子

をもって下脱を兜渋し，丁香をもって中州を温理し，甘草をもって脾気を和すは，瀉中寓補の法を深得す」と解説されている。
③ 脾胃気虚が甚だしくて元気がない・不消化便などを呈するときは，人参・白朮などを加える。積滞がつよくて噯気・腹満・触れると嫌がるなどを呈するときは，鶏内金・麦芽などを配合する。

第4節　渋精止遺剤（じゅうせいしいざい）

　渋精止遺剤は，腎虚による精関不固の遺精・滑精・早漏，あるいは膀胱失約の頻尿・遺尿に用いる。
　補腎渋精の竜骨・牡蛎・蓮鬚・芡実・潼蒺藜，および固腎縮尿の桑螵蛸・益智仁などを主体にする。

金鎖固精丸（きんさこせいがん）
《医方集解》

[組　成] 炒沙苑子・芡実・蓮鬚各60ｇ　酥炙竜骨・煅牡蛎各30ｇ
[用　法] 蓮子粉で丸にし1日1～2回9ｇずつ湯で服用する。上記の1/5～1/10量を蓮子6ｇと水煎服用してもよい。成薬を用いるのがよい。
[効　能] 補腎渋精
[主　治] 腎虚不固
　　遺精・滑精・元気がない・腰や膝がだるく無力・耳鳴・舌質が淡・脈は細で無力など。
[病　機] 腎精不足により精関の固摂ができなくなった状態である。
　　房室不節などにより腎精が不足し，精関不固になるために遺精（睡眠中に精液を漏らす）・滑精（日中に無意識に精液を漏らす）が生じる。精が虚して腎府である腰や腎竅である耳が濡養されないので，腰や膝がだるく無力・耳鳴がみられる。精から気を化生できないので，元気がない。舌質が淡・脈が細で無力は，精虚をあらわす。
[方　意] 補腎と固腎渋精を併用する。
　　補腎渋精の沙苑子が主薬で，補腎渋精・益気寧心の芡実・蓮子が補佐する。さらに，収斂固渋の蓮鬚・竜骨・煅牡蛎で固精する。全体で固腎渋精・補腎に働くが，主体は固渋である。
[参　考]
① 原著には「精滑して禁ぜざるを治す。……これ足少陰薬なり。蒺藜（潼蒺藜，沙苑子）の補腎益精，蓮子の交通心腎，牡蛎の清熱補水，芡実の固腎補脾，これを

蓮鬚，竜骨と合わせ，いずれも渋精秘気の品とし，滑脱を止めるなり」とある。また《成方便読》では「それ遺精の一証は，その有火・無火，虚・実の両端を分けるに過ざるのみ。その夢有るは，相火の強きに責し，まさに心肝の火を清せば，病は自ずと已むべし。夢無きは，全て腎虚不固に属し，またまさに補渋を専ら用いてその脱を固むべし。すでに虚滑の証に属せば，則ち清すべき火なく，導くべき瘀なく，故に湛沙苑を以て腎精を補摂しその不足を益す。牡蛎は固下潜陽，竜骨は安魂平木し，二味はいずれも渋にして固脱の能あり。芡実は益脾して濁を止め，蓮肉は腎に入りて心に交わる。復にその鬚を用いるは，専らその止渋の功に頼りて，虚滑遺精を治すために設けるなり」と説明する。

② 心肝火旺や下焦湿熱による遺精には禁忌である。

附　方

1. 水陸二仙丹（すいりくにせんたん）《洪氏集験方》

    組成：芡実・金桜子各等分。金桜子を煎熟し，芡実の粉末と混和して丸にし，1日2回9gずつ服用する。

    効能：補腎渋精

    主治：腎虚不摂の遺精・白濁（精液尿）・帯下。

    　　　補腎渋精の芡実・金桜子からなり，金鎖固精丸より収渋の力は弱い。

2. 桂枝加竜骨牡蛎湯（けいしかりゅうこつぼれいとう）《金匱要略》

    組成：桂枝・白芍・生姜各9g，甘草・大棗各6g，竜骨・牡蛎各9g。水煎服。

    効能：調和営衛陰陽・斂精潜陽

    主治：陰陽両虚・心腎不交の失精・夢交。

    　　　原著に「それ失精家は，少腹弦急し，陰頭寒え，目眩し，髪落ち，脈は極虚し芤遅，清穀亡血失精をなす，脈は諸を芤動微緊に得，男子は失精し，女子は夢交す，桂枝加竜骨牡蛎湯これを主る」とある。虚労（慢性病・過労など）により陰陽が倶に虚し，陰が虚して陽を涵養できないために虚陽が上浮し，陽が虚して陰液を固護できなくなった状況であり，心陽が下行せず腎陰が上済しないので心腎不交が生じている。虚陽の擾動によるめまい・動悸・不眠・多夢・夢交（性的な夢）がみられ，陽虚の虚寒による陰部の冷え・不消化下痢があり，精関不固のために失精（精液の漏出）を呈するほか，摂血不足による失血（出血）を伴うこともある。失精・失血が慢性に経過すると精血が衰少し，毛髪脱落・脈が芤などがみられる。桂枝湯で営衛を調和し，中焦を振奮して次第に陰陽を充盈させ，重鎮固渋の竜骨・牡蛎で潜陽入陰させて心腎を交通し，陽固陰守の効果をあげる。

《金匱方衍義》に「それ亡血失精は，みな虚労内因の証，挙げて世はみな滋補血気の薬を用いて，仲景独り桂枝湯を与う，その義はいずくに居るや？けだし人身の気血は全て後天の水穀に頼りもって資生す，水穀は胃に入り，その清は営たり，濁は衛たり，営衛栄えざればすなわち上熱して血溢れ，衛気衛らざればすなわち下寒えて精亡う，これをもって調和営衛を主となす。営衛和せば，すなわち三焦は各その職を司りて火は自ずと根に帰り，熱は熱からず，寒は寒えず，水穀の精微は輸化して，精血の源は頼りあるなり。その亡脱すでに慣れて，下焦の虚脱禁ぜざるを恐れ，すなわち竜骨・牡蛎を加えてこれを固斂す」とある通りである。

陰陽両虚の不眠・多夢・遺精・遺尿・自汗・盗汗・帯下・月経過多などに応用するとよい。

桑螵蛸散（そうひょうしょうさん）
《本草衍義》

[組　成] 桑螵蛸・遠志・菖蒲・竜骨・人参・茯神・当帰・醋炙亀板各等分
[用　法] 粉末にし1日3回6gずつ人参湯で服用する。各6gずつを水煎服用してもよい。
[効　能] 調補心腎・固精止遺・固脬縮尿
[主　治] 心気不足・腎虚不摂
　　頻尿・遺尿・尿失禁・遺精・滑精・ぼんやりする・健忘・舌質が淡・脈が細で無力など。
[病　機] 心気不足と腎虚不摂による心腎不交である。
　　心気が不足して神を養えないので，心神恍惚・健忘がみられる。腎虚不摂で膀胱（脬）を約束（機能を保持する）できないと頻尿・遺尿・尿失禁が生じ，精関を固摂できないと遺精・滑精があらわれる。舌質が淡・脈が細で無力は，腎虚を示す。
[方　意] 固腎渋精止遺を主体に補腎・益気安神して心腎を交通させる。
　　補腎益精・固脬止遺の桑螵蛸が主薬で，斂心安神・渋精の竜骨と渋陰補腎・潜陽の亀板が補佐する。人参・当帰で益気養血し茯神で安神し，心気を補って心神を安定させ，安神定志の遠志・菖蒲を加えて心腎を交通させる。全体で補腎益精・渋精止遺・固脬縮尿・補心養神の効能が得られ，心腎を調補して，交通させることができる。

[参　考]
① 《成方便読》は「それ便数（頻尿）の一証，火の下に盛んなるに属するものあり，下虚不固に属するものあり。ただし火あれば，その便は必ず短にして赤く，あるいは渋にして痛み，自ずとよるべき脈証あり。その不固なるは，あるいは水火（腎心）交わらず，あるいは脾腎の気弱り，時に便せんと欲して禁止することあたわず，老人小児多くこれあり。およそ小児の睡中に遺溺するは，また腎虚して致すに属す。桑螵蛸は補腎固精し，遠志とともに腎に入り，よく腎気を通じ，上は心に達す。菖蒲は心竅を開き，君主をして参・帰の補を得受せしむ，しかして茯苓の下行を用うるは，心気を降して腎に下交す，かくのごとくしてすなわち心腎は自ずと交わる。竜と亀はみな霊物（めでたいもの），一はすなわち肝に入りてその魂を安んじ，一はすなわち腎に入りてその志を寧んず。肝は疏泄を司り，腎は閉蔵を主るをもって，両臓おのおのその職を守れば，宜なるかな前証みな瘳ゆるなり」と解説している。
② 下焦火盛・湿熱困擾による頻尿・遺尿には禁忌である。

縮泉丸（しゅくせんがん）
《婦人良方》

[組　成] 烏薬・益智仁各等分
[用　法] 粉末を酒煎山薬末で丸にし，1日1～2回6gずつ服用する。約6gずつを水煎服用してもよい。
[効　能] 温腎散寒・縮尿止遺
[主　治] 下元虚冷・膀胱失約
　　　　 頻尿あるいは小児の遺尿。
[病　機] 腎気が不足し膀胱の虚冷が生じて，水液を約束（制御する）できなくなり，尿が頻数になったり遺尿が生じる。
[方　意] 温腎散寒して縮尿止遺する。
　　　　 主薬は益智仁で温腎納気・暖脾摂津・固渋縮尿に働き，烏薬は下焦の虚冷を温散し膀胱気化を助けて尿を固渋する。さらに補助として，健脾補腎と固渋に働く山薬を用いる。全体で温腎して燥でなく，下元虚冷を除き腎気を回復させて，膀胱の約束を行わせる。
[参　考] 薬力が弱いので，症状がつよい場合には菟絲子・五味子・肉蓯蓉などを加える必要がある。

第5節　固崩止帯剤（こほうしたいざい）

　固崩止帯剤は，崩漏（不正性器出血・月経過多・月経持続の延長など）あるいは慢性の帯下に用いる。
　固崩止帯の椿根皮・竜骨・牡蛎・烏賊骨・五倍子・赤石脂などを主体にする。

完帯湯（かんたいとう）
《傅青主女科》

[組　成] 白朮・山薬各30g　人参6g　白芍15g　車前子・蒼朮各9g　炙甘草3g　陳皮・黒芥穂各1.5g　柴胡1.8g
[用　法] 水煎服。
[効　能] 補中健脾・化湿止帯
[主　治] 脾虚肝鬱・湿濁下注
　　無臭で稀薄な白～淡黄色の帯下が長期間続く・顔色が白い・倦怠無力感・泥状便・舌質が淡・舌苔が白・脈が緩あるいは濡など。
[病　機] 脾虚肝鬱による湿濁下注の白色帯下である。
　　脾虚で運化が低下して湿濁が内生し，さらに肝鬱乗脾のために運化がより障害され，湿濁が盛んになり下注して帯下になったもので，化熱がないために無臭・稀薄・白～淡黄色を呈し，脾運が回復しないので長期間にわたり持続する。顔色が白い・倦怠無力感・泥状便・舌質が淡・舌苔が白・脈が緩あるいは濡などは，脾虚湿盛をあらわす。
[方　意] 補中健脾・柔肝疏肝によって本治するとともに化湿止帯する。
　　補気健脾の人参・白朮・山薬が主薬で，白朮は燥湿に山薬は渋精にも働き，燥湿運脾の蒼朮・陳皮と利水袪湿の車前子を配合することにより，補中健脾・化湿止帯の効能が得られる。また，柔肝の白芍と少量の疏肝の柴胡を加え，肝気を調整して脾運をつよめ，さらに血分に入り袪風勝湿する黒芥穂で止帯を補助する。炙甘草は諸薬を調和し和中する。なお，柴胡・黒芥穂は，昇陽により湿濁下流を防止する意味ももっている。全体で脾運を健旺にして昇陽化湿することにより白帯を止める。

[参　考] 腎虚で腰のだるさが甚だしければ，菟絲子・杜仲などを加えて補腎強腰する。虚寒の下腹部痛をともなうときは，温経散寒止痛の烏薬・小茴香を加える。遷延するときは，湿腎渋帯の鹿角霜を加える。

附　方

1. **易黄湯**（いおうとう）《傅青主女科》

    組成：山薬30ｇ，芡実30ｇ，黄柏6ｇ，車前子3ｇ，銀杏9ｇ。水煎服。

    効能：健脾燥湿・清熱止帯

    主治：脾虚湿熱の黄色帯下で，粘稠かつ腥臭をともなう。

    　脾虚湿盛で化熱し，湿熱下注によって黄帯が生じている。健脾収渋の山薬・芡実と収渋止帯の銀杏，さらに清熱燥湿の黄柏・車前子を配合し，健脾によって生湿を防止するとともに清熱燥湿・止帯する。

2. **清帯湯**（せいたいとう）《医学衷中参西録》

    組成：山薬30ｇ，生竜骨18ｇ，生牡蛎18ｇ，烏賊骨12ｇ，茜草9ｇ。水煎服。

    効能：健脾止帯・収渋固脱

    主治：脾虚湿盛の赤白帯下。

    　原著によれば，赤帯だけなら白芍・苦参各2銭を加える。白帯だけなら鹿角霜・白朮各3銭を加える。本方は竜骨・牡蛎で固脱し，茜草・海螵蛸で化滞し，さらに生山薬で真陰を滋し元気を固める。臨床で寒が原因なら温薬を加え，熱が原因なら寒涼薬を加えるのが，方中の意図である。烏賊骨・茜草の2薬は開通の薬物であるがじつは収渋の力も兼備する。竜骨・牡蛎・烏賊骨・茜草の4薬をあわせると，開通に収渋を兼ね，収渋に開通を兼ねるので，相互に助け合ってその働きはいっそう顕著になると解説している。

3. **樗樹根丸**（ちょじゅこんがん）《摂生衆妙方》

    組成：樗樹根皮（焼灰）45ｇ，白芍6ｇ，黄柏6ｇ，高良姜（焼灰存性）9ｇ。粉末を丸にし1日3回6ｇずつ服用する。水煎服用してもよい。

    効能：清熱燥湿・固経止帯

    主治：湿熱下注による腥臭のある赤白帯下。

    　清熱固経の樗樹根皮を清熱化湿の黄柏と苦泄和営の白芍で補助し，清熱燥湿・固経止帯する。苦寒薬に辛温の高良姜を配合するのは，寒凝・傷脾を防止する目的である。

鹿角菟絲丸（ろっかくとしがん）
《中医婦科治療学》

[組　成] 鹿角霜 30 g　菟絲子・牡蛎各 15 g　白朮 9 g　杜仲 18 g　蓮鬚・銀杏・芡実各 15 g
[用　法] 水煎服。
[効　能] 温補腎陽・固渋止帯
[主　治] 腎陽虚・陰精不固

　　稀薄な白色帯下の持続・顔色が蒼白・元気がない・寒がる・四肢の冷え・頭のふらつき・めまい・腰痛・頻尿・舌質が淡・脈が沈遅など。
[病　機] 腎陽虚衰による陰精不固の帯下である。

　　腎陽が不足して陰精を固摂できないために，津液が滑脱して稀薄な白色帯下が長期にわたって持続し，膀胱を約束できないので頻尿がみられる。顔色が蒼白・元気がない・寒がる・四肢の冷え・頭のふらつき・腰痛・舌質が淡・脈が沈遅などは，腎陽虚をあらわす。
[方　意] 温補腎陽で本治し固渋止帯を補助とする。

　　温補腎陽の鹿角霜・菟絲子・杜仲で陰精を固摂し，牡蛎・銀杏・芡実・蓮鬚で収渋止帯し，健脾燥湿の白朮で補助する。

附　方

1. 収渋止帯湯（しゅうじゅうしたいとう）《中医治法与方剤》

    組成：山薬・芡実・鶏冠花各 15 g，菟絲子・杜仲・続断・白朮各 12 g，椿根皮 30 g。水煎服。

    効能：補腎固渋止帯

    主治：腎虚不固の稀薄な白色帯下。

　　　補腎の菟絲子・杜仲・続断・山薬，収渋止帯の椿根皮・鶏冠花・芡実，健脾燥湿の白朮からなる。

固経丸（こけいがん）
《医学入門》

[組　成] 黄芩・白芍・亀板各 30 g　椿根皮 21 g　黄柏 9 g　香附子 7.5 g

［用　　法］粉末にし1日1～2回9gずつを湯で服用する。約1/3量を水煎服用してもよい。
［効　　能］滋陰清熱・止血固経
［主　　治］陰虚内熱・崩漏

　　月経期間の延長・不正性器出血・経血や出血が深紅あるいは紫黒色の凝血塊を混じえる・身体が熱っぽい・腹痛・尿が濃い・舌質が紅絳・脈が弦数など。

［病　　機］陰虚火旺に肝鬱化火を兼ねた火熱が，衝任に乗じて迫血妄行したための経行不止・崩漏である。

　　血熱であるから出血や経血が深紅であり，甚だしいと血を煎熬して紫黒色の瘀塊を形成する。陰虚火旺のために身体の熱感・舌質が紅絳・脈が数を呈し，肝鬱化火をともなうので脈が弦であり，脾胃に横逆すると腹痛が生じる。

［方　　意］滋陰清熱・舒肝により本治すると同時に，固経止帯の標治を行う。

　　滋陰潜陽・益腎の亀板が主薬で，斂陰養血・柔肝の白芍で補佐し，滋陰養血・柔肝潜陽の効果をあげる。黄芩・黄柏は瀉火によって止血を促し，椿根皮は収渋により固経止帯する。さらに香附子で疏肝調気・和血する。全体で陰血を滋補し火熱を清し肝気を舒暢し，固経止帯する。

固衝湯（こしょうとう）
《医学衷中参西録》

［組　　成］炒白朮30g　生黄耆18g　煅竜骨24g　煅牡蛎24g　山茱萸24g　生白芍12g　烏賊骨12g　茜草9g　棕櫚炭6g　五倍子1.5g
［用　　法］水煎服。
［効　　能］益気健脾・固衝摂血
［主　　治］脾不統血・衝脈不固

　　不正性器出血・月経過多・出血や経血の色が淡で稀薄・動悸・息ぎれ・舌質が淡・脈が細弱など。

［病　　機］脾気虚で摂血できず衝脈不固になったための血崩・経血過多である。

　　気虚で摂血できず突然に不正性器出血（血崩）や月経過多がみられる。気虚で生血も不足しているので，出血や経血の色が淡く稀薄である。動悸・息ぎれ・舌質が淡・脈が細弱などは，気血不足をあらわす。

［方　　意］補気健脾による固衝を主に，収斂固渋を補助とする。

　　補気健脾の白朮・黄耆が主薬で，補気摂血・固衝する。斂陰養血の山茱萸・白芍は肝腎を補益して固衝を補助する。煅竜骨・煅牡蛎・烏賊骨・棕櫚炭・五

倍子は収斂固渋により止血し，茜草は涼血止血するとともに祛瘀し，止血して瘀滞を残さない。全体で益気固衝・収斂止血に働く。

［参　考］原著には「脈象熱なれば大生地一両（30ｇ）を加え，涼なれば烏附子二銭（6ｇ）を加える」と，加減法が示されている。

第12章 理気剤 (りきざい)

　理気剤とは，理気薬を主体にして気機を疏暢し臓腑機能を調整する方剤である。

　気は，全身を周行し昇降出入して四肢百骸・臓腑器官を活動させる。労倦過度・情志失調・飲食不節・寒温不適などは気機の昇降を失調させ，気機鬱結や気逆不降をひきおこす。

　気機鬱結に対しては行気によって解鬱散結し，気逆上衝して不降になったときは降気によって降逆平衝するのが，気機失調に対する治法である。気機鬱結と気逆上衝はよく相兼するので，行気と降気を配合して使用することが多い。

　理気剤の使用にあたっては，寒熱・虚実と兼挟の有無に注意し，病状に適した薬物の配合を行わなければならない。また，理気薬の多くは芳香辛燥で傷津耗気しやすいので，適度にとどめて過用しないように注意する必要があり，虚弱者・老人・妊婦などには慎重を要する。

第1節　行気剤（こうきざい）

　行気剤は気機鬱滞（気滞）に用い，気滞は脾胃気滞と肝気鬱滞の2種に大きく分けられる。

　脾胃気滞では，腹満・腹痛・噯気・呑酸・悪心・嘔吐・食欲不振・便秘あるいは下痢などの症状がみられる。

　肝気鬱滞（肝鬱気滞）では，主に胸脇部の脹った痛み・疝気痛・月経不順・月経痛などがあらわれる。

　使用薬物は，行気通滞・疏肝解鬱の効能をもつ陳皮・厚朴・木香・枳実・香附子・青皮・鬱金・川楝子・小茴香・橘核・烏薬などである。

　気滞に兼挟する病変の違いにより組成を変える必要があり，痰湿をともなうときは化痰袪湿薬を，血瘀をともなえば活血化瘀薬を，寒あるいは熱をともなう場合は散寒あるいは清熱薬を，虚証を兼ねるときには補虚薬を，それぞれ配合する。

越鞠丸（えつぎくがん）
（別名：芎朮丸）《丹溪心法》

[組　成] 蒼朮・香附子・川芎・神麹・山梔子各等分
[用　法] 粉末を水で丸にし1日3回6〜9gずつ湯で服用する。約6gずつを水煎服用してもよい。
[効　能] 行気解鬱
[主　治] 気鬱・昇降失調
　　胸が痞えて苦しい・腹が脹って痛む・腐臭のある噯気・呑酸・悪心・嘔吐・胸やけ・食欲不振・消化不良など。
[病　機] 気・血・痰・火・湿・食の六鬱の軽症である。
　　気鬱（気滞）による胸膈痞悶・脘腹脹痛，血鬱（血瘀）による胸脇部の固定痛，湿鬱・食鬱（湿滞・食滞）による腹満・噯腐・悪心・嘔吐・消化が悪い・食欲不振，痰火鬱結による胸やけ・呑酸など，昇降失調の症候が生じる。このうち，気・血・火の三鬱は肝の疏泄失調により，湿・痰・食の三鬱は脾の運化失調により生じるもので，実際には肝脾鬱結の結果であり，気鬱が主体であるといえる。

第 1 節　行気剤　359

［方　意］行気解鬱を主体にして，血・痰・火・湿・食の鬱を解消する。

　　行気解鬱の香附子が主薬で，気機を舒暢させて気鬱を解消する。燥湿健脾の蒼朮は脾運をつよめて湿鬱を除き，消食和中・行気の神麹は食鬱を解し，活血行気の川芎は血鬱を行らせ，清熱除煩の山梔子は火鬱を清除する。全体で，行気を主体にして気・血・湿・食・火の鬱を除き，五鬱を除去し気機を通暢することにより痰鬱を解消するのである。

［参　考］
① 《医宗金鑑》には「それ人は気をもって本となす，気和すればすなわち上下はその度を失わず，運行その機を停めざれば，病は何によりて生ずるや。もし飲食を節せず，寒温は適わず，喜怒に常なく，憂思に度なければ，衝和の気をして昇降の常を失わしめ，もって胃鬱して飲食を思わず，脾鬱して水穀を消さず，気鬱して胸腹脹満し，血鬱して胸膈刺痛し，湿鬱は痰飲を，火鬱は熱をなし，嘔吐悪心・呑酸吐酸・嘈雑噯気および，百病叢生す。故に用うるに香附をもって気鬱を開き，蒼朮をもって湿鬱を開き，撫芎をもって血鬱を開き，山梔をもって火鬱を清し，神麹をもって食鬱を消す。これ朱震亨は五鬱の法によりて，変通せしものなり。五薬は相い須け，ともに五鬱を収むるの効あり。然してまさに何鬱の病甚だしきかを問い，すなわちまさに行薬をもって主となすべし。もし気虚に至れば人参を加え，気痛には木香を加え，鬱甚だしければ鬱金を加え，懶食には穀蘖を加え，脹には厚朴を加え，痞には枳実を加え，嘔痰には姜・夏を加え，火盛には黄・連を加う，すなわちまた証に臨む者の詳審に存すなり」と解説されている。
② 本方は治鬱の大法を具体化したものであり，臨床的に運用するためには六鬱のどれが重いかを判断して，加減を加える必要がある。

　　気鬱が重ければ香附子を主として木香・枳殻などを加え，血鬱が重いときは川芎を主体にして桃仁・紅花などを配合し，湿鬱が重ければ蒼朮を主にして茯苓・沢瀉などを配合し，食鬱が重いときは神麹を主として麦芽・山楂子などを加え，痰鬱が重度であれば陳皮・半夏・栝楼仁・胆南星などを配合し，火鬱がつよければ山梔子を主体にして黄芩・黄連などを加える。寒証を兼挟するときは乾姜・呉茱萸などを配合する。

厚朴温中湯（こうぼくおんちゅうとう）
《内外傷弁惑論》

［組　成］厚朴・陳皮各 30 g　　炙甘草・草豆蔲・茯苓・木香各 15 g　　乾姜 2 g

［用　法］粗末にし1回15gを生姜と水煎して温服する。1/2～1/3量を生姜と水煎服用してもよい。
［効　能］行気温中・燥湿除満
［主　治］寒湿阻滞脾胃
　　　　　腹満・腹痛・食飲不振・四肢がだるい・舌苔が白滑・脈が沈など。
［病　機］寒湿の邪による脾胃気滞である。
　　　　　寒は凝滞し湿は粘滞するので，寒湿が侵犯すると脾胃の気機が渋滞して腹満・腹痛が生じる。寒湿が下注すると泥状～水様便になり，上泛すると稀薄なつばやよだれがみられ，四肢に溢れると手足がだるくなる。舌苔が白滑・脈が沈は，寒湿をあらわす。
［方　意］行気温中・燥湿により寒湿を除く。
　　　　　芳香苦温で行気消脹・燥湿除満に働く厚朴が主薬で，辛温で行気寛中・温中散寒・化湿和胃に働く草豆蔻・陳皮・木香・乾姜・生姜が補佐する。茯苓・炙甘草は滲湿健脾・和中の目的で配合されている。全体で温中・行気・散寒・燥湿の効能が得られ，寒湿を除いて脹満疼痛を消除する。
［参　考］
①《成方便読》は「脾胃虚寒，心腹脹満，および秋冬の客寒犯胃，時に疼痛をなすなどの証を治す。それ寒邪の人を傷るや，無形の邪たり，もし有形の痰血食積の互結なくば，すなわちまた痞満をなし嘔吐をなすに過ぎず，即ち疼痛もまた拒按を致さざるなり。故に厚朴の温中散満のものをもって君となす。およそ人の気は，寒を得ればすなわち凝して行ること遅し，故に木香草蔻の芳香辛烈をもって，脾の臓に入りもって諸気を行らす。脾は湿を悪む，故に乾姜・陳皮を用いもってこれを燥かし，茯苓をもってこれを滲す。脾は緩を欲す，ゆえに甘草をもってこれを緩む，生姜を加うるは，その温中散逆・除嘔を取るなり。以上の諸薬，みな脾胃に入り，温中をもって可とするのみならず，かつよく散表す。これを用いて貴きはその宜を得るのみ」と解説している。
②《方剤心得十講》では本方と理中湯を比較している。その共通点はいずれも主治に健脾燥湿があり，中焦寒盛，嘔吐不食，脘腹冷痛，喜暖喜按，尿清便溏，舌淡苔白，脈滑などの症があることである。その違いは理中湯には人参・白朮があるので，全身倦怠，息切れ，脈が沈細無力あるいは遅緩の症状があるが，厚朴温中湯には厚朴・木香・陳皮・茯苓があるので，重点は脘腹脹満が比較的重く，水様の嘔吐物があり，脈が沈緊あるいは沈弦である点である。人参湯の効能は温中祛寒・補益脾胃，厚朴温中湯の効能は温中理気，燥湿除満であると解説している。

附　方

1. **良附丸**（りょうぶがん）《良方集腋》
    組成：高良姜・香附子各等分。粉末にし1日3回4.5gずつを服用する。水煎服用してもよい。
    効能：温中散寒・行気止痛
    主治：肝鬱気滞・寒凝による胃痛・嘔吐・胸脇痛・月経痛など。
    　　温胃散寒・止痛の高良姜と疏肝行気の香附子からなり、行気散寒によって疼痛を止める。
    　　寒凝による痛みには高良姜6g，香附子3gとし，肝鬱による痛みには高良姜3g，香附子6gにするとよい。

金鈴子散（きんれいしさん）
《素問病機気宜保命集》

[組　成] 川楝子・延胡索各9g
[用　法] 粉末にし1回9gを酒か湯で服用する。水煎服用してもよい。
[効　能] 疏肝泄熱・行気止痛
[主　治] 肝鬱化火
　　胸脇部の脹った痛み・腹満・腹痛・月経痛などが間欠的に生じ，口が苦い・舌質が紅・舌苔が黄・脈が弦数などを呈する。
[病　機] 肝鬱気滞・気鬱化火による疼痛である。
　　肝気が鬱し疏泄が失調して気機と血行が渋滞するために，胸腹脇肋が脹って痛んだり月経痛が生じる。肝気は情志の変化の影響を受けやすいので，情緒の変動にともなって，疼痛が緩解したり増悪したり間欠的に生じる。肝鬱化火しているので，口が苦い・舌質が紅・舌苔が黄・脈が弦数を呈する。
[方　意] 肝気を疏通し肝火を泄して，気血を調暢する。
　　主薬は川楝子（金鈴子）で，疏肝行気し気分の熱を泄して止痛する。活血行気の延胡索は血滞を除き止痛して，川楝子を補助する。全体で疏肝泄熱・行気活血・止痛の効能が得られる。
[参　考]
① 本方は気鬱血滞による諸痛に対する基本方剤である。
② 月経痛には香附子・丹参・紅花などを，疝気痛には橘核・小茴香・呉茱萸などを配合する。

附　方

1. **玄胡索湯**（げんごさくとう）《済生方》
   組成：当帰・延胡索・蒲黄・赤芍・肉桂各15g，姜黄・乳香・没薬・木香各9g，炙甘草7g。粉末12gを生姜とともに水煎し，食前に温服する。
   効能：行気活血・調経止痛
   主治：気滞血瘀の疼痛・月経不順。

   補血活血・調経の当帰，行気活血・止痛の延胡索・姜黄，活血祛瘀の乳香・没薬・赤芍・蒲黄，行気の木香，通陽の肉桂，調和諸薬の炙甘草からなる。行気活血に働いて温通に偏する。

   原著には「婦人室女，七情傷寒し，遂に血と気并びて，心腹痛みを作し，あるいは腰脇に連なり，あるいは背膂に引き，上下攻刺し，甚だしきは搐搦を作さしめ，経候調わざるを治す，ただこれ一切の血気疼痛，併せてこれを服すべし。……吐逆するは半夏，橘紅各半両を加える」とある。

半夏厚朴湯（はんげこうぼくとう）
（別名：大七気湯）《金匱要略》

[組　成] 半夏9g　厚朴9g　茯苓12g　生姜9g　紫蘇葉6g
[用　法] 水煎服。
[効　能] 行気解鬱・降逆化痰
[主　治] 痰気鬱結

咽に梗塞感があり嚥下しても喀出してもとれない・胸苦しい・咳嗽・喘鳴・悪心・嘔吐・腹満・舌苔が白膩・脈が弦滑など。

[病　機] 肝気鬱結・肺胃宣降失調による梅核気である。

七情が不暢で肝気が鬱結して疏泄が失調し，気機が停滞して肺気・胃気が宣降できなくなり，津液の布散が障害されて痰を形成し，痰と滞気が結びついて咽喉で結するため，咽に梗塞感があり嚥下しても喀出してもとれない「梅核気」が生じる。肺気が宣粛できないので胸苦しい・咳嗽・喘鳴などが，胃気が和降しないので悪心・嘔吐・腹満がみられ，七情不暢によるゆううつ・抑うつなどをともなう。舌苔が白膩・脈が弦滑は，痰湿と気滞を示している。

[方　意] 痰気鬱結・宣降失調であるから，行気開鬱・降逆化痰する必要がある。

化痰散結・降逆和胃の半夏が主薬で，行気解鬱・下気除満の厚朴が補助する。紫蘇葉は芳香行気・寛胸舒肝に，茯苓は滲湿に，生姜は和胃止嘔に働いて，半

夏・厚朴を補佐する。全体で辛散苦降により化痰散結・行気降逆の効能が得られる。

[参　考]

① 《金匱要略》には「婦人の咽中，炙臠（しゃれん）あるがごときは，半夏厚朴湯これを主る」とあり，痰気鬱結の梅核気を「炙臠（あぶり肉）あるがごとき」と描写している。

　《医宗金鑑》は「咽中に炙臠あるがごときは，咽中に痰涎あり，炙臠と同じごとく，これを喀して出でず，これを咽みて下らざるものを謂う，即ち今の梅核気の病なり。この病は七情鬱気より得，凝涎して生ず，故に半夏・厚朴・生姜を用い，辛をもって散結し，苦をもって降逆す，茯苓は半夏を佐け，もって利飲行涎す，紫蘇の芳香をもって，鬱気を宣通す，気を舒し涎を去らしめれば，病は自ずと癒ゆ。この証は男子もまたあり，婦人のみにあらざるなり」と詳細に解説している。

② 本方は後世に適応範囲が拡げられており，名称も変化している。

　《三因方》では「大七気湯」と称し，「心腹脹痛し，両脇に傍衝し，上は咽喉を塞ぎ炙臠あるがごとく，吐咽して下らず」に用いている。

　《易簡方》では「四七湯」と称し，「喜怒恐悲驚の気，痰涎を結成し，状は破絮のごとく，あるいは梅核のごとく，咽喉の間にあり，喀して出でず，咽みて下らず，あるいは中脘痞満し，気は舒快せず，あるいは痰涎壅盛し，上気喘急す，あるいは嘔吐悪心す（おそ）」に用い，「婦人の悪阻，とくにこれを服すべし」と指摘している。

　《医方口訣集》は「諸気調わずして痛をなし，あるいは手足疼痛し，……あるいは胸膈掣痛して忍ぶべからず，……あるいは小便短渋して淋のごときもの」に使用している。

　《証治要訣》は「癲疾は，けだし痰迷は癲をなし，気結は痰をなし，痰飲はその神識を鬱閉するがゆえなり」とし，癲癇に用いている。

③ 本方には加減方がいくつかある。

　四七湯（ししちとう）《和剤局方》は，本方に大棗を加えている。

　四七湯（ししちとう）《直指方》は，本方に香附子・琥珀・炙甘草を加え，疏肝理気・安神・利水通淋の効能をもたせている。

　紫蘇散（しそさん）《聖恵方》は，本方に柴胡・枳殻・檳榔子・肉桂を加え，疏肝利気の効能をつよめている。

④ 本方は辛温苦燥の薬物からなるので，痰気鬱結で無熱の場合にのみ適する。

栝楼薤白白酒湯（かろがいはくはくしゅとう）
《金匱要略》

[組　成] 栝楼仁 12 g　薤白 12 g　白酒適量
[用　法] 水煎服。
[効　能] 通陽散結・行気祛痰
[主　治] 胸痺（胸陽不振・気滞痰阻）

　　胸痛があり甚だしいと背部に放散する・呼吸困難・喀痰・呼吸促迫・舌苔が白膩・脈が沈弦など。

[病　機] 胸陽不振・気滞痰阻による胸痺である。

　　胸陽が不足し推動が低下すると，気の流通が障害されて気滞が生じ，また津液の輸布が渋滞し凝聚して痰が発生し，痰が気機を阻滞するので，胸陽がより不振になる。胸部で気機が阻滞されるために胸痛・甚だしければ背部への放散痛が生じ，痰濁により肺気の粛降が失調するので呼吸困難・喀痰・呼吸促迫がみられる。舌苔が白膩・脈が沈弦は，痰阻気滞をあらわす。

[方　意] 胸中の陽気を宣通して痰濁・気滞を除く。

　　祛痰散結・寛胸理気の栝楼仁が主薬で，辛温通陽・行気止痛の薤白が補助し，白酒は通陽行気をつよめる。全体で胸陽を宣通し痰濁を除き気機を舒暢させて，胸痺を解消する。

[参　考]

① 《金匱要略》に「胸痺の病，喘息咳唾し，胸背痛み，短気し，寸口の脈は沈にして遅，関上は小緊数なるは，栝楼薤白白酒湯これを主る」とある。

　　「寸口の脈は沈にして遅」は，上焦の陽気不足を示す。「関上の脈は小緊数」は，「数」は「弦」の誤りと考えられており，小は不足を，緊弦は陰邪盛すなわち痰濁気滞をあらわす。すなわち，上焦（心肺）の陽気不足に陰邪（痰濁気滞）が乗じ，胸陽痞塞が発生することを示している。胸陽不振・痰阻気滞に対する主な方剤が，栝楼薤白白酒湯であることが提示されている。

② 本方には以下の加減方がある。

◎栝楼薤白半夏湯（かろがいはくはんげとう）《金匱要略》

　組成：栝楼仁 12 g，薤白 9 g，半夏 12 g，白酒適量。水煎服。

　「胸痺し臥するを得ず，心痛は背に徹するは，栝楼薤白半夏湯これを主る」

　　平臥できず痛みが背部に放散するというように，呼吸困難・疼痛がよりつよく，痰濁阻滞の程度が重いことを示している。それゆえ，栝楼薤白白酒湯に祛痰散結の半夏を加え，行気の薤白はやや減量している。

◎枳実薤白桂枝湯（きじつがいはくけいしとう）《金匱要略》

組成：枳実12g，厚朴12g，薤白9g，桂枝6g，栝楼仁12g。水煎服。

「胸痺，心中痞気し，気は結び胸にあり，胸満し，脇下より心に逆搶するは，枳実薤白桂枝湯これを主る，人参湯またこれを主る」

痰濁が胃気不足に乗じて逆上（逆搶）するので胃（心中）が痞え，胸陽を痺阻し気が結するために胸痺・胸満がみられる。脈が弦であれば，通陽散結・下気消痞除満するのがよく，栝楼薤白白酒湯に下気破結・消痞除満の枳実・厚朴と通陽の桂枝を加えている（通陽の桂枝を配しているので白酒は除く）。脈が微であれば，陽虚によるので，人参湯で温陽益気する。

③ 本方の使用にあたっては，以下のような加減を考慮するのがよい。

胸痛が寒冷により増強したり脈が沈遅を呈するなど寒証が顕著な場合には，桂枝・乾姜などを加える。胸痛が甚だしいときは，紅花・川芎・丹参など活血化瘀薬を配合する。

橘核丸（きっかくがん）
《済生方》

[組　成] 橘核・海藻・昆布・海帯・川楝子・桃仁各30g　厚朴・木通・枳実・延胡索・肉桂・木香各15g
[用　法] 粉末を酒で丸にし1日1～2回9gずつ服用する。約1/5量を水煎服用してもよい。
[効　能] 行気止痛・軟堅散結
[主　治] 癩疝

睾丸の腫脹・下墜・石状硬・疼痛など。
[病　機] 寒湿が厥陰肝経を侵犯し気血を瘀滞して睾丸の腫脹をひきおこした状態で，癩疝(たいせん)と称される。

睾丸は「外腎」で腎に属するが，肝脈が陰器を絡い少腹に上るので，寒湿により肝脈が阻滞されると睾丸が腫大して痛み下腹部に放散する。湿鬱が長期にわたると，痰湿凝結から気滞血瘀をひきおこし，睾丸は石状硬になり下墜して疼痛もつよくなる。
[方　意] 肝経の気血を行らせ，寒湿を除いて止痛し，補助として軟堅散結を配合する。

主薬は行気治疝の橘核であり，肝経気分に入って行気止痛する川楝子・木香と，血分に入って活血散結する延胡索・桃仁が補助する。肉桂は肝腎を温補し

て散寒し，苦辛の枳実・厚朴は気分の積滞を破り，鹹潤の海藻・昆布・海帯は消痰・軟堅散結し，木通は下焦の湿邪を通利する。

[参　考]
① 本方は癩疝に対する常用方であり，以下のように加減して使用する。
　　血瘀で疼痛がつよいときは三棱・莪朮を加え，寒痛が甚だしければ肉桂・木香を増量するか小茴香・呉茱萸を加え，寒湿化熱による陰嚢の発赤・滲出・瘙痒には肉桂を除いて土茯苓・車前子・沢瀉を加える。
② 《張氏医通》には「大抵の疝の証たる，熱を受ければすなわち緩縦して収まらず，寒を受ければすなわち牽引して痛をなし，湿を受ければすなわち腫脹し累垂し，虚はまた然り。三者の間，そのいずれが多くいずれが少なきかを分けて施治す。血分にあらば移らず，気分にあらば多く動く。往々に左丸偏脹して右丸に移るものあり，また右丸偏脹して左丸に移るものあるは，みなこれ気分の病とす。もし積年に痛み発し，脹大せずして動移するあたわざれば，まさに血分の病とす。しばしば発ししばしばその処を更えるは，まさにこれ厥陰風木の患たり，腫極まりて甚だしく痛まざるは，まさにこれ太陰湿土の患たり。また上に引くは，桂枝・呉萸・茴香などの辛熱を用いてこれを治すべし，下墜するは，川楝・黄柏・蒼朮・香附の苦燥を用いてこれを治すべし。また痛処熱して人の按ずるを欲せざるは，湿熱なり，痛処寒えて人の按摩をこのむは，寒積なり。これをもって明らかに弁ずれば，万に差誤なし」と解説されている。

天台烏薬散（てんだいうやくさん）
《医学発明》

[組　成] 烏薬・木香・小茴香・青皮・高良姜各15g　檳榔子9g　川楝子12g
　巴豆15g
[用　法] 巴豆と川楝子を黒色になるまで炒したのちに巴豆を除き，他薬とともに粉末にし，1日3回6gずつ酒で服用する。巴豆・川楝子を上記と同様にし，全薬の1/2～1/3量を水煎し，適量の酒を入れて服用してもよい。
[効　能] 行気疏肝・散寒止痛
[主　治] 寒凝気滞・疝気
　両側の下腹部痛・陰嚢が縮んで睾丸が腹腔内に入る・舌苔は白・脈は沈遅あるいは沈弦など。
[病　機] 寒邪が肝脈を侵襲して気機を阻滞した病態である。少腹（両側の下腹部）の疼痛を「疝気（疝痛）」と称し，寒疝に相当する。

肝脈は少腹を循り陰器を絡うので，寒邪が肝脈を阻滞して収引すると，睾丸を少腹に控引して痛む。舌苔が白・脈が沈遅あるいは沈弦は，寒凝気滞を示す。

[方　意]「治疝はみな肝経に帰す」「治疝は必ずまず気を治す」といわれ，寒凝肝脈であるから行気疏肝・散寒止痛するのがよい。

疏肝理気・散寒止痛の烏薬・小茴香が主薬で，散寒止痛の高良姜，調気疏肝の青皮，行気止痛の木香が補助する。苦寒の川楝子と辛熱の巴豆を同炒して巴豆を除くと，川楝子の寒性が除かれて行気破積の効能がつよくなる。行気破積・疏肝止痛の川楝子と下気導滞の檳榔子が，全体の効能をつよめる。寒凝を散じ気滞を通じ肝絡を調えれば，疝痛は消失する。

[参　考]

① 治疝の橘核・茘枝核などを加えると効果が高まる。寒証が甚だしければ呉茱萸・肉桂などを加える。

② 寒侵肝脈の胸脇痛・少腹痛にも，本方の加減を用いてよい。

③ 湿熱による咽乾，口苦，目赤，煩熱，小便淋痛がみられたり陰虚火旺のものは禁忌。気疝虚証，急に陰嚢が腫脹して痛みが退かないなどには用いない。

附　方

1. 導気湯（どうきとう）《医方集解》

    組成：川楝子12g，木香9g，小茴香6g，呉茱萸3g。水煎服。

    効能：行気疏肝・散寒止痛

    主治：寒疝。

    行気疏肝の川楝子・木香と散寒の小茴香・呉茱萸を配合し，天台烏薬散を簡略化した構成になっており，寒疝の軽症に適する。

2. 暖肝煎（だんかんせん）《景岳全書》

    組成：当帰6〜9g，枸杞子9g，小茴香6g，肉桂3〜6g，烏薬6g，沈香（あるいは木香）3g，茯苓6g，生姜6g。水煎服。

    効能：暖肝温腎・行気止痛

    主治：肝腎陰寒の疝気・下腹痛。

    肝腎不足の寒凝気滞に対し，温補肝腎の当帰・枸杞子，温腎散寒の肉桂・小茴香，行気止痛の烏薬・沈香，和胃健脾の生姜・茯苓を配合している。原著には「もし寒甚だしきは呉茱萸・乾姜を加え，再に甚だしきは附子を加う」とある。

加味烏薬湯（かみうやくとう）
《済陰綱目》

[組　成] 烏薬・砂仁・木香・延胡索各 30 g　香附子 60 g　炙甘草 45 g
[用　法] 粉末にし 1 回 21 g を生姜と水煎し，適宜に温服する。
[効　能] 疏肝行気・止痛
[主　治] 肝鬱気滞・痛経

月経前から月経開始時に下腹部や乳房が脹って痛み，ゆううつ感・胸苦しい・悪心・噯気・腰が脹る・脈が弦渋などをともなう。

[病　機] 肝鬱気滞による経行不暢である。

肝鬱のために気機が鬱滞して血の流通も渋滞し，衝任の経脈が不利になって経血が胞中に停滞するために，月経が不暢になり開始時に痛む。月経前には衝任の気血が充盈するが，肝鬱気滞があると気血の渋滞が顕著になり，月経前には肝経に属する下腹部両側や乳房が脹って痛む。ゆううつ感・胸苦しい・脈が弦渋などは肝鬱を，悪心・噯気・腰が脹るなどは肝気犯胃と筋緊張を示す。

[方　意] 疏肝行気により気血を通暢する。

主薬は疏肝行気の香附子で，疏肝活血・止痛の烏薬・延胡索および理気の木香が補助する。砂仁は芳香醒脾・和胃に，炙甘草は和中と諸薬の調和に働く。

[参　考] 原著には「婦人，経水来たらんと欲し臍腹㽲痛するを治す」とある。本方は香燥の薬物が多いので，血虚をともなう場合には慎重を要する。

《医宗金鑑》では檳榔を加えている。

第2節　降気剤（こうきざい）

　降気剤は気機上逆（気逆）に用いる。
　気逆には肺気上逆と胃気上逆の2種がある。
　肺気上逆では，咳嗽・呼吸困難が主であり，降気平喘・止咳の蘇子・杏仁・紫菀・款冬花・沈香などを用いる。
　胃気上逆では，悪心・嘔吐・噯気・吃逆などが主であり，降逆止嘔・止呃の半夏・陳皮・旋覆花・代赭石・丁香・柿蒂などを使用する。
　気逆にも寒熱・虚実の別があるので，適切な配合が必要である。

蘇子降気湯（そしこうきとう）
《和剤局方》

[組　成] 蘇子・半夏各9g　前胡・厚朴各6g　肉桂2g　当帰6g　炙甘草5g
[用　法] 生姜3g，大棗1g，蘇葉2gと水煎服用する。
[効　能] 降気平喘・温化寒痰
[主　治] 上実下虚（寒痰壅肺・腎陽不足）
　　呼吸困難・喘鳴・稀薄な痰・呼吸促迫・咳嗽・胸がつまって苦しい・腰や膝がだるく無力・舌苔が白滑あるいは白膩など。
[病　機] 腎陽不足（下虚）にともなって寒痰壅肺・気逆（上実）が生じ，気逆喘咳が主要な症候になっている。
　　腎陽不足で化気行水できないため水が氾濫して寒痰が生じ，また腎不納気による呼多吸少（吸気性の呼吸困難）をともなう。寒痰が肺を上壅して肺気が粛降できなくなり，呼吸困難・喘鳴・稀薄な痰・呼吸促迫・咳嗽・胸がつまって苦しいなどの症候が発生する。腎陽虚による腰や膝がだるく無力・全身倦怠・肢体の浮腫などをともなうこともある。舌苔が白滑あるいは白膩は，寒痰をあらわす。
[方　意] 腎陽不足が本で寒痰壅肺の喘逆は標であるが，標が急であるから，降気平喘・化痰を主にして温腎納気を佐とする。
　　降気化痰・止咳平喘の蘇子・半夏が主薬で，降気平喘・止咳化痰の前胡と理

気燥湿・平喘寛胸の厚朴が主薬を補助する。肉桂は温腎散寒・納気平喘し，腎の気化をつよめて痰が生じるのを防止する。当帰は養血補肝により下虚を間接的に補い，《神農本草経》に「咳逆上気を治す」とあるように喘咳をしずめるほか，慢性の経過では病変が血分に及ぶことを考慮して和血するのである。炙甘草・大棗・生姜・紫蘇葉は，和中化痰に働く。

[参　考]

① 原著には「男女虚陽上攻し，気は昇降せず，上盛下虚し，膈塞がり痰多く，咽喉不利し，咳嗽，虚煩して引飲（口渇で水をのむ）し，頭目昏眩し，腰疼し脚弱く，肢体倦怠，腹肚疞刺（絞刺痛），冷熱気瀉，大便風秘，渋滞不通，肢体浮腫し，飲食に妨げあるを治す」「時候に拘わらず常に服せば，神を清し，気を順し，五臓を和し，滞気を行らせ，飲食を進め，湿気を去る」とある。また「一本に陳皮去白一両半あり」と書かれており，陳皮を加えて燥湿化痰をつよめてもよい。また，《医方集解》は「一方に桂なく，沈香あり」と記しており，肉桂にかえて沈香を用いると，納気平喘がつよまって温腎が減弱する。

②《医方集解》には「蘇子・前胡・厚朴・橘紅・半夏は，みなよく上逆の気を降し，かねてよく痰を除く，気行ればすなわち痰行るなり。数薬またよく表を発す，すでに内壅を疏し，かねて外寒を散ずるなり。当帰の潤をもって和血し，甘草の甘をもって緩中す，下虚し上盛ん，故にまた肉桂を用いて引火帰元するなり」と解説されている。

③ 本方は温燥に偏るので，肺腎両虚でも痰がない場合や肺熱痰喘には用いない。

附　方

1. **神秘湯**（しんぴとう）《外台秘要》

    組成：麻黄 5 g，紫蘇葉 1.5 g，陳皮 2.5 g，柴胡 2 g，杏仁 4 g，厚朴 3 g，甘草 2 g。水煎服。

    効能：宣肺降気・止咳平喘・疏肝理気

    主治：喘咳。

    　　本方は《外台秘要》の久欬坐臥不得方二首のうち「《備急》に久欬奔喘し，坐臥するを得ず，ならびに喉裏に呀声し気絶ゆるを療するの方」として挙げられている「麻黄・乾蘇葉・陳皮・柴胡・杏仁」に厚朴・甘草を加えたものであり，実際には日本の経験方といえる。なお，《外台秘要》の方後に「分三にて服し，両剤を服せば必ず差ゆ，甚だ効す」とあるように，喘咳の発作を鎮めるための標治の方剤である。

    　　宣肺降気・止咳平喘の麻黄・杏仁・甘草（三拗湯）を平喘寛胸の厚朴と化痰の陳皮が補助し，疏肝理気の柴胡・紫蘇葉で肝気を昇発することにより肺気

の粛降をつよめる。祛風・疏肝解鬱の紫蘇葉・柴胡の配合があるので，外邪あるいは気鬱によって誘発された喘咳にも有効である。薬味が温燥に偏するので，熱証に使用してはならない。

定喘湯（ていぜんとう）
（別名：白果定喘湯）《摂生衆妙方》

[組　成] 銀杏9g　麻黄9g　蘇子6g　甘草3g　款冬花9g　杏仁5g　桑白皮9g　黄芩5g　半夏9g
[用　法] 水煎服。
[効　能] 宣肺降気・止咳平喘・清熱祛痰
[主　治] 風寒外束・痰熱内蘊
　　　　呼吸困難・喘鳴・呼吸促迫・黄色粘稠な多量の痰・舌苔が黄膩・脈が滑数など。
[病　機] 風寒外束・痰熱壅肺による哮喘である。
　　　　元来から痰熱があって風寒を外感したために，肺の宣散と粛降がともに阻滞され，肺気が鬱して化熱し上逆するので，呼吸困難（喘）・喘鳴（哮）・呼吸促迫（気急）が生じ，悪寒・発熱など表証をともなうこともある。痰熱壅盛による黄色粘稠の多痰・舌苔が黄膩・脈が滑数が特徴である。
[方　意] 宣肺降気・清熱祛痰により止咳平喘する。
　　　　宣肺定喘・解表の麻黄と斂肺平喘・化痰止咳の銀杏（白果）が主薬で，宣肺と収斂の組合せにより平喘止咳の効能をつよめるとともに肺気の耗散を防止する。降気平喘・止咳祛痰の蘇子・杏仁・半夏・款冬花は，主薬を補助する。桑白皮・黄芩は肺熱を清泄して止咳平喘を助け，甘草は諸薬を調和する。全体で宣肺・降気・祛痰・清熱・止咳平喘の効能が得られる。
[参　考]
① 喀痰が切れにくいときは栝楼・胆南星などを，肺熱がつよいときは石膏・魚醒草などを加える。
② 本方は粘稠な黄色痰を呈する熱痰の哮喘に適する。肺熱の喘咳で多痰を呈さないときには，麻杏甘石湯などが適する。

射干麻黄湯（やかんまおうとう）
《金匱要略》

[組　成] 射干6g　麻黄・生姜各9g　細辛3g　紫苑・款冬花各6g　五味子3g　半夏9g　大棗3g

[用　法] 水煎服。

[効　能] 降逆平喘・温肺滌飲

[主　治] 寒飲上逆

　　咳嗽・呼吸困難・喘鳴・舌苔が白滑・脈が浮緊など。

[病　機] 寒邪によって伏在していた飲邪が引動され，寒飲が上逆して喘咳発作を生じた状態である。

　　寒邪と飲邪が肺の宣散・粛降を阻害し，肺気が上逆するために咳嗽・呼吸困難が生じ，飲邪が気道を阻滞して喘鳴をともなう。脈が浮緊は外感寒邪を，舌苔が白滑は寒飲を示している。

[方　意] 降逆平喘・温肺滌飲により喘咳をしずめる。

　　降逆平喘の射干・麻黄が主薬である。化痰止咳の款冬花・紫苑，散寒滌飲の細辛・半夏・生姜，および斂肺平喘の五味子，和胃の大棗が補助する。苦寒の射干は，辛温の麻黄・細辛・生姜の配合により，寒性が消失して降気平喘・祛痰の効能のみを発揮する。斂陰の五味子は，辛温発散が過度になるのを抑制する。

[参　考]

①《金匱要略》には「咳して上気し，喉中水鶏の声するは，射干麻黄湯これを主る」とあり，咳・上気（呼吸困難）・水鶏声（蛙の声，すなわち喘鳴）がみられることを示している。寒冷などによりひきおこされる喘息発作などに相当する。

　　本方で発作を解除したのちは，伏飲を発生する原因に対して弁証論治する必要がある。

②《金匱要略》には，本方の関連として厚朴麻黄湯が示されている。

◎厚朴麻黄湯（こうぼくまおうとう）

組成：厚朴12g，麻黄9g，杏仁9g，石膏15g，半夏9g，乾姜3g，細辛3g，小麦15g，五味子9g。水煎服。

「咳して脈浮なるは，厚朴麻黄湯これを主る」

簡単な記載だけであるが，胸苦しい（胸満）・喘鳴・呼吸困難などをともなうと考察されている。飲邪が軽度に化熱して上逆している状態に用い，麻黄で平喘し，厚朴で泄満し，半夏・乾姜・細辛で滌飲化痰し，石膏で清肺泄熱し，杏仁で化痰降気・平喘し，小麦・五味子で斂陰保肺する。本方は小青竜湯から桂枝・白芍・甘草を去り，厚朴・石膏・小麦を加えたものに相当する。

四磨湯（しまとう）
（別名：四磨飲）《済生方》

[組　成] 人参3g　檳榔子9g　沈香3g　烏薬9g
[用　法] 水煎服。
[効　能] 行気降逆
[主　治] 七情気逆

胸が苦しい・呼吸困難・呼吸促迫・上腹部の痞え・食飲不振・脈が沈弦など。

[病　機] 七情内傷により肝気が鬱結し，肺胃に横逆して気逆を生じた状態である。

悩み・怒り・抑うつなどにより肝気が鬱結して情動異常がみられ，肝気犯肺により肺気が上逆するので呼吸困難・呼吸促迫が生じ，肝気が胸膈の気を鬱するために胸が苦しく，肝気犯胃で胃が和降できないと上腹部の痞え・食飲不振が発生する。肝鬱により脈は沈弦を呈する。本証は標が肺胃の症候であり，本が肝気鬱結である。

[方　意] 行気疏肝・降逆する必要がある。

行気疏肝・解鬱の烏薬，順気降逆・平喘の沈香，行気化滞・除満の檳榔子の三者で，順気破結・降逆して喘逆・痞満をしずめる。破気降気の薬物は正気を損傷しやすいので，益気扶正の人参を配合し，鬱結した気を疏散しても正気が損傷しないように配慮している。

[参　考]
① 本方の原名は四磨湯であるが，《成方便読》では内容を変えずに四磨飲と称している。

「四磨」は，四葉を磨汁にしたうえ煎じるところから名づけられている。《時方歌括》には，「四品は気味ともに厚く，磨するはすなわちその味の全てを取り，煎じるはすなわちその気の達するを取る，気と味ひとしく到れば，効は桴鼓のごとし」と，その理由を示している。

② 《成方便読》は「大抵この方の治するところ，みな憂愁思怒のためにこれを得るもの多し。思えばすなわち気は結し，怒ればすなわち気は上り，憂愁やまざれば，気は多く厥逆するにより，故に上気喘急，妨悶不食などの証をなす。然して気の逆するところは，実なり。実はこれを瀉す，ゆえに檳榔・沈香の破気快膈・峻利の品は，昇すべく降すべきものなるをもって，これを君となす。しかして烏薬の十二経気分を宣行するものをもってこれを助く。その気の逆を致すゆえんは，虚なり。もし元気充足し，経脈流行すれば，いずくんぞ前証あらんや？　ゆえに人参をもってその逮ばざるを輔く，否ざればすなわち気は暫降して鬱は暫開すれど，久しからずしてまた閉じるなり。これをもって古人はつね

に相需めて行うなり。もし純実無虚なれば，即ち参を去り枳殻を加うべし」と解説している。

附　方

1. **五磨飲子**（ごまいんし）《医便》
   組成：木香6g，沈香6g，檳榔子9g，枳実9g，烏薬9g。水煎服。
   効能：行気降逆
   主治：大怒暴厥あるいは七情気逆。
   　　四磨湯と同じ病態であるが，体力壮実で気結が甚だしい場合に適し，行気破結薬のみで構成されている。

橘皮竹茹湯（きっぴちくじょとう）
《金匱要略》

[組　成] 橘皮9g　竹茹9g　大棗6g　生姜9g　甘草6g　人参3g
[用　法] 水煎服。
[効　能] 降逆止嘔・益気清熱
[主　治] 胃虚有熱・気逆不降
　　悪心・乾嘔・吃逆・食欲不振・舌質が嫩で紅・脈が数で無力など。
[病　機] 久病による胃虚あるいは急激な嘔吐・下痢による胃気の損傷で，胃気が虚して和降できなくなり，軽度に胃熱をともなった状態である。
　　悪心・乾嘔・吃逆（呃逆）は胃気上逆を，食欲不振・舌質が嫩・脈が無力は胃虚を，舌質が紅・脈が数は胃熱を，それぞれあらわす。
[方　意] 降逆止嘔を主とし補胃気・清胃熱を加える。
　　理気和胃の橘皮（陳皮）と清熱安胃の竹茹が主薬で，胃気を下降して止嘔・止呃する。補気益胃の人参は胃気を補い，橘皮とあわせると行中有補になり，補益しても滞らせない。辛温の生姜は和胃止嘔に働き，竹茹に配合すると清中有温の意味をもち，清熱しても寒涼にすぎることなく，胃気停滞を防止できる。炙甘草・大棗は，人参を助けて益気和胃に働き，薬性を調和する。全体で降逆和胃・清熱・益気し，補して滞らず清して寒えず，胃虚有熱の胃気上逆に有効である。
[参　考]
①《金匱要略》には「噦逆（えつぎゃく）は，橘皮竹茹湯これを主る」とあるだけであるが，処方構成から胃虚有熱の胃気上逆による噦逆（乾嘔・吃逆）であることが分かる。

② 《医方考》は「大病の後，呃逆やまず，脈来ること虚大なるは，この方これを主る。呃逆は下より上に達し，気逆して声をなすの名なり。大病後はすなわち中気みな虚し，余邪は虚に乗じて裏に入る，邪正相搏たば，気必ず上騰す，故に呃逆せしむ。脈来ること虚大なるは，虚は正気弱く，大は邪熱あるなり。この方や，橘皮はその気を平し，竹筎はその熱を清し，甘草はその逆を和し，人参はその虚を補い，生姜はその胃を正し，大棗はその脾を益す」と解説している。
③ 胃陰不足による口渇・舌質が紅・舌苔が少で乾燥・脈が細数などをともなうときは，麦門冬・石斛・枇杷葉・芦根などを加える必要がある。

附　方

1. **済生橘皮竹筎湯**（さいせいきっぴちくじょとう）《済生方》

    組成：茯苓・橘皮・枇杷葉・麦門冬・竹筎・半夏各6g，人参・炙甘草・生姜各3g。水煎服。

    効能：降逆止嘔・益気陰・清熱

    主治：胃熱・気陰両虚による胃気上逆。

    橘皮竹筎湯に茯苓・半夏・麦門冬・枇杷葉を加えたものに相当する。降逆の半夏，清胃止嘔の枇杷葉，滋陰養胃の麦門冬，健脾利水の茯苓を加え，清熱滋陰・降逆をつよめるとともに滋潤による胃気停滞を防いでいる。

2. **新製橘皮竹筎湯**（しんせいきっぴちくじょとう）《温病条弁》

    組成：橘皮・竹筎・柿蔕各9g，姜汁3cc。水煎服。

    効能：降逆止嘔・清熱

    主治：胃熱呃逆・胃気不虚。

    橘皮竹筎湯から補気益胃の人参・甘草・大棗を除き，降逆止呃の柿蔕を加えたものに相当する。胃気虚がみられない胃熱の嘔逆に適する。

    原著には「陽明湿温，気壅して噦をなすは，新製橘皮竹筎湯これを主る。按ずるに《金匱》橘皮竹筎湯は，すなわち胃虚して邪を受くるの治，今湿熱を壅遏して噦を致すを治すは，参・甘の峻補を用うるに宜しからず，故に改め柿蔕を用う。按ずるに柿は秋に成り，陽明燥金の主気を得，かつその形多くは方（四角形），他果に未だこれ有らざるなり，ゆえに肺胃の病を治するに独り勝る有り。柿蔕は乃ち柿の帰束の処，凡そ花は皆散じ，凡そ子は皆降り，凡そ降るの先は収，「生」ずるに従いて，「散」じ，「収」め，「降」るは，皆一蔕これを為すなり，逆呃を治するの能事（なし得ること）畢れり」と説明がある。

小半夏湯（しょうはんげとう）
《金匱要略》

[組　成] 半夏9g　生姜9g
[用　法] 水煎服。
[効　能] 降逆止嘔・化痰滌飲
[主　治] 痰飲嘔吐
　　　悪心・嘔吐・食欲不振・舌苔が白など。
[病　機] 胃中の痰飲による胃気上逆である。
　　　痰飲が胃気を阻滞し，胃気が和降せずに上逆するため，悪心・嘔吐が反復し食欲がない。舌苔が白は，化熱していないことをあらわす。
[方　意] 痰飲を除き胃気を和降させる。
　　　辛温の半夏は降逆止嘔・化痰滌飲に働く。辛温の生姜は，化痰降逆・止嘔の効能により半夏を助け，さらに半夏の毒性を消除する。二味で降逆止嘔・化痰滌飲の良好な効能が得られる。
　　　本方は「止嘔方の祖」とされ，およそ胃寒，痰飲内停や涼薬による誤治で嘔吐，からえずきをきたしたものには用いてよい。
　　　ただし，両薬ともに辛温であるから偏寒の状態に適し，化熱した場合には適さない。
[参　考]
① 《金匱要略》には以下の条文が示されている。
　　　「諸嘔吐，穀は下るを得ざるは，小半夏湯これを主る」
　　　胃中の痰飲による胃気上逆で，嘔吐して食べられないことをあらわしている。
　　　「嘔家はもと渇し，渇するは解せんと欲すとなす，いま反って渇せざるは，心下に支飲あるが故なり，小半夏湯これを主る」
　　　嘔吐すると津液が消耗するので口渇があり，口渇があるのは嘔吐によって水飲が除去され治癒傾向にあるといえる。ただし，嘔吐するのに口渇がないのは，心下（胃）に支飲があるためであり，小半夏湯で飲を除くのがよい。すなわち，痰飲嘔吐に相当する。
　　　「黄疸病，小便の色変ぜず，自ずと利せんと欲し，腹満して喘するは，熱を除くべからず，熱除けば必ず噦す，噦するは小半夏湯これを主る」
　　　尿色が正常で通利し，腹満のために吸気が障害されて呼吸困難がみられるのは，虚寒の黄疸である。裏熱ではないから清利してはならない。清熱を行うと，胃気が虚して和降できなくなり上逆して噦（乾嘔）が生じる。この状態には小半夏湯で降逆和胃するのがよい。

② 「腑は通をもって補となす」といわれるように，胃は和降するのが常態であり，通降させることが補益につながる。

　　小半夏湯は和胃降逆の効能によって胃気を和降させるので，胃気虚の食欲不振・食べられない・少食・食べるとすぐに腹がはる・悪心・乾嘔・舌質が淡・舌苔が少・脈が無力などの症候にも有効である。

　　ただし，甚だしく胃気が虚している場合には，人参・党参・炙甘草などを配合する必要がある。

③ 《金匱要略》には，本方に関連した以下のような方剤が提示されている。

◎生姜半夏湯（しょうきょうはんげとう）

　組成：半夏9ｇ，生姜汁15cc。水煎服。

　　「病人の胸中，喘に似て喘ならず，嘔に似て嘔ならず，噦に似て噦ならず，心中に徹し憒憒然としいかんともする無きは，生姜半夏湯これを主る」

　　寒飲が胸中にあって陽気を閉鬱している状態の表現である。小半夏湯の生姜を，散結滌飲の力がつよい生姜汁にかえて，陽気を通達し滌飲する。

◎半夏乾姜散（はんげかんきょうさん）

　組成：半夏・乾姜各6ｇ。水煎服。

　　「乾嘔吐逆し，涎沫を吐すは，半夏乾姜散これを主る」

　　胃中虚寒によるよだれ（涎沫）と胃気上逆に対し，半夏で降逆止嘔し乾姜で温胃散寒する。

◎橘皮湯（きっぴとう）

　組成：橘皮12ｇ，生姜9ｇ。水煎服。

　　「乾嘔し噦し，もし手足厥するは，橘皮湯これを主る」

　　胃寒による乾嘔・吃逆と，胃陽閉鬱による手足の冷えに対し，橘皮で開鬱行気し生姜で通陽散寒・止嘔する。

◎小半夏加茯苓湯（しょうはんげかぶくりょうとう）

　組成：小半夏湯に茯苓9ｇを加える。水煎服。

　　「にわかに嘔吐し，心下は痞し，膈間に水ありて，眩悸するは，小半夏加茯苓湯これを主る」「まず渇し後嘔するは，水は心下に停るとなし，これ飲家に属す，小半夏加茯苓湯これを主る」

　　膈間に水気（飲）があると，上逆して突然嘔吐したり，心下（胃）に停滞して痞えたり，清陽が阻まれて上昇しないためにめまい（眩）したり，水気が凌心して動悸が生じる。飲が心下（胃）に停滞していると，津液を化生できないので口渇が生じ，水飲が下がらないで上逆するために嘔気がする。いずれの場合も，水飲があって胃気が上逆するので，小半夏湯で和胃降逆・化痰滌飲し，茯苓を加えて水飲の除去をつよめる。

◎乾姜人参半夏丸（かんきょうにんじんはんげがん）

組成：乾姜・人参各3g，半夏6g，生姜3g。水煎服。

「妊娠し，嘔吐止まざるは，乾姜人参半夏丸これを主る」

妊娠嘔吐に用いているが，胃虚寒による胃気上逆である。温胃の乾姜と益胃補気の人参に，和胃降逆の小半夏湯を加え，温中補虚・降逆止嘔する。

大半夏湯（だいはんげとう）
《金匱要略》

[組　成] 半夏24〜30g　人参9g　蜂蜜15g
[用　法] 半夏・人参を水煎して滓を除き，蜂蜜を混和して服用する。
[効　能] 降逆止嘔・補虚調中
[主　治] 胃反嘔吐

朝食べたものを夕方に吐く・夜食べたものを朝に吐く・食べるとすぐに吐く・上腹部が硬く痞える・便秘・元気がない・るい痩など。

[病　機] 慢性病などで胃の気陰が虚し，胃気が通降できない状態である。

朝食暮吐，暮食朝吐・食入即吐など，食事に関連した嘔吐が「反胃」の特徴であり，幽門の狭窄やけいれんが介在すると考えられる（悪性の腫瘍などを疑う必要がある）。胃中に飲食物が停滞するので上腹部が硬く痞え，胃陰虚のため大便は乾燥して兎糞状になったり便秘する。胃気虚のために食欲がなく元気もなく，飲食物が下降せず運化されないのでるい痩する。

[方　意] 降逆止嘔を主体にして補虚益胃を配合する。

理気降逆・止嘔の半夏が主薬で大量に用い，胃気を下降させて飲食物を腸に下輸する。人参は補気益胃により胃気を回復させ，潤燥通便の蜂蜜は胃陰を補い便を軟化させる。また，蜂蜜は半夏の毒性・燥性を緩和し，潤導を通じて胃気の下降を促進する。

[参　考]

① 《金匱要略》には「胃反の嘔吐は，大半夏湯これを主る」とあり，この嘔吐が一般的な胃気逆ではなくて，「胃反」であることを指摘している。

一般的な胃気逆では食事とは無関係に悪心・嘔吐がみられるのに対し，胃反には食事との関連性がつよく認められる。

② 本方は「半夏二升」を使用している。他の方剤においては一般に「半升」「半斤」しか用いていないことから，約4倍量を使用して強力に胃気を通降させていることが分かる。

旋覆花代赭石湯（せんぷくかたいしゃせきとう）
（別名：旋覆代赭石湯・旋覆代赭湯）《傷寒論》

［組　成］旋覆花 9 g（包）　人参 6 g　生姜 9 g　代赭石 15 g　炙甘草 6 g　半夏 9 g　大棗 4 g
［用　法］水煎服。
［効　能］降逆化痰・益気和胃
［主　治］胃虚痰阻・胃気上逆
　　　心窩部が硬く痞える・持続する噯気・悪心・嘔吐・反胃・舌質が淡・舌苔が白滑〜白膩・脈が弦で無力など。
［病　機］胃気虚と痰濁内阻により，胃気が和降できなくなり上逆した状態である。
　　　胃気上逆により，悪心・嘔吐・頻繁な噯気（噫気）・甚だしいと反胃（朝食暮吐・暮食朝吐・食入即吐）が生じる。胃中に痰濁があるので，心窩部が硬く痞える（心下痞鞕）・舌苔が白滑〜白膩・脈が弦を呈する。舌質が淡・脈が無力は，胃気虚を示している。
［方　意］胃虚を補い痰濁を化して気逆を下降させる。
　　　主薬は下気消痰・降逆止噫の旋覆花と重鎮衝逆の代赭石で胃気上逆をしずめ，降逆祛痰・消痰散結の半夏と温胃化痰・止嘔の生姜が補佐する。補気益胃の人参と補虚和中の炙甘草・大棗で胃気を扶助する。全体で胃気を健常にし痰濁を除き胃気を和降させる。
［参　考］
①《傷寒論》には「傷寒汗を発し，もしくは吐し，もしくは下し，解して後，心下痞鞕し，噫気除かざるものは，旋覆代赭湯これを主る」とある。発汗・催吐・瀉下などの治療によって邪を除いたが，この過程で胃気が損傷したために，胃気虚が生じて濁気が下らなくなり，痰濁上逆を発生した状態であることが示されている。
②《医宗金鑑》には「汗・吐・下にて解して後，邪は去るといえども胃気すでに虧す。胃気すでに虧し，三焦これにより失職し，清は帰するところなくして昇らず，濁は納まるところなくして降らず，これをもって邪気は留滞し，伏飲は逆をなす，故に心下痞鞕し，噫気除かず。方中の人参・甘草をもって養正補虚し，姜・棗にて和脾養胃するは，中州を安定に至らすゆえんなり。さらに代赭石の重をもって，これをして斂浮鎮逆せしむ。旋覆花の辛は，宣気滌飲をもって用い，人参を佐けもって下に気を帰し，半夏を佐けもって飲を上より鋤く。濁降れば痞鞕は消えるべく，清昇れば噫気は自ずと除く」とある。
③生姜瀉心湯証にも「心下痞鞕，噫気」などがみられるが，寒熱互結・食滞など

による胃気逆であり，食臭のある噫気（噯気）や水気下泄の腹中雷鳴下利がみられる。

　生姜瀉心湯から乾姜・黄芩・黄連を除いて旋覆花・代赭石を加えたものが本方に相当するが，寒熱互結がないので乾姜・黄芩・黄連は不要であり，胃気上逆が甚だしいので旋覆花・代赭石を加える。

丁香柿蒂湯（ちょうこうしていとう）
《症因脈治》

[組　成] 丁香6g　柿蒂6g　人参3g　生姜6g
[用　法] 水煎服。
[効　能] 温中益気・降逆止呃
[主　治] 胃虚寒・失和降
　　　呃逆（しゃっくり）が止まない・胸が痞える・食欲不振・舌質が淡・舌苔が白滑・脈が沈遅など。
[病　機] 原著には「胃寒呃逆し脈遅なるものを治す」とある。慢性病などにより陽気が衰少し，胃陽が虚した状態である。
　　　胃陽が虚したために，胃気が和降できずに上逆し吃逆（呃逆）が止まらず胸が痞える。胃気が不足しているので食欲がない。舌質が淡・舌苔が白滑・脈が沈遅は，虚寒を示す。
[方　意] 温中降逆により止呃する。
　　　温胃行滞の丁香と温渋止呃の柿蒂が主薬で，益気養胃の人参と温胃降逆の生姜が補助し，胃寒を除き胃気を補益して降逆止呃する。
[参　考]
① 《成方便読》は「それ呃逆の一証は，その声は短促し，連続して断えざるの象，その証に火あり寒ありて，みなよく致すところといえども，然してみな胃腑より来らざることなし，胃気は下行をもって順となし，上行するは逆たり，あるいは邪は胃中に搏し，すなわちその下降の令を失いて，即ち上り口より出でて呃をなすなり。……方中に丁香をもって温胃散寒し，補火生土す，柿蒂の苦温降気，生姜の散逆疏邪，二味みな胃経の薬なり。人参を用うるは，祛邪には必ずまず補正し，然るのち邪退き正安んずるをもってなり，かつ人参は胃に入り，中を鎮守し，これにより前三味の功は，ますます効験を臻すのみ」と述べている。
② 気鬱痰滞をともなえば，陳皮・沈香・半夏などを加える。
③ 本方を加減した以下のような方剤がある。

◎**柿蒂湯**（していとう）《済生方》

　　丁香柿蒂湯の人参を除いたもので，順気湯ともいう。原著には「胸満し，噦逆止まざるを治す」とある。温中降逆の効能がある。胃気不足がない胃寒の呃逆に適する。

◎**柿銭散**（しせんさん）《潔古家珍》

　　柿蒂，丁香，人参各等分を細末として水煎服する。補中益気，降逆止呃の効能があり，呃逆して元気がなく，胃気が虚しているが胃寒は甚だしくないものに適する。

第13章

理血剤（りけつざい）

　理血剤とは，理血薬を主体にして血分を調理し，血分の病変を改善する方剤である。
　血は，人体を濡養する重要な物質であり，脈管内をたえ間なく循行して五臓六腑・四肢百骸を栄養する。何らかの原因により，血行が渋滞したり，血液が脈管から溢出したり，血が不足すると，血分の病変が発生する。血分の病変を大別すると，血瘀・出血（血証）・血虚に概括できる。血虚については補血剤で述べているので，本章では血瘀に対する活血祛瘀剤と出血に対する止血剤について論述する。
　血分の病変は複雑であり，寒熱・虚実の違いがあるほか，軽重・緩急が異なっている。それゆえ，理血剤を使用するうえでは，病因を弁明したうえ，標と本・緩と急にもとづいて，急なればすなわちその標を治す，緩なればすなわちその本を治す，あるいは標本兼顧するといった，臨機応変の対応が必要である。また，過度の逐瘀は傷血しやすく，長期にわたる逐瘀も正気を損傷しやすいので，補血益気の薬物を配合して消瘀しても傷正しないように配慮する必要もある。このほか，急激に止血すると瘀滞を残しやすく，単なる固渋止血も瘀を留めやすいので，止血に活血祛瘀を配合したり，活血祛瘀の効能をもつ止血薬を選用して，止血しても瘀血を留めないような注意も必要である。

第1節　活血祛瘀剤（かっけつきょおざい）

　活血祛瘀剤（活血化瘀剤・活血逐瘀剤）は，蓄血・血瘀による疼痛・腫脹・腫瘤・半身不随・月経痛・無月経あるいは産後の悪露停滞・化膿症初期・狂躁などのさまざまな病変に使用する。

　活血祛瘀の川芎・桃仁・紅花・赤芍・丹参・牡丹皮・水蛭・虻虫・䗪虫などを主にし，「気行ればすなわち血行る」で，理気薬を補助的に配合する。また，寒熱虚実に相応した薬物の配合も必要であり，寒凝には温経散寒薬を，血瘀化熱には清熱薬を，慢性化した正虚には補気養血の薬物を加える。

　なお，活血祛瘀剤は血行を舒暢するが，破泄の性質があって動血し墜胎しやすいので，月経過多や妊婦には禁忌である。

桃核承気湯（とうかくじょうきとう）
《傷寒論》

[組　成] 桃仁・大黄各 12 g　桂枝・炙甘草・芒硝各 6 g
[用　法] 水煎服。
[効　能] 破血下瘀
[主　治] 蓄血証
　　下腹部が硬く脹る・排尿には異常がない・うわごと・夜間の発熱・甚だしければ狂躁状態・脈が沈実あるいは渋など。
[病　機] 熱邪と血が小腸で結した蓄血証である。
　　小腸に瘀熱が結しているので下腹部が硬く脹り（少腹急結），血分の病変で膀胱の気化は障害されていない（蓄水証ではない）ために排尿には異常がなく，血分の熱であるから夜間に発熱し，瘀熱が心神を上擾するとうわごと・狂躁状態がみられる。邪が裏に結しているため脈は沈実であり，瘀滞が甚だしいときは渋を呈する。
[方　意] 破血下瘀により小腸に結した瘀熱を下泄する。
　　破血祛瘀の桃仁と攻下泄熱・祛瘀の大黄が主薬で，熱邪と血瘀を除く。桂枝は血脈を通行して桃仁の祛瘀を助け，芒硝は瀉熱軟堅により大黄の瀉下泄熱を

補助する。炙甘草は益気和中するとともに他薬の峻烈性を緩和し，祛瘀清熱しても正気を傷つけない。全体で破血下瘀して瘀熱を除く。

[参　考]
① 《傷寒論》には「太陽病解せず，熱膀胱に結し，その人狂のごとく，血自ずと下り，下るものは癒ゆ。その外解せざるものは，なおいまだ攻むるべからず，まさにまずその外を解すべし。外解しおわり，ただ少腹急結するものは，すなわちこれを攻むるべし，桃核承気湯によろし」とある。

　太陽の表邪が外解せず，邪が化熱して経を通じて太陽の腑である小腸に侵入し，熱邪が血と結びついて瘀熱を形成すると，瘀熱によって小腸と表裏をなす心神が擾乱されて狂躁状態（「狂の如し」で，発狂ではない）を呈する。病変が軽いと，熱邪に下迫されて瘀血が下泄するので下血し，これにより瘀熱が排除されて治癒する。病変が重いと瘀熱が結して下泄できなくなり，蓄血証が形成される。蓄血証は逐瘀瀉熱しないと，除けないが，表証がまだ残っている場合には，攻下によって表邪を内陥させる恐れがあるので，まず解表して表邪を除き，少腹急結という蓄血の症候がなお見られる場合に桃核承気湯で攻下を行う。以上の内容が示されているのである。

　「熱膀胱に結す」とあるが，蓄血が膀胱内にあれば「小便不利」を呈するはずであるがその記載はなく，抵当湯の条文には「小便自利」とある。それゆえ，「熱結小腸」と考えられ，方後に「まさに微利すべし」とあるように，排便によって病変が解消するのである。
② 本方は後世に応用範囲が広げられ，破血下瘀・引熱下行の効能をもとに，以下のように使用されている。

　　打撲外傷の瘀血停留による瘀痛・腫脹・便秘・排尿困難など。
　　血瘀内熱による頭痛・頭が脹る・目の充血・歯痛などの火旺の症候。
　　血熱妄行による鼻出血・吐血などの上部の出血症状。
　　血瘀の月経痛・無月経，あるいは産後の悪露停滞による腹痛・腹満。
③ 以下のような加減を行うとよい。

　　月経不順・無月経・月経痛などが続くときは，当帰・紅花を加える。気滞には，香附子・烏薬・青皮などを加える。産後の悪露停滞で下腹部痛がつよいときは，蒲黄・五霊脂を加える。
④ 《傷寒論》には，本方の関連として次の方剤が提示されている。
　◎抵当湯（ていとうとう）
　　組成：水蛭・虻虫各9g，桃仁5g，大黄9g。水煎服。
　　「太陽病，六七日，表証なお在り，脈微にして沈，反って結胸せず，その人狂を発するは，熱下焦に在るをもって，少腹まさに鞕満すべし，小便自利のものは，血を下せばすなわち癒ゆ。然るゆえんは，太陽は経に随うをもって，瘀熱

裏に在るが故なり，抵当湯これを主る」「太陽病，身は黄，脈沈結，少腹鞕く，小便利せざるものは，血無きとなすなり。小便自利し，その人狂のごときは，血証 諦(あきら)かなり，抵当湯これを主る」

太陽の表に邪があり，脈が微で沈を呈するのは，表邪が経脈に従って裏に入って血と結びついて渋滞させていることを示す。「結胸せず」で，病変は上焦にない。瘀熱が下焦にあって下腹が硬く脹り，心神を上擾するので発狂する。蓄水ではないために排尿は正常である。瘀熱による黄疸がみられることがあるが，湿熱黄疸のように尿量減少（小便不利）はみられない。

下焦の蓄血であり，すでに病変は深いので，抵当湯で瘀熱を攻下して除去すべきである。行瘀破血の水蛭・虻虫・桃仁と袪瘀・瀉下泄熱の大黄からなり，緩和の甘草の配合がなく，桃核承気湯よりも峻猛である。慎重に使用する必要がある。

◎抵当丸（ていとうがん）
　組成：水蛭・虻虫・桃仁各6g，大黄9g。つき砕いて4丸とし，1丸ずつ煎服する。

　「傷寒熱あり，少腹満するは，まさに小便利せざるべし，いま反って利するものは，血有るがためなり，まさにこれを下すべし，余薬は可ならず，抵当丸によろし」

　発熱・下腹部膨満があるのは，表邪が下焦の裏に入ったことを示し，小便不利がなければ蓄水ではなく蓄血である。ただし，少腹満だけで，硬くなく狂躁状態もないのは軽症であることを示す。

　抵当丸は抵当湯と同じ組成であるが，水蛭・虻虫を減量し桃仁を少し増量しており，さらに四分しているので用量は少なく，軽症に適する。

⑤ 本方は温病の蓄血証にも加減して用いられる。

◎桃仁承気湯（とうにんじょうきとう）《温病条弁》
　組成：大黄15g，芒硝6g，桃仁9g，当帰9g，赤芍9g，牡丹皮9g。水煎服。

　「少腹堅満し，小便は自利し，夜は熱し昼は涼，大便閉じ，脈沈実なるは，蓄血なり，桃仁承気湯これを主る，甚だしければすなわち抵当湯」

　病態は《傷寒論》にある蓄血証と同じであるが，温熱の邪が小腸に結したものであり，熱勢がつよい。それゆえ，《傷寒論》の桃核承気湯から助熱の恐れがある桂枝を除き，下行を緩和する甘草も除き当帰・赤芍・牡丹皮を加えている。大黄・芒硝で瘀結を攻逐し邪熱を蕩滌し，桃仁・牡丹皮・赤芍で涼血逐瘀・活血し，養血活血の当帰を配合して袪瘀して血を傷らないように配慮している。

血府逐瘀湯（けっぷちくおとう）
《医林改錯》

[組　成] 桃仁 12 g　紅花・当帰・生地黄各 9 g　川芎 4.5 g　赤芍 6 g　牛膝 9 g
　　　　 桔梗 4.5 g　柴胡 3 g　枳殻 6 g　炙甘草 3 g
[用　法] 水煎服。
[効　能] 活血祛瘀行気止痛
[主　治] 胸中血瘀・血行不暢

　　胸痛・頭痛が慢性に続き，痛みは固定性で刺すようであり，吃逆・熱感・いらいら・怒りっぽい・動悸・不眠・口唇や目の周辺がどす黒い・舌質が暗あるいは瘀点や瘀斑がある・脈は渋あるいは弦など。

[病　機]「胸中血府血瘀」に肝鬱気滞を兼ねている。

　　瘀血が胸中で気機を阻滞するので胸痛が続き，清陽が阻まれて上昇できないために頭痛が生じる。肝鬱不舒によりいらいら・怒りっぽい・脈が弦などがみられ，気鬱・血瘀で化熱するために熱感があって夕方につよくなり，瘀熱が心神を上擾して不眠・動悸がみられ，胃気を上逆させると吃逆が生じる。口唇や目の周辺がどす黒い・舌質が暗・舌の瘀点や瘀斑・脈が渋などは，血瘀をあらわす。

[方　意] 本方は，桃紅四物湯合四逆散の加減で活血化瘀に行気解鬱を兼ねている。

　　活血化瘀の当帰・川芎・赤芍・桃仁・紅花と祛瘀・通利血脈・引血下行の牛膝により，瘀血を除く。疏肝解鬱・昇達清陽の柴胡と開肺気の桔梗および理気寛胸の枳殻は，気を上昇・下降させて胸脇の滞気を除き，さらに「気行れば血行る」の効果により血瘀の除去をつよめる。また，滋陰涼血の生地黄と養血の当帰の配合により，祛瘀しても陰血を傷ることがない。炙甘草は諸薬を調和する。全体で血分の瘀滞を行らせ気分の鬱結を解き，活血して耗血しない。

[参　考]
① 本方は活血化瘀・疏肝理気の効能をもち，気滞血瘀に広く使用することができる。
　　月経痛・無月経には桔梗を除いて香附子・益母草などを加え，腹腔内腫瘤には鬱金・丹参などを加える。
②《医林改錯》には，本方の関連方として以下のようなものがあり，すべて当帰・川芎・桃仁・紅花を基礎にしている。
　◎通竅活血湯（つうきょうかっけつとう）
　　組成：赤芍 3 g，川芎 3 g，桃仁 9 g，紅花 9 g，老葱 3 g，鮮生姜 9 g，大棗 5 g，麝香 0.15 g，黄酒適量。水煎服。
　　効能：活血通竅
　　主治：瘀阻頭面による頭痛・めまい・難聴・脱髪・顔色が青紫・酒皶鼻など。

通陽開竅の麝香・老葱と活血化瘀の赤芍・川芎・桃仁・紅花の配合で辛香通竅し，黄酒は活血と上行を補助する。鮮生姜・大棗は中焦を振奮させ営衛を補充することにより補佐する。頭面部の血瘀に適する。

◎膈下逐瘀湯（かくかちくおとう）

組成：炒五霊脂6g，当帰9g，川芎6g，桃仁9g，牡丹皮6g，赤芍6g，烏薬6g，延胡索3g，甘草9g，香附子4.5g，紅花9g，枳殻4.5g。水煎服。

効能：活血祛瘀・行気止痛

主治：瘀在膈下による腹中腫塊・両脇～腹部の固定性で脹った痛みなど。

　活血祛瘀による五霊脂・当帰・川芎・桃仁・牡丹皮・赤芍・紅花と行気止痛の烏薬・延胡索・香附子・枳殻の配合により，つよい活血行気・祛瘀の効能をあらわす。甘草は諸薬を調和させる。気滞血瘀による腫塊や固定性脹痛を改善する。

◎少腹逐瘀湯（しょうふくちくおとう）

組成：炒小茴香7粒，炒乾姜0.6g，延胡索3g，当帰9g，川芎3g，肉桂3g，赤芍6g，蒲黄9g，炒五霊脂6g，没薬3g。水煎服。

効能：活血祛瘀・温経止痛

主治：少腹瘀血による下腹部の腫瘤・疼痛・脹った痛みあるいは月経不順・月経痛・経色が紫～黒・凝血塊・不正出血など。

　下焦血寒による瘀滞に対し，温通下焦の小茴香・肉桂・乾姜と活血化瘀の延胡索・没薬・当帰・川芎・赤芍・蒲黄・五霊脂を組み合せて，緩和の甘草は配合していない。温経止痛にすぐれている。

◎身痛逐瘀湯（しんつうちくおとう）

組成：秦艽3g，川芎6g，桃仁9g，紅花9g，甘草6g，羌活3g，没薬6g，当帰9g，炒五霊脂6g，香附子3g，牛膝9g，地竜6g。水煎服。

効能：活血行気・祛瘀通絡・通痺止痛

主治：血瘀痺阻経絡による長期にわたる肩痛・腰痛・腿痛・全身疼痛など。

　瘀血が経絡を痺阻しているので，通絡宣痺の秦艽・羌活・地竜と行気・活血化瘀の川芎・桃仁・紅花・没薬・当帰・五霊脂・牛膝・香附子を配合している。甘草は薬効を緩和にし，諸薬を調和させる。

　原著の方後に「若し微熱するには蒼朮，黄柏を加える。若し虚弱なるは，量りて黄耆一二両（30～60g）を加える」とある。

復元活血湯（ふくげんかっけつとう）
《医学発明》

- [組　成] 柴胡15g　天花粉・当帰各9g　紅花・甘草・炮穿山甲各6g　大黄（酒浸）30g　桃仁9g
- [用　法] 水煎服。
- [効　能] 活血祛瘀・疏肝通絡
- [主　治] 跌打損傷・瘀血留滞脇下

　　打撲外傷ののちに，胸脇部が腫れて痛み甚だしい苦痛がある。
- [病　機] 跌打損傷により瘀血が脇下に停滞した状態である。

　　肝は血を主り，胸脇は肝経の循行部位であり，打撲外傷などにより体内に生じた離経の血は次第に両脇間に積滞し，血瘀気阻するために胸脇部が腫れて痛み，耐えがたい苦痛が生じる。
- [方　意] 活血祛瘀を主体に疏肝行気・通絡する。

　　酒浸大黄は留瘀敗血を蕩滌し（甚だしい瀉下作用はもたない），柴胡は疏肝調気して胸脇の気阻を除き，両薬により脇下の瘀滞を攻散する。活血化瘀・消腫止痛の当帰・桃仁・紅花と破瘀通絡の穿山甲が補佐する。消瘀散結・清熱潤燥の天花粉は，気血久鬱による化熱化燥に対して配合されている。甘草は緩急止痛し諸薬を調和する。
- [参　考]

① 《成方便読》に「それ跌打損傷の一証，必ず瘀血ありて両脇間に積するは，肝は蔵血の臓たりて，その経は両脇を行るをもってなり，故に何経の傷たるかを論ぜず，治法はみな肝を離れず。かつ跌朴の一証，その痛みは胸脇の間に在るが，もっとも明証たり。故にこの方は柴胡の肝胆に専入するをもって，その気道を宣べ，その鬱結を行らす。しかして大黄を酒浸するをもって，その性を直下致さしめず，柴胡の出表入裏に随わせ，もって捜剔の功を成す。当帰はよく血中の気を行らせ，血をして各その経に帰さしむ。甲片は絡中の瘀を逐い，血をして各その散に従わしむ。血瘀の処は，必ず伏陽あり，故に花粉をもってこれを清す。痛盛の時，気脈は必ず急す，故に甘草をもってこれを緩む。桃仁これ破瘀し，紅花これ活血す。去るもの去り，生ずるもの生ずれば，痛みは自ずと舒みて元は自ずと復す」と解説があり，「復元」の方名にも言及している。

② 本方は活血祛瘀が主で行気が不足しているので，気滞がつよいときは木香・香附子・青皮・枳殻などを加える。瘀痛がつよいときは，三七末を加えるか，鬱金・川芎・乳香・没薬などを加えて，活血祛瘀を増強する。上肢痛には桂枝・姜黄を，下肢痛には牛膝・木瓜などを配合する。

附　方

1. **通導散**（つうどうさん）《万病回春》
   組成：大黄・芒硝・枳殻各6g，厚朴・当帰・陳皮・木通・紅花・蘇木各3g，甘草1.5g。水煎服。
   効能：活血祛瘀・行気通絡
   主治：「跌打傷損きわめて重く，大小便通ぜず，すなわち瘀血散ぜず，肚腹膨脹し，心腹に上攻し，悶乱し死に至らんとするもの」である。
   　　活血化瘀の当帰・紅花・蘇木，蕩滌逐瘀の大黄・芒硝，通絡の木通，行気の厚朴・枳実・陳皮，調和諸薬の甘草からなり，行気活血逐瘀の効能をもつ。打撲内出血だけでなく，広く気滞血瘀に使用するとよい。

2. **治打撲一方**（ちだぼくいっぽう）《香川修庵》
   組成：川骨・樸樕・川芎・桂枝各3g，大黄・丁香・甘草各1g。水煎服。
   効能：通陽活血化瘀
   主治：打撲・ねんざの疼痛。
   　　活血化瘀の川骨・樸樕・川芎・大黄と，通陽の桂枝・丁香，および調和諸薬の甘草からなり，経脈を温通し瘀血を除き止痛する。初期よりも，やや日数が経過して疼痛が残る場合に適する。

七厘散（しちりんさん）
《良方集腋》

[組　成] 血竭30g　麝香・竜脳各0.36g　乳香・没薬・紅花各4.5g　朱砂3.6g　児茶7.2g

[用　法] 極細末にし密封して貯蔵し，1回0.2～1.5gを黄酒か湯で服用する。外用には，適量を酒で調整して用いる。

[効　能] 活血散瘀・止痛止血

[主　治] 跌打損傷・筋断骨折・金創出血
　　打撲・ねんざ・筋挫傷・骨折・切創などの，内・外出血と疼痛・腫脹。

[病　機] 外傷による血瘀気滞で阻塞不通となり腫・痛が生じたり，血絡の損傷によって出血が止まなくなる。

[方　意] 活血祛瘀・行気止痛・収斂止血す。
　　主薬は血竭で，祛瘀止痛するとともに収斂止血に働く。活血祛瘀の紅花，祛瘀

行気・消腫止痛の乳香・没薬，辛香で走竄し通絡に働く麝香・竜脳で，活血祛瘀・通絡止痛をつよめる。児茶は渋涼で収斂・清熱し，止血し鬱熱を除く。朱砂は定驚安神に働き，外傷による気乱を鎮める。全体で祛瘀行気・消腫止痛・収斂清熱・止血の効能をもち，内服・外用ともに有効であり，傷科の常用方剤である。

[参　考]
① 本方は跌打損傷・刀傷出血以外に，一切の無名腫毒（皮膚化膿症）・熱傷・帯状疱疹などにも有効である。また，内傷の瘀血疼痛・吐血などにも効果がある。
② 本方は，一般に1回7厘（約0.22g）で効果があり，多服する必要がないところから，「七厘散」と名づけられている。

補陽還五湯（ほようかんごとう）
《医林改錯》

[組　成] 生黄耆60g　当帰6g　赤芍6g　地竜3g　川芎3g　桃仁3g　紅花3g
[用　法] 水煎服。
[効　能] 補気・活血・通絡
[主　治] 中風後遺症（気虚血瘀）
　　半身不随・顔面神経まひ・発語障害・口角からよだれが出る・下肢まひ・頻尿あるいは尿失禁・舌苔が白・脈が緩など。
[病　機] 中風後遺症で，正気虧虚により血脈不利をきたした状態である。
　　気虚で脈絡が瘀阻され筋脈肌肉が栄養されないために，半身不随・下肢痿廃（いはい）（下肢まひ）・口眼歪斜（顔面神経まひ）が生じる。気虚血滞により舌本が栄養されないので，語言蹇渋（発語障害）・口角流涎（口角からつばやよだれが流れ出る）もみられる。気虚で固摂できないと，小便頻数（頻尿）・遺尿不禁（尿失禁）をともなう。舌苔が白・脈が緩は，気虚を示す。
[方　意] 「因虚致瘀」であり，補気を主体にし活血通絡を兼ねる。
　　主薬は大量の生黄耆で，補気するとともに性走で全身を周行し，「気旺んなれば血行る」の効果をあげる。当帰・川芎・赤芍・桃仁・紅花は活血祛瘀に，地竜は活血通絡に働き，祛瘀通絡によって血脈を行らせる。補血の当帰の配合により祛瘀して血を傷らず，黄耆の配合により祛瘀して正気を傷らない。全体で補気通絡の効能が得られる。
[参　考]
① 本方は正気虧虚の血脈不利による半身不随に適し，黄耆を大量に用いるが，一般にまず少量から始めて次第に増加させるのがよい。軽快したのちも継続して

服用させ，再発を防止する。
② 偏寒には温陽散寒の附子を，脾胃虚弱には補気健脾の人参・白朮を，多痰には化痰の清半夏・天竺黄を，言語不利には開竅化痰の菖蒲・遠志を，それぞれ配合するのがよい。
③ 本方は気虚血瘀に対して広く使用できる。
④ 張錫純は《医学衷中参西録》で，実脈を呈する初期の片麻痺に大量の黄耆を含む補陽還五湯を用いるのは危険であると症例をあげ，片麻痺が気虚のみではないことを指摘して注意を喚起している。本方は慢性化して気虚を呈する片麻痺に用い，昇陽の黄耆があるので血圧に対する配慮が必要である。

失笑散（しっしょうさん）
《和剤局方》

[組　成] 五霊脂・蒲黄各等分
[用　法] 粉末にし1回6gを黄酒か醋で沖服する。各3gを水煎服用してもよい。
[効　能] 活血祛瘀・散結止痛
[主　治] 瘀血停滞作痛
　　　　　胸痛・腹痛・月経不順・月経痛・産後の悪露停滞など。
[病　機] 瘀血停滞による脈道阻滞・血行不暢で，月経不順・悪露不行などがあらわれ，「通ぜざればすなわち痛む」激しい疼痛をともなう。
[方　意] 本方は血瘀作痛の常用方で，活血祛瘀により止痛する。
　　　　　五霊脂・蒲黄は活血祛瘀・通利血脈により止痛し，黄酒か醋で沖服すると活血脈・行薬力・化瘀血の効能がつよまり，薬性が緩やかで祛瘀止痛・推陳致新に働く。
[参　考]
①《医宗金鑑》に「《経》にいう，心は血を主り，脾は血を統べ，肝は血を蔵すと。故に産後に瘀血停滞すれば，三経みなその病を受け，もって心腹瘀痛，悪寒発熱，神迷眩運，胞膈満悶を致す。およそこれは，寒凝し消散せざるにより，気滞りて流行せず，悪露は停留し，小腹は結痛し，迷悶して絶えんと欲す，甘温破血行血の剤を純用するにあらざれば，攻逐蕩平することあたわざるなり。この方は霊脂の甘温走肝を用い，生用すればすなわち行血す，蒲黄は辛平にて肝に入り，生用すればすなわち破血す。佐くるに酒煎してその力を行らせ，庶は厥陰の滞を直挟して，推陳致新の功あるべし。甘は脾を傷らず，辛よく瘀を散じ，覚えずして諸証ことごとく除き，直ちに一笑をもってこれを置くべし」と

解説がある。瘀痛が除かれ笑みがこぼれるので,「失笑」と称する。
② 本方は血瘀作痛の常用方であるが,肝経血瘀に最も適している。

気滞がつよければ川楝子・香附子あるいは金鈴子散を,寒をともなうときは当帰・艾葉を,血虚をともなうときは四物湯を,それぞれ加えるとよい。

附　方

1. **手拈散**（しゅねんさん）《丹溪心法》

   組成：延胡索・五霊脂・草果・没薬各等分。粉末にし1回6gを湯で服用する。
   効能：活血祛瘀・行気止痛
   主治：気血凝滞の腹痛。

   活血化瘀・止痛の五霊脂・没薬,行気活血・止痛の延胡索,および通陽除滞の草果からなる。活血祛瘀・行気止痛の効能をもち,薬味が偏温であるから偏寒の血瘀に適する。止痛の効力は失笑散よりもつよい。

丹参飲（たんじんいん）
《時方歌括》

［組　成］丹参30g　檀香・砂仁各4.5g
［用　法］水煎服。
［効　能］活血祛瘀・行気止痛
［主　治］気滞血瘀・心胃諸痛
　　　　　胃痛など。
［病　機］気血が瘀滞して中焦で互結したために生じる上腹部痛（胃痛）である。
［方　意］祛瘀行気止痛する。

活血祛瘀の丹参が主薬で,行気寛中・止痛の檀香・砂仁を配合し,気血を通暢させて疼痛を止める。

［参　考］

本方は薬性が緩和で気滞血瘀の胃痛に有効である。

原著には「心胃諸痛を治す,熱薬を服して効せざるはこれに宜し」とあり,本方は微寒の丹参が主薬でやや寒に偏するために,偏熱の胃痛に適することが指摘されている。

温経湯（うんけいとう）
《金匱要略》

[組　成] 呉茱萸9g　当帰・白芍・川芎・人参・桂枝各6g　阿膠・牡丹皮・生姜・甘草・半夏各6g　麦門冬9g

[用　法] 水煎服。

[効　能] 温経散寒・養血祛瘀

[主　治] 衝任虚寒・瘀血阻滞

　　月経不順（周期の延長あるいは短縮・持続期間の延長・無月経など）・不正性器出血・不妊・下腹部が冷えて痛む・下腹部のひきつり・腹満・夕方の発熱・手掌のほてり・口唇や口の乾燥など。

[病　機] 衝任虚寒による瘀血阻滞と継発する陰血不足でみられる虚実・寒熱の錯雑した病態である。

　　衝脈は血海であり任脈は胞胎を主り，同じく小腹（下腹部）からおこり，月経と密接な関連をもっている。衝任虚寒のため血凝気滞が生じ，月経周期が延長したり短縮したり一定しない・無月経・不正性器出血・不妊などを呈する。虚寒であるから下腹部が冷え，気血凝滞により下腹部のひきつり・痛み・脹りなどがみられる。瘀血が停滞して新血が生じないので，濡潤が不足して口唇や口が乾燥する。陰血が不足して虚熱が上擾すると，夕方の発熱・手のひらのほてりがあらわれる。

[方　意] 温経散寒と養血祛瘀を併用する。

　　主薬は呉茱萸・桂枝で，温経散寒と血脈の通利に働く。養血活血・調経の当帰・白芍・川芎，および活血祛瘀の牡丹皮は，養血祛瘀に働く。養陰潤燥の阿膠・麦門冬と清虚熱の牡丹皮は，陰血を補充し虚熱を消退させ，阿膠は止血にも働く。人参・炙甘草・半夏・生姜は，益気健脾・和胃により生化の源を益する。全体で温経通脈・養血祛瘀・養陰清虚熱の効能が得られる。

[参　考]

①《金匱要略》には「問うて曰く，婦人年五十所（ばかり），下利（下血）を病み数十日止まず，暮（ゆうべ）にはすなわち発熱し，少腹裏急し，腹満し，手掌煩熱し，唇口乾燥するは，何ぞや？　師曰く，この病は帯下に属す。何をもっての故ぞ？　かつて半産を経，瘀血少腹にあり去らず。何をもってこれを知るや？　その証は唇口乾燥す，ゆえにこれを知る，まさに温経湯をもってこれを主るべし」とある。五十歳ぐらいの女性は閉経期にあり，下血（下利は誤り）すなわち性器出血が続くのは，以前の半産（流産）による瘀血停滞が原因であると述べている。

　　《金匱直解》は「婦人に瘀血あらば，まさに前証の下瘀血湯を用うべし，いま

婦人年五十，まさに天癸竭きるのとき，また下薬の宜しき所にあらず，故に温薬をもってこれを治し，もって血は温を得てすなわち行るなり。経寒ゆるは，茱萸・姜・桂をもって温め，血虚するは，芍薬・帰・芎をもって益し，気虚するは，人参・甘草をもって補い，血枯するは，阿膠・麦冬をもって潤し，半夏は帯下を止むるをもって用い，牡丹皮は堅癥を逐うをもって用う，十二味は養血温経の剤たり，すなわち瘀血自ずと行りて新血自ずと生ず，故にまた不孕崩中を主りて，月水を調う」と解説している。

② 本方は寒熱・消補の併用であるが，温養衝任が主体であり，調経の常用方であるところから，「温経」と名づけられている。衝任虚寒の月経不順・月経痛・性器出血などに適する。

下腹部の冷え痛みがつよいときは，牡丹皮・麦門冬を除き，艾葉を加えるか桂枝を肉桂にかえる。気滞をともなうときには香附子・烏薬を加え，性器出血が続き淡色の出血を呈するときは牡丹皮を除き艾葉・熟地黄を加え，気虚が甚だしければ黄耆を配合する。

附　方

1. 艾附暖宮丸（がいふだんきゅうがん）《仁斉直指》

   組成：艾葉90g，香附子180g，呉茱萸・川芎・白芍・黄耆各60g，続断45g，生地黄30g，肉桂15g，当帰90g。粉末を醋で丸にし，1回6gを服用する。

   効能：暖宮温経・養血活血

   主治：胞宮虚冷による帯下・月経不順・不妊・倦怠無力・腹痛・食欲不振・四肢痛・顔色が萎黄などの症候。

   子宮虚冷に気血両虚をともなう状態であり，艾葉・肉桂・呉茱萸・続断は温経暖宮に働き，黄耆と四物湯（生地黄・白芍・当帰・川芎）は気血を補い，理気調経の香附子が補助する。本方は，温経養血の力は温経湯に勝るが，祛瘀には劣る。

2. 芎帰調血飲（きゅうきちょうけついん）（別名：芎帰補血湯）《万病回春》

   組成：当帰・川芎・熟地黄・白朮・茯苓・陳皮・烏薬・香附子各3g，乾姜（炒黒）・益母草・牡丹皮・甘草・大棗各2g，生姜0.5g。水煎服。

   効能：養血健脾・行気活血

   主治：「産後一切諸病，気血虚損，脾胃怯弱，あるいは悪露行らず，あるいは去血過多，あるいは飲食失節，あるいは怒気相衝き，もって発熱悪寒，自汗口乾，心煩喘急，心腹疼痛，脇肋脹満，頭暈眼花，耳鳴口噤，不語昏憒などの症を治す」と原著にある。

産後の気血虚損と瘀血残留による多彩な症状に対し，補血健脾の当帰・熟地黄・白朮・茯苓・甘草・大棗，理気活血の烏薬・川芎・香附子・牡丹皮・益母草・陳皮，および温中和胃の乾姜・生姜を配合している。産後に限らず，気血不足の気滞血瘀で偏寒のものに，広く使用するとよい。

生化湯（せいかとう）
《傅青主女科》

[組　成] 当帰24g　川芎9g　桃仁6g　炮姜2g　炙甘草2g
[用　法] 水煎服。黄酒・童便各半で煎服するのがよい。
[効　能] 活血化瘀・温経止痛
[主　治] 産後血虚受寒
　　悪露の停滞・下腹部の冷え痛み。
[病　機] 産後の血虚に乗じて寒邪が胞宮に侵入し，寒凝血瘀になって胞宮を留阻した状態で，悪露の排出がなくなり（悪露不行），下腹部の冷え痛みがみられる。
[方　意] 活血化瘀・温経散寒により祛瘀新生する。
　　補血活血の当帰を大量に用い，瘀滞を除き新血を生じさせる。活血行気の川芎と活血祛瘀の桃仁は，主薬の当帰を補助する。炮姜は入血散寒して温経止痛に働き，黄酒は温散により薬力を補助する。炙甘草は諸薬を調和する。童便を加えるのは，益陰化瘀するとともに敗血を引いて下行させる効能をもつためである。全体で養血化瘀・温経止痛に働き，悪露が暢行すれば下腹の冷え痛みも消失する。

[参　考]
① 《成方便読》は「それ産後の気血大虚は，もとよりまさに培補すべし，然して敗血ありて去らざれば，すなわち新血もまた生ずる由なし，故に腹中疼痛などの証見（あらわ）るも，また祛瘀を首務となさざるべからず。方中の当帰は養血し，甘草は補中し，川芎は血中の気を理し，桃仁は血中の瘀を行らせ，炮姜は色黒く営に入り，帰，草を助けて新を生じ，芎，桃を佐けて旧を化す。生化の妙は，まことにそれ神なるか。童便を用うるは，もって益陰除熱し，敗血を引き故道に下行すべきのみ」と解説している。
　　新血を生じ瘀血を化すので，「生化」と名づけられている。
② 本方は産後の常用方であり，薬性が偏温であるから産後瘀阻・血虚有寒に適する。
　　悪露が排出して腹痛が軽度であれば桃仁を減去し，悪露が停滞して腹痛が甚だしいときは蒲黄・五霊脂・延胡索などを加え，下腹の冷え痛みがつよいとき

は肉桂を加える。
③ 血熱の瘀滞には禁忌である。

活絡効霊丹（かつらくこうれいたん）
《医学衷中参西録》

[組　成] 当帰・丹参・乳香・没薬各 15 g
[用　法] 水煎服。
[効　能] 活血祛瘀・通絡止痛
[主　治] 気血凝滞

　胸痛・腹痛・四肢の疼痛・打撲外傷の腫脹疼痛・腹腔内腫瘤・化膿症の初期など。

[病　機] さまざまな原因による気血凝滞で，腫瘤を形成したり，「通ぜざればすなわち痛む」を呈する状態である。

[方　意] 活血行気し祛瘀止痛する。

　補血活血の当帰・丹参および活血祛瘀・行気止痛の乳香・没薬を配合し，活血祛瘀・行気通絡・止痛の効果をあらわす。

[参　考]
① 本方は祛瘀止痛の効能がつよく，気滞血瘀の疼痛に適している。
② 原方には多くの加減が示されている。

　下肢の疼痛には牛膝を，上肢痛には連翹を，婦女の瘀血腹痛には生桃仁・生五霊脂を，紅色の陽瘡には金銀花・知母・連翹を，白色で硬い陰瘡には肉桂・鹿角膠（鹿角霜）を，瘡が潰破して肉芽形成が遅いときは生黄耆・知母（黄耆だけでは熱に偏する恐れがある）・甘草を，臓腑の内癰には三七・牛蒡子を，それぞれ加える。

附　方

1. **宮外孕方**（きゅうがいようほう）《山西医学院附属一院》

   組成：丹参 15 g，赤芍 15 g，桃仁 9 g（宮外孕Ⅰ号方），加三棱・莪朮各 1.5～6 g（宮外孕Ⅱ号方）。水煎服。

   効能：活血祛瘀・消癥止痛

   主治：子宮外妊娠破裂。月経が発来せず，暗紅色の性器出血が少量あり，突然に激しい腹痛（下腹部から始まり全腹に及ぶ）が生じる。

子宮外妊娠破裂は，不安定型・包塊型・ショック型に分かれ，ショック型は救急治療を必要とする。不安定型は出血がなお続いている可能性があり，涼血活血の丹参・赤芍と破血袪瘀の桃仁からなるⅠ号方を用いる。包塊型は血腫形成であり，さらに破血消瘀の三棱・莪朮を加えて血腫の吸収をつよめる。

桂枝茯苓丸（けいしぶくりょうがん）
《金匱要略》

[組　成] 桂枝・茯苓・牡丹皮・桃仁・赤芍各9g
[用　法] 水煎服。粉末を蜜丸にし，1日3〜6gを服用してもよい。
[効　能] 活血化瘀・緩消癥塊（ちょうかい）
[主　治] 血瘀・癥塊

　下腹部の腫瘤・圧痛・腹のひきつり・脈が渋，あるいは不正性器出血・月経痛・無月経，あるいは難産・胎盤残留・死胎の残留・悪露停滞など。

[病　機] 血瘀あるいは胞宮での留滞である。

　血瘀が長期にわたり，気血・津液の流通を阻滞すると，気滞・血瘀・湿滞痰凝などにより癥塊（筋腫などの腹腔内腫瘤）を形成し，圧痛・ひきつりをともなう。血脈が瘀滞し，経行が瘀阻されると「通ぜざればすなわち痛む」で痛経（月経痛）が，経血が下行できなくなると経閉（無月経）が，血が経から溢出すると崩漏（不正性器出血）が生じる。血脈が渋滞するので，脈は渋を呈する。難産・胎盤残留・死胎残留・悪露停滞などは，いずれも胞宮内での留滞であり，瘀滞と同類である。

[方　意] 活血化瘀により癥塊を緩徐に消退させる。

　辛温の桂枝は血脈を温通して血瘀・水湿を行らせ，淡滲の茯苓は湿滞を下行させる。活血化瘀の牡丹皮・赤芍・桃仁は，瘀血を除くとともに瘀熱を清する。全体で瘀血・湿滞を除き血脈を通利し，癥塊を緩消する。

　血瘀による月経異常・胞宮内留滞に対しても，活血化瘀・通滞によって，効果をあらわす。

[参　考]
① 《金匱要略》には「婦人宿癥病あり，経断ちいまだ三月に及ばずして，漏下を得て止まず，胎動き臍上にあるは，癥痼の害たり。妊娠六月に動くは，前三月経水利するときは，胎なり，下血は後断つも三月なるは，衃（はい）なり，血止まざるゆえんは，その癥去らざるがゆえなり，まさにその癥を下すべし，桂枝茯苓丸これを主る」とある。

無月経になって三カ月にならないのに性器出血(漏)が生じ,臍上に動きを感じるのは,妊娠(三カ月では出血はなく,胎動があっても下腹部である)ではなくて,癥痼(腹腔内腫瘤)のためである。胎動を感じる時期以前の六カ月間で,前の三カ月は月経が正常である場合は妊娠(胎)であり,前の三カ月は不正性器出血(下血)があって無月経になった場合は癥痼(衃)である。癥があるために下血が止まないのであるから,癥を下すべきであり,桂枝茯苓丸を用いる。

すなわち,本方は癥痼に対してつくられた処方であり,蜜丸にするのは緩徐に消退させるのが目的である。

② 本方は後世に応用範囲が広げられている。

《婦人良方》では,本方を増量して奪命丸と称し,小産(早産)の子死腹中で「胎上り心を擣き,悶絶して死に致らんとし,冷汗自ずと出で,気促し喘満するもの」に使用している。

《済陰綱目》では,本方を湯剤にして催生湯と名づけ,出産時の催生力を増強させるのに用いている。

このほか一般に,血瘀による月経不順・月経痛・無月経あるいは産後の悪露不尽による腹痛拒按などにも使用されるようになった。

③ 日本の経験方に桂枝茯苓丸加薏苡仁があり,薏苡仁のもつ清熱解毒・排膿・利水・滲湿・治疣贅などの効能が加わっている。

大黄䗪虫丸(だいおうしゃちゅうがん)
《金匱要略》

[組　成] 大黄30g　黄芩6g　甘草9g　桃仁・杏仁各6g　白芍12g　生地黄30g　乾漆3g　䗎虫・水蛭・蠐螬各6g　䗪虫3g

[用　法] 細末を蜜丸にし1回3gずつ服用する。1/5〜1/10量を水煎服用してもよい。

[効　能] 祛瘀生新・緩中補虚

[主　治] 虚労乾血

るい痩・腹満があり飲食できない・肌膚甲錯・眼周囲がどす黒い・舌の瘀点あるいは紫暗・脈が渋など。

[病　機] 五労(心労・肝労・脾労・肺労・腎労)の虚極により,瘀血が内積して乾血が生じた状態である。

飲食の不節制・過労・房事過多・精神的ストレスなどにより精気が消耗して「五労」になり,精気損耗のために血脈が運行できなくなって瘀血を生じ,内積

が長期にわたると血の濡潤ができなくなり，乾血に変化する。脾胃が虚して運化受納ができないために腹満して飲食がすすまず，精気が耗損してるい瘦する。乾血があって皮膚を濡潤できないので，皮膚が乾燥して魚鱗状に甲錯（肌膚甲錯）し，肝血が目を上栄できないため眼周囲がどす黒くなる。舌の瘀点・暗紫や脈渋は，血瘀を示している。

[方　意] 虚労により血瘀が生じているが，瘀血を除かなければ新血が生成されず正気も回復しないので，祛瘀を主体に扶正を補助とし，祛瘀生新・緩中補虚する。

　破血祛瘀の大黄・䗪虫・桃仁・乾漆・蠐螬・水蛭・虻虫は，瘀血を攻逐して活血通絡に働く。大黄は瀉下により瘀血下行の途をひらく。黄芩は大黄とともに瘀熱を清し，杏仁は宣肺降気により活血を補助する。養血滋陰の生地黄・白芍は濡潤補虚し，甘草は和中補虚・調和諸薬に働く。全体で祛瘀血・清瘀熱・滋陰血潤燥の効能が得られる。

[参　考]
① 《金匱要略》には「五労の虚極まりるい瘦し，腹満し飲食すること能わず，食傷・憂傷・飲傷・房室傷・饑傷・労傷し，経絡栄衛の気傷れ，内に乾血あり，肌膚甲錯し，両目黯黒なるは，緩中補虚す，大黄䗪虫丸これを主る」とあり，病因・病機・症候・治療について簡潔に記載している。
② 《張氏医通》は「それ五労七傷は，多く労動不節により，気血凝滞し，鬱積し熱を生じ，その陰を傷るを致す。世俗称するところの乾血労これなり。ゆえに仲景はその元気いまだ漓からざるに乗じ，まず大黄・䗪虫・水蛭・虻虫・蠐螬など蠕動し血を唆（くら）うの物を用い，佐（たす）くるに乾漆・生地・桃仁・杏仁をもってその血を行（めぐ）去し，甘草・芍薬を略兼して緩中補虚し，黄芩にて熱鬱を開通し，酒服して薬勢を行らす。乾血行り尽くるを待ち，然る後に緩中補虚を純行して功を収む」と解説しており，《金匱心典》も「潤をもってその乾を濡し，虫をもってその瘀を動かし，通をもってその閉を去る」としている。
③ 本方は破血祛瘀薬が多く補虚扶正薬は少ないので，「病を去るは即ち補虚のゆえん」ではあるが，血瘀が除かれたのちは補虚主体の処方に変えるべきである。

附　方

1. 下瘀血湯（げおけつとう）《金匱要略》

　組成：大黄9g，桃仁9g，䗪虫6g。粉末を蜜丸にし，1回6gを水煎服する。
　効能：破血下瘀
　主治：産後の瘀血腹痛，月経不順。
　　原著に「産婦の腹痛は，法まさに枳実芍薬散をもってすべし，もし癒えざれば，これ腹中に乾血ありて臍下に著（つ）くとなす，下瘀血湯に宜しくこれを主

る，また経水利せざるを主る」とあるように，産後の気滞血瘀による腹痛には枳実・白芍で行気和血・止痛すればよいが，瘀血が停滞しているときには破血祛瘀の桃仁・䗪虫と通下祛瘀の大黄で除去する必要がある。

　なお，本方は活血祛瘀の効能をもつので，血瘀による月経不順にも有効である。

第2節　止血剤（しけつざい）

　止血剤は，血液が血脈を離れて妄行するために生じる鼻出血・吐血・喀血・血便・不正性器出血など各種の出血に用いる。ただし，出血の原因に寒熱虚実の違いがあり，部位が上下・内外と異なり，病状に軽重緩急の違いがあるために，止血剤の構成・運用はかなり複雑である。

　一般的にいうと，血熱妄行の出血には涼血止血の側柏葉・小薊・大薊・茅根・槐花・地楡などを主に清熱瀉火薬を配合し，血瘀の出血には祛瘀止血の三七・蒲黄・茜草・花蕊石などを主体に活血祛瘀・理気の薬物を配合し，陽気虚弱で摂血できないための出血には温経収渋止血の炮姜・艾葉・灶心黄土・白芨・棕櫚皮などを主に温陽益気薬を加え，衝任虚損には補血止血により衝任を固摂する。上部の出血には昇提薬は禁忌で，引血下行の牛膝・代赭石などを加える。下部の出血には沈降薬は禁忌で，昇提の焦荊芥・黒升麻・黄耆などを加える。慢性出血には治本に重点をおき，急性出血には止血の標治を主体にし，気随血脱の大出血によるショックには大補元気により虚脱を防止する。また，出血に瘀滞を兼ねる場合が多いので，適宜に活血祛瘀薬を配合する。

十灰散（じっかいさん）
《十薬神書》

[組　成] 大薊・小薊・荷葉・側柏葉・茅根・茜草根・山梔子・大黄・牡丹皮・棕櫚皮各等分
[用　法] 各薬物を炒炭して粉末にし，藕汁か大根汁およびすった京墨とともに，1回9gを調製して服用する。適量を水煎服用してもよい。
[効　能] 涼血止血
[主　治] 血熱妄行
　　鼻出血・吐血・喀血などがあり，舌質が紅絳・脈が数などを呈する。
[病　機] 肝胃火盛のために血絡が灼傷され，血熱妄行によって出血をきたした状態である。
　　気火上衝にともなう迫血上逆であり，衄血（鼻出血）・嘔血・吐血・咳血・喀

血などの上部の出血が特徴である。舌質が紅絳・脈が数は，熱盛を示している。
[方　意] 清熱涼血により止血する。
　　大薊・小薊・荷葉・茜草根・側柏葉・茅根は涼血止血に，棕櫚皮は収渋止血に働く。清肝瀉火の山梔子と導熱下行の大黄は，気火上衝をしずめる。牡丹皮は涼血の効能をもち，大黄とともに祛瘀にも働き，止血しても瘀を残さないための配合である。本方を炒炭（性を残す）すると，収渋止血の効力が強くなる。藕汁か大根汁（蘿蔔汁）と京墨で調製するのは，清熱涼血の効能を増強する目的である。全体で涼血止血が主で清降・祛瘀を兼ねている。

[参　考]
① 本方は十味の薬物すべてを「焼灰存性」（炭にして薬性を残す。すっかり灰にすると効果はない）にしたうえで，細末にして用いるところから，「十灰散」と名づけられている。
　　熱盛の場合には生用して水煎服するのがよく，山梔子・大黄を主薬にする。
②《血証論》では「吹鼻止衄，刀傷止血，みなこれを用うべし」とあり，外用しても有効である。

四生丸（しせいがん）
《婦人良方》

[組　成] 生荷葉・生艾葉・生側柏葉・生地黄各 9 g
[用　法] 水煎服。
[効　能] 涼血止血
[主　治] 血熱妄行
　　鼻出血・吐血などで出血色が鮮紅であり，咽や口の乾燥・舌質が紅絳・脈が弦数などをともなう。
[病　機] 血分に熱邪があり迫血妄行する状態である。
　　邪熱が上迫して吐血・衄血を生じ，出血色は鮮紅を呈する。舌質が紅絳・脈が弦数で有力は血分有熱を示し，口乾咽燥は熱邪により傷津しかけていることをあらわす。
[方　意] 清熱涼血により止血する。
　　主薬は涼血止血の側柏葉で，清熱涼血の生地黄は主薬を補助して止血をつよめるとともに養陰生津にも働く。生荷葉は清熱止血・散瘀に働き，温性の生艾葉は止血すると同時に他薬の寒涼性を緩和して和血に働き，両薬により止血しても瘀をとどめない。

［参　考］
① 本方は4薬を生用するので,「四生」と名づけられている。
② 出血が多いときは止血の小薊・茅根・藕節・仙鶴草などを加え,場合によってはさらに袪瘀の牡丹皮・茜草根などを配合する。

咳血方（がいけつほう）
《丹溪心法》

［組　成］青黛6g　栝楼仁9g　海浮石9g　山梔子9g　訶子6g
［用　法］水煎服。粉末を姜汁と蜜で丸にし,嚼んで服用してもよい。
［効　能］清熱化痰・止咳止血
［主　治］肝火灼肺・咳嗽痰中帯血
　　　咳嗽・粘稠な痰・痰に血が混じる・喀出しにくい・いらいら・怒りっぽい・胸脇部の痛み・頬部の紅潮・口乾・便秘・舌苔が黄・脈が弦数など。
［病　機］肝火が肺を犯して肺気上逆をひきおこした状態である。
　　　肝火が肺気を上逆させ肺絡を灼傷して血が上溢するので,咳血（咳嗽・痰に血が混じる）が生じる。肝火が肺津を煎熬するために,痰が粘稠になり喀出しにくい。痰・血が肺を内阻すると,肺気上逆が加重して咳嗽が激しくなる。いらいら・怒りっぽい・胸脇痛・頬部紅潮・便秘・舌苔が黄・脈が弦数などは肝火上炎を示している。
［方　意］肺の病変ではあるが原因は肝火であるから,肝火を直清すべきである。
　　　清肝瀉火・涼血の青黛・山梔子が主薬で,肝火を直清する。清肺化痰・潤燥の栝楼仁・海浮石は肺熱を清して粘痰を除き,清熱斂肺・止咳の訶子は咳嗽を止める。全体で清肝寧肺の効能が得られ,止血薬を用いずに咳血をしずめることができる。
［参　考］
①《医方集解》には「これ手太陰薬なり。肝は将軍の官,肝火上逆すれば,よく心肺を燦し,故に咳嗽痰血するなり。青黛は瀉肝して理血し,五臓の鬱火を散ず；梔子は涼心して清肺し,邪熱を下行せしむ；二者はもって火を治む。瓜蔞は潤燥滑痰し,治嗽の要薬たり；海石は軽堅止嗽し,水の上源を清す；二者は降火して行痰を兼ぬ。訶子を加うるは,よく斂肺して痰喘を定むるをもってなり。治血の薬を用いざるは,火退けばすなわち血自ずと止むなり」と解説している。
② 咳がつよく痰が多いときは杏仁・貝母・天竺黄を加え,火盛傷陰が明らかなら沙参・麦門冬などを加える。

③ 本方の出典は《丹溪心法》巻2であるが，原著には処方名の記載がない。《医方考》血証門に丹溪咳血方として記載がある。

白芨枇杷丸（びゃくきゅうびわがん）
《証治準縄》

[組　成] 白芨30g　阿膠・藕節・枇杷葉各15g　生地黄30g
[用　法] 白芨・枇杷葉の粉末を他薬の煎汁で丸にし，1日2～3回15gずつ服用する。1/3～1/2量を水煎服用してもよい。
[効　能] 滋陰清熱・斂肺止血
[主　治] 肝腎陰虚・肺熱咳血
　　咳嗽・喀血・るい痩・身体の熱感・口や咽の乾燥・腰や膝がだるく無力・手足のほてり・盗汗・舌質が紅絳・舌苔が少・脈が細数など。
[病　機] 肝腎陰虚で虚火が上炎して肺絡を灼傷した状態である。
　　肺絡損傷により血が溢出し肺気が上逆するので，咳嗽・喀血が生じる。他の諸症状は肝腎陰虚をあらわしている。
[方　意] 滋陰清熱して虚火上炎を除くとともに，止血・斂肺止咳する。
　　滋陰清熱の生地黄と滋陰補血の阿膠は，肝腎を滋補して虚火をしずめる。収斂止血の白芨・藕節はとくに肺の出血に有効であり，阿膠も止血に働く。清粛肺気・化痰止咳の枇杷葉は，肺気上逆をしずめて，止血薬が十分に効果を発揮できるように補助する。
[参　考]
　　熱証がつよい場合は，清肝の青黛・山梔子・黄芩などを加える。

槐花散（かいかさん）
《本事方》

[組　成] 槐花・側柏葉・炒黒荊芥穂・炒枳殻各6g
[用　法] 水煎服。細末にし1回6gずつ湯で服用してもよい。
[効　能] 清腸止血・疏風下気
[主　治] 腸風臓毒下血
　　排便時の出血・糞便に血が混じる・痔出血などで，出血は鮮紅あるいは暗色

を呈する。
[病　機] 腸風・臟毒による下血で，風邪や湿熱が腸胃を壅遏したために発生する。
　　　　　腸風下血は，風邪が陽明経脈に侵入して化熱したり肝経風熱が腸胃に横逆し，風熱の邪が陰絡を灼傷して，突然に四方に飛びちるような出血をきたす。血熱妄行のために鮮紅色の出血を呈し，口乾・舌質が紅絳・脈が数などをともなう。
　　　　　臟毒下血は，湿熱が腸胃血分に蘊結して化毒し，陰絡を損傷して出血をきたすもので，経過がやや長いほか，蘊結のために紫黒色や血塊を混じえる出血あるいは血便を呈する。湿熱阻遏による肛門部の硬い腫脹・腹満・舌苔が黄膩・脈が滑などの症候をともなう。
[方　意] 清腸涼血・止血を主とする。
　　　　　主薬は清腸涼血・止血の槐花で，涼血止血の側柏葉が補助する。荊芥は血分に入って祛風し，炒炭すると止血に働く。枳殼は下気寛腸する。全体で涼血止血・清腸疏風・寛腸の効能が得られる。
[参　考]
① 《成方便読》に「腸風は，下血新鮮，直出四射し，みな便前より来る……臟毒は，下血瘀晦，便前便後を論ぜずみな然り。これみな湿熱蘊結による，あるいは陰毒の気，久しくして醸成す」とある。
② 熱盛には黄連・黄柏を，下血が多ければ地楡を加える。出血が長期にわたり血虚を呈するときは，補血の四物湯などを配合する。

附　方

1. 槐角丸（かいかくがん）《和剤局方》

組成：槐角50g，防風・地楡・当帰・黄芩・枳殼各25g。粉末を糊丸にし，1回9gを湯で服用する。約1/5量を水煎服用してもよい。

効能：清腸止血・疏風利気

主治：腸風下血・痔瘡。

　　　本方は槐花散とほぼ同じ構成で清熱燥湿にすぐれている。清腸涼血・止血の槐角，涼血止血の地楡，祛風の防風，下気宣陽の枳殼は清熱燥湿の黄芩および当帰からなる。
　　　原著では「この薬は腸風瘡内小虫，裏急して膿血を下すを治し，痒痛を止め，腫聚を消し，湿毒を駆し，久服すれば永く病根を除く」と説明する。

小薊飲子（しょうけいいんし）
《済生方》

[組　成] 生地黄24g　小薊15g　滑石12g　木通6g　蒲黄（炒）9g　淡竹葉6g　藕節9g　当帰6g　山梔子9g　炙甘草6g
[用　法] 水煎服。粗末にし1回12gを水煎服用してもよい。
[効　能] 涼血止血・利水通淋
[主　治] 下焦瘀熱・血淋

　　血尿・頻尿・排尿困難・排尿痛・排尿時の灼熱感・舌質が紅・脈が数など。
[病　機] 下焦瘀熱による血淋である。

　　熱邪が膀胱に瘀結して血絡を灼傷するので血が溢出し，尿中帯血（尿に血が混じる）あるいは血尿がみられる。瘀熱が下焦に蘊結して膀胱の気化を失調させるために，小便頻数（頻尿）・赤渋熱痛（尿が濃い・排尿困難・灼熱感・排尿痛）をともなう。舌質が紅・脈が数は，熱盛をあらわす。
[方　意] 涼血止血を主に利水通淋を補助とする。

　　主薬は涼血止血の生地黄・小薊で，収渋止血の藕節・蒲黄が補佐し，活血祛瘀の蒲黄の配合により止血しても瘀を残さない。利水通淋の滑石・淡竹葉・木通と三焦を清泄する山梔子の配合により，熱邪を下泄して淋瀝を通じる。養陰の生地黄は，利水による傷陰や熱邪による耗陰を防止する。養血活血の当帰は，他薬を血分に引きこむとともに瘀滞を防止する。甘草は緩急止痛と諸薬の調和に働く。止血のなかに化瘀を含み，清利のなかに養陰血を含めた，涼血止血・利水通淋の方剤になっている。
[参　考]

① 《成方便読》には「それ淋の病たる，あるいは膏あるいは砂あるいは石あるいは気あるいは労，種々同じからず，血はまたその一なり，必ず小便閉渋し，淋瀝して下る，これを治するは固よりまさに分別すべし，然して病を治すには必ず本を求め，流れを疏して必ずその源を清む，もしその源を清めずして，徒らにその流れを治するは，益無きなり。大抵血淋の一証，みな心と小腸の積熱よりきたらざるなし，心は生血の臓たり，小腸は伝導の腑たり，あるいは心は小腸に熱を移し，小腸は膀胱に熱を移す，搏血下滲せずして淋をなすものあらんや？　山梔・木通・竹葉の心火を清し小腸に下達するは，いわゆるその源を清むなり。滑石の竅を利し，湿熱を分消し膀胱より出だすは，いわゆるその流れを疏すなり。ただ瘀するところの血塊本源に復返することあたわず，瘀去らずしてすなわち病は終に瘳ゆることあたわず，故に小薊・藕節をもって退熱散瘀す。然して瘀ればすなわち新血ますます傷るを恐れ，故に炒黒蒲黄をもってこれを止め，生地にてこ

れを養う，当帰よく瘀血を去りて新なるものを生ぜしめ，諸血を引きて各そのまさに帰する所の経の所に帰す，甘草を用うるは，甘をもってその急を緩め，かつもってその火を瀉すなり」と解説されている。
② 本方は導赤散の加味方である。

瘀熱が盛で赤渋熱痛がつよいときは石葦・蒲公英・黄柏などを，排尿痛が激しいときは琥珀・海金沙・鶏内金などを加える。慢性化して気陰両傷を呈する場合には，寒滑の滑石・木通などを除き，人参・黄耆・阿膠などを加える。

芎帰膠艾湯（きゅうききょうがいとう）
（別名：膠艾湯・膠艾四物湯）《金匱要略》

[組　成] 川芎・阿膠（烊化）・甘草各6g　艾葉・当帰各9g　白芍・熟地黄各12g
[用　法] 阿膠以外を水煎して滓を除き，阿膠を溶解して服用する。
[効　能] 補血止血・調経安胎
[主　治] 衝任虚損・血不養胎

不正性器出血・月経過多・月経持続の延長，あるいは早・流産後の子宮出血の持続，あるいは妊娠中の腹痛・性器出血など。

[病　機] さまざまな原因による衝任虚損で，陰血を内守できなくなって生じる崩漏であり，陰血の損耗による血虚をともなう。

陰血を内守できないために，崩（大量の出血）や漏（少量の持続性出血）などの不正出血，あるいは月経過多・月経持続の延長などがみられる。早・流産で衝任が損傷を受けたときにも，性器出血が止まらなくなる。任脈は胞胎を主り，衝任虚損で胞胎を培育できなくなると，胎動不安（下腹痛）・胎漏（下血）などの切迫流産の症候が生じる。

[方　意] 補血止血を主とし調経・安胎を兼ねる。

補血止血の阿膠と温経止血の艾葉が主薬で，止血するとともに調経安胎にも働く。熟地黄・当帰・白芍・川芎は四物湯であり，補血・活血・調経の効能をもつ。白芍・甘草は緩急止痛し，甘草は諸薬を調和する。

[参　考]
①《金匱要略》には「婦人漏下の者あり，半産の後より続き下血し都て絶えざる者あり，妊娠し下血する者あり，もし妊娠し腹中痛むは，胞阻たり，膠艾湯これを主る」とある。

衝任虚損による漏下（崩漏），流早産（半産）ののちの下血，衝任虚損で胞育が阻滞されたための妊娠中の腹痛・下血など流産の前兆に，膠艾湯（芎帰膠艾

湯）を使用している。補血止血の効能をもつので，出血にともなう血虚に対しては標治になる。血虚による胎動不安には，補血安胎・止血に働いて本治にもなりうる。基本的には止血を目的とする標治の方剤である。
② 本方は偏温であるから，血熱妄行による崩漏には禁忌である。

黄土湯（おうどとう）
《金匱要略》

[組　成] 甘草・生地黄・白朮・附子・阿膠（烊化）・黄芩各9g　灶心黄土60g
[用　法] まず灶心黄土を水煎して煎湯をとり，他薬をこの煎湯で煎じ，阿膠を溶かして服用する。
[効　能] 温陽健脾・養血止血
[主　治] 脾陽不足・気不摂血
　　血便・吐血・鼻出血・不正性器出血があり出血色が暗淡・四肢の冷え・顔色が萎黄・舌質が淡・舌苔が白・脈が沈細で無力などをともなう。
[病　機] 脾陽不足で摂血できずに血が溢出する病態で，陰血不足をともなっている。
　　脾陽不足で脾気が血を統摂できなくなり，上溢すると吐血・鼻出血（衄血）が，下溢すると血便・崩漏（不正性器出血）があらわれ，慢性的に出血が続く。陽気不足の虚寒により，四肢の冷え・舌苔が白・脈が沈で無力・出血色が暗などを呈する。脾陽不足で生血ができず，慢性の出血で血が耗損するために，陰血が不足して顔色が萎黄・出血色が淡・舌質が淡・脈が細などがみられる。
[方　意] 温陽健脾により摂血し，兼ねて陰血を補う。
　　主薬は灶心黄土（伏竜肝）で，温中するとともに収渋止血に働く。温陽健脾の附子・白朮がこれを補佐し，脾陽を健運し脾気をつよめて血の統摂を回復する。生地黄・阿膠は滋陰養血すると同時に止血し，苦寒の黄芩とともに附子・白朮の温燥を制約する。また附子・白朮は生地黄・阿膠を滋膩呆滞させない。甘草は諸薬を調和し和中する。全体で温陽止血して傷陰せず，滋陰養血して脾陽を阻滞せず，温脾止血の効果が得られる。
[参　考]
①《金匱要略》には「下血し，先便後血するは，これ遠血なり，黄土湯これを主る」とあるだけであるが，方剤の構成から陽虚の出血に適することが分かる。「先便後血」は排便ののちに出血がみられることで，上部消化管からの出血で暗色を呈し，肛門から離れているので「遠血」と称する。原著の注に「また吐血・衄血を主る」と書かれているように，下血に限らず陽虚の出血全般に適用する。

② 《成方便読》は「およそ人身の血は，みな脾の臓に頼りて主持し，はじめてよく一身を統御し，百脈を周行す。もし脾土ひとたび虚さば，即ちその統御の権を失い，ここにおいて熱を得ればすなわち妄行し，寒を得ればすなわち凝渋し，みな経を離るべくして下り，血はこれがために守らざるなり。この方は脾臓虚寒により，統血するあたわず，その色あるいは淡白あるいは瘀晦，便に随いて下る，故に黄土の温燥をもって脾に入り，白朮・附子と合し，もって健行の気を復し，阿膠・地黄・甘草をもって脱竭の血を益す。しかしてまた辛温の品は，転じて血病の災となるを慮（おそ）れ，故にまた黄芩の苦寒をもって，その太過を防ぐ」と解説している。

第14章

治風剤（ちふうざい）

　治風剤とは，辛散祛風あるいは熄風止痙の薬物を主体にし，外風を疏散したり内風を平熄する効能をもち，風病を改善する方剤である。

　風病とは，自然界の風に似て，急激に発症したり遊走したり動揺性・変動性の症状を呈する病変を指す。風病の範囲は非常に広く病状も複雑な変化を示すが，大きく「外風」と「内風」に分ける。

　外風は，風邪が外界から侵入して肌表・経絡・肌肉・骨節などに留滞したものである。

　風邪単独では深く入ることはなく，寒・湿・熱などの邪と結びついて病変をひきおこすので，風寒・風湿・風熱などの違いがみられる。このほか，風邪毒気が皮膚の破傷部から侵入して発症する破傷風も，外風の範疇に入る。

　内風は，臓腑の病変によって内生する風病であり，「諸風掉眩はみな肝に属す」といわれるように，肝の疏泄失調によって発生することが多く，肝風上擾・熱盛動風・陰虚風動・血虚生風などがみられる。

　治療上は，外風は疏散し，平熄すべきではなく，内風は平熄し，辛散すべきではないので，本類の方剤は大きく疏散外風と平熄内風の2つに分けられる。しかし，「風気は肝に通ず」で，風邪の性質は肝の性質と似ているために同気相通し，外風が内風をひき動かしたり，内風は外風を兼挟することが多い。それゆえ，臨床ではいずれが主体であるかを弁別する必要がある。このほか，寒・熱・虚・実を弁明して適切な配合を行うことも大切である。

第1節　疏散外風剤（そさんがいふうざい）

　疏散外風剤は，外来の風邪の侵入によって生じた病変に適用する。
　本章では，風邪が肌肉・経絡・筋骨・関節などを犯した病変を述べる。風邪が肌表を侵襲した表証については，解表剤で詳述している。
　《内経》に「肉堅からず，腠理疏なれば，すなわちよく風を病む」とあるように，外風が侵入する前提として，正気不足による腠理疏鬆が存在することが多い。
　「風はよく行い数(めぐ)変ず(しばしば)」で症状に変化が多く，「風は百病の始めなり」でしばしば他邪を兼挟して発病する。風邪が上犯すると頭痛・眩暈が，風邪と湿熱が結びついて肌表を犯すと風疹（じんま疹）・湿疹が，風邪が瘀血痰湿と結びついて経絡・筋脈を阻滞すると筋肉拘縮・疼痛・しびれ・運動障害などが，風痰が経絡を阻塞すると顔面神経まひ・運動まひなどが発生し，症状は多彩である。このほか，皮膚損傷部から風毒邪気が侵入して発生する破傷風の牙関緊急・けいれん・後弓反張なども，この範疇に入る。
　辛散祛風の羌活・独活・防風・川芎・白芷・荊芥・白附子・蟬退・蜈蚣・白僵蚕・全蝎などを主体にして外風を疏散し，兼挟している邪に応じて散寒・清熱・祛湿・化痰・化瘀などの薬物を配合する。

大秦艽湯（だいじんぎょうとう）
《保命集》

[組　成] 秦艽9g　甘草・川芎・当帰・白芍各6g　細辛1.5g　羌活・防風・黄芩各3g　石膏6g　白芷・白朮・生地黄・熟地黄・茯苓各3g　独活6g
[用　法] 水煎服。散にし1回30gを水煎服用してもよい。
[効　能] 祛風清熱・養血活血
[主　治] 風邪初中経絡
　　　突然に発生する顔面神経まひ・舌のこわばり・発語障害・四肢の運動まひなど。
[病　機] 風邪が経絡に侵入し，気血を痺阻して生じた運動まひで，中経絡（経絡に中(あた)る）の初期にあたる。
　　　正気の虚（気血虚弱）に乗じて風邪が侵入し，経絡を阻滞し気血を痺阻する

ために，顔面神経まひ（口眼喎斜）が生じる。血弱で養筋できないので，舌のこわばりや発語障害あるいは四肢の運動まひなどもみられることがある。邪の侵襲は経絡・筋脈にとどまり，臓腑には侵入しておらず，中風の軽症である。風邪による表証をともなうこともある。

[方　意] 祛風通絡を主体に清熱・活血養血を配合する。

主薬は祛風して経絡を通じる秦艽で，羌活・防風は太陽経の風邪を，白芷は陽明経の風邪を，細辛・独活は少陰経の風邪をそれぞれ散じ，主薬を補佐する。補血の当帰・熟地黄，活血の川芎，斂陰養血の白芍は，養筋・活血通絡により運動障害を改善すると同時に，風薬による化燥を防止する。益気健脾の白朮・茯苓・甘草は，化源を益して養血を補佐する。清熱の黄芩・石膏・生地黄は，それぞれ上・中・下焦に作用し風邪の化熱を防止する。全体で風邪を除き気血を調和して，運動まひを改善する。

[参　考]

① 《医方集解》は「これ六経中風の軽き者の通剤なり。秦艽をもって君薬となし，一身の風を祛くなり，石膏をもって臣薬となし，胸中の火を散ずるなり。羌活は太陽の風を散じ，白芷は陽明の風を散じ，川芎は厥陰の風を散じ，細辛・独活は少陰の風を散ず，防風は風薬の卒徒たり，随所に引きて至らざる所なきなり。大抵の内傷は必ず外感によりて発し，諸薬は捜風し，また発表を兼ねるといえども，風薬は燥多く，表薬は散多し，故に疏風には必ず先ず養血すべし。しかして，また解表には必ず裏を固む。当帰にて養血し，生地にて滋血し，芎䓖にて活血し，芍薬にて斂陰和血す，血活きればすなわち風散じて舌本は柔なり。また気はよく血を生ず，故に白朮・茯苓・甘草を用いて補気しもって中枢を壮んにし，脾運び湿除けば，すなわち手足は健なり。また風よく熱を生ず，故に黄芩の清上，石膏の瀉中，生地の涼下を用い，もって共に逆上の火を平らぐなり」と解説している。

② 本方は風薬が多く，辛燥で陰血を耗損する恐れがあるので，適宜に加減する必要がある。

小続命湯（しょうぞくめいとう）
《備急千金要方》

[組　成] 麻黄・防已・人参・黄芩・肉桂・甘草・白芍・川芎・杏仁各3g　附子3g　防風4.5g　生姜15g

[用　法] 附子を先煎し，他薬を入れて煎じ，分三で温服する。

[効　能] 温経通陽・扶正祛風
[主　治] 風邪中経絡（経絡に中(あた)る）・正気不守
　　顔面神経まひ・筋肉のひきつり・半身不随・発語障害・甚だしければ意識もうろうなど。
[病　機] 風寒の邪が経絡に侵入して気血が痺阻された状態である。
　　正気不足（気血虚弱）に乗じて風寒の邪が侵入し，経絡・気血を痺阻・凝滞したために，顔面神経まひ・半身不随が生じる。寒邪は収引するので，筋脈が拘攣して筋肉のひきつり・舌のこわばり・発語障害があらわれる。邪の侵襲が急激で陽気の損傷がつよく，心腎の陽気を内守できないと，意識もうろうあるいは消失をともなう。
[方　意] 辛温薬で温経通陽・祛風するとともに，正虚に対して扶正する必要がある。
　　辛温の麻黄・防風・生姜は風寒を外散し，辛温の川芎および辛熱の附子・肉桂は温経散寒に働いて経絡の凝滞を通利し，祛風通絡・止痛・通腠理の防已および宣肺開泄の杏仁は祛邪を助ける。人参・甘草・附子・肉桂は益気助陽に，白芍・川芎は補血に働き，正気を扶助して祛邪を補佐する。苦寒の黄芩および防已の配合は，風寒外壅で裏気が鬱して化熱するのを防止するとともに，他薬の温熱を抑制する反佐の目的である。

[参　考]
① 《成方便読》は「この方治する所の不省人事・神気慣乱は，すなわち邪気驟(にわか)に加わり，正気守らざるの象，筋脈拘急するは，筋は寒を得ればすなわち収引するなり，半身不遂は，人の稟けし所の陰陽の偏勝，気血の盈虧に乗じ，もって虚邪は身半に客するを致すなり，語言蹇渋(そくじゅう)するは，風は絡に中りて舌本強ばるなり，口眼喎斜するは，受邪の処は反って緩み，正気は邪の引く所となりて急するなり」と解説している。
② 《保命集》では，肉桂の代りに桂枝を用いている。肉桂は温腎助陽に，桂枝は散寒通経に働くので，状態によって適宜使用すればよい。
　　《千金方》には杏仁に代えて白朮を用いた小続命湯があり，「中風冒昧し痛むところを知らず，拘急し転側するを得ず，四肢は緩急し，遺失し便利す」に使用している。
③ 本方は風寒湿痺にも有効である。
④ 肝風内動による運動まひに使用すると，辛燥により生命の危険を招くので，禁忌である。

牽正散（けんせいさん）
《楊氏家蔵方》

[組　成] 白附子・白僵蚕・全蝎各等分
[用　法] 細末にし1回3gずつを湯か温酒で服用する。水煎服用してもよい。
[効　能] 袪風通絡・化痰止痙
[主　治] 風邪外中経絡
　　　　 顔面神経まひ。
[病　機] 情志失調による肝の疏泄不暢あるいは飲食不節・脾虚などによる痰濁内生のために，気の周流が悪くなって経絡が空疏になっているときに，風邪が虚に乗じて侵入し，元来の痰濁や風邪で生じた痰と結びつき，風痰が経絡を瘀阻して経隧不利・筋脈失養をひきおこしたために，顔面神経まひが生じる。患側は筋脈が弛緩し，健側は相対的に緊急するので，口眼喎斜（ゆがみ）が生じる。
[方　意] 外中した風邪と有形の痰濁が結びついているので，単なる発散風邪の薬物では無効であり，虫類薬で捜風削除する必要がある。
　　　　 白附子は辛散で袪風化痰に働いて頭面の風を除き，白僵蚕も袪風化痰し絡中の風を逐い，全蝎は袪風止痙・通絡に働く。3薬をあわせることにより，袪風化痰・通絡止痙の効能が得られる。

[参　考]
①《成方便読》には「この方は口眼喎斜し他証なきものを治す，その風邪は経に在りて表裏の証なきを知るべし。故に全蝎の色青くよく走る者は，独り肝経に入り，風気は肝に通ずるをもって，捜風の主薬となす。白附の辛散は，よく頭面の風を治す。僵蚕の清虚は，よく絡中の風を解す。三者みな治風の専薬。酒を用い調服し，もってその経を行らす，いわゆる同気相求め，これを衰するに属をもってするなり」と解説されている。
② 白附子は温燥であるから，風痰の寒に偏するときに適する。白附子・全蝎は有毒であり，少量にとどめる必要がある。
③ 経絡の瘀阻不通では必ず伏熱鬱陽をともなうので，葛根・連翹・金銀花・薄荷などで清泄疏解する必要がある。

玉真散（ぎょくしんさん）
《外科正宗》

[組　成] 天南星・防風・白芷・天麻・羌活・白附子各等分
[用　法] 細末にし1回3～9gずつを熱酒で服用する。水煎服用してもよい。
[効　能] 祛風止痙
[主　治] 破傷風
　　牙関緊急・身体強直・後弓反張など。
[病　機] 風毒の邪が破傷部から侵入したために，筋脈が拘急して牙関緊急・身体強直・後弓反張などが生じる。《沈氏尊生書》に「ただ跌打損傷し，瘡はいまだ合せず，風貫きて成る，すなわち真破傷風たり」とあり，外風の範疇に入る。
[方　意] 祛風止痙により邪を駆除しけいれんをしずめる。
　　白附子・天南星は祛風化痰・止痙の主薬であり，羌活・防風・白芷は経絡中の風邪を疏散し，天麻は熄風解痙により主薬を補佐する。熱酒で服用すると，通経絡・行気血の効果が得られる。
[参　考]
① 本方は《本事方》の玉真散（天南星・防風）をもとに，白附子・白芷・天麻・羌活などを加えたもので，祛風止痙の効能がつよめられている。
　　破傷風に対する常用方であるが，祛風にすぐれ止痙の力が弱いので，止痙の全蝎・蜈蚣・白僵蚕などを加える方がよい。
② 本方は薬性が辛燥であるから，気津未傷の状態で使用すべきである。
　　白附子・天南星には毒性があるので，過量にならないように注意する。
③ 妊婦には禁忌である。

附　方

1. **五虎追風散**（ごこついふうさん）《史伝恩家伝方》
    組成：蝉退30g，製南星6g，天麻6g，全蝎7～9匹，白僵蚕7～9個。水煎服。
    効能：祛風止痙
    主治：破傷風。
    　　祛風止痙薬のみからなり，玉真散より止痙にすぐれている。

2. **止痙散**（しけいさん）《上海中医学院》
    組成：全蝎・蜈蚣各等分。細末にし1日2～4回1～1.5gずつ服用する。

効能：祛風止痙
主治：けいれん。
　　　強い祛風止痙の効能をもつ。

小活絡丹（しょうかつらくたん）
（別名：活絡丹）《和剤局方》

[組　成] 製川烏頭・製草烏頭・地竜・製天南星各180g　乳香・没薬各66g
[用　法] 細末を蜜丸にし1日1～2回3gずつ酒か湯で服用する。
[効　能] 祛風化痰・温経通絡・除湿止痛
[主　治] 風寒湿邪留滞経絡
　　　風寒湿痺による肢体の筋肉拘縮や疼痛・関節の運動障害，あるいは風邪中経絡（経絡に中る）による四肢の知覚や運動まひが長期にわたって重だるさ・疼痛が加わったもの。
[病　機] 風寒湿邪が経絡を阻滞して気血を凝滞させ，筋脈の拘縮・痺痛・屈伸不利をきたしたり，風邪中経絡で手足不仁が生じ，長期にわたることにより経絡中に湿痰・血瘀が発生して足腰が重くなったり，上肢・下肢の疼痛をひきおこす。
[方　意] 経絡中の風・寒・湿・痰・瘀を駆除する。
　　　辛熱の川烏頭・草烏頭は，祛風除湿・温経通絡およびつよい止痛の効能をもち，主薬である。燥湿化痰・熄風止痙の天南星は経絡中の痰を除き，行気活血の乳香・没薬は経絡中の瘀を行らせ，地竜は通経活絡に働いて，主薬を補助する。酒で服用すると，行血して諸薬を病変部に直達させることができる。全体で祛風化痰・温経通絡・除湿止痛の効能が得られる。
[参　考]
① 《成方便読》は「それ風の経に中るや，留りて去らざれば，すなわち絡中の津液気血と混合して分かれず，これにより衛気はその常道を失し，絡中の血は，また凝して行らず，絡中の津液は即ち結して痰となる。経絡中にひとたび湿痰死血あらば，即ち不仁し，かつ用いず。腿臂間の痛は，よりて来たる所なり。然して治絡の一法は，治腑治臟に較べて難たり，湯剤をもって蕩滌すべきにあらず，必ずすべからく峻利の品を用い，丸となしもってこれを捜逐すべし。故に川烏・草烏をもって，病所に直達し，経絡を通行し，風邪を散じ寒湿を逐う，しかして胆星は即ちその所到の処に随い，祛風豁痰の功を建つ，乳没はこれ芳香通絡，活血行瘀す，蚯蚓（地竜）はこれ蠕動しよく穿ち，用いて引導となす，酒丸・酒下を用うるは，その緩を欲するといえども，なおその行るを欲するなり」と説いている。

② 本方は薬力が非常に峻烈であるから，体力のあるものに適する。陰虚有熱・妊婦には禁忌である。
③ 風盛で遊走性の疼痛を呈するときは大秦艽湯を併用し，肝腎不足に偏するときは独活寄生湯を併用する。

附　方

1. **大活絡丹**（だいかつらくたん）《蘭台軌範》

   組成：白花蛇・烏梢蛇・威霊仙・両頭尖・草烏頭・天麻・全蝎・何首烏・亀板・麻黄・貫衆・炙甘草・羌活・肉桂・藿香・烏薬・黄連・熟地黄・大黄・木香・沈香各60 g，細辛・赤芍・没薬・丁香・乳香・白僵蚕・天南星・青皮・骨砕補・白豆蔲・安息香・黒附子・黄芩・茯苓・香附子・玄参・白朮各30 g，防風75 g，葛根・虎骨・当帰各45 g，血竭21 g，地竜・犀角・麝香・松香各15 g，牛黄・竜脳各4.5 g，人参90 g。以上49の味の粉末を蜜丸（3 g）にして金箔でくるみ，1回1丸を服用する。

   効能：扶正祛風・活血止痛・化痰通絡

   主治：中風癱瘓・痿痺・痰厥・陰疽・流注など。

   　　正気不足に乗じて風邪が肢体・関節に侵入（中風）して停滞し，衛気不行・血行渋滞・津液凝結生痰となってさらに気血を阻滞するので，重度になると運動まひ（癱瘓）あるいは意識障害（痰厥），軽度であれば四肢の疼痛や無力（痿痺），あるいは局所に留着すると慢性の炎症巣（陰疽）や流注膿瘍などをひきおこす。

   　　補気の人参・白朮・茯苓・炙甘草と補血滋陰の熟地黄・当帰・何首烏・亀板および温陽の附子・肉桂で扶正し，祛風通絡の薬物を加えている。祛風散寒の麻黄・羌活・細辛・防風・草烏頭，祛風解痙止痛の白花蛇・烏梢蛇・白僵蚕・全蝎・虎骨・葛根，祛風湿・止痛の威霊仙・両頭尖・骨砕補，活血通絡の地竜・血竭・乳香・沈香・烏薬・赤芍，芳香透絡の麝香・竜脳・松脂・安息香，祛痰熄風の天南星・天麻，清熱解毒の黄芩・黄連・牛黄・犀角・貫衆・大黄，さらに気機を通暢する藿香・木香・香附子・青皮・丁香・白豆蔲を配合している。「頑痰悪風，熱毒瘀血，経絡に入れば，この方にあらざれば透達することあたわず，およそ肢体の大証を治するに，必ず備うるの薬なり」といわれている。

川芎茶調散（せんきゅうちゃちょうさん）
《和剤局方》

[組　成] 香附子・川芎・荊芥各6g　白芷・羌活・甘草各3g　防風2g　薄荷12g
[用　法] 細末にし1回6gずつを細茶で服用する。水煎服用してもよい。
[効　能] 祛風止痛
[主　治] 頭風

　　頭痛・偏頭痛が反復して長期間治癒せず，感冒や情緒変動などによって誘発される。

[病　機] 風邪が厥陰肝に深伏して疏泄を阻滞するために肝陽が擾動されやすくなり，外邪の侵襲や情緒変動により風邪がひき動かされると，風陽が誘発されて上擾するので，反復しつつ長期にわたって頭痛が発生する病態であり，「頭風」と称する。

　　初期には外感風邪として発症するが，風は肝気と同気相通で，風邪は肝に侵入しやすいために，厥陰肝に深入して伏在するようになり，慢性化し反復して治癒しがたくなる。外邪によって誘発された場合には，悪寒・発熱・脈が浮などの表証がみられる。

[方　意] 祛風すると同時に肝の疏泄を条達させる必要がある。

　　「巓頂の上は，ただ風薬のみ到達す」で，祛風の荊芥・白芷・羌活・防風・薄荷で風邪を除き，香附子・川芎で肝の疏泄を舒暢し，甘草で諸薬を調和する。羌活・防風・荊芥は太陽頭痛（後頭〜項部）を，白芷・薄荷は陽明頭痛（前額部）を，香附子・川芎は少陽・厥陰頭痛（側頭・頭頂部）を，それぞれ改善して頭痛全般に有効である。また，川芎は血中の気薬で肝血に入って祛風するとともに，他の風薬の助けにより肝気の条達をつよめるので，本方では主薬になっている。細茶で調服するのは，苦寒の茶葉で頭目を清し，風薬の温燥昇散を抑制する目的である。全体で疏肝・祛風止痛の効能が得られ，厥陰に伏在した風邪を除き頭風を改善する。

[参　考]
① 原著には「丈夫，婦人，諸風上攻し，頭目昏重し，偏正頭疼し，鼻塞して声重く，傷風壮熱し，肢体煩疼し，肌肉蠕動し，膈熱して痰盛ん，婦人の血風攻挂して，太陽の穴疼むを治す。ただこれ風気に感さるるは悉く皆これを治す」とある。
② 本方には，別に香附子に代えて細辛を用いたもの（《医方集解》）があり，止痛散寒の効能がよりつよい。
③ 肝は蔵血の臓であり，慢性化すると肝の陰血が消耗するので，当帰・白芍・何首烏・生地黄などを加えて養血滋陰・熄風することも必要である。

附　方

1. **菊花茶調散**（きくかちゃちょうさん）《医方集解》

    組成：川芎茶調散に菊花3g，白僵蚕0.9gを加える。細末にし1回6gを服用する。

    効能：疏風止痛

    主治：頭風。

    　　川芎茶調散は温に偏し風寒に適するのに対し，疏散風熱の菊花・白僵蚕を配合することにより風熱に偏する場合に適する。

2. **清上蠲痛湯**（せいじょうけんつうとう）《寿世保元》

    組成：当帰・川芎・白芷各3g，細辛1g，羌活・防風各3g，菊花・蔓荊子各1.5g，蒼朮・麦門冬・独活各3g，生甘草1g，黄芩4.5g。生姜と水煎服用する。

    効能：祛風止痛

    主治：頭風。

    　　川芎・当帰は肝の疏泄を舒暢し，羌活・防風・蔓荊子・細辛・白芷・独活・菊花は祛風止痛して肝気の条達を助ける。蒼朮は脾運を助け，麦門冬は風薬の燥性を緩和し，黄芩は温性を緩和し，生甘草は諸薬を調和する。川芎茶調散と方意はほぼ同じで，止痛の効能がつよめられている。原文には「一切の頭痛を治す主方，左右偏正を問わず，新久みな効す」とある。

3. **立効散**（りっこうさん）《蘭室秘蔵》

    組成：細辛0.6g，炙甘草0.9g，升麻2.1g，防風3g，竜胆草12g。水煎し，口中に含んで痛所にとどめたのち服用する。

    効能：祛風止痛

    主治：風勝の歯痛・頭痛・項背痛など。

    　　祛風止痛の細辛・防風・升麻と，熄風止痛の竜胆草および調和諸薬の甘草からなる。温性の細辛・防風と寒涼の升麻・竜胆草の配合により，平性の祛風止痛剤になっている。なお，細辛には局所麻酔効果もあるので，口中に含んで歯痛部にとどめると，止痛の効果がつよまる。突発して増減する風勝の疼痛に適し，表証をともなう場合にとくによい。原文には「牙歯痛み忍ぶべからず。頭脳項背に痛み及び，微かに寒飲を悪み，大いに熱飲を悪む」とある。寒熱により随時加減して用いるとよい。

消風散（しょうふうさん）
《外科正宗》

[組　成] 当帰・生地黄・防風・蟬退・知母・苦参・胡麻仁・荊芥・蒼朮・牛蒡子・石膏各3g　生甘草・木通各1.5g
[用　法] 水煎服。
[効　能] 疏風養血・清熱除湿・止痒
[主　治] 湿疹・風疹（風湿熱毒）

　　紅色の膨疹・湿疹が反復して出没し瘙痒がつよく，搔破すると滲出がみられ，舌苔は白あるいは黄・脈が浮数で有力を呈する。

[病　機] 風湿熱毒の邪が深く血分に入り，気血と結びついて邪正相争し，内に泄路がないため三焦を通じて肌膚に外泄し，全身の皮膚病変を生じる病態で，反復し多彩な皮疹がみられることが多い。

　　風邪は「数行りよく変ず」で，皮疹の出没・瘙痒などをひきおこし，頭面・後背など上半身に病変をあらわすことが多い。熱毒の邪は発赤・腫脹・熱感・甚だしい瘙痒を，湿邪は滲出・びらんなどをひきおこす。病変が反復持続すると血分を損傷し，病変部に乾燥や萎縮の局面をひきおこす。じんま疹（風疹）・湿疹として発症することが多く，舌苔が白〜黄・脈が浮数で有力は風湿熱を示すが，風・湿・熱のいずれが盛んかにより変化があり，一定したものではない。

[方　意] 疏風を主体に清熱除湿を補助とする。

　　祛風の荊芥・防風・牛蒡子・蟬退は，腠理を開発して風邪を外透して除く。散風燥湿の蒼朮・清熱燥湿の苦参・滲利湿熱の木通は，湿熱の邪を除く。清熱瀉火の石膏・知母は，熱邪を清する。清熱涼血の生地黄・和営活血の当帰・養血潤燥の胡麻仁の配合は，血熱を除き消耗した陰血を滋潤するためである。生甘草は，解毒および和中・調和諸薬に働く。

[参　考]
① 本方はじんま疹（風疹）・湿疹に対する常用方であり，原著には「大人小児の風熱隠疹，遍身の雲片斑点，たちまち有りたちまち無きともに効す」とある。
② 風熱が盛んで，つよい瘙痒・皮疹の出没・上半身の皮疹が顕著などを呈するときは，金銀花・連翹などを加える。血熱が盛んで，発赤・腫脹・熱感がつよいときは，赤芍・紫根・茅根などを加える。湿熱が盛んで，滲出・びらんが明らかなときは，地膚子・車前子などを配合する。

治頭瘡一方（ちずそういっぽう）
（別名：大芎黄湯）《日本経験方》

[組　成] 連翹・蒼朮・川芎各3g　防風・忍冬藤各2g　荊芥・生甘草・紅花各1g　大黄0.5g

[用　法] 水煎服。

[効　能] 疏風活血・清熱解毒・祛湿

[主　治] 久瘡（風湿熱毒付着血分）
慢性に経過する全身の瘙痒・発赤・化膿・滲出・痂皮形成など。

[病　機] 風湿熱毒の邪が深く入って血分に付着し，内に排泄路がないために三焦を通じて邪が外泛し皮膚面に病変があらわれるが，邪が深部に付着して去らないために皮疹が慢性に反復して発生する。

瘙痒・皮疹の出没・頭面部主体の皮疹などは風邪を，発赤・つよい瘙痒・化膿などは熱毒を，滲出・びらん・落屑などは湿邪を，夜間に瘙痒が増悪・搔破すると出血して痂皮を形成するなどは血分の病変を，それぞれ示している。

[方　意] 祛風・清熱・解毒・祛湿と活血化瘀を配合し，血分の風湿熱毒の邪を除く。
祛風の荊芥・防風は留着した風邪を散じ，散風燥湿の蒼朮は祛風化湿の防風とともに内外の湿邪を除く。辛温の川芎は血中の気薬で，活血すると同時に肝の疏泄を促して散風を補助し，入血散風の荊芥と血中の風邪を除く。清熱解毒の連翹・忍冬藤・生甘草は，清熱涼血・活血散瘀の大黄と，血中の熱毒を清除する。活血化瘀の紅花は活血の川芎・大黄と共同して血滞を除き，邪が血分に留着するのを防ぐ。辛散上昇の川芎と寒涼下降の大黄を配合すると，昇降・寒熱が調和し，辛散透達すると同時に涼血散瘀でき，昇陽助火・寒涼下行の弊害がない。

[参　考]

① 本方は血分に風湿熱毒の邪が留着した皮疹に広く用いることができ，《勿誤薬室方函口訣》は「この方は頭瘡のみならず，すべて上部頭面の発瘡に用ゆ。清上防風湯は清熱を主とし，この方は解毒を主とするなり」と指摘している。

② 以下のような加減を行うとよい。
下部の病変には，川芎を減量して大黄を増量する。発赤・化膿などが明らかなら，山梔子・黄連・黄芩などを加える。血燥による皮膚の乾燥が顕著であれば，何首烏・当帰などを加える。滲出が甚だしければ，茅根・薏苡仁・滑石などを加える。

第2節　平熄内風剤（へいそくないふうざい）

　平熄内風剤は，内風の病変に適用する。

　内風は「身中陽気の変化」であり，熱盛により肝陽が亢盛になって化風したり，陰血不足のために肝陽偏亢になって動風を生じるもので，肝陽の偏亢に続発してひきおこされる「風うちより生ず」の病変である。

　熱邪熾盛による熱極動風では高熱・意識障害・けいれんなどが，温邪久留の傷陰による虚風内動では筋肉のひきつり・蠕動・微熱・脈が細などがみられる。内傷雑病でも，肝腎陰虚の肝陽偏亢・化風ではめまい・頭痛・顔面紅潮・甚だしければ卒倒・顔面神経まひ・半身不随などが，血虚生風ではめまい・ふらつき・瘙痒・皮疹などが生じる。

　平肝熄風の羚羊角・鈎藤・石決明・天麻・菊花・白蒺藜・桑葉・牡蛎などを主体にし，滋陰補血・柔肝の地黄・白芍・阿膠・鶏子黄・当帰あるいは清熱薬を配合する。

　なお，外風が内風を引動したり，内風が外風を招来することも多いので，平熄内風を主体にしたうえで疏散外風の薬物を配合することもある。

羚角鈎藤湯（れいかくこうとうとう）
（別名：羚羊鈎藤湯）《通俗傷寒論》

[組　成] 羚羊角 4.5 g（先煎）　桑葉 6 g　川貝母 12 g　鮮地黄 15 g　鈎藤 9 g（後下）　菊花 9 g　茯神木 9 g　生白芍 9 g　生甘草 2.5 g　竹筎 15 g
[用　法] 水煎服。
[効　能] 涼肝熄風
[主　治] 肝経熱盛・熱極動風
　　　　高熱の持続・煩躁・狂乱・頭が脹る・めまい・けいれん・頸項部の強直・後弓反張・甚だしいと四肢の冷え・舌質が絳で乾燥・脈が弦数など。
[病　機] 温熱の邪が血分に深く入り，肝経熱盛から熱極生風をきたした状態である。血分熱盛のために高熱が続き，舌質が絳で乾燥・脈が数を呈する。熱邪が上蒸して気血が上涌するために，頭脹・頭暈が生じる。肝熱熾盛で肝陽化風して筋脈が拘急し，熱盛傷陰による筋脈失養さらに灼液成痰による肝風挟痰阻絡が

加わって拘急が加増し，手足のけいれん・頸項強直・口噤（歯をくいしばる）・後弓反張などをひきおこす。熱邪擾心のために煩躁狂乱が生じたり，邪熱内熾で陽気が内に閉鬱されて四末に達しないと四肢の冷えがみられることもある。脈弦は肝脈である。

[方　意] 涼肝熄風を主体に滋陰増液・化痰通絡を配合する。

　　鹹寒の羚羊角は涼肝熄風に働き，甘・微寒の鈎藤は平肝熄風するとともに軽清宣透により肝熱を疏散する。両薬により涼肝清熱・平肝熄風の効果が得られ，本方の主薬である。軽清宣透の桑葉・菊花は，平肝熄風・清散肝熱の効能により主薬を補佐する。清熱化痰の竹茹・貝母は，痰を除き通絡する。生地黄・白芍・生甘草は，酸甘化陰により滋陰増液し，柔肝舒筋の効果をあげる。茯神木は平肝・寧心安神に働く。

[参　考]

① 原著の按語には「肝は血を蔵して筋を主る。およそ肝風上翔すれば，症は必ず頭暈脹痛し，耳鳴り心悸し，手足は躁擾し，甚だしければすなわち瘛瘲し，狂乱瘛厥す，みなそれ孕婦子癇，産後驚風は，病めばすべて危険なり。故に羚・藤・桑・菊をもって熄風定痙するを君となす。臣は川貝をもってよく風痰を治し，茯神木は専ら肝風を平す。ただし火旺は風を生じ，風は火勢を助け，最も血液を劫傷しやすし，ことに必ず芍・甘・鮮地を佐として酸甘化陰し，血液を滋して肝急を緩む。竹茹を使とするは，竹の脈絡をもって，人の脈絡を通ずるにすぎず。これ涼肝熄風，増液舒筋の良方たり，然してただ便通ずるもの，ただ甘鹹静鎮，酸泄清通を用いて，始めてよく奏効す。もし便閉すれば，必ず犀連承気を須い，急ぎ肝火を瀉して熄風し，庶わくは俄傾（たちまちの間に）に危うきを救うべし」と解説している。

② 本方は熱極動風に対する代表方剤で，温熱病の高熱発痙に適している。

　　熱邪内閉による意識障害をともなうときは，安宮牛黄丸・紫雪丹などの清熱開竅剤を併用する。

③ 本方は肝陽上亢・化風による頭痛・ふらつき・振戦などにも適する。

　　秦伯未《謙斉医学講稿》には「本方は原邪熱厥陰に伝入し，神昏搐弱せしために設く。熱極まり傷陰するにより，風動き痰生じ，心神安んぜず，筋脈拘急す，故に羚羊・鈎藤・桑葉・菊花の涼肝熄風を用い主となす，生地・白芍・甘草をもって佐とし，甘酸化陰し，滋液緩急す，川貝・竹茹・茯神は化痰通絡，清心安神す。肝病中，肝熱風陽上逆は，この病機と一致するにより，故にまた肝陽の裏証に常用し，また石決明などの潜鎮を酌加すべし」とある。

第2節　平熄内風剤　425

附　方

1. 鈎藤飲（こうといん）《医宗金鑑》

   組成：鈎藤9g，羚羊角0.3g（沖服），全蝎0.9g，人参3g，天麻6g，炙甘草1.5g。水煎服。

   効能：熄風清熱・益気解痙

   主治：小児の熱性けいれん。

   　　清熱熄風の羚羊角・鈎藤および平肝熄風の全蝎・天麻に，益気の人参・炙甘草を配合しており，熱性けいれん（急驚風）で気虚をともなうときに適する。

   　　原著には天釣の項にあり，「小児天釣証は，邪熱痰涎の胸間に壅塞するにより宣通を得ずして成る。発する時は驚悸壮熱，眼目上翻して，手足瘈瘲し，爪甲青色となり，証は驚風に似る。ただ目は多く仰視し，驚風と較べやや異なる。……搐盛んにして熱多きは鈎藤飲これを主る；爪甲皆青きは蘇合香丸これを主る」と注釈がある。

鎮肝熄風湯（ちんかんそくふうとう）
《医学衷中参西録》

[組　成] 牛膝・生代赭石各30g　生竜骨・生牡蛎・生亀板・生白芍・玄参・天門冬各15g　川楝子・生麦芽・茵蔯各6g　甘草4.5g

[用　法] 水煎服。

[効　能] 鎮肝熄風・滋陰潜陽

[主　治] 肝陽上亢・肝風内動

　　頭のふらつき・めまい・眼球が脹る・耳鳴・頭が熱く痛む・胸中があつ苦しい・顔面紅潮・ときに噯気などがあり，次第に肢体がしびれたり動かしにくくなり，顔面神経まひが生じたり，甚だしければめまいとともに昏倒し，覚醒ののちに肢体が動かしにくかったり半身不随がみられ，脈は弦長で有力を呈する。

[病　機] 肝腎陰虚で肝陽が上亢し，肝風を内動して気血が逆乱并走して上擾したために生じる類中風であり，内風の中経絡（経絡に中る）に相当する。

　　肝陽上亢・肝陽化風により風陽が上擾するので，頭のふらつき・めまい・眼球が脹る（目脹）・耳鳴・酔ったような赤い顔・頭が熱く痛い・胸中があつ苦しいなどがみられる。肝気犯胃で胃気が上逆すると，噯気が生じる。肝陽過亢で気とともに血が逆乱上走し，清竅を蒙閉したり経絡を阻塞すると，意識障害・昏倒・肢体のまひや運動障害・顔面神経まひ・甚だしければ半身不随などをひ

きおこす。脈が弦長で有力は，肝陽亢盛を示す。

本証は基本に肝腎陰虚が存在するが，風陽の症候が顕著であり，陰虚は隠蔽されている。また，中経絡による知覚まひや運動障害が主体で，意識障害はあっても短時間であり，中臓腑のように閉証・脱証を呈する意識障害主体のものとは異なる。

[方　意] 鎮肝熄風・潜陽を主とし滋陰を配合する。

主薬は大量の牛膝で，引血下行して陽亢をしずめるとともに滋養肝腎に働く。重鎮の代赭石・竜骨・牡蛎は降逆潜陽・平肝熄風し，代赭石は胃気上逆をしずめる。川楝子・茵蔯・麦芽は，肝陽有余を清泄し肝気鬱滞を舒暢して，肝陽の平降潜鎮を助ける。亀板・玄参・天門冬・白芍は，滋陰養液・柔肝により陽亢を制する。甘草は諸薬を調和し，麦芽とともに和胃調中して，金石薬が胃を障害するのを防止する。全体で鎮肝熄風・滋陰潜陽の効能が得られる。

[参　考]

① 原著では「方中に牛膝を重用して血を引いて下行せしめ，これを治標の主薬となす」とあり，さらに竜骨・牡蛎・亀板・白芍で鎮肝熄風し，代赭石で降胃・降衝し，玄参・天門冬で肺気を清して肺中静粛の気を下行させると自然に肝木は鎮制する。しかし時に最初の服薬で逆に気血が上攻して病状が悪化する例を経験し，生麦芽・茵蔯・川楝子を加えるとその弊害が起きなかった。その理由として茵蔯は初春の少陽生発の気を得て肝木とは同気相求の関係にあり，肝木の性質に逆らうことなく肝熱を瀉すと同時に肝鬱を舒ばし，麦芽は生用すると肝木の性質に逆らわずに抑鬱を解き，川楝子は，肝気を引いて下達させるとともに反動の力を折つと説明している。さらに心中の熱感が甚だしければ外感の伏気化熱があるので石膏30gを加え，痰があれば，気化の昇降を阻む恐れがあるので胆南星6gを加える。腎の真陰虚による真陽上脱に対しては熟地黄24g・山茱萸15gを加えて補腎斂腎する。大便がゆるければ亀板・代赭石を除き，赤石脂30gを加えると解説する。

附　方

1. **建瓴湯**（けんれいとう）《医学衷中参西録》

   組成：生山薬・牛膝各30g，生代赭石24g，生竜骨・生牡蛎・生地黄各18g，生白芍・柏子仁各12g。鉄銹水で煎服する。

   効能：鎮肝熄風・滋陰安神

   主治：肝陽上亢・化風によるめまい・頭のふらつき・耳鳴・動悸・健忘・煩躁・不眠・多夢・脈が弦硬長など。

   引血下行の牛膝，平肝熄風・潜陽の代赭石・竜骨・牡蛎，滋陰養液・柔肝

の生地黄・白芍，安神の柏子仁・鉄銹，補脾滋腎の山薬からなる。鎮肝熄風湯より鎮潜清降の力は弱いが，寧心安神の効能を兼ねている。

　本方は原著で脳充血証と名づけた症候に対して創製されたもので高血圧性脳症のような病態を含む。軟便なら代赭石を去って蓮子9gを加え，冷えがあれば生地黄を熟地黄に代え，身体・脈象が壮実なら建瓴湯を服用する初期の1，2剤には大黄を少量適宜加えて降血破血し，あまり壮実でなければ桃仁，丹参などを適宜加えるように指示がある。

天麻鈎藤飲（てんまこうとういん）
《雑病証治新義》

[組　成] 天麻9g　鈎藤鈎12g（後下）　石決明18g（先煎）　山梔子・黄芩各9g　牛膝12g　杜仲・益母草・桑寄生・夜交藤・朱茯神各9g
[用　法] 水煎服。
[効　能] 平肝熄風・清熱安神・補益肝腎
[主　治] 肝陽上亢・肝風内動
　頭痛・めまい・耳鳴・振戦・ふらつき・不眠・多夢・筋肉のひきつり・けいれん・のぼせ・ほてり・目の充血・舌質が紅絳・脈が弦数など。
[病　機] 肝腎陰虚のために肝陽が上亢して肝陽化風を呈した状態である。
　肝陽上亢・化風で，風陽が上擾するため頭痛・めまい・耳鳴・ふらつきが生じ，心神を擾乱すると不眠・多夢がみられる。肝風による筋脈擾動と陰虚による筋脈不養により，振戦・筋肉のひきつり・けいれんなどを呈する。陰虚陽亢で内熱をともなうので，身体の熱感・のぼせ・ほてり・目の充血などをみることが多い。舌質が紅絳・脈が弦数は陰虚陽亢を示す。本証は肝腎陰虚が基本にあるが，肝陽化風の標が主体で陰虚は明らかではない。
[方　意] 平肝熄風・清熱安神を主体にし補益肝腎を配合する。
　主薬は平肝熄風の天麻・鈎藤鈎・石決明で，清肝瀉火の山梔子・黄芩は肝熱を清降して偏亢させない。夜交藤・朱茯神は安神寧心に働く。引血下行の牛膝と活血利水の益母草は，内熱の出路をひらく。杜仲・桑寄生・牛膝は，肝腎を補益して滋陰柔肝し，肝陽の偏亢を防止する。
[参　考]
① 原著の解説には「本方は平肝降逆の剤たり。天麻・鈎藤・生決明の平肝祛風降逆をもって主となす。輔するに清降の山梔・黄芩，活血の牛膝，滋肝腎の桑寄生・杜仲などをもって，滋腎しもって肝の逆を平す。また夜交藤・砵茯神にて

輔し，もって安神安眠し，その失眠を緩解す。ゆえに肝厥頭痛・暈眩・失眠に用うるの良剤たり」とある。
② 風動が甚だしい場合には，羚羊角を加える。

附　方

1. **抑肝散**（よくかんさん）《保嬰撮要》
    組成：柴胡・甘草各1.5g，川芎2.4g，当帰・白朮・茯苓・釣藤鈎各3g。水煎服。
    効能：平肝熄風・疏肝健脾
    主治：肝鬱化風のけいれん・歯ぎしり・いらいら・不眠など。

　　原著には「肝経の虚熱発搐，あるいは痰熱咬牙，あるいは驚悸寒熱，あるいは木乗土して嘔吐痰涎，腹脹少食，睡臥不安を治す」とあるが，処方構成からすると熱・痰とは直接関係がない。平肝熄風の釣藤鈎，疏肝解鬱の柴胡・川芎，柔肝和血の当帰，健脾の白朮・茯苓・甘草からなり，平肝熄風・疏肝解鬱を目的にして組成されている。健脾薬の配合は，脾の健運を通じて肝の陰血を補充し，柔肝する目的である。

　　原著には「前方（瀉青丸：清臓腑熱剤の項にあり）は足厥陰経，解散肌表，疏通内熱の薬なり。もし大便秘結し，煩渇飲冷して飲食は常の如きは形病倶に実に属し，これ（瀉青丸）を用いてこれを瀉すべし。もし大便調和し，煩渇飲冷し，目淡青色なるは，病気実にして形気虚に属し，抑肝散を用いてこれを平すべし」と同じく小児の薬方である瀉青丸と較べ虚を呈する肝経薬であることを解説する。

　　なお，本方は元来乳幼児のひきつけ・むずかり・夜泣き・歯ぎしりなどに対して用いられたものであり，方後に「子母同服」とあるところから，母親の影響が大きいことが分かる。成人が服用する場合には，用量を多くする必要がある。

　　抑肝散加陳皮半夏（よくかんさんかちんぴはんげ）は日本の経験方であり，抑肝散に小半夏湯を配合している。肝胃不和（木乗土）の悪心・嘔吐，あるいは痰飲をともなう場合に用いる。

2. **釣藤散**（ちょうとうさん）《普済本事方》
    組成：釣藤鈎・陳皮・半夏・麦門冬・茯苓・茯神・人参・菊花・防風各15g，炙甘草0.3g　石膏30g。細末にし1回12gを生姜と水煎服用する。
    効能：平肝熄風・清熱化痰・益気
    主治：肝厥の頭痛・めまい。

原著には鈎藤散と名づけて「肝厥頭暈を治し，頭目を清す」とあるのみであるが，平肝熄風の鈎藤鈎・菊花・防風と益気健脾・化痰の陳皮・半夏・人参・茯苓・甘草の配合から，脾虚による痰濁が肝風とともに上逆する「風痰上擾」の頭痛・めまいに適していることが分かる。石膏の配合は上焦の熱を清する目的であり，のぼせ・目の充血・胸中の熱感などをともなう。茯神は安神に働く。日本では本方の使用目標として「朝の頭痛」を挙げているが，気虚関連の症状と考えられる。気虚を基本にした風痰上擾兼熱証に使用する。

大定風珠（だいていふうしゅ）
《温病条弁》

[組　成] 生白芍18g　阿膠9g　生亀板12g　生地黄18g　麻子仁6g　五味子6g　生牡蛎12g　麦門冬18g　炙甘草12g　鶏子黄2個　鼈甲12g
[用　法] 水煎し滓を除き，鶏子黄を入れて攪拌し，温服する。
[効　能] 滋陰養血・潜陽熄風
[主　治] 真陰大虧・虚風内動
　るい痩・皮膚の乾燥・両頬部の紅潮・動悸・もうろう状態・手足の筋肉蠕動・甚だしいとけいれん・舌質が紅絳・少苔～無苔・脈が細促あるいは細で微弱など。
[病　機] 温病で熱邪が長期間停留して真陰を灼傷し，誤って発汗・瀉下などが加えられて陰液がさらに消耗し，真陰が大虧して虚陽が上浮するとともに，肝不養筋による虚風内動が生じた状態である。
　陰液が消耗してるい痩・皮膚の乾燥がみられ，真陰が虧損し陽気が依附するところがなくなると上浮して，両頬部の紅潮が生じる。心陰・心気が養われないと動悸（心中憺憺大動で外部から動悸が望見できる）し，心神が養われないともうろう状態を呈する。真陰大虧で肝の陰血が不足し，筋を養えないと筋脈が拘急し，軽度なら手足蠕動（ぴくぴくひきつり動く）が，甚だしいとけいれんを生じ，これを「虚風内動」と呼ぶ。舌質が紅絳・少苔～無苔・脈が細は陰虚をあらわし，脈促（数で不整）は陰血不足の虚熱と血液乾固による流行渋滞を示す。脈が細で微弱は，陰虧で陽気も亡失しそうな危候をあらわす。
[方　意] 滋陰養血を主体にし潜陽熄風を加える。
　血肉有情の阿膠・亀板・鼈甲・鶏子黄で真陰を塡補し，白芍・生地黄・麦門冬で滋陰養血増液し，酸斂の五味子で斂陰し，五味子・白芍・炙甘草で酸甘化陰し，陰液を強力に滋補する。牡蛎・鼈甲・亀板は潜陽熄風に働き，鶏子黄は心腎を滋補して交通させる。白芍・阿膠・生地黄・麦門冬は，滋陰柔肝に働い

て，虚風を内熄し虚陽上浮を鎮潜する。五味子は斂陰留陽して陽気が散亡し虚脱するのを防止する。潤腸の麻子仁は，滋陰潤燥の補助薬である。

[参　考]

① 原著には「熱邪久しく羈（とど）まり，真陰を吸煉し，あるいは誤表により，あるいは妄攻により，神倦し瘈瘲（けいしょう）し，脈気虚弱，舌絳苔少，時々に脱せんと欲するは，大定風珠これを主る」とあり，真陰大虧・虚風内動の重症で，脈気虚弱・時々欲脱という陰陽俱脱の危候に陥りかけている状態に用いる。

　　方後に「喘には人参を加え，自汗には竜骨・人参・小麦を加え，悸には茯神・人参・小麦を加う」とあるように，喘（呼吸困難）・自汗・悸（動悸）など肺気・衛気・心気が虚脱しそうな症候をともなうときには，人参で益気固脱するとともに，斂汗の竜骨・小麦や安神の茯神・小麦を配合している。また，大定風珠に人参を加えると，人参・五味子・麦門冬という生脈散が配合されたことになり，大定風珠合生脈散で滋陰熄風・益気生津・斂陰固脱の効能が得られ，陰陽俱脱の危候により適した処方になる。

　　なお，「壮火なお盛んなれば，定風珠を用うるを得ず」と注意書きがあるように，本方は邪気が盛んなときに用いてはならず，熱盛の場合には清熱熄風の剤を使用すべきである。

② 本方は加減復脈湯（炙甘草・生地黄・生白芍・麦門冬・阿膠・麻子仁）の加味方である。「ただ大便溏す」に用いる一甲復脈湯（麻子仁を除き牡蛎を加える）を除き，二甲・三甲復脈湯および本方と小定風珠が滋陰熄風の方剤である（いずれも《温病条弁》にみられる）。

◎二甲復脈湯（にこうふくみゃくとう）

　組成：加減復脈湯に生牡蛎15ｇ，鼈甲24ｇを加える。水煎服。

　「熱邪下焦に深入し，脈沈数，舌乾き歯黒く，手足ただ蠕動を覚えれば，急ぎ痙厥を防ぐ，二甲復脈湯これを主る」

　手足に少々蠕動が生じた虚風内動の軽症には，滋陰の加減復脈湯に潜陽熄風の牡蛎・鼈甲を加える。

◎三甲復脈湯（さんこうふくみゃくとう）

　組成：二甲復脈湯に生亀板30ｇを加える。水煎服。

　「下焦の温病，熱深く厥甚だしく，脈細促，心中憺憺（たんたん）と大動し，甚だしければすなわち心中痛むは，三甲復脈湯これを主る」

　心の気陰が消耗し動悸・胸痛がみられるときは，滋陰潜陽・養心安神の亀板を加える。

　大定風珠は三甲復脈湯に鶏子黄・五味子を加えたものに相当し，虚風内動の重症であるから，酸斂の五味子で斂陰潜陽し，滋補心腎・熄風の鶏子黄で心腎を交通させ，滋陰熄風の効能をつよめている。

◎小定風珠（しょうていふうしゅ）

組 成：鶏子黄1個，阿膠6g，生亀板18g，淡菜（貽貝の干物）9g，童便15m*l*。水煎服。

「温邪下焦に久踞すれば，肝液を爍して厥をなし，衝脈を擾して噦をなす」
「脈細にして勁は，小定風珠これを主る」

滋陰熄風・潜陽の鶏子黄・阿膠・亀板・淡菜に，鹹降の童便を加えている。効能は大定風珠とほぼ同じで，陰虧内風の程度が軽いときに適する。

阿膠鶏子黄湯（あきょうけいしおうとう）
《通俗傷寒論》

[組　成] 阿膠6g（沖服）　生白芍9g　石決明15g（先煎）　釣藤鈎6g（後下）　生地黄12g　炙甘草2g　生牡蛎12g（先煎）　絡石藤9g　茯神木12g　鶏子黄2枚（沖服）
[用　法] 水煎服。
[効　能] 滋陰養血・潜陽熄風
[主　治] 熱傷陰血・血虚生風

筋肉のひきつり・手足の蠕動・頭のふらつき・めまい感・舌質は絳・少苔・脈は細数など。

[病　機] 温熱病で熱邪が長期にわたって陰血を耗損し，虚風内動を生じた状態である。

陰血が不足して筋脈が養えないために筋脈が拘攣し，筋肉のひきつり・手足の蠕動などが生じる。陰血不足で肝陽が上昇し，頭のふらつき・めまい感があらわれる。このような，陰血虚損による虚風内動の症候を「血虚生風」という。舌質が絳・舌苔が少・脈が細数は，熱傷陰血をあらわす。

[方　意] 滋陰養血・熄風を主とし潜陽通絡を配合する。

滋陰養血・熄風の阿膠・鶏子黄が主薬である。生地黄・白芍・甘草は，酸甘化陰により陰血を滋補し，柔肝に働いて主薬を補佐する。熄風の釣藤鈎および潜陽熄風の石決明・牡蛎，さらに平肝安神の茯神木は，標の風動と陽亢を抑制する。舒筋通絡の絡石藤および柔肝舒筋の白芍・甘草により，筋脈拘攣を解除する。

[参　考]
① 原著には「血虚生風は，真風にあらざるなり，実に血は筋を養わざるにより，筋脈は拘攣し，伸縮は自如なることあたわず，ゆえに手足瘛瘲し，風動に類似

す。故に名づけて内虚暗風といい，肝風と通称す。温熱病の末路，多くこの証を見るは，熱は血液を傷るをもっての故なり。方は阿膠・鶏子黄をもって君となし，その血肉有情，液多く質重きを取り，もって血液を滋して肝風を熄す。芍・草・茯神木をもって臣とし，一はすなわち酸甘化陰をもって柔肝し，一はすなわち木をもって木を制して熄風す。然して心血虚せば，肝陽必ず亢ず，ゆえに決明・牡蛎をもって佐け介類潜陽す。筋攣すれば絡また舒びず，ゆえに鈎藤・絡石をもって使とし通絡舒筋するなり。これ養血滋陰・柔肝熄風の良方たり」と解説されている。

② 本方は大定風珠と同じく熱傷陰血・虚風内動に対する方剤であるが，大定風珠は滋陰塡精に重点があって病状が重篤なものに，本方は滋陰補血が主体でやや軽症に適する。

附　方

1. **七物降下湯**（しちもつこうかとう）《修琴堂》

    組成：当帰・川芎・白芍・熟地黄・黄耆各3g，釣藤鈎4g，黄柏2g。水煎服。
    効能：滋陰養血・熄風
    主治：血虚生風による頭のふらつき・めまい感・筋肉のひきつり・舌質は淡・脈は細などの症候。

    老化・慢性病・その他で陰血が暗耗し，血虚による肝陽上亢や不養筋のために内風が生じ，ふらつき・めまい感・筋肉のひきつりなどがみられる。舌質が淡・脈が細では虚をあらわし，このほかにも皮膚につやがない・爪がもろい・しびれ感・月経周期延長・経月量が少ないなどの血虚の症候をともなう。四物湯（当帰・白芍・熟地黄・川芎）で滋陰補血・柔肝し，補気の黄耆は「気よく血を生ず」の効果によって補血をつよめ，平肝熄風の釣藤鈎で風動をしずめる。黄柏は陰血不足による内熱を清する補佐薬である。

    本方は大塚敬節の創製で《症候による漢方治療の実際》にある。原著によれば，四物湯に釣藤4g，黄耆3g，黄柏2gを加えており，自身の高血圧，および頭痛，眩暈，のぼせ，疲労感，眼底出血を経験して創製したもので，服用により症状の改善をみて，以後易疲労感のある高血圧症，尿タンパク，腎硬化症の疑いの高血圧症に用いて効果があったと述べている。

当帰飲子（とうきいんし）
《済生方》

[組　成] 当帰・白芍・川芎・生地黄・白蒺藜・防風・荊芥穂各6g　何首烏・黄耆・炙甘草各3g
[用　法] 生姜と水煎服用する。粉末にし1回12gを生姜と水煎服用してもよい。
[効　能] 滋陰養血・祛風止痒
[主　治] 血燥生風
　　　皮膚瘙痒・皮膚の乾燥・細小の落屑や紅色丘疹・舌質が淡・脈は細など。
[病　機] 老化・慢性病・その他により陰血が暗耗し，営血による濡潤ができないために肌膚の失養枯燥が生じ，虚に乗じて外風が侵入し，陰血不足による内風と結びついて皮膚病変を生じる。
　　　肌膚失養枯燥のために皮膚が乾燥して萎縮し，掻くと細小の落屑がみられる。内風・外風が結びついて肌膚を犯すので，瘙痒が出没・遊走し，風邪が鬱すると軽度に化熱して紅色丘疹を呈することもある。営血の衰少により衛気も不足するために邪を駆逐できず，また内風もひきつづき発生するので，病変は慢性の経過をとり治癒しがたい。
[方　意] 滋陰養血を主体に祛風止痒を加える。
　　　滋陰養血の当帰・白芍・生地黄・何首烏は，肝血を滋補して柔肝熄風する。活血の川芎は，血虚で渋滞した血行を促すとともに，肝の疏泄を舒暢して内風の発生を防止する。白蒺藜は疏肝・平肝熄風に働くと同時に祛風の効能をもっており，祛風止痒の防風・荊芥と共同し，内・外の風邪を除いて瘙痒を止める。黄耆・炙甘草は「気よく血を生ず」の効果をあげ，衛気を充盈させて祛邪の力を高める。炙甘草は白芍とともに酸甘化陰にも働く。
[参　考]
① 本方は血燥生風に対する代表方剤で，熱証が甚だしくない場合に適する。
　　　原著には「心血凝滞し，内に風熱を蘊し，発して皮膚に見われ，遍身の瘡疥，あるいは腫れ，あるいは痒く，あるいは膿水浸淫し，あるいは赤疹瘡瘍を発するを治す」とあり，《外科正宗》にも「血燥き皮膚は痒を作す，および風熱の瘡疥瘙痒，あるいは疼痛を作すを治す」とある。ただし血熱に対する生地黄と風熱に対する白蒺藜の配合があるのみであり，風熱が盛んな場合には適さない。風邪が鬱して軽度の化熱がみられる場合によい。
② 本方は滋陰養血と熄風の配合でもあり，血虚生風のふらつき・めまい・しびれなどにも使用してよい。

第15章

治燥剤（ちそうざい）

　治燥剤とは，軽宣燥邪あるいは滋陰潤燥の効能をもつ薬物を主とし，燥証を改善する方剤である。

　燥証には，外燥と内燥の別がある。

　外燥とは，乾燥した秋期に燥邪を感受して発生する外感病であり，気温の温・涼の違いで温燥と涼燥を区別する。「秋深き初涼は，西風粛殺，これに感ずるものは多く風燥を病む，これ燥涼に属し，厳冬の風寒に較べて軽たり，もし久しく晴れて雨なく，秋陽は曝すをもって，これに感ずるものは多く温燥を病む，これ燥熱に属し，暮春の風温に較べて重たり」といわれる。燥邪は傷肺耗津しやすいので，発熱・悪寒とともに口乾・咽痛・乾咳・少痰あるいは粘痰などを呈することが多い。

　内燥とは，臓腑の陰津虧損の病証で，久病・虚労・攻伐太過・吐利による亡津・熱盛傷津・辛熱太過などによってひきおこされる。臓腑の部位や生理的特徴の違いにより内燥の症候もさまざまであり，乾咳・無痰を主とする上燥，嘔吐・口乾を主とする中燥，便秘を主とする下燥などの別や，肺・胃・腎・大腸などの別がある。

　治療については，外燥は軽宣し内燥は滋潤し，涼燥は温宣し温燥は清宣すべきである。ただし，人体の内外・臓腑の間は相互に連係があるため，臨床的には内外相兼・上下互見を呈し，症候に応じて治法を組み合せて対応する必要がある。たとえば温燥では発熱・頭痛・悪風寒などの表証と同時に咽痛・乾咳・無痰などの燥傷肺陰の症候もみられるので，清宣燥邪と滋潤肺燥を併用し，また肺燥の乾咳・少痰・血痰などの症候に手足のほてり・身体の熱感・盗汗など腎陰虚の症候をともなうときは，潤肺と滋腎を配合するなどである。

　治燥剤は，軽宣と滋潤のいずれが主体になるかにより，大きく軽宣潤燥と滋陰潤燥に分類する。

　なお，治燥剤には滋膩の薬物が多く，助湿滞気しやすいので，湿盛には禁忌であり，脾虚・気滞・痰盛などにも慎重を要する。辛香耗気・苦燥傷陰の薬物は使用してはならない。

第1節　軽宣潤燥剤（けいせんじゅんそうざい）

軽宣潤燥剤は，外感涼燥あるいは温燥に適用する。

涼燥は，晩秋に風寒燥邪を受けて発生し，肺気不宣により咳嗽・鼻閉・頭痛・悪寒・咽乾などを呈する。

治法は軽宣温潤で，紫蘇葉・淡豆鼓・葱白・桔梗・杏仁などを用いる。

温燥は，初秋に温熱燥邪を感受し肺津が損耗されて発症し，発熱・頭痛・乾咳・少痰・口渇などを呈する。

治法は清宣潤肺で，桑葉・沙参・麦門冬・玉竹などを用いる。

杏蘇散（きょうそさん）
《温病条弁》

[組　成] 紫蘇葉・半夏・茯苓・前胡・桔梗・枳殻・甘草・生姜・陳皮・杏仁各6g 大棗2g
[用　法] 水煎服。
[効　能] 軽宣涼燥・宣肺化痰
[主　治] 外感涼燥
　　軽度の頭痛・悪寒・無汗・咳嗽・稀薄な痰・鼻閉・咽の閉塞感・舌苔が白・脈が弦など。
[病　機] 晩秋の乾燥と寒冷による涼燥の邪の侵襲を受け，肺気不宣を呈する状態であり，「小寒」による表寒証に相当する。
　　涼邪（小寒の邪）が束表し衛気が鬱するので悪寒・無汗がみられ，経気が阻滞されて頭痛が生じるが，寒邪襲表のようなつよい症状ではない。小寒の邪が肺系を傷害し，肺気の宣降を阻み水道の通調も不十分になるために，咳嗽とともに水飲による稀薄な痰があらわれ，肺竅である鼻や肺系の咽は肺気鬱遏のために閉塞の傾向を示す。脈が弦は，寒邪と内生の水飲をあらわす。
　　本証においては燥邪の関与はあまりなく，治法上に配慮がみられるにすぎない。
[方　意] 涼燥は小寒であり，乾燥した気候でもあるために，つよく解表して汗を多く出させることは禁忌であり，軽宣によって表邪を除くとともに宣肺化痰を

配合する。

　辛温の紫蘇葉で微汗させ，疏風降気の前胡と宣肺の杏仁で散邪を補助する。桔梗と枳殻は一昇一降で，気機を行らせて散邪を助け祛痰する。半夏・陳皮・茯苓は，祛湿化痰に働く。生姜・大棗・甘草は，営衛を調和し諸薬を調和させる。全体で発表宣肺・理気化痰・止咳の効能が得られる。

[参　考]
① 《温病条弁》には「燥は皮毛を傷る，故に頭微しく痛み悪寒するなり，微しく痛むは，傷寒の痛み甚だしきに似ざるなり。陽明の脈は，上り頭角を行る，故に頭もまた痛むなり。咳嗽稀痰は，肺は寒を悪む，古人の謂う燥は小寒たるなり。肺は燥気の搏つ所となり，水道を通調することあたわず，故に寒飲停まりて咳すなり。鼻塞るは，鼻は肺竅たり，嗌塞るは，嗌は肺系たるなり，脈弦は，寒に飲を兼ねるなり，無汗は，涼皮毛に搏つなり。按ずるに杏蘇散は，小青竜を減ずること一等。……燥涼に傷るる咳のごときは，治は苦温をもってし，佐くるに甘辛をもってすれば，正に合拍たり。重寒を受け飲を挟むの咳のごときは，すなわち青竜あり。春風に傷れ，燥すでに化火し無痰の証のごときは，すなわちなお桑菊飲・桑杏湯の例に従う」と解説されている。
② 本方は，参蘇飲から人参・葛根・木香を除き，杏仁を加えたものに相当する。参蘇飲は虚弱者の外感で風寒襲肺に適用する。本証は涼燥襲肺で，表証が軽微であるから発散の葛根を宣肺の杏仁にかえ，正気は虚していないので人参を除いている。
③ 本方は涼燥の代表方剤である。悪寒がつよければ葱白・淡豆豉を加え，頭痛がつよいときは防風・川芎を加え，咳嗽・多痰には半夏・陳皮・茯苓を増量して紫菀を加え，痰が少ないときは半夏・茯苓を減量する。

桑杏湯（そうきょうとう）
《温病条弁》

[組　成] 桑葉3g　杏仁4.5g　沙参6g　浙貝母3g　淡豆豉3g　梔皮3g　梨皮3g
[用　法] 水煎し頓服する。
[効　能] 清宣涼潤
[主　治] 外感温燥
　発熱・微悪風寒・頭痛・鼻や咽の乾燥・口渇・乾咳・粘稠な少痰・舌苔は薄白で乾燥・舌質は尖辺が紅・脈は浮数など。

[病　機] 初秋の残暑と乾燥による温燥の邪の侵襲を受け，肺衛・肺津が損傷された状態である。

温燥の邪が肺衛を侵襲して邪正相争するので発熱し，邪と相争して衛気が失調するために微悪風寒をともない，温邪が清空を上擾するので頭痛が生じる。燥邪が肺津を損耗するために，肺竅の鼻・肺系の咽が乾燥して痰も粘稠になり，肺気の粛降が阻害されて乾咳・少痰を呈する。津液が不足するために口渇・舌の乾燥がみられ，温邪が肺にあるので舌尖辺が紅・脈が数を呈し，外邪襲表の初期であるから舌苔は白・脈は浮である。

[方　意] 温燥の邪を清宣し兼ねて潤肺止咳する。

軽宣の桑葉・淡豆豉で宣肺散邪し，宣肺降気の杏仁が補助する。潤肺生津の沙参・梨皮，潤肺化痰・止咳の浙貝母，清泄肺熱の梔皮は，肺熱を清し肺津を滋潤して止咳・化痰する。全体で燥熱を軽宣し肺陰を涼潤することができる。

[参　考]
① 《温病条弁》には「秋に燥気を感じ，右脈数大，手太陰の気分傷るるは，桑杏湯これを主る」とあり，秋燥を感受して手太陰（肺）の気分が損傷を受け，右脈が数大で温邪が関与していることが示されている。
② 咽喉の乾燥・疼痛が顕著なときは牛蒡子を，出血があれば茅根を，痰が黄で粘稠であれば馬兜鈴・栝楼皮を加える。
③ 原著の方後には，「軽薬は重用するを得ず，重用すれば必ず病所に過ぐ」とあり，邪が軽浅で肺経の薬物も軽浅であるから，煎じる時間は短く，用量も過量にならない方がよい。

附　方

1. 翹荷湯（ぎょうかとう）《温病条弁》
    組成：薄荷・連翹各 4.5 g，生甘草 3 g，黒梔皮 4.5 g，桔梗・緑豆皮各 6 g。水煎服。
    効能：清透燥熱
    主治：温燥上擾清竅による発熱・口鼻の乾燥・耳鳴・目の充血・歯齦の腫脹疼痛・咽痛・舌苔が薄黄で乾燥・脈が数などの症候。

    温燥の邪が肺胃気分に侵入し，化火して清竅を上擾した病態である。軽清宣透の薄荷・連翹，清熱瀉火の黒梔皮，清熱解毒の緑豆皮，清熱利咽・止痛の桔梗・生甘草を用い，燥熱を宣散涼解する。原著には「燥気化火し，清竅利せざるものは，翹荷湯これを主る」とあり，「耳鳴は，羚羊角・苦丁茶を加う，目赤は，鮮菊葉・苦丁茶・夏枯草を加う，咽痛は，牛蒡子・黄芩を加う」と加減が示されている。

清燥救肺湯（せいそうきゅうはいとう）
《医門法律》

[組　成] 桑葉9g　石膏7.5g　人参2g　甘草3g　炒胡麻仁3g　阿膠2.5g　麦門冬6g　炒杏仁2g　枇杷葉（去毛，蜜炙）2g

[用　法] 水煎服。

[効　能] 清燥潤肺

[主　治] 温燥傷肺

　　発熱・頭痛・乾咳・無痰あるいは少量の粘稠痰・甚だしいと痰に血が混じる・呼吸促迫・呼吸困難・息ぎれ・鼻や咽の乾燥・焦躁感・倦怠無力感・口渇・舌質が紅で乾燥・少苔・脈が数など。

[病　機] 燥熱熾盛で肺の気陰を損傷した状態である。

　　燥熱が肺に壅滞して裏熱熾盛になるために発熱し，熱邪が清空を上擾するので頭痛をともなう。燥熱壅肺で肺気が上逆して呼吸促迫・呼吸困難が生じ，肺津が燥熱で灼傷されるために乾咳・少量の粘痰あるいは無痰を呈し，肺絡が灼傷されると痰に血が混じる。肺津が不足して上潤できないので口渇・舌の乾燥・鼻や咽の乾燥がみられ，熱が心神を擾乱すると焦躁感があらわれる。津液とともに気も耗散するため，息ぎれ・倦怠無力感をともなう。舌質が紅・脈が数は熱盛を，舌質が乾燥・少苔は津燥を示す。

[方　意] 清燥潤肺により燥熱を除き気陰両傷を救うべきである。辛香の薬物は耗気し，苦寒瀉火薬は傷津する恐れがあるので，禁忌である。

　　軽宣肺燥の桑葉と清肺の石膏が主薬で，燥熱を宣透するとともに内清する。滋陰生津・潤燥の麦門冬・阿膠・胡麻仁は肺の陰津を補充し，苦泄・降肺気の杏仁・枇杷葉は喘咳をしずめる。人参・甘草は益気和中して肺気を扶助する。全体で，燥熱の邪を除き気陰を回復する効能が得られる。

[参　考]

① 原著には「諸気膹鬱（満悶怫鬱の意味），諸痿喘嘔を治す」「昌按：'諸気膹鬱は肺に属す'とは，肺の燥に属すことなり。而して古今の気鬱を治す方は，辛香行気を用い，肺の燥を治すは絶えて一方としてなし。'諸痿喘嘔これ上に属す'とは，また肺の燥に属すなり。しかして古今の治法は，痿嘔は陽明に属し，喘は肺に属すとする。これ則ち嘔と痿は中下に属し，ただ喘のみ上に属すとするなり。いわゆる千百方中にも，一方として肺の燥に及ぶなきなり。即ち喘の肺に属すは，表即下に非ず，行気即瀉気に非ず，間に一二潤剤を用いるあるは，また肯綮（こうけい）（骨肉結合のところ）を得ず。これを総（まと）めれば《内経》の六気（風・寒・暑・湿・燥・火），秋は燥一気に傷るを脱誤（文字の脱落や誤字）し，長夏

の湿を指して秋の燥となす。後人は敢えてさらにその説を端さずして，この一気を理さずに置く。即ち或いは理は燥たると明らかに知りて，薬を挟雑して用い，弋（鳥を捕るために矢に糸をつけたもの）で飛虫を獲るが如く，茫として人に示す定法なきなり。今この方を擬え，清燥救肺湯と命名す。大約胃気を主とするは，胃土は肺金の母たるなり。それ天門冬は能く保肺するといえども，味苦にして気滞し，反って傷胃して痰を阻むを恐れ，故に用いず。それ知母は能く腎水を滋し肺金を清すも，また苦なれば用いず。苦寒降火の如きに至りては，正治の薬にして尤も忌むところあり。けだし肺金は自ずと燥に至り，陰気の存するところは一綫に過ぎざるのみ，なおさらに苦寒をもってその気を下し，その胃を傷れば，その人なお生理（養生の理）あるや？ 誠にこの増損に倣いて肺燥を救い諸症の生ずるを変えるは，沃焦救焚の如し，その頻を厭わず，ねがわくは克ちて済うことあるのみ」と創薬の意図が述べられている。

② 痰が多ければ貝母・栝楼を，血虚があれば生地黄を，熱が甚だしければ犀角・羚羊角あるいは牛黄を加える。
③ 本方と桑杏湯はいずれも温燥傷肺に適用するが，桑杏湯は燥熱の軽症で発熱・咳嗽がつよくない場合に用い，本方は経過がやや長く重症で高熱・喘咳・口渇などを呈するときに使用する。

沙参麦冬湯（しゃじんばくどうとう）
（別名：沙参麦門冬湯）《温病条弁》

[組　成] 沙参9g　玉竹6g　生甘草3g　桑葉4.5g　麦門冬9g　生扁豆4.5g　天花粉4.5g
[用　法] 水煎服。
[効　能] 清養肺胃・生津潤燥
[主　治] 肺胃津傷
　　微熱あるいは平熱・口渇・咽の乾燥・乾咳・少痰・舌質が紅で乾燥・少苔・脈は細やや数など。
[病　機] 温熱病の気分証の後期で，熱邪が消退して肺胃の津液消耗が残った状態である。
　　温熱の邪が肺胃の気分を侵襲し熱が熾盛になって傷津し，邪熱が消退したのちに傷津が残存しており，口渇・咽の乾燥・舌の乾燥・少苔・脈が細を呈し，肺燥気逆による乾咳・少痰をともなう。胃燥気逆の場合には，乾嘔・食欲不振などがみられる。微熱・脈がやや数・舌質が紅などは，陰虚内熱をあらわす。

［方　意］甘寒の薬物により肺胃を清養する。

　　甘寒の沙参・麦門冬・玉竹・天花粉は，生津滋潤するとともに肺胃の熱を清する。生扁豆・生甘草は，胃気を扶養して津液の滋生を補助する。軽清宣透の桑葉は，肺熱を宣散し止咳する。全体で清養肺胃・生津潤燥の効能が得られる。

［参　考］
① 《温病条弁》には「燥は肺胃の陰分を傷り，あるいは熱しあるいは咳するものは，沙参麦冬湯これを主る」とあり，温燥による肺胃の津液損傷に用いている。
② 方後に「久熱久咳は，地骨皮三銭を加う」とあり，清肺・清虚熱の地骨皮を配合するように指示している。

附　方

1. **益胃湯**（えきいとう）《温病条弁》

    組成：沙参9g，麦門冬15g，氷砂糖3g，生地黄15g，玉竹4.5g。水煎服。
    効能：滋養肺胃
    主治：肺胃津傷。

　　原著には「陽明温病，下して後汗出でれば，まさにその陰を復すべし，益胃湯これを主る」とあり，瀉下と汗によって傷津したときに本方を用いている。諸薬はすべて甘寒生津に働き，滋養肺胃の効能をもつ。沙参麦冬湯と効能がほぼ同じであり，沙参麦冬湯は軽宣にも働いて肺に重点があり，本方は軽宣の効能はなく胃に重点がある。

第2節 滋陰潤燥剤（じいんじゅんそうざい）

　滋陰潤燥（滋陰内燥）剤は，臓腑の陰液虧損による内燥に適用する。
　肺陰不足の乾咳・少痰〜無痰・喀血などには清燥潤肺し，胃陰不足の口渇・飢餓感・嘔吐などには養胃生津し，腎陰不足の消渇・身体の熱感・手足のほてりや腸燥便秘などには養陰滋腎・潤腸通便する。
　薬物としては玄参・生地黄・麦門冬・百合などを用いる。

養陰清肺湯（よういんせいはいとう）
《重楼玉鑰》

[組　成] 生地黄9g　麦門冬6g　生甘草2g　玄参6g　貝母6g　牡丹皮3g　薄荷2g　炒白芍3g
[用　法] 水煎服。
[効　能] 養陰清肺・解毒
[主　治] 白喉（ジフテリア）
　咽喉の腫脹疼痛・咽頭部に腐苔状の白斑（偽膜）が生じて拭ってもとれない。鼻腔や口唇の乾燥・呼吸時の音声・発熱・脈が数など。
[病　機] 陰虚蘊熱のものが疫毒を感受し，熱毒が咽喉部を燻蒸した病態である。
　喉は肺系に属し，腎脈は咽を挟み舌本に連なり，肺腎陰虚で蘊熱のあるものが疫毒を感受すると，津液が灼傷され熱毒も盛んになって上を燻蒸するために，咽喉が腫脹して疼痛をともない，甚だしいと咽喉が狭窄して呼吸不利になり，呼吸困難や呼吸時の喘鳴あるいは嗄声を呈する。熱毒が燻蒸して咽喉を腐爛するために，腐苔状の白斑が生じ粘着して剥離しがたい。発熱・脈が数は，熱盛を示す。
[方　意] 肺腎陰虚の熱毒であるから，養陰清肺・解毒すべきである。
　滋腎清熱の生地黄，清熱潤肺の麦門冬，滋腎潤肺・清熱解毒・利咽散結の玄参が主薬で，肺腎を清潤し熱毒を清解する。白芍は斂陰し，牡丹皮は涼血消腫に働く。貝母は潤肺化痰・清肺止咳に働き，薄荷は宣肺利咽し，生甘草は清熱解毒・和薬する。いずれも補助薬である。全体で滋養肺腎・清熱解毒・消腫利

咽の効能が得られる。

［参　考］
① 本方は白喉に対する代表方剤である。
　　初期の表証には軽揚宣散の桑葉・葛根などを，熱毒がつよければ清熱解毒の金銀花・連翹などを加える。
②《重楼玉鑰》には「この証は肺腎に発す，およそ本質不足のもの，あるいは燥気の流行に遇い，あるいは辛熱の物を多食し，感触して発す」と病因が述べられ，「経治の法は，肺腎にほかならず，総めれば要は養陰清肺し，辛涼を兼ねて散を主とす」とある。

百合固金湯（びゃくごうこきんとう）
《医方集解》

［組　成］生地黄6g　熟地黄9g　麦門冬4.5g　百合・白芍・当帰・貝母・生甘草各3g　玄参・桔梗各2.4g
［用　法］水煎服。
［効　能］養陰清熱・潤肺化痰
［主　治］肺腎陰虚・虚火上炎
　　咳嗽・痰に血が混じる・咽喉が燥いて痛む・手足のほてり・身体の熱感・盗汗・舌質が紅絳・舌苔が少ない・脈が細数など。
［病　機］肺腎陰虚で内熱が生じ虚火上炎をともなった病態である。
　　虚火が上炎するので咽喉が乾燥して痛み，虚火が肺を灼し肺気が上逆するために咳嗽・喀痰・呼吸促迫が生じ，肺絡が灼傷されると痰に血が混じる。手足のほてり・身体の熱感（骨蒸）・盗汗・舌質が紅絳・少苔・脈が細数などは，陰虚内熱をあらわす。
［方　意］養陰清熱と潤肺化痰を併施する。
　　熟地黄・生地黄は滋腎陰に，百合・麦門冬は潤肺止咳に，玄参は滋腎潤肺に働き，共同して肺腎を滋補する。生地黄・玄参は，清熱涼血により内熱を清する。養血和陰の当帰・白芍は滋陰を補佐し，貝母・桔梗は清肺化痰・止咳に働く。生甘草は諸薬を調和し，桔梗とともに利咽にも働く。全体で肺腎の陰液を充足させ虚火をしずめ止咳化痰する。

［参　考］
①《医方集解》には「肺傷れ咽痛み，喘嗽痰血するを治す」「手太陰，足少陰薬なり（肺腎は子母の臓たり，故に補肺するものは，多く滋腎を兼ねる）。金水を生

じざれば，火炎えて水乾き，故に二地をもって腎を助けて滋水退熱し君となし；百合は補肺安神し，麦冬は清熱潤燥し，元参は二地を助けて水を生じ，貝母は肺鬱を散じて除痰し，帰・芍は養血し平肝を兼ね（肝火盛んなれば則ち金を克す），甘・桔は清金し，功を上部に成す（諸薬を載せて上浮す），みな甘寒をもって培元清本し，苦寒をもって生発の気を傷るを欲せざるなり」とある。
② 痰が多いときは清潤化痰の栝楼を，喀血があれば昇浮の桔梗を除いて涼血止血の茅根・仙鶴草などを加える。

麦門冬湯（ばくもんどうとう）
《金匱要略》

[組　成] 麦門冬 15 g　半夏 4.5 g　人参 9 g　甘草 3 g　粳米 15 g　大棗 3 g
[用　法] 水煎服。
[効　能] 滋養肺胃・降逆下気
[主　治]
(1) 肺痿（肺陰不足）
　咳嗽・激しい咳こみ・痰が切れにくい・咽の乾燥刺激感・口乾・舌質が紅で乾燥・舌苔が少・脈が細など。
(2) 胃陰不足
　口渇・咽の乾燥・嘔吐・舌質が紅・少苔・脈が細など。
[病　機] 肺胃陰虚で気機が上逆した状態である。
　胃陰が不足して津液が上承しないので口渇・口乾がみられ，胃気が和降できずに上逆すると嘔吐をともなう。胃陰虚で虚火が肺陰を傷灼すると，肺陰も不足して肺気が上逆するので，咳こんで咳嗽がつづき痰が切れにくく粘稠である。肺胃陰虚で咽が濡潤されず，虚火が上炎して咽が灼されるために，咽に刺激感があり乾燥する。舌質が紅で乾燥・少苔・脈が細は，陰虚をあらわす。
[方　意] 肺胃を滋潤して上逆した気機を下降させる。
　主薬は甘寒の麦門冬で，大量に使用して肺胃を滋潤し虚火を清する。益気生津の人参と補脾益胃の粳米・大棗・甘草は，中気を健運することにより津液を肺に上輸する。辛温・燥湿の半夏を一味加えるのは，大量の麦門冬に配合することにより半夏の燥性が消失すると同時に，麦門冬の粘膩の性質を除くことができ，さらに半夏の降逆下気の効能によって止咳・止嘔できるからである。薬味は 6 種にすぎないが，滋潤と降気がうまく配合され，陰津を回復し虚火を除き，下気降逆することができる。

[参　考]
① 《金匱要略》には「大逆上気し，咽喉利せず，逆を止め気を下すは，麦門冬湯これを主る」とあり，虚熱（肺陰虚）の肺痿に対する方剤と考えられている。
② 《張氏医通》には「これ胃中の津液乾枯し，虚火上炎の証なり。およそ肺病みて胃気あらばすなわち生き，胃気なくばすなわち死す。胃気は，肺の母気なり，故に竹葉石膏湯中より方名の二味を偏除して，麦冬数倍を用いて君となし，兼ねて参・草・粳米をもって肺母を滋し，水穀の精微をしてみな肺に上注するを得さしめれば，自然に沃沢して虞なし。まさに火逆上気は，みなこれ胃中の痰気清さず，肺隧に上溢し，津液流通の道を占拠して然ると知るべし，これをもって半夏を倍用し，さらに大棗を加えて通津滌飲を先となす，奥義はすべてここに在り。もし濁飲除かざされば，津液は斂さず，日に潤肺生津の剤を用うるといえども，なんぞよく止逆下気の勣(せき)を建てんや。俗に半夏は性燥なるをもって用いざるは，殊に仲景の立方の旨を失す」と解説されている。

《医宗金鑑》に「喩昌曰く：この方は胃中の津液乾枯し，虚火上炎するを治し，治本の良法なり。それ降火の薬を用い火反って昇り，寒涼の薬を用い熱転じて熾んなるは，徒(ただ)火熱相争と知るのみにして，正気を補いて津液を生ずるを知ることなし，ただ無益ならずして反ってこれを害す。およそ肺病は胃気有れば則ち生き，胃気なくば則ち死す。胃気は肺の母気なり。本草に知母の名あるは，肺はその清涼を借り，清涼は肺の母たるを知るを謂うなり。また貝母の名あるは，肺はその豁痰を借り，豁痰は肺の母たるを謂うなり。然るにしばしば火逆上気，咽喉不利の証に施してしばしば応ぜざるは，不称（誉められない）と名す。孰(たれ)ぞ知る仲景の妙法は，麦冬，人参，甘草，大棗，粳米において中気を大補して津液を隊中に生ずるにあり，また半夏の辛温の味を増入するは開胃して津を行らせて潤肺するにあり，あにただその利咽行気に用いるのみならんや。顧みるに利咽下気は，半夏の功に非ず，実は善く半夏を用いるの功なり」と説明する。
③ 津虚が顕著であれば沙参・玉竹を，潮熱があるときは銀柴胡・地骨皮を加える。

瓊玉膏（けいぎょくこう）
《洪氏集験方》

[組　成] 人参 750 g　生地黄 8 kg　茯苓 1.5 kg　蜂蜜 5 kg
[用　法] 生地黄を煎じつめて煎汁を取り，人参・茯苓の細末と蜂蜜を入れて攪拌し，磁器のかめに入れ十分に火を通して密封保存し，朝晩に 6〜9 g ずつを酒

か湯にといて服用する。
[効　能] 滋陰潤肺
[主　治] 肺腎陰虚
　　　慢性の乾咳・喀血・咽の乾燥・少痰・舌質が絳・少苔・脈が細数など。
[病　機] 肺癆（肺結核など）による耗損で肺腎の陰が虚し，虚火が上炎して肺が粛降できない状態である。
　　　陰虚の虚火上炎で肺気が上逆するので，乾咳・少痰・咽の乾燥が生じる。火が肺絡を灼傷すると，喀血がみられる。舌質が絳・舌苔が少・脈が細数は，陰虚内熱をあらわす。
[方　意] 肺腎を滋補する。
　　　主薬は滋陰補腎・清熱涼血の生地黄で，養肺潤燥の蜂蜜が補助して，肺腎を滋潤する。人参・茯苓は健脾益気により化源を益し，肺腎に精微を運輸して滋潤を促進する。茯苓は淡滲により他薬の膩滞を防止する。全体で滋陰潤肺の効能が得られる。
[参　考]
① 《医宗金鑑》には「虚労乾咳を治す。……李中梓曰く：乾咳は有声無痰，火来たりて金に乗じ，金極まりて鳴くなり。これ本元の病，漸漬（次第にしみ込む）にあらざれば功を成し難し；もし苦寒を誤用すれば，ただ脾土を傷り，金は反って母無し。故に丹溪は地黄を君とし，水を盛んにし火をして自ずと息ましむ。また肺を損じるものには，その気を益す，故に人参を用いて生発の元を鼓す。虚すれば則ちその母を補う，故に茯苓を用いて万物の本を培う。白蜜は百花の精足り，味甘は脾に帰し，性潤にして肺を悦ばし，かつ燥急の火を緩める。四者は皆温良和厚の品なれば，誠に宝重とするに堪える。郭機曰く：吾に沉痾起き，珍なること瓊瑤（美しい玉）に賽（匹敵する）す。故に瓊玉の名あり」とある。
② 外感をともなっているときは，服用してはならない。

増液湯（ぞうえきとう）
《温病条弁》

[組　成] 玄参30g　麦門冬24g　生地黄24g
[用　法] 水煎服。
[効　能] 増液潤燥（増水行舟）
[主　治] 陽明温病・津液氷足（無水舟停）
　　　便秘・発熱・口渇・腹満・舌質が紅で乾燥・舌苔が黄燥・脈が細あるいは無

力など。
[病　機]熱邪傷津による無水舟停の便秘である。

　腸胃熱盛（陽明病）で熱邪が津液を耗損するが，陰虚の体質であったり傷津が高度であると，腸燥のために糞便が硬化して推動されず（これを無水舟停とたとえる），便秘を呈する。便秘で腑気不通になって腹満がみられ，熱盛のために発熱・舌質が紅・舌苔が黄をともない，傷津のために口渇・舌の乾燥・脈が細あるいは無力を呈している。

[方　意]陽明熱結の便秘には承気湯で攻下するが，傷津が甚だしく脈が細あるいは無力を呈するときには，瀉下によって傷津が増悪するので，津液を滋潤することにより通便する「増水行舟」の方法を用いる必要がある。

　鹹寒で滋陰清熱・潤下に働く玄参が主薬で，甘寒滋潤の麦門冬と甘寒・清熱滋陰の生地黄が補佐し，滋陰清熱・潤腸通便の効能をあらわす。

[参　考]
①《温病条弁》には「陽明の温病，上焦証なく，数日大便せざるは，まさにこれを下すべし，もしその人陰もとより虚し，承気を行うべからざるものは，増液湯これを主る。増液湯を服しおわり，十二時(とき)を周(めぐ)らせこれを観，もし大便下らざれば，調胃承気湯を合し微(すこ)しくこれを和す」「陽明温病，下の後二三日，下の証復た現れ，脈は甚だしく沈ならず，あるいは沈にして無力は，増液を与うるに止(とど)むべし，承気を与うべからず」「陽明温病，これを下して通せず，……津液不足し，無水舟停のものは，間(あいま)に増液を服し，再(さら)に下らざるものは，増液承気湯これを主る」とある。

　温病の傷津には攻下をごく慎重にすべきであり，必ず増液湯を使用して排便の有無を確かめ，排便がなければ滋陰増液の基礎のもとに，調胃承気湯か増液承気湯を用いるべきであるとしている。

　増液承気湯は，増液湯に大黄・芒硝を加えたものである。
②《温病条弁》の自注には「温病の不大便は，熱結・液乾の二者の外に出でず。その陽邪熾甚に偏るは，熱結の実証，すなわち承気法に従う，その陰虧液涸に偏る半虚半実証は，すなわち承気を混施すべからず，故にこの法をもってこれに代う。独り元参を取りて君となすは，元参は味苦鹹微寒，壮水制火し，二便を通じ，腎水を啓きて天に上潮(ひら)す，そのよく液乾を治すは，もとより言を待たず，《本経》に其「腹中寒熱積聚を主治す」と称し，そのまたよく熱結を解するを知るべし。麦冬は心腹結気，傷中傷飽，胃絡脈絶，るい痩短気を主治し，またよく補いよく潤しよく通じるの品に系る，故にもってこれ佐となす。生地また寒熱積聚を主り，血痺を逐う，細なるを用うるは，その補して膩ならず，兼ねてよく絡に走るを取るなり。三者合用し，増水行舟の計を作す，ゆえに湯を増液と名(な)づく，ただし重用するにあらざれば功をなさず」と，詳細に解説している。

附　方

1. **五汁飲**（ごじゅういん）《温病条弁》

    組成：梨汁，荸薺汁・鮮芦根汁・麦門冬汁・藕汁。適量を服用する。

    効能：生津潤燥

    主治：温病熱甚だしく，肺胃陰津を灼傷し口中燥きて渇し，白沫を咳唾し，粘滞不快のもの。

    　肺胃の熱盛傷津に対し，甘寒退熱・生津潤燥の鮮汁を用いている。梨汁は清肺，芦根汁は清胃，麦門冬汁は潤肺生津，荸薺汁は清化熱痰，藕汁は清熱止渇に働く。

    　原著には上焦篇に「太陽温病，口渇甚だしきものは，雪梨漿にてこれを沃（うるお）す。白沫を吐し粘滞して不快なるは，五汁飲にてこれを沃す」とあり，中焦篇にも「ただ熱して寒からず，或いは微寒して熱多く，舌乾き口渇するは，これ乃ち陰気先に傷れ，陽気独り発す，名づけて癉瘧という。五汁飲これを主る」とし，加減法として「これ甘寒にて胃陰を救うの方なり。表熱を清せんと欲すれば則ち竹葉・連翹を加える。陽明独勝の熱を瀉し，肺の化源を保たんと欲すれば則ち知母を加える。陰血を救わんと欲すれば則ち生地・元参を加える。肺気を宣べんと欲すれば則ち杏仁を加える。三焦を行らせて邪の出路を開かんと欲すれば則ち滑石を加える」と述べている。

第16章

袪湿剤（きょしつざい）

　袪湿剤とは，袪湿薬を主体にし，化湿利水・通淋泄濁の効能によって水湿の邪による病変を改善する方剤をいう。

　湿邪は陰邪で重滞の性質をもち，病勢が緩慢で遷延する傾向を示す。水湿の邪による病変には外湿と内湿の違いがある。

　外湿とは，外界から湿邪の侵襲を受けることである。低湿地での生活・湿度の高い季節・雨にぬれる・水中を渉る・汗で湿った衣服を着けるなどの原因で，湿邪が肌表経絡に侵入して表湿の病変を生じ，悪寒・発熱・頭痛・頭重・関節痛・むくみなどを呈する。

　内湿とは，体内から産生された湿邪である。生冷物の嗜好・酒癖などにより脾陽が失運して湿邪が生じることが多く，臓腑を侵襲して裏湿の病変を生じ，胸腹が脹って苦しい・悪心・嘔吐・下痢・黄疸・淋濁・下肢の浮腫などを呈する。

　ただし，肌表経絡と臓腑および表と裏は相い通じているので，表湿は臓腑に内伝し，裏湿も肌表に外溢し，外湿と内湿が同時にあらわれることが多い。

　このほか，体質の強弱・邪気の兼挟・侵襲した部位などの違いにより，湿病には寒化・熱化・属虚・属実および兼風・挟暑などの複雑な違いがあるため，袪湿法も大きく異なっている。大まかには，湿邪が上・外にあるときは表散して微汗によって解除し，内・下にあるときは芳香苦燥によって化すか甘淡滲利によって下泄し，寒化しておれば温陽化湿し，熱化しておれば清熱袪湿し，水湿壅盛には攻逐水湿を，体虚湿盛には袪湿扶正を行う。以上の治法の違いにより，本章の方剤は芳香化湿・清熱袪湿・利水滲湿・温化水湿・袪風勝湿の5種に分けられる。なお，攻逐水湿の方剤については瀉下剤でも述べているので，参照されたい。

　湿と水は同名異類で，湿が停積したものが水（飲）である。人体においては，腎が気化蒸騰によって水を主り，脾は運化によって水を制御し，肺は宣降によって水を調節するので，水湿の病変には肺脾腎の三臓が密接な関連をもつ。脾虚では生湿し，腎虚では水氾し，肺失宣降では水湿が布散しないので，臓腑と関連づけて弁証論治する必要がある。このほか，三焦は水湿の通路であり膀胱が水湿を体外へ排出

するために，三焦の気機が通暢し膀胱の気化が行われてはじめて水湿は出路が得られるので，三焦・膀胱にも配慮が必要である。なお，湿邪は重濁粘膩の性質をもち気機を阻滞させやすいので，祛湿剤には理気薬の配合が必要で，「気化せばすなわち湿また化す」である。

　祛湿剤の多くは辛香温燥あるいは甘淡滲利の薬物で組成されており，耗津傷陰しやすいので，陰津虚損・虚弱者・妊婦などには慎重を要する。

第1節　芳香化湿剤（ほうこうけしつざい）

　芳香化湿剤は，湿濁阻滞・脾失健脾による腹満・痞え・噯気・呑酸・嘔吐・下痢・食欲不振・倦怠感などに適用する。
　芳香化湿・苦温燥湿の蒼朮・陳皮・藿香・厚朴・白豆蔲・紫蘇・半夏などを主体にし，湿濁を昇散して化す。

平胃散（へいいさん）
《和剤局方》

[組　成] 蒼朮15g　厚朴9g　陳皮9g　甘草4g
[用　法] 細末にし1回6gを大棗・生姜の煎湯で服用する。大棗・生姜と水煎服用してもよい。
[効　能] 燥湿運脾・行気和胃
[主　治] 湿困脾胃
　腹満・胃部の痞え・食べたくない・味がない・悪心・嘔吐・噯気・呑酸・肢体が重だるい・眠くて横になっていたい・泥状便〜下痢傾向・舌苔は白膩で厚・脈は緩など。
[病　機] 湿邪が中陽を困阻した状態で，飲食不節や外湿の侵襲によって発生する。
　湿邪が気機を阻滞するので腹満・胃部の痞えが生じ，胃気の通降を阻んで上逆させると悪心・嘔吐・噯気・呑酸がみられる。湿困脾陽で運化が失調すると，食べたくない・泥状便〜下痢傾向を呈する。湿濁により清陽が上昇できないと，眠い・横になっていたい・味がないなどが生じ，湿邪が肢体肌肉に溢れると身体が重だるく感じる。湿盛のために舌苔は厚膩を呈し，化熱しない間は白色である。湿邪が脈気を阻滞するので脈は緩になる。
[方　意] 燥湿運脾により困阻された脾陽を振奮させる。
　苦温燥湿の蒼朮が主薬で，大量に使用して湿邪を除き運脾する。苦温の厚朴は行気化湿・消脹除満に，辛温の陳皮は理気化湿に働き，蒼朮を補助する。3薬ともに芳香を有し，醒脾調中にも作用する。甘草・生姜・大棗は脾胃を調和し，胃気を和降させる。全体で湿濁を除き気機を暢調して脾胃を健運する。

[参　考]

① 本方は湿困脾胃に対する常用方である。辛香温燥の薬物がほとんどであるから，寒湿に偏して白苔を呈する場合に最も適するが，適宜に加減すると広く使用できる。

　　食滞が明らかで，食べたくない・噯気・舌苔が厚が顕著であれば，神麴・麦芽・山楂子などを加える(**楂麴平胃散**)。食滞で腹満・便秘を呈するときは，檳榔子・莱菔子などを加える。痞え・腹満がつよければ，甘草を除き枳実を加える。悪心・嘔吐がつよければ，縮砂・木香などを加える(**香砂平胃散**)。寒湿が顕著で，腹痛・冷え・舌苔が白滑を呈するときは，乾姜・肉桂などを加える。湿鬱化熱し，口が苦い・舌苔が黄膩・脈が滑などを呈するときは，黄連・黄芩などを加える(**芩連平胃散**)。

② 《傅青主女科》では，本方に朴硝を加えて「死胎」の娩出に使用している。

③ 原著には「脾胃和さず，飲食を思わず，心腹脇肋脹満刺痛し，口苦して味なく，胸満短気し，嘔穢悪心し，噫気呑酸し，面色痿黄，肌体痩弱して，怠惰嗜臥し，体重く節痛むを治す。常に自利すること多く，或いは霍乱を発し，及び五噎八痞，膈気翻胃するは並びて宜しくこれを服すべし。……常服すれば，気を調え，胃を暖め，宿食を化し，痰飲を消し，風寒冷湿にして四時に節の気に非ざるを辟（のぞ）く」とある。

附　方

1. **胃苓湯**（いれいとう）《丹溪心法》

    組成：平胃散合五苓散。水煎服。

    効能：燥湿運脾・利水止瀉

    主治：湿困脾胃で下痢が顕著な状態。

    　　平胃散に淡滲利水の五苓散を加えて，分利する（利小便によって大便を固める）。湿熱の場合には茵蔯を加える(**茵蔯胃苓湯**)。悪心・嘔吐・腹満がつよいときには藿香・半夏を加える(**七味除湿湯**)。

    　　原著には「暑瀉，暑熱に中るに因るは，宜しく胃苓湯あるいは五苓散加車前子末少し許りとすべし，甚だ効」「夏秋の間，脾胃冷に傷れ，水穀を分かたず，泄瀉止まざるを治す」とある。

2. **分消湯**（ぶんしょうとう）《万病回春》

    組成：蒼朮・白朮・茯苓・陳皮・厚朴・枳実各3g，香附子・猪苓・沢瀉・大腹皮各2.5g，砂仁2g，木香1g。生姜・灯心草と水煎服。

    効能：燥湿健脾・行気利水

主治：中満鼓脹。

　　湿困脾胃により水腫・鼓脹（腹水）を生じ顕著な気滞（中満）をともなうときに，胃苓湯の桂枝を除き，理気の枳実・砂仁・木香・香附子・大腹皮を加えて，「気利せば湿また利す」の効能をもたせる。

3. 不換金正気散（ふかんきんしょうきさん）《和剤局方》
   組成：厚朴・藿香・甘草・半夏・蒼朮・陳皮各等分。散にし1回6〜9gを生姜・大棗の煎湯で服用する。
   効能：芳香化濁・祛湿止嘔
   主治：瘴疫時気の霍乱吐瀉。

　　芳香化湿・闢穢の藿香と燥湿の平胃散および理気和胃の半夏からなり，湿濁疫邪の侵襲による昇降失調で急激な嘔吐・下痢をきたした霍乱に用いる。
　　原著には「四時の傷寒，瘴疫時気で，頭疼壮熱し，腰背拘急し，五労七傷，山嵐瘴気で寒熱往来し，五膈気噎して，咳嗽痰涎し，行歩すれば喘乏するを治す。或いは霍乱吐瀉，臓腑虚寒し下痢赤白するは宜しくこれを服すべし」と解説する。

4. 柴平湯（さいへいとう）《景岳全書》
   組成：小柴胡湯合平胃散。水煎服。
   効能：和解少陽・祛湿和胃
   主治：湿瘧による全身関節痛・四肢が重だるい・寒多熱少（悪寒がつよく発熱が軽い）・脈が濡などの症候。

　　和解半表半裏の小柴胡湯と化湿の平胃散で，熱邪を透解し湿邪を除く。
　　原著には「脈濡湿瘧，一身尽く痛み，手足沈重し，寒多く熱少なきを治す」とある。

藿香正気散（かっこうしょうきさん）
《和剤局方》

［組　成］藿香 90g　紫蘇・白芷・大腹皮・茯苓各 30g　半夏麹・白朮・陳皮・厚朴・桔梗各 60g　炙甘草 75g
［用　法］細末にし1回6gを生姜・大棗の煎湯で服用する。1/5〜1/10量を水煎服用してもよい。
［効　能］解表化湿・理気和中

[主　治] 外感風寒・内傷湿滞

　　発熱・悪寒・頭が重い・頭痛・身体が重だるい・胸苦しい・腹満・腹痛・悪心・嘔吐・下痢・舌苔は白膩・脈は濡など。

[病　機] 外感風寒・内傷湿滞による霍乱吐瀉である。湿気が多い時期に冷えたり，暑熱の時期に生冷物を摂取したうえ納涼して，風寒湿邪を感受するか，あるいは脾虚湿滞のものが風寒の侵襲を受けることにより，発症することが多い。

　　外邪により衛陽が鬱阻されて悪寒・発熱・頭痛が生じ，湿邪が肌表にも停滞するために頭が重く身体が重だるい。湿邪が気機を困阻するので胸苦しい・腹満・腹痛などがつよく，湿濁が脾胃の昇降を失調させるために悪心・嘔吐・下痢が発生し，突然に吐瀉があらわれるのが特徴の一つである（霍乱吐瀉）。舌苔白膩は湿滞を示す。脈が浮は外感を示し，湿滞のために細弱になり，濡脈（浮・細・無力）を呈する。

[方　意] 外散風寒・内化湿濁に和中理気を兼ねた霍乱吐瀉の常用方である。

　　主薬は藿香で大量に用い，辛散により風寒を除き，芳香化濁により湿濁を化し，醒脾和中にも働く。辛温芳香の蘇葉・白芷は，肺気を宣暢して風寒を除き表湿を疏透し，藿香を補助する。辛温の半夏麹・陳皮は燥湿和胃・降逆止嘔に，苦温の厚朴・大腹皮は行気化湿・除満に働き，辛開苦降によって燥湿をつよめる。健脾滲湿の白朮・茯苓は和中止瀉に，生姜・大棗・炙甘草は調和脾胃と諸薬の調和に働く。桔梗は，宣肺利膈・載薬上行するとともに，開肺気により水道を通利する。全体で風寒外散・湿濁内化・昇清降濁・気機通暢の効能が得られる。

[参　考]

① 原著には「傷寒頭疼，憎寒壮熱，上喘咳嗽，五労七傷，八般の風痰，五般の膈気，心腹冷痛，反胃嘔悪，気瀉霍乱，臓腑虚鳴，山嵐瘴瘧，遍身虚腫を治す。婦人産前産後の血気刺痛，小児の疳傷，並びに皆これを治す」と解説がある。本方は解表より化湿和中に重点があり，湿滞脾胃が主体で嘔吐・下痢・腹満・舌苔白膩を呈する場合に適する。とくに夏期の寒湿に有用である。

② 本方は，山嵐瘴瘧（熱帯の湖沼などから発する有毒ガス・マラリアなど）・水土不服（新たな環境に対する不適応，いわゆる「水が合わない」）による吐瀉にも使用される。ガス中毒やその後遺症にも有効である。

③《温病条弁》では，本方の加減を湿阻中焦に適用し，5つの加減正気散を提示している。藿香正気散から，辛温発散の紫蘇・白芷・生姜と宣肺の桔梗，および甘補壅滞の白朮・大棗・甘草を除いたうえ，藿香梗・厚朴・陳皮・茯苓皮を基本にして芳香化濁・理気化湿の方剤に改めている。辛散の藿香葉を化湿止嘔の藿香梗に代えているのも，同じ目的である。

　　以下に5つの加減正気散を示す。一・二・三加減正気散は湿熱に，四・五加減正気散は寒湿に，それぞれ適している。

◎一加減正気散（いちかげんしょうきさん）

組成：藿香梗 6 g，厚朴 6 g，杏仁 6 g，茯苓皮 6 g，陳皮 3 g，神麹 4.5 g，麦芽 4.5 g，茵蔯 6 g，大腹皮 3 g。水煎服。

効能：理気燥湿・化滞

「三焦湿鬱，昇降失司，脘連腹脹，大便不爽は，一加減正気散これを主る」

湿阻中焦で影響が上・下焦にも及び，腹満・排便がすっきりしないなどの気滞の症状が顕著で，昇降失調による悪心・嘔吐・下痢をともなうときに適する。

理気化湿の藿香梗・厚朴・陳皮・大腹皮，消導醒脾の神麹・麦芽，滲利の茵蔯・茯苓皮，降肺気・利大腸・通調水道の杏仁により，理気導滞・化湿する。茵蔯は清熱にも働く。

◎二加減正気散（にかげんしょうきさん）

組成：藿香梗 9 g，陳皮 6 g，厚朴 6 g，茯苓皮 9 g，木防已 9 g，大豆黄巻 6 g，通草 4.5 g，薏苡仁 9 g。水煎服。

効能：燥湿利水・宣通表裏

「湿鬱三焦，脘悶，便溏し，身痛み，舌白，脈象模糊は，二加減正気散これを主る」

湿阻中焦の脘悶・便溏と同時に，湿鬱経絡肌膚による身体の重だるい痛みをともなうのが特徴である。脈象模糊も，肌膚の湿滞によって生じる。

芳香化湿・理気の藿香梗・厚朴・陳皮，淡滲利湿の茯苓皮・通草・薏苡仁，除湿・疏通経絡の木防已，分利湿濁・清解表邪の豆巻により，燥湿利水・宣通気機・疏通経絡の効果をあげ，表裏同治する。

◎三加減正気散（さんかげんしょうきさん）

組成：藿香（葉・梗）9 g，茯苓皮 9 g，厚朴 6 g，陳皮 4.5 g，杏仁 9 g，滑石 15 g。水煎服。

効能：祛湿泄熱

「穢湿裏に着し，舌黄脘悶，気機宣びず，久なればすなわち醸熱するは，三加減正気散これを主る」

湿濁が気機を阻滞して化熱し，湿熱により舌苔が黄膩を呈するのが特徴である。

藿香梗・厚朴・陳皮は芳香化湿・理気に，滑石・茯苓皮は利水泄熱に，藿香葉・杏仁は宣肺透熱・通調水道に働き，祛湿を主体にして泄熱する。

◎四加減正気散（しかげんしょうきさん）

組成：藿香梗 9 g，厚朴 6 g，茯苓 9 g，陳皮 4.5 g，草果 3 g，神麹 6 g，山楂子 15 g。水煎服。

効能：化湿消滞・温脾

「穢湿裏に着し，邪は気分を阻み，舌白滑，脈右緩は，四加減正気散これを主る」

寒湿により舌苔が白滑・脈が緩を呈するのが特徴である。

芳香化湿・理気の藿香梗・厚朴・陳皮，利水健脾の茯苓，消導理気の山楂子・神麴，さらに辛温芳香の草果を用い，化湿消滞・温脾によって寒湿を除く。

◎五加減正気散（ごかげんしょうきさん）

組成：藿香梗6g，陳皮4.5g，茯苓9g，厚朴6g，大腹皮4.5g，穀芽3g，蒼朮6g。水煎服。

効能：燥湿利水

「穢湿裏に着し，脘悶便泄するは，五加減正気散これを主る」

湿滞がつよくて泥状〜水様便などを呈するのが特徴である。

藿香梗・厚朴・陳皮は芳香化湿・理気に，茯苓・大腹皮は利水に，苦温の蒼朮は燥湿に，穀芽は温脾消導に働き，重点的に湿滞を除く。

附　方

1. 六和湯（ろくわとう）《医方考》

    組成：藿香6g，半夏3g，杏仁3g，人参3g，白朮6g，白扁豆6g，赤茯苓6g，砂仁3g，厚朴6g，木瓜6g，甘草3g。水煎服。

    効能：健脾化湿・昇清降濁

    主治：湿傷脾胃による吐瀉。

    脾虚のものが夏に生冷物を摂取するなどにより，湿傷脾胃の昇降失調を生じた状態であり，化湿と健脾を組み合せて対処する。芳香化湿の藿香・白扁豆・厚朴・砂仁，宣肺化湿の杏仁，醒脾化湿の木瓜，燥湿化痰の半夏で，湿邪を除去する。藿香・白扁豆は解暑にも働く。健脾益気の人参・白朮・茯苓・甘草は，元来の脾虚を補い祛湿を助ける。「六和は，六腑を和すなり。脾胃は，六腑の総司，ゆえにおよそ六腑和せざるの病は，まず脾胃においてこれを調う」とあるのが，六和の意味である。

第2節　清熱祛湿剤（せいねつきょしつざい）

　清熱祛湿（清熱利湿・清利湿熱）剤は，外感湿熱・湿熱内盛・湿熱下注などによる湿温・暑温挟湿・黄疸・熱淋・痿痺などに適用する。
　清熱利湿の滑石・茵蔯・薏苡仁・山梔子・車前子・木通・通草・萹蓄・瞿麦など，あるいは清熱燥湿の黄連・黄芩・黄柏などを主体にし，熱邪と湿邪を清泄する。

三仁湯（さんにんとう）
《温病条弁》

[組　成] 杏仁 15g　滑石 18g　通草 6g　白豆蔲 6g　竹葉 6g　厚朴 6g　生薏苡仁 18g　半夏 15g
[用　法] 水煎服。
[効　能] 宣暢気機・祛湿清熱
[主　治] 湿温初期（湿重熱軽）
　　頭痛・頭重・悪寒・身熱不暢・午後に熱感がつよくなる・顔色が淡黄・全身が重だるい・倦怠感・食欲がない・悪心・嘔吐・下痢・胸腹が痞えて脹る・尿量が少ない・舌苔は白膩・脈は濡など。
[病　機] 湿温は「長夏初秋は，湿中に熱生ず，即ち暑病の湿に偏するものなり」と定義されているように，暑い季節に発生し湿証が顕著な発熱性疾患であり，「太陰内に傷れ，湿飲停聚し，客邪再に至り，内外相い引く，故に湿熱を病む」と指摘されるごとく，脾虚内湿の素体をもつものに発症することが多い。湿熱の邪（湿重熱軽）が上焦を侵襲し，上焦肺衛を鬱阻すると同時に中・下焦にもびまんして気機を阻滞し，表裏同病を呈した状態である。
　　湿邪が衛陽を鬱阻して悪寒が，経絡を阻滞して気血の運行不暢をきたし頭が重く痛む・身体が重だるい・倦怠感などを生じる。邪が正気と相争して発熱するが，体表部の湿邪が遏阻して熱を体内に鬱する（湿遏熱伏）ので，体内にはつよい熱感がありながら体表部を触れても熱感がない（身熱不暢）のが特徴である。顔色が淡黄を呈するのも同じ意味をもつ。陽気が旺盛になる午後は，身体の熱感もつよくなる。中焦の気機が阻滞されて昇降が失調するために，胸腹

が痞えて脹る・食欲不振・悪心・嘔吐・下痢がみられる。湿邪が三焦に停滞して水道不利をきたすので，尿量は減少する。舌苔が白膩・脈は濡（浮・細・無力）は湿盛を示し，熱勢が軽度であることをあらわしている。

［方　意］気機の宣暢と祛湿を主体にし，清熱を補佐とする。

　　主薬の杏仁は上焦肺気を宣開して水道を通暢し，苦辛芳香の白豆蔲（白蔲仁）は中焦湿滞を宣通して行気寛中・化湿に働き，甘淡微寒の薏苡仁は健脾滲湿・清熱により湿熱を下滲させる。以上の「三仁」によって，上・中・下三焦にびまんした湿を除く。甘寒淡滲の滑石・通草・竹葉は滲下によって利湿清熱をつとめ，竹葉は軽清宣透により達熱出表を助ける。半夏・厚朴は行気化湿・散結除痞に働く。全体で宣上・暢中・滲下により祛湿清熱の効果をあげる。

［参　考］

① 《温病条弁》には「頭痛み悪寒し，身重く疼痛し，舌白く渇せず，脈弦細にして濡，面色は淡黄，胸悶し飢えず，午後に身熱し，状は陰虚のごとく，病速やかに已み難きは，名づけて湿温という。これを汗すればすなわち神昏耳聾し，甚だしければすなわち目瞑し言うを欲せず，これを下せばすなわち洞泄し，これを潤せば病深まり解せず，長夏・深秋・冬日も同法，三仁湯これを主る」とあり，湿温に本方が適していること，発汗・攻下・滋潤が禁忌であることを指摘している。

　　禁忌の理由についても，「湿は陰邪たり……長夏より来り，その来るに漸あり，かつその性は氤氳（たちこめるさま）粘膩，寒邪の一汗にして解し，温熱の一涼にして退くがごときにあらず，故に速やかに已み難し。世医はそれ湿温たるを知らず，その頭痛み悪寒し身重く疼痛するを見るや，もって傷寒となしてこれを汗すれば，汗は心陽を傷り，湿は辛温発表の薬に随いて蒸騰上逆し，心竅を内蒙すればすなわち神昏し，清竅を上蒙すればすなわち耳聾し目瞑し言わず。その中満し飢えざるを見，もって停滞となして大いにこれを下せば，誤下は陰を傷りて，重ねて脾陽の昇を抑え，脾気は陥に転じ，湿邪は勢いに乗じ内漬す，故に洞泄す。その午後の身熱を見，もって陰虚となして柔薬を用いこれを潤せば，湿は膠滞の陰邪たるに，さらに柔潤の陰薬を加う，二陰は相い合し，同気相い求め，遂に錮結して解すべからざるの勢いを有す。ただ三仁湯をもって上焦肺気を軽開す，けだし肺は一身の気を主り，気化せばすなわち湿もまた化すなり」と詳細に解説している。

② 本方は湿温初期の湿重熱軽に対する常用の方剤である。

　　頭痛・頭重・悪寒など表湿の症状がつよければ藿香・香薷などを，舌質が紅・舌苔が微黄など熱証が明らかなら茵蔯・山梔子などを配合する。

附　方

1. 藿朴夏苓湯（かつぼくかりょうとう）《医原》

   組成：藿香6g，半夏4.5g，赤茯苓9g，杏仁9g，生薏苡仁12g，白豆蔲2g，猪苓4.5g，淡豆豉9g，沢瀉4.5g，厚朴3g。水煎服。

   効能：解表化湿

   主治：湿温初期（湿盛熱微）。

   　本方は三仁湯と同じく開上・宣中・滲下の配合であるが，芳香宣鬱・化湿の藿香・淡豆豉が加えられ，滲下の滑石・通草・竹葉の代わりに赤茯苓・猪苓・沢瀉が用いられているところが異なる。透表散邪の力がつよく清熱の力が弱くなっているので，表湿がつよい場合に適する。

   　なお薬物の量などについては《重訂広温疫論》による。

連朴飲（れんぼくいん）
（別名：王氏連朴飲）《霍乱論》

[組　成] 厚朴6g　黄連(姜汁炒)3g　菖蒲3g　製半夏3g　淡豆豉9g　山梔子9g　芦根60g

[用　法] 水煎し温服する。

[効　能] 燥湿清熱・理気和中

[主　治] 湿熱鬱阻中焦（湿熱俱盛）

　発熱・胸や腹が痞えて苦しい・悪心・嘔吐・下痢・尿が濃い・舌苔は黄膩・脈は濡数など。

[病　機] 湿温（湿熱俱盛）が中焦に侵入して脾胃を鬱阻し，昇降が失調した状態である。

　湿熱の内蒸により発熱が続き，湿熱が気機を阻滞するので胸や腹が痞えて苦しい。昇降が失調して胃気上逆の悪心・嘔吐と脾湿下降の下痢がみられ，湿熱が下迫するために臭気がつよい頻便を呈する。湿邪が三焦を阻滞し，熱邪が津液を煎熬するので，尿量が少なく尿色が濃い。舌苔が黄膩・脈が濡数は，湿熱を示す。

[方　意] 清熱燥湿・理気和中により脾胃の昇降を回復させる。

　苦寒の黄連・山梔子は清熱瀉火・燥湿に，苦辛温の半夏・厚朴・菖蒲は理気・燥湿化濁に働き，さらに辛開苦降により和胃降逆・消痞除痞の効果をあらわす。淡豆豉・山梔子は胸脘の鬱熱を宣泄する。芦根は，清熱利湿・和胃止嘔すると

同時に，生津の効能により傷津を防止する。全体で清熱燥湿・理気和中・辛開苦降・宣泄鬱熱の効能を通じて昇清降濁する。

[参　考]
① 本方は利水薬の配合がなく，昇清降濁することにより止瀉の効果を得ることができる。半夏瀉心湯の効果と類似しており，本方には芳香化湿の配合があるのに対し半夏瀉心湯には健脾薬の配合があるという相違がある。
② 水様の下痢を呈する場合には，利水の滑石などを配合する方がよい。

附　方

1. **杏仁滑石湯**（きょうにんかっせきとう）《温病条弁》

   組成：杏仁9g，滑石9g，黄芩6g，陳皮4.5g，黄連3g，鬱金6g，通草3g，厚朴6g，半夏9g。水煎服。

   効能：辛開苦泄・清利湿熱

   主治：暑温伏暑，三焦均しく受け，舌灰白，胸痞悶し，潮熱嘔悪し，煩渇自利し，汗出でて溺短のもの。

   　湿温（湿熱俱盛）が三焦気機を阻滞し，上焦では胸が痞えて苦しく，中焦では胃気上逆の悪心・嘔吐がみられ，下焦では小腸の清濁不分による下痢・尿量減少が生じ，潮熱・口渇など熱盛を呈するのが特徴である。辛開の杏仁と芳香理気の鬱金で上焦を開き，苦温燥湿の厚朴・半夏・陳皮で中焦を疏理し，滲湿利水の滑石・通草で下焦の水湿を下泄し，共同して湿邪を除く。さらに，清熱燥湿の黄芩・黄連で上・中焦の熱邪を清し，滑石・通草で下焦の熱邪を下泄する。三焦を分利する方剤である。

2. **滑石藿香湯**（かっせきかっこうとう）《温病条弁》

   組成：藿香6g，厚朴6g，白豆蔲3g，陳皮3g，茯苓皮9g，猪苓6g，通草3g，滑石9g。水煎服。

   効能：芳化淡滲・除湿清熱

   主治：湿滞中焦，胸悶し飢えず，嘔吐瀉下し，小便利せず，渇して多く飲まず，舌苔灰黄のもの。

   　湿温（湿盛熱微）が中焦を阻滞した状態である。芳香化湿の藿香・白豆蔲，理気燥湿の厚朴・陳皮，淡滲利水の茯苓皮・猪苓・滑石・通草は，共同して湿邪を除く。滑石・通草は清熱に働く。清熱をつよめる必要があれば，黄芩・黄連などを加える。

甘露消毒丹（かんろしょうどくたん）
（別名：普済解毒丹）《温熱経緯》

[組　成] 滑石 450 g　茵蔯 330 g　黄芩 300 g　菖蒲 180 g　貝母・木通各 150 g　藿香・射干・連翹・薄荷・白豆蔲各 120 g

[用　法] 細末にし1回9gずつ湯で服用する。神麴で丸にし1回9gずつ湯で服用してもよい。1回15〜30gを絹布に包んで煎服する方法もある。

[効　能] 芳香闢穢・化濁利湿・清熱解毒

[主　治] 湿温時疫・鬱阻気分（湿熱倶重）

　　発熱・全身倦怠感・胸や腹が脹って苦しい・頭重・四肢が重だるい・咽の腫脹疼痛・口渇・尿が濃く少量・甚だしいと黄疸や皮下出血・嘔吐・下痢・舌苔が白膩あるいは厚膩あるいは乾黄・脈は濡数など。

[病　機] 夏期に湿温時疫の濁邪（いわゆる伝染病）を感受し，湿熱の邪によって中焦を主体に三焦の気機が鬱阻された状態である。

　　湿熱濁邪が気分を鬱阻して裏に鬱結するために発熱が持続し，邪熱が三焦から外に発越できず蘊蒸するので黄疸を生じることもあり，上壅すると咽の腫脹疼痛が，迫血すると皮下出血が生じる。湿熱が三焦気機を阻滞するので全身倦怠感・胸や腹が脹って苦しいなどがあらわれ，水道が通暢しないために尿量が少なく，肌肉を鬱阻して気血が渋滞すると四肢が重だるく痛み，中焦で脾胃の昇降を失調させると悪心・嘔吐・下痢が発生する。湿熱が清竅を上蒸すると頭重・ふらつきがみられ，熱邪が津液を煎熬するので尿が濃くなる。湿熱倶盛であるから脈は濡数を呈し，湿濁鬱阻がつよければ舌苔は白膩・厚膩に，邪熱が盛んになると乾黄になる。

[方　意] 本方は夏期で暑さと湿気がつよい時期に最もよく用いる方剤であり，湿温・暑温・時疫を問わず湿熱併重で邪留気分を呈するときに適し，「これ湿温時疫を治するの主方なり」といわれている。芳香闢穢・化濁利湿と清熱解毒を併用する。

　　清熱利湿・解暑の滑石，清熱利湿・退黄の茵蔯，および清熱解毒・燥湿の黄芩が主薬で，大量に用いている。清熱利湿の木通と清熱解毒・透熱の連翹・射干が，主薬を補佐する。貝母・射干は清咽散結に働き，熱邪によって生じる痰を除去する。芳香化濁の藿香・白豆蔲・薄荷・菖蒲は，穢濁の邪を除き宣肺透熱し，さらに行気醒脾して利湿化濁をつよめる。全体で湿熱濁邪を清利滲泄・透解する。

[参　考]

①《温熱経緯》は「発熱倦怠，胸悶腹脹，肢痠咽腫，斑疹身黄，頤腫口渇，溺赤便閉，嘔瀉瘧痢，淋濁瘡瘍などの証，ただ病人の舌苔淡白あるいは厚膩あるいは

乾黄を看れば，これ暑湿熱疫の邪なお気分に在り，ことごとくこの丹をもってこれを治し効を立つ，また水土不服の諸病を主る」と述べている。

蚕矢湯（さんしとう）
《霍乱論》

[組　成] 蚕砂 15 g　薏苡仁・大豆黄巻各 12 g　木瓜 9 g　黄連（姜汁炒）6 g　製半夏・黄芩（酒炒）・通草各 3 g　山梔子 5 g　呉茱萸 2 g
[用　法] 水煎服。
[効　能] 清熱利湿・昇清降濁・舒筋止痛
[主　治] 湿熱内蘊・霍乱転筋
　　悪心・嘔吐・腹痛・下痢・筋肉のひきつり・口渇・煩躁・舌苔は黄厚で乾燥・脈は沈数など。
[病　機] 不潔物の飲食などで湿濁の邪が脾胃に侵入して内蘊化熱し，昇降失調をひきおこして霍乱吐瀉が生じ，吐瀉傷津のために筋脈失養の転筋が発生した状態である。
　　脾胃の昇降が失調し，胃失和降・濁陰上逆の悪心・嘔吐と脾不昇清の下痢が生じ，突然に発症するところから「霍乱」と称する。吐瀉により津液が喪失するので口渇・舌の乾燥がみられ，筋脈を濡養できなくなって筋肉のひきつり（転筋）をともなう。湿熱が内蘊して心神を上擾すると煩躁が，脾気を阻滞すると腹満・腹痛がみられる。舌苔黄厚は湿濁化熱を，脈沈数は裏実熱を示す。
[方　意] 湿濁熱邪を清泄して昇降を回復させるとともに舒筋止痛する。
　　主薬は祛湿化濁・昇清の蚕砂で，酸渋・化湿和中の木瓜とともに舒筋活絡に働き，霍乱転筋を除く。大豆黄巻は化湿・昇清に，薏苡仁は利湿して降濁に働く。苦寒の黄連・黄芩・山梔子で清熱燥湿し，清熱利滲の通草で湿熱を下行させる。辛温の半夏と少量の辛熱の呉茱萸は降逆止嘔するとともに，黄連との配合で辛開苦降により濁陰を下降させる。全体で湿熱濁邪を清泄して昇降を回復させ，吐瀉を止め転筋を除くことができる。
[参　考]
① 本方と連朴飲は湿熱内蘊の霍乱吐瀉に用いるが，連朴飲は和胃止嘔に重点があり，本方は止転筋に重点がある。
② 暑湿の邪による吐瀉で，煩渇・尿が濃く少ないなど熱証がつよい場合には，滑石・猪苓などを加える。湿熱が経絡に蘊結して関節痛を呈するときは，防已・絡石藤などを加える。

黄芩滑石湯（おうごんかっせきとう）
《温病条弁》

[組　成] 黄芩9g　滑石9g　茯苓皮9g　大腹皮6g　白豆蔻3g　通草3g　猪苓9g

[用　法] 水煎服。

[効　能] 清化湿熱

[主　治] 湿熱膠着中焦

発熱が起伏しながら持続する・汗が出ると熱が下がるがすぐに発熱がぶり返す・口渇があるがあまり飲まない・身体痛・胸や腹が痞えて苦しい・泥状便ですっきり排出しない・舌苔は微黄で滑膩・脈は濡緩など。

[病　機] 湿熱の邪が渾然一体になり，湿中に熱邪がつつみこまれて分離し難くなって，中焦に膠着した状態である。

　　湿熱が蒸騰するので発熱が起伏しながら長期間持続し，熱邪が水湿を蒸動すると汗が出て熱が外達し熱が下がるが，湿邪は粘滞して簡単には除去できないために湿熱が残り，湿中に鬱阻された熱邪が次第に盛んになると，発熱がぶり返す。熱盛で口渇があるが，裏に湿滞があるので飲みたくないか飲まない。湿邪が肌肉経絡を阻滞すると身体痛が，気機を阻滞すると腹や胸が痞えて苦しい・排便不爽がみられ，脾運が失調するために泥状便になる。湿熱倶盛であるが，湿中に熱をつつみこみ膠着しているために湿停が顕著であり，舌苔は微黄で滑膩・脈が濡緩を呈する。

[方　意] 湿熱膠着には，単に苦寒薬で清熱すると湿邪を氷伏させ，単に燥湿すると助熱することになるので，行気利小便を主にして化湿清熱する必要がある。

　　清熱燥湿の黄芩，清熱利水の滑石・通草，淡滲利湿の茯苓皮・猪苓，行気利水の大腹皮，さらに辛温芳香・行気化濁の白豆蔻の配合により，行気して三焦を通利し，小便を利して湿邪を熱邪とともに排出する。「共に宣気利小便の功を成し，気化せばすなわち湿化し，小便利せばすなわち火腑通じて熱自ずと清す」と書かれているとおりである。

[参　考]

①《温病条弁》には「脈緩にして身痛み，舌淡黄にして滑，渇するも多く飲まず，あるいは竟に渇せず，汗出でて熱解し，継いでまた熱す，内は水穀の湿を運ぶことあたわず，外また時令の湿を感ず，発表攻裏，両に施すべからず，傷寒と誤認すれば，必ず壊証に転ず，徒らに熱を清すればすなわち湿退かず，徒らに湿を祛けばすなわち熱いよいよ熾ん，黄芩滑石湯これを主る」とある。

　　身痛・汗出・脈緩から太陽中風（桂枝湯証）と誤認すると熱邪を助長してし

まい，大便不爽に対し攻下を誤用すると脾陽を損傷して下痢が止まなくなる。それゆえ，発表攻裏は禁忌である。

薏苡竹葉散（よくいちくようさん）
《温病条弁》

[組　成] 薏苡仁 15 g　竹葉 9 g　滑石 15 g　白豆蔲 4.5 g　連翹 9 g　茯苓 15 g　通草 4.5 g
[用　法] 粉末にし 1 日 3 回 15 g ずつ服用する。水煎服用してもよい。
[効　能] 清利湿熱・透邪外達（湿盛熱軽）
[主　治] 湿熱鬱蒸・外発白㾦
　　発熱・身体痛・汗は出るが発熱疼痛は消退しない・もうろう状態・胸や腹が痞えて苦しい・悪心・嘔吐・下痢・胸腹部に白㾦（はくばい）の発生・舌苔は黄膩・脈は濡など。
[病　機] 湿熱が中焦に蘊結し，鬱蒸した邪熱が肌表に外達して「白㾦」を生じた状態である。
　　湿熱が鬱蒸して肌表に外達するので発熱と熱感があり，肌表から外散されずに鬱滞して気血を阻滞するために身体痛をともなう。邪熱が湿を蒸動外迫して汗が出るが，湿邪は粘滞して簡単には外泄しないので，湿熱の邪が残留して発熱・身体痛は消失しない。湿濁が清竅を上蒙すると頭がもうろうとして表情もぼんやりし，中焦の気機を阻滞し昇降を失調させると胸や腹が痞えて脹る・悪心・嘔吐・下痢が生じる。舌苔が黄膩は湿熱を，脈が濡は湿盛をあらわす。
　　白㾦は，粟粒大～米粒大で淡黄色の漿液を含む透明な水疱で，数個～十数個が胸腹や背部に出現し，四肢にはまれであり，潰破したのち色素沈着は残さない。湿熱が鬱蒸して肌表に外達するが，汗が十分に発泄しないために外解できず，肌膚に鬱滞して発生するものであり，白㾦の出現は湿熱が肌表に外達していることを示す。通常は発病後 1 週間前後で出現し，1 回汗が出ると 1 回白㾦が発生し，これにともなって発熱や胸苦しさがいったん軽減する。
[方　意] 湿熱が外達しかけているので，因勢利導により宣透と清利を併用し，湿熱を分消する。
　　淡滲利湿・清利湿熱の薏苡仁・滑石・通草および利水の茯苓で湿熱を下泄し，辛温芳香・燥湿理気の白豆蔲で気機を宣透し，軽清宣透の竹葉・連翹で湿熱を外透させる。「これ湿停鬱の証，ゆえに主に辛涼をもって肌表の熱を解し，辛淡にて在裏の湿を滲し，表邪をして気化に従い散ぜしめ，裏邪を小便より駆せしむ，双解表裏の妙法なり」と述べているように，表裏から湿熱を分消するの

［参　考］
① 《温病条弁》には「湿は絡脈に鬱し，身熱く身痛み，汗多く自利し，胸腹に白疹（白㾦）あるは，内外合邪なり，純辛走表，純苦清熱，みな忌む所にあり，辛涼淡法，薏苡竹葉散これを主る」とある。

　　湿熱鬱蒸による表裏同病・内外合邪であり，純辛走表の辛温解表を用いると辛燥により助熱し，純苦清熱では湿を氷伏させる恐れがあるので，辛涼・淡の剤によって清利と宣透を同時に行うのがよい。

② 本方は三仁湯の加減方であり，温燥の半夏・厚朴・杏仁を除き，利湿の茯苓と宣泄の連翹を加えており，三仁湯より清涼に偏し宣透にすぐれている。

　　湿熱鬱蒸の白㾦でも，湿盛が主体の場合には三仁湯が有効である。

③ 水晶のようにすき透り飽満な白㾦を「晶㾦」といい，よい徴候である。内容がなくなり枯白を呈するのが「枯㾦」で，気津両傷を示し，予後は悪く，生脈散などで気津双補する必要がある。

宣清導濁湯（せんせいどうだくとう）
《温病条弁》

［組　成］猪苓 15g　茯苓 15g　寒水石 18g　蚕砂 12g　皂莢子 9g
［用　法］水煎し分二で服用する。
［効　能］導濁通滞
［主　治］湿温瀰漫三焦
　　意識もうろう状態・頭のふらつき・悪心・嘔吐・腹が痞える・下腹部が硬く脹る・便秘・舌苔は垢膩・脈は濡など。
［病　機］湿熱の邪（湿重熱軽）が三焦にびまんし，清竅を蒙閉し中焦を阻み，とくに下焦大腸に鬱結して便秘をきたした状態である。

　　湿熱濁邪が三焦にびまんしており，上蒸して清竅を蒙閉すると，頭がぼんやりして意識がもうろうとなり，頭のふらつき・脹る・物をかぶったようなどの症状を呈することもある。中焦を阻滞すると悪心・嘔吐・腹が痞える・腹満がみられる。下焦大腸の気機を鬱阻すると，便秘・下腹部が硬く脹るなどが生じる。湿濁のために舌苔は垢膩を呈し，湿盛であるから脈は濡である。

［方　意］湿熱濁邪が三焦にびまんし，とくに下焦を阻滞しているので，化湿行気・導濁通滞する必要がある。

　　甘辛温の蚕砂は，湿濁を化して清気を昇らせる。辛温走竄の皂莢子は，燥湿

開鬱し気機を宣通して通便する。両薬により湿濁を除き腑気を通じ大便を排出させる。淡滲利湿の猪苓・茯苓は湿濁を下泄し，寒涼沈降の寒水石は熱邪を下泄する。全体で湿濁を下泄し気機を通暢し清竅を通じる。

[参　考]

① 《温病条弁》には「湿温久しく羈とどまり，三焦に瀰漫し，神昏し竅阻はばみ，少腹は硬満し，大便下らざるは，宣清導濁湯これを主る」とある。

「少腹は硬満し，大便下らず」という下焦の湿鬱による気機阻滞が主体であり，「神昏し竅阻む」は軽度である。熱結のような腹満・腹痛・口渇・舌質が紅で乾燥・舌苔が焦黄・脈が沈実などは呈さず，熱入心包のように完全な意識障害やうわごとはみられない。

また，「これ湿久しく下焦に鬱結し気分は閉塞して通ぜざるの象，故によく昇りよく降り，苦にて滞を泄し淡にて湿を滲するの猪苓を用い，甘少淡多の茯苓を合し，もって滲湿利気す。寒水石は色白く性寒，肺より肛門に直達し，宣湿清熱す，けだし膀胱は気化を主り，肺は気化の源を開き，肺は魄を蔵し，肛門は魄門というは，肺と大腸は相い表裏をなすの義なり。晩蚕砂は濁中の清気を化す，おおよそ肉体いまだ死あらざれば腐らず，蚕はすなわち僵にして腐らず，清気の純粋を得るものなり，故にその糞は臭わず色を変ぜず，蚕の純清を得る，濁道に走くといえども清気独り全くし，すでによく少腹の濁部に下走し，またよく濁湿を化してこれをして清に帰さしめ，己おのれの正をもって，人の不正を正すなり。晩を用うるは本年再生の蚕，その生化の最速を取るなり。皂莢は辛鹹性燥，肺と大腸に入り，金よく暑を退け，燥よく湿を除き，辛よく上下の関竅を通じ，子たねは更に下焦に直達し，大便の虚閉を通ず，これを前薬に合し，鬱結の湿邪をして，大便より一斉に解散せしむるなり。二苓寒石は無形の気を化し，蚕砂皂子は有形の湿を逐うなり」と詳細に解説している。

② 方後に「大便通快をもって度となす」とあるように，気持よく排便できれば中止する。

附　方

1. **半硫丸**（はんりゅうがん）《温病条弁》

組成：半夏・硫黄各等分。細末を丸にし，1回3〜6gを湯で服用する。

効能：補腎燥湿・通便

主治：湿凝気阻，三焦倶に閉じ，二便通ぜず。

湿邪が三焦の気機を阻滞し，肺の通調水道・脾の運湿・腎の開闔が障害されたために，大・小便不通をきたしている。硫黄は，熱性であるが燥性はなくて疎利大腸に働き，かつ腎陽を温補して開闔の機能を回復させる。半夏は，

燥湿するとともに辛開で下気開鬱の効能をもつ。両薬を配合することにより，燥湿によって阻塞された三焦気機を通利し，腎の開闔を回復させて，大小便を通利する。

《温病条弁》には「熱は気を傷る，湿もまた気を傷るは何ぞや。熱は気を傷るは，肺は気を主りて金に属し，火は金を剋す，即ち肺の主る所の気傷るなり。湿は気を傷るは，肺は天気を主り，脾は地気を主り，倶に太陰湿土に属し，湿気太過すれば，反って本臓の化気を傷り，湿久しければ濁凝し，下焦に至る。気ただ傷るるのみならずしてかつ阻まるるなり。気は湿の阻むところとなり，故に二便通ぜず。今人の大便を通ぜしむるに，悉く大黄を用いるは，大黄は性寒，熱結有形の燥糞を主るを知らず。湿阻の無形の気，気すでに傷れてかつ阻まるるがごときは，温補真陽にあらざれば可ならず。硫黄は熱して燥さず，よく大腸を疏利し，半夏はよく陰に入り，燥にて湿に勝ち，辛にて気を下し，温にて鬱を開き，三焦通じて二便利するなり。按ずるに上条（宣清導濁湯）の便閉は，湿重に偏す，ゆえに行湿をもって主となす。この条の便閉は，気虚に偏す，ゆえに補気をもって主となす。けだし腎は二便を司り，腎中の真陽は湿の困する所となり，久しくしてますます虚し，その本然の転を失す，故に硫黄をもってこれを助く。肝は疏泄を主り，風と湿は相い勝負をなし，風勝ればすなわち湿利し，湿凝すればすなわち風息みて，その疏泄の能を失う，故に半夏をもってこれを通ず。もし湿竭き熱結し，実に燥糞ありて下らざれば，すなわちまた大黄を用いざることあたわず，学者その証を詳審すべきなり」と詳細に解説されている。なお，注記として「半硫丸は虚閉を通ず，もし久久の便溏に半硫丸を服せばまた条を成す，みなその補腎燥湿の功なり」とあり，湿阻による便秘にも，湿盛による下痢にも，ともに有効であることが分かる。

宣痺湯（せんぴとう）
《温病条弁》

［組　成］防已 15 g　杏仁 15 g　滑石 15 g　連翹 9 g　山梔子 9 g　薏苡仁 15 g　半夏 9 g　蚕砂 9 g　赤小豆皮 9 g
［用　法］水煎服。
［効　能］清利湿熱・宣痺止痛
［主　治］湿熱阻滞経絡（湿熱痺）
　　発熱・悪寒・顔色が萎黄・関節の腫脹疼痛・舌苔は灰膩あるいは黄膩など。

［病　機］湿熱が骨節経絡に蘊結して気血を阻滞した痺証である。

　　湿熱が蘊蒸するので発熱し，湿邪が陽気を鬱阻するために悪寒があり顔色も萎黄を呈する。湿熱が気血を瘀滞させ骨節経絡を阻滞するので，関節の腫脹・疼痛・熱感がみられる。熱軽であれば舌苔は灰膩を，熱重では黄膩を呈する。

［方　意］本方は湿熱痺に対する常用方で，湿熱を除去して宣痺通結する。

　　苦辛・寒で清熱利湿・通絡止痛に働く防已が主薬である。経絡の湿熱を清利する薏苡仁・赤小豆皮，上焦肺気を開いて水道を通調する杏仁，清熱を下泄する滑石は，湿熱の排出を促進する。半夏・蚕砂は開鬱化湿し，山梔子は三焦の鬱熱を除き，軽清宣泄の連翹は透邪外達する。全体で湿熱を清泄し経絡を宣通して，痺痛を解除する効果が得られる。

［参　考］

① 《温病条弁》には「湿聚(あつま)り熱蒸し，経絡に蘊(こも)り，寒戦し熱熾(さか)んん，骨骱(こっせつ)(関節)煩疼し，舌色は灰滞，面目痿黄なるは，病は湿痺と名づく，宣痺湯これを主る」とある。

　　自注には「この条は舌灰目黄をもって，それ湿中生熱たるを知り，寒戦し熱熾(さか)んなるをもって，それ経絡にあるを知り，骨骱疼痛をもって，それ痺証たるを知る。もし治湿の薬を泛用して，循経入絡を知らざれば，すなわち効なきなり。故に防已をもって経絡の湿を急走し，杏仁にて肺気の先を開き，連翹にて気分の湿熱を清し，赤豆にて血分の湿熱を清し，滑石は竅を利して熱中の湿を清し，山梔は粛肺して湿中の熱を瀉し，薏苡は淡滲して攣痺を主り，半夏は辛平して寒熱を主り，蚕砂は濁道中の清気を化す」と解説している。

② 方後に「痛甚だしければ片子姜黄二銭，海桐皮三銭を加う」とあり，行気活血の姜黄と袪風湿・通経絡の海桐皮を加えて宣絡止痛する。

③ 《温病条弁》の上焦篇にも宣痺湯（枇杷葉・鬱金・射干・通草・淡豆豉）があり，「太陰の湿温，気分痺鬱して噦（呃）するもの」に用いている。本方とは組成・効能・主治が異なるので，混同しないように注意が必要である。

附　方

1. 加減木防已湯（かげんもくぼういとう）《温病条弁》

　組成：防已18g，杏仁12g，滑石12g，薏苡仁9g，通草6g，石膏18g，桂枝9g。水煎服。

　効能：清熱袪湿・宣痺止痛

　主治：暑湿痺，発熱し口渇し，骨節疼痛し，舌紅苔黄，脈象濡数。

　　熱勢がつよい湿熱痺である。清熱利湿・通絡の防已と清利湿熱の滑石・薏苡仁・通草，宣肺利気の杏仁，清熱の石膏を用い，清熱袪湿する。辛温の桂

枝一味を加え，血脈を通利して宣痺止痛をつよめる。

　原著には「暑湿痺は，加減木防已湯これを主る」とあり，本方は治痺の基本方剤であり，その加減によって以下のように種々の邪に対応できることを述べている。風邪偏勝による四肢のひきつりと遊走性の痛みには桂枝を増量し，祛風の桑葉を加える。湿邪偏勝による関節腫脹には滑石を増量し，祛湿の萆薢・蒼朮を加える。寒邪偏勝で疼痛がはげしければ防已・桂枝を増量し，苦温で痺痛を止める姜黄・海桐皮を加える。熱勢がつよく顔面紅潮・よだれなど胃熱の症候を伴うなら，石膏を増量し，清熱瀉火の知母を加える。汗が出ない時は辛温発散の羌活，辛苦開散の蒼朮を加え，汗が多い時は固表止汗の黄耆・炙甘草を加え，痰飲を兼挟する時は，燥湿化痰の半夏・厚朴・陳皮を加えるとその加減についても言及している。

二妙散（にみょうさん）
（別名：二妙丸・蒼朮散）《丹溪心法》

[組　成] 黄柏9g　蒼朮9g
[用　法] 水煎服。等分の粉末（二妙散），あるいはさらに水で丸（二妙丸）にし，1日3回6～9gずつ湯で服用してもよい。
[効　能] 清熱燥湿
[主　治] 湿熱蘊結下焦
　原著に「湿熱による筋骨疼痛を治す」とある。下肢の発赤・腫脹・疼痛・熱感，あるいは下肢の軟弱無力・歩行障害，あるいは湿疹など，あるいは腥臭のある黄色帯下がみられ，尿が濃く少ない・舌苔が黄膩を呈する。
[病　機] 湿熱が下焦に蘊結したために生じるさまざまな病態である。
　下肢の肌肉や関節に蘊結すると発赤・腫脹・疼痛・熱感が，筋脈に停滞して筋を弛緩させると軟弱無力・歩行障害が，肌膚に滞ると湿疹などの皮疹が，帯脈に注ぎ前陰に下注すると腥臭のある帯下が，それぞれ発生する。尿が濃く少量・舌苔が黄膩は，湿熱を示す。
[方　意] 本方は苦寒の黄柏と苦温の蒼朮を組み合せている。
　黄柏は寒性で清熱し辛味で燥湿し，蒼朮は苦温によりつよく燥湿するので，両薬を配合することにより清熱と燥湿の効能が得られる。
[参　考]
① 本方は《世医得効方》に「蒼朮散」として記載されており，《丹溪心法》で「二妙散」と改名された。現在では多くは丸剤として用いられ，「二妙丸」と称している。

②《素問・生気通天論》に「湿と熱攘らざれば，大筋は軟短し，小筋は弛長す，軟短すれば拘をなし，弛長すれば痿をなす」と述べられているように，湿熱による痿証・痺証などが本方の対象になる。

　痿証には祛風湿・強筋骨の五加皮・豨薟草・鹿蹄草などを，浮腫には滲湿降濁の薏苡仁・木瓜・檳榔子などを，黄色帯下には滲湿止帯の芡実・樗根白皮・茯苓などを，湿疹・化膿症などには清湿熱・解毒の竜胆草・薏苡仁・赤小豆などを，それぞれ配合する。

③《成方便読》では二妙丸・三妙丸・四妙丸について「二妙丸……湿熱下焦に盛んにして痿証を成すものを治す。それ痿は萎なり，軟弱不振の象あり。その病は筋脈弛張し，足は地に任えず，歩履（歩行）歪斜す。これみな湿熱攘えず経絡の中に蘊留し致すところ。然るに湿熱の邪は，下に盛んなるといえども，その始まりは未だかつて脾胃より起きざるなし。故に病を治すものは必ずその本を求め，流れを清めるものは必ずその源を潔める。方中の蒼朮は辛苦にして温，芳香にして燥，中州に直達し，燥湿強脾の主薬たり。ただ病はすでに下焦に伝わり，また中を治して癒ゆるに非ず，故に黄柏苦寒下降の品を以て，肝腎に入れて下焦の湿熱を直清し，標本兼治し，中下両宣す。もし邪気盛んにして正虚さざるものは，即ちこれを用いるべし。

　本方加牛膝は三妙丸となす。'邪の湊るところ，その気必ず虚'なるを以て，肝腎虚さざれば，湿熱は決して筋骨に流入せず。牛膝は肝腎を補い，筋骨を強め，蒼朮・黄柏の下焦に入りて湿熱を祛くを領べるなり。

　さらに薏苡仁を加えるは四妙丸たり。《内経》に因るに'治痿は独陽明を取る'と云う有り。陽明は宗筋を潤すを主り，宗筋は筋骨を束ね，機関を利すを主るなり。薏苡仁は独り陽明に入り，湿熱を祛いて筋骨を利す。故に四味合わせてこれを用いて，治痿の妙薬となす」と説明する。

附　方

1. **三妙丸**（さんみょうがん）《医学正伝》

   組成：黄柏120g，蒼朮180g，牛膝60g。粉末を小麦粉で丸にし，1回6〜9gを服用する。

   効能：清熱燥湿

   主治：湿熱蘊結下焦。

   　二妙丸に，祛風湿・補肝腎・引血下行に働く牛膝を加えており，下焦湿熱の両脚のしびれ・痛み・烙けるように熱い・軟弱無力などに，より効果がある。

2. **四妙丸**（しみょうがん）《成方便読》

    組成：黄柏・薏苡仁各200ｇ，蒼朮・牛膝各120ｇ。水で丸にし1回6〜9ｇを服用する。
    効能：清熱利湿
    主治：湿熱蘊結下焦。

    　　三妙丸に祛風湿・清熱利水の薏苡仁を加えたもので，利湿清熱の効力がつよめられている。

3. **三物黄芩湯**（さんもつおうごんとう）（別名：千金三物黄芩湯）《金匱要略》

    組成：黄芩3ｇ，苦参6ｇ，生地黄12ｇ。水煎服。
    効能：滋陰涼血・清熱燥湿・殺虫止痒
    主治：産後陰血不足の湿熱下注。

    　　原著には「婦人草蓐に在り，発露より風を得，四肢は煩熱に苦しむを治す，頭痛するは，小柴胡湯を与う，頭痛まずただ煩するは，この湯これを主る」とある。産後の陰血不足に乗じて風湿が侵入し，化熱して湿熱に変化し，発熱・四肢の煩熱・四肢がだるく重い・尿が濃く少ないなどを呈する状態に用い，清熱化湿の黄芩・苦参で湿熱を除き，涼血滋陰の生地黄で陰血を滋補し血熱を除く。なお，湿熱が三焦に留滞して往来寒熱・頭痛などを呈しているときは，小柴胡湯で透解する。邪が三焦の偏裏あるいは下焦に侵入した場合には，本方で清裏・下滲する。

    　　婦人の産後に限らず，陰血不足の湿熱に広く応用するとよい。また，苦参は殺虫（トリコモナス・白癬など）・止痒効能をもつので，下焦の湿熱による虫痒に使用してもよい。

    　　このほか，陰虚内熱に対する滋陰清熱の処方として用いることもある。

    　　また，《張氏医通》では「上の三味は，みな純陰苦寒にして傷胃滞血の薬，産後に煩熱有ると雖も，軽用すること難し。当時立方には，必ず質壮ん気盛ん有り，脈証倶に実，よく食し便硬きものにして，はじめてこれを任せるに堪える。用いるものはこれを審らかにす」とあり，虚がある場合には軽々に使用することを戒めている。

茵蔯蒿湯（いんちんこうとう）
《傷寒論》

[組　成] 茵蔯30ｇ　山梔子15ｇ　大黄9ｇ

［用　法］水煎服。
［効　能］清熱利湿・退黄
［主　治］湿熱黄疸（陽黄）

　　全身の鮮明な黄疸・軽度の腹満・口渇・頭汗・尿量が少ない・尿色が濃い・舌苔が黄膩・脈は沈実あるいは滑数など。

［病　機］「瘀熱裏に在り」で，中焦（陽明胃土）の熱邪が三焦の湿と結びついて蘊積し，三焦の気機を阻滞するために，熱が外越できず湿は下泄できなくなり，邪熱が裏で鬱蒸している状態である。

　　湿熱が中焦に蘊結し肌膚を燻蒸するので，陽明土色である黄色が肌膚に溢れて黄疸が生じる（少陽胆気が鬱阻されて胆汁が溢れるとの説もある）。湿熱陽邪の発黄であるために鮮明な橘子色状の黄疸を呈し，「陽黄」と称する。湿熱が中焦の気機を阻滞するので軽度の腹満があり，熱邪が津液を消耗すると同時に湿邪が津液の上承を阻むために口渇がある。三焦枢機が阻滞されて水道が通調しないので尿量が少なく（小便不利），湿熱のために尿色は濃い。三焦が湿熱で遏阻されて津液や熱の外達ができないので，全身は無汗であるが，湿熱の燻蒸が甚だしいと諸陽の会である頭面部にのみに発汗がみられることがある。舌苔が黄膩・脈が滑数は湿熱を示し，裏での鬱遏がつよいときには脈は沈実になる。

［方　意］本方は湿熱黄疸に対する第一の要方であり，清熱と利湿によって退黄する。

　　主薬は茵蔯で大量を使用し，苦寒により湿熱を清利し，芳香軽揚で気機を宣透し，黄疸を消除する。山梔子は三焦の湿熱を清泄下降させ，茵蔯とともに湿熱を小便として排泄する。大黄は大便を通利して中焦瘀熱を下泄する。湿熱を清利降泄して二便から去り，邪に出路を与えることにより黄疸を除く。

［参　考］

①《傷寒論》には「陽明病，発熱し，汗出づるものは，これ熱越となす，黄を発することあたわざるなり，ただ頭汗出で，身に汗なく，頸を剤（かぎ）りて還（かえ）り，小便利せず，渇して水漿を引くものは，これ瘀熱裏に在りとなす，身必ず黄を発す，茵蔯蒿湯これを主る」「傷寒七八日，身黄なること橘子色のごとく，小便利せず，腹微しく満するものは，茵蔯蒿湯これを主る」とある。また，「陽明病，汗なく，小便利せず，心中懊憹するものは，身必ず黄を発す」とも述べられ，「無汗・小便不利」が黄疸を発生する条件であると分かる。

　　陽明病では，裏熱が三焦を通じて透表外泄し，熱迫による津液の外泄もあって汗が出る。しかし，三焦に湿滞があると，熱の透表外泄が阻害され，水湿の下泄も障害されるので，「無汗・小便不利」を呈し，邪熱が裏に鬱遏されて瘀熱になり，湿熱が蘊蒸することによって黄を発する。

　　茵蔯蒿湯の方後に「小便まさに利すべし，尿は皂莢汁（さいかち）の状のごとく，色は正に赤し，一宿にして腹減じ，黄は小便より去るなり」とあるように，三焦を通

利して小便を利し，湿熱を除くと黄疸は消退する。

《温病条弁》でも同様に，「陽明の温病，汗無くあるいはただ頭汗出で，身に汗なく，渇して水を飲まんと欲し，腹満し舌は燥黄，小便利せざるものは，必ず黄を発す，茵蔯蒿湯これを主る」と述べている。

《金匱要略》には，「穀疸の病たる，寒熱し食せず，食すれば即ち頭眩し，心胸安からず，久久に黄を発するは，穀疸たり，茵蔯蒿湯これを主る」とあり，脾胃湿熱による慢性の経過をとる黄疸にも適用できることを述べている。

② 本方は，黄疸のみに使用するのではなく，熱が湿より重い脾胃湿熱に適用する。

肝胆湿熱による往来寒熱・口苦・胸脇脹痛などをともなうときは柴胡・黄芩などを，気滞の腹満・脇痛には鬱金・枳実などを，胃気上逆の悪心・嘔吐・少食を呈するときは竹筎・神麴などを，それぞれ配合する。

③ 《傷寒論》には本方の関連方が示されている。

◎ 梔子柏皮湯（ししはくひとう）

組成：山梔子15g，炙甘草3g，黄柏6g。水煎服。

効能：清熱利湿

「傷寒身黄発熱は，梔子柏皮湯これを主る」

腑滞の腹満がないので大黄は用いず，湿より熱が重いので利湿主体の茵蔯を清熱主体の黄柏にかえ，炙甘草で薬性を緩和している。茵蔯蒿湯証と病機はやや異なり，三焦の湿熱（熱重）のみで，邪が陽明には及んでいない場合に適する。

《医学衷中参西録》で張錫純は「この節の人に示すは，ただその身黄発熱を見わす，即ち腹満小便不利の諸証なきも，また直ちに湿熱の成す病とこれを断ずべし。……この方の用意は，欲するに上中下の熱を分消するなり。ここをもって方中の梔子は善く上焦の熱を清し，黄柏は善く下焦の熱を清し，甘草を加え三薬を与して併用し，また能くこれを引いて中焦に至らせ中焦の熱を清するなり。かつ梔子，黄柏は皆苦寒に過ぎるに，甘草の甘を以て調え，その苦寒の性味を少しく変じ，脾胃を傷ることあるに至らせず」と説明する。

◎ 麻黄連軺赤小豆湯（まおうれんしょうせきしょうずとう）

（別名：麻黄連翹赤小豆湯）

組成：麻黄6g，連軺6g，杏仁6g，赤小豆15g，大棗3g，生梓白皮9g，生姜3g，炙甘草3g。水煎服。

効能：解表発汗・清熱利湿

「傷寒瘀熱裏に在れば，身必ず黄，麻黄連軺赤小豆湯これを主る」

記述は簡単であるが，方剤の構成から「頭痛，身体痛，悪寒，無汗」などの表証が存在するはずであり，表鬱と三焦湿熱による瘀熱発黄である。麻黄・生姜で表邪を散じ，杏仁で宣肺し水道を通調し，赤小豆・連軺・生梓白皮は湿熱を清泄し，甘草・大棗は和中する。連軺は連翹根であり，近年は連翹を用いて

いる。生梓白皮が入手できないときは桑白皮で代用してよい。
④《傷寒来蘇集》には、「熱反って裏に入り、外越を得ず、これを瘀熱という。発汗してその邪を逐うに非ざれば、湿気散ぜず。然るになお麻黄、桂枝を用いるは、これ薪を抱きて救火（消火の意）するなり。麻黄湯より桂枝の辛甘を去り、連翹、梓皮の苦寒を加えて解表清火して利水し、一剤にして三善を備える。かつ太陽に見る発熱の治をもってし、陽明とは遙か(はるか)に別なるなり。……この湯は赤小豆、梓白皮を君とし、而して反って麻黄を冠するは、この湯をもって麻黄湯の変剤となせばなり。瘀熱中に在れば則ち心肺邪を受けて営衛利せず。小豆は赤色にして心家の穀、血分に入りて経絡を通じ津液を致して膀胱を利す。梓皮は色白く、専ら肺経に走り気分に入りて皮膚を理し、胸中を清して瘀熱を散ず。故に君とす。さらに連翹、杏仁、大棗の苦甘を佐とし、心火を瀉して営を和す。麻黄、生姜、甘草の辛甘は、肺火を瀉して衛を調える。潦水（路上にたまった雨水）は味薄く、よく降火して除湿し、故に使となす。半日にして服し尽くすは、急方通剤なれば緩とすべからざるなり。これ発汗利水にして、五苓双解法とは径庭（大いに異なる）なり」と説明がある。

附　方

1. **茵蔯五苓散**（いんちんごれいさん）《金匱要略》

    組成：茵蔯12g，五苓散6g。粉末にし分三で服用する。水煎服用してもよい。

    効能：利湿清熱

    主治：湿熱黄疸で湿が熱よりも重く、小便不利するもの。

    清熱利湿・退黄の茵蔯と利水滲湿・通陽の五苓散の配合で、利水滲湿に主体があり、清熱は補佐である。黄疸だけでなく、湿が熱より重い湿熱に広く用いてよい。

    原著では「黄疸病，茵蔯五苓散これを主る」と記される。

2. **茵蔯四逆湯**（いんちんしぎゃくとう）《景岳全書》

    組成：茵蔯・炮姜各9g，炮附子・炙甘草各6g。水煎服。

    効能：温裏助陽・利湿退黄

    主治：陽虚寒湿の暗黄色の黄疸・元気がない・食欲不振・肢体の冷え・脈が沈細で無力などの症候。

    寒湿困脾で脾陽が虚し、土壅木鬱（脾陽不振で湿邪が肝胆を阻滞する）で胆液が肌膚に溢れて発黄する。寒湿は陰邪であり陽気を阻滞するために、黄色ではあるが暗滞を呈し、陰黄と称する。辛温の附子・炮姜は、温中散寒して寒湿を除き陽気を振奮する。茵蔯は利湿退黄し、甘草は諸薬を調和する。

原著には「発黄脈沈細遅，肢体逆冷して，腰已上自汗するを治す」と記される。

八正散（はっしょうさん）
《和剤局方》

[組　成] 車前子・瞿麦・萹蓄・滑石・山梔子・炙甘草・木通・煨大黄各等分
[用　法] 散にし1回6〜9gを灯芯草と水煎服用する。各3〜6gを水煎服用してもよい。
[効　能] 清熱瀉火・利水通淋
[主　治] 湿熱下注膀胱（熱淋）
　　頻尿・尿意促迫・排尿痛・排尿時の灼熱感・排尿困難・尿が濃く混濁・甚だしいと血尿・舌苔が黄膩・脈が数など。
[病　機] 湿熱が下注して膀胱に結し，水道不利をきたした状態である。
　　熱邪が急迫するので頻尿・尿意促迫・灼熱痛が，湿熱が阻滞し水道不利になるために排尿困難・甚だしいと尿閉が生じる。湿熱が蘊結しているために尿は混濁して濃く，熱が血絡を灼傷すると血尿をともなう。舌苔が黄膩・脈が数は，湿熱をあらわす。
[方　意] 湿熱を清利し通淋する。利水通淋の代表方剤である。
　　寒涼清熱の木通・車前子・瞿麦・萹蓄・滑石・灯芯草は，利水通淋に働き湿熱を小便として除く。苦寒泄熱の山梔子は三焦湿熱を清瀉し，煨大黄は泄熱降火・涼血に働く。炙甘草は諸薬を調和し，苦寒による傷正を防ぐ。
[参　考]
① 原著には「大人，小児の心経邪熱，一切の蘊毒，咽乾口燥して，大いに渇き飲を引き，心忡して面熱く，煩躁して寧らかならず，目赤く睛痛み，唇焦き鼻衄し，口舌瘡を生じ，咽喉腫痛す。また小便赤渋，或いは癃閉して通ぜざるを治し，及び熱淋，赤淋併せて宜しくこれを服すべし」とあり，これを《医方集解》では「湿熱下注し，咽乾口渇し，少腹急満して，小便通ぜず，或いは淋痛尿血，或いは熱により腫をなすを治す。……これ手足太陽（小腸・膀胱），手少陽薬（三焦）なり。木通，灯草は肺熱を清して心火を降し，肺は気化の源，心は小腸の合たるなり；車前は肝熱を清して膀胱を通じ，肝脈は陰器に絡し，膀胱は津液の腑たるなり；瞿麦，萹蓄は降火通淋し，これはみな利湿して瀉熱を兼ねるものなり；滑石は利竅散結し，梔子，大黄は苦寒で下行す，これは皆瀉熱して利湿を兼ねるものなり；甘草は滑石と合わせると六一散をなす，梢を用いるは（医方集解の処方では甘

梢を用いている）その径は茎中に達し，甘能く痛を緩めるを取るなり；下焦を治すと雖も，下を治すを専らとせざれば，必ず三焦は通利し，水乃ち下行するなり（三焦の気化は上中下いずれで支障がでても，決瀆はうまくいかない。水滴に譬えれば上の孔をふさぐと下の孔から水が出ないようなものである）」と解説する。

② 本方は湿熱の淋証に対する常用方である。

血淋（出血をともなう）には涼血止血の小薊・茅根・旱蓮草などを，石淋（結石をともなう）には化石通淋の金銭草・海金沙・琥珀などを，膏淋（乳糜尿）には分清化濁の萆薢・菖蒲などを加える。

③ 本方は苦寒通利の剤であるから，慢性化したとき・虚弱者・妊婦などには用いない。

附　方

1. **五淋散**（ごりんさん）《和剤局方》

    組成：赤茯苓18g，当帰・生甘草各15g，赤芍・山梔子各60g。細末にし1回6gずつ水煎服用する。

    黄芩・生地黄・滑石・車前子・沢瀉・木通を加えた，同名の加味方も《万病回春》にある。服用法は同じ。（エキス剤はこれを用いている）

    効能：清熱涼血・利水通淋

    主治：湿熱蘊結膀胱の熱淋・血淋・砂淋。

    熱邪の勢いがつよくて迫血妄行する血淋（血尿をともなう），長期にわたる湿熱蘊結で尿中の雑質が結して砂石になった砂淋，および湿熱による熱淋に適する。清熱瀉火・通淋の赤茯苓・山梔子，涼血散瘀の赤芍および活血止痛の当帰，瀉火解毒・緩急止痛の生甘草からなる。八正散より涼血に勝り，利水通淋に劣る。

    加味方では，清熱の黄芩・生地黄と利水通淋の滑石・車前子・沢瀉・木通が加えられており，八正散とほぼ同じ効能をもち，涼血に勝れている。また，滋陰の生地黄の配合があり，利水による傷津を防止できる。

    原著には「腎気不足し，膀胱に熱有り，水道通ぜず，淋瀝して宣らず，出少なく起多く，臍腹急痛し，蓄作（潜伏）時にあり，労倦して即ち発す，或いは尿は豆汁の如く，或いは砂石の如く，或いは冷淋膏の如く，或いは熱淋は便血し，併せて皆これを治す」とある。《和剤局方》には同名の五琳散がもう一つあり山梔子42g，淡竹葉12g，赤芍24g，茯苓24g，茵陳6g，木通18g，炙甘草18g，滑石12gを細末にして1回9gずつ煎じて服用する。いずれも効能・主治は同じである。

2. **加減柴苓湯**（かげんさいれいとう）《重慶市第一中医院》として《中医方剤与治法》にある。

組成：柴胡15g，黄芩12g，半夏9g，猪苓9g，茯苓12g，沢瀉9g，滑石18g，甘草6g，忍冬藤30g，金銭草30g。水煎服。

効能：和解少陽・瀉火通淋

主治：湿熱蘊結下焦兼少陽証，すなわち腎盂炎初期にみられる往来寒熱・頻尿・腰痛・排尿時灼熱感・尿の混濁・脈が数・舌苔が黄膩などの症候。

　　腎盂炎初期の典型的症候であり，小柴胡湯の主要薬である柴胡・黄芩・半夏で少陽証を和解し，利水通淋の金銭草・猪苓・沢瀉・茯苓・滑石と清熱解毒の忍冬藤・生甘草で下焦湿熱を清利する。

石葦散（せきいさん）
《普済方》

[組　成] 車前子・瞿麦各12g　石葦30g　冬葵子15g　滑石30g　楡白皮・木通各15g　赤茯苓12g

[用　法] 水煎服。

[効　能] 瀉火通淋・排石

[主　治] 湿熱蘊結下焦（石淋・砂淋）

　　尿に砂石が混じる・排尿困難・尿色が濃く混濁・ときに尿線の中断・排尿時の刺痛・尿意促迫・腰痛・下腹痛・血尿・舌苔が黄膩・脈が数など。

[病　機] 湿熱が下焦に蘊結し，尿中の雑質が結して砂石・結石になり，湿熱が水道不利をきたしている状態である。

　　砂石が排出すると尿に混じり，尿線が中断する。湿熱が下迫するので尿意促迫・下腹痛・排尿痛・腰痛などがみられ，水道不利のために排尿が困難である。湿熱が蘊結するので尿が混濁して濃く，脈は数・舌苔が黄膩を呈する。

[方　意] 本方は石淋・砂淋に対する常用方であり，清熱瀉火・通淋するとともに排石を促進する。

　　石葦・車前子・瞿麦・滑石・木通・赤茯苓はいずれも瀉火通淋の効能をもち，滑利竅道の楡白皮・冬葵子は結石の排除を促進する。

[参　考]
① 排石の効能をもつ金銭草・鶏内金・火硝などを配合すると，効果が高まる。
② 同名の処方がいくつかあり，構成はやや異なるがほぼ同じ効能をもつ。

◎石葦散《証治匯補》
　　組成：石葦・冬葵子・瞿麦・滑石・車前子。
◎石葦散《本事方》
　　組成：石葦・瞿麦・冬葵子・車前子・滑石・楡白皮・木通・赤茯苓・赤芍・甘草。

附　方

1. **砂淋丸**（しゃりんがん）《医学衷中参西録》
　　組成：生鶏内金30g，生黄耆24g，知母24g，生白芍18g，硼砂18g，芒硝15g，硝石15g。細末を蜜丸にし，1日2回9gずつ服用する。
　　効能：通淋化石・益気滋陰
　　主治：湿熱蘊結下焦の砂淋で，慢性に経過し気陰両虚をともなうもの。
　　　軟堅化石の鶏内金・芒硝・硝石・硼砂で排石を促し，益気の黄耆と滋陰清熱の知母および解痙の白芍を配合して，気陰を補い清熱止痙する。
　　　原著では，「石淋証は三焦気化の瘀滞に原因があり，過度の精神疲労・肉体疲労・房労によって膀胱にひそかに内熱を生じると，内熱と瘀滞で煎熬し，長引くと結した砂石が尿道を杜塞して非常に痛む。結したものが小さければ薬で化すことができるが，桃や杏の核以上に大きくなれば容易に化すことができないので，西洋医学の手術法を用いねばならない。これは生命に関係するので，手術には危険が伴うが，危険でも確実な方法をとるべきである」と説明している。

2. **鑿石丸**（さくせきがん）《湖南中医学院附二院》として《中医方剤与治法》にある。
　　組成：火硝15g，琥珀9g，海金沙15g，茯苓9g，沢瀉9g，地竜9g，白芍18g，甘草梢6g，滑石30g，冬葵子15g，沈香6g，牛膝15g。細末を水丸にし，1日2～3回15gずつ服用する。
　　効能：通淋化石
　　主治：尿管結石。
　　　軟堅化石の火硝・琥珀・海金砂，利小便の茯苓・沢瀉，緩急止痙の地竜・白芍・甘草梢，滑利竅道の滑石・冬葵子，降気の沈香，引血下行の牛膝からなり，結石の排出を促す。

程氏萆薢分清飲（ていしひかいぶんせいいん）
（別名：萆薢分清飲）《医学心悟》

[組　成] 萆薢 6 g　黄柏 1.5 g　菖蒲 1.5 g　茯苓 3 g　白朮 3 g　蓮子心 2.1 g
　　　　丹参 4.5 g　車前子 4.5 g
[用　法] 水煎服。
[効　能] 清熱利湿・分清化濁
[主　治] 湿熱蘊結膀胱
　　　　頻尿・排尿時の灼熱痛・排尿困難・尿の混濁・舌苔が黄膩など。
[病　機] 湿熱が膀胱に蘊結して生じる白濁・膏淋である。
　　　　湿熱が膀胱に蘊結して膀胱の気化不利をきたすために，頻尿・排尿困難・排尿痛を生じ，熱が下迫するので，排尿時に灼熱感があり尿意が促迫する。湿熱が尿を煎熬すると濃縮混濁して膏淋を呈し，腎に影響が及び固精できないと精が下泄して尿が白濁し，絡脈を灼傷すると出血をともなうこともある。舌苔が黄膩は，湿熱をあらわす。
[方　意] 清熱利湿と分清化濁を同施する。
　　　　主薬は利湿化濁の萆薢で，化濁利竅の菖蒲がこれを補助し，尿の混濁・白濁を除く。清熱利湿の黄柏・車前子，利水化湿の白朮・茯苓，清熱の蓮子心は，湿熱を除去する。丹参は涼血化瘀に働き，出血を防止する。
[参　考] 本方は《丹溪心法》萆薢分清飲（萆薢・烏薬・益智仁・石菖蒲）の変方で，下焦虚寒から下焦湿熱へと適用を変化させている。

第3節　利水滲湿剤（りすいしんしつざい）

　利水滲湿（淡滲利水）剤は，水湿壅盛による水腫・泄瀉（下痢）・淋濁・癃閉（尿閉・無尿）などに適用し，「湿を治するに小便を利さざるは，それ治にあらざるなり」といわれる。
　利水滲湿（淡滲利水）の茯苓・猪苓・沢瀉・薏苡仁・防已などを主体にし，利小便によって水湿を除く。

五皮散（ごひさん）
（別名：五皮飲）《三因極一病証方論》

[組　成] 生姜皮・桑白皮・陳皮・大腹皮・茯苓皮各等分
[用　法] 粗末にし1回9gを水煎服用する。各9gを水煎服用してもよい。
[効　能] 利湿消腫・理気健脾
[主　治] 脾虚気滞・水腫（皮水）
　　全身の浮腫・肢体が重だるい・腹満・呼吸促迫・呼吸困難・尿量が少ない・舌苔は白膩など，あるいは妊娠水腫。
[病　機] 脾虚で運化が失調して内湿が生じ，湿困により脾運がさらに悪化して湿盛になり，水湿が肌膚に氾濫した状態であり，脾虚よりも湿困が主体である。
　　水湿が肌膚に氾れるために，全身の浮腫が生じて肢体が重だるくなる。湿邪が気機を阻滞するので腹満がみられ，肺気を阻滞すると上逆して呼吸促迫・呼吸困難が生じ，肺失粛降で水道が不利になるために水腫がより悪化する。水湿が肌膚にある「皮水」であるから，皮膚は光沢をもって腫れ，頭面部・四肢に浮腫が顕著である。水湿が外溢するうえ水道も不利であり，尿量は少ない。舌苔が白膩は，湿盛を示す。
　　妊娠中は養胎のために正気が不足したり，胎体が気機を阻滞するので，脾が健運できなくなって水腫を発生することが多い。
[方　意] 理気化湿・健脾により消腫する。
　　理気和中・化湿濁の陳皮と滲湿利水・健脾の茯苓は，脾気を健運して水湿を除く。水気を辛散する生姜皮と瀉肺降気して通調水道に働く桑白皮は，肺気を

宣降させることにより水湿を下行させる。大腹皮は下気行水・消脹満に働く。全体で理気健脾・利湿消腫の効能が得られる。

[参　考]

① 原著には「皮水，四肢頭面悉く腫れ，これを按ずれば指没し，悪風せず，その腹は鼓の如く，喘せず，渇せず，脈また浮を治す」とあり，《成方便読》には「水病の腫満，上気喘急す，あるいは腰以下腫るるを治す。これもまた肺の治節行らず，水は皮膚に溢るるを致し，以上の諸症をなす。故に桑皮の瀉肺降気をもって，肺気を清粛すれば，すなわち水は自ずと下趨す。しかして茯苓をもってこれを上より下へ導き，大腹は宣胸行水し，姜皮にて辛涼解散し，陳皮にて理気行痰す。みな皮を用うるは，病は皮に在るにより，皮をもって皮を行らすの意なり。然して肺脾は子母の臓たり，子病いまだその母に累及せざることあらざるなり。故に腫満の一証は，脾と実に相関す。否らざればすなわち，脾に健運の能ありて，土旺んなればすなわち自ら水を制すべし，肺の治節は行らざるといえども，決して腫満の患なし。これをもって陳皮・茯苓の両味は，もと脾薬たり，その功用はみなよく行中に補を帯び，正を匡し邪を除く，一挙にしてこれを両治すれば，すなわち上下の邪は，ことごとくみな渙散するのみ」と解説されている。

② 本方は治皮水の通用方で，行水消腫が主体である。

　　脾虚が顕著なら補気健脾の黄耆・白朮を，腰以上の浮腫がつよく風邪を兼ねるときには散風除湿の防風・羌活を，腰以下の浮腫がつよいときは利水消腫の防已・薏苡仁を，寒証をともなうときは温陽行水の附子・乾姜を，熱証をともなうときは利湿清熱の木通・滑石を，それぞれ加える。

③ 同名の処方および加減方がいくつかある。

　　五皮飲《麻科活人全書》は，本方から桑白皮を除き五加皮を加えている。

　　主治はほぼ同じであるが，涼性で利水・降肺気に働く桑白皮が，温性で利水・通経絡・祛風湿の効能をもつ五加皮に変化した違いがある。

　　五皮飲《和剤局方》は，本方から桑白皮・陳皮を除き，五加皮・地骨皮を加え，「男子，婦人の脾気停滞し，風湿客搏し，脾経湿を受け，気流行せず，頭面虚浮し，四肢腫満し，心腹膨張し，上気して促急し，腹脇鼓の如く，臍を絡みて脹悶し，有るは飲食を妨げ，上攻下注して，来去定まらず，挙動喘乏（息切れ）するは，併せて皆これを治す」と説明する。

　　主治はほぼ同じであるが，利水・通絡・祛風湿の五加皮と清虚熱の地骨皮が加わって，行気の力が弱まり清虚熱の効能が付加されている。

　　全生白朮散《全生指迷方》は，本方の桑白皮を除き白朮を加えている。

　　脾虚の妊娠水腫に適している。

五苓散（ごれいさん）
《傷寒論》

[組　成] 猪苓9g　沢瀉15g　白朮9g　茯苓9g　桂枝6g
[用　法] 水煎服。散にし1回3～6gずつ服用してもよい。
[効　能] 利水滲湿・通陽化気
[主　治]
(1) 蓄水証（外有表証・内停水湿）

頭痛・発熱・口渇がつよく水分を欲するあるいは水を飲むとすぐに吐く・尿量減少・舌苔が白・脈が浮など。

(2) 霍　乱

突然の嘔吐・下痢・尿量減少など。

(3) 水湿内停

浮腫あるいは下痢で，尿量減少をともなう。

(4) 痰　飲（臍下水気）

臍下の動悸・水様物の嘔吐・めまいなど。

[病　機] いずれも水湿内停による病変であるが，病機が異なっている。

　蓄水証は，風寒の邪が侵襲して太陽表証を呈すると同時に，太陽経脈を通じて邪が膀胱に伝入し，太陽膀胱の気化を阻害して水湿を停滞させた状態で，太陽の経腑同病に相当する。頭痛・発熱・脈浮は表証であり，膀胱の気化不利で水湿が排出されにくいので小便不利（尿量減少）がみられ，舌苔が白は邪が化熱していないことを示す。水湿が下焦に内停して壅滞し，三焦に影響が及んで気機を阻滞し，津液が上承できないため口渇が生じて水分を欲するが，気機が阻滞されているので飲水は津液に化生されないままに体内に停積する。それゆえ，三焦の気機がさらに阻滞され，口渇がよりつよくなって水分を欲するが，水分の停積があるので飲むとすぐに吐出し，吐出したのちにまた水分を欲するという症状があらわれる。これを「水逆」という。

　霍乱は，夏に生冷物を暴飲暴食して脾胃を損傷し，湿邪が昇清降濁を失調させたために生じる上吐下瀉である。

　水湿内停は，脾虚で水湿の運化が低下したために生じる。内停した水湿が肌膚に外溢すると浮腫が生じ，大腸に下注すると泥状～水様便がみられる。水湿が通常に排出されないために，尿量減少（小便不利）を呈する。

　痰飲（臍下水気）は，膀胱気化不足で水湿が排出されずに臍下に停滞したために生じる。臍下に水飲があるために動悸し，水飲が上逆すると水様物の嘔吐が生じ，飲邪により清陽の上昇が阻滞されるとめまいがあらわれる。

[方　意] 利水滲湿と通陽化気によって小便を通利し，水湿を除去する主方である。

主薬の沢瀉は膀胱に直達して利水滲湿に働き，淡滲の茯苓・猪苓は利水下泄をつよめ，白朮は健脾により水湿の運化を促進し，共同して三焦を通利させる。辛温の桂枝は，太陽表邪を外解するとともに，通陽により膀胱・三焦の気化を促し，水湿を蒸化して上承と下泄を回復させる。なお，利水滲湿を通じて，水湿下注による泥状〜水様便が消失するとともに小便が通利するところから，水湿の「分利」と称される。

蓄水証に対しては解表・利水滲湿・通陽化気により，霍乱には水湿の分利により，水湿内停には健脾化湿と分利により，痰飲には化気利水により，それぞれ効果をあらわす。

[参　考]
① 《傷寒論》には以下のように記載されている。

「太陽病，汗を発して後，大いに汗出で，胃中乾き，煩躁し眠るを得ず，水を飲むを得んと欲するものは，少少与えこれを飲ましめ，胃気をして和せしむればすなわち癒ゆ。もし脈浮，小便利せず，微熱，消渇のものは，五苓散これを主る」「汗を発し已り，脈浮数，煩渇のものは，五苓散これを主る」

太陽病に発汗法を用いて表証を除いたのち，発汗過多による津液消耗で煩躁・口渇があるときは，水分を補給すれば治癒する。しかし，発汗が不適当で，表証が残り邪が膀胱に入った蓄水証には，五苓散を使用すべきことを述べている。

「中風，発熱し，六七日解せずして煩し，表裏の証あり，渇し水を飲まんと欲し，水入ればすなわち吐するものは，名づけて水逆という，五苓散これを主る」

日数が経過し，邪が膀胱に内舎して気化を障害し，三焦に影響が及んで枢機不利になり，飲水が津液に化さずに内停し，水停がつよくなったために水逆が生じたことを示している。

「傷寒汗出でて渇するものは，五苓散これを主る，渇せざるものは，茯苓甘草湯これを主る」

五苓散証と茯苓甘草湯証を，口渇で鑑別している。「傷寒厥して心下悸するは，まず水を治すべし，まさに茯苓甘草湯を服すべし，……」とあるように，茯苓甘草湯証は水飲が心下に停滞し，三焦には影響が及んでいないために口渇がなく，停飲による心下悸と陽気布散が妨げられたことによる厥（四肢の冷え）がみられるので，通陽の桂枝・利水の茯苓・温中散寒の生姜・和中の甘草を用いている。

「もとこれを下すをもって，故に心下痞すは，瀉心湯を与う。痞解せず，その人渇して口燥煩し，小便利せざるものは，五苓散これを主る」

蓄水によって心下痞が生じることもあることを示している。

「霍乱，頭痛み，発熱し，身疼痛し，熱多く水を飲まんと欲するものは，五苓

散これを主る，寒多く水を用いざるものは，理中丸これを主る」

飲食不節などによる霍乱（急激な嘔吐と下痢）で，頭痛・発熱・身体痛などの表証があり，正気が衰えていない「熱多く水を飲まんと欲するもの」には，通陽化気・利水の五苓散を用いて気化を正常に回復させる。しかし，傷陽で裏寒がつよい「寒多く水を用いざるもの」は，温中散寒により中焦の昇降を回復させるべきで，理中丸が適することを示している。

② 《医宗金鑑》には「この方や，すなわち太陽の邪熱は腑に入りて，水気化さず，膀胱表裏の薬なり。一に水逆，水入れば即ち吐すを治す，一に消渇，水入ればすなわち消くを治す。それ膀胱は，津液の腑，気化せばすなわちよく出づ。邪熱これに入り，もし水盛んなればすなわち水壅して化さず，水は上に蓄し，膀胱の気化は行らず，小便不利を致すなり。もし熱盛んなればすなわち水は熱のために耗し，水は上より消き，膀胱の津液は竭を告げ，小便不利を致すなり。水入れば吐するは，これ水は熱より盛んなり，水入れば消くは，これ熱は水より盛んなり。二証みな小便利せず，故に均しく得てこれを主る。然して小便利すれば用うるべからざるは，重ねて津液を傷るを恐るるなり。これより知るべし五苓散は水熱を治すの専剤にあらず，すなわち水熱小便不利を治す主方なりと。君は沢瀉の鹹寒，鹹は水腑に走き，寒は熱邪に勝つ。二苓の淡滲を佐とし，水道を通調し，膀胱に下輸し，あわせて水熱を瀉すなり。白朮の燥湿を用い，健脾助土し，これを堤防となし水を制するなり。桂の辛温を用い，陽気を宣通し，三焦を蒸化して水を行らすなり。沢瀉は二苓の下降を得て，利水の功は倍し，小便利して水は蓄さず。白朮は桂の上昇を須いて，通陽の効捷く，気騰り津化して渇自ずと止むなり。もし発熱して表解さざるは，桂を桂枝に易え，服してのち多く暖水を服し，汗を出さしめば癒ゆ。これこの方は停水して小便不利する裏を治すに止まらず，なお停水して発熱する表を解すなり。人参を加え春沢湯と名づけ，その意は専ら気化を助けて生津するに在り。茵蔯を加えて茵陳五苓散と名づけ，湿熱発黄，表裏不実，小便不利するものを治して，克たざるなきなり」と解説している。

③ 傷津による尿量減少・口渇には禁忌である。

附　方

1. **四苓散**（しれいさん）《丹溪心法》

    組成：五苓散の桂枝を除く。水煎服。

    効能：滲湿利水

    主治：内傷飲食有湿による尿量減少・泥状〜水様便。

    水湿内停による諸証に有効で，滲湿利水薬のみからなる。やや熱に偏して

いる場合に適する。

原著では泄瀉に用い「湿には四苓散加蒼朮を用い，甚だしきは蒼白二朮を同じく加え炒用して燥湿に滲湿を兼ねる。火には四苓散に木通，黄芩を加えて火を伐して小水を利す」と説明する。

2. 春沢湯（しゅんたくとう）《証治要訣類方》

組成：五苓散に人参6gを加える。

効能：温陽化気・益気摂水

主治：肺気虚・不能摂津と腎失気化・水飲犯肺による，咳嗽および頻尿・遺尿・尿失禁などの症候。

肺気虚で津液の下泄を制御できないために頻尿・遺尿・尿失禁などが生じ，腎陽不足で化気行水できずに水湿が貯留して肺を上犯するので咳嗽がみられる。五苓散で化気行水し，人参で益気補肺して水液の下泄を制約するもので，化気行水と益気摂津を併用した方剤である。

猪苓湯（ちょれいとう）
《傷寒論》

[組　成] 猪苓・茯苓・沢瀉・阿膠（溶化）・滑石各9g

[用　法] 水煎して滓を除き，阿膠を溶かして服用する。

[効　能] 利水清熱・滋陰

[主　治]

(1) 水熱互結

尿量減少・発熱・口渇があり水分を欲する・いらいら・不眠・咳嗽・悪心・嘔吐・下痢など。

(2) 湿熱蘊結下焦（血淋）

排尿困難・排尿痛・血尿など。

[病　機] 下焦において熱邪と水湿が結びついた病証である。

水熱互結は，風寒の邪が化熱して少陰（腎）に伝入し，下焦で熱邪と水湿が結びつくと同時に，熱邪の消灼や誤治による傷陰をともなった状態である。水湿が熱邪と互結しているために，膀胱の気化不行が生じて尿量減少（小便不利）があらわれ，停積した水湿が三焦気機を阻滞して津液が布散・上承できないだけでなく，熱邪による傷陰もともなうので，口渇があり水分を欲する。停積した水湿が大腸に下泄すると下痢が生じ，三焦を通じて上逆し肺を犯すと咳嗽が，

胃を犯すと悪心・嘔吐が発生する。邪熱の上擾と陰虚のために，いらいら・不眠をともない，多くは舌質は紅絳・脈は数を呈する。

湿熱蘊結下焦の血淋は，湿熱の邪が腎・膀胱の気化失調をひきおこして排尿困難・排尿痛を呈し，熱邪が血絡を灼傷して血尿をともなったものである。

[方　意] 利小便によって水湿と熱を除き，清熱・滋陰を補助的に配合する。

淡滲の猪苓・茯苓・沢瀉は小便を通利し，甘寒の滑石は清熱利水・通淋に働き，甘鹹の阿膠は滋陰潤燥・止血する。全体で淡滲利水と清熱滋陰が配合され，利水して傷陰せず，滋陰して歛邪せず，水湿と熱邪を清することができる。

血淋に対しては，清熱利水・通淋止血によって効果が得られる。

[参　考]

① 《傷寒論》では以下のように述べている。

陽明病の誤下にひきつづく「もし脈浮，発熱し，渇して水を飲まんと欲し，小便利せざるものは，猪苓湯これを主る」

少陽枢機不利をともなう陽明病に下法を使用して，少陽枢機不利がよりつよくなり，水湿が停積するとともに熱邪と結びついた病態である。陰虚の体質・誤下による傷陰・熱邪傷陰などを兼ねる。

「少陰病，下利，六七日，咳して嘔し渇し，心煩し眠るを得ざるものは，猪苓湯これを主る」

邪が化熱して少陰に入り，気化を障害して水熱互結するとともに熱邪傷陰をともなった症候である。

「陽明病，汗出でること多くして渇するものは，猪苓湯を与うべからず，汗多く胃中燥き，猪苓湯またその小便を利するがゆえなり」

熱盛傷津による口渇に対しては，「もし渇して水を飲まんと欲し，口乾き舌燥くものは，白虎加人参湯これを主る」で，清熱生津を行うべきである。利小便の猪苓湯は傷津を増悪させるので，禁忌である。

② 《医宗金鑑》には「仲景は猪苓一方を製して，陽明・少陰二経の水熱を行らす。然るにその旨は全て養陰に在って利水を専らとせず。けだし傷寒表虚は最も亡陽を忌み，而して裏熱また亡陰を患う。亡陰は，腎中の陰と胃家の津液を亡なうなり。故に陰虚の人は，ただ大便を軽(けいけい)に動ずべからざるのみならず，小便を下通するをも忌む。けだし陰虚は滲利に過ぎ，則ち反って耗竭を致せばなり。方中の阿膠は質膏で養陰して滋燥し，滑石は性滑で去熱して利水し，佐として二苓の滲瀉で，濁熱を疏(とお)してその瘀壅を留めず，また真陰を潤してその枯燥に苦しめざる，これ利水して陰を傷らざる善剤なり。ゆえに太陽利水に五苓を用いるは，太陽は寒水を職司するをもって，故に桂を加えてこれを温める，これ暖腎して行水するなり。陽明・少陰に猪苓を用いるは，二経は両(ふたつながら)津液に関わるをもって，特(ただ)阿膠，滑石を用いてこれを潤す，これ無形を滋養して有形を

第3節　利水滲湿剤　487

行らすなり。利水は同じといえども，寒温ははるかに別れる，ただ明なるものはこれを知る」と解説する。
③ 血淋などに本方を用いる場合には，熱がつよければ萹蓄・瞿麦などを，血尿が明らかなら茅根・小薊・大薊などを加える必要がある。
④ 日本の経験方に猪苓湯合四物湯があり，猪苓湯の適応証が遷延して血虚を生じた場合や血虚体質の水熱互結・血淋に使用している。
⑤ 五苓散と猪苓湯は，いずれも利水の剤で小便不利に用いるが，五苓散は表寒の蓄水に，猪苓湯は水熱互結に適用する。五苓散は二苓・沢瀉に通陽化気利水の桂枝・白朮を，猪苓湯は二苓・沢瀉に滋陰利水の滑石・阿膠を配合しており，「五苓は湿勝を瀉す，故に桂朮を用う，猪苓は熱勝を瀉す，故に滑石を用う」ともいわれる。

防已黄耆湯（ぼういおうぎとう）
《金匱要略》

[組　成] 防已 12g　黄耆 15g　甘草 6g　白朮 9g　生姜 3g　大棗 3g
[効　能] 益気祛風・健脾利水
[主　治]
(1) 衛気不固・風水
　　浮腫・汗が出る・悪風・尿量減少・身体が重だるい・舌質が淡・舌苔が白・脈が浮など。
(2) 衛気不固・風湿
　　肢体や関節が重だるく痛む・汗が出る・悪風・尿量減少・舌質が淡・舌苔が白・脈が浮など。
[病　機] 脾肺気虚による衛気不足と水湿停留があり，衛虚に乗じ風邪が侵襲して水湿と結びつき，肌腠に停積して水腫を呈したり（風水），経絡を阻滞して痺証をひきおこす（風湿）。風水・風湿の病理はほぼ同じである。
　　肺は気を主り外は皮毛に合し，脾は気血生化の源で肌肉を主る。脾虚で生化が不足すると肺も虚し，皮毛・肌肉の衛気が不足して固表衛外の機能が低下し，風邪の侵襲を受けやすくなる。また，脾虚で水湿の運化が低下し，肺虚で津液の宣降が不足して水道を通調できないために，体内に水湿が停積する。風邪が肌表を侵襲すると衛気が宣発できなくなって悪風が生じ，衛気が邪と相争するために不足している固摂の能力がより低下し，津液（営）が漏出して自汗になる。一方，風邪が肺の宣発を失調させ水道不利が増強すると同時に，すでに停留し

ている水湿を引動するので，水湿が肌腠に氾溢して水腫が生じたり，経絡に停滞し痺阻して疼痛やしびれをひきおこす。水湿が停留し水道が不利になるので尿量は減少し，肌肉・経絡に水滞があるために身体が重だるい。脈浮は邪が表にあることを，舌質が淡・舌苔が白は気虚挟湿をあらわしている。

[方　意] 風邪在表に対しては祛風解表すべきである。ただし，衛気不固であるから，単に解表すると表を損傷することになって邪も除けないので，益気固表と祛風行水を同施し，扶正祛邪する必要がある。

　祛風行水の防已に益気固表・行水消腫の黄耆を配合すると，補気によって行水の効力がつよまり，相互に助けあって固表しつつ祛風することができる。健脾利湿の白朮は運化を促進し営衛を生化し，黄耆を補助して益気固表・利湿をつよめる。甘草・生姜・大棗は，営衛を調和するとともに培土和中に働く。全体で益気固表と祛風の効果が得られ，脾が健運し水道が通利して，風湿・風水を除くことができる。

[参　考]

① 《金匱要略》には「風湿，脈浮身重く，汗出で悪風するは，防已黄耆湯これを主る」「風水，脈浮身重く，汗出で悪風するは，防已黄耆湯これを主る」の二条が示されており，病機はほぼ同じであることが分かる。

　本方の服用後の注意として，「服して後まさに虫の皮中を行るがごとく，腰より下氷のごときは，のち被上に坐し，また一被をもって腰下に繞らし，温め微汗せしむれば差ゆ」とあり，皮膚中を虫がはうような感じがあるのは衛陽回復の兆候であり，腰以下が冷えるときは積極的に温め，衛陽を振奮させて微汗を出させるように指示している。

② 《金匱要略心典》には「風湿表に在らば，法まさに汗より解すべきも，すなわち汗は発するを待たずして自ずと出ずるは，表なおいまだ解さずしてすでに虚す，汗解の法は守るべからざるなり。故に麻黄を用いこれを皮毛の表に出ださずして，防已を用いこれを肌膚の裏に駆す。服後に虫の皮中を行るがごとく，および腰より下氷のごときは，みな湿の下行の徴なり。然らば耆・朮・甘草にあらざれば，いずくんぞよく衛陽をして復た振わしめて，駆湿下行せんや？」と解説している。

③ 湿盛には茯苓皮・薏苡仁あるいは五皮散・五苓散などを加え，腹満には枳殻・陳皮などを配合する。

附　方

1. **防已茯苓湯**（ぼういぶくりょうとう）《金匱要略》

　　組成：防已9g，黄耆9g，桂枝9g，茯苓18g，甘草6g。水煎服。

　　効能：益気通陽・利水

主治:「皮水の病たる,四肢腫れ,水気は皮膚中にあり,四肢聶聶(しょうしょう)として動く」ものである。

　衛陽が虚して水を行らすことができないために生じた水腫(皮水)で,水と気が皮中で結びついて筋肉がぴくぴくひきつる。防已・茯苓は除湿し,桂枝は通陽して利水をつよめ,黄耆は益気実衛し,甘草は調中に働く。通陽利水に重点がある。

2. **鯉魚湯**(りぎょとう)(別名:千金鯉魚湯)《千金要方》

　[組　成]:鯉魚1尾,白朮15g,茯苓12g,生姜9g,当帰9g,白芍9g。鯉魚の煮汁で他薬を煎じて服用する。

　[効　能]:健脾利水・和血養胎

　[主　治]:脾虚の妊娠水腫。

　脾虚で水湿が停留しているので,健脾除湿の白朮・茯苓・生姜と行水消腫の鯉魚を用いる。妊娠中であるから,和血養胎の当帰・白芍を配合する。

木防已湯(もくぼういとう)
《金匱要略》

[組　成] 木防已9g　石膏30g　桂枝6g　人参12g
[用　法] 水煎服。
[効　能] 瀉熱逐飲
[主　治] 支飲(飲停胸膈)

　呼吸困難・胸部の膨満・上腹部が硬く痞える・顔色がどす黒い・舌苔が黄膩・脈が沈で有力など。

[病　機] 胸膈に水飲が停積して肺胃を阻滞し,停飲化熱した状態である(現在の肺水腫などに相当する)。

　正虚のために水液代謝が失調して水飲が発生し,胸膈に停留して鬱積化熱しており,肺気を阻滞するために呼吸困難・胸部の膨満・甚だしいと起坐呼吸を呈し,胃気も阻滞されて上腹部が硬く痞える。飲は陰邪で水色は黒であり,清陽の上栄が胸膈の水飲で妨げられるので,顔色はどす黒くなる。舌苔が膩・脈が沈で有力は水飲停積を示し,舌苔が黄は化熱をあらわす。

[方　意] 化熱した水飲停積に対して瀉熱逐飲し,正気にも配慮する必要がある。

　主薬は行水逐飲の木防已で,通陽化気の桂枝が行水を補助する。辛寒の石膏は,化熱を清すると同時に桂枝の温性を抑制する。人参は正気を扶助し水飲が

新生するのを防ぐ。

[参　考]

① 《金匱要略》には「膈間の支飲，その人喘満，心下痞堅し，面色黧黒，その脈沈緊，これを得て数十日，医これを吐下して癒えざるは，木防已湯これを主る，虚するはすなわち癒え，実するは三日にしてまた発す，また与えて癒えざるは，木防已湯去石膏加茯苓芒硝湯これを主る」とある。

「虚するはすなわち癒え」で，軽症の場合には本方で治癒するが，「実するは三日にしてまた発す」で，邪実が重度の場合には再発するので，再度投与する。さらに治癒しないときには，石膏の代わりに軟堅泄下の芒硝と利水の茯苓を加えた木防已湯去石膏加茯苓芒硝湯（木防已加茯苓芒硝湯）を用いる。方後に「微利すればすなわち癒ゆ」とあるように，通便によって水飲の出路を開いている。

② 利水の茯苓を加える方が効果がある。

附　方

1. **葶藶大棗瀉肺湯**（ていれきたいそうしゃはいとう）《金匱要略》

    組成：葶藶子12g，大棗6g。水煎し頓服する。

    効能：瀉肺行水（開源潔流）

    主治：肺の支飲による呼吸困難・起坐呼吸。

    水飲が肺に停積し肺気を阻塞して喘を呈しているので，辛苦の葶藶子で瀉肺行水し，苦寒の葶藶子による傷胃を防止する目的で大棗を配合する。肺は水の上源であり，肺気を開いて行水するので，開源潔流とも称する。原著には「肺癰，喘して臥するを得ざる」「支飲の息するを得ざる」に本方を使用しており，原因は異なるが病態は同じである。

2. **茯苓飲**（ぶくりょういん）《金匱要略》

    組成：茯苓・人参・白朮各9g，枳実6g，陳皮7.5g，生姜12g。水煎服。

    効能：行気利水・健脾和胃

    主治：胃内停水による嘔吐・痞え・上腹部の脹り・食欲不振など。

    原著には「心胸中に停痰宿水あり，自ら水を吐出して後，心胸の間虚し，気満ちて食すること能わざるを治し，痰気を消し，よく食せしむ」とある。脾虚で水湿が運化されずに胃に停積し，胃気が上逆すると嘔吐・痞えを生じ，受納と下行を阻滞するために腹満・食欲不振がみられる。降気の枳実・陳皮・生姜で胃気を下降させ，利水の茯苓で水飲を除き，健脾の人参・白朮・茯苓で本治する。なお，主目的は水飲の除去であるから，水湿を保ち緩急に働く炙甘草・大棗などは配合していない。服用法について「人の行くこと八九里

ばかりにてこれを進む」とあるのは，大体1時間ごとに頓服して水飲を除去するべきことを指示している．攻補兼施・標本同治の方剤であるが，当面の目標は標の水飲という実邪の除去にある．本方に理気祛痰の半夏厚朴湯をあわせた日本の経験方（茯苓飲合半夏厚朴湯）は，痰飲上逆による悪心・嘔吐・腹満が甚だしい場合に適用する．

　なお，原著には《外台》茯苓飲とあるが，考証により仲景方であることが判明している．

第4節　温化水湿剤（おんかすいしつざい）

　温化水湿剤は，水湿が寒化したり陽虚で気化されないために生じた痰飲・水腫・寒湿脚気・痺証などに適用する。
　温陽の附子・乾姜・肉桂・桂枝・呉茱萸と利湿の白朮・茯苓・大腹皮・木瓜などを配合し，水湿を温めて化す。

苓桂朮甘湯（りょうけいじゅつかんとう）
（別名：茯苓桂枝白朮甘草湯）《金匱要略》

[組　成] 茯苓12g　桂枝9g　白朮9g　炙甘草6g
[用　法] 水煎服。
[効　能] 温化水飲・健脾利湿
[主　治] 水飲・脾陽不足
　　　　胸脇部が脹る・咳嗽・呼吸促迫・めまい・動悸・舌苔が白滑・脈が弦滑など。
[病　機] 脾陽不足で水飲が心下に停聚した状態である。
　　　　脾陽虚のために水湿の運化が不足し，湿が聚って水飲を生じる。水飲が心下に停聚して胸脇の気機を内阻すると胸脇部が脹り，肺を上凌すると息ぎれ・咳嗽が生じ，心を上凌すると動悸がみられ，清陽の上昇を阻害するとふらつき・めまいがあらわれる。舌苔が白滑・脈が弦滑は水飲の存在を示し，脾陽虚であるから舌質は淡胖を呈することが多い。
[方　意] 水飲を温化して除くと同時に，健脾利湿により本治して水飲の産生を防止する。
　　　　主薬は健脾利水の茯苓で，温陽化気の桂枝の補助のもとに，水飲を温化して利小便によって除去する。健脾燥湿の白朮は，脾運を促進して茯苓とともに水湿の産生を防止する。炙甘草は，益気和中と諸薬の調和に働く。全体で温化水飲・健脾化湿の効能が得られ，温であって熱でなく，利して峻でなく，水飲停聚の偏寒のものに対して温化水飲の良効を示す。

[参　考]
①《金匱要略》には「痰飲を病むは，まさに温薬をもってこれを和すべし」と，治

療の大原則が示されている。また，「それ短気し微飲あるは，まさに小便よりこれを去るべし」とあり，苓桂朮甘湯の方後に「小便すなわち利す」と記されているところから，利小便によって水飲を除くことが分かる。

② 《金匱要略》には「心下に痰飲あり，胸脇支満し目眩するは，苓桂朮甘湯これを主る」「それ短気し微飲あるは，まさに小便よりこれを去るべし，苓桂朮甘湯これを主り，腎気丸またこれを主る」の二条が示されている。腎陽虚による水飲には，腎気丸（八味地黄丸）が適用することも分かる。

《傷寒論》には「傷寒，もしくは吐し，もしくは下して後，心下逆満し，気上り胸を衝き，起てばすなわち頭眩し，脈沈緊，汗を発すればすなわち経を動かし，身は振振と揺をなすは，茯苓桂枝白朮甘草湯これを主る」とあり，吐下によって中陽が虚して水飲が発生した状態を提示している。発汗を行うと中陽の虚損がより甚だしくなり，水飲が経絡に侵入してふるえることも示されている。

③ 《医宗金鑑》は「《霊枢》に心包絡の脈動けばすなわち胸脇支満を病むと謂うは，痰飲は心包に積せば，その病すなわち必ずかくのごときを謂うなり。目眩は，痰飲その胸中の陽を阻み，精を上に布するあたわざるなり。茯苓は淡滲，飲を逐い下竅より出だし，利によりて去る，故に用いて君となす。桂枝は通陽輸水し皮毛に走り，汗より解す，故に臣となす。白朮は燥湿し，茯苓を佐けて消痰し支満を除く。甘草は補中し，桂枝を佐けて建土し水邪を制するなり」と解説している。

④ 嘔吐をともなうときは姜半夏・陳皮を，脾虚がつよければ人参を加える。

茯苓桂枝甘草大棗湯（ぶくりょうけいしかんぞうたいそうとう）
（別名：苓桂甘棗湯）《傷寒論》《金匱要略》

[組　成] 茯苓24g　桂枝12g　炙甘草6g　大棗7.5g
[効　能] 温通心陽・化気行水
[主　治] 心陽虚で不眠・動悸などを呈する
[病　機] 傷寒で発汗後に臍下に動悸があり，奔豚症を起こしそうな状態。心陽虚，水飲内停によって臍下に動悸を感じる。

心下悸，欲作奔豚は，心陽虚による水気上逆であり，真正の奔豚上衝による寒痛して忍びがたい証ではない。本方の重点は化気行水にあり，桂枝加桂湯の重点は平衝降逆にある。

[方　意] 桂枝・甘草で心陽を回復させて降衝する。大量の茯苓は健脾利水して安神に働き水気が上逆して奔豚となるのを防ぐとともに寧心定悸する。大棗は味

甘平で心腹の邪気を主り，安中養脾し，安神止驚する。さらに甘草・大棗を用いると補中安神とともに緩急止痛降衝に働く。甘草・大棗にはこの補で安神の働きがあるので，発汗の麻黄湯に用いず，表虚解肌の桂枝湯に用いる。

[参　考]
①《傷寒論》には「汗を発して後，その人臍下悸するものは奔豚を作さんと欲す，茯苓桂枝甘草大棗湯これを主る」とあり，《金匱要略》にもほぼ同じ内容の条文が奔豚気病脈証治にある。

苓姜朮甘湯（りょうきょうじゅつかんとう）
（別名：甘草乾姜茯苓白朮湯・甘姜苓朮湯・腎著湯）《金匱要略》

[組　成] 乾姜12g　茯苓12g　白朮6g　甘草6g
[用　法] 水煎服。
[治　法] 温中除湿
[主　治] 腎著（寒湿停着肌肉）
　　身体が重だるい・腰や下肢が冷えて痛む・口渇がない・食欲は正常・排尿は正常・舌苔が白滑・脈が沈など。
[病　機] 寒冷や多湿の環境のために寒湿が侵襲し，肌肉に停積した状態である。
　　湿邪は重濁で，肌肉に停滞するために身体が重だるい。寒邪が気血を凝滞させるので冷えて痛み，湿邪は下部を侵襲するので腰以下に症状が顕著である。舌苔が白滑・脈が沈は寒湿を示す。口渇がなく食欲が正常なのは脾胃に異常がないことを，排尿が正常なのは腎に障害がないことをあらわし，寒湿が肌肉に停着している証拠である。腰は腎の府であり，腰部の肌肉の症候が主体であるところから，《金匱要略》では「腎著の病」と表現している。
[方　意] 脾は肌肉を主り水湿の運化を主るので，肌肉の寒湿は温中健脾を通じて除去するのがよい。
　　辛熱の乾姜は温中散寒に働く。健脾除湿の白朮・茯苓は運化をつよめて利水し，乾姜とともに寒湿を除去する。甘草は健脾和胃と諸薬の調和に働く。
[参　考]
①《金匱要略》には「腎著の病は，その人身体重く，腰中冷え，水中に坐するがごとく，形は水状のごとく，かえって渇せず，小便は自利し，飲食故のごときは，病は下焦に属す，身労し汗出で，衣裏は冷湿し，久久にしてこれを得る。腰以下冷痛し，腰重きこと五千銭を帯びるがごとし，甘姜苓朮湯これを主る」と，病因・症候を詳しく解説している。

② 一般的な寒湿の病変では，脾陽が困阻されて食欲不振や下痢を呈したり，津液の布散が阻滞されて口渇があるが水分は欲しないという症状がみられたり，腎の気化不行による小便不利が生じることが多い。これらの症候がないのは，水湿が肌肉にあることを示している。

　ただし，本方は温中除湿の効能をもち，一般的な寒湿にも有効であるから，肌肉の寒湿にこだわる必要はない。

③ 寒証がつよいときは附子・肉桂などを，湿証がつよければ五苓散などを加える。

真武湯（しんぶとう）
《傷寒論》

[組　成] 茯苓・白芍・生姜各9g　白朮6g　附子9g（先煎）
[用　法] 水煎服。
[効　能] 温陽利水
[主　治]
(1) 腎陽虚・水気内停

　尿量減少・排尿困難・四肢が重だるく痛む・腹痛・下痢・肢体の浮腫・口渇がない・寒がる・冷え・舌苔は白滑・舌質は淡胖・脈は沈など。

(2) 過汗傷陽・水気内動

　表証を過度に発汗させ，発熱・心窩部の動悸・めまい・筋肉がぴくぴくひきつる・ふらつくなどを呈するもの。

[病　機] 腎陽が虚し水気が内停した状態である。

　腎陽虚で津液の気化蒸騰が不足して水湿が生じ，また脾陽への温煦も不足して水湿の運化も低下し，水湿（水気）が停積して三焦に氾濫する。三焦は全身の水道であり，下は腎より発し上は肺に連なり，外は腠理に内は腸胃につながっているので，水湿が三焦を通じて全身各所に達し，さまざまな症候をひきおこす。気化蒸騰が不足して行水ができないので小便不利（尿量減少・排尿困難）が生じ，脾を温煦できないため寒凝により腹が痛み，衛気の宣発ができないと寒がり，四末を温煦できないと四肢が冷え，肌肉を温煦できないと筋肉がぴくぴくひきつる。三焦に停積した水湿は，肌膚に氾溢すると四肢が重だるく痛み，甚だしければ浮腫を呈し，肺・胃を上犯すると咳嗽・悪心・嘔吐・心窩部の動悸が生じ，腸に下注すると下痢がみられ，清陽の上昇を阻むとめまい・ふらつきをひきおこす。水湿の内停があるので口渇がなく舌苔は白滑であり，陽虚水氾のために舌体は淡白・胖大であり，陽虚で脈気を昇挙できないので沈脈を呈する。

なお，外感表証に対して過度の発汗を行って陽気（腎陽）が虚すと，行水化気できなくなって水湿の停積がひきおこされると同時に，虚陽上浮による発熱もともなう。

［方　意］温腎利水により腎陽を壮にして水気を除けば，諸症状が消失する。

　大辛大熱の附子が主薬で，腎陽を温補し化気行水をつよめて水気を除くとともに，脾陽を温めて水湿の運化を促進する。健脾祛湿の白朮・茯苓は，脾運をつよめて水湿の産生を防止し水気を除く。辛温の生姜は，通陽散水の効能によって附子の行水を補助し，温胃により白朮・茯苓の運湿を助ける。酸・微寒の白芍の配合は，斂陰によって附子の効能を裏に向かわせ，柔肝によって三焦を通暢させて利小便を補助する（《神農本草経》には「小便を利す」とある）ほか，止痙緩急により腹痛・ひきつりなどを緩解する目的である。全体で温陽化気行水・健脾利湿・柔肝などの効能が得られる。

［参　考］

① 《傷寒論》には「太陽病汗を発し，汗出で解せず，その人なお発熱し，心下悸し，頭眩し，身は瞤動し，振振と地に擗れんと欲するものは，真武湯これを主る」「少陰病，二三日已まず，四五日に至り，腹痛み，小便利せず，四肢は沈重疼痛し，自下利のものは，これ水気ありとなす，その人あるいは咳し，あるいは小便利し，あるいは下利し，あるいは嘔するものは，真武湯これを主る」の二条が示されている。

② 《名医方論》は「人の一身は，陰陽これなり，上焦は陽に属して心肺を主り，下焦は陰に属して肝腎を主り，肝は陰血を蔵し，腎は水火を兼ぬ。真武の一方は，北方行水のために設く。三白（白朮・白茯苓・白芍）を用うるは，その燥よく水を制し，淡よく腎邪を伐して利水し，酸よく肝水を泄して木を疏すをもっての故なり。附子は辛温大熱，必ず用いて佐となすは，何れに居るや？　けだし水の制する所は脾，水の行る所は腎なり，腎は胃関たり，水を聚めてその類に従う，もし腎中に陽なくば，すなわち脾の枢機は運ぶといえども，腎の関門は開かず，水は行かんと欲するといえども，いずくんぞこれ主たらんや，故に脾家は附子を得れば，すなわち火よく土を生じて，水は帰する所あり，腎中に附子を得れば，すなわち坎陽（腎陽）は鼓動して，水は摂する所あり，さらに芍薬の酸を得れば，もって収肝して陰気を斂し，陰平かに陽秘するなり。生姜のごときは，併用しもって四肢の水気を散じて和胃するなり。けだし五苓散は有余の水を行らせ，真武は不足の水を行らす，両者に天淵あり。これを総れば，脾腎双虚し，陰水は制されず，氾溢妄行すれば，坎中の陽を大補し，中宮の気を大健するにあらざれば，即日に車前・木通を用いて，もってこれを利せど，あによく効せんや」と解説している。

③ 本方の白芍の配合については，多くの注釈家が附子・生姜の燥性の緩和のため

と解説している。しかし，水湿の関与がない四逆湯証には附子・乾姜に対して白芍の配合がなく，行水化気を目的とする本方に白芍の配合があるところから，燥性の緩和が目的とは考えがたい。白芍は肝木を滋潤することにより，肝の疏泄を正常化して，円滑な水液の運行を回復させていると考えてもよい。

附　方

1. 附子湯（ぶしとう）《傷寒論》

    組成：附子18g，茯苓9g，人参6g，白朮12g，白芍9g。水煎服。
    効能：温腎助陽・祛寒化湿
    主治：陽虚の寒湿内侵による肢体関節痛・悪寒・四肢の冷え・舌苔が白滑・脈が沈などの症候。

    　《傷寒論》には「少陰病，これを得て一二日，口中和し，その背悪寒するものは，まさにこれを灸すべし，附子湯これを主る」「少陰病，身体痛み，手足寒え，骨節痛み，脈沈のものは，附子湯これを主る」とある。本方は真武湯の附子・白朮を倍量にして人参を加え，生姜を去ったものに相当し，温補して寒湿を除くことに主眼がある。真武湯が人参を用いずに生姜を使用しているのは，水気の行散を目的にしているからである。《金匱要略》では「婦人懐妊し六七月，脈弦にして発熱し，その胎いよいよ脹り，腹痛悪寒するは，少腹扇がるるがごとし，然るゆえんは，子臟開くがゆえなり，まさに附子湯をもってその臟を温むべし」と，子宮虚寒の腹脹満・腹痛・悪寒・下腹の冷え，および陰盛格陽の発熱に対して，本方を用いている。

実脾散（じっぴさん）
（別名：実脾飲）《済生方》

[組　成] 厚朴・白朮・木瓜・木香・檳榔子・草果・附子・茯苓・乾姜各6g　炙甘草3g
[用　法] 生姜・大棗と水煎服用する。
[効　能] 温陽健脾・行気利水
[主　治] 陽虚水腫

　浮腫（下半身に顕著）・胸腹部が脹って苦しい・身体が重だるい・口渇がない・食欲不振・手足の冷え・尿量が少ない・泥状〜水様便・舌苔が白膩・舌質が淡・脈が沈遅あるいは沈細など。虚寒によって生じる水腫で，「陰水」とも称する。

[病　機] 脾腎陽虚で運湿・化気ができずに水気が内停した状態で，気滞が顕著なのが特徴である。

脾陽が虚して水湿の運化が不足し，腎陽虚で化気行水できないために，水湿が内停している。水瀉が肌肉に氾溢すると身体が重だるく甚だしいと浮腫を呈し，水湿は陰邪で下趨するので下半身に浮腫が顕著である。水湿が内停しており，口渇がなくて尿量も少ない。脾虚で運化が虚弱であるから食欲不振・泥状〜水様便を呈し，脾運不足による気機不暢と湿阻気滞により胸腹部の脹満をともなう。陽気の温煦不足で手足が冷える。舌苔が白膩・脈が細は水湿の停積を，舌質が淡・脈が沈遅は陽虚をあらわす。

[方　意] 陽虚水腫で気滞をともなうので，温陽と化気利水を併用する。

主薬は辛熱の附子・乾姜で，附子は温腎暖土に乾姜は温脾に働き，腎の化気行水と脾運をつよめて水湿を行らせる。健脾燥湿・利水の白朮・茯苓は，脾の運化を高めて水湿を下泄し，芳香醒脾・化湿の木瓜がこれを補助する。理気の厚朴・木香・檳榔子・草果は，下気導滞・化湿行水に働き，「気行れば湿また行る」の効果をあげるとともに，気滞脹満を除いて脾運を助ける。炙甘草・生姜・大棗は，脾胃を振奮させるとともに諸薬の調和に働く。全体で温陽健脾・行気利水の効能が得られる。

[参　考]
① 《成方便読》は「陰水は，純にこれ陽虚土敗し，土は水を制さずして然り。《経》にいう，湿勝ればすなわち地は泥す，故に脾旺んなればすなわち運化行りて清濁は分かる。その清は，気となり血となり，津となり液となり，濁は，すなわち汗となり溺となりて，分消す。すなわち治水はまさに実脾をもって首務となすを知るなり。白朮・甘草は，補脾の正薬なり，然して姜・附の大辛大熱で助火生土するにあらざれば，何ぞもってその温補健運の功を建つるや？　しかして後に腹皮・茯苓の行水，厚朴・木香の快気，各その功を奏す，草豆蔻は芳香にして燥，太陰独勝の寒を治し，宣木瓜は酸渋にして温，脾土不平の木を疏す，祛邪匡正し，標本は宜を得るのみ」と解説している。
② 本方には利水薬の配合が少なく，脾運を促すことにより水湿の産生を抑え排出を促進する構成をとっているので，「実脾」と名づけられている。
③ 本方は温陽健脾の剤で「陰水」に対する主方であるが，温陽行気が主体で扶正益気の効力が不足している。それゆえ，陰水の寒勝気滞に適する。

気虚が明らかなら，黄耆・人参などを加えるべきである。《医宗金鑑》は，附子理中湯を配合して茯苓を大量に用い，温補元気を通じて行水するのがよいと指摘している。
④ 本方と真武湯は，同じく温暖脾腎・助陽行水の効能をもつが，真武湯は温腎に本方は温脾に重点がある。

萆薢分清飲（ひかいぶんせいいん）
《丹溪心法》

[組　成] 益智仁・萆薢・菖蒲・烏薬各9g
[用　法] 水煎し塩を少量入れて服用する。
[効　能] 温腎利湿・分清化濁
[主　治] 腎陽虚・膏淋白濁
　　　　頻尿・白濁した粘稠な尿・四肢の冷え・舌質が淡・脈が沈遅など。
[病　機] 腎陽虚による清濁不分である。
　　腎は水液を気化蒸騰して清濁を分け，清を脾肺に上輸し，濁を膀胱に下注する。腎陽が不足して清濁が分かれずに膀胱に下注すると，尿が白濁して米のとぎ汁様を呈し，かつ膏状で粘稠になる。また，腎の開闔が失調して水液の気化ができないと，水液が直ちに下趨するとともに水液を約束することができず，頻尿を呈したり甚だしければ失禁するが，排尿痛・残尿感などはともなわない。四肢の冷えは陽虚による温煦不足を示し，舌質が淡・脈が沈遅は陽不足をあらわす。
[方　意] 腎陽を温め分清化濁する。
　　主薬は利湿化濁の萆薢で，清濁を分けることにより白濁を除く。化濁利竅と温暖膀胱に働く菖蒲がこれを助け，除湿と分清化濁をつよめる。温腎陽・縮小便の益智仁と温腎化気・暖膀胱に働く烏薬は，腎の気化をつよめ尿を固摂し，頻尿を止める。鹹味の食塩は，他薬を腎に直達させる。全体で温腎利湿・分清化濁の効果が得られる。
[参　考]
① 原著の方後に「一方は茯苓・甘草を加う」とあり，利湿の効力をつよめている。
② 《医方集解》は「これ手足少陰と足厥陰陽明の薬なり。萆薢はよく陽明厥陰の湿濁を泄し，濁を去りて清を分く。烏薬はよく邪逆の諸気を疏し，寒を逐いて腎を温む。益智は脾薬，兼ねて心腎に入り，腎気を固めて結を散ず。石菖蒲は九竅を開きて心に通ず。甘草梢は茎中に達して止痛す。湿濁を去りて心腎を通ぜしめれば，気化行りて淋濁止む」と述べている。

鶏鳴散（けいめいさん）
《類編朱氏集験方》

[組　成] 檳榔子15g　陳皮9g　木瓜9g　呉茱萸3g　紫蘇葉3g　桔梗5g

生姜5g
［用　法］水煎服。
［効　能］行気降濁・温化寒湿
［主　治］寒湿脚気

　　下腿がむくんで重だるく無力・動かしにくい・しびれる・冷えて痛む，あるいは胸苦しい・悪心・嘔吐，あるいは発熱・悪寒・下肢痛・下腿のむくみなど。

［病　機］寒湿鬱結による両脚の経絡痺阻である。

　　湿邪は下から受けて両脚に停着し膩滞するので，下腿がむくんで重だるく無力で動かしにくい。寒湿が経絡を阻滞して気血が流通できないため，しびれて冷えて痛む。寒湿が胃を上擾したときは，胸苦しく悪心・嘔吐がみられる。風寒湿の邪を外受した初期には，衛陽が鬱阻されて悪寒・発熱がみられ，経気が阻滞されて痛み，湿邪が停着してむくみが生じる。寒湿により気血が宣通できないので，脈は細・渋・沈などを呈し，舌苔も白膩を示すことが多い。

［方　意］気機を宣通し壅滞した寒湿を除く必要があり，古人は「脚気はこれ壅疾たり，治は宣通の剤をもって，気をして壅をなすことあたわざらしむるなり」と指摘している。

　　主薬は行気逐湿の檳榔子で，質が重く下達する。舒筋活絡・化湿の木瓜と理気燥湿の陳皮が補助し，行気をつよめて祛湿する。紫蘇葉・桔梗は気機を宣発し，表邪を外散し内は鬱結を開く。辛熱の呉茱萸は寒湿を除き，辛温の生姜は水気を温散し，降逆止嘔にも働く。全体で行気化湿・散寒降逆の効能が得られる。

［参　考］

① 《古方選注》には「《経》は脚気をもって厥と名づけ，漢名は緩厥，宋斉後に始めて脚気と名す。前賢の論を按ずるに，みな風寒暑湿は虚に乗じ三陰経を襲うにより，よろしく急ぎ重剤をもってこれを治するとなす。《外台》は脚気を療するに，ただ唐侍中方を最も験ありとなす。明に至り，周文秉《医方選要》の鶏鳴散，薬味相同じく，ただ桔梗一味多し，五更に服すに義を取り，故に鶏鳴散という。紫蘇は色赤く気香しく，気血を通行し，専ら風毒を散ず，生姜と同にすなわち寒を去り，木瓜と同にすなわち湿を収む，佐くるに桔梗をもって上焦の気を開き，広皮にて中焦の気を開く，妙は呉茱萸の泄降下逆にあり，更に妙は檳榔の沈重性墜にあり，諸薬を下焦に直達し，これを開きこれを散じ，これを泄しこれを収め，毒邪をして上壅し入腹衝心して危候を成すを得さしめず。鶏鳴時に服するは，陽より陰に注ぐなり。服薬は冷するを須つは，陰より邪を解するをもってなり」とある。

② 表証が明らかなときは桂枝・防風を，寒湿が顕著なときは附子・肉桂を加える。

附　方

1. **九味檳榔湯**（くみびんろうとう）《日本経験方》

    組成：檳榔子4g，大黄1g，厚朴3g，桂枝3g，甘草1g，木香1g，陳皮3g，紫蘇葉1.5g，生姜1g，呉茱萸1g，茯苓3g。水煎服。

    効能：行気降濁・温化寒湿

    主治：寒湿脚気。

　　本方の方意は鶏鳴散とほぼ同じで，鶏鳴散の木瓜・桔梗に代えて，理気化湿の木香・厚朴，瀉下の大黄，通陽の桂枝と和胃の甘草を加えている。大黄は檳榔子を助けて行気逐湿を，木香・厚朴は利気化湿を，桂枝は温通を，それぞれつよめている。処方構成からは「気行ればすなわち湿行る」の効果がつよめられているが，量が少ないところに問題が残る。

　　このほか，温中行気の効能を利用して，中焦気滞に使用するとよい。

第5節 祛風勝湿剤（きょふうしょうしつざい）

　祛風勝湿剤は，風寒湿の邪が肌表経絡を侵襲して生じる頭痛・頭重・身体痛・腰膝痛・しびれ・まひ・むくみなどの痺証に適用する。
　祛風湿の羌活・独活・防風・秦艽・桑寄生・防已などを主体に，祛湿の薏苡仁・蒼朮・白朮，散寒の細辛・白芷・桂枝・附子などを配合する。痺痛が慢性化して経絡閉阻を呈するときは，活血の当帰・川芎・姜黄・紅花・桃仁などを加え，「風を治すには先ず血を治し，血行れば風自ずと滅ぶ」の効果をあげる。また，正虚に対しては扶正薬を配合し，扶正祛邪する必要がある。

羌活勝湿湯（きょうかつしょうしつとう）
《内外傷弁惑論》

[組　成] 羌活・独活各6g　藁本・防風・炙甘草・川芎各3g　蔓荊子2g
[用　法] 水煎服。
[効　能] 祛風勝湿
[主　治] 風湿在表
　　頭痛・頭重・肩背や全身が痛む・くびを回したり体動が困難・舌苔が白・脈が浮など。
[病　機] 湿地で生活したり汗をかいて風に当たるなどの原因で，風湿の邪が肌表を侵襲し経気を阻滞した状態である。
　　風性は軽揚で体表・上部を犯しやすく，湿邪は粘滞重着の性質をもつので，風湿が肌表を侵襲し経気を阻滞すると，疼痛・重だるい・動かしにくいなどの症候がみられ，とくに頭部・上半身に顕著である。舌苔が白は湿を，脈が浮は風をあらわす。
[方　意] 肌表の風湿は汗解すべきで，祛風勝湿する。
　　主薬は祛風湿の羌活・独活で，羌活は太陽経に入って上部に働き，独活は肝・腎・膀胱に入って下部に作用し，両薬をあわせると全身の風湿を除き関節を通利する。防風・藁本は太陽経の風湿を除いて頭痛を止め，川芎は疏肝活血すると同時に祛風止痛し，蔓荊子は風湿を昇散して止痛し，いずれも主薬を補佐す

る。炙甘草は諸薬を調和し和中する。

[参　考]
① 《医方集解》には「これ足太陽の薬なり。《経》にいう，風よく湿に勝つと。羌・独・防・藁・芎・蔓はみな風薬なり。湿気表に在り，六者は辛温昇散し，またみな解表の薬，湿をして汗より出だせしめば，すなわち諸邪は散ず。藁本は専ら太陽寒湿を治し，荊・防はよく太陽風湿を散じ，二活は祛風勝湿し，兼ねて関節を通じ，川芎よく厥陰清気を昇らせ，上り頭痛を治す，甘草は諸薬の辛甘発散を助け陽たり，気味は甘平，発中に補を有するなり」と解説されている。
② 本方は身体上部の風湿により効果がある。また，本方を服用して発汗するときは微汗が適度であり，つよく発汗すると風邪は除けるが湿邪は残存し，正気を損傷することになる。湿邪は粘滞するので速やかには除くことができず，発汗により津液を損耗するからである。
③ 原方の加減には，「もし身重く腰沈沈然たるは，経中に寒湿あるなり，酒洗防已五分，軽きは附子五分，重きは川烏五分を加う」とある。
④ 本方は九味羌活湯とほぼ同じ組成であるが，九味羌活湯は解表にすぐれていて悪寒・発熱など表証を呈するときに適し，本方は止痛にすぐれている。

独活寄生湯（どっかつきせいとう）
《備急千金要方》

[組　成] 独活9g　桑寄生・杜仲・牛膝・細辛・秦艽・茯苓・肉桂・防風・川芎・人参・甘草・当帰・白芍・生地黄各6g
[用　法] 水煎服。
[効　能] 祛風湿・止痺痛・益肝腎・補気血
[主　治] 痺証日久・肝腎不足・気血両虚
　　腰や膝が冷えて痛む・下肢がだるく無力・関節が屈伸しにくい・しびれや知覚まひ・寒冷をきらい温暖をこのむ・舌質は淡・舌苔は白・脈は細弱など。
[病　機] 虚に乗じて風寒湿邪が侵入し，長期にわたり経絡・筋骨に停着して，肝腎不足・気血両虚をともなった状態である。
　　風寒湿邪が経絡・筋骨に滞留して気血の流通を阻滞するので，疼痛・しびれ・運動障害などを呈する。肝腎不足・気血両虚で温煦・濡養ともに不足するために，冷える・寒冷をきらい温暖をこのむ・知覚まひ・下半身がだるく無力・疲れやすい・顔色につやがない・動悸・息ぎれなどがみられる。舌質が淡・脈が沈細で無力は気血不足を，舌苔が白は寒湿をあらわす。

[方　意] 正気が虚し邪が深伏しているので，祛風湿・止痺痛するとともに益肝腎・補気血を行い，扶正によって祛邪する。

主薬は独活で，下焦と筋骨の間の風寒湿邪を除く。陰経の風寒を発散し筋骨の風湿を捜剔して止痛する細辛，祛風勝湿の防風，祛風湿・舒筋の秦艽，補益肝腎に祛風湿を兼ねる桑寄生・杜仲・牛膝が，主薬を補助する。養血の当帰・白芍・乾地黄および補気健脾の人参・茯苓・甘草は，気血を扶助する。さらに，川芎・肉桂を配合し，血脈を温通し下元を温補する。全体で祛邪・気血充足・肝腎滋補の効能が得られる。

[参　考]
① 《成方便読》には「これもまた肝腎虚して三気乗襲するなり。故に熟地（《千金方》では乾地を用いる）・牛膝・杜仲・寄生をもって補肝益腎し，壮骨強筋す。帰・芍・川芎は和営養血し，いわゆる風を治すには先ず血を治し，血行れば風自ずと減ぶなり。参・苓・甘草は益気扶脾し，またいわゆる邪を祛くにはまず正を補い，正旺ずればすなわち邪自ずと除くなり。然して病は肝腎先ず虚すにより，その邪は必ず虚に乗じて深入す，故に独活・細辛の腎経に入るをもって，よく伏風を捜し，これをして外出せしむ。桂心はよく肝腎の血分に入りて寒を祛く，秦艽・防風は風薬の卒徒たり，肌表を周行し，かつまた風よく湿に勝つ」とある。
② 疼痛がつよければ，製烏頭・白花蛇・地竜・紅花などを加えて捜風通絡・活血止痛する。寒が明らかなら附子を，湿が重ければ防已を加える。正虚が顕著でなければ，地黄・人参などを減量する。

附　方

1. 三痺湯（さんぴとう）《婦人良方》
   組成：続断・杜仲・防風・肉桂・細辛・人参・茯苓・当帰・白芍・黄耆・牛膝・甘草各5g，秦艽・生地黄・川芎・独活各3g。生姜と水煎服用する。
   効能：祛風湿・止痺痛・益肝腎・補気血
   主治：肝腎不足・気血両虚の風寒湿痺。

   本方は，独活寄生湯の桑寄生を黄耆・続断・生姜に代えたものに相当し，補気に重点がある。
   原著には「血気凝滞して手足拘攣するを治す。風痺，気痺等の疾皆療す。……人左臂不随を病み，のち已に痊平するも，手指便ならずして力なく，諸薬を試して験(ききめ)なきあり。この薬を服して才半にして即安んず」とある。

2. 大防風湯（だいぼうふうとう）《和剤局方》

組成：熟地黄・防風・杜仲・当帰・白芍・白朮・黄耆各6g，羌活・牛膝・人参・甘草各3g，附子・川芎各4.5g。粗末にし，毎服15gを生姜7片・大棗1個を加えて水煎服。

効能：益肝腎・補気血・祛風湿の散寒

主治：肝腎不足・気血両虚の風寒湿痺。

　本方は，独活寄生湯の独活・細辛・秦艽・桑寄生・肉桂・茯苓を，羌活・附子・生姜・黄耆・白朮・大棗に代えたものに相当し，処方構成はほぼ同じで益気・散寒に重点がある。

　原著には「祛風して気を順（めぐら）せ，血脈を活し，筋骨を壮んにし，寒湿を除き，冷気を逐う。また痢を患いて後脚痛み痿弱（萎える）し，行履する能わざるは名づけて'痢風'といい，或いは両膝腫れ大いに痛み，髀脛枯腊し，ただ皮骨存りて，拘攣踡臥して屈伸する能わざるを名づけて'鶴膝風'というを治す。これを服せば，気血流暢し，肌肉漸に生じ，自然に行履すること故（もと）の如し」と説明する。

3. 蠲痺湯（けんぴとう）《楊氏家蔵方》

組成：羌活・姜黄・当帰・黄耆・赤芍・防風各45g，炙甘草15g。粗末にし，毎服15gを生姜と水煎服用する。

効能：益気活血・祛風勝湿

主治：気血不足の風湿痺。

　祛風勝湿の羌活・防風，祛風湿・活血理気の姜黄，益気の黄耆・炙甘草，補血活血の当帰・赤芍からなる。羌活・防風・姜黄はとくに上半身の祛風湿・止痛にすぐれ，風邪主体の軽症に適する。

桂枝芍薬知母湯（けいししゃくやくちもとう）
《金匱要略》

[組　成] 桂枝12g　白芍9g　甘草6g　麻黄6g　生姜15g　白朮15g　知母12g　防風12g　炮附子6g

[用　法] 水煎服。

[効　能] 祛風勝湿・清熱止痛

[主　治] 風寒湿痺・内鬱火熱

　全身の関節腫痛，関節局所の炎症，下肢が浮腫み力が入らない，全身痩せ，めまい，息切れ，悪心。

[病　機] 風邪と湿邪が結びついて停滞しているので四肢の関節で疼痛があり，気血不足で身体が痩せてめまい，息切れを生じ，湿邪は下に盛んになるので下肢が腫れて脱力があり，湿邪が中焦を阻滞して悪心がある。

[方　意] 桂枝で祛風活血し，芍薬で和営清熱し，桂枝・芍薬で営衛を調和して血脈を通暢する。麻黄・附子・防風・白朮・生姜は辛温散寒・祛風勝湿に働き，知母で清熱し，甘草で諸薬を調和する。全体として温薬と清熱薬を併用し，化熱を呈した風寒湿痺に対応する。

　　上肢痛には姜黄・桑枝，下肢痛には牛膝・木瓜，腰痛に杜仲・牛膝・続断・桑寄生，頭痛に白芷，防風などを適宜加えるとよい。

　　《金匱要略》では中風歴節病脈証幷治に「諸肢節疼痛し，身体尫羸（痩せる）し脚腫れて脱するが如く，頭眩短気し，温温として吐さんと欲するは，桂枝芍薬知母湯これを主る」とある。

疎経活血湯（そけいかっけつとう）
《万病回春》

[組　成] 当帰4g　白芍5g　生地黄・蒼朮・牛膝・陳皮・桃仁・威霊仙各3g
　　　　川芎・防已・羌活・防風・白芷・竜胆草各2g　茯苓2.5g　甘草1g
[用　法] 生姜と水煎服用する。
[効　能] 祛風湿・補血活血
[主　治] 風湿痺・血虚
　　全身の関節痛・しびれ・舌質が淡・舌苔が白・脈が細など。
[病　機] 血虚の脈絡空虚に乗じて風湿の邪が侵襲し，気血を阻滞した状態である。風湿の邪が気血を阻滞するので関節痛・しびれを呈し，長期にわたると血瘀をともなって夜間に疼痛がつよくなる。湿盛であるとむくみ・関節が動かしにくい・四肢が重だるいなどを，風勝であれば遊走性の痛みを呈する。血虚が顕著であれば，皮膚につやがない・筋肉のやせ・ひきつりなどをともなう。舌質が淡・脈が細は血虚を，舌苔が白は風湿をあらわす。
[方　意] 祛風湿と補血活血を同施する。
　　祛風湿の防已・防風・威霊仙・白芷，および祛湿の蒼朮・茯苓は，風湿の邪を除去する。補血の当帰・白芍・生地黄と活血化瘀の川芎・桃仁・牛膝は，脈絡を充盈し瘀血を除いて血行を舒暢させる。陳皮・生姜・甘草は和中に働き，苦寒の竜胆草一味は，化熱を防止し祛湿を補助する。全体で扶正祛邪の配合になっている。

[参　考]
① 《万病回春》には「遍身走痛し, 日軽く夜重きは, これ血虚なり」「遍身走痛し刺すがごとく, 左足痛とくに甚だしきを治す, 左は血に属す, 多く酒色によって損傷し, 筋脈虚空し, 風寒湿熱を内より感ぜられ, 熱は寒に包まれ, すなわち痛み筋絡を傷る, これもって昼軽く夜重し。よろしく疏経活血行湿すべし。これ白虎歴節風にあらざるなり」とある。
② 加減法は「痰あれば南星・半夏各一銭を加う, もし身上および臂（上腕）痛めば薄桂（桂枝）三分を加う, もし下身ならびに足痛めば木瓜・木通・塩水炒黄柏・薏苡仁各一銭を加う, もし気虚せば人参・白朮・亀板各七分を加う, もし血虚せば四物湯を倍し姜汁をもって酒浸炒せし紅花一銭を用う」と提示されている。

附　方

1. 二朮湯（にじゅつとう）《万病回春》
    組成：蒼朮4.5g, 白朮・天南星・陳皮・茯苓・香附子・黄芩・威霊仙・羌活・甘草各3g, 姜半夏6g。生姜と水煎服用する。
    効能：祛風湿・化痰
    主治：湿痺による疼痛・重だるい・むくみ・動かしにくいなどの症候。
    　　風寒湿痺のうちで湿盛挟痰のものに相当し, 原著に「臂痛むは, 湿痰の経絡に横行するによるなり」「痰飲にて双臂痛むものを治し, また手臂痛むを治す, これ上焦の湿痰, 経絡中に横行して痛をなすなり」とある。祛風湿の威霊仙・羌活, 燥湿の蒼朮・茯苓, 化痰燥湿の天南星・陳皮・姜半夏は, 祛風燥湿化痰に働く。行気の香附子は「気行れば湿また行る」の効果でこれを補助し, 苦寒の黄芩は化熱を防ぐとともに祛湿を助け, 甘草・生姜は和中に働く。なお, 白朮・茯苓・甘草は, 健脾により生湿を防止する。

2. 薏苡仁湯（よくいにんとう）《明医指掌》
    組成：当帰・白芍・薏苡仁・麻黄・肉桂・炙甘草各6g, 蒼朮12g。生姜と水煎服用する。
    効能：祛風湿・散寒
    主治：寒湿痺による冷え・疼痛・むくみ・しびれなどの症候。
    　　燥湿除痺の蒼朮・薏苡仁が主薬で, 辛温行水の麻黄と温陽の肉桂で散寒温通し, 補血活血の当帰・白芍と和中の炙甘草・生姜で扶正祛邪する。
    　　原著には寒痺の項に記載があり「身体煩疼し, 項背拘急して, 或いは重く或いは痛み, 体を挙ぐるに艱難し, 手足冷痺し, 腰腿沈重無力なるは, 濁痺

湯。痺痛は四肢拘倦，浮腫し痛み著す，故寒気盛んなるは痛痺をなす，川芎茯苓湯（茯苓・桑柏皮・防風・肉桂・麻黄・川芎・芍薬・当帰・甘草・生姜・大棗）。骨節疼痛し，皮膚不仁（知覚鈍麻），肌肉重着及び四肢緩縦不仁（弛緩）するは附子湯。寒湿痺痛は，薏苡仁湯」と説明がある。

当帰拈痛湯（とうきねんつうとう）
《蘭室秘蔵》

[組　成] 羌活・炙甘草・黄芩・茵蔯各3g　人参・苦参・升麻・葛根・蒼朮・当帰各2g　白朮・防風・知母・猪苓・沢瀉各3g
[用　法] 水煎服。
[効　能] 祛風清熱利湿
[主　治] 風湿熱痺
　　全身の関節痛・関節部の熱感や腫脹・身体が重だるい・舌苔が黄膩・脈が細やや数など。
[病　機] 風湿の邪が虚に乗じて肌肉・経絡に侵入し，鬱滞化熱して経気を阻滞した状態である。
　　経気が行らないので全身の関節が痛み，化熱により熱感・腫脹がみられる。湿邪は粘滞重濁であるために，身体が重だるい。舌苔が黄膩・脈が細やや数は，湿熱をあらわす。
[方　意] 祛風湿と清熱化湿を併施する。
　　祛風湿の羌活・防風で痺痛を除き，解肌昇清の葛根・升麻がこれを補佐する。燥湿利水の蒼朮・白朮・猪苓・沢瀉，清熱燥湿の黄芩・茵蔯・苦参，清熱の知母は，湿熱を清除する。益気補血の人参・炙甘草・当帰は，扶正祛邪に働く。全体で清熱利湿・祛風による止痛の効果が得られる。
[参　考]
① 原著には以下の加減が示されている。
　　多汗のときは升麻を黄耆に，自汗には蒼朮を桂枝に，下肢浮腫には防風を防已に，疼痛・熱感がつよければ知母を黄柏に，それぞれ変更する。
② 本方は風湿熱の皮疹にも有効である。

桂枝附子湯（けいしぶしとう）
《傷寒論》《金匱要略》

[組　成] 桂枝12g　炮附子9g　生姜9g　大棗6g　炙甘草6g
[用　法] 水煎服。
[効　能] 解肌祛風・温陽止痛
[主　治] 風寒湿邪による痺症

　《傷寒論》に「傷寒八九日，風湿相搏ち，身体煩疼し，転側する能わず，嘔せず渇せず，脈浮虚にして渋なるは，桂枝附子湯これを主る。もしその人大便鞕く，小便自利するものは，去桂加白朮湯これを主る」とあるとおりである。ほぼ同じ条文は《金匱要略》にもある。桂枝附子湯の桂枝を去り白朮を加えたものが白朮附子湯である。

[病　機] 風寒湿邪が肌肉に停留して気血の運行を阻むために，身体の痛みと可動制限が生じている状態である。

[方　意] 桂枝附子湯は張仲景の陽虚痺証治療方の一つである。桂枝で温通陽気，暢達経気，祛風散寒，皮膚に走って営衛を和し，関節に入って津血を温め，附子で温壮陽気，駆逐寒湿する。桂枝・附子の併用で，陽気を振奮して風寒湿邪を駆散する。さらに生姜・大棗・甘草を加える。生姜は桂枝と併用して調和営衛・駆散寒湿作用を増強し，附子と併用して助陽散寒する。大棗は補中益気し，桂枝・生姜と併用して温陽補陽する。甘草は益気補中し大棗と併用して益気助陽し，桂枝・附子・生姜と併用して温陽益気補陽し，諸薬を調和する。諸薬全体で温陽・助陽・補陽・祛風勝湿散寒し，陽虚肌痺証を治す。

　なお，本方は太陽病を下して脈が促となり胸満に悪寒をともなって心陽虚を呈するものに用い，扶陽強心に働く桂枝去芍薬加附子湯（桂枝9g，甘草6g，生姜9g，大棗6g，附子6g）と処方構成は同じであるが，本方は通陽祛湿に重点があるので桂枝・附子がさらに増量されている。

附　方

1. **白朮附子湯（桂枝附子去桂加白朮湯）**（びゃくじゅつぶしとう）《傷寒論》《金匱要略》

    組成：炮附子4.5g，白朮6g，生姜4.5g，炙甘草3g，大棗3g。水煎服。また白朮6g，炮附子6g，炙甘草3gを粗末にして毎服1.5gを生姜4.5g，大棗3gを加えて水煎服してもよい。

    効能：祛風除湿・温陽止痛

主治：脾腎陽虚で大便は硬く，小便が自利するものを治す。《金匱要略》に「湿痺の候，小便不利し，大便反って快」とあるように通常湿痺では小便は不利し大便は硬くない。小便が自利しているので湿の内停はなく，寒湿は肌腠に停滞している。そのため解表通陽の桂枝を除き，能く表に走き風寒湿痺を除く白朮を加える。白朮・附子を併用して寒湿痺を除いて止痛する。生姜・大棗・甘草の辛甘で発散して和中し，寒湿を外散する。本方では表湿が重く裏湿が軽いので桂枝を除き白朮を加え，表湿よりも裏湿が重ければ桂枝附子湯で治療をする。

「初め一服し，その人身は痺れるがごとし，半日ばかりまたこれを服す；三服すべて尽くし，その人冒状のごとし，怪しむなかれ。これ附子，朮並びて皮内を走き，水気を逐うも未だ除くを得ず，故にしからしむのみ，法は当に桂三両を加えるべし」と服用後の注意を述べている。本条ではなぜ桂枝を除き白朮を加えるのかについて古来論争が多い。

2. **甘草附子湯**（かんぞうぶしとう）《傷寒論》《金匱要略》

   組成：甘草6g，白朮6g，炮附子6g，桂枝12g。水煎服する。
   効能：祛風勝湿
   主治：《傷寒論》および《金匱要略》に「風湿相搏ち，骨節疼煩し，掣痛して屈伸するを得ず，これに近づけば則ち痛み劇しく，汗出て短気し，小便利せず，悪風し衣を去るを欲せず，あるいは身微しく腫れるものは，甘草附子湯これを主る」とあるように，陽虚の風湿并重に対応する。

   風湿の邪が関節に入り，気血阻滞して経脈不利を生じている。衛気不固で開闔失司し汗が出て悪風がある。湿が三焦で阻滞して気機不暢をきたし，短気，小便不利を生じ，体表では浮腫をきたす。桂枝・甘草で心陽を回復させて風邪を除く。白朮・附子に桂枝を加えると祛寒化湿して宣痺止痛し，水湿不化を治す。服用法には服薬後，微汗があれば陽が和して湿は去り解すが，食欲がでて汗が止まったのにふたたび煩を生じるなら，内服を半量に減すべきで，服用前に用量が多すぎる恐れがあれば6〜7割の量から開始するとよいと細かい指示がある。風湿の侵襲部位は桂枝附子湯では肌肉にあるのに対し，本方では関節が侵犯されて，病変部位が一層深いので附子の量をやや減して緩徐な効果を意図する。

第17章

祛痰剤（きょたんざい）

　祛痰剤は，祛痰薬を主体にし，痰を排除・消解したり，各種の痰病に効果のある方剤である。

　痰は全身至らないところはなく，臓腑・経絡すべてに病変をひきおこし，症状は非常に複雑である。よくみられる症候は，咳嗽有痰・喘促・胸膈痞悶・眩暈嘔吐・癲癇・中風・痰核・瘰癧などである。

　痰の成因は非常に多く，治法もそれぞれ異なる。

　脾失健運で湿聚成痰した湿痰には燥湿化痰を，火熱内鬱で津液を爍(しゃくごう)熬した熱痰には清熱化痰を，肺燥陰虚の虚火灼津による燥痰には潤肺化痰を，脾腎陽虚の寒飲内停や肺寒留飲には温化寒痰（寒飲）を，肝風内動で挟痰上擾する風痰には熄風化痰を，外邪襲肺による肺失宣降で聚液生痰したときには宣肺化痰を，それぞれ使用する。以上の治法にもとづいて，祛痰剤も燥湿化痰・清熱化痰・潤燥化痰・温化寒痰・治風化痰の5つに分類される。

　なお，痰とは異名同類の飲（水飲）があり，稠濁なものが痰で清稀なものが飲と区別されるが，いずれも水湿が停聚して生じる。痰は火熱の煎熬によって生成することが多く，飲は陽虚で水湿の蒸化ができないために発生することが一般的で，痰は熱証で，飲は寒証でみられることが多い。ただし，両者を明確に区分しがたい場合もあり，痰飲と総称される。

　痰の生成には五臓すべてが関与するが，脾の運化と腎の蒸騰が最も深く関連し，「五臓の病は，ともによく痰を生ずるといえども，然して脾腎によらざることなし」と指摘される。それゆえ，痰の治療では，化痰だけでなく生痰の本に対する配慮が必要で，「脾は生痰の源たり，痰を治するに脾胃を理さざるは，それ治にあらざるなり」「よく痰を治するものは，ただよくこれをして生ぜしめず，まさにこれ補天の手なり」といわれる。

　このほか，痰は気とともに昇降し，気が壅滞すると痰が停聚し，気が行ると痰も消散するので，祛痰剤には理気薬を配合すべきで，「よく痰を治するものは，痰を治せずして気を治す，気順ればすなわち一身の津液もまた気に随いて順るなり」と

指摘されている。
　痰が経絡・肌腠に流注して瘰癧・痰核を形成した場合には，疏通経絡・軟堅散結などを配合する必要がある。

第1節　燥湿化痰剤（そうしつけたんざい）

燥湿化痰剤は湿痰に用いる。

湿痰は，脾陽不振のために運化が不十分になり，水湿が停聚して生じた痰である。

症候は，白色で喀出しやすい多量の痰・胸苦しい・腹満・悪心・肢体が重だるい・めまい・頭重・舌苔が白滑あるいは膩・脈が弦滑あるいは緩などを呈する。

燥湿化痰の半夏・天南星・陳皮などを主とし，健脾燥湿の蒼朮・茯苓などを配合する。

二陳湯（にちんとう）
《和剤局方》

[組　成] 半夏9g　陳皮9g　茯苓6g　炙甘草3g
[用　法] 生姜3g，烏梅1個とともに水煎服する。近代では，生姜・烏梅を用いないことが多い。
[効　能] 燥湿化痰・理気和中
[主　治] 湿痰

　　咳嗽・白色で多量の痰・胸が痞えて苦しい・悪心・嘔吐・肢体が重だるい・めまい・動悸・舌苔は白滑あるいは白膩・脈は滑など。
[病　機] 脾が健運できないために湿邪が凝聚し，気機を阻滞し鬱積して痰を生じた状態である。

　　「脾は生痰の源たり，肺は貯痰の器たり」で，湿痰が肺を犯すと咳嗽・多量の喀出しやすい白色痰が，痰が気機を阻滞し胃が和降できないと悪心・嘔吐・胸が痞えて苦しいなどが，濁陰が清陽を阻遏するとめまい・動悸が，湿が脾を困阻すると食飲不振・肢体が重だるいなどがみられる。
[方　意] 燥湿化痰により痰湿を除き，理気和中により脾を健運させて痰湿の発生を防止する。

　　主薬は半夏で，辛温で燥性であるために燥湿化痰に最も適し，さらに和胃降逆・止嘔に働く。陳皮は理気燥湿するとともに順気化痰し，茯苓は健脾滲湿により痰の生成を防ぎ，炙甘草は健脾を助け諸薬を調和する。生姜は降逆化飲を

補助するとともに，半夏の毒性を除く。少量の烏梅は肺気を収斂し，半夏の散とあわせると祛痰しても傷正の恐れがない。

[参　考]
① 原著には「痰飲患いを為し，或いは嘔吐悪心し，或いは頭眩心悸し，或いは中脘快ならず，或いは発して寒熱を為し，或いは生冷を食すに因り脾胃和せざるを治す」とある。
② 本方は，半夏・陳皮が陳旧のものほど効果がよいために，「二陳」と名づけられている。
③ 本方は湿痰に対する主方で，随症加減により他の痰証に広く用いることができる。《医方集解》に「治痰は二陳を通用す。風痰には南星・白附・皂角・竹瀝を加う，寒痰には半夏（乾姜の誤りか）・姜汁を加う，火痰には石膏・青黛を加う，湿痰には蒼朮・白朮を加う，燥痰には栝楼・杏仁を加う，食痰には山楂・麦芽・神麴を加う，老痰には枳実・海石・芒硝を加う，気痰には香附・枳殻を加う，脇痰の皮裏膜外にあるには白芥子を加う，四肢の痰には竹瀝を加う」と解説されている。
　　一般には，風痰には製南星・白附子を，寒痰には乾姜・細辛を，熱痰には栝楼・天竺黄を，食痰には莱菔子・枳実を，頑痰には青礞石・海浮石を，それぞれ加えて使用するとよい。

附　方

1. **金水六君煎**（きんすいりっくんせん）《景岳全書》

   組成：当帰6g，熟地黄6〜15g，陳皮5g，半夏6g，茯苓6g，炙甘草3g。生姜と水煎服用する。

   効能：滋陰補血・除湿化痰

   主治：原著に「肺腎虚寒，水泛して痰をなし，あるいは年邁きて陰虚し，血気不足し，外に風寒を受け，咳嗽嘔悪し，多痰喘急等の証を治す，神効」とあり，《方剤心得十講》によれば「本方は二陳湯に当帰を加えて和血養血して心肺を益し，熟地黄を加えて腎水を滋して肺金を潤す。またこれは六君子湯から人参・白朮を去り，当帰・熟地黄を加えたことから金水六君煎の名がある。滋陰するとともに化痰し，痰盛咳嘔を治療して肺腎を傷害することがなく，効果も優れる。六君子湯は脾虚で痰濁壅盛を化せずに嘔逆腹泄などの症状を呈するものに用い，金水六君煎は肺腎両虚で痰濁が内盛し咳嗽多痰の証に用いる。脾虚多湿で大便がすっきりでなければ当帰を去って炒山薬9〜15gを加え，痰盛気滞で胸膈がすっきりしなければ白芥子3gを加え，陰寒内盛で咳嗽が治まらず白い薄い痰をはくなら，細辛3gを加え，同時に寒邪が半表半裏

にあって寒熱往来があれば，柴胡6〜9gを加えるとよい」と説明している。

2. **加味二陳湯**（かみにちんとう）《沈氏尊生書・婦科玉尺》
   組成：当帰6g，川芎3g，茯苓・陳皮・半夏各9g，炙甘草3g。水煎服。
   効能：除湿化痰・調経
   主治：痰湿内盛による月経周期延長・経血が淡色で粘稠・多量の白色帯下・舌苔が白膩など。

   痰湿内盛下注により衝任が阻滞され，月経後期（周期の延長）・経血淡色で粘稠・白帯などがみられる。二陳湯と活血調経の当帰・川芎の配合により，痰湿を除き調経する。

   原著には「経水期を過ぎ色淡なるものは痰なり，宜しく二陳湯加川芎・当帰とすべし」とある。

3. **理痰湯**（りたんとう）《医学衷中参西録》
   組成：芡実30g，半夏12g，黒芝麻（炒して搗く）9g，柏子仁（炒して搗く）9g，白芍6g，陳皮6g，茯苓6g。水煎服。癲癇には代赭石9gを加える。
   効能：理気化痰・補腎利水・鎮衝降逆
   主治：「痰が胸膈に鬱塞し満悶短気するものを治す」。

   痰は肺中にたまると喘促咳逆し，心下に停まると驚悸不眠，胃口に滞れば脹満・吐き気・げっぷになり，経絡に溢れると肢体麻木（知覚麻痺）や偏枯（片麻痺），関節に留まり筋骨に着すと俯仰しずらく牽引痛，逆気に随って肝火が上昇すれば眩暈で座ることも立つこともできなくなる。

   張錫純によれば，治痰の代表方剤とされる二陳湯は標治の方剤であって本治はできない。痰の標は胃に在るが，痰の本はもともと腎に在る。

   方剤は君薬の半夏で衝気・胃気の逆を降す。大量の芡実で衝気を収斂し，さらに腎気を収斂してその閉蔵の力を増強する。腎の気化が治まれば，膀胱と衝脈の気化は自然に治まるので，痰の根本は除かれる。黒脂麻・柏子仁は，半夏の燥を潤しかつ芡実を助けて補腎する。芍薬・茯苓は，一つは滋陰して利小便し，一つは淡滲して利小便する。陳皮は，化痰ではなくじつは行気が目的で，半夏を佐として逆気を降しかつ芡実・黒脂麻・柏子仁の滞膩を行らす。

4. **竜蠔理痰湯**（りゅうもうりたんとう）《医学衷中参西録》
   組成：清半夏12g，生竜骨（細かく搗く）18g，生牡蛎（細かく搗く）18g，生代赭石（細かく挽く）9g，朴硝6g，黒脂麻（炒して搗く）9g，生白芍9g，陳皮6g，茯苓6g。
   効能：寧心固腎・補虚安神・清熱化痰

主治:「思慮して痰を生じ，痰によって熱を生じ神志不寧になるもの」を治す。

　本方は理痰湯の芡実を竜骨・牡蛎に代え，さらに代赭石・朴硝を加えた。加減の理由は，本方が主る痰は，虚であって実を兼ねるためである。実痰は開くべきで礞石滾痰丸の芒硝・大黄がこれである。虚痰は補すべきで，腎虚泛の虚痰を腎気丸で駆逐するのがこれである。虚に実を兼ねた痰の場合は，一薬で開痰かつ補虚する，本方の竜骨・牡蛎がこれである。心腎は相互扶助の関係にあり，心腎が相互に病めば，思慮がますます多くなり熱熾液凝して痰が壅滞する。方中では芡実に代えて寧心固腎・安神清熱に働く竜骨・牡蛎を用いる。強固な痰にたいし，さらに代赭石・朴硝を加え，痰を引いて下行させて除く。

5. **理飲湯**（りいんとう）《医学衷中参西録》

    組成：白朮12g，乾姜15g，桂枝尖6g，炙甘草6g，茯苓6g，白芍6g，陳皮4.5g，厚朴4.5g。水煎服。数剤を服用後，症状に改善がみられても気分不足があれば，生黄耆5～10gを適宜加える。

    効能：扶陽心肺・健脾祛湿

    主治：「心肺陽虚に因り，脾湿不昇，胃鬱不降を致し，飲食は運化する能わずして精微変じて飲邪となり，胃口に停まり満悶し，膈上に溢して短気し，肺竅に漬満して喘促し，咽喉に滞膩して粘涎を咳吐するものを治す」とある。甚だしいと鬱熱，身熱，耳聾があらわれる。必ず脈が弦遅細弱であることを確認してから本方を投与すると注釈がある。

    　脾胃の昇降が正常なら昇清降濁が行われて痰飲が生じることはないが，心肺陽虚では，陽不足で運化・伝送ができないので飲食が胃口に停滞する。方中の桂枝・乾姜で心肺の陽を助けてこれを宣通し，白朮・茯苓・甘草で脾胃の湿を理してこれを淡滲し（茯苓・甘草を同時に用いると湿満を最も瀉す），厚朴は，葉天士が「厚朴は多く用いれば則ち破気，少なく用いれば則ち通陽」と述べる如く，その温通の性質で胃中の陽を通じ降気して水穀を下行し；橘紅（陳皮）は白朮・茯苓・甘草を助けて痰飲を利す。白芍は，その苦平の性で（平は降を主る）熱薬の上僣を防ぎ，酸斂の性で虚火の浮游を制す（《本経》では芍薬は苦平であるが，後世芍薬は酸斂といい，実際の味は苦でわずかに酸味がある）。さらに薬が熱性であると脾胃にはよいが，肝胆にはよくない恐れがある。芍薬は涼潤の性質で，肝胆の陰を滋して，肝胆の熱を予防しうる。また芍薬はよく小便を利し，小便が利せば痰飲は減少する。

第１節　燥湿化痰剤　517

三子養親湯（さんしようしんとう）
（別名：三子湯）《韓氏医通》

[組　成] 白芥子 6 g　　蘇子 9 g　　莱菔子 9 g
[用　法] 三薬を搗き砕き布で包んで水煎し，頻回に服用する。
[効　能] 降気快膈・化痰消食
[主　治] 痰壅気逆

咳嗽・呼吸困難・多痰・胸が痞える・少食・消化が悪い・舌苔は白膩・脈は滑など。

[病　機] 中気虚弱で運化が失調し，停食・生湿により痰が生じ，痰壅気滞のために肺が粛降できなくなって喘咳を生じた状態である。

肺気が壅滞上逆するので，咳嗽・呼吸困難・胸が痞えるなどが生じる。壅滞した痰が咳とともに多量に喀出されるが，完全に排痰されることがなく，さらに新たに産生される。中気虚弱のために少食・消化が悪い・胸の痞えなどをともない，舌苔が白膩・脈が滑は痰湿をあらわしている。

[方　意] 順気降逆するとともに消食化痰する。

白芥子は温肺利気・快膈消痰に，蘇子は降気行痰・止咳平喘に，莱菔子は消食導滞・行気祛痰に働く。3薬はともに行気祛痰の効能をもち，順気降逆・止咳平喘・消食化痰・寛膈の効果をあげる。

[参　考]

① 《成方便読》には「それ痰の生ずるや，あるいは津液の化する所により，あるいは水飲の成す所により，然してまた食によりて化するものあり。みな脾運失常により，もって食する所の物，精微に化さずして化して痰をなすを致す。然して痰 壅(ふさが)ればすなわち気滞り，気滞ればすなわち肺気は下行の令を失し，これにより咳嗽をなし喘逆をなすなどの証あり。病は食積によりて起こる，故に方中は莱菔子をもって消食行痰す。痰壅ればすなわち気滞る，蘇子をもって降気行痰す。気滞ればすなわち膈 塞(ふさが)る，白芥子にて暢膈行痰す。三者みな治痰の薬にして，またよく治痰の中に各その長を逞(たくまし)くす。食消え気順れば，喘咳自ずと寧んじて，諸証は自ずと癒え，また用うる者の宜を得る」と解説している。

3薬は症状に応じて用量を変化させるのがよく，降気にすぐれた蘇子は喘咳に，快膈消痰にすぐれた白芥子は胸膈痞塞・多痰に，消食に長じた莱菔子は食少痞満に，それぞれ主薬として用いる。

② 本方は元来「老人の気実痰盛」に対して設けられているが，中虚の運化失調に広く使用してよい。ただし，痰が除去されて症候が改善されたのちは，痰の再発を防止するために健脾祛痰の方剤で本治すべきである。

③ 原著には以下の加減が示されている。

便秘には蜂蜜少々を加え，冬季の寒冷時には生姜を加える。

指迷茯苓丸（しめいぶくりょうがん）
（別名：茯苓丸）《全生指迷方》

[組　成] 半夏 60 g　　茯苓 30 g　　枳殻 15 g　　風化朴硝 7.5 g
[用　法] 粉末を姜汁で丸にし，1回 6 g を姜湯か湯で服用する。
[効　能] 燥湿行気・転堅消痰
[主　治] 痰留経絡

四肢の疼痛あるいは浮腫・舌苔が白膩・脈が弦滑など。
[病　機] 痰が四肢の経絡に留滞した状態である。

脾失健運により痰飲が中脘に停滞し，脾が主る四肢に痰飲が流注し，四肢の経気を阻滞するために疼痛が生じ，肌肉に充溢すると浮腫があらわれる。舌苔が白膩・脈が弦滑は，痰飲を示している。

なお，経絡以外にも症状があらわれることがあり，肺を犯して咳嗽・多痰・胸苦しいなどが，胃気上逆をひきおこして悪心・嘔吐などが，清陽上昇を阻害してめまい・ふらつきなどが，痰濁上擾により精神異常などがみられる。

[方　意] 痰飲を除去し発生を防止する必要がある。

主薬は燥湿化痰の半夏で，健脾滲湿の茯苓を配合することにより，生成した痰を除き生痰の路を絶つ。理気寛中の枳殻は，気を行らせて痰の除去を促進する。風化朴硝（無水芒硝）は，軟堅潤下の効能により結堅停飲を消磨して除く。姜汁で丸にするのは，半夏の毒を制するとともに化痰散飲に働くからである。全体で燥湿滌痰の効能をあらわす。

[参　考]

①《成方便読》には「それ痰の病たる，腑に在れば治し易く，臓に在れば医し難く，絡に在ればさらに捜剔し難し。四肢はみな脾より気を禀く，もし脾病み運化することあたわざれば，すなわち痰は中脘に停まり，四肢に充溢し，自ずと来るあり。これを治すは，まさにその正気のいまだ虚さざるの時に乗じてこれを攻撃し，脘中の痰を去りて留まらしめず，然る後に脾にその健運の職を復せしむれば，すなわち絡中の痰は自ずと腑にこれ還り，潜消黙運し，もってその功は成るべし。故に方中は半夏をもってその痰を化し，茯苓にてその湿を行らせ，枳殻にてその気を破りて，姜汁をもってこれを開き，芒硝これを下す。用法はこれ周到，佐使はこれ宜を得たれば，その痰去らざるものあらんや？」と解説されている。

② 本証は風湿痺と似た症候を呈するが，痰による病機であり，祛風湿を用いても無効である．風湿痺では，舌苔が膩や厚を示さず，脈も濡のことが多くて滑ではない．注意が必要である．

第2節　清熱化痰剤（せいねつけたんざい）

　清熱化痰剤（清化熱痰剤）は熱痰に用いる。
　熱痰は，邪熱内盛により津液が煎熬されて生じ，甚だしいと鬱して化火することにより痰火になる。
　症候は，黄色粘稠な痰・咳嗽・呼吸が粗い・口乾・発熱・舌質が紅・舌苔が黄膩・脈が滑などであり，甚だしければ驚きやすい・動悸・狂躁などをともなう。
　清熱化痰の栝楼仁・貝母・竹筎・胆南星・竹瀝・礞石などを主とし，清熱の黄連・黄芩・大黄などを配合する。

温胆湯（うんたんとう）
《三因極一病証方論》

[組　成] 半夏・竹筎・枳実各6g　陳皮9g　炙甘草3g　茯苓5g
[用　法] 生姜・大棗と水煎服用する。
[効　能] 理気化痰・清胆和胃
[主　治] 胆胃不和・痰熱内擾
　　悪心・嘔吐・いらいら・口が苦い・不眠・驚きやすい・動悸・多痰・胸苦しい・めまい・てんかん発作・舌苔が微黄膩・脈が滑あるいは弦でやや数など。
[病　機] 脾失健運により内生した痰が胆を阻滞し，胆気が疏泄できないために鬱して胆火を生じて痰を化熱させ，胆気が横逆して胃気上逆をひきおこしたり（胆胃不和），熱痰が擾動する病変である。
　　胆気が鬱し化火しているために，いらいら・口が苦い・目がくらむなどを呈する。胆火犯胃で胃気が上逆すると，悪心・嘔吐が生じる。痰熱が上擾して心神不安をひきおこすと不眠・動悸・驚きやすいなどが，肺を犯すと多痰・胸苦しい・咳嗽などが，清竅を上擾するとめまい・甚だしければてんかん発作が発生する。舌苔が膩・脈が滑は痰を，舌苔が微黄・脈がやや数は化熱を，脈が弦は胆気鬱滞を，それぞれ示している。
[方　意] 痰熱を除去して胆気を舒暢させ，胆胃不和・痰熱内擾を消除する。
　　燥湿化痰・降逆和胃の半夏が主薬で，清化熱痰・止嘔除煩・清胆の竹筎が補

佐し，降気・行気の枳実を配合することにより胆気を舒暢させ痰を下行させる。理気燥湿の陳皮と健脾滲湿の茯苓は，除湿消痰をつよめると同時に，炙甘草・大棗・生姜と健脾和胃に働いて生痰を防止する。全体で理気化痰・清胆和胃の効能が得られる。

[参　考]
① 本方は《備急千金要方》温胆湯（半夏・竹筎・枳実・陳皮・炙甘草・生姜）の加減法で，茯苓・大棗を加え，生姜を減量している。
②《備急千金要方》には「大病の後，虚煩し眠るを得ざるを治す。これ胆寒ゆるがゆえなり，温胆湯方を服すべし」とあり，温胆の由来が示されている。ただし，本方は清熱化痰の竹筎の配合があり，温胆の文字に対しては疑いがもたれている。
　《成方便読》には「それ人の六腑は，みな瀉して蔵さず，ただ胆は清浄の腑たり，出ることなく入ることなく，肝に寄附し，また肝と相い表裏をなす。肝は魂を蔵し，夜臥すればすなわち魂は肝に帰す，胆に邪あらば，あに肝に波及せざることあらんや？　かつ胆は甲木たりて，その象は春に応ず，いま胆虚せば即ちその生長発陳の令を遂ぐることあたわず，これにより土は木を得て達するも，木鬱するによりて達せざるなり。土達せざればすなわち痰涎生じやすく，痰は百病の母たり，所虚のところは，即ち受邪のところ，故に驚悸の状あり。この方は純に二陳竹筎枳実生姜をもって，和胃豁痰，破気開鬱の品なり，中に内るるに温胆の薬あわせるなくして，温胆をもって方に名づくるは，また胆は甲木たるをもって，常にその春気温和の意を得んと欲するのみ」と解説されている。
③《三因極一病証方論》巻八の温胆湯は，処方内容が異なり，半夏・麦門冬・茯苓・酸棗仁・炙甘草・肉桂・遠志・黄芩・菖蒲・人参を用いて，「胆虚寒，眩厥，足痿え，指揺く能わず，躄て起きる能わず，僵仆し，目黄，失精し，虚労煩擾し，驚に因り胆懾れ，奔気胸にあり，喘満し，浮腫み，睡らざるを治す」とある。
　巻九・巻十にみられる温胆湯は，本方である。虚煩の項に「大病後，虚煩して眠るを得ざるは，これ胆寒ゆるが故なり，この薬これを主る。また驚悸を治す」とあり，また驚悸は心驚胆寒であるとして驚悸の項に「心胆驚怯し，事に触れて驚きやすく，或いは寐して不祥（不吉）なる夢をみ，或いは異象に惑い，遂に心驚胆懾を致し，気鬱して涎を生じ，涎と気搏し，変じて諸証を生じ，或いは短気悸乏し，或いは復に自汗し，四肢浮腫み，飲食して味無く，心虚して煩悶し，坐臥して安ぜざるを治す」とあり，いずれも胆寒として温胆湯を用いる。

附　方

1. **黄連温胆湯**（おうれんうんたんとう）《六因条弁》
   組成：温胆湯に黄連1.5～3gを加える。水煎服。
   効能：理気化痰・清胆和胃
   主治：胆胃不和・痰熱内擾で熱証が顕著なもの。
   　　　苦寒の黄連を加えて，清熱燥湿・止嘔をつよめている。

2. **竹筎温胆湯**（ちくじょうんたんとう）《万病回春》
   組成：柴胡3g，竹筎6g，桔梗・枳実・黄連・人参各3g，麦門冬1.5g，陳皮3g，半夏2g，茯苓3g，甘草6g，香附子2g。生姜・大棗と水煎服用する。
   効能：理気化痰・清胆和胃
   主治：「傷寒日数過多，その熱退かず，夢寐寧んぜず，心驚恍惚，煩躁多痰して眠らざるを治す」と原著にある。
   　　　少陽病で痰熱が内擾した状態である。黄連温胆湯に，胆気を疏通する柴胡・香附子と祛痰の桔梗を加えて理気化痰・清胆和胃し，熱邪と祛湿薬による気津両傷に配慮して益気生津の人参・麦門冬を配合している。小柴胡湯（柴胡・黄芩・半夏・生姜・人参・甘草・大棗）の黄芩にかえて清心の黄連を用い，これに温胆湯を配合したものと考えてもよい。

3. **十味温胆湯**（じゅうみうんたんとう）《証治準縄》
   組成：半夏・枳実・陳皮各6g，茯苓4.5g，酸棗仁・遠志・五味子・熟地黄・人参各3g，炙甘草1.5g。生姜・大棗と水煎服用する。
   効能：化痰寧心・益気養血
   主治：痰濁内擾・心胆虚怯による驚きやすい・動悸・不眠・息切れ・自汗・耳鳴・めまい・四肢のむくみ・味がない・煩悶などの症候。
   　　　温胆湯から清熱化痰の竹筎を除き，益気養血安神の人参・熟地黄・五味子・酸棗仁・遠志を加えて，痰濁を除き寧心安神する。

清気化痰丸（せいきけたんがん）
《医方考》

[組　成] 栝楼仁・陳皮・黄芩・杏仁・枳実・茯苓各30g　胆南星・製半夏各45g

[用　法] 姜汁で丸にし，1回6gを湯で服用する。約1/5量を水煎服用してもよい。
[効　能] 清化熱痰・下気止咳
[主　治] 痰熱内結

咳嗽・黄色の粘稠な痰・喀出しにくい・胸膈が痞えて苦しい・甚だしいと呼吸促迫・悪心・嘔吐・驚きやすい・動悸・不眠・発熱・尿が濃く少量・舌質は紅・舌苔は黄膩・脈は滑数など。

[病　機] 火熱の壅滞により津液が煎熬されて痰になり，痰と熱が裏に内結した状態である。

「肺は貯痰の器」で痰熱は肺を犯しやすく，肺気の粛降を阻害して咳嗽・胸膈が痞えて苦しい・甚だしいと呼吸促迫を生じ，黄色粘稠で喀出しにくい熱痰をともなう。肺気上逆が甚だしいときは胃気も上逆させ，激しい咳嗽・呼吸促迫と同時に悪心・嘔吐を呈することがある。火熱の壅滞がつよければ発熱がみられ，尿が濃縮されて濃く少量になる。痰熱が心神を上擾すると，驚きやすい・動悸・不眠をともなう。舌質が紅・舌苔が黄膩・脈が滑数は，痰熱を示す。

[方　意] 清熱降火して原因を除き，理気化痰により阻滞を除去する。

主薬は苦涼の胆南星で清熱化痰に働き，清肺の黄芩と清化熱痰・寬胸理気の栝楼仁で補佐し，痰熱の壅閉を除去する。下気開痞・消痰散結の枳実・陳皮と宣肺下気の杏仁は，順気により化痰を助ける。健脾滲湿の茯苓と燥湿化痰の半夏は，生痰の源である脾胃を調理する。全体で清化熱痰・下気止咳の効能が得られる。

[参　考]
① 汪昂は，《医方集解》で「熱痰は，痰の火によるなり。痰はすなわち有形の火，火はすなわち無形の痰，痰は火に随いて昇降し，火は痰を引きて横行し，変じて諸証を生じ，紀を極むること可ならず（限度がない）」と指摘し，治療についても「気有余すればすなわち火となり，液有余すればすなわち痰となる，故に痰を治すものは必ず先ずその火を降す，火を治すものは必ずその気を順すなり」と述べている。
②《医方集解》には「これ手足太陰の薬，治痰火の通剤なり。気はよく火を発し，火はよく痰を役す，半夏・南星をもって湿気を燥かし，黄芩・栝楼をもって熱気を平し，陳皮をもって裏気を順らせ，杏仁をもって逆気を降し，枳実をもって積気を破り，茯苓をもって水気を行らす。水湿火熱は，みな生痰の本なり。けだし気の亢はすなわち火たり，火退けばすなわち還りて正気をなしその位に安んず，故に化痰は必ず清気をもって先となすなり」と解説されている。
③ 本方は熱痰に対する常用方である。

肺熱壅盛には石膏・知母を，熱結便秘には大黄を，それぞれ加えるとよい。

附　方

1. 清金化痰湯（せいきんけたんとう）《医学統旨》

    組成：黄芩・山梔子各9g，知母・桑白皮・栝楼仁各12g，貝母・麦門冬・茯苓・陳皮・桔梗各6g，甘草2g。水煎服。

    効能：清肺化痰

    主治：痰熱壅肺による咳嗽・黄色粘稠痰・喀出しにくい・舌紅・舌苔が黄膩・脈が滑数などの症候。

    　熱邪襲肺で津液を煎熬して痰熱が生じ，肺の粛降が障害された状態である。清熱の黄芩・山梔子・知母・桑白皮は肺熱を清瀉し，潤燥化痰の貝母・栝楼仁・麦門冬と排痰の桔梗は痰を除去する。理気化痰の陳皮と健脾滲湿の茯苓は，生痰の源である脾胃を調理する。甘草は諸薬を調和させる。

2. 清肺湯（せいはいとう）《万病回春》

    組成：甘草1g，黄芩4.5g，桔梗・茯苓・陳皮・貝母・桑白皮各3g，当帰・天門冬・山梔子・杏仁・麦門冬・五味子各2g。生姜・大棗と水煎服用する。

    効能：清肺養陰・理気化痰

    主治：肺失清粛・痰邪阻肺・化熱傷陰。

    　原著には「一切の咳嗽，上焦痰盛を治す」とあり，前文に「痰嗽は，嗽動すればすなわち痰声あり，痰出でれば嗽止むこれなり。嗽して痰多きは，これ脾虚なり」「肺脹嗽は，嗽すればすなわち喘満気急するなり。喘急し眠るを得ざるは，治し難し」「久嗽止まざれば労を成す，もし久嗽にて声啞すあるいは喉に瘡を生ずるは，これ火は肺金を傷（やぶ）るなり，俱にこれを治すること難し。もし血気衰敗し，声音失すれば，また治し難きなり」の三条が示されている。処方内容を勘案すると，さまざまな原因で生じた痰が肺を阻滞し，長期にわたって化熱傷陰した状態であると考えられ，長期の咳嗽・切れにくい粘痰・舌質が紅・脈が細数などを呈する場合に適する。清肺の黄芩・山梔子・桑白皮，化痰の貝母，利肺祛痰の桔梗，宣肺降気の杏仁，甘寒養陰の天門冬・麦門冬により，清肺養陰・化痰する。茯苓・甘草・陳皮・生姜・大棗および当帰は，健脾化痰・理気和血に働いて気血を調補し，痰の産生を防止する。斂肺の五味子は止咳を補助し，また辛散薬による傷陰を防ぐ。なお，日本では本方に竹筎2gを加えて用い，清化熱痰の効能をつよめている。

    　原著の加減に「嗽して痰多きは，白朮・金沸草を加え，黄芩・杏仁・桔梗を去る」とあるように，痰が多い脾虚の湿痰に対しては，健脾消痰をつよめるとともに，脾を損傷する恐れのある薬物を除く必要がある。

小陥胸湯（しょうかんきょうとう）
《傷寒論》

[組　成] 黄連 6 g　半夏 12 g　栝楼実 30 g
[用　法] 水煎服。
[効　能] 清熱化痰・寛胸散結
[主　治] 痰熱互結（小結胸）
　　　胸や上腹部が痞えて苦しい・心窩部の圧痛・咳嗽・黄色粘稠な痰・舌苔は黄膩・脈は滑数など。
[病　機] 熱邪が心下に陥入し，内生の痰と結びついて内結した「小結胸」である。
　　　痰熱が心下に内結して気機を阻滞しているために，胸や上腹部が痞えて苦しく，疼痛をともなうこともあり，心窩部（心下）に圧痛がある。痰熱により肺気の粛降が障害されると，咳嗽が生じる。黄色粘稠な痰・舌苔が黄膩・脈が滑数は，痰熱を示す。
[方　意] 清熱化痰・開結する。
　　　本方ははじめに傷寒論に記載があり，邪熱が心下に壅滞し，痰飲が胸膈に停聚するものを治す方剤で消痞滌飲の効能がある。方中は栝楼実が君薬で清熱化痰し，胸膈の痺を通じる。黄連は臣薬で瀉熱降火し心下の痞を除く。半夏は降逆消痞して心下の結を除く。黄連・半夏を同用すると一辛一苦，辛開苦降となり，栝楼実が加わると清熱滌痰，散結開痞の効能が顕著になる。わずかに三味であるが，考えられた組み合わせで，痰熱互結，胸脘痞痛の良剤である。清熱化痰，寛胸散結の効能があるので，熱痰咳嗽でべっとりした膿性痰があり胸膈がすっきりしない症状に用いてもよい。

[参　考]
① 《傷寒論》では，表証を誤下したために邪熱が内陥して心下で痰熱が結した状態に本方を用いており，「小結胸の病，まさに心下に在り，これを按じればすなわち痛み，脈浮滑のものは，小陥胸湯これを主る」と記している。
② 本証は痰熱互結心下の小結胸病であり，水熱互結胸腹のために心下から少腹まで硬満して痛む大結胸病よりも軽症である。それゆえ大陥胸湯と対置して小陥胸湯と名づけられている。
　　　《名医方論》には「これ熱結いまだ深からず心下にあり，大結胸のごとく高く心上にあるごとからず，これを按じて痛むも，手近づくべからざるに比し軽たり，脈の浮滑なるも，また沈緊より緩し，ただ痰飲もと盛にて熱邪を挟みて内結す，ゆえに脈に浮滑を見るなり。半夏の辛をもってこれを散じ，黄連の苦にてこれを瀉し，栝楼の苦潤にてこれを滌す，ゆえに胸中において除熱散結する

なり。先ず栝楼を煮，分かち温め三服するは，みな緩をもって上を治するの法なり」と解説している。

附　方

1. **柴胡陥胸湯**（さいこかんきょうとう）《通俗傷寒論》

    組成：柴胡3g，姜半夏9g，黄連2.5g，桔梗3g，黄芩4.5g，栝楼仁15g，枳実4.5g，生姜汁4滴。水煎服。

    効能：清熱化痰・寛胸開膈・和解少陽

    主治：痰熱互結で，往来寒熱・悪心・嘔吐・胸脇痞痛・口が苦いなどの少陽証をともなうもの。

    　小陥胸湯に柴胡・黄芩・枳実・桔梗・生姜汁を配合している。三焦の熱邪を柴胡で透発し黄芩で清し，柴胡・枳実で気機を疏通し，生姜汁で和胃し，桔梗で祛痰を促進する。

滾痰丸（こんたんがん）
（別名：礞石滾痰丸）《王隠君方》

[組　成] 大黄・黄芩各240g　硝煅礞石30g　沈香15g
[用　法] 細末を水で丸にし，1日1～2回6～9gを湯で服用する。
[効　能] 降火逐痰
[主　治] 実熱老痰

　精神異常・狂躁状態・意識障害・動悸・驚きやすい・不眠・多夢・咳嗽・粘稠な痰・呼吸困難・胸腹部が痞えて痛む・眩暈・耳鳴・関節痛・しこり・便秘・舌苔が黄厚・脈が滑数で有力など。

[病　機] 実熱老痰の久積による多彩な病変である。

　痰熱が上擾して清竅を蒙閉すると癲狂（精神異常・狂躁状態）・昏迷（意識障害）・眩暈・耳鳴が，心神を擾乱すると驚悸怔忡（驚きやすい・動悸）・不眠・多夢・奇怪な夢などが，肺に内蘊して粛降を阻滞すると咳嗽・呼吸困難・喘息・粘稠な痰が，気機を痞塞すると胸腹痞痛・便秘が，経絡・関節に留滞すると骨節卒痛（関節痛）・痰核（しこり）が，それぞれあらわれる。舌苔が黄厚・脈が滑数で有力は，熱痰を示す。なお，病変が長期にわたって持続したり反復して頑固であるから，老痰久積として把えるのである。

[方　意] 実熱老痰を攻墜する峻剤である。

主薬は燥悍重墜の礞石で，硝石と煅くことにより陳積伏匿の老痰を攻逐できる。苦寒の大黄は実熱を蕩滌し，瀉火通便により痰火下行の道を開き，苦寒瀉火の黄芩は大黄を補佐する。速降下気の沈香は諸薬を開導し，「痰を治すには先ず順気す」の意味をもつ。全体でつよい下行攻逐の効能が得られ，実熱老痰を駆逐する。

[参　考]
① 《医宗金鑑》には「治痰は，清火をもって主となし，実はこれを利し，虚はこれを化す。治飲は，燥湿をもって主となし，実はこれを逐い，虚はこれを温む，ゆえに古人の治飲に温補の法ありて，治痰はすなわちこれなきなり。王隠君製す礞石滾痰丸は治老痰の一方，黄芩を用いて胸中無形の諸熱を清し，大黄にて腸胃の有質実火を瀉す，これ治痰は清火を必須とするなり。礞石の燥悍をもってするは，これ治痰は除湿を必須とすればなり。沈香の速降をもってするは，これ治痰は利気を必須とすればなり。二黄は礞石・沈香を得ればすなわちよく老痰の巣穴，濁膩の垢を迅掃直攻して少しも留めず，滾痰の名のよる所なり。もし陽気盛んならず，痰飲兼ねて作すは，またこの方の宜しき所にあらず」と解説されている。
② 多彩な病証で，舌苔が黄厚・便秘・脈が滑数で有力を呈するときは，本方で瀉火逐痰し痰積悪物を瀉下するのがよい。ただし，本方は薬力が峻猛であるから，実熱老痰でないもの・虚弱者・妊婦などには慎重に使用すべきである。

消瘰丸（しょうるいがん）
《医学心悟》

[組　成] 玄参・牡蛎・貝母各12g
[用　法] 粉末を蜜丸にし，1日2～3回9gずつ湯で服用する。水煎服用してもよい。
[効　能] 清熱化痰・軟堅散結
[主　治] 瘰癧・痰核・癭瘤
　　リンパ節腫大・皮下結節・甲状腺腫などで，咽の乾燥感・舌質が紅絳・脈が弦滑などを呈するもの。
[病　機] 肝腎陰虚の内熱により津液が煎熬されて痰になり，痰火が皮下・経絡に停留した病態である。
　　瘰癧（多発性の頸部リンパ節腫）・痰核（皮下結節・しこり）・癭瘤（甲状腺腫）などの結節は痰火によるものであり，咽乾・舌質が紅絳は陰虚内熱を，脈が弦滑は痰を示す。

[方　意]清熱消痰・軟堅散結するとともに肝腎の陰を滋補する。
　　清熱・消痰散結の貝母，軟堅散結・消痰の牡蛎，滋陰降火・散結消腫の玄参は，いずれも寒涼清熱・散堅消腫・化痰に働き痰火を清泄する。

[参　考]
①原著では牡蛎は火煅することになっているが，生用する方がよい。
②以下のような加減を行う。
　　腫瘤が大きく硬いときには，牡蛎を大量に用い，昆布・海藻・夏枯草などを加える。痰火が顕著なときは，貝母を大量に用い，栝楼・海蛤粉などを配合する。陰虚火旺には，玄参を大量に任用し，知母・牡丹皮などを配合する。肝鬱気滞をともなうときは，柴胡・香附子・青皮・鬱金などを少量加える。

附　方

1. **海藻玉壺湯**（かいそうぎょくことう）《医宗金鑑》

   組成：海藻・昆布・製半夏・陳皮・青皮・連翹・貝母・当帰・川芎・独活・甘草各 3 g，海帯 1.5 g。水煎服。

   効能：化痰軟堅・消散癭瘤

   主治：石癭すなわち石状硬で疼痛や潰瘍を呈さない皮膚色正常の甲状腺腫。
　　気滞痰凝・気血結聚による癭瘤であり，軟堅散結・化痰の海藻・昆布・海帯・貝母が主薬で，疏肝理気の青皮・陳皮と，活血・通経脈の当帰・川芎・独活で癭瘤の消散を促す。瀉火散結の連翹と化痰降気の半夏が補佐し，甘草は諸薬を調和させる。

第3節　潤燥化痰剤（じゅんそうけたんざい）

潤燥化痰剤は燥痰に用いる。

燥痰は，肺陰不足や燥熱傷肺により，津液が不足し流動性を失って痰に変生したものである。

症候は，むせるような乾咳・粘稠少量で喀出しにくい痰・甚だしければ塊状～糸状の痰・咽の乾燥・嗄声・舌の乾燥などを呈する（治燥剤 435 ページを参照されたい）。

潤肺化痰の栝楼仁・貝母と滋潤の天花粉・沙参・麦門冬などを配合して使用する。

貝母栝楼散（ばいもかろさん）
《医学心悟》

[組　成] 貝母 5 g　　栝楼 3 g　　天花粉・茯苓・陳皮・桔梗各 2.5 g
[用　法] 水煎服。
[効　能] 潤肺清熱・理気化痰
[主　治] 肺燥有痰

　　咽喉の乾燥・咽痛・むせるような咳嗽・粘稠で喀出しにくい痰・少痰・呼吸促迫・舌の乾燥・脈がやや数など。

[病　機] 燥熱の邪が肺を犯し津液を灼して痰を生じ，燥痰が肺気上逆をひきおこした状態である。

　　燥熱により肺津が不足し肺系も乾燥するために，咽喉の乾燥・咽痛・むせるような咳・少量粘稠で喀出しにくい痰・舌の乾燥などがみられ，肺気上逆による咳嗽・呼吸促迫をともなう。脈がやや数は，燥熱を示す。

[方　意] 潤肺清熱するとともに化痰する。

　　清熱潤肺・化痰止咳の貝母が主薬で，痰結を開通する。清熱潤燥・理気化痰の栝楼は胸膈の痺塞を通じ，清熱生津の天花粉と宣肺利咽の桔梗で排痰を促進する。健脾利湿の茯苓と理気化痰の陳皮は，脾胃を和して生痰を防止する。全体で肺燥を潤し肺熱を清し痰を除くことができる。

[参　考]
① 本方は二陳湯から温燥の半夏と甘草を除き，清潤の貝母・栝楼・天花粉・桔梗

を加えて，燥湿化痰から清潤化痰に変化させている。

《医学心悟》には「たいてい痰は燥湿をもって分け，飲は表裏をもって別（わか）つ。湿痰は滑にして出でやすく，多く脾より生ず，脾実なればすなわちこれを消す，二陳湯，甚だしければすなわち滾痰丸，脾虚なればすなわちこれを補う，六君子湯。寒を兼ね，熱を兼ぬるは，証に随いて薬を加う。燥痰は渋にして出で難く，多く肺より生ず，肺燥なればすなわちこれを潤す，貝母栝楼散」と解説している。

② 以下のような加減を行うとよい。

咽乾・咽痛がつよいときは麦門冬・玄参を加え，喉の瘙痒感があるときは前胡・牛蒡子を配合し，嗄声・痰に血が混じるなどには陳皮を除き沙参・阿膠を加える。

③《医学心悟》の類中風篇に，もう一種類の貝母栝楼散がある。

本方の天花粉・茯苓・桔梗を除き，胆南星・黄芩・黄連・黒山梔子・甘草を加えており，痰火上壅の類中風（脳血管障害）に適している。

第4節　温化寒痰剤（おんかかんたんざい）

　温化寒痰剤は寒痰に用いる。
　寒痰は，脾腎陽虚で運化・蒸騰が不足したために水湿が停聚して発生し，清稀な水液であるところから飲（水飲）ともいわれ，寒飲と称されることも多い。
　症状は，稀薄な多量の痰・咳嗽・唾やよだれが多い・寒がる・冷え・舌苔が白滑・脈が沈などである。
　化痰の半夏・天南星・陳皮などと，温寒の乾姜・肉桂・細辛などを配合する。

苓甘五味姜辛湯（りょうかんごみきょうしんとう）
《金匱要略》

［組　成］茯苓12g　炙甘草6g　乾姜9g　細辛6g　五味子6g
［用　法］水煎服。
［効　能］温肺化飲
［主　治］寒飲内停
　　咳嗽・稀薄な多量の痰・唾やよだれが多い・胸が苦しい・舌苔は白滑・脈は沈弦など。
［病　機］脾陽不足で運化が低下して生湿成飲し，伏飲が外寒や生冷物によって引動され，寒飲になって肺に内停して宣降を阻害した状態である。
　　寒飲が肺気を阻害するので咳嗽・胸苦しい・喀痰がみられ，甚だしければ呼吸困難を生じる。水飲が散布されずに肺系に溢出するので，多量の稀薄な痰・鼻みずなどをともなう。飲水が気化されて津液にならないために，飲みこめないような唾やよだれが湧いて口にあふれ，しきりに吐出する。舌苔が白滑・脈が沈弦は，裏の寒飲をあらわす。
［方　意］温肺散寒・温脾により寒飲を除去する。
　　辛熱の乾姜が主薬で，温肺散寒して化飲するとともに，温運脾陽によって化湿する。辛散の細辛は温肺散寒に働き，乾姜を助けて凝集した飲を散じる。甘淡の茯苓は，健脾滲湿により飲を除き生湿の源を絶つ。酸温の五味子は斂肺止咳・平喘し，細辛の散と五味子の収をあわせることにより，散邪して正気を傷

らず，収斂して邪を留めない。炙甘草は和中し諸薬を調和する。全体で開闔・温散がほどよく調和しており，温肺化飲の良剤になっている。

[参　考]
① 本方は，《金匱要略》では「支飲」の咳満に用いられており，支飲の変証として六条が示されているうちのひとつである。六条の方剤を逐次に示すと以下のようである。

◎小青竜湯（しょうせいりゅうとう）
　組成：麻黄・白芍・五味子・乾姜・炙甘草・細辛・桂枝・半夏。
　「咳逆倚息し臥するを得ざるは，小青竜湯これを主る」
　支飲に外感風寒をともない，風寒により支飲が引動されて肺の宣降を阻滞し，咳嗽・呼吸困難・起坐呼吸が生じている。風寒を外解するとともに水飲を滌蕩する小青竜湯を用いる。

◎苓桂味甘湯（りょうけいみかんとう）
（別名：桂枝茯苓五味甘草湯・茯苓桂枝五味甘草湯・苓桂五味甘草湯）
　組成：茯苓・桂枝・炙甘草・五味子。
　「青竜湯下しおわり，多唾し口燥き，寸脈は沈，尺脈は微，手足厥逆し，気は小腹より胸咽に上衝し，手足は痺し，その面は翕熱し酔状のごとく，よりてまた陰股に下流し，小便は難く，時にまた冒するは，茯苓桂枝五味甘草湯を与え，その気衝を治せ」
　小青竜湯で外寒は除かれたが内飲が停滞し，飲邪が腎気とともに上衝する病態であり，発汗後に心陽が虚して腎気が乗じた「奔豚」である。茯苓で飲邪を除き，桂枝で心陽を通じ上衝の腎気を下行させ，五味子で肺気を収斂し，炙甘草で和中する。

◎苓甘五味姜辛湯（りょうかんごみきょうしんとう）すなわち本方。
　「衝気すなわち低くして，反って更に欬し胸満するは，桂苓五味甘草湯を用い，桂を去り乾姜・細辛を加え，もってその欬満を治す」
　苓桂五味甘草湯で衝気が下降したが，寒飲が復発して咳満が生じた場合で，衝気を下す桂枝を除き，温散の乾姜・細辛を加えている。

◎苓甘姜味辛夏湯（りょうかんきょうみしんげとう）
（別名：桂苓五味甘草去桂加乾姜細辛半夏湯）
　組成：苓甘五味姜辛湯加半夏。
　「欬満はすなわち止みて，更にまた渇し，衝気また発するは，細辛・乾姜は熱薬たるをもってなり，これを服しまさに遂に渇すべくして，渇は返って止むは，支飲たるなり，支飲は法まさに冒すべく，冒するは必ず嘔す，嘔するはまた半夏を内れ，もってその水を去れ」
　苓甘五味姜辛湯の服用で咳満は止み，口乾・衝気が再発するのは，熱薬の細

辛・乾姜が寒飲を消散すると同時に津液も消耗するからである。口渇がある場合は支飲が除かれているので衝気を治療すればよいが，口渇が止むのは支飲が残っているのであり，水飲上犯のために頭がぼーっとし，胃気が上逆するので嘔気がする。半夏を加えて降逆滌飲をつよめる。

◎**苓甘姜味辛夏仁湯**（りょうかんきょうみしんげにんとう）

（別名：苓甘五味加姜辛半夏杏仁湯）

組成：苓甘姜味辛夏湯加杏仁。

「水去り嘔止み，その人の形（からだ）腫るるは，杏仁を加えこれを主る。その証まさに麻黄を内るるべきも，その人は遂に痺するをもって，故にこれを内れず，もし逆（さから）いてこれを内れれば必ず厥す，然るゆえんは，その人血虚するをもって，麻黄はその陽を発するが故なり」

苓甘姜味辛夏湯を服用し，胃内の水飲が除去されて嘔は止んだが，肺中に水飲が残り水気が皮毛に溢れて浮腫が生じている。水気が皮毛に溢れているときは麻黄で発散するのが通常であるが，血虚で手足のしびれがあるときには，陽気を発越する麻黄を用いると発汗過多になり，亡陽のショックをひきおこす可能性があるために，麻黄を使用してはならない。宣肺降気の杏仁で水道を通暢させれば浮腫は消退する。

◎**苓甘姜味辛夏仁黄湯**（りょうかんきょうみしんげにんおうとう）

（別名：苓甘五味加姜辛半夏杏仁大黄湯）

組成：苓甘姜味辛夏仁湯加大黄。

「もし面熱し酔えるがごときは，これ胃熱上衝しその面を燻ずとなす，大黄を加えもってこれを利せ」

支飲に胃熱をともない，胃熱が上衝すると顔が酔ったように赤くなる。乾姜・細辛は胃熱を助長するので，清胃熱の大黄を加えて上衝を防止する。

以上をまとめると次のようになる。

　　小青竜湯　　　　　　支飲と外感風寒による咳嗽・呼吸困難

　　苓桂味甘湯　　　　　支飲の衝気（奔豚）

　　苓甘五味姜辛湯　　　支飲の咳嗽・胸満

　　苓甘姜味辛夏湯　　　支飲の冒眩・嘔吐

　　苓甘姜味辛夏仁湯　　支飲の浮腫

　　苓甘姜味辛夏仁黄湯　支飲の胃熱上衝

② 本方は以下のように加減して用いるとよい。

痰が多い・悪心・嘔吐をともなうときには半夏を，衝気上逆（奔豚）をともなうときは桂枝を，咳嗽がつよく顔がむくむときは杏仁を，それぞれ加える。

冷哮丸（れいこうがん）
《張氏医通》

[組　成] 麻黄・川烏頭・細辛・蜀椒・明礬・皂角・半夏麹・胆南星・杏仁・生甘草各30g　紫菀・款冬花各60g
[用　法] 粉末を姜汁と神麹で丸にし，1日3〜6gを生姜湯か湯で服用する。
[効　能] 散寒滌痰
[主　治] 寒痰（頑痰）喘咳

　　寒冷により咳嗽・呼吸困難・喘鳴の発作が生じ，胸膈がつかえて苦しい・起坐呼吸などをともなう。
[病　機] 肺寒により津液の布散が凝滞され，次第に凝結して寒痰になり，頑痰として肺中に伏在し，寒冷により引動されて喘咳が発生する。

　　発作時は痰が肺気を阻滞して上逆させるので，咳嗽・呼吸困難・喘鳴・胸膈が苦しい・甚だしければ起坐呼吸などをひきおこす。頑痰であるために痰の喀出が困難であり，痰が喀出できると胸膈が楽になり発作もしずまる。発作は寒冷によって増悪し温暖により軽減し，舌苔が白膩・脈が沈弦などを呈することが多い。
[方　意] 本方は寒痰喘咳に対する標治の方剤である。

　　散寒平喘の麻黄と温肺化飲の細辛および温中除湿の蜀椒と温経散寒の烏頭で寒邪を除き平喘し，除痰下気の半夏・胆南星と止咳化痰の杏仁・紫菀・款冬花で喘咳を止め祛痰する。酸苦涌泄の明礬は頑痰を軟化し，辛温の皂角は滌痰利竅に働き，頑痰を駆逐して胸膈を寛暢にする。甘草は諸薬を調和し，生姜・神麹は脾胃の健運を助ける。

[参　考]
① 本方は開発肺気・涌泄寒痰の剛剤であり，正気虚乏・飲食減少・痰中帯血などには禁忌である。
② 本方は発作時に服用し，発作が治まれば補脾益肺の剤を服用させる。
③ 背部（肺兪）に三建膏（天雄・附子・川烏頭・桂心・肉桂・桂枝・細辛・乾姜・蜀椒・黄丹・麝香からなる）を貼布するのがよい。
④ 原著には「背に寒気を受け，冷に遭えば即喘嗽を発し，頑痰結聚して，胸膈痞満し，倚息して臥すを得ざるを治す」とある。

理中化痰丸（りちゅうけたんがん）
《明医雑著》

- ［組　成］人参9g　乾姜4.5g　炙甘草3g　白朮6g　姜半夏12g　茯苓9g
- ［用　法］水煎服。粉末を水で丸にし，1日3回6gずつ湯で服用してもよい。
- ［効　能］温化寒飲・温中健脾
- ［主　治］寒飲内停・脾胃陽虚

　　咳嗽・うすく多量の痰・食欲不振・水様物の嘔吐・泥状〜水様便・舌苔が白滑・舌質が淡胖・脈が沈遅など。

- ［病　機］脾胃陽虚で水湿の運化ができずに停聚して飲になり，温煦も不足するために内寒が生じ，寒飲が停滞した状態である。

　　寒飲が肺に上氾するので多量の稀薄な痰がみられ，肺気が粛降できないため咳嗽が生じる。脾胃陽虚で運化と受納が低下しており，食欲不振・泥状〜水様便を呈する。水飲が胃気の通降を阻滞して上逆させると，水様物の嘔吐が発生する。舌苔が白滑・舌質が胖は水飲を，舌質が淡・脈が沈遅は陽虚を示している。

- ［方　意］温肺化飲と温中健脾を同時に行う。

　　降逆滌痰の半夏と温陽散寒の乾姜が主薬で，温肺化飲すると同時に温中降逆し，咳嗽・多痰・嘔吐を改善する。温中・益気健脾の人参・白朮・茯苓・炙甘草・乾姜は，脾陽を温め脾気を補って水湿の運化をつよめ，水飲の発生を防止し，除去を促進する。全体で脾胃を温運して寒飲を除去することができる。

- ［参　考］本方は理中湯（人参・白朮・乾姜・炙甘草）・四君子湯（人参・白朮・茯苓・炙甘草）・甘草乾姜湯（乾姜・炙甘草）などの方意を含んでいる。

　　原著には「脾胃虚寒，痰涎内停し，嘔吐少食，或いは大便実せず，飲食内に化して痰涎を咳唾するを治す。これ中気虚弱に属し，涎を統べて源に帰す能わざるなり」とある。

第5節　治風化痰剤（ちふうけたんざい）

治風化痰剤は風痰に用いる。

風痰には内・外の別がある。

外風生痰は，風邪の外感により肺衛が犯されて肺気不宣になり，気の壅滞にともなって痰が内生して風邪と結びついたもので，悪風・発熱・咳嗽・多痰などを呈する。

宣散風邪の荊芥・防風・蘇葉と止咳化痰の紫菀・款冬花・白前・桔梗・杏仁などを配合する。

内生風痰は，脾胃内傷による痰濁が肝風とともに上擾して清竅を阻塞し，めまい・頭痛・てんかん発作，甚だしければ昏倒・肢体まひ・発語障害などをきたす。

平肝熄風の天麻・天南星・白附子・釣藤鈎と化痰の半夏・貝母・遠志・竹筎などを配合する。

止嗽散（しそうさん）
《医学心悟》

[組　成] 桔梗・荊芥・紫菀・百部・白前各9g　甘草3g　陳皮4.5g
[用　法] 粉末にし1回6gを湯か生姜湯で服用する。水煎服用してもよい。
[効　能] 止咳化痰・疏表宣肺
[主　治] 風邪犯肺
　　　咳嗽・喀痰・咽の痒み・微悪風寒・発熱・舌苔は薄白など。
[病　機] 外風生痰である。
　　　風寒犯肺による肺気不宣で，肺津の宣散が阻害されて痰が生じ，痰のために粛降も阻滞され，咳嗽・喀痰が発生する。肺系である喉にも障害が及んで喉痒をともない，宣肺ができないために微悪風寒がみられたり，熱の放散が妨げられて内熱が鬱して発熱を生じることもある。舌苔が薄白は正常苔であり，邪が深く入っていないことを示す。
[方　意] 止咳化痰を主にして疏表宣肺を配する。
　　　止咳化痰の紫菀・白前・百部は新久を問わず咳嗽を止め，桔梗・陳皮は肺気を宣降して止咳化痰に，荊芥は祛風解表に働き，甘草は諸薬を調和する。甘草

と桔梗は清利咽喉にも働く。諸の外感咳嗽に有用である。

[参　考]
① 本方は元来，外感の咳嗽に対して解表宣肺薬を服用したが，咳嗽が止まない状態に用いた。風邪が犯肺して肺が清粛を失し，発散したのに邪が残って咳嗽をひきおこしており，外邪は十中の八九は去っているが肺気が宣降できない状態に適している。

《医学心悟》には「けだし肺体は金に属し，火を畏るるものなり，過熱すればすなわち咳す。金性は剛燥，冷を悪むものなり，過寒もまた咳す。かつ肺は嬌臓たり，攻撃の剤は，すでに受けるに任えずして，外は毛皮を主り，最も邪を受けやすく，表散を行わざればすなわち邪気は留連して解せず。《経》にいう，微寒は微咳すと。寒これを感ずるや，もし小寇然たれば，門を啓きてこれを逐えば即ち去る。医者は審かにせず，寒涼酸渋の剤を妄用すれば，いまだ閉門留寇を免れず，寇は出でんと欲して門なく，必ず穿逾して走るに至り，すなわち咳はまさに紅を見る。肺は二竅を有し，一は鼻にあり，一は喉にあり。鼻竅は開きて閉じざるを貴び，喉竅は閉じて宜しく開かざるべし。いま鼻竅通ぜざれば，すなわち喉竅はまさに啓く，よく慮るることなきや？　本方は温潤和平，寒ならず熱ならず，すでに攻撃過当の虞れなく，大いに啓門逐賊の勢あり，これをもって客邪は散じやすく，肺気安寧す，それこれを投じて効あるべし」と解説されている。

② 《医学心悟・咳嗽》には，「風寒初起，頭痛み鼻塞り，発熱悪寒して咳嗽するは，止嗽散加荊芥・防風・蘇葉・生姜を用いもって邪を散ず。……もし暑気肺を傷り，口渇き煩心し溺赤きもの，その症もっとも重し，止嗽散加黄連・黄芩・花粉を用いもってその火を直折す。もし湿気痰を生じ，痰涎稠粘なれば，止嗽散加半夏・茯苓・桑白皮・生姜・大棗を用いもってその湿を祛う。もし燥気焚金し，乾咳無痰なれば，止嗽散加栝楼・貝母・知母・柏子仁を用いもって燥を潤す」と，本方の加減が示されている。

③ 《医学心悟・傷寒兼証》には，もう一種の止嗽散があり，「桔梗一銭五分(4.5g)，甘草炙五分(1.5g)，白前一銭五分，橘紅一銭(3g)，紫菀一銭五分，百部一銭五分」からなり，風寒初期には防風・荊芥・紫蘇子を加えて用いる。

半夏白朮天麻湯（はんげびゃくじゅつてんまとう）
《医学心悟》

[組　成] 清半夏 4.5g　天麻 3g　茯苓 3g　陳皮 3g　白朮 9g　炙甘草 1.5g

生姜3g　大棗3g
［用　　法］水煎服。
［効　　能］化痰熄風・健脾祛湿
［主　　治］風痰上擾
　　めまい・頭痛・悪心・嘔吐・胸苦しい・舌苔は白膩・脈は弦滑など。
［病　　機］脾虚生湿により湿聚成痰すると同時に，脾虚不運で肝陰の滋養が不足し，肝気を抑制することができなくなって肝風内動が生じ，肝風とともに痰湿が上擾する状態である。
　　風痰が清竅を上擾するのでめまい・頭痛が生じ，濁陰が上逆し胃気が和降できないために悪心・嘔吐をともない，痰湿が気機を阻滞するので胸苦しい。舌苔が白膩は痰湿を，脈弦は肝風を，脈滑は痰を，それぞれあらわしている。脾虚不運があるために，平素から食欲不振・腹満・泥状便・悪心などをともなうことが多い。
［方　　意］化痰熄風を主にし健脾祛湿を配合する。
　　燥湿化痰・降逆止嘔の半夏と熄風止暈の天麻が主薬で，風痰の眩暈頭痛の要薬であり，《脾胃論》に「足太陰の痰厥頭痛は，半夏にあらざれば療することあたわず，眼黒頭旋，風虚内作は，天麻にあらざれば除くことあたわず」とあるとおりである。健脾祛湿の白朮・茯苓は脾運をつよめて生痰の源を断ち，理気化痰の陳皮および調和脾胃の甘草・生姜・大棗は補助的に働く。
［参　　考］
① 本方は風痰による眩暈・頭痛に対する常用方である。
　　《医学心悟》には「眩は，眼黒を謂い，暈は，頭旋なり，古称の頭旋眼花これなり。その中に肝火内動のものあり，経に云う，'諸風掉眩は，みな肝木に属す'これなり，逍遙散これを主る。湿痰壅遏のものあり，書に云う，'頭旋眼花は，天麻・半夏にあらざれば除かず'これなり，半夏白朮天麻湯これを主る。気虚挟痰のものあり，書に云う，'清陽昇らざれば，濁陰降りず'，すなわち上重く下軽きなり，六君子湯これを主る。また腎水不足し，虚火上炎のものあり，六味湯。また命門火衰し，真陽上汎するものあり，八味湯。これ眩暈を治するの大法なり」とある。
② 眩暈がつよい場合には熄風化痰の白僵蚕・胆南星を，気虚を兼ねるときは補気の人参・黄耆を，それぞれ加えるのがよい。
③ 《医学心悟・頭痛》には，もう一種の，半夏白朮天麻湯があり，白朮を三銭から一銭に減じ，蔓荊子一銭を加えている。痰厥の頭痛に適している。

附　方

1. 半夏白朮天麻湯（はんげびゃくじゅつてんまとう）《脾胃論》

    組成：陳皮・半夏・麦芽各4.5g，白朮・神麹各3g，黄耆・人参・茯苓・蒼朮・天麻・沢瀉各1.5g，乾姜0.6g，黄柏0.6g。水煎服。

    効能：化痰熄風・益気健脾・祛湿

    主治：風痰上擾。

    本方は《医学心悟》半夏白朮天麻湯に，補気祛湿の黄耆・人参・蒼朮・沢瀉と消導の神麹・麦芽，さらに温補脾陽の乾姜と清熱化湿の黄柏を加えたものに相当し，脾気虚・生湿に対する配慮がつよめられている。風痰上擾で脾気虚が顕著なときに適している。

2. 導痰湯（どうたんとう）《済生方》

    組成：半夏6g，天南星・枳実・茯苓・陳皮各3g，甘草1.5g，生姜2g。水煎服。

    効能：熄風滌痰・利気化湿

    主治：風痰上擾。

    本方は《医学心悟》半夏白朮天麻湯とほぼ同じ構成で，天麻・白朮にかえて天南星・枳実を用いている。苦温辛烈の天南星は熄風滌痰とつよい燥湿の効能をもち，枳実も行気によって燥湿化痰を助けるので，半夏白朮天麻湯の適応よりも痰湿がつよい状態（舌苔が厚膩・多痰・脹満など）に適し，健脾の配慮が少なく治標に重点がある。

滌痰湯（じょうたんとう）
《済生方》

[組　成] 姜半夏・胆南星各8g　陳皮・枳実・茯苓各6g　人参・菖蒲各3g　竹筎2g　甘草・生姜・大棗各2g

[用　法] 水煎服。

[効　能] 滌痰開竅

[主　治] 中風痰迷心竅

　　突然の意識喪失・喉に痰がからむ・半身不随・舌のこわばり・舌苔は膩・脈は滑など。

[病　機] 脾虚生痰に加えて肝失濡養によって肝風が内動し，風痰が心竅を阻塞したために生じた中風（脳血管障害）の症候である。

痰が心竅を阻塞して神志が不清になり，昏倒して意識もうろう・不省人事を呈する。痰が舌根・経絡を阻滞すると，舌のこわばり・半身不随がみられる。痰盛で喉嚨を阻塞するので，喉でゴロゴロと痰声や喘鳴が生じ痰がからむ。舌苔が膩・脈が滑は，痰を示す。

[方　意] 痰を滌蕩し清竅を開いて覚醒させる。

　　滌痰燥湿の半夏・竹筎および燥湿化痰・熄風の胆南星は，痰を除き内風をしずめる。芳香開竅・逐痰祛濁の菖蒲は，滌痰するとともに清竅を開く。清熱の竹筎・胆南星は，痰滞化熱に対する配合である。燥湿化痰・理気の陳皮および利気の枳実は，「気行れば痰行る」の効果により滌痰を補佐する。健脾益気の人参・茯苓・甘草は，正気を扶助して祛痰を補助し，運化をつよめて生痰を防止する。甘草・生姜・大棗は諸薬を調和する。

[参　考]
① 本方は中風痰迷・舌蹇語渋に対する常用方であり，二陳湯を基本に熄風滌痰・開竅の竹筎・胆南星・菖蒲と理気の枳実を加えたものに相当する。
② 熱象が全くみられないときは，竹筎を除き，胆南星を天南星に代えてよい。熱証が顕著であれば，竹瀝・黄芩・黄連などを加える。

附　方

1. **六神湯**（ろくしんとう）《女科輯要》

    組成：半夏麹3g，陳皮・茯神各3g，胆南星3g，旋覆花・菖蒲各3g。水煎服。

    効能：滌痰開竅

    主治：産後の痰迷心竅で，うわごと・狂躁状態・甚だしければ半身不随を呈し，悪露の排出があるもの。

    　産後には悪露不通による血瘀の発狂があるが，「悪露すなわち通ず」で，血瘀ではなくて痰迷心竅による昏狂である。滌痰の半夏・胆南星・旋覆花と滌痰開竅の菖蒲，理気化痰の陳皮・安神の茯神により，痰を除き覚醒させる。

定癇丸（ていかんがん）
《医学心悟》

[組　成] 天麻・川貝母・姜半夏・茯苓・茯神各30g　胆南星・菖蒲・全蝎・甘草・白僵蚕・琥珀・灯心草各15g　陳皮・遠志各21g　丹参・麦門冬各60g　朱砂9g

[用　法] 甘草120gを煎じつめた膏に竹瀝100ml・生姜汁50mlを加え，細末にし

た薬物と調製して丸にし，朱砂をまぶし，1日2回6gずつ湯で服用する。
[効　能] 滌痰熄風
[主　治] 痰熱内擾

　　てんかん発作で，突然に昏倒してけいれんし，口から泡をふき叫声を発し，一定時間ののちに覚醒する。
[病　機] 癲証は，痰涎内結があっで情志失調・飲食不節・労力過度などが誘因になり，肝風が挾痰上逆して清竅を阻塞して発作をひきおこす病態である。
[方　意] 滌痰と熄風止痙により発作をしずめる。

　　清熱滑痰・鎮驚利竅の竹瀝と温開の生姜汁，および清火化痰・鎮驚定癇の胆南星と開竅滌痰の菖蒲を配合し，滌痰開竅して神志を覚醒する。祛痰降逆の半夏・貝母・陳皮が化痰を補助し，滋陰の麦門冬は化痰薬による傷陰を防止し，活血化痰の丹参は利竅を助ける。清熱の配合があるのは，痰涎内結による化熱を考慮している。熄風止痙の全蝎・白僵蚕および化痰熄風の天麻はけいれんをしずめ，鎮心安神の朱砂・琥珀・遠志・灯心草・茯神は心神を安定させて熄風止痙を補助する。健脾の茯苓・甘草は生痰を防止し，甘草は諸薬を調和させる。全体で滌痰開竅・熄風定癇の効能が得られる。

[参　考] 癇証の発作には軽重・緩急の違いがあり，経過にも長短があるが，一般には初期は軽症であり，反復発作により正気が次第に衰え痰結も深くなると，発作が頻繁になり症状も増悪する。発作期には滌痰熄風を重用して標治するが，発作後には健脾養心・補益肝腎・調補気血などによって緩徐に本治する必要がある。

地黄飲子（じおういんし）
《宣明論》

[組　成] 熟地黄・巴戟天・山茱萸・石斛・肉蓯蓉・炮附子・五味子・肉桂・茯苓・麦門冬・菖蒲・遠志各6g
[用　法] 生姜・大棗・薄荷を加えて水煎服用する。粉末にし1回9gを生姜・大棗・薄荷と水煎服用してもよい。
[効　能] 滋腎陰・補腎陽・開竅化痰
[主　治] 瘖痱証・陰虚陽衰・濁塞竅道

　　舌のこわばり・発語障害・腰や膝に力がない・歩行障害・口乾があるが水分を欲しない・舌苔は腐膩・脈は沈細弱で遅など。
[病　機] 下元虚衰による虚陽上浮にともなって痰が上氾し，竅道を堵塞した状態である。

下元（腎陰・腎陽）の虚衰で筋骨が痿軟無力になり，「痱」すなわち足廃不用になり，腰膝が無力で歩行が困難になる。腎陰陽虚衰で虚陽が上浮し，腎の気化不足により水湿が聚って生じた痰濁が虚陽とともに上犯し，竅道を堵塞し舌根を閉塞するので，「瘖」すなわち失音が生じ，舌がこわばってしゃべることができない。虚陽上浮で口乾があるが，痰濁をともなうために水分は欲しない。痰濁上犯による膩苔はあるが，虚陽にともなって上犯しているだけであるから真苔ではなく，舌上に浮いて根のない腐苔を呈するのである。脈が沈細弱で遅は，陰陽ともに不足していることを示す。

[方　意] 温補下元を主体に，摂納浮陽・化痰開竅を補助とする。

滋補腎陰の熟地黄・山茱萸と温腎壮陽の肉蓯蓉・巴戟天が主薬で，下元を温補する。辛熱の附子・肉桂は，真元の温陽を補助するとともに，引火帰原して浮陽を摂納する。滋腎斂液の麦門冬・石斛・五味子は，滋腎を補佐する。菖蒲・遠志・茯苓は開竅化痰と交通心腎に働く。少量の薄荷は利咽に，大棗・生姜は和中に，補助薬として配合されている。全体で滋腎陰・補腎陽・開竅化痰の効能が得られる。

[参　考]
① 《絳雪園古方選注》には「飲は，清水なり。方名の飲子は，その煎じるに法あるを言うなり。瘖痱の証，機竅は霊ならず，昇降は度を失す，すなわち一派重濁の薬を用い，務めは薬の過煎なきに在り，数滾して即ち服し，その軽清の気を取れば，易く昇降をなし，経絡に迅達し，百骸に流走し，もって陰陽を交す。附子・肉桂は諸竅を開いて濁陰を祛き，菖蒲・遠志は心腎を通じてもって真陽に返し，川石斛は腎に入りてもって虚熱を清し，白茯苓は胃火を泄してもって痰飲を滌し，熟地・山萸は乙癸（肝腎）の源を滋し，巴戟・蓯蓉は先天の気を温養し，麦冬・五味は肺腎に入りもって気を都す。これを開き，これを通じ，これを清し，これを泄し，これを補し，これを都し，濁陰の気をして喉舌の間に横格せしめざれば，すなわち語は自ずと解し，体は自ずと正すなり」と解説されている。
② 本方は治瘖痱の主方である。
　腎陰虚に偏して熱感がつよい場合は，温燥の附子・肉桂を減去し，桑枝・地骨皮・鼈甲などを加える。腎陽虚に偏して冷えがつよい場合は，淫羊藿・仙茅などを加える。痰火が盛んで黄膩苔を呈するときは，肉桂・附子を除き，貝母・竹瀝・胆南星・天竺黄などを加える。
③ 足廃不用の「痱」だけの場合には，宣通開竅の菖蒲・遠志・薄荷などは減去してよい。
④ 本方は温で不燥という特長をもつが，温補に偏っているので，肝陽偏亢には使用しない。

第18章

消導化積剤（しょうどうけしゃくざい）

　消導化積剤は，消導薬を主体にして消食導滞・化積消癥の効能をもち，食積痞塊・癥瘕積聚に有効な方剤である。八法のうちでは「消法」の範疇に入る。

　消法の応用範囲はかなり広く，気・血・痰・湿・食などが壅滞してひきおこした積滞・痞塊に使用できる。《医学心悟》に「消は，その壅を去るなり，臓腑・経絡・肌肉の間，本（もと）この物無くして忽ちこれ有るは，必ず消散をなし，すなわちその平を得」とあるとおりである。本章では消食導滞と消痞化積についてのみ述べ，理気・理血・化痰・祛湿などについては他章を参照されたい。

　消導化積剤は瀉下剤と同じく体内の有形実邪を消除するが，臨床で応用するうえでは区別がある。瀉下剤の多くは攻逐に働き，病勢が急激で経過が短いものに適し，消導化積剤の多くは漸消緩散に働き，病勢が緩徐で経過が長いものに適する。病勢が急激で重篤であり，攻下しなければならないときに消導化積剤を用いても効果はなく，次第に積滞し結聚して塊を生じたものに，攻下を妄用しても正気を損傷するだけで反って難治になる。ただし，消導化積の薬物は緩和に作用するとはいえ克伐の効能をもつので，脾胃虚弱や長期にわたる積滞による正気虚弱に対しては，扶正健脾の薬物を配合して消補兼施し，消積して傷正せず，扶正によって祛積できるようにすべきである。

　このほか，積滞が内停していると気機の運行を阻滞し，気機が阻滞されると積滞が化さないので，消導化積剤には理気薬を必ず配合し，気機を通利して積滞を消除する。なお，兼寒・化熱の違いもあり，用薬にも温清の別がある。寒熱・虚実と緩急・軽重にもとづいて，適切な用薬を行うべきである。

第1節　消食導滞剤（しょうしょくどうたいざい）

消食導滞剤は食積に適用する。

食積とは，飲食物の積滞であり，暴飲暴食や多食など運化能力を超えた飲食物摂取で急激に発生するほか，平素から脾胃虚弱で通常の飲食でも運化不及で次第に積滞することがある。

食積では，腹満・腹の痞え・腐臭のある噯気・呑酸・食べたくない・悪心・嘔吐・腹痛・下痢・舌苔が厚・脈が滑などの症候を呈する。

消積導滞の神麴・麦芽・穀芽・山楂子・萊菔子・鶏内金などを主体に，理気薬・化湿薬などを配合する。積滞がつよければ大黄・芒硝・牽牛子・檳榔子などの瀉下薬を，脾胃虚弱に対しては健脾和胃薬を配合する。

保和丸（ほわがん）
《丹溪心法》

[組　成] 山楂子180ｇ　神麴60ｇ　半夏・茯苓各90ｇ　陳皮・連翹・萊菔子各30ｇ
[用　法] 粉末を水で丸にし，1日6～9ｇ湯で服用する。約1/10量を水煎服用してもよい。
[効　能] 消食和胃・化積散痞
[主　治] 食積

腹満・痞え・ときに腹痛・腐臭のある噯気・呑酸・悪心・嘔吐・食べたくない・下痢・舌苔が厚膩・脈が滑など。

[病　機] 飲食過度・暴飲暴食などにより食積が内停し，胃失和降をひきおこした状態である。

食積内停が化熱して胃気上逆・気機阻滞をひきおこすので，腹満・痞え・ときに腹痛・腐臭のある噯気・呑酸・悪心・嘔吐を呈する。食不消のために，食べたくなくて飲食をきらう。脾運を阻害したときには下痢もみられるが，食積が少しでも解消するので，下痢すると気持がよい。舌苔が厚膩・脈が滑は，裏の積滞を示す。

[方　意] 本方は食積に対する代表方剤であり，消食化滞・理気和胃・清熱の効能

をもつ。

　主薬は消食導滞の山楂子で，すべての飲食積滞に有効であり，とくに肉食油膩の積に適している。消食健脾の神麹は酒食陳腐の積に，下気消食の莱菔子は穀麺の積に有効であり，主薬を補佐して消食導滞をつよめる。行気化滞・和胃止嘔の陳皮・半夏，および健脾利湿・止瀉の茯苓は，脾胃を調和させて運化を促進する。清熱散結の連翹は，積滞化熱を消除する。全体で食積を消導し健脾和胃する。

[参　考]
① 《成方便読》には「これ食積痰滞，内は脾胃に瘀し，正気いまだ虚さざるもののために設けしなり。山楂は酸温で性緊，よく腥羶（なまぐさい）油膩の積を消し，瘀を行らせ滞を破る，克化の薬たり，故にもって君となる。神麹は蒸窨（発酵）して成る，その辛温の性，よく酒食陳腐の積を消す。莱菔子は辛甘下気して，麺積を化す，麦芽は鹹温消穀して，瘀積を行らす，二味これを輔となす。然して痞堅の処，必ず伏陽あり，故に連翹の苦寒をもって散結し清熱す。積鬱の凝は，必ず痰滞多し，故に二陳をもって化痰して行気す。この方は消導を純用するといえども，畢竟これ平和の剤，故にとくにこれを保和というのみ」と解説されている。
② 積停がつよいときは枳実・檳榔子などを，舌苔が黄で脈が数のときは黄連を，便秘には大黄を，それぞれ加える。

附　方

1. 保和丸（ほわがん）《医級》

　組成：《丹溪心法》保和丸に麦芽60gを加える。丸にして1回6〜9gを服用する。
　効能：消食和胃
　主治：食積。
　　消食の麦芽を加えて効能をつよめている。

2. 大安丸（だいあんがん）《医方集解》

　組成：《丹溪心法》保和丸に白朮60gを加える。丸にし1回1〜9gを服用する。
　効能：消食和胃・健脾
　主治：食積で脾虚をともなうもの，小児の食積。
　　健脾の白朮を加えて運化をつよめている。

枳実導滞丸（きじつどうたいがん）
《内外傷弁惑論》

[組　成] 大黄30g　枳実・神麴各15g　茯苓・黄芩・黄連・白朮各9g　沢瀉6g
[用　法] 細末を水で丸にし，1回6〜9gを湯で服用する。
[効　能] 消導化積・清熱除湿
[主　治] 湿熱食積・内阻腸胃

腹満・腹痛・下痢あるいは便秘・テネスムス・尿が濃い・舌苔が黄膩・脈が沈で有力など。腹部は硬満し，圧迫を嫌う。

[病　機] 食積が腸胃に停積して運湿を阻害するとともに化熱し，食積と湿熱が腸胃を内阻した状態である。

食積湿熱が気機を阻滞し，腹満・腹痛・便秘が生じる。湿熱が腸に下迫すると下痢が発生するが，気滞をともなうためテネスムス（裏急後重）を呈する。熱が蘊積するので，尿が濃い。舌苔が黄膩・脈が沈で有力は，裏の湿熱蘊積を示す。

[方　意] 消積導滞と清熱祛湿を同施する。

主薬は苦寒の大黄で，積滞を蕩滌し積熱を大便とともに下泄する。行気消積の枳実は，脹満を除き，下気の効能により大黄の瀉下をつよめる。神麴は消食に働き，主薬を補佐する。苦寒の黄連・黄芩は清熱燥湿・止痢に，淡滲の茯苓・沢瀉は利水滲湿に働き，湿熱を除去する。健脾燥湿の白朮は脾運をつよめ，攻積による傷正を防止する。

[参　考]
① 《成方切用》には「飲食傷滞し，痛を作し積を成すは，もってこれを推蕩する有るにあらざればすなわち行らず。積滞は尽きざれば，病は終に除かず，故に大黄・枳実をもって攻めてこれを下し，しかして痛瀉反って止むは，《経》にいうところの通因通用なり。傷は湿熱による，黄芩・黄連これを佐として清熱し，茯苓・沢瀉これを佐として利湿す。積は酒食による，神麴は蒸窨の物，食を化し酒を解す，その同類なるにより，温めてこれを消す。芩・連・大黄は苦寒太いに甚だしく，その傷胃を恐る，故にまた白朮の甘温をもって，補土して中を固むなり」とある。
② 本方は下痢に対する「通因通用」の方剤であるが，泄痢であっても積滞がない場合には使用してはならない。
③ 原著には「湿熱の物に傷れて化（消化）を施すを得ずして痞満を作し悶乱して安ぜざるを治す」とある。

木香檳榔丸（もっこうびんろうがん）
《儒門事親》

[組　成] 木香・檳榔子・青皮・陳皮・莪朮・黄連各30g　黄柏・大黄各90g　香附子・牽牛子各120g
[用　法] 細末を水で丸にし，1回6～9gを湯で服用する。
[効　能] 行気導滞・攻積泄熱
[主　治] 積滞内停・化熱
　　　腹の膨満や痞え・腹痛・テネスムス・下痢あるいは便秘・舌苔が黄厚・脈が沈で有力など。
[病　機] 飲食が積滞し，気機を壅滞して化熱した状態である。
　　　飲食積滞により気機が阻滞されて，腹の膨満・痞え・脹痛・便秘を呈する。蘊熱が下迫すると悪臭のある下痢が生じ，気滞をともなうためにテネスムスがみられ，熱が腸絡を灼傷すると血便を呈する。舌苔が黄厚・脈が沈で有力は，裏の熱積をあらわす。
[方　意] 行気導滞・攻積泄熱によって熱積を除く。
　　　行気化滞の木香・檳榔子・陳皮は胃腸の気を行らせ，疏肝行気の香附子・青皮・莪朮は疏泄をつよめ，腹満・腹痛・痞結・テネスムスなどを除く。牽牛子・大黄は攻積導滞するとともに瀉熱通便し，黄連・黄柏は清熱止痢に働き，裏の積滞と蘊熱を除く。
[参　考]
① 本方は行気攻積の力がつよいので，積滞が内停し気機が壅阻され，正気が虚していない場合にのみ適する。虚弱者には慎重を要する。
② 本方には同名の加減方がある。
　　《丹渓心法》木香檳榔丸は，本方に枳殻を加えて下気をつよめている。
　　《医方集解》木香檳榔丸は，本方に枳殻・三棱・芒硝を加えて攻積導滞をつよめている。
③ 本方は枳実導滞丸より攻積破気の力がつよく，祛湿に劣る。

枳朮丸（きじゅつがん）
《脾胃論》

[組　成] 枳実30g　白朮60g

［用　法］細末を糊で丸にし，1日3回6〜9gずつ服用する（荷葉で包んで蒸した米で細末を丸にする方がよい）。
［効　能］健脾消痞
［主　治］脾虚不運・飲食停積
　　腹が脹り痞える・食欲不振など。
［病　機］脾胃虚弱で飲食物の運化が不十分なために積滞が生じた状態である。
　　飲食が積滞して気機を阻滞するので腹が脹って痞え，脾虚不運のために食欲がない。舌質は偏淡・舌苔は白・脈は沈で無力のことが多い。
［方　意］脾虚は補い食積気滞は行らせる必要がある。
　　主薬の白朮は健脾祛湿に働き脾運をつよめ，下気化滞・消痞除満の枳実は積滞を除く。白朮を枳実の倍量用いるのは，補に重点をおいて本治するからである。荷葉で蒸した飯で丸にするのは，清香の荷葉で醒脾し，飯で和中し，白朮を補佐するためである。荷葉は昇に，枳実は降に働き，昇清降濁により脾胃を調和することもできる。
［参　考］
① 本方は《金匱要略》の枳朮湯を変化させたものであり，張潔古の創製である。「心下堅く，大なること盤のごとく，辺は旋盤のごときは，水飲のなすところ，枳朮湯これを主る」で，「枳実七枚，白朮二両」を用いており，気滞水停に対して行気消痞の枳実を重用している。また，消を主体にしているために，湯剤にして速効を期待しているのである。
　　本方は，補に重点をおいて白朮を重用し，丸剤にすることにより緩補するのである。
② 脾虚がつよいときは人参・茯苓などを，食積が重いときには山楂子・神麯・麦芽などを加える。

附　方

1. **麹麦枳朮丸**（きくばくきじゅつがん）《医学正伝》
　　組成：枳朮丸に神麯・麦芽各30gを加える。用法は同じ。
　　効能：健脾消食
　　主治：飲食太過による腹満・痞え。
　　　　食滞が明らかな場合に適し，消導の神麯・麦芽が加えられている。

2. **橘半枳朮丸**（きっぱんきじゅつがん）《医学入門》
　　組成：枳朮丸に陳皮・半夏各30gを加える。用法は同じ。
　　効能：健脾化痰・理気消痞

主治：飲食傷脾・停積痰飲による腹満・痞え・悪心・嘔吐。
　　　降気化痰・止嘔の半夏・陳皮が加えられている。

3. **香砂枳朮丸**（こうしゃきじゅつがん）《景岳全書》
　　組　成：枳朮丸に木香・砂仁各6gを加える。用法は同じ。
　　効　能：破滞気・消宿食・開胃進食
　　主　治：脾虚・飲食停滞。
　　　　　　理気化湿の木香・砂仁が加えられている。

健脾丸（けんぴがん）
《証治準縄》

［組　成］白朮75g　木香・黄連・甘草各21g　茯苓60g　人参45g　神麹・陳皮・砂仁・麦芽・山楂子・山薬・肉豆蔲各30g
［用　法］細末を糊丸とし1日2回6～9gずつを湯で服用する。
［効　能］健脾和胃・消食止瀉
［主　治］脾胃虚弱・飲食内停
　　　少食・消化が悪い・腹が痞えて苦しい・泥状～水様便・舌苔が微黄膩・脈が無力など。
［病　機］脾胃虚弱で運化ができず，飲食が積滞して化熱した状態である。
　　　脾胃虚弱で受納と温化が悪いために，少食・消化が悪い・泥状～水様便・脈が無力などを呈する。飲食不運で積滞し気機を阻滞するので，腹が痞えて苦しい。舌苔が微黄膩は，積滞化熱を示す。
［方　意］健脾和胃を主体に消食化滞・清熱を配合する。
　　　補気健脾の四君子湯（人参・白朮・茯苓・甘草）で脾を健運し，白朮・茯苓を増量して滲湿止瀉する。山薬・肉豆蔲は，健脾止瀉の効能によりこれを補助する。山楂子・神麹・麦芽は消食化滞に，木香・砂仁・陳皮は理気和胃に，黄連は清熱燥湿に働く。全体で脾が健運し胃が和降して，食積内熱を消除することができる。
［参　考］
① 本方は健脾により食積の発生を防止するので，「健脾」の名がある。
② 熱証がないときは黄連を除き，寒えがみられるときは黄連を乾姜に代え，水様便がないときは肉豆蔲を除く。
③ 本方は枳朮丸と同じく消補兼施の方剤であるが，補脾と滲湿止瀉の効能がつよい。

第2節　消痞化積剤（しょうひけしゃくざい）

　消痞化積剤は痞塊・癥瘕に適用する。
　この病証は，寒熱痰食と気血が相搏し聚って積塊を生じることが多い。
　治療方法については，大多数が虚中挟実であり，攻法だけでは正気が支えられず，補法だけでは邪がより盛んになるので，漸消緩散の方法を用いる。一般には，辛開苦降・理気活血・化痰化湿・消痞軟堅などの薬物を組み合せて対応する。

枳実消痞丸（きじつしょうひがん）
（別名：失笑丸）《蘭室秘蔵》

[組　成] 乾姜3g　炙甘草・麦芽麹・茯苓・白朮各6g　半夏麹・人参各9g　厚朴12g　枳実・黄連各15g
[用　法] 粉末を糊丸にし，1日2回6〜9gずつ湯で服用する。1/2〜1/3量を水煎服用してもよい。
[効　能] 消痞除満・健脾和胃
[主　治] 脾虚気滞・寒熱互結
　　心窩部が痞えて脹る・食欲不振・元気がない・消化が悪い・腹満・すっきりと排便しないなど。
[病　機] 脾虚不運で湿痰・食積が生じ，脾胃の気機を阻滞して化熱し，脾胃の昇降が失調して痞満を生じた状態であり，虚実相兼（実多虚少）・寒熱錯雑（熱多寒少）を呈する。
　　中焦で痰湿・食積・脾寒と胃熱の互結があり，昇降が失調するために心窩部が痞えて脹り，気機が不暢であるから腹満があってすっきり排便できず，脾虚により食欲がなく元気もなく消化が悪い。
[方　意] 消補兼施により昇降を調節し痞満を除く。
　　行気消痞の枳実が主薬で大量に用いており，行気除満の厚朴が補佐し，腑気を通暢にする。苦寒で清熱燥湿に働く黄連と辛温で降気散結に働く半夏麹，さらに辛熱温中の乾姜を配合し，辛開苦降によって痞満を消除する。補気健脾の四君子湯（人参・白朮・茯苓・炙甘草）は脾虚を改善し，麦芽は消食和胃する。

全体で消痞袪積・健脾和胃の効能が得られる。

[参　考]
① 《成方便読》には「それ満して痛まざるは痞たり，痞は無形の邪に属し，外より入り，胸胃の間に客す，いまだ有形の痰血飲食の互結を経ず，ただ正気と一処に搏聚して患をなす。故に黄連・乾姜を併用するをもって，一辛一苦，一散一降，すなわち寒熱の邪を論ずることなく，みな開泄すること可なり，二味は実に治痞の主薬たり。然して中に痞結すれば，すなわち気 壅り湿聚まり，必ず漸に痰食交阻に至る，故に枳実をもって破気し，厚朴にて湿を散じ，麦芽にて食を化し，半夏にて痰を行らせば，自ずと膠固難癒の勢なし。ただし邪の湊る所，その気必ず虚す，故に必ず四君子をもって中州に坐鎮（その場に腰をすえて守る）しめ，袪邪と扶正を，并駕斉駆（同時に行う）す。故にこの方は虚実の痞を論ずるなく，みなこれを治すべし。蒸餅糊丸を用うるは，穀気をもって脾胃の蒸化を助くるのみ」とある。
② 本方は半夏瀉心湯合枳朮丸の加減であり，枳実・厚朴を重用して行気消痞に主体をおいている。健脾丸・枳朮丸と同じく消補兼施の方剤であるが，本方は消に重点があり，健脾丸・枳朮丸は補に重点がある。
③ 原著には「右関脈弦，心下虚痞し，悪食懶倦するを治し，開胃して飲食を進める」とある。

葛花解酲湯（かっかかいていとう）
《蘭室秘蔵》《内外傷弁惑論》

[組　成] 木香1.5g　人参・猪苓・茯苓・陳皮各4.5g　白朮・乾姜・神麴・沢瀉各6g　青皮9g　砂仁・白豆蔻・葛花各15g
[用　法] 細末にし1回9gを湯で服用する。1/2〜1/3量を水煎服用してもよい。
[効　能] 分消酒湿・温中健脾
[主　治] 酒湿積傷脾胃
　　飲酒ののちに生じるめまい・嘔吐・胸苦しい・腹が痞える・食欲がない・身体がだるい・尿量が少ない・舌苔が厚膩などの症候。
[病　機] 酒湿による脾胃の損傷であり，「二日酔い」などに相当する。
　　酒は水穀の精液から醸成されたもので，体湿性熱・性慓悍であり，少量を飲むと気血を通行し消化を助け風寒を防御できるが，過度に飲むと脾胃を損傷して湿飲をひきおこす。湿飲が気機を阻滞するので，食欲がない・胸苦しい・腹の痞えが生じる。湿濁が上逆すると，めまい・嘔吐がみられる。湿が肌肉に停

積すると，身体がだるい・尿量が少ないなどがあらわれる。舌苔が厚膩は，湿濁を示す。

[方　意] 酒飲は内外に分消するのがよい。

　　解酒の葛花は湿邪を肌表から発散して除き，淡滲利湿の猪苓・茯苓・沢瀉は湿邪を小便として排出し，内外に分消する。縮砂・白豆蔲・青皮・陳皮・木香・乾姜は温中理気・化湿し，人参・白朮・神麹は補脾健胃・消導し，脾を健運し胃気を下降させる。酒飲を除去し脾胃を調補して酒毒を解すのである。

[参　考]

① 李東垣は《内外傷弁惑論》で「酒は大熱有毒，気味ともに陽，すなわち無形のものなり。もしこれに傷ればすなわちまさに発散に止むべし，汗出でればすなわち癒ゆるなり，これ最妙の法なり。その次は利小便にしくものなし。二者はすなわちその湿を上下に分消す，いずくんぞ酒病これあらんや」と述べ，発散と利小便による湿邪の分消が有効であることを説いている。

　　本方を服用して微汗が出ると効果があらわれる。

② 酒病（二日酔い）には寒化・熱化の別がある。本方は脾胃虚寒のもので，湿が寒化した状況に適する。

　　顔面紅潮・暑がる・口渇・冷たい飲物を欲するなど熱化の症候がみられるときは，本方の辛燥の薬物（白豆蔲・乾姜・縮砂・陳皮など）は除き，清熱化湿の黄芩・黄連などを加えるべきである。

鼈甲煎丸（べっこうせんがん）
《金匱要略》

[組　成] 鼈甲 90 g　射干・黄芩・鼠婦・乾姜・大黄・桂枝・石葦・厚朴・瞿麦・凌霄花・阿膠各 22.5 g　柴胡・蜣螂各 45 g　白芍・牡丹皮・䗪虫各 37 g　蜂窠 30 g　赤硝 90 g　桃仁 15 g　人参・半夏・葶藶子各 7.5 g

[用　法] 黄酒に灰を入れ鼈甲を煎じて膠状にし，他薬の細末と鼈甲膠に蜂蜜を入れ混和して丸にし，1日3回3 g ずつ服用する。

[効　能] 行気活血・祛湿化痰・軟堅消癥

[主　治] 瘧母・癥積

　　腹腔内の硬い固定性の腫瘤。

[病　機] 瘧邪（マラリアなど）が少陽に長期間停滞して正気が次第に衰え，気血の運行が滞り寒熱痰湿の邪を生じ，邪が気血と搏結して有形になり脇下に停留するのが，「瘧母」である。寒熱不調・飲食不化・臓腑失調などさまざまな原

因で，気血が凝滞して有形の腫塊を形成するのが，「癥積」である。原因は異なるが，いずれも堅硬で固定性の腫瘤であり，ほぼ同様のものと考えてよい。

[方　意]「堅きものはこれを削り，結するものはこれを行らす」で，寒熱痰湿と気血相搏に対し，異類霊動の薬物を配合して行気逐血するとともに蘊結した邪を搜剔する。

　　主薬の鼈甲は肝絡に入って軟堅化癥し，灰は消癥祛積に黄酒は活血通経に働いて補助し，活血化瘀・軟堅消癥の効能をあらわす。赤硝・大黄・䗪虫・蜣蜋・鼠婦・凌霄花・牡丹皮・桃仁・蜂窠は破血逐瘀・消癥に，厚朴・射干・葶藶子・半夏は行気消痰に，瞿麦・石葦は利水祛湿に，柴胡・白芍は疏肝に働き，痰湿と気血の凝滞を除く。乾姜・桂枝は温中散寒に働き黄芩は清熱に働いて，寒熱を調整するとともに，辛開苦降の効果をあげる。人参・阿膠は補気養血して正気を扶助する。全体で消補兼施によって気血を暢調し，癥積を内消する効果が得られる。

[参　考]

① 《金匱要略》には「瘧を病み，月の一日をもって発するは，まさに十五日をもって癒ゆべし，もし差えざれば，まさに月尽きて解すべし，もしその差えざるは，まさに何というべきや？　師曰く，これ結して癥瘕をなす，名づけて瘧母という，急ぎこれを治せ，鼈甲煎丸によろし」とある。

② 《金匱要略論注》には「薬に鼈甲煎を用うるは，鼈甲は肝に入り，邪を除き正を養い，煅灶灰と合し酒に浸す所は瘕を去る，故にもって君となす。小柴胡・桂枝湯・大承気湯は三陽の主薬たり，故にもって臣となす。ただ甘草の柔緩にして薬力を減ずるを嫌い，枳実の破気して直下するを嫌う，故にこれを去る。外に乾姜・阿膠を加え，人参・白朮を助け養正して佐となす。瘕は必ず血を仮り痰に依る，故に四虫・桃仁合半夏をもって消血化痰す。およそ積は必ず気結による，気利して積消ゆ，故に烏扇（射干）・葶藶をもって肺気を利し，石葦・瞿麦を合し気熱を清して，化気散結す。血は邪聚まればすなわち熱すにより，故に牡丹・紫葳（凌霄花）をもって血中の伏火，膈中の実熱を去り使となす」と解説されている。

第19章

駆虫剤（くちゅうざい）

　駆虫剤は，駆虫薬を主体にして寄生虫を駆除する方剤である。

　寄生虫病の種類は多いが，本方剤は消化管に寄生する蛔虫・蟯虫・条虫・鉤虫・姜片虫（肥大吸虫）などの駆除が主体である。消化管の寄生虫病では，間欠的な腹痛・食べるのにやせて顔色が悪い・虫斑・歯ぎしり・嘔吐・舌苔の剝落・脈象の変動などが一般的にみられる。遷延すると，るい痩・食欲不振・元気がない・視力減弱・毛髪の枯槁・腹の膨隆・腹壁静脈怒張などを呈する「疳積（かんしゃく）」になる。このほか，寄生虫の種類によっても症候が異なり，耳や鼻の瘙痒・口唇内部の紅点や白点は蛔虫症で，肛門の瘙痒は蟯虫症で，便に白色の虫体節片が混じるのは条虫症で，異物を好んで食べ顔色が萎黄で浮腫を呈するのは鉤虫症で，それぞれよくみられる。

　駆虫薬としては烏梅・蜀椒・雷丸・檳榔子・鶴虱・使君子・苦楝根皮・榧子・蕪荑などを用いるほか，人体の寒熱虚実に応じた配合が必要である。

　駆虫剤は空腹時に服用し，油膩のものを食べるのを避け，適宜に瀉下薬を配合して虫体を排除し，服薬後に糞便に虫体が排出しているかどうかを調べ，駆虫ののちは脾胃を調理するといった配慮が必要である。また，駆虫薬は毒性をもつので用量が過大にならないようにし，攻伐薬であるから老人・病弱者・妊婦などには慎重を要する。

烏梅丸（うばいがん）
《傷寒論》

[組　成] 烏梅480ｇ　細辛180ｇ　乾姜300ｇ　黄連480ｇ　当帰120ｇ　蜀椒120ｇ　桂枝・附子・人参・黄柏各180ｇ

[用　法] 烏梅を50％の醋に一晩漬け，核を除いてつぶし，他薬とともについて混和し，乾燥後に粉末にして蜜丸とし，1日1〜3回9ｇずつ空腹時に湯で服用す

る。1/20 〜 1/40 量を水煎服用してもよい。
[効　能] 清上温下・安蛔
[主　治] 蛔厥
　　煩悶・嘔吐・腹痛などが時々生じ, 食べると嘔吐したり蛔虫を吐すこともあり, 口渇・胸中があつ苦しい・いらいら・四肢の冷えなどをともなう。
[病　機] 厥陰枢機不利による上熱下寒で, 蛔虫が擾動する状態である。
　　厥陰（心包・肝）は気機の疏泄・陽熱の布達・血運を行う枢紐であり（これを「厥陰枢機」という）, 寒邪が虚に乗じて厥陰に侵入し枢機を阻滞すると, 肝の疏泄が渋滞して厥陰枢機が不利になり, 心包の陽熱が布達できなくなって上部で鬱するために下部は温煦されず, 上熱下寒を呈する。陽熱が上で鬱するのでいらいら・胸中があつ苦しい・口渇などが生じ, 下部が温煦されないので腹中が冷えて蛔虫が擾動し, また四肢末梢が冷える（厥）。蛔虫が擾動し温い上部に向かうときに気機が上逆し, 煩悶・嘔吐・腹痛などが生じ, 蛔虫が安静になると症状は止み, 間欠的にくり返す。また, 食物が入ると蛔虫が擾動するので, 胃気上逆して食物を嘔吐すると同時に蛔虫が出ることもある。
[方　意] 清上温下により厥陰枢機を正常に回復させ, かつ安蛔する。
　　辛熱の附子・乾姜・細辛・蜀椒・桂枝は, 温通散寒することにより寒凝の厥陰枢機を温開して下冷を温める。苦寒の黄連・黄柏は, 上鬱している陽熱を清泄する。また, 辛熱と苦寒の併用によって, 辛開苦降し嘔吐を止める。酸収の烏梅は, 辛熱による疏泄過多および苦寒の過度を緩和し, 肝陰を収斂して保護するとともに, 酸味によって安蛔する。人参・当帰は, 補気益血により正気を扶助する。なお, 蛔虫に対しては, 烏梅が安蛔に働くほか, 辛味の蜀椒・細辛が駆蛔に, 苦味の黄連・黄柏が下蛔に作用する。
[参　考]
①《傷寒論》には「傷寒, 脈微にして厥し, 七八日に至り膚冷え, その人躁し, 暫くも安き時なきものは, これ蔵厥たり, 蛔厥にあらざるなり, 蛔厥のものは, その人まさに蛔を吐すべし, 病者をして静かに, しかして復た時に煩せしむるものは, これ蔵寒たり, 蛔上りその膈に入る, 故に煩し, 須臾に復た止む, 食を得て嘔し, また煩するものは, 蛔は食臭を聞きて出づ, その人常に自ら蛔を吐す, 蛔厥のものは, 烏梅丸これを主る, また久利を主る」とある。
　　「また久利を主る」とは, 厥陰枢機不利による上熱下冷で, 脾が温煦されないために生じる慢性の下痢であり, 蛔虫に関係がなくても本方を使用できることが分かる。
②《名医方論》には「火旺すればすなわち水虧す, 故に消渇し, 気上り心を撞き, 心中疼熱す, 気有余すなわちこれ火なり。木盛んなればすなわち土を克す, 故に飢えて食を欲せず。虫は風の化たり, 飢えればすなわち胃中空虚, 蛔は食臭

を聞きて出づ，故に蛔を吐す。仲景の立方，みな辛甘苦味をもって君とし，酸収の品を用いず。而してここにこれを用いるは，厥陰は肝木を主るをもってのみ。《洪範》にいう，木は曲直をいい酸を作すと。《内経》にいう，木は酸を生じ，酸は肝に入ると。君は烏梅の大酸，これその主る所を伏すなり。黄連を配し心を瀉して疼を除き，黄柏を佐とし腎を滋しもって渇を除くは，その因る所を先にするなり。腎は，肝の母，椒・附は腎を温むるをもって，すなわち火は帰する所ありて，肝は養う所を得る，これ本を固むるなり。肝は散を欲し，細辛・乾姜の辛はもってこれを散ず。肝は血を蔵す，桂枝・当帰は引血帰経するなり。寒熱雑用すれば，すなわち気味和さず，佐くるに人参をもって，その中気を調える。苦酒をもって烏梅を漬けるは，同気相求めるなり。これを米下に蒸すは，その穀気を資けるなり。蜜を加えて丸となし，少し与えて漸にこれを加え，緩なるはすなわちその本を治するなり。蛔は，昆虫なり。生冷の物と湿熱の気相い成る，故に薬もまた寒熱互用す。かつ胸中煩して蛔を吐す，すなわち連・柏はこれ寒因熱用なり。蛔は酸を得ればすなわち静に，辛を得ればすなわち伏し，苦を得ればすなわち下る，信（まこと）に化虫の佳剤たり。久利はすなわち虚，その寒熱を調え，酸をもってこれを収めれば，下利は自ずと止む」と柯韵伯が説明している。

附　方

1. **理中安蛔湯**（りちゅうあんかいとう）《万病回春》

    組成：人参2ｇ，白朮3ｇ，茯苓3ｇ，蜀椒1ｇ，烏梅1ｇ，乾姜1.5ｇ。水煎服。

    効能：温中安蛔

    主治：中焦虚寒・虫積による腹痛・腹鳴・泥状便・四肢の冷え・蛔虫を吐くあるいは下す・脈が虚緩などの症候。

    　　　中焦虚寒のために蛔虫が擾動するので，人参・白朮・茯苓・乾姜で中焦を温補し，辛酸の蜀椒・烏梅で駆蛔する。

2. **連梅安蛔湯**（れんばいあんかいとう）《通俗傷寒論》

    組成：胡黄連3ｇ，蜀椒1.5ｇ，雷丸9ｇ，烏梅5ｇ，黄柏2.5ｇ，檳榔子9ｇ。水煎服。

    効能：清肝安蛔

    主治：虫積・肝胃熱盛による腹痛・食べると蛔虫を吐く・煩躁・口の乾燥・舌質が紅・脈が数などの症候。

    　　　肝胃熱盛で蛔虫が擾動するので，烏梅・蜀椒・雷丸・檳榔子で駆蛔し，胡黄連・黄柏と烏梅の配合により肝胃の熱を清する。

肥児丸（ひじがん）
《和剤局方》

[組　成] 神麴 300 g　黄連 300 g　肉豆蔲 150 g　使君子 150 g　麦芽 150 g　檳榔子 120 g　木香 60 g
[用　法] 粉末を猪胆汁で丸にし，1回3gを湯で服用する。1歳以下は減量する。
[効　能] 殺虫消積・健脾清熱
[主　治] 小児虫積・脾胃不運
　　　　るい痩・顔色が萎黄・腹の膨満・腹痛・口臭・発熱・泥状〜水様便など。
[病　機] 虫積に脾胃不運のるい痩をともなった状態であり，「虫疳」と呼ばれる。
　　　　虫積のために腑気が阻滞されて食積をともなうために，腹痛・腹の膨満が生じ，脾胃の運化が障害されるのでるい痩・顔色が萎黄・泥状〜水様便を呈する。また，一方では腑気阻滞により気鬱化火し，胃熱が生じると口臭が，内熱が外泄すると発熱がみられる。主体は虫積の壅実であり，脾胃不運をともなっている。
[方　意] 殺虫消積を主とし健脾清熱を配合する。
　　　　殺虫の使君子・檳榔子と消積の神麴・麦芽が主薬である。理気健脾・止痛・止瀉の肉豆蔲・木香，および清熱の黄連・猪胆汁で補佐する。全体で駆虫・健脾・消積・清熱の効果をあげる。

[参　考]
① 内熱がないときは黄連を除き，脾虚をともなえば人参・白朮を加え，便秘を呈すれば枳実・大黄を加える。
② 原著には「小児の疳病，多くは乳欽ずして食喫うこと太(はなは)だ早きに因り致すところ，或いは久しく臟腑を患い胃虚して虫動くに因って，日(ひごとに)るい痩漸(す)み，腹大にして髮竪(た)ち，行歩する能わず，面黄にして，口臭く発熱し，面に精神無きを治す。この薬は虫を殺し食を進む」とあり，虫積が除かれたなら脾胃を調補する。虫積によらないるい痩には使用してはならない。

附　方

1. **布袋丸**（ほていがん）《補要袖珍小児方論》
　　組成：夜明砂・蕪荑・使君子各60 g，茯苓・白朮・人参・甘草・芦薈各15 g。
　　　　細末を丸とし，1回3gを早朝に豚肉汁で服用する。
　　効能：駆蛔消疳・補気健脾
　　主治：小児虫疳・脾胃虚弱。
　　　　虫積が長期にわたり脾胃虚弱をひきおこした状態で，栄養不良による毛髪

の枯焦・視力障害・るい痩などを呈する。駆蛔消疳の使君子・蕪荑・夜明砂と，駆蛔し虫体を瀉出する芦薈を組み合せ，さらに四君子湯（人参・白朮・茯苓・甘草）で益気健脾する。全体で祛邪して傷正せず，扶正達邪する。肥児丸よりも補益にすぐれる。

化虫丸（かちゅうがん）
《和剤局方》

[組　成] 鶴虱・檳榔子・苦楝根皮・鉛粉各30g　明礬7.5g
[用　法] 粉末を水で丸にし，1日1回6gずつ重湯で服用する。1歳児は1.5g。
[効　能] 駆殺腸中諸虫
[主　治] 腸中諸虫
　　発作時に腹痛が生じ，痛みが激しいと嘔吐したり蛔虫を吐く。
[病　機] 腸内に蛔虫・蟯虫・条虫・姜片虫（肥大吸虫）などがあり，脾胃の気機を阻滞したり昇降を失調させて腹痛・嘔吐をひきおこし，動きが甚だしいと激痛を生じて虫体を吐くこともある。
[方　意] 諸虫を駆殺する。
　　苦辛の鶴虱は駆虫の要薬で諸虫を駆殺し，苦寒の苦楝根皮は蛔虫・蟯虫を駆殺して腹痛を緩解する。檳榔子は蛔虫・条虫・姜片虫を殺傷し，行気緩瀉により虫体を排出する。酸寒の明礬と鉛粉も駆虫の効能をもつ。全方が駆虫薬からなって薬力もつよく，蛔虫・条虫・姜片虫・蟯虫などに有効である。
[参　考]
① 本方は腸道諸虫の通剤であるが，薬性が強烈で毒性をもつので，効果があれば中止する。服薬後には脾胃を調補し元気を回復させる。駆虫が不十分なときは1週間後に再服する。
②《医方集解》には「腸胃の中，容れざる物なし，諸虫を変生するゆえんは，正気虚衰，あるいは生虫の物を誤食するにより，あるいは湿熱蒸鬱して成る。……これ手足陽明の薬なり。数薬みな殺虫の品なり。単用なおこれを治すべく，類萃（同類のものをあつめる）し丸となす，しかして虫なんぞ死なざるものあらんや」とある。
　　《名医方論》に「蛔は酸を得ればすなわち静に，辛を得ればすなわち伏し，苦を得ればよく下る」と概括されているが，これによく対応した組成になっている。
③《医方集解》の化虫丸は，さらに使君子・蕪荑が加えられており，効能はよりつよくなっている。

第20章

涌吐剤（ようとざい）

　涌吐剤は，涌吐薬を主体にして痰涎・宿食・毒物などを嘔吐させて除去する方剤である。《内経》の「その高きは，よりてこれを越す」の原則にもとづいており，八法中の「吐法」に相当する。

　涌吐剤は，主に咽喉・胸膈・胃脘の痰涎・宿食・毒物を口から吐出させる作用をもち，中風・癲狂・喉痺などの痰涎壅盛，宿食・毒物などの胃脘停滞，乾霍乱の吐瀉不得など，病状が急迫しており急いで吐出させる必要がある場合に適用する。

　薬物は，瓜蒂・藜芦・皂角・食塩・人参芦などである。

　涌吐剤の作用は猛烈で速やかであり，胃気を損傷しやすいので，老人・虚弱者・妊産婦などには慎重を要する。

　使用時には室内・無風のところで服用させ，吐出後の虚弱により感冒にかからないように予防する。服用しても吐出しないときは，羽毛や指で咽を刺激したり多量の湯を飲ませる。嘔吐が止まないときには，姜汁・冷粥・冷水などを飲ませると止まるが，なお止まらない場合には方剤に応じた対処法を用いる。嘔吐が終了すれば粥をすすらせ，脂っこいものなど消化しにくい食物を禁止する。

瓜蒂散（かていさん）
《傷寒論》

[組　成] 瓜蒂 2 g　赤小豆 2 g
[用　法] 粉末にし 1 回 1 〜 3 g を淡豆豉 9 g の煎湯で服用する。吐けないときは，羽毛などで喉を刺激して吐かせる。
[効　能] 涌吐痰涎宿食
[主　治] 痰涎宿食・壅滞胸脘
　　　　　胸がつまる・胸苦しい・咽がつまって息ができない・上腹部が痞えて苦しい・

嘔気など。

[病　機] 痰涎が胸膈を壅塞しているか，宿食が上脘に停積し，気機を痞塞した状態である。

　　胸中肺気が痞塞して通降できないと，胸がつまり何ともいえず苦しく（懊憹），咽がつまって息をすることができない。胃気が痞塞して和降できないと，上腹部が痞えて脹り苦しく，嘔気がある。

[方　意] 有形実邪が壅塞していて上衝の勢いがあるので，因勢利導し苦酸涌泄によって吐かせる。

　　苦味で涌吐に働く瓜蒂が主薬で，痰涎宿食を催吐する。ただし，瓜蒂は苦寒・有毒で胃気を損傷するので，赤小豆・淡豆豉の穀気により胃を保護し，快吐して傷正しないようにする。赤小豆は酸味で祛湿・除満に働き，淡豆豉は軽清宣泄により胸中邪気を宣解し，主薬を補佐する。3薬をあわせると，実邪を一挙に吐出して除くことができる。

[参　考]

① 《傷寒論》には「病桂枝の証のごとく，頭痛まず，項こわばらず，寸脈微浮，胸中痞鞕し，気上り咽喉を衝き息するを得ざるものは，これ胸に寒（邪と解釈する）ありとなすなり。まさにこれを吐すべし，瓜蒂散によろし」「病人手足厥冷し，脈たちまち緊のものは，邪結し胸中にあり，心下満して煩し，飢えて食することあたわざるものは，病胸中にあり，まさにすべからくこれを吐すべし，瓜蒂散によろし」とあり，胸中の痞塞による気機不利ではさまざまな症状があらわれることが示されている。

　　《金匱要略》には「宿食の上脘にあるは，まさにこれを吐すべし，瓜蒂散によろし」とあり，胃中の宿食にも使用している。

② 瓜蒂は苦寒有毒であるから，実邪の停積があって体力のあるものに用いるべきである。宿食が胃から離れて腸に入ったり，痰涎が胸膈にない場合には，禁忌である。

③ 本方を服用して嘔吐が止まらないときは，麝香0.03～0.06gあるいは丁香末0.3～0.6gを服用するとよい。

④ 《外台秘要》瓜蒂散は，本方から豆豉を除いており，「急黄，心下堅鞕，渇して水を得んと欲して吃し，気息喘粗，眼黄」などに用いている。

　　《温病条弁》瓜蒂散は，本方の豆豉を除き山梔子を加えており，「太陰病，これを得て二三日，心煩し安んぜず，痰涎壅盛し，胸中痞塞し嘔せんと欲するもの」に用いており，熱痰に偏する場合に適用する。

急救稀涎散（きゅうきゅうきぜんさん）
《聖済総録》

[組　成] 皂角 15 g　明礬 30 g
[用　法] 細末にし 1 回 2 ～ 3 g を湯で服用させる。
[効　能] 開関涌吐
[主　治] 中風閉証・痰涎壅盛
　　　　意識障害・喉で痰の音がする・脈が滑で有力など。
[病　機] 痰濁が内風とともに上擾し，風痰になって清竅を閉阻（中風）したために意識障害が生じ，痰涎壅盛で気道を阻害するので喉で痰の音がし，内閉で脱証ではないので二便の失禁はなく，脈も滑で有力である。
[方　意] 開竅し痰涎を除く。
　　　　皂角は辛で開竅し鹹で軟堅し，濁膩の痰を滌蕩する。明礬は酸苦涌泄により頑痰を除き，開閉涌吐にも働く。共同して開竅・滌痰・涌吐の効能が得られる。
　　　　痰涎壅盛の中風閉証に対しては，まず本方を用いて痰を稀釈して吐出させるのがよい。
[参　考]
① 方本は化痰開竅に偏し涌吐の力はやや弱い。嘔吐が止まないときは，甘草・貫衆の煎湯を服用させる。
② 《医方集解》には「白礬は酸苦よく涌泄し，鹹よく頑痰を軟らぐ，故にもって君となす。皂角は辛よく通竅し，鹹よく去垢し，専ら風木を制す，故にもって使となす，奪門を固むるの兵なり。師曰く，およそ中風の痰を吐し，咽喉を疏通せしめ，よく湯薬を進めばすなわち止む，もし尽くその痰を攻むれば，すなわちもって筋を養う液なく，人をして攣急偏枯せしむ，これその禁なり」とある。

附　方

1. 三聖散（さんせいさん）《儒門事親》

    組成：防風・瓜蒂各 6 g，藜芦 3 g。粗末を水煎して徐々に服用させ，嘔吐すれば中止する。鼻腔から注入してもよい。

    効能：涌吐風痰

    主治：中風閉証・てんかん・毒物の誤飲。

    　　風痰壅盛による中風閉証・てんかんあるいは胃中の毒物に対し，催吐させる救急の方法である。涌吐の瓜蒂・吐風痰の藜芦・駆風昇散の防風の組合せにより，風痰を涌吐させる。本方は薬力が峻烈であり，瓜蒂・藜芦に毒性が

あるので，少量から次第に増量し，快吐があれば中止する。嘔吐が止まないときは，葱白の濃煎湯を服用させる。

塩湯探吐方（えんとうたんとほう）
《備急千金要方》

[組　成] 食塩
[用　法] 食塩を湯に溶いて飽和させ，1回2,000mlを飲ませ，羽毛や手指で咽を刺激して吐かせる。
[効　能] 涌吐宿食
[主　治] 宿食停滞・乾霍乱・誤食毒物
腹満・吐きそうで吐けない・下痢しそうで出ないなど。
[病　機] 中焦の昇降が実邪により阻滞されて，上下不通になった状態である。乾霍乱は，飲食失調のうえに穢濁の邪を感受して中焦が阻遏された病変である。
[方　意] 塩湯は極鹹の味があり嘔吐をひきおこすが，涌吐の力はやや弱いので補助的に咽を刺激する必要がある。宿食・毒物は吐出させればよい。乾霍乱は，吐すことにより気機が通じて，上下不通が解消する。
[参　考]
①《本草経》には「大塩，人をして吐さしむ」，《成方切用》にも「鹹よく気を下し，過鹹はすなわち涎水を引き膈上に聚め，涌吐しもってこれを泄するなり」とあり，《金匱要略》でも塩湯吐法を用いている。
② 本方は薬性が緩和で使用しやすく，効果もよいので，《医方集解》には「方極く簡易にして，回生の功あり，忽視すべからず」と述べられている。

附　方

1. **参芦飲**（じんろいん）《丹渓心法》
   組成：人参芦。粉末にし3～6gを服用する。
   効能：涌吐痰涎
   主治：虚弱者の痰涎壅盛で，胸苦しい・悪心・脈が細滑などを呈するもの。
   　　　人参芦は苦温で性質が緩和であり，虚弱者の痰涎に適する。嘔吐しないときは咽を刺激する。

第21章 癰瘍剤（ようようざい）

　癰瘍剤とは，主として解毒消腫・托裏排膿・生肌斂瘡などの効能を備え，体表部の癰・疽・疔・癤・丹毒・流注・瘰癧および臓腑の癰瘍に適用する方剤である。

　癰瘍を発生する原因には内因と外因があり，内因には内傷七情・辛熱物の嗜好などが，外因には外感六淫・外傷などがある。これらの原因が経脈や臓腑を阻滞して気血不和を生じ，蘊積して化熱・瘀滞をひきおこし膿を形成する。このほか，内生した寒・痰・湿が経脈・肌肉・筋骨などに凝聚して癰疽を形成することもある。前者は癰瘍の陽証であり，後者は陰証を呈することが多い。

　癰瘍には，体表部にみられる外瘍と，臓腑に生じる内癰の別があり，分けて述べる。

1 外瘍剤（がいようざい）

　外瘍とは，体表部近くに発生する癰疽・疔瘡・丹毒・流注・瘰癧などを指す。
　外瘍の弁証は，一般の弁証とやや異なり，全身症状と局部症状を合算して陰陽虚実・善悪順逆を弁明する必要がある。局所が隆起し範囲が限局して根脚が緊束し，発赤・熱感・疼痛がつよく，急激に発生して化膿・潰破しやすく，潰破すると粘稠な膿汁が流出して瘡口が収斂しやすいのが，陽証である。一方，患部が平坦で範囲がびまん性で根脚が散漫であり，堅硬あるいは軟らかく，不紅・不熱・不痛あるいは微痛を呈し，発症が緩慢で化膿・潰破の傾向が遅く，潰破しても稀薄な膿が流出して瘡口が収斂しがたいのが，陰証である。なお，単純に陽証・陰証と弁明しがたく，陰中有陽・陽中有陰を呈するものもあり，全身的に判断する必要がある。
　外瘍に対しては内治法と外治法の2つがあり，外治法には外用薬・手術などが含まれるが，ここでは内治法のみを述べる。
　内治法は，一般に初期・成膿期・潰破後の三期に対応して，消・托・補の三法が用いられる。消法は，癰瘍の初期に適用し，解毒消散し成膿を抑止して消腫するもので，初期の症候の違いに応じた解表・通裏・清熱・温通・祛痰・行気・活血行瘀などの治法を包括している。托法は，癰瘍中期で邪盛毒深あるいは正虚邪陥で成膿難潰の状態に適用し，内毒を浅表へと托し（持ち上げる）潰破・収斂させやすくする。托法には内托と補托の別があり，内托は消散透膿を主体に扶正を兼ね，補托は扶正と透膿を併施するものである。補法は，破潰後の気血不足に適用し，正気を補益して生肌収口を促進する。
　これらの治法は，病状の変化により臨機応変に使用する必要がある。癰瘍が形成されているのに終始消法に固執すると，気血を損傷して難潰・難斂になる。毒盛に托法を使用するときは，解毒に注意して余毒が留恋するのを防止すべきであり，化膿が遅いときには攻透によって膿を外泄し，内陥を防止すべきである。毒盛火熾のときに温補薬を誤用すると，実を実することになり，余毒未清のときに補法のみを使用すると，邪を残して難治になるので，とくに注意が必要である。

1．陽　証

　陽証の癰瘍に対しては，消腫散結・清熱解毒・活血行滞が主体になり，遷延した毒盛正虚には托毒透膿を行う。潰破したのちの気血両虚には補益法が適用される。

清熱解毒の金銀花・連翹・紫花地丁・蒲公英・野菊花，消腫散結の穿山甲・皂角刺・貝母・天花粉，活血行滞の乳香・没薬などを用いる。托法としては生黄耆をよく使用する。

仙方活命飲（せんぽうかつめいいん）
《校注婦人良方》

[組　成] 白芷・貝母・防風・赤芍・当帰尾・甘草・皂角刺・穿山甲・天花粉・乳香・没薬各3g　金銀花・陳皮各9g
[用　法] 水煎服。水と酒を半々に煎じて服用してもよい。
[効　能] 清熱解毒・消腫潰堅・活血止痛
[主　治] 癰瘍腫毒初期

　　局所の発赤・腫脹・疼痛・熱感があり，発熱・微悪寒・舌苔が薄白あるいは微黄・脈が数で有力を呈する。
[病　機] 熱毒が壅結し気血が壅滞して生じる癰瘍腫毒（皮膚化膿症）である。
　　熱毒が壅盛になって発赤・熱感・腫脹が生じ，気血・営衛が壅遏されるので，局所では通じないための痛みが，全身的には肌表が温煦されないので悪風寒がみられる。邪正相争による壅熱のために発熱して脈が数になり，邪正ともに盛んであるから脈が有力である。
[方　意] 清熱解毒・活血祛瘀・消散軟堅を同施して，癰瘍を消散させる。
　　清熱解毒の金銀花が主薬で，防風・白芷は疏風し営衛を透達させて熱毒を外透し，主薬を補助する。当帰尾・赤芍・乳香・没薬は活血散瘀・消腫止痛に，貝母・天花粉は清熱散結・排膿に，穿山甲・皂角刺は解毒透絡・消腫潰堅に，陳皮は理気和胃に，甘草は解毒和中に働く。全体で清熱解毒・散瘀・潰堅消腫の効能をもち，化膿前には消散し，化膿したときは外潰させる。酒を加えると活血の力が増し，諸薬を病変部に直達させる。
[参　考]
①《名医方論》には「これ瘍門の開手（初期）攻毒の第一方なり。《経》に云う，'営気従わず，肉理に逆す'と。故に癰疽の発するに，いまだ営気の鬱滞によらざることあらず，よりて血結し痰滞り熱毒を蘊崇して患をなす。これを治するの法，妙は経の結を通じ，血の滞を行わせ，豁痰理気解毒をもって佐とするに在り。この方は穿山甲をもって攻堅し，皂刺をもって毒所に必達し，白芷・防風・陳皮は通経理気してその滞を疏し，乳香は定痛和血し，没薬は破血散結し，赤芍・帰尾はもって血熱を駆しこれを行わせ，その結を破り，貝母・金銀花・

甘草を佐とし，一は豁痰解鬱し，一は散毒和血し，それ潰堅止痛をなすは宜なり。然してこの方は営衛なお強く，中気虧せざるもののために設く。もし脾胃もと弱く，営衛調わざれば，すなわち托裏消毒散の法あり，必ず斟酌して用うべし」と解説されている。

② 痛みがつよくなければ乳香か没薬を減去し，発赤・腫脹・疼痛がつよければ辛温の白芷・陳皮を除き清熱解毒の蒲公英・連翹などを加え，皮下出血には牡丹皮などを加える。化膿が潰破した場合や，脾胃虚弱・気血不足には用いない。

③ 《医方集解》の仙方活命飲は，本方の赤芍を除いたものである。《証治準縄》の真人活命飲は，本方と同じものである。

附　方

1. **托裏消毒散**（たくりしょうどくさん）《外科正宗》
   組成：人参・川芎・白芍薬・黄耆・白朮・茯苓・当帰・金銀花各3g，白芷・甘草・桔梗・皂角刺各1.5g。水煎服，空腹時に服用。
   効能：清熱解毒・補気養血
   主治：仙方活命飲に同じであるが，もともと脾胃が弱く気血不足があり，仙方活命飲を投与しても効かないもの。

   　人参・黄耆・白朮・茯苓・甘草で気分を益し，当帰・川芎・白芍で血分を滋し，金銀花・連翹で解毒する。

五味消毒飲（ごみしょうどくいん）
《医宗金鑑》

[組　成] 金銀花15g　野菊花・蒲公英・紫花地丁・紫背天葵子各6g
[用　法] 水煎し，酒を少々加えて服用する。薬物残渣をつき砕き患部に貼布する。
[効　能] 清熱解毒・消散疔瘡
[主　治] 各種疔毒・癰瘡癤腫
　　局所の発赤・腫脹・熱感・疼痛が生じ，隆起して根脚が深く堅硬であり，舌質が紅・舌苔が黄・脈が数を呈する。
[病　機] 温熱火毒を外受したり，辛辣炙燥の物（辛辣なものや熱いもの）を嗜好したために，臓腑に熱が蘊積して火毒が結聚し，肌膚に邪が搏結し熱毒が蘊蒸して気血を壅滞させた状態である。
　　熱毒が蘊蒸するので発赤・腫脹・熱感があり，気血が壅滞するので疼痛が生

じ，熱毒が盛んで気血壅滞がつよいために隆起して根脚が深く堅硬であり，舌質が紅・舌苔が黄・脈が数を呈する。

[方　意] 清熱解毒を主体にして積熱火毒を清解消散する。

　　主薬は金銀花で，清熱解毒するとともに邪熱を透発する。清熱解毒の紫花地丁・紫背天葵子・蒲公英・野菊花は，主薬を補佐する。少量の酒を加えることにより血脈を行らせ，薬効を局所に到達させる。

[参　考]
① 本方は疔瘡腫毒に対する主要な方剤である。発赤・熱感・腫脹がつよいときは清熱解毒の黄連などを加え，腫脹が甚だしい場合には疏風消腫の防風・蟬退を加え，充血・皮下出血などが顕著なときは清熱涼血の赤芍・丹皮・生地黄などを加える。
② 仙方活命飲，五味消毒飲，四妙勇安湯はいずれも陽証瘡瘍の常用方で，どれも清熱解毒の効能がある。これら三方の違いは，仙方活命飲は初期の癰腫の要方で，清熱解毒のほかに，疏風・活血・軟堅・散結の薬を配伍し，清熱解毒・消腫潰堅・活血止痛の効能がある。五味消毒飲は清熱解毒に重点があり，その清熱作用が仙方活命飲に較べて優れ，消散疔毒に重きがある。四妙勇安湯の主治は熱毒熾盛な脱疽であり，薬の種類は少ないが大量に用い，選択的に働き，続けざまに服用させるべきである。

附　方

1. 銀花解毒湯（ぎんかげどくとう）《瘍科心得集》

    組成：金銀花・紫花地丁各15g，連翹・牡丹皮・夏枯草各9g，赤茯苓6g，黄連3g，犀角1g（沖服）。水煎服。

    効能：清熱解毒・涼血散結

    主治：熱毒の癰疽疔瘡。

    　　清熱解毒の黄連・金銀花・紫花地丁，清熱解毒・散結の連翹，清肝瀉火・散結消腫の夏枯草，清熱利湿の赤茯苓，涼血解毒の犀角・牡丹皮からなり，五味消毒飲よりも清熱涼血・散腫の効力がつよい。

四妙勇安湯（しみょうゆうあんとう）
《験方新編》

[組　成] 金銀花・玄参各90g　当帰30g　甘草15g

［用　法］水煎服。10剤を連続して服用する。
［効　能］清熱解毒・活血止痛
［主　治］脱疽（熱毒型）

患部の暗紅・微熱・腫脹・激痛・潰瘍・腐爛・滲出・悪臭に，発熱・舌質が紅・脈が数などをともなう。

［病　機］脱疽は四肢末端とくに下肢に多く，血行が不暢で筋脈に瘀滞し，蘊結し熱毒に化して筋脈を潰爛した状態である。

血脈が瘀滞し筋脈が潰爛腐敗するために，局所が暗紅色になって熱をもち腫脹して激痛をともない，甚だしいと潰瘍・腐爛・滲出・悪臭を呈し，熱毒のために全身的にも重篤な変化をひきおこす。蘊熱熾盛であるから，発熱・舌質が紅・脈が数である。

［方　意］清熱解毒を主に活血散瘀を併用する。

甘寒入心の金銀花が主薬で清熱解毒に働き，清熱解毒・涼血の玄参と活血散瘀の当帰および解毒の生甘草が主薬を補佐する。全体で清熱解毒・活血通脈の効能をあらわし，蘊熱を清し血行を舒暢し止痛する。

［参　考］
① 本方は脱疽に対して設けられた新方で，血栓性の動脈炎に用いる。用量が少ないと効果はない。

毛冬青・丹参を加えて清熱解毒・活血通絡の効力をつよめる方がよい。激痛には活血止痛の乳香・没薬を，熱感がつよいときは清熱涼血の牡丹皮・生地黄を，暗色が顕著であれば活血祛瘀の桃仁・紅花を，腫脹がつよければ清熱祛湿の防已・黄柏を加える。
② 陰寒型・気血両虚型の脱疽には禁忌である。

附　方

1. **五神湯**（ごしんとう）《洞天奥旨》

組成：茯苓21ｇ，車前子15ｇ，金銀花90ｇ，牛膝9ｇ，紫花地丁21ｇ。水煎服。
効能：清熱解毒・分利湿熱
主治：湿毒蘊結による多骨疽・腿疽・下肢丹毒など。

下肢の湿熱蘊結・生毒による膿瘍・丹毒などに対し，清熱解毒の金銀花・紫花地丁および利湿の茯苓・車前子・牛膝を配合している。牛膝は引薬下行と活血の効能ももっている。

2. **神効托裏散**（しんこうたくりさん）（別名：四妙散）《和剤局方》

組成：忍冬藤・黄耆各150ｇ，当帰36ｇ，炙甘草240ｇ。細末にし1回6ｇを酒

で煎じて服用する。

効能：補益気血・生肌解毒
主治：虚弱者の腸癰・乳癰・癰腫。

　　益気生血・生肌の黄耆・当帰・炙甘草と，清熱解毒の忍冬藤を配合して，扶正祛邪する。

牛蒡解肌湯（ごぼうげきとう）
《瘍科心得集》

[組　成] 牛蒡子6g　薄荷6g　荊芥6g　連翹9g　山梔子9g　牡丹皮9g　石斛12g　玄参9g　夏枯草12g
[用　法] 水煎服。
[効　能] 疏風清熱・涼血消腫
[主　治] 頭面風熱・頸項丹毒・風熱牙痛

　　頭面・頸項・歯齦などの局所に腫脹・疼痛・発赤・熱感が生じ，悪風寒・発熱・微汗・脈が浮数などを呈する。

[病　機] 肝火偏旺で津陰内傷や熱痰のあるものが風熱を感受し，熱邪が痰と結びついて経絡に蘊結して瘍癤を生じた状態である。

　　風熱の邪は人体上部や肌表を犯し，肝火・痰熱と結びついて蘊熱化毒するので，頭面・頸項・歯齦などに瘍癤が生じる。風熱表証をともなうために，悪風寒・発熱・微汗・脈が浮数などがみられる。

[方　意] 疏風清熱と清肝瀉火・涼血消腫を併用し，滋陰を補佐とする。

　　頭面の風熱を辛散する牛蒡子が主薬で，疏風の薄荷・荊芥が補助する。清熱解毒・消腫の連翹，清肝火の牡丹皮・山梔子・夏枯草，滋陰の玄参・石斛を配合し，清熱解毒・滋陰の効果をあげる。牡丹皮・玄参は涼血散結に，夏枯草は祛痰軟堅にも働く。

[参　考]
① 原著の主治は「頭面風熱痰毒」であるが，風熱表証を呈する癰腫に広く使用してよい。
② 肝火偏旺・津陰内傷がみられない場合には，夏枯草・玄参・石斛は不要である。

犀黄丸（さいおうがん）
《外科証治全生集》

[組　成] 牛黄（犀黄は別称）15g　麝香 75g　乳香・没薬各 500g　黄米飯 350g
[用　法] 黄米を蒸して乾燥し，乳香・没薬とともに細粉にし，牛黄・麝香の粉末と混ぜ合せて水で丸にし，1回9gを酒で服用する。
[効　能] 清熱解毒・化痰散結・活血祛瘀
[主　治] 乳癌・横痃・瘰癧・痰核・流注・肺癰など
[病　機] 火鬱・痰瘀・熱毒などが長期にわたり，壅滞して凝集したために生じる。
[方　意] 清熱解毒・化痰散結・活血祛瘀により壅滞凝集を散じる。
　清熱解毒・豁痰散結に働く牛黄が主薬であり，辛香走竄し活血散結・通経活絡の効能をもつ麝香が補佐し，麝香に牛黄を配合することにより辛温助火する弊害がない。乳香・没薬は活血祛瘀・消腫定痛に働き，米飯は胃気を調養し，酒で服用すると活血行血の効能が増す。

[参　考]
① 本方は体力があり結実を呈するときに適用し，潰破したあとや気血不足のものには使用しない。
② 湯剤にすると効果が悪い。

附　方

1. **醒消丸**（せいしょうがん）《外科証治全生集》
　組成：乳香・没薬各 30g，麝香 4.5g，雄黄 15g を末とし黄米飯 30g とつき砕いて丸にし，1回9gを酒で服用する。
　効能：活血散結・解毒消腫
　主治：紅腫癰毒（化膿症）。
　　活血化瘀・消腫止痛の乳香・没薬・麝香，清熱解毒の雄黄，養胃気の米飯からなる。

2. **蟾酥丸**（せんそがん）《外科正宗》
　組成：蟾酥 6g，軽粉 1.5g，枯礬・寒水石・銅緑・乳香・没薬・胆礬・麝香各 3g，雄黄 6g，蝸牛 21個，朱砂 9g。蝸牛を砕いて蟾酥と混じ，各薬物の粉末とともに丸にし，1回3gを酒で服用する。
　効能：解毒消腫・活血定痛
　主治：疔瘡・発背・脳疽・附骨疽・乳癰など一切の悪瘡。

解毒散腫・止痛の蟾酥，活血消腫・止痛の乳香・没薬，燥湿袪瘀・蝕悪肉の軽粉・枯礬・胆礬，殺虫・療悪瘡の銅緑，解毒化瘀の雄黄，開通経絡の麝香，清熱解毒の寒水石・蝸牛，解毒安神の朱砂からなる。《外科正宗》には「この薬はこれを服せば，発起きざるは即発し，痛まざるは即痛み，痛み甚だしきは即止まり，昏憒するものは即蘇り，嘔吐するものは即解し，未だ成らざるものは即消し，すでに成るものは即潰す。まことに回生の功あり，すなわち悪症中の至宝丹なり」とある。薬力が猛烈なので気血虚弱・妊婦には用いない。

透膿散（とうのうさん）
《外科正宗》

[組　成] 生黄耆12g　当帰6g　穿山甲3g　皂角刺4.5g　川芎9g
[用　法] 水煎し酒を少々加えて服用する。
[効　能] 補気益血・托毒潰膿
[主　治] 癰瘍腫痛・正虚不能托毒
　　皮膚化膿症で化膿傾向が遅く，化膿しても排膿に至らず，切開しても稀薄な膿が少量流出するにとどまり，治癒傾向にも乏しいもの。
[病　機] 正虚で托毒外透できない状態である。
　　膿は気血営衛が鬱滞して鬱熱腐敗したものであり，排膿することにより熱毒が外泄して治癒に向かうが，正気不足で托毒（熱毒をつつみ込んで持ちあげる意味）し外透することができないと，化膿傾向に乏しく，なかなか排膿せず，切開してもうすい膿汁が流出するにとどまり，治癒傾向にも乏しくなる。
[方　意] 扶正托毒し排膿を促進する。
　　主薬の生黄耆は益気托毒に働き（炙黄耆は補気のみで托毒の効能がなく，助火する弊害ももつ），養血活血・生肌の当帰・川芎が補助する。穿山甲・皂角刺は病所に直達して消散穿透・軟堅潰膿に働き，少量の酒を加えることにより行血をつよめる。全体で托毒潰膿の効能が得られ，化膿・排膿を促進して治癒に導くことができる。

附　方

1. **透膿散**（とうのうさん）（別名：程氏透膿散）《医学心悟》
　　組成：《外科正宗》透膿散に白芷3g，牛蒡子6g，金銀花12gを加える。水煎服。
　　効能：扶正祛邪・托毒排膿

主治：癰毒で化膿し潰破しないもの。

辛散透邪・解毒の白芷・牛蒡子・金銀花の配合により，排膿をつよめている。「若し病勢盛んといえども，元気漸に虚すものは，すなわち清熱中に須べからく托補の剤を兼ねるべし，透膿散これを主る」とある。

2. 托裏透膿湯（たくりとうのうとう）《医宗金鑑》

組成：人参・白朮・穿山甲・白芷各3g，升麻・甘草各2g，当帰6g，生黄耆9g，皂角刺4.5g，青皮2g。水煎服。

効能：扶正祛邪・托裏透膿

主治：癰疽の気血虧損で，紫色・陥凹・膿汁が少ない・根脚が散大などを呈するもの。

益気托毒の生黄耆・人参・白朮と活血補血の当帰，透膿の穿山甲・白芷・皂角刺，昇陥解毒の升麻，理気の青皮，調和調薬の甘草からなり，益気昇陥と托裏透膿の配合になっている。

3. 排膿散及湯（はいのうさんきゅうとう）《金匱要略》

組成：枳実15g，白芍2g，桔梗9g，鶏子黄1枚，生姜3g，大棗6g，甘草6g。水煎服。

効能：排膿・調和営衛

主治：癰膿未潰。

本方は排膿散（枳実・白芍・桔梗・鶏子黄）と排膿湯（甘草・桔梗・生姜・大棗）をあわせたものであり，排膿の枳実・桔梗が主薬で，白芍・鶏子黄・生姜・甘草・大棗は中焦営衛の化源を振奮し，酸甘化陰（白芍・甘草・大棗）と辛甘化陽（生姜・甘草・大棗）の意味ももち，営衛を充実することにより排膿を促進する。

2．陰　証

陰証の外瘍の治法は，温補和陽・散寒通滞あるいは化痰祛湿・祛瘀通絡である。陽気を回復させれば消退するか，陽証に転じる。

陽和湯（ようわとう）
《外科証治全生集》

[組　成] 熟地黄30g　肉桂3g（沖服）　麻黄2g　鹿角膠9g（烊化）　白芥子6g

姜炭2g　生甘草3g
[用　法] 水煎し，鹿角膠を溶かし肉桂末を入れて，分三で服用する。
[効　能] 温陽補血・散寒通滞
[主　治] 陰疽

慢性に経過する化膿傾向のない腫脹・潰瘍・フィステル（瘻孔）・しこり・寒冷膿瘍などで，熱感・発赤がなく，口渇がない・舌質は淡・脈が沈細などを呈する。

[病　機] 陽虚陰寒で営血も虚し，寒凝痰滞をともなって肌肉・筋骨・血脈・関節などを痺阻したために発生する瘍疽，すなわち「陰疽」である。

寒凝痰滞であるから，慢性の経過をとり化膿傾向・熱感・発赤がなく，腫脹・潰瘍・フィステル・しこり・寒冷膿瘍などとして発現する。陽虚・営血不足のために，口渇がない・舌質は淡・脈が沈細などを呈する。

[方　意] 温陽補血を主とし散寒通滞を配合する。

温補営血の熟地黄が主薬で大量に使用し，塡精補髄・強壮筋骨・養血助陽の鹿角膠および温陽・温経通脈の炮姜・肉桂が補助し，温陽補血の効果をあげる。辛温の白芥子は皮裏膜外の痰を去り麻黄は腠理を開き達表させ，寒凝痰滞を除去する。生甘草は解毒に働く。全体で温陽補血・宣通血脈・散寒祛痰の効能が得られ，太陽が陰霾（もや）を晴らすような効果をあげるので，「陽和」と称する。

[参　考]
① 《成方便続》には「それ癰疽流注の陰寒に属するは，人みな温散の法を用うると知る，然して痰凝血滞の証，もし正気充足すれば，自ずと運行無阻なるべし，いわゆる邪の湊る所，その気必ず虚す，故にその所虚の処は，即ち受邪の処なり。病は血分によるものなれば，なお必ず血よりこれを求む。故に熟地の大補陰血の薬をもって君となし，草木無情は，力充足しがたきを恐れ，また鹿角膠の有形精血の属をもってこれを賛助す。ただしすでに虚しかつ寒，また平補の性は速効を収むるべきにあらず。さらに炮姜の温中散寒をもってよく血分に入るは，熟地・鹿角膠を引き領いてその地に直入せしめ，もってその功を成す。白芥子はよく皮裏膜外の痰を去る。桂枝は営に入り，麻黄は衛を達し，ともに解散の勳（いさお）を成し，もって熟地・鹿角膠の滞を宣す。甘草はただ諸薬を協和するのみならず，かつその九土の精英たるにより，百毒は土に遇えば則ち化するのみ」とある。
② 本方は，紅腫熱痛を呈する陽証の癰瘍や陰虚有熱，あるいは潰破した陰疽には用いない。また，潰破したのちには，腠理を開いて衛気失固・営血不足をきたす恐れのある麻黄は禁忌である。

附　方

1. **小金丹**（しょうきんたん）《外科証治全生集》

    組成：白膠香・草烏頭・五霊脂・地竜・木鼈子各150ｇ，乳香・没薬・当帰各75ｇ，麝香・墨炭各12ｇ。粉末を丸にし，1日2回3〜6ｇずつ服用する。

    効能：化痰祛湿・祛瘀通絡

    主治：寒湿痰瘀・阻滞凝結による陰疽。

    祛風湿・温経散寒の草烏頭（野生品で毒性が非常に強いので注意），活血祛瘀・消腫定痛の五霊脂・乳香・没薬，和血の当帰，通絡の地竜，調気血・消癰疽の白膠香，祛痰毒・消結腫の木鼈子，消腫化痰の墨炭，走竄通絡・散結開壅の麝香からなる。温通・活血・消壅・散結によって，散寒通絡・祛痰化瘀して疽腫を消退させる。

    原著では本方を陽和湯と併用したり交代で使用している。本方は薬力が猛峻であり虚弱者には慎重を要する。

2. **中和湯**（ちゅうわとう）《証治準縄》

    組成：人参・陳皮各6ｇ，黄耆・白朮・当帰・白芷各4.5ｇ，茯苓・川芎・皂角刺・乳香・没薬・金銀花・甘草各3ｇ。水・酒半々で煎じ服用する。

    効能：補気透托・和血消散

    主治：癰瘍の半陰半陽証でびまん性腫脹・淡紅・不熱・微痛などを呈するもの。

    補気養血の人参・黄耆・白朮・茯苓・甘草・当帰が主で，活血祛瘀・消腫の乳香・没薬・川芎，透膿の白芷・皂角刺，解毒の金銀花，理気健脾の陳皮からなる。

2 内癰剤（ないようざい）

内癰は，臓腑に発生した癰瘍であり，肺癰・腸癰などの別があるが，寒熱虚実・成膿の有無などを弁別する。

治法は清熱解毒・逐瘀排膿・散結消腫が主体である。

葦茎湯（いけいとう）
（別名：千金葦茎湯）《備急千金要方》

- [組　成] 芦根30ｇ　薏苡仁30ｇ　冬瓜仁24ｇ　桃仁9ｇ
- [用　法] 水煎服。
- [効　能] 清肺化痰・逐瘀排膿
- [主　治] 肺癰

咳嗽・腥臭のある黄痰あるいは膿血痰・胸痛・舌質が紅・舌苔が黄膩・脈が滑数など。

- [病　機] 熱毒が肺に蘊結し痰瘀互結して癰を生成した状態で，肺化膿症に相当する。

肺が熱灼されて宣降できないので咳嗽が生じ，熱毒壅滞・痰熱互結で血敗化膿するために腥臭のある黄痰や膿血痰を喀出する。瘀熱が肺絡を阻滞するので，胸痛があって咳嗽時に甚だしい。舌質が紅・舌苔が黄膩・脈が滑数は，痰熱を示す。

- [方　意] 清肺・化痰・逐瘀・排膿する。

主薬は清肺泄熱の芦根（葦茎）で，肺癰に対する要薬である。祛痰排膿の冬瓜仁，清熱利湿の薏苡仁，活血祛瘀の桃仁が補佐し，痰瘀を両解し清熱排膿する。

- [参　考]
① 原著では葦茎（芦の地上部）を使用しているが，現在では芦根（芦の地下茎）を用いる。また，原著には瓜瓣とあるが，冬瓜仁で代用している。
②《成方便読》には「肺癰の証，みな痰血火邪の肺中に互結し，久しくして膿を致すところとなるによる。桃仁・甜瓜子はみな潤降の品，一はすなわちその瘀を行らせ，一はすなわちその濁を化す。葦茎は退熱して清上し，薏苡は除湿して下行す。方は平淡といえども，その散結通瘀・化痰除熱の力は，実に遺す所な

し。病は上焦に在るをもって，重濁の薬をその下を重ねて傷るを欲せざるなり」と解説されている。
③《金匱要略》では桔梗湯（桔梗3g，甘草6g）を肺癰に用いている。「咳して胸満し，振寒し脈は数，咽乾き渇せず，時に濁唾腥臭を出だし，久久に膿の米粥のごときを吐すは，肺癰たり，桔梗湯これを主る」とあり，排膿祛痰の桔梗と清熱解毒の生甘草を組合せて対処している。

大黄牡丹皮湯（だいおうぼたんぴとう）
（別名：大黄牡丹湯）《金匱要略》

[組　成] 大黄18g　牡丹皮9g　桃仁12g　冬瓜仁30g　芒硝9g
[用　法] 水煎服。
[効　能] 瀉熱破瘀・散結消腫
[主　治] 腸癰初期
　　　右下腹部の疼痛・圧痛・抵抗があり，甚だしいと右下肢を屈曲し，発熱・汗が出る・舌苔が薄黄・脈がやや数など。
[病　機] 熱毒が腸に蘊結して気血を瘀滞させ癰を形成した初期である。虫垂炎などに相当する。
　　　熱毒気血が瘀滞して脈絡が通じないので右下腹が痛み，有形の瘀積があるため圧痛・抵抗があり，疼痛を緩解させようとして右下肢を屈曲する。熱毒が蘊結して外氾すると発熱が生じ，津液を外迫すると汗が出る。舌苔が薄黄・脈がやや数は，熱毒蘊結の初期であることを示している。
[方　意] 瘀熱を瀉し癰腫を消散させる。
　　　主薬は苦寒の大黄で，腸中の熱毒を瀉下するとともに活血化瘀に働き，軟堅散結の芒硝が補助する。清熱涼血の牡丹皮と破血の桃仁は瘀滞を散じ，清熱・排膿散癰の冬瓜仁は垢濁を除く。全体で苦寒瀉下・清熱涼血・活血化瘀の効能が得られ，熱毒瘀滞を除き癰腫を消散させる。
[参　考]
①《金匱要略》には「腸癰は，少腹腫痞し，これを按ずればすなわち淋のごとく痛み，小便は自調し，時時に発熱し，自ずと汗出で，復た悪寒し，その脈遅緊なるは，膿いまだ成らず，これを下すべし，まさに血あるべし，脈洪数なるは，膿すでに成る，下すべからざるなり，大黄牡丹湯これを主る」とあり，化膿していない初期に瀉下して瘀血を攻逐すべきことを説いている。
　　　「脈洪数なるは，膿すでに成る，下すべからざるなり」とあるが，方後には

「膿あればまさに下るべし，もし膿なければまさに血を下すべし」とあり，本方には排膿消腫の効能もあるので，化膿の初期にも使用してよい。

② 《成方便読》には「それ腸癰の病は，みな湿熱瘀聚鬱結するによりて成る。病すでに内にあり，外癰の治と，また自ずと同じからず。然して腸中すでに結聚し散ぜず，腫をなし毒をなす，下法を用うるにあらざれば解散することあたわず。故に大黄の苦寒行血，芒硝の鹹寒軟堅をもって，一切の湿熱瘀結の毒を蕩滌し，これを推して下す。桃仁は肝に入り破血し，瓜子は潤肺行痰し，牡丹皮は血分の鬱熱を清散し，もって不尽の余氛（悪気）を除くのみ」と解説されている。

附　方

1. 腸癰湯（ちょうようとう）（別名：冬瓜仁湯）《備急千金要方》

   組成：牡丹皮9g，桃仁6g，冬瓜仁・薏苡仁各15g。水煎服。

   効能：清熱涼血・排膿消癰

   主治：腸癰成膿。

   　　清熱涼血・散血の牡丹皮，散瘀の桃仁，清熱・排膿消癰の冬瓜仁・薏苡仁を配合し，内癰を消散する。

   　　原著には「腹中痛み，煩満して安んぜず，あるいは脹満して飲食下らず，小便渋。この病多くこれ腸癰，人多くは識らず」とある。

2. 薏苡附子敗醬散（よくいぶしはいしょうさん）《金匱要略》

   組成：薏苡仁15g，附子3g，敗醬草7.5g。水煎し頓服する。

   効能：排膿消腫

   主治：腸癰成膿。

   　　原著には「腸癰の病たる，その身は甲錯し，腹皮急し，これを按じ濡なること腫状のごとし，腹に積聚なく，身に熱なく脈数なるは，これ腸内に癰膿ありとなす，薏苡附子敗醬散これを主る」とあり，腸癰が慢性化して化膿しているときに本方を用いる。清熱排膿の薏苡仁と排膿破血の敗醬草を主とし，辛熱の附子を加えて鬱滞した気を行らせ，排膿・破血をつよめる。

闌尾化瘀湯（らんびけおとう）
《天津南開医院》

[組　成] 大黄 10 g　牡丹皮 10 g　金銀花 15 g　川楝子 15 g　木香 10 g　延胡索 10 g　桃仁 10 g
[用　法] 水煎服。1日1剤を頓服するか分二で服用する。
[効　能] 行気活血・瀉熱通腑
[主　治] 急性虫垂炎・瘀滞期

　腹満・食欲不振・悪心・右下腹部の持続性鈍痛あるいは脹った痛みおよび圧痛・大便は正常あるいは便秘・尿色は正常あるいは黄・舌質は正常あるいは瘀斑がある・脈は弦緊など。

[病　機] 急性虫垂炎（闌尾炎）の初期で，気滞血瘀を呈する瘀滞期に相当し，まだ熱証は明らかではない。多くの場合，腹痛は心窩部や臍周辺に初発し，数時間から1～2日で右下腹痛に変化し，圧痛や抵抗をともなうようになるが，この経過は気滞から血瘀が形成されたことを示している。

　熱毒の邪が胃腸に蘊結して腑気を阻滞するので，腹満・食欲不振・悪心・便秘・脈が弦緊などが生じる。気滞から血瘀をひきおこすと，右下腹部の持続性疼痛・圧痛・抵抗や舌の瘀斑などが顕著になる。熱証はまだ明らかではないが，原因は熱毒の蘊結であるから，微熱・熱感・尿が黄色い・舌質が偏紅・舌苔が微黄などがみられることもある。

[方　意] 気滞血瘀が主体で熱証は明らかではないので，行気活血を主に瀉熱通腑を補助とする。

　理気止痛の川楝子・木香・延胡索と活血化瘀の桃仁・牡丹皮・延胡索・大黄は，行気活血して気滞血瘀を除く。清熱解毒の金銀花・清熱涼血の牡丹皮・瀉熱通腑の大黄は，熱毒を清泄して原因を除く。

[参　考] 血瘀のために腫塊を形成したときには，紅藤 30～60 g を加える。

闌尾清化湯（らんびせいかとう）
《天津南開医院》

[組　成] 金銀花 30 g　蒲公英 30 g　牡丹皮 15 g　大黄 15 g　川楝子 9 g　赤芍 12 g　桃仁 9 g　生甘草 9 g
[用　法] 水煎服。1日2剤を朝晩に服用する。

［効　能］清熱解毒・行気活血
［主　治］急性虫垂炎・蘊熱期

微熱あるいは午後の発熱・口渇・右下腹部のつよい疼痛・尿が濃い・便秘・舌苔が黄・脈が数など。

［病　機］急性虫垂炎（闌尾炎）が，初期の瘀滞期から進行して熱証がかなり顕著になり，微熱・午後の発熱・尿が濃い・口渇・舌苔が黄・脈が数などを呈し，血瘀も明らかになって疼痛が激しくなる。

［方　意］熱毒と気滞血瘀がともに明らかであり，清熱解毒と行気活血を同等に施行する必要がある。

清熱解毒の金銀花・蒲公英・大黄・生甘草，および清熱涼血の牡丹皮・赤芍は，熱毒を清瀉し，活血化瘀の牡丹皮・桃仁・赤芍・大黄と理気止痛の川楝子は，行気活血によって気滞血瘀を消除する。大黄は瀉下通腑によって胃腸の壅滞を除くとともに，熱邪の排出路を開く。

［参　考］急性虫垂炎の蘊熱期には，湿熱が主体になる病証もあり，以下のようである。

症候は，頭のふらつき・めまい・体表部に熱感がない・つよい悪心と嘔吐・口渇はあるが水分は欲しない・腹満がつよい・痞えて苦しい・身体がだるい・泥状便ですっきり排出しない・尿が黄色で混濁・舌苔が黄膩などである。

熱証がつよいときには，本方に黄連・黄芩を加えて，清熱燥湿をつよめる。

湿証がつよいときには，本方に芳香化濁の佩蘭・白豆蔲・藿香梗と利水清熱の木通を加えて，湿熱を分消する。

闌尾清解湯（らんびせいかいとう）
《天津南開医院》

［組　成］金銀花60g　蒲公英30g　冬瓜仁30g　大黄24g　牡丹皮15g　木香6g　川楝子9g　生甘草9g
［用　法］水煎服。1日2剤を分四で服用するか，1日4剤を昼夜に服用する。
［効　能］清熱解毒・攻下散結・行気活血
［主　治］急性虫垂炎・熱毒期

発熱・口渇・顔面紅潮・目の充血・口唇の乾燥・悪心があり食べられない・右下腹部の疼痛とつよい圧痛や抵抗・便秘・尿が濃い・舌質が紅絳あるいは尖紅・脈が洪滑数あるいは弦数で有力など。

［病　機］急性虫垂炎（闌尾炎）の熱毒が熾盛になった時期で，病状は重度であり

腸結（腸閉塞）や熱厥（中毒性ショック）などをひきおこす可能性がある。腑気不通による悪心・不食・便秘などと，顕著な熱証がみられるのが特徴である。

[方　意] 熱毒熾盛に気滞血瘀をともなっているので，清熱解毒を主体に行気活血を補助とすべきである。

　清熱解毒の金銀花・蒲公英・大黄・生甘草を大量に用い，清熱涼血の牡丹皮と排膿の冬瓜仁で補助し，瀉下の大黄で熱邪の出路を開き，熱毒を強力に清泄する。活血化瘀の牡丹皮・大黄と理気止痛の川楝子・木香は，行気活血して，気滞血瘀を除去する。

[参　考] 高熱・つよい口渇などを呈するときは，清気分熱の石膏30gと生津の天花粉15gを加える。

中医書一覧

(五十音順)

ア行

《医学源流論》	1757	(清)	徐大椿
《医学心悟》	1732	(清)	程国彭
《医学正伝》	1515	(明)	虞摶
《医学衷中参西録》	1918	(中華民国)	張錫純
《医学統旨》	1535	(明)	葉文齢
《医学入門》	1575	(明)	李梴
《医学発明》		(元)	朱震亨
《医学六書》	1601	(明)	劉河間
《医学六要》	1609	(明)	張三錫
《易簡方》	12世紀末期	(宋)	王碩
《医級》	1777	(清)	董西園
《医原》	1861	(清)	古寿棠
《絳雪園古方選注》	1732	(清)	王子接
《医宗己任編》		(清)	楊乗六
《医宗金鑑》	1742	(清)	呉謙
《医通祖方》		(清)	張璐
《医碥》	1751	(清)	何夢瑶
《医便》	1587	(明)	王三才
《医方圓通》	1874	(清)	鄭欽安
《医方考》	1584	(明)	呉崑
《医方集解》	1682	(清)	汪昂
《医方論》	1865	(清)	費伯雄
《医門法律》	1658	(清)	喩昌
《医理真伝》	1869	(清)	鄭欽安
《医略六書》	1903	(清)	徐大椿
《医林改錯》	1830	(清)	王清任
《温病条弁》	1799	(清)	呉鞠通
《温熱経緯》	1852	(清)	王士雄
《温疫論》	1642	(明)	呉有性
《衛生宝鑑》	1281	(元)	羅天益
《永類鈐方》	1331	(元)	李仲南
《疫疹一得》	1794	(清)	余師愚
《閻氏小児方論》	1119	(宋)	閻孝忠

《王旭高医書六種》　　1897　　（清）　　王泰林

カ行

《外台秘要》	752	（唐）	王燾
《霍乱論》	1838	（清）	王士雄
《活幼口議》	1294	（元）	曹世栄
《韓氏医通》	1522	（明）	韓懋
《奇効良方》	1470	（明）	董宿原
《魏氏家蔵方》	1227	（宋）	魏峴
《玉機微義》	1396	（明）	徐彦純
《玉楸薬解》	1754	（清）	黄元御
《金匱方衍義》		（元末）	趙良仁
《金匱要略》		（後漢）	張仲景
《金匱要略心典》	1729	（清）	尤在涇
《金匱要略論注》	1671	（清）	徐彬
《景岳全書》	1624	（明）	張景岳
《敬修堂薬説》		（清）	銭澍田
《外科証治全生集》	1740	（清）	王維徳
《外科正宗》	1617	（明）	沈実功
《潔古家珍》		（明）	劉河間
《血証論》	1884	（清）	唐容川
《原機啓微》	1370	（明）	（元）倪維徳著，（明）薛己校註
《謙斎医学講稿》	1964	（中華人民共和国）	秦伯未
《験方新編》	1846	（清）	鮑相璈
《広温熱論》	1866	（清）	陸九芝
《校注婦人良方》		（明）	薛己
《洪氏集験方》	1170	（宋）	洪遵
《口歯類要》	1529	（明）	薛己
《黄帝内経》		（戦国）	
《古今医統》	1556	（明）	徐春甫
《古今名医方論》	1675	（清）	羅美
《五十二病方》		（前漢）	

サ行

《済陰綱目》	1620	（明）	武之望
《済生抜萃》	1308	（元）	杜思敬

書名	年	時代	著者	備考
《済生方》	1253	(宋)	厳用和	
《雑病証治新義》	1958	(中華人民共和国)	胡光慈	
《三因方》	1174	(宋)	陳言	*原題は三因極一病源論粋。三因極一病証方論とも称する
《刪補名医方論》	1742	(清)	呉謙	*医宗金鑑巻26〜33にある
《四庫全書総目提要》	1782	(清)		
《此事難知》	1308	(元)	王好古	
《時病論》	1882	(清)	雷豊	
《時方歌括》	1801	(清)	陳念祖	
《霍乱論》	1838	(清)	王士雄	
《重訂通俗傷寒論》	1956	(中華人民共和国)	(清) 俞根初著，徐栄斉重訂	
《十薬神書》	1348	(元)	葛乾孫	
《重楼玉鑰》	1838	(清)	鄭構澗	
《寿世保元》	1615	(明)	龔廷賢	
《儒門事親》		(金)	張子和	
《症因脈治》	1706	(明)	秦景明	
《傷寒貫珠集》	1729	(清)	尤在涇	
《傷寒雑病論》		(後漢)	張仲景	
《傷寒直格》	1186	(金)	劉河間	
《傷寒附翼》		(清)	柯琴	
《傷寒明理(薬方)論》	1156	(金)	成無己	
《傷寒来蘇集》	1669	(清)	柯琴	
《傷寒六書》	15世紀中期(明)		陶華	
《傷寒類方》	1759	(清)	徐大椿	
《証治匯補》	1687	(清)	李用粋	
《証治準縄》	1602	(明)	王肯堂	
《証治要訣》		(明)	戴元礼	*秘伝証治要訣とも称する
《小児薬証直訣》	1119	(宋)	銭乙	
《女科指要》	1764	(清)	徐大椿	
《女科切要》		(清)	呉道源	
《女科輯要》	1850	(清)	堯封	
《仁斎直指》	1264	(宋)	楊士瀛	*仁斎直指方論が正式名
《神農本草経》		(後漢)		
《新方八陣》	1624	(明)	張景岳	
《世医得効方》	1337	(元)	危亦林	
《聖恵方》	992	(宋)	王懐隠	*太平聖恵方が正式名
《聖済経》	1118	(宋)	趙佶	
《聖済総録》	1117	(宋)	太医院編	
《正体類要》	1529	(明)	薛己	
《成方便読》	1904	(清)	張秉成	

《成方切用》　　　　　1761　　（清）　　呉儀洛
《摂生衆妙方》　　　　1550　　（明）　　張時徹
《摂生秘剖》　　　　　1638　　（明）　　洪基
《千金翼方》　　　　　682　　 （唐）　　孫思邈
《全生指迷方》　　　　12世紀初期（宗）　王貺　＊済生全生指迷方とも称する
《先醒斉医学広筆記》　　　　　（明）　　繆希雍
《宣明論方》　　　　　1172　　（金）　　劉河間
《叢桂亭医事小言》　　1805　　（日本）　原南陽
《増補内経拾遺方論》　　　　　（明）　　（宋）駱龍吉著，（明）劉浴徳、朱練増訂

タ行

《内経拾遺方論》　　　　　　　（宋）　　駱龍吉
《体仁彙編》　　　　　1549　　（明）　　彭用光
《太平恵民和剤局方》　1151　　（宋）　　陳師文
《丹溪心法》　　　　　1347　　（元）　　朱丹溪
《中医治法与方剤》　　1975　　　　　　　陳潮祖　人民衛生出版社
《中医婦科治療学》　　1961　　　　　　　卓雨農　四川人民出版社
《中医婦科臨床手冊》　1958　　　　　　　卓雨農　四川人民出版社
《肘後急卒方》　　　　　　　　（東晋）　葛洪
　　　　　　　　　　　　　　　　　　　　＊肘後備急方とも称し、肘後方は略称
《中蔵経》　　　　　　　　　　（後漢）　華陀
《張氏医通》　　　　　1695　　（清）　　張璐
《沈氏女科輯要箋正》　1933　　（中華人民共和国）（清）沈堯封著，張寿頤補注
《沈氏尊生書》　　　　1773　　（清）　　沈金鰲
《通俗傷寒論》　　　　1776　　（清）　　俞根初
《東垣試効方》　　　　1266　　（金）　　羅天益
《痘疹仁端録》　　　　　　　　（明）　　徐謙
《痘疹世医心法》　　　1568　　（明）　　万全
《洞天奥旨》　　　　　1694　　（清）　　陳士鐸

ナ行

《内外傷弁惑論》　　　1247　　（金）　　李東垣
《内科摘要》　　　　　1529　　（明）　　薛己

ハ行

《博愛心鑑》	1525	(明)	魏直	
《脾胃論》	1249	(金)	李東垣	
《備急千金要方》	652	(唐)	孫思邈	*千金要方，千金方は略称
《百一選方》	1196	(宋)	王璆	
《保命集》	1186	(金)	劉河間	*素問病機気宜保命集が正式名
《普済方》	1406	(明)	朱橚	
《普済本事方》	1132	(宋)	許叔微	*本事方とも称する
《扶寿精方》	1530	(明)	呉旻	
《婦人良方》	1237	(宋)	陳自明	
《傅青主女科》	1827	(清)	傅青主	
《勿誤薬室方函口訣》	1878	(日本)	浅田宗伯	
《片玉心書》	16世紀中期（明）		万全	
《方極》	1755	(日本)	吉益東洞	
《保嬰撮要》	1555	(明)	薛鎧	
《補要袖珍小児方論》	1574	(明)	庄應琪	
《本草綱目》	1590	(明)	李時珍	
《本草備要》	1694	(清)	汪昂	
《本草衍義》	1116	(宋)	寇宗奭	

マ行

《麻科活人全書》	1748	(清)	謝玉瓊
《寓意草》	1643	(明)	喩昌
《万病回春》	1587	(明)	龔廷賢
《明医雑著》	1502	(明)	薛已
《明医指掌》	1502	(明)	皇甫中

ヤ行

《薬対》		(北斉)	徐之才
《湯頭歌訣》	1694	(清)	汪昂
《瘍科心得集》	1805	(清)	高秉鈞
《楊氏家蔵方》	1178	(宋)	楊倓

ラ行

《蘭室秘蔵》　　1276　（金）　李東垣
《蘭台軌範》　　1764　（清）　徐大椿
《柳洲医話》　　　　　（清）　魏之琇（1722-1772 年）
《良方集腋》　　1842　（清）　謝元慶
《類証活人書》　1107　（宋）　朱肱

中医書一覧

(年代順)

戦国時代（紀元前403年 - 紀元前221年）

(戦国)　《黄帝内経》

秦（紀元前221年 - 紀元前206年）・漢（紀元前206年 - 220年）

(前漢)　《五十二病方》
(後漢)　《傷寒雑病論》　　張仲景
(後漢)　《金匱要略》　　　張仲景
(後漢)　《中蔵経》　　　　華陀
(後漢)　《神農本草経》

晋（265年 - 420年）

(東晋)　《肘後急卒方》　　葛洪　　＊肘後備急方とも称し、肘後方は略称

南北朝（439年 - 589年）

(北斉)　《薬対》　徐之才

唐（618年 - 690年，705年 - 907年）

652　(唐)　《備急千金要方》　孫思邈　＊千金要方，千金方は略称
682　(唐)　《千金翼方》　　　孫思邈
752　(唐)　《外台秘要》　　　王翻

宋（960年 - 1279年）・金（1115年 - 1234年）

992　　(宋)　《聖恵方》　　　王懐隠　＊太平聖恵方が正式名
1107　(宋)　《類証活人書》　朱肱

年	時代	書名	著者	備考
1117	(宋)	《聖済総録》	太医院編	
1114	(宋)	《小児薬証直訣》	銭乙	
1116	(宋)	《本草衍義》	寇宗奭	
1118	(宋)	《聖済経》	趙佶	
1119	(宋)	《閻氏小児方論》	閻孝忠	
1132	(宋)	《普済本事方》	許叔微	＊本事方とも称する
1151	(宋)	《太平恵民和剤局方》	陳師文	
1156	(金)	《傷寒明理(薬方)論》	成無己	
1170	(宋)	《洪氏集験方》	洪遵	
1172	(金)	《宣明論方》	劉河間	
1174	(宋)	《三因方》	陳言	＊原題は三因極一病源論粋。三因極一病証方論とも称する
1178	(宋)	《楊氏家蔵方》	楊倓	
1186	(金)	《傷寒直格》	劉河間	
1186	(金)	《保命集》	劉河間	＊素問病機気宜保命集が正式名
1196	(宋)	《百一選方》	王璆	
1227	(宋)	《魏氏家蔵方》	魏岘	
1237	(宋)	《婦人良方》	陳自明	
1247	(金)	《内外傷弁惑論》	李東垣	
1249	(金)	《脾胃論》	李東垣	
1253	(宋)	《済生方》	厳用和	
1264	(宋)	《仁斎直指》	楊士瀛	＊仁斎直指方論が正式名
1266	(金)	《東垣試効方》	羅天益	
1276	(金)	《蘭室秘蔵》	李東垣	
	(宋)	《易簡方》	王碩	12世紀末期
	(宋)	《全生指迷方》	王貺	12世紀初期
	(宋)	《内経拾遺方論》	駱龍吉	
	(金)	《儒門事親》	張子和	

元（1271年 - 1368年）

年	時代	書名	著者
1281	(元)	《衛生宝鑑》	羅天益
1294	(元)	《活幼口議》	曹世栄
1308	(元)	《此事難知》	王好古
1308	(元)	《済生抜萃》	杜思敬
1331	(元)	《永類鈐方》	李仲南
1337	(元)	《世医得効方》	危亦林
1347	(元)	《丹溪心法》	朱丹溪
1348	(元)	《十薬神書》	葛乾孫

(元)	《医学発明》	朱震亨
(元)	《金匱方衍義》	趙良仁

明（1368年 - 1644年）

1370	(明)	《原機啓微》	(元) 倪維徳著，薛己校註
1396	(明)	《玉機微義》	徐彦純
1406	(明)	《普済方》	朱棣
1470	(明)	《奇効良方》	董宿原
1515	(明)	《医学正伝》	虞摶
1522	(明)	《韓氏医通》	韓懋
1525	(明)	《博愛心鑑》	魏直
1529	(明)	《口歯類要》	薛己
1529	(明)	《正体類要》	薛己
1529	(明)	《内科摘要》	薛己
1530	(明)	《扶寿精方》	呉旻
1502	(明)	《明医雑著》	王綸
1502	(明)	《明医指掌》	皇甫中
1535	(明)	《医学統旨》	葉文齡
1549	(明)	《体仁彙編》	彭用光
1550	(明)	《摂生衆妙方》	張時徹
1555	(明)	《保嬰撮要》	薛鎧
1556	(明)	《古今医統》	徐春甫
1568	(明)	《痘疹世医心法》	万全
1574	(明)	《補要袖珍小児方論》	庄應琪
1575	(明)	《医学入門》	李梴
1584	(明)	《医方考》	呉崑
1587	(明)	《万病回春》	龔廷賢
1587	(明)	《医便》	王三才
1590	(明)	《本草綱目》	李時珍
1601	(明)	《医学六書》	劉河間
1602	(明)	《証治準縄》	王肯堂
1609	(明)	《医学六要》	張三錫
1615	(明)	《寿世保元》	龔廷賢
1617	(明)	《外科正宗》	沈実功
1620	(明)	《済陰綱目》	武之望
1624	(明)	《景岳全書》	張景岳
1624	(明)	《新方八陣》	張景岳
1638	(明)	《摂生秘剖》	洪基

1642	（明）	《温疫論》	呉有性
1643	（明）	《寓意草》	喩昌
	（明）	《証治要訣》	戴元礼 ＊秘伝証治要訣とも称する
	（明）	《校注婦人良方》	薛己
	（明）	《潔古家珍》	張元素
	（明）	《傷寒六書》	陶華　15世紀中期
	（明）	《先醒斉医学広筆記》	繆希雍
	（明）	《増補内経拾遺方論》	（宋）駱龍吉著，劉浴徳，朱練増訂
	（明）	《痘疹仁端録》	徐謙
	（明）	《片玉心書》	万全　16世紀中期

清（1644年 - 1912年）

1658	（清）	《医門法律》	喩昌
1669	（清）	《傷寒来蘇集》	柯琴
1671	（清）	《金匱要略論注》	徐彬
1675	（清）	《古今名医方論》	羅美
1682	（清）	《医方集解》	汪昂
1687	（清）	《証治匯補》	李用粋
1694	（清）	《洞天奥旨》	陳士鐸
1694	（清）	《本草備要》	汪昂
1694	（清）	《湯頭歌訣》	汪昂
1695	（清）	《張氏医通》	張璐
1706	（清）	《症因脈治》	秦景明
1729	（清）	《傷寒貫珠集》	尤在涇
1732	（清）	《医学心悟》	程国彭
1732	（清）	《絳雪園古方選注》	王子接
1740	（清）	《外科証治全生集》	王維徳
1742	（清）	《医宗金鑑》	呉謙
1742	（清）	《刪補名医方論》	呉謙　＊医宗金鑑巻26～33にある
1748	（清）	《麻科活人全書》	謝玉瓊
1751	（清）	《医碥》	何夢瑶
1754	（清）	《玉楸薬解》	黄元御
1755	（日本）	《方極》	吉益東洞
1757	（清）	《医学源流論》	徐大椿
1759	（清）	《傷寒類方》	徐大椿
1761	（清）	《成方切用》	呉儀洛
1764	（清）	《蘭台軌範》	徐大椿
1773	（清）	《沈氏尊生書》	沈金鰲

1773	（清）	《女科切要》	呉道源
1776	（清）	《通俗傷寒論》	兪根初
1777	（清）	《医級》	董西園
1794	（清）	《疫疹一得》	余師愚
1799	（清）	《温病条弁》	呉鞠通
1801	（清）	《時方歌括》	陳修園
1805	（日本）	《叢桂亭医事小言》	原南陽
1805	（清）	《瘍科心得集》	高秉鈞
1827	（清）	《傅青主女科》	傅青主
1830	（清）	《医林改錯》	王清任
1838	（清）	《霍乱論》	王士雄
1838	（清）	《重楼玉鑰》	鄭構潤
1842	（清）	《良方集腋》	謝元慶
1846	（清）	《験方新編》	鮑相璈
1850	（清）	《女科輯要》	堯封
1852	（清）	《温熱経緯》	王士雄
1861	（清）	《医原》	古寿棠
1865	（清）	《医方論》	費伯雄
1866	（清）	《広温熱論》	陸九芝
1868	（清）	《六因条弁》	陸廷珍
1869	（清）	《医理真伝》	鄭欽安
1874	（清）	《医方圓通》	鄭欽安
1878	（日本）	《勿誤薬室方函口訣》	浅田宗伯
1882	（清）	《時病論》	雷豊
1884	（清）	《血証論》	唐容川
1903	（清）	《医略六書》	徐大椿
1904	（清）	《成方便読》	張秉成
	（清）	《柳洲医話》	魏之琇
	（清）	《敬修堂薬説》	銭澍田
	（清）	《医通祖方》	張璐
	（清）	《医宗己任編》	楊秉六
	（清）	《傷寒附翼》	柯琴

中華民国（1912年 - 1949年）

| 1909 | 《医学衷中参西録》 | 張錫純 |
| 1933 | 《沈氏女科輯要箋正》 | （清）沈堯封著，張寿頤補注 |

中華人民共和国（1949 年 -）

1956 《重訂通俗傷寒論》　　　（清）兪根初著，徐栄斉重訂
1958 《雑病証治新義》　　　　胡光慈　四川人民出版社
1958 《中医婦科臨床手冊》　　卓雨農　四川人民出版社
1961 《中医婦科治療学》　　　卓雨農　四川人民出版社
1975 《中医治法与方剤》　　　陳潮祖　人民衛生出版社

方剤名索引

ゴシック体：見出し方剤（附方含む）、明朝体：参考方剤、斜体：その他、本文中に記載のある方剤

＜あ＞

阿膠鶏子黄湯《通俗傷寒論》……………… **431**
阿膠散……………… 285
安栄湯《勿誤薬室方函口訣》……………… *124*
安宮牛黄丸《温病条弁》……… *159*, **324**, *328*
安神丸……………… 313
安神定志丸《医学心悟》……………… 319
安中散《和剤局方》 **219**

＜い＞

易黄湯《傅青主女科》 353
葦茎湯《備急千金要方》……………… **577**
異功散《小児薬証直訣》……………… 246
已椒藶黄丸《金匱要略》……………… 94
葳蕤湯《千金要方》 68
一味薯蕷飲……………… 298
一加減正気散《温病条弁》……………… 455
一貫煎《柳州医話》 277
一甲煎……………… *289*
一甲復脈湯《温病条弁》……………… *289*
胃苓湯《丹渓心法》 452
茵蔯胃苓湯……………… *452*
茵蔯蒿湯《傷寒論》 **471**
茵蔯五苓散《金匱要略》

……………… 474
茵蔯四逆湯《景岳全書》
……………… 474

＜う＞

右帰飲《景岳全書》 304
右帰丸《景岳全書》 306
烏梅丸《傷寒論》… **555**
温経湯《金匱要略》 **394**
温清飲《万病回春》
……………… **151**, *152*
温胆湯《三因極一病証方論》……………… **520**
温胆湯《備急千金要方》
……………… *521*
温脾湯《千金要方》… 99

＜え＞

益胃湯《温病条弁》 441
益黄散《小児薬証直訣》
……………… 346
益元散……………… *165*, 198
越鞠丸《丹渓心法》 **358**
越婢加朮湯《金匱要略》
……………… 54
越婢加半夏湯《金匱要略》
……………… 55
越婢湯《金匱要略》 53
越脾湯……………… 53
塩湯探吐方《備急千金要方》……………… 564

＜お＞

黄耆桂枝五物湯《金匱要略》……………… **231**
黄耆建中湯《金匱要略》
……………… **216**
黄芩滑石湯《温病条弁》
……………… **463**
黄芩加半夏生姜湯《傷寒論》……………… *180*
黄芩湯《傷寒論》… **180**
王氏連朴飲……………… **459**
黄土湯《金匱要略》 **409**
黄竜湯《傷寒六書》 99
黄連阿膠湯《傷寒論》 **188**
黄連温胆湯《六因条弁》
……………… **522**
黄連黄芩湯《温病条弁》
……………… 181
黄連解毒湯《外台秘要》
……………… **150**
黄連香薷飲《和剤局方》
……………… 195
黄連湯《傷寒論》… **128**
黄連六君子湯《医統正》
……………… 249
乙字湯《叢桂亭医事小言》
……………… 179

＜か＞

槐角丸《和剤局方》 406
槐花散《本事方》… 405
咳血方《丹渓心法》
……………… **174**, 404

方剤名索引

回春丹·················· 328
海藻玉壺湯《医宗金鑑》
　·················· 528
艾附暖宮丸《仁斉直指》
　·················· 395
回陽救急湯《傷寒六書》
　·················· 226
回令丸·················· 172
華蓋散《和剤局方》　37
膈下逐瘀湯《医林改錯》
　·················· 388
加減葳蕤湯《重訂通俗傷
寒論》·················· 67
加減柴苓湯《重慶市第一
中医院》·················· 477
加減復脈湯《温病条弁》
　·········· 287, 430
加減木防已湯《温病条弁》
　·················· 468
河車大造丸《扶寿精方》
　·················· 286
何人飲《景岳全書》　131
牙仙丹《弁証録》··· 167
化虫丸《和剤局方》 559
葛花解醒湯《蘭室秘蔵》
《内外傷弁惑論》　551
藿香正気散《和剤局方》
　·················· 453
葛根黄芩黄連湯《傷寒論》
　·················· 238
葛根加朮附湯《吉益東洞》
　·················· 34
葛根加半夏湯《傷寒論》
　············ 31, 213
葛根芩連湯·········· 238
葛根湯《傷寒論》　31, 59
葛根湯加桔梗石膏　141
葛根湯加川芎辛夷《日本
経験方》·················· 35
活人葱豉湯《類証活人書》

　·················· 44
滑石藿香湯《温病条弁》
　·················· 460
藿朴夏苓湯《医原》 459
活絡効霊丹《医学衷中参
西録》·················· 397
活絡丹·················· 417
瓜蒂散《傷寒論》
　·········· 221, 561
瓜蒂散《金匱要略》 562
瓜蒂散《外台秘要》 562
化斑湯《温病条弁》
　·········· 138, 159
加味烏薬湯《済陰綱目》
　·················· 368
加味越婢加半夏湯《医学
衷中参西録》··· 55
加味帰脾湯《校注婦人良
方》·················· 264
加味香蘇散《医学心悟》
　·················· 41
加味逍遙散《内科摘要》
　·················· 121
加味腎気丸·········· 303
加味天水散《医学衷中参
西録》·················· 198
加味二陳湯《沈氏尊生書》
　·················· 515
加味白頭翁湯《温病条弁》
　·················· 183
栝楼薤白白酒湯《金匱要
略》·················· 364
栝楼薤白半夏湯《金匱要
略》·················· 364
寒解湯《医学衷中参西録》
　·················· 141
陥胸承気湯《通俗傷寒論》
　·················· 80
乾姜人参半夏丸《金匱要
略》·················· 378

乾姜附子湯《傷寒論》 224
甘姜苓朮湯·········· 494
冠心蘇合丸《中国薬典》
　·················· 332
甘草乾姜湯····· 116, 535
甘草乾姜茯苓白朮湯 494
甘草瀉心湯《傷寒論》 126
甘草小麦大棗湯《金匱要
略》·················· 320
甘草附子湯《傷寒論》《金
匱要略》·········· 510
甘草麻黄湯··········　55
完帯湯《傅青主女科》 352
甘麦大棗湯《金匱要略》
　·················· 320
甘露消毒丹《温熱経緯》
　·················· 461

<き>

帰耆建中湯《華岡青洲方》
　·················· 217
桔梗散··················　56
桔梗石膏《日本経験方》
　·················· 141
桔梗湯《金匱要略》 578
麹麦枳朮丸《医学正伝》
　·················· 548
枳実薤白桂枝湯　208, 365
枳実梔子豉湯《傷寒論》
　·················· 144
枳実芍薬散《金匱要略》
　·················· 118
枳実消痞丸《蘭室秘蔵》
　·················· 550
枳実導滞丸《内外傷弁惑
論》····· 162, 546, 547
枳実理中湯·········· 209
帰芍六君子湯《和剤局方》
　·················· 250

方剤名索引

枳朮丸《脾胃論》 …547, 549, 551
橘核丸《済生方》 … 365
菊花茶調散《医方集解》 …………………… 420
橘半枳朮丸《医学入門》 …………………… 548
橘皮竹茹湯《金匱要略》 …………………… 374
橘皮湯《金匱要略》 … 377
帰脾湯《済生方》253, 263
耆附湯《魏氏家蔵方》 226
宮外孕Ⅰ号方…… 397
宮外孕Ⅱ号方…… 397
宮外孕方《山西医学院附属一院》…… 397
芎帰膠艾湯《金匱要略》 …………………… 408
芎帰調血飲《万病回春》 …………………… 395
芎帰補血湯……… 395
救逆湯《温病条弁》 289
急救稀涎散《聖済総録》 …………………… 563
芎朮丸《丹溪心法》 358
九仙散《医学正伝》 340
膠艾四物湯………… 408
膠艾湯…………… 408
羌活勝湿湯《内外傷弁惑論》 …………………… 502
翹荷湯《温病条弁》 438
姜桂湯…………… 105
杏蘇散《温病条弁》 436
強中湯…………… 209
杏仁滑石湯《温病条弁》 …………………… 460
玉女煎《景岳全書》 169
玉女煎去熟地牛膝加細生地玄参方……… 138
玉真散《外科正宗》 416

玉枢丹…………… 332
玉屛風散《丹渓心法》 336
挙元煎《景岳全書》 253
亀鹿二仙膠《医方考》 308
銀花解毒湯《瘍科心得集》 …………………… 569
金匱腎気丸…… 301
銀翹散《温病条弁》 48
銀翹湯《温病条弁》 50
銀翹白虎湯……… 137
金鎖固精丸《医方集解》 …………………… 348
金水六君煎《景岳全書》 …………………… 514
金鈴子散《素問病機気宜保命集》 …… 361

<く>

九味羌活湯《此事難知》 …………………… 40
九味檳榔湯《日本経験方》 …………………… 501

<け>

荊芥連翹湯《一貫堂》 152
瓊玉膏《洪氏集験方》 445
桂枝加黄耆湯《金匱要略》 …………………… 34
桂枝加葛根湯《傷寒論》 …………………… 31
桂枝加桂湯《傷寒論》《金匱要略》 …………………… 34
桂枝加厚朴杏子湯… 30
桂枝加厚朴杏仁湯《傷寒論》 ……………… 30
桂枝加芍薬生姜各一両人参三両新加湯《傷寒論》 …………………… 33

桂枝加芍薬大黄湯 217
桂枝加芍薬湯《傷寒論》 …………………… 217
桂枝加朮附湯《吉益東洞》 …………………… 34
桂枝加大黄湯 217
桂枝加附子湯《傷寒論》 …………………… 32
桂枝加竜骨牡蛎湯《金匱要略》 …………… 349
桂枝加苓朮附湯《吉益東洞》 …………………… 34
桂枝甘草湯《傷寒論》 321
桂枝甘草竜骨牡蛎湯《傷寒論》 …………… 321
桂枝去芍薬加附子湯《傷寒論》 …………… 32
桂枝去芍薬湯《傷寒論》 …………………… 32, 235
桂枝芍薬知母湯《金匱要略》 …………………… 505
桂枝湯《傷寒論》 … 28, 40, 41, 67, 337, 553
桂枝二越婢一湯《傷寒論》 …………………… 33
桂枝二麻黄一湯《傷寒論》 …………………… 33
桂枝人参湯《傷寒論》 210
桂枝茯苓丸《金匱要略》 …………………… 398
桂枝茯苓五味甘草湯 532
桂枝附子湯《傷寒論》《金匱要略》 …………… 509
桂枝麻黄各半湯《傷寒論》 …………………… 32
鶏蘇散…………… 198
啓脾湯《万病回春》 299
桂附理中湯………… 209
荊防敗毒散《摂生衆妙方》 …………………… 62, 63

桂麻各半湯《傷寒論》 32
鶏鳴散《類編朱氏集験方》
　………… 499
桂苓甘露飲《宣明論》 200
桂苓甘露飲《儒門事親》
　………… 201
桂苓五味甘草去桂加乾姜
　細辛半夏湯……… 532
下瘀血湯《金匱要略》
　………… 394, 400
月華丸《医学心悟》 286
血府逐瘀湯《医林改錯》
　………… 387
玄胡索湯《済生方》 362
牽正散《楊氏家蔵方》 415
健脾丸《証治準縄》
　………… 549, 551
蠲痺湯《楊氏家蔵方》 505
建瓴湯《医学衷中参西録》
　………… 426

＜こ＞

護胃承気湯《温病条弁》
　………… 97
行軍散《霍乱論》… 329
蒿芩清胆湯《通俗傷寒論》
　………… 110
孔子大聖知枕中方 318
香砂枳朮丸《景岳全書》
　………… 549
香砂平胃散……… 452
香砂六君子湯《明医雑著》
　………… 249
香薷飲《和剤局方》 194
黒逍遥散《徐霊胎医略六
　書》中の《女科指要》
　………… 121
孔聖枕中丹………… 318
控涎丹《三因方》… 92

香蘇散《和剤局方》 43
香蘇葱豉湯《通俗傷寒論》
　………… 43
交泰丸《韓氏医通》 163
鉤藤飲《医宗金鑑》 425
厚朴温中湯《内外傷弁惑
　論》 ………… 359
厚朴三物湯《金匱要略》
　………… 75
厚朴七物湯《金匱要略》
　………… 234
厚朴大黄湯《金匱要略》
　………… 75
厚朴麻黄湯《金匱要略》
　………… 372
香連丸《和剤局方》 173
牛黄承気湯………… 325
牛黄清心丸《痘疹世医心
　法》 ………… 325
五加減正気散《温病条弁》
　………… 456
杞菊地黄丸《医級》 274
黒錫丹《和剤局方》 228
固経丸《医学入門》 354
五虎追風散《史伝恩家伝
　方》 ………… 416
五虎湯《万病回春》 53
五虎二陳湯《日本経験方》
　………… 53
五積散《和剤局方》 240
牛車腎気丸《済生方》 303
五汁飲《温病条弁》 448
呉茱萸湯《傷寒論》 212
固衝湯《医学衷中参西録》
　………… 355
五神湯《洞天奥旨》 570
固精丸《済生方》… 307
虎潜丸《丹溪心法》 283
虎潜丸《医方集解》 284
五仁丸《世医得効方》 85

五仁湯《世医得効方》 86
五皮飲《三因極一病証方
　論》 ………… 480
五皮散《三因極一病証方
　論》 ………… 480
牛蒡解肌湯《瘍科心得集》
　………… 571
五磨飲子《医便》 … 374
五味散《本事方》 346
五味子湯《類証活人書》
　………… 341
五味消毒飲《医宗金鑑》
　………… 568
五物香薷飲《和剤局方》
　………… 195
五淋散《和剤局方》 476
五苓散《傷寒論》 …201,
　208, 209, 474, 482, 487,
　495
滾痰丸《王隠君方》 526
芩連二陳湯《通俗傷寒論》
　………… 111
芩連平胃散………… 452

＜さ＞

犀黄丸《外科証治全生集》
　………… 572
犀角地黄湯《温病条弁》
　………… 147, 148
柴葛解肌湯《傷寒六書》
　………… 59
柴葛解肌湯《医学心悟》
　………… 60
柴陥湯《日本経験方》 107
截瘧七宝飲《楊氏家蔵方》
　………… 130
柴胡加芒硝湯《傷寒論》
　………… 104
柴胡加竜骨牡蛎湯《傷寒

方剤名索引　599

論》 …………… 105
柴胡陥胸湯《通俗傷寒論》
　　………… 526
柴胡枳桔湯《通俗傷寒論》
　　………… 106
柴胡姜桂湯……… 105
柴胡桂姜湯……… 105
柴胡桂枝乾姜湯《傷寒論》
　　…………… 105
柴胡桂枝湯《傷寒論》105
柴胡清肝湯《一貫堂》152
柴胡疏肝散《景岳全書》
　　…………… 118
柴胡達原飲《通俗傷寒論》
　　…………… 113
柴胡白虎湯《重訂通俗傷寒論》………… 137
犀地清絡飲《通俗傷寒論》
　　…………… 149
柴芍六君子湯《和剤局方》
　　…………… 250
済生橘皮竹茹湯《済生方》
　　…………… 375
済生腎気丸……… 303
催生湯《済陰綱目》 399
済川煎《景岳全書》 89
再造散《傷寒六書》 66
柴平湯《内経拾遺方論》
　　…………… 453
柴朴湯《日本経験方》107
柴苓湯《世医得効方》106
犀羚白虎湯《広温熱論》
　　…………… 138
左帰飲《景岳全書》
　　……… 291, 305
左帰丸《景岳全書》
　　……… 292, 305
楂麹平胃散……… 452
楂麹六君子湯《医碥》249
左金丸《丹溪心法》 172

礞石丸《湖南中医学院附二院》………… 478
賛育丹《景岳全書》 307
三黄枳朮丸……… 162
三黄瀉心湯《金匱要略》
　　…………… 161
三黄石膏湯《傷寒六書》
　　…………… 237
三加減正気散《温病条弁》
　　…………… 455
賛化血余丹《景岳全書》
　　…………… 309
三建膏 …………… 534
三甲復脈湯《温病条弁》
　　……… 290, 430
三子湯 …………… 517
三承気湯………… 74
三子養親湯《韓氏医通》
　　…………… 517
三聖散《儒門事親》 563
三聖散《聖済総録》 91
酸棗湯 …………… 318
酸棗仁湯《金匱要略》
　　……… 318, 339
三仁湯《温病条弁》
　　……… 457, 458
三痺湯《婦人良方》504
三妙丸《医学正伝》470
三物黄芩湯《金匱要略》
　　…………… 471
三物香薷飲……… 194
三物白散………… 84
三物備急丸《金匱要略》
　　…………… 83
蚕矢湯《霍乱論》462
三拗湯《和剤局方》 37

＜し＞

滋陰降火湯《万病回春》

…………… 185
滋陰至宝湯《万病回春》
　　…………… 122
地黄飲子《宣明論》 541
地黄丸 …………… 270
止嗽散《医学心悟》 536
四加減正気散《温病条弁》
　　…………… 455
四逆加人参湯《傷寒論》
　　…………… 223
四逆散《傷寒論》
　　……… 117, 120
四逆湯《傷寒論》
　　……… 220, 227
紫金錠《片玉心書》
　　………… 56, 332
四君子湯《和剤局方》
　　… 245, 246, 265, 535
止痙散《上海中医学院》
　　…………… 416
梔子乾姜湯《傷寒論》144
梔子甘草豉湯《傷寒論》
　　…………… 143
梔子厚朴湯《傷寒論》143
梔子豉湯《傷寒論》142
梔子生姜豉湯《傷寒論》
　　…………… 143
四七湯《和剤局方》 363
四七湯《易簡方》 … 363
四七湯《直指方》 363
梔子柏皮湯《傷寒論》473
磁朱丸《備急千金要方》
　　…………… 312
磁朱丸《千金方》 … 281
四神丸《内科摘要》 345
滋腎丸《蘭室秘蔵》 188
四生丸《婦人良方》 403
資生丸《先醒斉医学広筆記》…………… 299
資生健脾丸……… 299

紫雪………… 326, 328
紫雪丹《外台秘要》 326
柿銭散《潔古家診》 381
紫蘇散《聖恵方》… 363
七宝散………… 130
七宝美髯丹《医方集解》
……………… 282
七味除湿湯………… 452
七味白朮散《小児薬証直
訣》…………… 247
七物降下湯《修琴堂》 432
七厘散《良方集腋》 390
十灰散《十薬神書》 402
失笑丸………… 550
失笑散《和剤局方》 392
実脾飲………… 497
実脾散《済生方》 497
柿蒂湯《済生方》… 381
至宝丹《和剤局方》
…………… 147, 325, 327
四磨飲………… 373
四磨湯《済生方》 373
四味香薷飲《和剤局方》
……………… 195
四妙丸《成方便読》 471
四妙散………… 570
四妙勇安湯《験方新編》
……………… 569
指迷茯苓丸《全生指迷方》
……………… 518
四物湯《和剤局方》
… 152, 257, 265, 393
瀉黄散《小児薬証直訣》
……………… 168
炙甘草湯《傷寒論》
…………… 288, 295
赤石脂禹余粮湯《傷寒論》
……………… 344
赤石脂湯《肘後方》 345
芍薬甘草湯《傷寒論》

……………… 115, 117
芍薬甘草附子湯《傷寒論》
……………… 116
芍薬湯《保命集》178, 182
瀉心湯………… 161, 483
沙参麦冬湯《温病条弁》
……………… 440
沙参麦門冬湯……… 440
瀉青丸《小児薬証直訣》
……………… 173
瀉肺散………… 170
瀉白散《小児薬証直訣》
……………… 170
砂半理中湯………… 209
瀉脾散………… 168
砂淋丸《医学衷中参西録》
……………… 478
舟車丸《景岳全書》 92
収渋止帯湯《中医治法与
方剤》………… 354
十全大補湯《和剤局方》
…………… 266, 268
十棗湯《傷寒論》… 90
十補丸《済生方》… 304
十味温胆湯《証治準縄》
……………… 522
十味香薷飲《和剤局方》
……………… 195
十味敗毒湯《華岡青洲》
……………… 63
従竜湯《医学衷中参西録》
……………… 47
地楡丸《普済方》… 179
珠玉二宝粥………… 299
縮泉丸《婦人良方》
…………… 253, 351
朱砂安神丸《内外傷弁惑
論》………… 313, 314
寿胎丸《医学衷中参西録》
……………… 274

手拈散《奇効良方》 393
順気散《撥萃方》… 74
春沢湯《証治準縄》 485
潤腸丸《沈氏尊生書》 88
潤腸湯《万病回春》 88
純陽真人養臓湯…… 342
小活絡丹《和剤局方》 417
小陥胸加枳実湯…… 80
小陥胸湯《傷寒論》
…………… 78, 525
昇陥湯《医学衷中参西録》
……………… 254
承気合小陥胸湯《温病条
弁》…………… 81
承気養営湯《温疫論補注》
……………… 97
生姜瀉心湯《傷寒論》
…………… 126, 380
生姜半夏湯《金匱要略》
……………… 377
小金丹《外科証治全生集》
……………… 576
小薊飲子《済生方》 407
小建中湯《傷寒論》
…………… 214, 215
小建中湯《金匱要略》
…………… 215, 216
小柴胡湯《傷寒論》… 102,
126, 129, 215, 477, 553
小承気湯《傷寒論》
…………… 74, 235
小承気湯《撥萃方》 74
小青竜加石膏湯《金匱要
略》…………… 47
小青竜湯《傷寒論》…45
小青竜湯《金匱要略》
…………… 46, 437, 532
小続命湯《備急千金要方》
……………… 413
滌痰湯《済生方》… 539

小児回春丹《敬修堂薬説》
　……………… 328
小半夏加茯苓湯《金匱要略》 ……………… 377
小半夏湯《金匱要略》
　……… 248, 376, 428
消斑青黛飲《傷寒六書》
　……………………… 159
消風散《外科正宗》　421
少腹逐瘀湯《医林改錯》
　……………………… 388
升麻黄耆湯《医学衷中参西録》…………… 254
升麻葛根湯《閻氏小児方論》………………… 57
生脈飲……………… 293
生脈散《内外傷弁惑論》
　……… 290, 293, 430
生脈保元湯………… 294
逍遥散《和剤局方》 120
消瘰丸《医学心悟》 527
小定風珠《温病条弁》431
諸葛行軍散………… 329
子竜丸……………… 92
四苓散《丹溪心法》 484
辛夷清肺湯《外科正宗》
　……………………… 171
新加黄竜湯《温病条弁》
　……………………… 98
新加玉女煎《温病条弁》
　……………………… 138
新加香薷飲《温病条弁》
　……………………… 195
腎気丸《金匱要略》
　…………… 271, 301
神麯丸……………… 312
秦艽鼈甲散《衛生宝鑑》
　……………………… 185
神効托裏散《和剤局方》
　……………………… 570

神犀丹《温熱経緯》
　…………… 149, 326
慎柔養真湯………… 299
真珠丸……………… 314
真珠母丸…………… 314
真人養臓湯《和剤局方》
　……………………… 342
新製橘皮竹筎湯《温病条弁》……………… 375
参蘇飲《和剤局方》 64
腎著湯……………… 494
身痛逐瘀湯《医林改錯》
　……………………… 388
人馬平安散………… 330
神秘湯《外台秘要》 370
真武湯《傷寒論》… 495
参附湯《正体類要》225
参苓白朮散《和剤局方》
　……………………… 297
参芦飲《丹溪心法》 564

＜す＞

水陸二仙丹《洪氏集験方》
　……………………… 349

＜せ＞

清胃散《蘭室秘蔵》《脾胃論》……… 166, 169
清胰湯《天津南開医院》
　……………………… 108
清瘟敗毒飲《疫疹一得》
　……………………… 157
清営湯《温病条弁》 145
青娥丸《和剤局方》 308
生化湯《傅青主女科》396
清気化痰丸《医方考》522
清金化痰湯《医学統旨》
　……………………… 524

清宮湯《温病条弁》
　…………… 147, 325
清経散《傅青主女科》280
青蒿鼈甲湯《温病条弁》
　……………………… 184
清骨散《証治準縄》 186
醒消丸《外科証治全生集》
　……………………… 572
清上蠲痛湯《寿世保元》
　……………………… 420
清上防風湯《万病回春》
　……………………… 154
清暑益気湯《医学六要》
　……………………… 203
清暑益気湯《温熱経緯》
　……………………… 202
清暑益気湯《脾胃論》203
清心湯……………… 124
清心涼膈散………… 49
清心蓮子飲《和剤局方》
　……………………… 165
清燥救肺湯《医門法律》
　……………………… 439
清帯湯《医学衷中参西録》…………… 353
清肺湯《万病回春》 524
清脾飲《済生方》 … 114
聖癒湯《医宗金鑑》 259
清絡飲《温病条弁》 192
清絡飲加杏仁薏仁滑石湯《温病条弁》 …… 193
石葦散《証治匯補》 478
石葦散《普済方》 … 477
石葦散《本事方》 … 478
石決明散《雑病源流犀燭》
　……………………… 177
石膏湯《外台秘要》 237
石斛夜光丸《原機啓微》
　……………………… 281
川芎茶調散《和剤局方》

方剤名索引

・・・・・・・・・・・・・・・・・ 419
千金葦茎湯・・・・・・・・・・ 577
千金三物黄芩湯・・・・・・ 471
千金保孕丸・・・・・・・・・・ *268*
千金鯉魚湯・・・・・・・・・・ 489
宣清導濁湯《温病条弁》
・・・・・・・・・・・・・・・・・ 465
蟾酥丸《外科正宗》 572
宣毒発表湯《医宗金鑑》
・・・・・・・・・・・・・・・・・ 58
宣白承気湯《温病条弁》
・・・・・・・・・・・・・ 79, *80*
宣痺湯《温病条弁》 467
旋覆花代赭石湯《傷寒論》
・・・・・・・・・・・・・・・・・ 379
旋覆代赭石湯・・・・・・・・ 379
旋覆代赭湯・・・・・・・・・・ 379
仙方活命飲《校注婦人良方》・・・・・・・・・・・・ 567
仙方活命飲《医方集解》
・・・・・・・・・・・・ *568, 569*
潜陽丹《医理真伝》 310
仙露湯《医学衷中参西録》
・・・・・・・・・・・・・・・・・ 139

＜そ＞

増液承気湯《温病条弁》
・・・・・・・・・・・・ 96, *447*
増液湯《温病条弁》
・・・・・・・・・・・・ 96, *446*
桑菊飲《温病条弁》
・・・・・・・・ 51, *56*, *437*
桑杏湯《温病条弁》
・・・・・・ 437, *438*, *440*
葱豉桔梗湯《通俗傷寒論》
・・・・・・・・・・・・・・・・・ 56
葱豉湯《肘後方》・・ *43*, *44, 56, 68, 69*
葱豉白虎湯《重訂通俗傷

寒論》・・・・・・・・・・・・ 137
蒼朮散《世医得効方》
・・・・・・・・・・・・・・・・・ 469
葱白七味飲《外台秘要》
・・・・・・・・・・・・・・・・・ 69
桑螵蛸散《本草衍義》 350
桑麻丸《医方集解》 276
倉廩散《普済方》・・ 63
疎経活血湯《万病回春》
・・・・・・・・・・・・・・・・・ 506
蘇合香丸《和剤局方》 331
疏鑿飲子《済生方》 93
蘇子降気湯《和剤局方》
・・・・・・・・・・・・・・・・・ 369

＜た＞

大安丸《医方集解》 545
大黄黄連瀉心湯《傷寒論》
・・・・・・・・・・・・ 127, *163*
大黄甘草湯《金匱要略》
・・・・・・・・・・・・・・・・・ 75
大黄䗪虫丸《金匱要略》
・・・・・・・・・・・・・・・・・ 399
大黄附子湯《金匱要略》
・・・・・・・・・・・・ 82, *100*
大黄牡丹湯・・・・・・・・・・ 578
大黄牡丹皮湯《金匱要略》
・・・・・・・・・・・・・・・・・ 578
太乙紫金丹・・・・・・・・・・ 332
大活絡丹《蘭台軌範》 418
大陥胸丸・・・・・・・・・・・・ 78
大陥胸湯《傷寒論》
・・・・・・・・・・・・ 76, *126*
大芎黄湯・・・・・・・・・・・・ 422
大羌活湯《此事難知》 41
大金花丸《宣明方論》 *151*
胎元飲《景岳全書》 269
大建中湯《金匱要略》 217
大香連丸・・・・・・・・・・・・ 173

大柴胡湯《傷寒論》
・・・・・・・・・・・・ 104, 107
大柴胡湯《金匱要略》*108*
泰山盤石散《景岳全書》
・・・・・・・・・・・・・・・・・ 267
大七気湯《三因方》 *363*
大七気湯《金匱要略》 362
大承気湯《傷寒論》
・・・・・ 72, 77, *136*, *553*
大秦艽湯《保命集》 412
大青竜湯《傷寒論》 38
大青竜湯《金匱要略》 *46*
大造丸・・・・・・・・・・・・・・ 286
大定風珠《温病条弁》
・・・・・・・・・・・・ 290, *429*
太白散・・・・・・・・・・・・・・ 197
大半夏湯《金匱要略》 378
大補陰丸《丹溪心法》 278
大防風湯《和剤局方》 505
大補丸・・・・・・・・・・・・・・ 278
托裏消毒散《外科正宗》
・・・・・・・・・・・・・・・・・ 568
托裏透膿湯《医宗金鑑》
・・・・・・・・・・・・・・・・・ 574
達原飲《温疫論》・・ 111
達原散・・・・・・・・・・・・・・ 111
奪命丸《婦人良方》 *399*
暖肝煎《景岳全書》 367
丹梔逍遙散・・・・・・・・・・ 121
丹参飲《時方歌括》 393
澹寮四神丸《証治準縄》
・・・・・・・・・・・・・・・・・ *346*

＜ち＞

知柏八味丸・・・・・・・・・・ 273
竹筎温胆湯《万病回春》
・・・・・・・・・・・・・・・・・ 522
竹葉石膏湯《傷寒論》
・・・・・・・・・・・・ 140, *203*

方剤名索引 603

竹葉柳蒡湯《先醒斉医学広筆記》………… 58
治頭瘡一方《日本経験方》………… 422
治打撲一方《香川修庵》………… 390
治中湯…………… 209
知柏地黄丸《医方考》 273
駐景丸《証治準縄》 276
駐車丸《千金方》179, 252
中和湯《証治準縄》 576
調胃丸《王機微義》 74
調胃承気湯《傷寒論》 74
丁香柿蒂湯《証因脈治》………… 380
釣藤散《普済本事方》 428
丁萸理中湯………… 209
腸癰湯《備急千金要方》………… 579
樗樹根丸《摂生衆妙方》………… 353
猪苓湯《傷寒論》… 485
猪苓湯合四物湯《日本経験方》………… 487
鎮肝熄風湯《医学衷中参西録》………… 425
鎮逆白虎湯《医学衷中参西録》………… 137
珍珠母丸《普済本事方》………… 314
枕中丹《備急千金要方》………… 318

<つ>

通関散《丹溪心法附余》………… 333
通竅活血湯《医林改錯》………… 387
痛瀉要方《景岳全書・劉

草窓方》………… 122
通導散《万病回春》 390
通脈四逆加猪胆汁湯《傷寒論》………… 223
通脈四逆湯《傷寒論》222

<て>

定癇丸《医学心悟》 540
程氏透膿散《医学心悟》………… 573
程氏萆薢分清飲《医学心悟》………… 479
定喘湯《摂生衆妙方》371
抵当丸《傷寒論》… 386
抵当湯《傷寒論》… 385
葶藶大棗瀉肺湯《金匱要略》………… 490
天水散…………… 197
天台烏薬散《医学発明》………… 366
天王補心丹《摂生秘剖》………… 316
天麻鉤藤飲《雑病証治新義》………… 427

<と>

桃核承気湯《傷寒論》384
桃花湯《傷寒論》… 343
冬瓜仁湯…………… 579
当帰飲子《済生方》 433
当帰建中湯《千金翼方》………… 216
当帰四逆加呉茱萸生姜湯《傷寒論》……… 231
当帰四逆湯《傷寒論》230
当帰芍薬加附子湯《日本経験方》………… 120
当帰芍薬散《金匱要略》

………… 119
当帰生姜羊肉湯《金匱要略》………… 259
当帰湯《千金方》
………… 219, 259
導気湯《医方集解》 367
当帰拈痛湯《蘭室秘蔵》
………… 508
当帰補血湯《内外傷弁惑論》………… 260
当帰補血湯合甘草乾姜湯加五味子・白蜜《医理真伝》………… 261
当帰羊肉湯《済生方》259
当帰竜薈丸《丹溪心法》
………… 176
当帰芦薈丸………… 176
当帰六黄湯《蘭室秘蔵》
………… 187, 338
桃紅四物湯《医宗金鑑》
………… 259
導赤散《小児薬証直訣》
………… 164, 408
導赤清心湯《重訂通俗傷寒論》………… 165
導痰湯《済生方》… 539
桃仁承気湯《温病条弁》
………… 148, 386
透膿散《医学心悟》 573
透膿散《外科正宗》 573
都気丸《医方集解》 273
独参湯《医宗金鑑》 225
菟絲子丸《済生方》 307
独活寄生湯《備急千金要方》………… 418, 503

<な>

内補丸《女科切要》 306

＜に＞

二加減正気散《温病条弁》
　‥‥‥‥‥‥‥‥ 455
二甲復脈湯《温病条弁》
　‥‥‥‥‥‥ 289, 430
二至丸《医方集解》　275
二朮湯《万病回春》　507
二神丸《本事方》‥ 346
二宜丸‥‥‥‥‥‥ 209
二仙湯《上海曙光医院》
　‥‥‥‥‥‥‥‥ 309
二陳湯《和剤局方》
　‥‥‥‥‥ 513, 529
二妙丸‥‥‥‥‥‥ 469
二妙散《丹溪心法》　469
女神散《勿誤薬室方函》
　‥‥‥‥‥‥‥‥ 123
人参蛤蚧散《衛生宝鑑》
　‥‥‥‥‥‥‥‥ 255
人参胡桃湯《済生方》　256
人参湯《傷寒論》
　‥‥‥‥‥‥ 206, 365
人参敗毒散‥‥‥‥　61
人参養栄湯《和剤局方》
　‥‥‥‥‥‥‥‥ 266

＜は＞

敗毒散《小児薬証直訣》
　‥‥‥‥‥‥ 61, 64
排膿散‥‥‥‥‥‥ 574
排膿散及湯《金匱要略》
　‥‥‥‥‥‥‥‥ 574
排膿湯‥‥‥‥‥‥ 574
貝母栝楼散《医学心悟》
　‥‥‥‥‥‥ 529, 530
破棺丹《丹溪心法》　74
白果定喘湯‥‥‥‥ 371
白散《傷寒論》‥‥　84

柏子養心丸《体仁滙編》
　‥‥‥‥‥‥‥‥ 317
白通加猪胆汁湯《傷寒論》
　‥‥‥‥‥‥ 223, 227
白通湯《傷寒論》‥ 223
白頭翁加甘草阿膠湯《金
　匱要略》‥‥‥‥ 182
白頭翁湯《傷寒論》　181
麦味地黄丸《寿世保元》
　‥‥‥‥‥‥‥‥ 273
麦門冬湯《金匱要略》444
八味丸‥‥‥‥‥‥ 301
八味地黄丸《金匱要略》
　‥ 271, 301, 305, 493
八味腎気丸‥‥‥‥ 301
八味湯‥‥‥‥‥‥ 538
八正散《和剤局方》　475
八仙長寿丸‥‥‥‥ 273
八柱丸‥‥‥‥‥‥ 343
八柱散《寿世保元》　343
八珍益母丸《景岳全書》
　‥‥‥‥‥‥‥‥ 266
八珍湯《正体類要》　265
半夏乾姜散《金匱要略》
　‥‥‥‥‥‥‥‥ 377
半夏厚朴湯《金匱要略》
　‥‥‥‥‥‥‥‥ 362
半夏瀉心湯《傷寒論》
　‥ 125, 129, 460, 551
半夏瀉心湯去乾姜甘草加
　枳実杏仁方《温病条弁》
　‥‥‥‥‥‥‥‥ 128
半夏白朮天麻湯《医学心
　悟》‥‥‥‥‥‥ 537
半夏白朮天麻湯《脾胃論》
　‥‥‥‥‥‥‥‥ 539
反佐金丸‥‥‥‥‥ 172
半硫丸《温病条弁》　466

＜ひ＞

萆薢分清飲《丹溪心法》
　‥‥‥‥‥‥ 479, 499
肥児丸《和剤局方》　558
脾約丸‥‥‥‥‥‥　86
百合固金湯《医方集解》
　‥‥‥‥‥‥‥‥ 443
白朮散‥‥‥‥‥‥ 209
白朮芍薬散‥‥ 122, 123
白朮附子湯（桂枝附子去
　桂加白朮湯）《傷寒論》
　《金匱要略》‥‥ 509
脾約麻仁丸‥‥‥‥　86
白茨枇杷丸《証治準縄》
　‥‥‥‥‥‥‥‥ 405
白虎加桂枝湯《金匱要略》
　‥‥‥‥‥‥‥‥ 138
白虎加蒼朮湯《類証活人
　書》‥‥‥‥‥‥ 138
白虎加人参以山薬代粳米
　湯《医学衷中参西録》
　‥‥‥‥‥‥‥‥ 139
白虎加人参湯《傷寒論》
　‥‥‥‥‥‥ 136, 486
白虎加人参湯《温病条弁》
　‥‥‥‥‥‥‥‥ 137
白虎加人参湯《金匱要略》
　‥‥‥‥‥‥‥‥ 137
白虎合黄連解毒湯　137
白虎承気湯《通俗傷寒論》
　‥‥‥‥‥‥‥‥ 137
白虎湯《傷寒論》
　‥ 59, 134, 141, 261
白虎湯《温病条弁》　135

＜ふ＞

婦王湯‥‥‥‥‥‥ 124
不換金正気散《和剤局方》

方剤名索引　605

復元活血湯《医学発明》
　……………………… 389
複方大承気湯《天津南開
　医院》 ……………… 75
復脈湯《傷寒論》288, 295
茯苓飲合半夏厚朴湯《日
　本経験方》……… 491
茯苓飲《金匱要略》 490
茯苓丸 ……………… 518
茯苓甘草湯《傷寒論》483
茯苓桂枝甘草大棗湯《傷
　寒論》《金匱要略》 493
茯苓桂枝五味甘草湯 532
茯苓桂枝白朮甘草湯 492
茯苓四逆湯《傷寒論》224
附桂八味丸………… 302
武侯行軍散………… 329
普済解毒丹………… 461
普済消毒飲《東垣試効方》
　……………… 50, 154
普済消毒飲去升麻柴胡黄
　芩黄連方《温病条弁》
　………………………… 155
普済消毒飲子……… 155
附子瀉心湯《傷寒論》
　………………… 127, 163
附子湯《傷寒論》 … 497
附子人参湯………… 210
附子補中湯………… 209
附子理中丸《閻氏小児方
　論》………………… 210
扶中湯……………… 300
分消湯《万病回春》 452

<ヘ>

平胃散《和剤局方》 451
碧玉散 ……………… 198
鼈甲煎丸《金匱要略》552

鼈甲養陰煎《中医婦科治
　療学》 …………… 280

<ほ>

戊己丸《和剤局方》 173
防已黄耆湯《金匱要略》
　……………………… 487
防已椒目葶藶大黄丸 94
防已茯苓湯《金匱要略》
　……………………… 488
封髄丹《医理真伝》 190
礞石滾痰丸………… 526
防風通聖散《宣明論》235
抱竜丸《小児薬証直訣》
　……………………… 329
保元湯《博愛心鑑》 246
補腎安胎飲《婦科治療学》
　……………………… 275
補心丹……………… 316
補水湯《医理真伝》 292
補中益気湯《脾胃論》
　……………… 250, 253, 264
補中湯……………… 209
布袋丸《補要袖珍小児方
　論》 ……………… 558
補肺阿膠湯《小児薬証直
　訣》 ……………… 285
補肺散 ……………… 285
補肺湯《永類鈐方》 341
補脾散……………… 346
補陽還五湯《医林改錯》
　……………………… 391
牡蛎散《和剤局方》 337
保和丸《丹溪心法》 544
保和丸《医級》 …… 545

<ま>

麻黄加朮湯《金匱要略》

　……………………… 37
麻黄杏仁甘草石膏湯 52
麻黄杏仁薏苡甘草湯《金
　匱要略》 ………… 37
麻黄細辛附子湯…… 65
麻黄湯《傷寒論》
　……… 35, 37, 38, 40, 41
麻黄附子甘草湯…… 66
麻黄附子細辛湯《傷寒論》
　……………… 65, 67, 83
麻黄連翹赤小豆湯《傷寒
　論》 ……………… 473
麻黄連軺赤小豆湯《傷寒
　論》 ……………… 473
麻杏薏甘湯《金匱要略》
　……………………… 37
麻杏甘石湯《傷寒論》
　………………… 52, 371
麻杏薏甘湯《金匱要略》
　……………………… 37
麻子仁丸《傷寒論》 86
麻仁丸 ………… 86, 252

<み>

妙応丸……………… 92

<も>

木香檳榔丸《儒門事親》
　……………………… 547
木防已加茯苓芒硝湯 490
木防已湯《金匱要略》489
木防已湯去石膏加茯苓芒
　硝湯……………… 490
木香檳榔丸《丹溪心法》
　……………………… 547
木香檳榔丸《医方集解》
　……………………… 547

<や>

射干麻黄湯《金匱要略》
　　………………… 372

<ゆ>

黄連丸 ……………… 172

<よ>

養陰清肺湯《重楼玉鑰》
　　………………… 442
養臟湯 …………… 342
陽和湯《外科証治全生集》
　　………………… 574
薏苡竹葉散《温病条弁》
　　………………… 464
薏苡仁湯《明医指掌》507
薏苡附子敗醬散《金匱要略》………………… 579
抑肝散《保嬰撮要》 428
抑肝散加陳皮半夏《日本経験方》 ………… 428

<ら>

雷氏清涼滌暑方《時病論》
　　………………… 199
雷氏芳香化濁法《時病論》
　　………………… 200
闌尾化瘀湯《天津南開医院》 ……………… 580
闌尾清解湯《天津南開医院》 ……………… 581
闌尾清化湯《天津南開医院》 ……………… 580

<り>

理陰煎《景岳全書》 211
理飲湯《医学衷中参西録》
　　………………… 516
鯉魚湯《千金要方》 489
理痰湯《医学衷中参西録》
　　………………… 515
理中安蛔湯《万病回春》
　　………………… 557
理中丸《傷寒論》
　　………… 206, 484
理中化痰丸《明医雑著》
　　………… 210, 535
理中湯《傷寒論》
　　…… 206, 253, 535
六君子湯《医学正伝》
　　… 227, 248, 253, 530
六君子湯《医学心悟》 538
立効散《蘭室秘蔵》 420
竜胆瀉肝湯《一貫堂》 152
竜胆瀉肝湯《医方集解》
　　………… 174, 177
竜胆瀉肝湯《校注婦人良方》 ………………… 176
竜蠔理痰湯《医学衷中参西録》 …………… 515
涼膈散《和剤局方》 153
苓甘姜味辛夏湯《金匱要略》 ………………… 532
苓甘姜味辛夏仁黄湯《金匱要略》 ………… 533
苓甘姜味辛夏仁湯《金匱要略》 …………… 533
苓甘五味加姜辛半夏杏大黄湯 ……………… 533
苓甘五味加姜辛半夏杏仁湯 ………………… 533
苓甘五味姜辛湯《金匱要略》 ……… 531, 532
苓姜朮甘湯《金匱要略》
　　………………… 494
苓桂五味甘草湯…… 532
苓桂朮甘湯《金匱要略》
　　………………… 492
苓桂味甘湯《金匱要略》
　　………………… 532
両地湯《傅青主女科》279
良附丸《良方集腋》 361
理苓湯 ……………… 209

<れ>

冷哮丸《張氏医通》 534
羚角鈎藤湯《通俗傷寒論》
　　………………… 423
羚羊鈎藤湯 ………… 423
連梅安蛔湯《通俗傷寒論》
　　………………… 557
連朴飲《霍乱論》 … 459
連理湯 ……………… 209

<ろ>

六一散《傷寒直格》
　　………… 197, 199
六神湯《女科輯要》 540
六柱丸 ……………… 343
六柱散《済生方》 … 343
六味丸 ……………… 270
六味地黄丸《小児薬証直訣》… 252, 270, 291, 303
六味地黄湯 ………… 270
六味湯 ……………… 538
六和湯《医方考》 … 456
鹿角菟絲丸《中医婦科治療学》 …………… 354

証・症状・病名索引

＜あ＞

噯気… 126, 172, 358, 451, 544
悪瘡………………… 572
あくび……………… 320
汗出づ（汗が出る）… 28, 31, 72, 124, 134, 157, 163, 222, 487
汗が多い…………… 293
汗が止まらない…… 289
頭のふらつき……… 257, 265, 270, 274, 275, 278, 281, 291, 314, 318, 354, 425, 426, 431, 432, 465

＜い＞

胃陰虚（胃陰不足）…141, 442, 444
胃寒…172, 212, 377, 380
胃気虚………… 249, 377
胃気上逆…143, 374, 375, 376, 377, 379
胃虚寒………… 378, 380
胃虚痰阻…………… 379
胃虚有熱…………… 374
胃中積熱…………… 166
胃痛…172, 210, 212, 393
胃内停水…………… 490
胃熱…74, 75, 167, 375, 533
胃熱陰虚…………… 169
胃反………………… 378
意識障害…72, 102, 147, 149, 157, 176, 200, 324, 326, 328, 330, 331, 333, 425, 465, 526, 539, 563
息ぎれ……140, 143, 250, 254, 265, 293, 295, 308, 355
痿証………………… 470
遺精………105, 166, 270, 273, 275, 278, 304, 348, 349, 350
溢飲………… 39, 45, 46
遺尿………350, 351, 485
いらいら…110, 117, 120, 121, 124, 172, 173, 174, 176, 278, 310, 313, 314, 387, 404, 428, 485, 520, 556
咽喉の乾燥…… 443, 529
咽喉炎……………… 152
咽痛………… 48, 56, 57, 66, 74, 141, 153, 154, 157, 222, 310, 330, 438, 442, 529
陰寒上逆……… 217, 219
陰寒虫痛…………… 218
陰寒内盛…220, 226, 228
陰虧血虚…………… 185
陰虚………… 67, 96, 187
陰虚火旺……… 273, 338
陰虚内熱………186, 283, 355, 471
陰虚肺燥…………… 262
陰虚陽衰…………… 541
陰血虚損（陰血不足） ……69, 88, 313, 314, 471

陰暑………………… 194
陰水………………… 497
陰盛格陽…………… 497
陰精不固（精関不固） ……307, 348, 354
陰疽………………… 575
陰嚢が縮む………… 366
陰部瘙痒……… 175, 179
陰陽倶脱…………… 430
陰陽両虚……… 224, 349
飲（飲邪）……117, 126
飲食積滞（飲食停積） ………… 547, 548
飲停胸膈…………… 489
瘖痱証……………… 541
インポテンツ（陽萎） …105, 175, 228, 304, 308, 309

＜う＞

鬱阻気分…………… 461
うわごと……… 149, 384
運動障害…………… 425
運動まひ……… 412, 418

＜え＞

営衛不和………… 30, 34
営血虚滞…………… 257
営分証……………… 325
衛外不固（衛陽不固） ……… 336, 337, 487
衛気不足…………… 487
衛強営弱…………… 29
翳障………………… 177

瘰癧………………… 527
噦逆（吃逆）… 273, 374, 377, 380

＜お＞

悪汗………………… 127
悪寒…… 28, 32, 38, 43, 116, 163, 194, 195, 199, 436, 457, 467, 497
悪寒と発熱の起伏… 110
悪寒・発熱… 35, 40, 41, 45, 61, 64, 65, 66
悪寒発熱の発作…… 113, 130, 131
悪熱…………… 134, 153
悪風………… 28, 31, 54, 234, 250, 336, 487
悪風寒……………… 48
悪露停滞（悪露不行）
……… 392, 396, 398
瘀血………………… 394
瘀血阻滞…………… 394
瘀血停滞…………… 392
瘀熱裡に在り……… 472
往来寒熱……… 102, 107, 109, 119, 477, 526
黄汗………………… 34
黄腫………………… 54
黄疸… 150, 162, 461, 472, 474
嘔吐……… 31, 75, 107, 110, 125, 128, 143, 172, 173, 194, 197, 199, 200, 206, 210, 212, 217, 219, 220, 231, 240, 247, 248, 249, 277, 328, 330, 346, 358, 361, 362, 376, 378, 444, 451, 454, 459, 461, 462, 464, 465, 482, 485, 495, 500, 513, 518, 520, 523, 526, 535, 538, 544, 549, 551, 556, 559
橫痃………………… 572
怒りっぽい………… 121, 172, 173, 174, 176, 387, 404
驚きやすい………… 105, 313, 314, 316, 317, 337, 520, 522, 523, 526
温瘧………………… 138
温邪内陥…………… 326
温燥……… 437, 438, 439
温熱病……………… 328
温熱暑疫…………… 149
温病後期…………… 184

＜か＞

下元虚冷…………… 351
下肢丹毒…………… 570
下肢痛（下肢の疼痛）
……… 469, 500
下肢無力……… 469, 503
下腿のむくみ……… 500
下半身の冷え……… 124
下腹部が硬く脹る… 384, 465
下腹部が硬くなり痛む
………………… 102
下腹部痛…………… 366
火旺………………… 281
過汗傷陽…………… 495
牙関緊急… 331, 333, 416
外寒内湿…………… 194
外感風寒…… 37, 59, 64, 66, 240, 454, 532
外感風邪…………… 52
外風生痰…………… 536
咳嗽…… 31, 37, 45, 46, 51, 52, 64, 90, 117, 170, 174, 190, 193, 199, 248, 255, 266, 273, 278, 285, 286, 293, 297, 310, 328, 340, 341, 362, 369, 372, 404, 405, 436, 443, 444, 485, 492, 495, 513, 514, 517, 518, 523, 524, 525, 526, 529, 531, 532, 534, 535, 536, 577
蛔厥………………… 556
顔が酔ったように赤くなる ………………… 533
火気上攻…………… 166
角膜潰瘍…………… 177
角膜混濁……… 177, 330
格陽証……………… 305
霍乱（霍乱吐瀉）… 453, 454, 462, 482
霍乱転筋…………… 462
ガス中毒…………… 454
風邪をひきやすく治りにくい ………………… 336
喀血………………… 405
滑精………………… 282
化熱傷陰…………… 524
身体が重だるい…… 139, 454, 457, 487, 494, 497, 551
肝胃火盛（熱盛）…… 402
肝胃気痛…………… 43
肝胃熱盛…………… 557
肝陰不足（肝陰虚）… 115

証・症状・病名索引　609

肝鬱（肝鬱気滞・肝気鬱結・肝気不舒）…43, 109, 119, 277, 361, 362, 368, 387
肝鬱化火（肝経火鬱）…105, 121, 173, 361
肝鬱化風…………428
肝鬱血虚…120, 121, 122
肝火横逆脾胃………173
肝火灼肺（肝火犯肺）…………174, 404
肝火上炎…………404
肝火犯胃…………172
肝寒犯胃…………212
肝気乗脾……115, 119
肝虚気滞…………124
肝経湿熱…………152
肝経熱盛…………423
肝経風熱上攻………177
肝厥………………428
肝血虚（肝血不足）…119, 257, 318
肝乗脾虚…………216
肝腎陰虚…186, 274, 275, 276, 277, 278, 280, 281, 283, 405, 425, 527
肝腎陰虚陽亢………280
肝腎陰傷…………287
肝腎精血不足（肝腎不足）…282, 503, 504, 505
肝胆実火………174, 176
肝脾不和…117, 119, 122, 250
肝風内動………425, 427
肝不養筋…………115
肝陽上亢（肝陽偏亢）…314, 425, 426, 427
乾嘔…141, 181, 212, 374, 377, 440

乾咳…122, 185, 286, 295, 437, 439, 440, 446
乾霍乱……………564
寒飲… 372, 377, 531, 535
寒飲上逆…………372
寒飲内停…………535
寒鬱化熱…………59
寒凝気滞…………366
寒凝血瘀…………396
寒凝痰滞…………575
寒凝による胃痛……361
寒湿………37, 195, 249, 360, 365, 454, 474, 494, 497, 500, 576
寒湿脚気………500, 501
寒湿困脾…………474
寒湿困表…………195
寒湿痰瘀…………576
寒湿停着肌肉………494
寒湿阻滞…………249
寒湿痹……………507
寒実結胸…………84
寒実冷積…………83
寒積…………82, 99
寒積裏実…………82
寒邪直中…………206
寒邪犯胃…………212
寒疝…………228, 367
寒滞肝脈…………230
寒痰…………369, 534
寒痰壅肺…………369
寒熱互結…………550
寒閉………………331
寒冷膿瘍…………575
間日瘧……………113
関節痛……105, 138, 467, 497, 506, 508, 526
眼痛… 173, 174, 176, 177
頑痰………………534
顔面紅潮…………222

顔面神経まひ…391, 412, 414, 415, 425
顔面丹毒…………155
感受暑熱…………202

<き>

気陰両虚（気陰両傷・気陰不足）…98, 166, 478
気鬱………………358
気機阻滞…………92
気逆不降…………374
気虚……64, 216, 250, 261, 391
気虚下陥………250, 254
気虚血瘀…………391
気血瘀滞…………119
気血凝滞………393, 397
気血両虚（気血不足）…131, 217, 219, 259, 261, 265, 266, 268, 269, 395, 503, 504
気血両燔………157, 159
気津両傷… 140, 203, 293
気滞………43, 249, 364, 498, 501, 550
気滞血瘀…362, 387, 390, 393
気滞痰阻…………364
気不摂血………261, 409
気分証……………72
気分熱盛… 134, 140, 261
飢餓感…………168, 278
起坐呼吸…489, 490, 532, 534
稀薄な痰…45, 531, 535
肌膚甲錯…………400
吃逆（噦逆）… 273, 374, 377, 380
瘧疾………114, 130, 131

瘧母…………… 552	胸中大気下陥……… 254	342, 344, 345, 452,
久咳…………… 340	胸痛…… 241, 290, 364,	454, 457, 461, 462,
久瘧…………… 131	387, 392, 397, 577	464, 482, 485, 495,
久瀉久痢……… 342, 343	胸痺………… 208, 364	544, 546, 547, 556
久瘡…………… 422	胸腹部が痞えて脹る 80	経行不止………… 355
久痢不止……… 344, 345	胸膜炎…………… 91	経血量が少ない 119, 120
急驚風………… 425	胸満……………… 32	痙病……………… 73
急性膵臓炎…… 109	胸陽不振……… 364	瘈瘲…………… 290
急性膵炎……… 109	脇下に水気有り…… 126	頸項丹毒……… 571
急性腸閉塞…… 76	脇下痞鞭……… 103	頸部リンパ節腫(瘰癧)
虚火上炎…278, 310, 443	驚悸………… 263, 526	…527, 572
虚火上擾……… 318	金創出血……… 390	迎風流涙……… 274
虚火内擾……… 186	筋痿…………… 283	けいれん…115, 116, 157,
虚寒…………… 304	筋骨痿軟……… 283	210, 290, 328, 417,
虚損労傷……… 286	筋断骨折……… 390	423, 427
虚脱…………… 289	筋肉がぴくぴくひきつる	
虚熱…………… 270	(筋肉蠕動)…34, 429,	けいれん性疼痛…… 116
虚風内動…289, 429, 431	489, 495	血瘀……259, 385, 387,
虚陽上浮……310, 429	噤口痢…………… 63	388, 389, 390, 392,
虚労…………… 185		394, 398
虚労乾血……… 399	<<>	血瘀内熱………… 385
虚労骨蒸……… 186		血瘀痺阻経絡……… 388
虚労裏急……… 216	口が苦い(口苦) … 102,	血海虚寒………… 228
狂躁………145, 147, 148,	107, 109, 172, 174,	血虚…121, 152, 216, 250,
150, 157, 161, 176,	176, 180, 181, 361,	408, 409
384, 526	520, 526	血虚血瘀………… 259
狂乱…………… 423		血虚兼寒………… 259
狭心痛………… 332	<け>	血虚受寒………… 230
胸膈鬱熱……… 142		血虚生風…431, 432, 433
胸脇苦満(胸脇部が脹っ	下血………… 179, 406	血虚発熱(血虚有熱)
て苦しい)……103,	下焦瘀熱………… 407	…121, 260
107, 110, 117, 492	下焦血寒………… 388	血虚陽浮………… 260
胸脇痛……90, 119, 120,	下焦湿熱………… 175	血行不暢………… 387
174, 176, 181, 277,	下痢………31, 72, 74,	血栓性動脈炎…… 570
361, 389, 404, 526	107, 117, 122, 125,	血燥生風………… 433
胸脇部が脹って痛む	128, 150, 173, 178,	血滞…………… 257
……… 107, 109, 172	180, 182, 194, 197,	血脱…………… 254
胸水………… 90, 91, 92	199, 200, 210, 220,	血痰…………… 193
胸中が何ともいえずあつ	238, 240, 247, 249,	血尿… 407, 475, 476, 485
苦しい………… 142	250, 289, 304, 328,	血熱………… 152, 280
		血熱蓄血………… 148

証・症状・病名索引　611

血熱動血……………147
血熱妄行…147, 161, 280, 385, 402, 403
血不養胎……………408
血分湿熱……………179
血分証………………147
血崩…………254, 355
血淋………407, 476, 485
血痺…………………231
厥陰枢機不利…124, 556
厥陰頭痛……………213
厥逆…………………220
厥冷…………………220
結胸………76, 77, 80
月経過多……………408
月経後期……………515
月経周期の延長257, 515
月経周期の短縮……259, 264, 280
月経先期……………280
月経痛……119, 230, 250, 259, 266, 361, 385, 388, 392, 398
月経不行（無月経）…257, 280, 385, 394, 398
月経が中途で停止したり月経期ではないのに来潮する………102
月経不順………119, 120, 124, 152, 230, 241, 265, 266, 362, 388, 392, 394, 395
月経異常……………152
月経量の減少………257
倦怠無力感……98, 202, 265, 268, 293, 352, 439, 461
健忘……263, 350, 426
懸飲…………………90
元気がない……98, 99, 166, 202, 206, 221, 226, 228, 245, 248, 250, 259, 287, 297, 304, 308, 345, 354, 474, 550
元気不足………246, 305
言語錯乱……………102
眩暈…………526, 538
健忘……316, 317, 318

＜こ＞

呼吸困難（喘）…31, 37, 45, 46, 52, 53, 79, 170, 228, 254, 255, 266, 273, 285, 290, 340, 364, 369, 371, 372, 373, 439, 489, 490, 517, 526, 531, 532, 534
呼吸促迫……………90
呼吸微弱……………225
鼓脹…………………453
五更泄瀉……………345
五遅…………………271
口渇………52, 68, 72, 134, 136, 138, 140, 153, 157, 159, 168, 169, 195, 197, 200, 202, 203, 237, 260, 271, 293, 437, 439, 440, 444, 446, 461, 462, 472, 482, 485, 556, 581
口渇がない………28, 35
口乾…………287, 297
口苦（口が苦い）…102, 107, 109, 361, 520, 526
口臭…141, 167, 168, 558

口瘡咽痛……………330
口内や舌のびらん…141
口内炎（口舌生瘡）…74, 153, 161, 164, 168, 316, 330
口鼻の乾燥…………438
甲状腺腫………527, 528
拘急…………………289
後弓反張………416, 423
哮喘…………………371
高熱………134, 138, 150, 157, 159, 237, 324, 326, 328, 423
項背部のこわばり…31
睾丸の腫脹…………365
膏淋………476, 479, 499
強直………326, 416, 423
声が出ない（失声）…66, 542
腰や膝がだるく無力…274, 275, 278, 282, 283, 291, 301, 304, 308, 345, 348, 369, 405, 541
腰や膝が冷えて痛む 503
骨痿…………………283
骨蒸（骨蒸潮熱）…186, 273, 278, 286, 443
昏迷…………………526

＜さ＞

痄腮…………154, 156
柴胡証………………102
臍下水気……………482
寒がる……220, 228, 354
寒くなったり熱くなったりする………120
三焦気滞……………111
三焦気機阻滞………460

三焦熱毒積滞……… 161
三陽の合病………… 135
産後血虚…………… 183
産後血虚受寒……… 396
産後の虚弱………… 216

<し>

支飲……… 489, 490, 532
支飲胸満……………… 75
四肢の疼痛…… 397, 487, 495, 518
肢体痛………………… 57
四肢の無力感……… 245, 248, 250, 259
四肢が重だるい…… 194, 461, 471
肢体が重だるい…… 265, 451, 457, 480, 487, 495, 513
肢体がだるく痛む… 40
子宮外妊娠破裂…… 397
子宮下垂…………… 250
子宮虚寒…………… 497
死胎…………… 398, 452
視力低下…… 274, 277, 281, 309
歯齦出血…………… 169
歯齦の腫脹疼痛 141, 438
歯齦のびらん……… 167
歯痛……… 74, 153, 167, 169, 190, 420
紫斑…………… 149, 159
自汗……… 127, 250, 290, 293, 295, 336, 337, 340, 487
耳痛………………… 174
耳鳴……… 174, 176, 270, 274, 278, 291, 310, 312, 425, 426, 427,

438, 526
痔核………………… 179
しこり………… 526, 527, 572, 575
舌のこわばり……… 539
七情気逆……… 373, 374
失音………… 66, 542
湿遏熱伏…………… 457
湿鬱………… 34, 455
湿温……… 139, 457, 459, 460, 461, 466
湿温時疫…………… 461
湿温瀰漫三焦……… 465
湿瘧………………… 453
湿凝気阻…………… 466
湿困脾胃……… 203, 451, 452, 456
湿疹…………… 421, 469
湿滞中焦…………… 460
湿濁下注…………… 352
湿痰…………… 130, 513
湿痰癖疾…………… 130
湿毒………………… 570
湿熱……… 110, 111, 112, 126, 128, 161, 173, 178, 179, 183, 353, 459, 462, 463, 468, 469, 470, 472, 474, 475, 476, 477, 486, 546, 581
湿熱鬱蒸…………… 464
湿熱鬱阻少陽……… 110
湿熱鬱阻中焦……… 459
湿熱蘊結下焦… 469, 470, 471, 477, 478, 485
湿熱蘊結膀胱……… 189, 476, 479
湿熱黄疸……… 472, 474
湿熱下注… 353, 471, 475
湿熱久蘊傷陰……… 179

湿熱挾痰…………… 128
湿熱膠着中焦……… 463
湿熱食積…………… 546
湿熱阻滞経絡……… 467
湿熱内蘊……… 161, 462
湿熱痺……………… 467
湿熱伏在膜原……… 111
湿熱痢………… 178, 183
湿熱留恋…………… 173
実熱老痰…………… 526
湿痺………………… 507
実水………………… 91
失精………………… 349
湿熱鬱阻…………… 111
しびれ…… 119, 231, 265, 433, 500, 503, 506, 507
ジフテリア………… 442
しぶり腹…………… 173
砂石………………… 477
砂淋…………… 476, 477
邪入営血…………… 149
邪熱未清…………… 140
邪伏陰分…………… 184
瀉痢不止…………… 344
手足心熱…………… 271
酒飲………………… 552
酒皶鼻……………… 387
酒湿………………… 551
酒病………………… 552
腫瘤……… 259, 388, 397, 398, 552
羞明…………… 177, 281
聚星障……………… 177
柔痙………………… 78
宿食停滞…………… 564
出血… 74, 147, 150, 157, 159, 161, 176, 206, 237, 251, 263, 402, 403, 409

証・症状・病名索引　613

暑温……… 128, 192, 461	上盛下虚……………… 228	心神不安……………… 318
暑温挟湿……… 197, 199	上焦風熱……………… 154	心神不寧……… 263, 266,
暑月霍乱痧脹……… 329	上中二焦熱毒熾盛　153	313, 319, 320
暑瘵…………………… 193	上熱下寒…124, 125, 128	心腎陰虚……………… 316
暑湿痺………………… 468	上腹部の持続性でつよい	心腎不交……… 163, 312,
暑傷肺経気分……… 192	疼痛……………… 109	319, 349, 350
暑熱傷津……………… 203	上腹部痛……………… 393	心腎陽傷………………　65
暑熱内蘊……………… 195	上腹部の痞え……… 162,	心胆虚怯……………… 522
暑穢…………………… 200	212, 373, 561	心肺陽虚……………… 516
小結胸…… 78, 107, 525	情緒不安……………… 105	心脾両虚……………… 263
小児急驚……… 328, 329	食積……… 544, 545, 546	心陽虚………………… 493
小児驚癇……………… 327	食滞…………………… 249	心陽偏亢……………… 312
小児驚厥…324, 326, 328	食欲不振……… 203, 245,	身瞤……………………　34
小児熱盛動風……… 326	248, 263, 265, 268,	身体痛…28, 35, 37, 38,
小腹不仁……………… 301	297, 342, 345, 376,	41, 237, 240, 455,
小便不利　303, 482, 495	380, 440, 474, 535,	463, 464, 502
小便不通……………… 254	538, 548, 550, 551	身熱不暢……………… 457
少陰病…………… 65, 220	ショック状態…220, 225	神経筋疾患…………… 309
少陰病四逆…………… 117	心胃諸痛……………… 393	津枯腸燥…………85, 86
少気…………………… 143	心陰虚（心陰不足）…317,	真陰大虧……………… 429
少痰…122, 440, 446, 529	337	真陰虚（真陰不足）…211,
少腹急結……………… 384	心陰陽両虚…………… 295	286, 287, 291, 292
少陽証……… 477, 526	心火亢盛……………… 313	真寒仮熱……………… 305
少陽枢機不利… 102, 106	心火上炎……… 163, 166	真陽衰微……………… 306
少陽半表半裏…102, 106,	心窩部が硬く痞える	真陽不足…304, 306, 307
107	……………… 107, 127	振戦…………………… 427
少陽病………………… 522	心窩部が硬く脹って痛む	津液水足……………… 446
傷陰……………………　97	…………………………　76	津気両傷……………… 202
傷津…………………… 137	心窩部の圧痛……… 525	神昏…………………… 326
消渇……………… 170, 270	心窩部の痞え（心下痞）	腎陰虚（腎陰不足）…189,
昇降失調… 125, 358, 455	…107, 125, 126, 127,	270, 273, 442
硝子体混濁…………… 281	128, 162, 550	腎陰陽両虚…… 310, 542
焦躁感…… 142, 145, 161,	心肝火旺……………… 121	腎盂炎………………… 477
163, 164, 166, 187,	心気不足……… 319, 350	腎虚（腎精不足）……89,
195, 197, 214, 295,	心悸…………………… 321	274, 275, 348
313, 314, 316, 320,	心下気機痞結……… 125	腎虚不固（精関不固）…307,
338, 439	心下痞（心窩部の痞え）	348, 354
衝任虚寒……………… 394	……107, 125, 126,	腎虚不摂……… 349, 350
衝任虚損……… 307, 408	127, 128, 162, 550	腎失気化……………… 485
衝脈不固……………… 355	心絞痛………………… 332	腎著…………………… 494

証・症状・病名索引

腎不納気……… 228, 369
腎陽虚（腎陽不足）…228, 301, 303, 304, 307, 308, 354, 369, 485, 495, 499
じんま疹（風疹）……421

＜す＞

頭汗………… 76, 106
頭重………… 461, 502
頭痛…… 28, 35, 40, 41, 48, 56, 57, 65, 120, 157, 174, 176, 212, 231, 240, 250, 260, 387, 419, 427, 428, 436, 437, 439, 454, 457, 482, 502, 538
頭風………… 419, 420
水飲…… 39, 45, 91, 94, 106, 436, 485, 492
水飲内結………… 94
水飲犯肺………… 485
水火不済………… 312
水気内停…… 45, 495
水気内動………… 495
水湿停滞…… 106, 303, 482, 487
水湿内停………… 482
水湿壅盛………… 93
水腫…… 92, 453, 480
水土不服…… 454, 462
水熱結胸…… 76, 77
水熱互結………… 485
水熱内壅………… 92
睡眠が浅い………… 314

＜せ＞

怔忡………… 263

星障………… 177
精液尿………… 349
精関不固（陰精不固） ……307, 348, 354
精血不足…… 276, 286
精神異常………… 526
石癭………… 528
石淋………… 477
赤白痢………… 179
積滞内停………… 547
切迫流産…268, 274, 408
疝気………… 366
涎沫………… 377
喘咳…… 31, 53, 95, 170, 370, 517, 534
喘息………… 526
喘鳴……… 37, 79, 228, 328, 362, 369, 371, 372, 534
蠕動………… 290
譫語………… 326
全身の疼痛………… 38

＜そ＞

早期老化………… 282
早産………… 399
宗筋弛緩………… 308
瘙痒………… 33
瘡瘍………… 62
瘡瘍久潰不癒……… 260
燥痰………… 529
燥熱壅肺………… 439
燥屎………… 72
臓躁………… 320
臓毒下血………… 406
瘡瘍………… 63

＜た＞

立ちくらみ………… 250

多汗………… 202
多骨癰………… 570
多痰……… 37, 248, 513, 517, 520
多夢………… 318, 526
食べたくない……… 544
食べられない…248, 376
唾液が湧いて止まらない ………… 208
打撲外傷（跌打損傷） …385, 389, 390, 397
太陽と少陽の合病… 180
太陽病傷寒………… 35
太陽病中風………… 28
帯下…152, 175, 263, 297, 307, 349, 352, 353, 354, 395, 469, 515
帯状疱疹………… 391
胎元不固…… 274, 275
胎動不安…268, 269, 274
胎盤残留………… 398
腿癰………… 570
戴陽………… 222
癲疝………… 365
大・小便不通……… 466
大寒犯腎………… 66
大頭瘟………… 154, 156
大腸湿熱………… 178
大怒暴厥………… 374
大気下陥………… 254
濁塞竅道………… 541
多痰………… 514
脱疽………… 570
脱肛………… 250, 343
脱髪………… 387
打撲………… 390
胆胃腑気不通……… 109
胆胃不和…… 520, 522
胆火熾盛…… 180, 181
痰飲…… 45, 64, 376,

証・症状・病名索引　615

482, 549
痰飲内停……………… 210
痰涎宿食……………… 561
痰涎壅盛……………… 563
痰瘀阻絡……………… 149
痰核…526, 527, 572, 575
痰火上壅……………… 530
痰気鬱結……………… 362
痰湿……… 107, 114, 248
痰湿化熱……………… 249
痰湿阻滞膜原………… 113
痰湿内盛……………… 515
痰邪阻肺……………… 524
痰喘…………………… 47
痰濁…………………… 332
痰に血が混じる…… 404,
　　439, 443
痰熱結胸……………… 80
痰熱互結……78, 525, 526
痰熱内蘊……………… 371
痰熱内結……………… 523
痰熱内擾…520, 522, 541
痰熱内閉……………… 327
痰熱蒙閉……………… 328
痰熱壅肺………… 79, 524
痰熱壅閉心竅………… 324
痰迷心竅………… 539, 540
痰壅気逆……………… 517
痰留経絡……………… 518
癱瘓…………………… 418

<ち>

知覚まひ……………… 503
乳房が脹って痛む… 120
蓄血証………………… 384
蓄水証………………… 482
痔瘡…………………… 406
中経絡　412, 415, 417, 425
中耳炎………………… 152

中暑…………… 200, 328
中焦虚寒……… 206, 214,
　　216, 217, 557
中焦陽虚……………… 217
中風… 328, 418, 539, 563
中風後遺症…………… 391
中風昏迷……………… 324
中風閉証……………… 563
虫疳…………………… 558
虫積…………… 557, 558
虫垂炎…… 578, 580, 581
虫痒…………………… 471
疔瘡…………………… 572
疔毒…………………… 568
腸胃燥熱……………… 86
腸胃熱結… 80, 96, 97, 98
腸胃熱盛……………… 447
腸燥便秘…… 86, 88, 89
腸の固摂失調… 342, 344
腸腑熱結……………… 76
腸風下血……………… 406
腸風臟毒下血………… 405
腸癰……… 571, 578, 579
潮熱………… 72, 79, 80,
　　105, 185, 186, 273,
　　278, 283, 286
聴力減退……… 270, 287
癥塊…………………… 398
癥積…………………… 552

<つ>

痛経…………… 368, 398
疲れやすい…………… 166
つばやよだれが多い
　　……………… 212, 531
爪がもろい…………… 257

<て>

手足の蠕動…………… 431

手足のほてり……… 297
泥状～水様便……… 203,
　　206, 245, 248, 289,
　　297, 352, 451, 463,
　　497, 535, 538, 549,
　　557, 558
跌打損傷（打撲外傷）
　　…385, 389, 390, 397
テネスムス（裏急後重）
　　… 117, 173, 178, 180,
　　182
転筋…………………… 462
癲狂…………………… 526
癲証…………………… 541
てんかん……… 313, 363,
　　541, 563
巓頂痛………………… 292

<と>

吐瀉…………………… 456
努力呼吸……………… 254
盗汗……… 122, 185, 186,
　　187, 188, 270, 273,
　　278, 283, 286, 291,
　　295, 317, 318, 338,
　　405, 443
動悸……… 105, 117, 161,
　　163, 214, 263, 265,
　　266, 287, 290, 291,
　　295, 312, 313, 314,
　　316, 317, 318, 337,
　　355, 377, 387, 426,
　　429, 482, 492, 493,
　　495, 513, 520, 522,
　　523, 526
動風…………………… 326
胸中血瘀……………… 387
頭面風熱……………… 571
毒物の誤飲…………… 563

証・症状・病名索引

トリコモナス……… 471
呑酸……… 172, 212, 249, 277, 358, 451, 544

<な>

泣く……… 320
内傷湿滞……… 454
内鬱火熱……… 505
内傷飲食有湿……… 484
内傷寒湿……… 240
難産……… 398
難聴… 174, 176, 312, 387

<に>

日射病……… 328
日哺潮熱……… 72, 105
乳癌……… 572
乳房が脹って痛む… 120
乳癰……… 571, 572
尿意促迫……… 477
尿管結石……… 478
尿失禁……… 250, 307, 350, 485
尿道炎……… 152
尿白濁…… 349, 479, 499
尿閉……… 475
尿量が多い……… 89
尿量減少……… 117, 301, 480, 482, 485, 487, 495, 497
妊娠嘔吐……… 378
妊娠水腫… 480, 481, 489

<ね>

熱飲……… 54, 55
熱鬱胆経……… 181
熱感…… 138, 197, 200, 202, 203, 250, 260, 270, 338, 405, 443
熱陥心包……… 149, 325
熱極動風……… 423
熱厥……… 73, 135
熱結小腸……… 385
熱結心下……… 107
熱結腸胃……… 72, 80
熱結便秘……… 79
熱結傍流……… 73
熱邪傷津……… 447
熱邪内陥心包… 324, 326
熱邪入裏……… 238
熱射病……… 328
熱傷……… 391
熱傷陰血……… 431
熱傷営血……… 326
熱傷営陰……… 145
熱性けいれん……… 324, 327, 328, 425
熱盛動風……… 326
熱痰……… 107, 324
熱毒……… 150, 151, 182, 442, 570
熱毒充斥……… 157
熱毒壅盛三焦… 150, 151
熱毒痢……… 182
熱入血室……… 102
熱入心包……… 147, 326
熱痞……… 127
熱閉……… 324
熱痢……… 183, 238
熱淋……… 475, 476
熱痺……… 138
眠い……… 65, 66, 451
眠りが浅い……… 320
粘稠な痰…… 523, 524, 525, 526
ねんざ……… 390

<の>

脳血管障害…… 324, 328, 530, 539
脳疽……… 572
膿血……… 178
膿血性の下痢……… 182
咽の乾燥…… 293, 295, 437, 440, 444
咽の梗塞感……… 362
のぼせ……… 124, 310

<は>

破傷風……… 416
歯ぎしり……… 428
歯の動揺……… 169
肺痿……… 189, 296, 444
肺胃陰虚……… 444
肺胃津傷……… 440, 441
肺胃宣降失調……… 362
肺胃熱盛……… 134
肺胃熱毒……… 57
肺陰虚(肺陰不足)…122, 285, 442, 444
肺陰虚火盛……… 285
肺虚久咳…… 340, 341
肺虚不降気……… 256
肺虚有熱……… 285
肺化膿症(肺癰)… 572, 577
肺気陰両虚…… 293, 295
肺気虚…… 255, 485
肺気不降……… 267
肺気不宣……… 37, 436
肺系熱鬱……… 141
肺結核……… 446
肺失清粛……… 524
肺腎陰虚…… 185, 273, 286, 443, 446

証・症状・病名索引

肺腎虚寒…………… 514
肺腎両虚……… 256, 341
肺水腫……………… 75
肺燥有痰…………… 529
肺脹……………… 55
肺熱…… 52, 53, 170, 171
肺熱咳血…………… 405
肺熱喘咳…………… 170
背微悪寒…………… 136
肺癰（肺化膿症） …572, 577
肺癆………………… 446
排尿困難… 197, 250, 407, 475, 477, 479, 485
排尿痛…… 197, 407, 475, 477, 479
排便不爽…………… 463
梅核気……………… 362
白喉（ジフテリア）…442
白癬………………… 471
白濁尿…… 349, 479, 499
白内障……………… 281
白瘖………………… 464
白髪…………… 275, 282
白濁………………… 349
発語障害…………… 541
発熱……… 28, 32, 38, 43, 48, 52, 67, 76, 180, 181, 182, 187, 192, 194, 195, 197, 199, 200, 202, 203, 234, 238, 240, 260, 328, 384, 438, 439, 446, 464, 467, 482, 485, 495, 523, 558, 578, 581
鼻みず……………… 531
鼻や咽の乾燥… 437, 439
腹が張る…358, 548, 558
腹の痞え……… 465, 549

半身不随…… 391, 414, 425, 539
半表半裏証…… 102, 106, 109, 112
煩躁……38, 47, 107, 128, 150, 153, 158, 237, 318, 321, 324, 328, 423, 426, 462, 557
煩悶……………… 556

<ひ>

皮下結節…………… 527
皮下出血…………… 145
皮水………… 54, 480, 489
皮膚潰瘍…………… 260
皮膚化膿症…… 63, 150, 152, 161, 391, 567, 573
皮膚中を虫がはうような感じ………… 488
皮膚瘙痒…………… 433
冷え…32, 65, 66, 82, 89, 99, 117, 135, 206, 212, 220, 223, 225, 226, 228, 230, 259, 301, 308, 345, 354, 377, 409, 474, 494, 495, 497, 499, 500, 503, 507, 556, 557
疲労感……………… 140
痔…………………… 126
悲哀感……………… 320
脾胃蘊熱…………… 109
脾胃気虚……… 247, 248, 249, 250
脾胃気滞…………… 360
脾胃虚寒…… 209, 210, 211, 346
脾胃虚弱……… 549, 558

脾胃熱鬱…………… 168
脾胃不運…………… 558
脾胃伏火…………… 168
脾胃不和……… 125, 128
脾胃陽虚…………… 535
脾陰虚……………… 298
脾気陰両虚…… 297, 299
脾気虚…… 245, 246, 539
脾虚……… 353, 456, 480, 482, 489, 548, 550
脾虚肝鬱…………… 352
脾虚肝乗…122, 214, 250
脾虚湿盛…297, 299, 352
脾虚湿滞…………… 119
脾虚湿熱…………… 353
脾虚生痰…………… 255
脾失健運…………… 120
脾腎虚寒……… 342, 343
脾腎陽虚…… 342, 344, 345, 510
脾肺気虚……… 64, 487
脾不統血……… 263, 355
脾約………………86, 87
脾約便秘…………… 86
脾陽不足… 99, 409, 492
痺症………………… 509
痺証……… 468, 470, 487
痺証日久…………… 503
微熱…………… 287, 440
鼻淵………………… 171
鼻出血…… 124, 153, 402
鼻内瘜肉…………… 171
鼻閉…………… 35, 171
ひきつけ……… 208, 428
ひきつり… 32, 265, 289, 427, 431, 432, 462
ヒステリー発作…… 320
脾不統血…………… 263
表寒証…… 28, 66, 436
表寒熱鬱…………… 38

618　証・症状・病名索引

表寒表虚証…………… 28
表寒表実………35, 44
表寒裏実…………… 234
表虚………………… 34
表証未解………237, 238
表疏営泄…………… 28
表閉営鬱………35, 38
表裏倶実…………… 235
頻尿… 86, 307, 350, 351, 354, 475, 485, 499

<ふ>

不消化下痢………… 127
不正性器出血………394, 398, 408, 409
不妊… 304, 309, 394, 395
不眠…105, 142, 145, 150, 161, 163, 164, 166, 188, 263, 266, 275, 291, 295, 310, 387, 426, 427, 485, 493, 520, 522, 523, 526
附骨疽…………… 572
浮腫… 39, 45, 54, 90, 93, 95, 297, 301, 303, 470, 480, 482, 487, 495, 497, 518, 533
浮陽……………228, 273
浮陽上気………… 273
腑実熱結………… 77
フィステル（瘻孔） 575
風温……………48, 56
風寒… 28, 37, 41, 43, 44, 64, 65, 69, 102, 371
風寒外束…………… 371
風寒感冒………41, 43
風寒散漫少陽……… 102
風寒湿邪…40, 41, 61, 62, 417, 503, 509

風寒湿邪留滞経絡… 417
風寒湿痺…414, 417, 504, 505, 507
風寒湿表証… 40, 41, 62
風寒犯肺………… 536
風寒束表………… 45
風寒表証…28, 35, 43, 64, 65, 69
風湿…38, 487, 502, 510
風湿在表……… 38, 502
風湿熱毒………421, 422
風湿熱痺………… 508
風湿痺…………505, 506
風邪中経………… 414
風邪犯肺………… 536
風疹（じんま疹）… 421
風水… 39, 45, 46, 54, 487
風水挟熱………… 54
風痰（風痰上擾）… 429, 538, 539, 563
風熱… 48, 51, 52, 68, 155, 330, 571
風熱疫毒………… 155
風熱牙痛………… 571
風熱翳障………… 330
風熱毒…………… 63
風熱犯衛………… 48
風熱犯肺………… 51
風熱表証…… 48, 67, 571
風熱壅盛………… 235
副睾丸炎………… 152
腹腔内腫瘤……259, 388, 397, 398, 552
腹水……90, 92, 94, 453
腹中腫塊………… 388
腹痛…… 72, 76, 80, 82, 83, 96, 98, 99, 115, 117, 118, 119, 122, 128, 173, 178, 180, 182, 194, 206, 214,

216, 217, 220, 222, 231, 240, 241, 247, 249, 257, 259, 304, 328, 330, 342, 344, 345, 360, 361, 385, 392, 393, 396, 397, 400, 454, 462, 495, 497, 544, 546, 547, 556, 557, 558, 559, 578, 580, 581
腹満…72, 76, 80, 83, 96, 98, 107, 109, 117, 144, 217, 219, 234, 247, 248, 249, 277, 297, 360, 361, 362, 385, 399, 446, 451, 454, 472, 480, 538, 544, 546, 547, 548, 549, 550, 580
腹鳴………122, 125, 128, 217, 557
伏飲……………… 45
腑実便結………… 109
二日酔い………… 551
不眠………312, 313, 315, 316, 317, 318
ふらつき…427, 433, 495

<へ>

扁桃炎…………… 152
偏半表…………… 106
偏裏……………… 107
便が硬い…… 86, 88, 89
便秘…72, 76, 79, 80, 82, 83, 85, 86, 88, 89, 92, 96, 98, 99, 107, 234, 276, 295, 297, 316, 446, 465, 526, 546, 547, 580, 581

証・症状・病名索引　619

<ほ>

歩行障害……… 469, 541
胞宮虚冷…………… 395
崩漏………… 355, 408
亡陰………………… 97
亡陽虚脱…………… 220
冒暑………………… 199
膀胱炎……………… 152
膀胱湿熱…………… 197
膀胱失約……… 307, 351
ほてり…… 270, 278, 286, 287, 310, 405, 443
奔豚（奔豚気）… 35, 228, 532
ぼんやりする… 192, 320

<ま>

麻疹…………… 57, 58
マラリア…………… 130
慢驚風……………… 208
慢性泄瀉…………… 300

<み>

水を飲むとすぐに吐く 482
脈の結代…………… 295

<む>

無汗… 28, 35, 37, 38, 40, 43, 45, 50, 61, 194, 195, 237, 240, 436
むくみ………… 119, 507
無月経… 257, 280, 385, 394, 398
無痰………… 295, 439
無名腫毒…………… 391
夢精………………… 282

夢交………………… 349
むずかり…………… 428
胸が脹って苦しい… 32
胸苦しい…144, 332, 358, 362, 373, 454, 561

<め>

目がかすむ……257, 265, 274, 275, 291
目の異物感………… 257
目の充血…153, 173, 174, 176, 177, 314, 438
命門陰陽両虚… 308, 309
命門火衰…………… 304
めまい…… 105, 120, 124, 174, 175, 176, 250, 257, 270, 278, 281, 291, 310, 314, 318, 354, 377, 387, 423, 425, 426, 427, 431, 432, 433, 482, 492, 495, 513, 518, 520, 538, 551

<も>

毛髪につやがない… 257
もうろう状態… 429, 464
木火刑金…………… 174

<や>

夜間の潮熱………… 186
夜間発熱…145, 147, 184

<ゆ>

ゆううつ…117, 120, 362

<よ>

夜泣き……………… 428
陽萎（インポテンツ）
　…105, 175, 228, 304, 308, 309
陽黄………………… 472
陽気内鬱…………… 117
陽気暴脱…………… 225
陽気欲脱…………… 226
陽虚……… 65, 66, 206, 220, 226, 228, 497, 510, 575
陽虚陰盛…………… 228
陽虚寒湿…………… 474
陽虚自汗…………… 226
陽虚水腫…………… 497
陽虚不摂血………… 206
陽毒発斑…………… 159
陽明温病…………… 446
陽明熱証…………… 134
陽明熱盛…………… 105
陽明病………… 72, 447
陽明腑実……… 72, 325
陽明裏証…………… 109
腰痛… 301, 308, 354, 388
癰瘡………………… 63
瘍癤………………… 571
癰瘡腫痛…………… 573
癰瘡癤腫……… 567, 568
癰腫………………… 571
横になりたがる…… 65
よだれ……………… 377

<ら>

蘭尾炎………… 580, 581

<り>

痢疾……………… 74, 173
裏急後重（テネスムス）
　…117, 173, 178, 180, 182
裏実熱結…………… 108
裏水………………… 54
裏熱熾盛…………… 237
裏寒の疼痛………… 219
裏虚腹痛…………… 217
流行性耳下腺炎…… 155
流産………… 268, 274
流涙………………… 281
涼燥………………… 436

<る>

流注膿瘍…………… 418
瘰癧（頸部リンパ節腫）
　…527, 565, 566, 572
類中風………… 425, 530
るい痩………… 429, 558

<れ>

冷汗………………… 225

<ろ>

老痰久積…………… 526
弄舌………………… 168
漏汗………………… 32
瘻孔（フィステル）…575

用語索引

<あ>

安神 …………………… 311
安神剤 ………………… 311

<い>

胃気上逆 ……………… 369
胃熱陰虚 ……………… 169
痿痺 …………………… 418
遺精 …………………… 272
胃寒 …………………… 212
胃気上逆 ……… 172, 213,
　248, 374, 375, 376,
　379, 459, 460, 518,
　520, 544
胃熱 ……… 125, 139, 161,
　167, 169, 172, 374,
　375, 550
育陰剤 ………………… 270
飲 ………… 449, 511, 531
瘖 ……………………… 542
引経薬 ………………… 14
陰液 …………………… 243
陰黄 …………………… 474
陰虚 ………… 67, 85, 96
陰虚火旺 ……… 273, 338
陰虚内熱 ……………… 355
陰血虚損 ……………… 69
陰暑 …………………… 194
陰証の外瘍 …………… 574
陰精不固 ……………… 354
陰疽 ……… 418, 575, 576

<う>

鬱熱 …………… 109, 142

<え>

営衛調和 ……………… 29
営衛不和 ……………… 29
営弱 …………………… 29
営分証 ………………… 145
翳障 …………………… 177
痩瘤 …………………… 527
益気剤 ………………… 245
エキス顆粒 …………… 19
衛気不固 ……………… 337
衛強営弱 ……………… 29
衛強 …………………… 29
衛陽不固 ……………… 336

<お>

遠血 …………………… 409
悪熱 …………………… 72
悪風 …………………… 28
往来寒熱 ……… 102, 107
黄腫 …………………… 54
瘀血 …………… 389, 394
温 ……………………… 133
温開 …………………… 323
温開剤 ………………… 331
温化寒痰剤 …………… 531
温化水湿剤 …………… 492
温瘧 …………………… 138
温経散寒剤 …………… 230
温下剤 ………………… 82
温燥 ……… 435, 436, 438

<か>

温中散寒剤 …………… 206
温熱 …………… 287, 440
温病 …………… 96, 184
温法 ……………… 9, 205
温陽剤 ………………… 301
温裏剤 ………………… 205

<か>

下燥 …………………… 435
火 ……………………… 133
火痰 …………………… 514
火毒 …………………… 150
火熱 …………………… 523
蝦蟇瘟 ………………… 155
開竅剤 ………………… 323
開源潔流 ……………… 490
開門揖盗 ……………… 323
外湿 …………………… 449
外腎 …………………… 365
外燥 …………………… 435
外風 …………………… 411
外風生痰 ……………… 536
外瘍 …………………… 566
外瘍剤 ………………… 566
蛔厥 …………………… 556
回陽救逆剤 …………… 220
格陽 …………………… 220
霍乱 ……… 454, 462, 482
活血化瘀剤 …………… 384
活血祛瘀剤 …………… 384
活血逐瘀剤 …………… 384
脚気 …………………… 302
滑精 …………………… 304
滑胎 …………………… 274
汗法 ……………… 7, 27

肝鬱化火……………… 265
肝鬱気滞……… 109, 361,
　　358, 368, 387
肝鬱血虚……………… 121
肝火……… 173, 177, 404
肝寒犯胃……………… 212
肝気鬱結……… 115, 120
肝気鬱滞……………… 358
肝気乗脾……… 115, 119
肝虚気滞……………… 124
肝経湿熱……………… 175
肝血虚………………… 257
肝腎陰虚……… 186, 274,
　　275, 276, 277, 278,
　　280, 281, 283, 405,
　　425, 426, 427, 527
肝胆火熱……………… 161
肝脾不和……… 117, 119,
　　122, 125
寒飲……… 218, 372, 377,
　　531, 535
寒下剤………………… 72
寒邪…………………… 84
寒邪犯胃……………… 212
寒痰……………… 514, 531
寒閉……………… 323, 331
寒凝…………………… 82
寒凝気滞……………… 366
寒湿……………… 37, 195
寒実結胸……………… 84
寒湿痺………………… 507
寒実冷積……………… 83
寒積…………………… 99
寒積裏実……………… 82
寒疝…………………… 367
寒痰……………… 369, 534
寒熱互結……………… 550
涵陰剤………………… 270
甘温除大熱……… 250, 251
乾霍乱…………… 561, 564

乾血…………………… 399
丸剤…………………… 17
疳積…………………… 555
頑痰…………………… 534

＜き＞

気陰双補剤…………… 293
気陰両虚……………… 98
気陰両傷………… 98, 293
気鬱…………………… 358
気機鬱結……………… 357
気逆……………… 369, 373
気逆不降……………… 357
気虚……………… 243, 391
気虚下陥………… 250, 254
気虚血瘀……………… 391
気虚発熱……………… 250
気血双補剤…………… 263
気血両虚…… 99, 217, 219,
　　259, 263, 265, 266,
　　268, 395, 503, 504,
　　505
気血両清剤…………… 157
気血両燔………… 157, 159
気滞……… 76, 246, 358,
　　364, 498, 546, 547
気滞血瘀…… 362, 397, 580
気痰…………………… 514
気分熱盛………… 134, 139
偯息…………………… 303
肌膚甲錯……………… 399
逆流挽舟……………… 62
瘧疾…… 101, 114, 130
瘧邪…………………… 130
瘧母…………………… 552
灸剤…………………… 19
急下存陰……………… 73
祛湿剤………………… 449
祛暑解表剤…………… 194

祛暑剤………………… 191
祛暑清熱剤…………… 192
祛暑利湿剤…………… 197
祛痰剤………………… 511
祛風勝湿剤…………… 502
虚火上炎……… 278, 405
虚証…………………… 243
虚煩…………………… 142
虚熱…………………… 270
虚労…………………… 216
脇痰…………………… 514
胸痺…………………… 364
竅閉神昏……………… 323
筋痿……………… 175, 283

＜く＞

駆虫剤………………… 555
君薬…………………… 13

＜け＞

下法………………… 8, 71
解表温裏剤…………… 240
解表攻裏剤…………… 234
解表剤………………… 27
解表清裏剤…………… 237
経閉…………………… 398
軽宣潤燥剤…………… 436
血……………………… 383
血瘀……… 76, 358, 383,
　　387, 398
血虚… 85, 120, 396, 506
血虚血瘀……………… 259
血虚生風………… 431, 432
血虚浮陽……………… 261
血室…………………… 103
血熱……… 50, 147, 148,
　　152, 280, 355
血熱妄行………… 147, 157,

161, 280, 402, 403
血痺……………………………… 231
血分証………… 145, 147
血淋…… 407, 476, 485
結…………………… 296
厥陰枢機…… 124, 556
厥逆………………… 220
厥冷………………… 220
懸飲………………… 90
元精………………… 291
元陽………………… 304

<こ>

固渋剤……………… 335
固表止汗剤………… 336
固崩止帯剤………… 352
枯瘖………………… 465
鼓脹………………… 453
糊丸………………… 18
五更………………… 345
五更泄瀉…………… 345
五労………………… 399
語言蹇渋…………… 391
口角流涎…………… 391
口眼歪斜…………… 391
口噤………………… 424
行気剤……………… 358
攻補兼施…………… 96
後下………………… 22
洪腫………………… 54
降気剤……………… 369
硬膏剤……………… 18
膏剤………………… 18
膏滋………………… 18
膏薬………………… 18
膏淋…… 476, 479, 499
固型エキス………… 18
五遅…………… 270, 271
骨蒸潮熱… 184, 278, 286

<さ>

左帰………………… 305
佐助薬……………… 14
佐制薬……………… 14
佐薬………………… 14
柴胡証……………… 102
剤型………………… 17
痄腮…………… 154, 156
三焦火毒熱盛……… 150
三陽の合病………… 135
山嵐瘴瘧…………… 454
散血………………… 148
散剤………………… 17

<し>

止血剤……………… 402
使薬………………… 14
紙捻………………… 19
自汗………………… 336
滋陰剤……………… 270
滋陰内燥…………… 442
滋陰潤燥剤………… 442
滋養安神剤………… 316
支飲…… 489, 490, 532
四逆………………… 117
七方………………… 11
湿…………………… 449
湿遏熱伏…………… 457
湿飲………………… 551
湿温… 457, 459, 460, 461
湿温病……………… 139
湿滞………………… 358
湿濁………………… 352
湿痰… 255, 513, 514, 550
湿毒………………… 63
湿熱…… 110, 111, 112,
113, 178, 189, 197,
344, 459, 461, 463,

464, 465, 468, 469,
472, 475, 477, 479
湿熱下注… 353, 471, 475
湿熱痢……………… 178
湿痺………………… 507
実水………………… 90
瀉下剤……………… 71
十剤………………… 11
重鎮安神剤………… 312
柔肝………………… 115
渋精止遺剤………… 348
渋腸固脱剤………… 342
砂淋…… 476, 477, 478
手足心熱…………… 271
主薬………………… 13
酒剤………………… 18
酒醴………………… 18
出血………………… 383
春温………………… 60
潤下剤……………… 85
潤燥化痰剤………… 529
潤腸通便…………… 85
暑温…… 60, 128, 197
暑温挟湿…… 197, 199
暑邪………………… 192
暑熱…… 192, 195, 201,
202, 293
暑病………………… 191
助陽剤……………… 301
小寒………………… 436
小結胸…… 78, 107, 525
小産………………… 399
小児驚厥…… 324, 328
小腹不仁…………… 301
少陰病……………… 220
少火………………… 302
少腹急結…………… 384
少陽枢機不利……… 102,
106, 107, 137
正気………………… 243

消穀善飢……………… 279
消食導滞剤…………… 544
消導化積剤…………… 543
消痞化積剤…………… 550
消法………………… 9, 543, 566
晶痞……………………… 465
上気…………………… 372
上実下虚……………… 369
上燥…………………… 435
上中焦熱毒熾盛…… 150
上熱下寒……… 124, 128
条剤……………………… 19
錠剤……………………… 19
衝脈不固……………… 355
食積… 544, 546, 550, 558
食積湿熱……………… 546
食滞…………………… 358
食痰…………………… 514
焗服……………………… 22
シロップ剤…………… 19
心火…………………… 161
心下…………………… 107
心下痞………………… 125
心下痞結……………… 107
心血虚………………… 263
心腎陰虚……………… 316
心腎不交……… 166, 312,
　　　319, 349, 350
心神不安……… 311, 312,
　　　318, 520
心神不寧……………… 266
心熱……… 153, 161, 164
心脾両虚……… 263, 265
真陰…………………… 291
真陽…………………… 304
浸膏……………………… 18
身熱不暢……………… 457
辛温解表剤…………… 28
辛開苦降……………… 125
辛涼解表剤…………… 48

腎著…………………… 494
腎陰虚 169, 270, 273, 286
腎虚……………… 89, 274
腎陽虚…… 221, 228, 301,
　　　303, 304, 307, 308,
　　　354, 369, 495, 498,
　　　499
臣薬……………………… 14
針剤……………………… 20

<す>

水……………………… 449
水飲… 45, 47, 54, 90, 94,
　　　489, 492, 511, 531
水湿……… 76, 84, 92, 93,
　　　106, 485, 487, 492,
　　　495, 498, 513, 535
水湿内停… 201, 482, 484
水火相済……………… 312
水火不済……………… 312
水丸……………………… 18
水逆…………………… 482
水鶏声………………… 372
水土不服……………… 454
水熱………………… 77, 78
水熱結胸……………… 76

<せ>

清営涼血剤…………… 145
清化熱痰剤…………… 520
清気分熱剤…………… 134
清虚熱剤……………… 184
清暑益気剤…………… 202
清臓腑熱剤…………… 161
清熱袪湿剤…………… 457
清熱化痰剤…………… 520
清熱解毒剤…………… 150
清熱剤………………… 133

清熱利湿剤…………… 457
清法………………… 9, 133
清利湿熱剤…………… 457
精関不固… 276, 307, 348
正虚……………………… 61
石瘦…………………… 528
石淋……………… 476, 477
積滞……………………… 82
先煎……………………… 22
先武後文……………… 21
先便後血……………… 409
疝気…………………… 366
疝痛…………………… 366
煎膏剤…………………… 18
煎剤……………………… 17
煎法……………………… 21
線剤……………………… 19

<そ>

疏散外風剤…………… 412
双感……………………… 65
壮陽剤………………… 301
燥………………………… 73
燥証…………………… 435
燥痰……………… 514, 529
燥熱……… 85, 86, 134,
　　　153, 439, 529
憎寒…………………… 112
増水行舟………… 96, 446
臓躁…………………… 320

<た>

太陽と少陽の合病… 180
太陽と陽明の合病… 31
太陽病傷寒…………… 35
太陽病中風…………… 28
胎漏…………………… 408
戴陽…………………… 220

用語索引　625

㿗疝……………………… 365
大頭瘟…… 150, 154, 156
大頭傷寒…………… 155
大頭天行…………… 155
大頭風……………… 155
代…………………… 296
胎元不固…………… 274
胎動不安…… 268, 269, 274, 408
托毒………………… 573
托法………………… 566
脱証………… 323, 331
脱疽………………… 570
丹…………………… 18
胆胃不和…… 520, 522
胆熱………………… 180
痰…………………… 511
痰飲……… 45, 64, 210, 376, 482, 492, 518
痰火………… 520, 527
痰核………… 527, 572
痰気鬱結…………… 362
痰湿… 513, 517, 538, 550
痰熱……… 79, 80, 255, 328, 329, 371, 520, 522, 523, 524, 525, 526, 541, 571
痰熱結胸……………… 80
短気………………… 302
淡滲利水剤………… 480
癱瘓………………… 418

<ち>

治癰剤……………… 130
治血の要剤………… 258
治燥剤……………… 435
治風化痰剤………… 536
治風剤……………… 411
治法………………… 7

逐水剤……………… 90
蓄水証……………… 482
蓄血………………… 148
蓄血証……………… 384
茶剤………………… 19
中燥………………… 435
沖服………………… 22
沖服剤……………… 19
虫痔………………… 558
注射剤……………… 20
虫積………………… 558
中風昏迷…………… 324
腸胃熱結……………… 80
腸燥………… 86, 88, 89
腸熱………………… 161
腸腑熱結……………… 76
腸癰………………… 578
潮熱………………… 278
調和肝脾剤………… 115
調和腸胃剤………… 125
癥積………………… 553
癥塊………………… 398
調和薬……………… 14

<つ>

痛経………… 368, 398

<て>

転筋………………… 462

<と>

吐法……………… 8, 561
盗汗………… 336, 338
湯剤………………… 17
頭風………… 419, 420
糖漿剤……………… 19
盗汗………………… 184

<な>

内湿………………… 449
内生風痰…………… 536
内燥………………… 435
内托………………… 566
内風………… 411, 423
内癰………………… 577
内癰剤……………… 577
軟膏剤……………… 18

<に>

日晡………………… 72
日晡潮熱…………… 72

<ね>

熱…………………… 133
熱飲………………… 54
熱陥心包…………… 324
熱厥………………… 73
熱結……… 76, 96, 97, 98, 99, 107
熱結腸胃…………… 72
熱結傍流…………… 73
熱痰……… 107, 520, 523, 562, 571
熱毒痢……………… 182
熱入血室…………… 102
熱痞………………… 127
熱閉………… 323, 324
熱利下重…………… 182

<の>

濃縮丸……………… 18

<は>

肺痿… 189, 262, 296, 444
肺陰虚……………… 285
肺気虚……………… 255
肺気上逆……… 45, 255,
　369, 404, 523, 529
肺熱……52, 53, 161, 170,
　171
肺気不降…………… 266
肺虚久咳……… 340, 341
肺腎陰虚…………… 185
肺の伏火…………… 170
肺癰………………… 577
梅核気………… 43, 362
白濁………………… 479
白痞………………… 464
八法………………… 7
反胃…………… 378, 379
反佐薬……………… 14
半表半裏…………… 102
藩籬………………… 27

<ひ>

痞…………………… 73
痺…………………… 542
脾胃気滞……… 358, 360
脾胃虚寒……… 210, 211
脾胃の伏火………… 168
脾胃不和…………… 128
脾陰虚……………… 298
脾気陰両虚…… 293, 297,
　299
脾気虚…… 245, 246, 263,
　355
脾虚………………… 297
脾虚肝鬱…………… 352
脾虚肝乗… 115, 122, 214
脾虚気滞…………… 550

脾虚湿盛… 297, 299, 353
脾虚湿滞…………… 119
脾虚湿熱…………… 353
脾失健運…………… 120
脾腎陽虚… 342, 344, 345
脾肺気虚…………… 64
脾不統血……… 263, 355
皮水…………… 54, 480
痺証…… 468, 487, 492, 502
百労水……………… 69
表寒証………… 28, 436
表寒表虚証………… 28
表寒表実……… 38, 44
表寒表実証………… 35
表湿………………… 449
表証………………… 27
表疏営泄…………… 28
表閉営鬱…………… 31
表裏倶寒…………… 66
表裏双解剤………… 233
表閉営鬱…………… 38

<ふ>

風温………………… 56
風寒……… 44, 45, 52, 65,
　66, 240
風寒感冒…………… 62
風寒湿邪……… 40, 61
風寒湿痺……… 504, 505
風寒の邪…… 28, 35, 38,
　41, 64
風寒表証…28, 35, 41, 43,
　64, 65, 69, 234
風邪偏盛…………… 28
風湿………………… 38
風湿熱痺…………… 508
風湿痺……………… 506
風水………………… 45
風痰…… 415, 514, 536,

　538, 539, 563
風熱…… 52, 56, 154, 571
風熱毒（邪）…… 63, 152
風熱の邪……… 48, 51
風熱表証……… 48, 67
風病………………… 411
武火………………… 21
扶正解表剤………… 61
扶正剤……………… 243
腑実熱結…………… 79
釜底抽薪……… 73, 155
文火………………… 21
分利………………… 483
分利湿熱…………… 570

<へ>

平熄内風剤………… 423
閉証………………… 323
閉門留寇…………… 335
餅剤………………… 19
閉証………… 331, 333
別煎………………… 22
別炖………………… 22
片剤………………… 19

<ほ>

補陰剤……………… 270
補益剤……………… 243
補気剤……………… 245
補血剤……………… 257
補剤………………… 243
補托………………… 566
補法………… 9, 243, 566
補陽剤……………… 301
輔薬………………… 14
包煎………………… 22
芳香化湿剤………… 451
泡服………………… 22

胞……………… 303	<や>	裏実……………… 71
崩……………… 408		裏水……………… 54
崩漏………… 352, 398	薬酒……………… 18	裏熱……………… 133
膀胱失約…307, 348, 351	薬露……………… 19	裏熱積滞………… 72
亡陽……………… 220	薬膏……………… 18	裏寒………… 205, 206
崩漏……………… 355		流浸膏…………… 18
補血剤…………… 258	<よ>	流動エキス……… 18
奔豚……………… 35		両感……………… 65
	烊化……………… 22	涼開……………… 323
<ま>	涌吐剤…………… 561	涼開剤…………… 324
	陽気……………… 243	涼邪……………… 436
膜原………… 112, 113	陽証の癰瘍……… 566	涼燥………… 435, 436
満……………… 73	溶化……………… 22	
	養陰剤…………… 270	<れ>
<み>	養血剤…………… 257	
	癰瘍剤…………… 565	斂肺止咳剤……… 340
蜜丸……………… 18	陽虚　65, 66, 85, 220, 226	
	陽盛内熱………… 235	<ろ>
<む>	陽明熱証………… 134	
	陽明病腑実証…… 72	漏……………… 408
無水舟停… 97, 288, 446	癰瘍腫毒………… 567	老痰……………… 514
無陽証…………… 67	抑木培土………… 115	
		<わ>
<め>	<ら>	
		和解……………… 103
命火……………… 304	利水滲湿剤……… 480	和解剤…………… 101
命門火衰………… 304	<り>	和解少陽剤……… 102
命門の陰………… 291		和法………… 8, 101
命門の火………… 304	理気剤…………… 357	
命門の陽………… 304	理血剤…………… 383	
明目退翳………… 177	裏湿……………… 449	

あとがき

　旧版の出版以来，すでに20年が経過した。この間に臨床で漢方製剤を用いる方は飛躍的に増加し，そうした臨床家の必携書として本書は用いられてきた。それだけに新版の出版については重い責任を感じている。当研究会でも本書執筆の中心であった森雄材先生が昨年亡くなり，旧版のときのメンバーの幾人かもすでに物故者となった。これらの人たちのこれまでの尽力に心から感謝するものである。本会も事務所を現在地に移転し，新しい会員の参加を得て新版の上梓に到ることができた。つねに変化しながらも続いてきた神戸中医学研究会もまた新たなステップを踏み出せたと感じている。

　本書の出版に全面的にご協力いただいた東洋学術出版社社長の井ノ上匠氏には厚く感謝申しあげたい。

2012年10月
神戸中医学研究会

［新装版］中医臨床のための方剤学

| 2012年11月1日 | 第1版 第1刷発行 |
| 2024年3月25日 | 第6刷発行 |

編著者　神戸中医学研究会
発行者　井ノ上　匠
発行所　東洋学術出版社
　〒272-0021　千葉県市川市八幡2-16-15-405
　　販売部：電話 047（321）4428　FAX 047（321）4429
　　　　　　e-mail　hanbai@chuui.co.jp
　　編集部：電話 047（335）6780　FAX 047（300）0565
　　　　　　e-mail　henshu@chuui.co.jp
　　ホームページ　http://www.chuui.co.jp/

装幀デザイン／山口方舟
印刷・製本／上野印刷所
◎本体はカバーに表示してあります　　◎落丁，乱丁本はお取り替えいたします
2012Printed in Japan©　　　　　ISBN 978-4-904224-20-5　C3047

［新装版］中医臨床のための中薬学

神戸中医学研究会編著
Ａ５判並製　696頁　　　定価8,580円（本体7,800円＋税）
永久不変の輝きを放つ生薬の解説書。1992年の刊行以来，入門者からベテランまで幅広い読者の支持を獲得してきた「神戸中医学研究会」の名著が，装いを新たに復刊。

［新装版］中医学入門

神戸中医学研究会編著
Ａ５判並製　364頁　　　定価5,280円（本体4,800円＋税）
中医学の全体像を1冊の本にまとめた解説書としてすでに高い評価を獲得し，30年にわたって版を重ねてきた名著の第3版。陰陽論や，人体を構成する基礎物質に対するとらえかたなどで，旧版とは一新。

［新装版］中医臨床のための舌診と脈診

神戸中医学研究会編著
Ｂ５判上製　オールカラー　132頁
定価7,150円（本体6,500円＋税）
神戸中医学研究会の名著が復刊。中医診断において不可欠の「舌診」と「脈診」のための標準的な教科書。豊富なカラー写真を収載し，舌診の診断意義を丁寧に解説。

中医臨床のための温病学入門

神戸中医学研究会編著
Ｂ５判並製　216頁　　　定価4,620円（本体4,200円＋税）
神戸中医研究の『温病学』が装いを新たにリニューアル。温病の概念と基礎理論および基本的な弁証論治をひととおり学ぶことができる。本邦唯一のテキスト。

中医臨床のための医学衷中参西録
［第1巻　傷寒・温病篇］
［第2巻　雑病篇］
［第3巻　生薬学・医論・書簡篇］

神戸中医学研究会編訳
［第1巻］Ａ５判並製　592頁　定価8,800円（本体8,000円＋税）
［第2巻］Ａ５判並製　736頁　定価9,900円（本体9,000円＋税）
［第3巻］Ａ５判並製　488頁　定価7,700円（本体7,000円＋税）
中医学を土台に，西洋医学の有益なものを積極的に取り入れた張錫純の著作シリーズ。第1巻で傷寒温病を，第2巻で内傷雑病，第3巻で生薬学等を取り上げる。

わかる・使える漢方方剤学［時方篇］

小金井信宏著
Ｂ５判並製　352頁　　　定価4,620円（本体4,200円＋税）
今までにない面白さで読ませる方剤学の決定版。経方（傷寒・金匱）以降に開発された中国歴代の名方の宝庫を徹底的に解説。

わかる・使える漢方方剤学［経方篇1］

小金井信宏著
Ｂ５判並製　340頁　　　本体4,620円（本体4,200円＋税）
各方剤を図解・表解・比較方式で系統的に解説。これほど興味を引き立てる方剤解説はそう多くはない。北京中医薬大学大学院を日本人として初めて卒業した英才による処方解説。

中医学の基本用語約 **4,200** 語を収載。

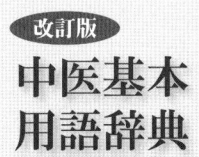

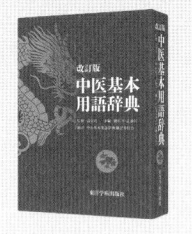

改訂版 中医基本用語辞典

監修／高金亮　主編／劉桂平・孟静岩
翻訳／中医基本用語辞典翻訳委員会
Ａ５判　912頁　ビニールクロス装・函入り
定価 9,460 円（本体 8,600 円＋税）

● 中医学を学ぶ人なら，必ず手元に置きたい「基本用語辞典」
中国伝統医学の入門者や臨床家にぴったりの辞典。医師・薬剤師・鍼灸師・看護師・栄養士など幅広い医療従事者ならびに医学生・薬学生・鍼灸学生や，薬膳・気功・太極拳・中医美容など，中国伝統医学を学ぶ人すべての必携参考書。

● 新たに 668 語を追加して"大改訂"
今回の改訂では，旧版では欠けていた２字の中医学の専門用語を中心に追加。旧版の用語約 3,500 語と合わせ，合計約 4,200 語を収載。さらに見出し用語の扱いを改め，探したい用語を引きやすく編集し直した。

[CD-ROMでマスターする]
舌診の基礎

高橋楊子著　CD-ROM 付き　Ｂ５判並製
カラー刷　88 頁　　　　　定価 6,600 円（本体 6,000 円＋税）
CD-ROM を使った新しい舌診ガイド。舌診の基礎と臨床応用法を詳説。CD-ROM との併用で舌診を独習できる。繰り返し学習することで，舌診の基礎を修得。著者は中国の代表的な診断学研究室の出身で，確かな内容。

名医が語る 生薬活用の秘訣

焦樹徳著　国永薫訳
Ａ５判並製　456 頁　　　定価 5,280 円（本体 4,800 円＋税）
名老中医による生薬運用の解説書。308 味の生薬について，性味・効能・配伍応用・用量・用法・注意事項を解説。著者の豊富な臨床経験にもとづいた生薬の用法と配合例が特徴。方意を理解するうえで欠かせない，生薬を知るための１冊。

「証」の診方・治し方
－実例による
　トレーニングと解説－

呉澤森・高橋楊子著
Ｂ５判並製　328 頁　　　定価 4,180 円（本体 3,800 円＋税）
厳選した 30 の実症例を例に，呈示された症例をまず自力で解き，その後に解説を読むことで「証」を導く力を鍛える。経験豊富な著者らによる丁寧かつ実践的な解説は鍼灸・湯液２つの面から行われており，初学者から中級者のトレーニング用として，また症例集としてすべてのレベルの人におすすめできる。

[実践講座] **中医弁証**

楊亜平主編　平出由子訳
Ａ５判並製　800 頁　　　定価 6,380 円（本体 5,800 円＋税）
医師と患者の会話形式で弁証論治を行う診察風景を再現。対話の要所で医師の思考方法を提示しているので，弁証論治の組み立て方・分析方法・結論の導き方を容易に理解できる。本篇 114，副篇 87，計 201 症例収録。

中医学の魅力に触れ，実践する

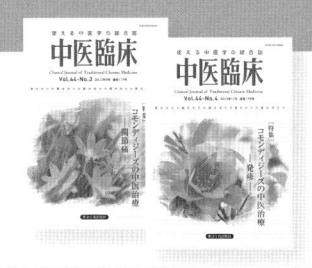

[季刊] 中医臨床

- ●定　　　価 1,760 円（本体 1,600 円＋税）（送料別）
- ●年間予約 1,760 円（本体 1,600 円＋税） 4 冊（送料共）
- ●3 年予約 1,584 円（本体 1,440 円＋税）12 冊（送料共）

●——中国の中医に学ぶ

現代中医学を形づくった老中医の経験を土台にして，中医学はいまも進化をつづけています。本場中国の経験豊富な中医師の臨床や研究から，最新の中国中医事情に至るまで，編集部独自の視点で情報をピックアップして紹介します。翻訳文献・インタビュー・取材記事・解説記事・ニュース……など，多彩な内容です。

●——湯液とエキス製剤を両輪に

中医弁証の力を余すところなく発揮するには，湯液治療を身につけることが欠かせません。病因病機を審らかにして治法を導き，ポイントを押さえて処方を自由に構成します。一方エキス剤であっても限定付ながら，弁証能力を向上させることで臨機応変な運用が可能になります。各種入門講座や臨床報告の記事などから弁証論治を実践するコツを学べます。

●——古典の世界へ誘う

『内経』以来2千年にわたって連綿と続いてきた古典医学を高度に概括したものが現代中医学です。古典のなかには，再編成する過程でこぼれ落ちた智慧がたくさん残されています。しかし古典の世界は果てしなく広く，つかみどころがありません。そこで本誌では古典の世界へ誘う記事を随時企画しています。

●——薬と針灸の基礎理論は共通

中医学は薬も針も共通の生理観・病理観にもとづいている点が特徴です。針灸の記事だからといって医師や薬剤師の方にとって無関係なのではなく，逆に薬の記事のなかに鍼灸師に役立つ情報が詰まっています。好評の長期連載「弁証論治トレーニング」では，共通の症例を針と薬の双方からコメンテーターが易しく解説しています。

ご注文はフリーダイヤルＦＡＸで
0120-727-060

東洋学術出版社

〒 272-0021 千葉県市川市八幡 2-16-15-405
電話：(047) 321-4428
E-mail：hanbai@chuui.co.jp
URL：http://www.chuui.co.jp